TRAITÉ

D'ANATOMIE HUMAINE

IV

TROISIÈME FASCICULE

DIVISIONS

DU

TRAITÉ D'ANATOMIE HUMAINE

TOME I. — **Introduction**. — **Notions d'embryologie**. — **Ostéologie**. — **Arthrologie**. *Deuxième édition*. 1 fort volume grand in-8, avec 814 figures noires et en couleurs . . . . **20** fr.

TOME II. — 1er fascicule : **Myologie**. *Deuxième édition*. 1 volume grand in-8, avec 331 figures . . . . **12** fr.

2e fascicule : **Angéiologie** (Cœur et artères). Histologie. *Deuxième édition*. 1 volume grand in-8, avec 150 figures. **8** fr.

3e fascicule : **Angéiologie** (Capillaires. Veines). *Deuxième édition*. 1 volume grand in-8, avec 75 figures. . . . . **6** fr.

4e fascicule : **Les Lymphatiques**. 1 volume grand in-8, avec 117 figures. . . . . **8** fr.

TOME III. — 1er fascicule : **Système nerveux**. Méninges. Moelle. Encéphale. Embryologie. Histologie. *Deuxième édition*. 1 volume grand in-8, avec 265 figures. . . . . **10** fr.

2e fascicule : **Système nerveux**. Encéphale. *Deuxième édition*. 1 volume grand in-8, avec 131 figures. . . . **10** fr.

3e fascicule : **Système nerveux**. Les nerfs. Nerfs crâniens. Nerfs rachidiens. *Deuxième édition*. 1 volume grand in-8, avec 229 figures. . . . . **12** fr.

TOME IV. — 1er fascicule : **Tube digestif**. Développement. Bouche. Pharynx. Œsophage. Estomac. Intestins. *Deuxième édition*. 1 volume grand in-8, avec 201 figures. . . . **12** fr.

2e fascicule : **Appareil respiratoire**. Larynx. Trachée. Poumons. Plèvre. Thyroïde. Thymus. *Deuxième édition*. 1 volume grand in-8, avec 120 figures. . . . . **6** fr.

3e fascicule : **Annexes du Tube digestif**. Dents. Glandes salivaires. Foie. Voies biliaires. Pancréas. Rate. **Péritoine**. *Deuxième édition*. 1 volume grand in-8, avec 448 figures. . . . . **16** fr.

TOME V. — 1er fascicule : **Organes génito-urinaires**. Vessie. Urètre. Prostate. Verge. Périnée. Appareil génital de l'homme. Appareil génital de la femme. 1 volume grand in-8, avec 431 figures. . . . . **20** fr.

2e fascicule : **Les Organes des sens**. Tégument externe et ses dérivés. Œil. Oreille. Nez. **Glandes surrénales**. 1 volume grand in-8, avec 544 figures. . . . **20** fr.

33969. — Imprimerie LAHURE, rue de Fleurus, 9, à Paris.

TRAITÉ

D'ANATOMIE HUMAINE

PUBLIÉ PAR

P. POIRIER ET **A. CHARPY**

Professeur d'anatomie à la Faculté de Médecine de Paris
Chirurgien des Hôpitaux

Professeur d'anatomie à la Faculté de Médecine de Toulouse

AVEC LA COLLABORATION DE

O. AMOËDO — A. BRANCA — A. CANNIEU — B. CUNÉO — G. DELAMARE
PAUL DELBET — A. DRUAULT — P. FREDET — GLANTENAY — A. GOSSET
M. GUIBÉ — P. JACQUES — TH. JONNESCO — E. LAGUESSE — L. MANOUVRIER
M. MOTAIS — A. NICOLAS — P. NOBÉCOURT — O. PASTEAU — M. PICOU
A. PRENANT — H. RIEFFEL — CH. SIMON — A. SOULIÉ

TOME QUATRIÈME

TROISIÈME FASCICULE

ANNEXES DU TUBE DIGESTIF

Dents : O. AMOËDO
Glandes salivaires : P. POIRIER — **Structure** : E. LAGUESSE
Foie : A. CHARPY — **Constitution anatomique et histologique** : A. SOULIÉ
Voies biliaires : A. CHARPY — **Structure** : A. SOULIÉ
Pancréas : A. CHARPY — **Histologie** : E. LAGUESSE
Rate : M. PICOU — **Structure** : E. LAGUESSE

PÉRITOINE

Morphogenèse et Morphologie : P. FREDET
Histogenèse et Histologie : BRANCA

DEUXIÈME ÉDITION, ENTIÈREMENT REFONDUE

AVEC 448 FIGURES EN NOIR ET EN COULEURS

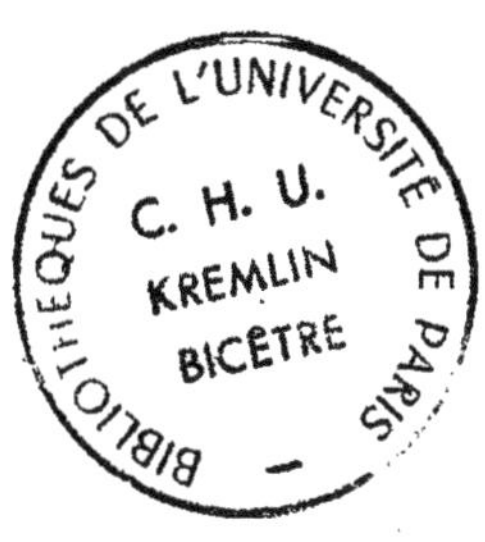

PARIS
MASSON ET Cie, ÉDITEURS
LIBRAIRES DE L'ACADÉMIE DE MÉDECINE
120, BOULEVARD SAINT-GERMAIN

1905

ANNEXES DU TUBE DIGESTIF

LES DENTS

GÉNÉRALITÉS

Par le docteur AMOEDO

Placées à l'entrée du tube digestif et implantées sur le bord alvéolaire des deux mâchoires, les dents sont des organes durs, blanchâtres, dont la principale fonction est la mastication des aliments. Leur aspect extérieur les a fait pendant longtemps ranger parmi les productions osseuses; on les décrivait alors en même temps que le squelette. Mais ce n'est qu'une apparence : l'étude de leur développement (voy. Embryologie, tome IV, 1er fasc.) a montré que les dents dérivent de la muqueuse buccale et constituent des productions d'origine dermo-épidermique, comme les poils et les ongles.

Par leur structure, les dents diffèrent tout à fait des os et le nom d'Ostéoïdes qu'on leur a donné n'exprime qu'une vague ressemblance extérieure. D'autre part, si leur fonction principale est la mastication, elles jouent d'autres rôles que nous enseigne la physiologie. Elles servent à l'articulation des sons et une catégorie de consonnes porte le nom de *dentales*. Elles constituent, en outre, au point de vue esthétique, un des ornements de la figure humaine.

Nombre. — L'homme, lors de sa première dentition, a vingt dents, 10 à la mâchoire supérieure, 10 à la mâchoire inférieure : c'est la *dentition temporaire* ou *dentition de lait*, qui est au complet vers deux ans et demi, trois ans; ces *dents temporaires* ne tardent point à tomber et sont remplacées par les *dents permanentes* ou dents de la *deuxième dentition*. Celles-ci sont plus nombreuses; l'adulte a 32 dents : 4 incisives, 2 canines, 4 bicuspides et 6 molaires, à chaque mâchoire.

Le nombre des dents de ces groupes varie dans la série animale, tout en restant fixe pour chaque espèce. Aussi représente-t-on en zoologie la dentition d'un animal par une formule dentaire. La lettre initiale indique le groupe, et, dans la fraction qui suit, le numérateur représente le nombre des dents de ce groupe, d'un côté de la mâchoire supérieure; le dénominateur, celui des mêmes dents d'un côté, à la mâchoire inférieure.

Dans l'espèce humaine nous aurons donc les deux formules suivantes :

Dentition temporaire : $\mathrm{I}\,\frac{2}{2};\ \mathrm{C}\,\frac{1}{1};\ \mathrm{M}\,\frac{2}{2} = 10 \times 2 = 20.$

Dentition permanente : $\mathrm{I}\,\frac{2}{2};\ \mathrm{C}\,\frac{1}{1};\ \mathrm{B}\,\frac{2}{2};\ \mathrm{M}\,\frac{3}{3} = 16 \times 2 = 32.$

Il importe d'ailleurs de savoir que le nombre des dents est susceptible de variations. Magitot, dans son Traité des anomalies dentaires, insiste sur la fréquence des anomalies de nombre; nous en avons nous-même rapporté plusieurs cas (*L'art dentaire en médecine légale*, page 125). Tantôt il manque une ou plusieurs dents, tantôt il y a des dents surnuméraires. — On a même signalé l'absence congénitale de la totalité des dents. La dent de sagesse est une de celles qui manquent le plus souvent; après elle vient, par ordre de fréquence, l'incisive latérale supérieure. — Des dents surnuméraires ont été observées dans la série animale, chez les carnivores et les herbivores. Dans les races inférieures on les a maintes fois signalées et on en trouvera plusieurs observations dans les bulletins de la Société d'Anthropologie. — L'hérédité joue certainement un grand rôle dans ces variations et il n'est pas rare de rencontrer des anomalies de ce genre sur les membres d'une même famille.

Situation : moyens de fixité. — Les dents sont implantées verticalement dans les alvéoles des maxillaires. Celles-ci, uniloculaires, biloculaires ou multiloculaires, reproduisent la forme et les dimensions des racines des dents qu'elles reçoivent. L'adaptation parfaite de l'alvéole à la dent sur laquelle elle se moule, constitue déjà un moyen de fixité pour la dent. De plus, les dents sont encore retenues en place par la gencive qui enserre leur collet (voy. Gencives, t. IV, p. 65). Mais le moyen principal de fixité de la dent est constitué par le *ligament alvéolo-dentaire* qui unit la racine à la paroi de l'alvéole; nous insisterons plus loin sur cette question de l'*articulation alvéolo-dentaire*.

L'implantation des dents est verticale, avons-nous dit plus haut ; ceci est vrai pour les individus de la race blanche. Chez les nègres, les incisives se projettent en avant et cet aspect porte le nom de *prognathisme alvéolo-dentaire*; on retrouve la même disposition, mais beaucoup plus accentuée, chez les Anthropoïdes.

Division des dents. — Tout en se rattachant à un type général, les dents, comparées entre elles, présentent des différences. On les a divisées en groupes nettement caractérisés qui sont les suivants : *incisives*, *canines*, *petites molaires* ou *prémolaires* et *grosses molaires*.

Les dents de chaque groupe présentent des caractères généraux reproduits par toutes les dents du même groupe; elles offrent aussi des caractères spéciaux permettant de reconnaître une dent donnée dans un groupe. Nous décrirons d'abord les *dents permanentes*; ensuite, nous consacrerons quelques pages aux dents de la première dentition ou *dents caduques*.

CONFIGURATION EXTÉRIEURE

DENTS PERMANENTES

Toutes les dents dérivent d'une forme typique qui est la forme conique; mais le type peut être plus ou moins altéré par la déformation du cône ou la combinaison de deux ou plusieurs cônes.

Chez l'homme, on retrouve tous les degrés, depuis la simple forme conique, jusqu'à la combinaison de trois ou quatre cônes. Les incisives les plus simples sont des cônes, dont la base, formant l'extrémité libre de la dent, est tronquée et aplatie, de façon à produire un bord tranchant. — Les canines ont la même forme conique simple, mais leur base s'effile et présente trois faces. — Les petites molaires ou bicuspides sont formées par la fusion de deux cônes, nettement reconnaissables par un sillon qui court sur toute la longueur de la dent.

Si à une bicuspide on ajoute un troisième cône, il en dérive une grosse molaire supérieure. Les trois racines et les trois tubercules que l'on remarque sur la base libre de ces dents indiquent très distinctement cette origine. — Enfin, la fusion de quatre cônes simples a pour résultat la formation d'une grosse molaire inférieure. — Des cônes accessoires s'ajoutent aux quatre tubercules des dents du haut et aux cinq des dents du bas,

Ainsi constituées, les dents possèdent :

1° Une partie visible : *la couronne* ;

2° Une partie cachée : *la racine* ;

3° Une partie intermédiaire et limitée à une ligne : *le collet.*

La *couronne*, partie visible de la dent, est remarquable par sa coloration blanche ; sa forme varie suivant le groupe considéré. On lui décrit quatre faces et un bord, pour les incisives et les canines ; cinq faces pour les bicuspides et les molaires.

Les faces linguales sont celles qui regardent la langue, tant pour l'arcade supérieure que pour l'arcade inférieure. Cependant quelques auteurs, réservant le nom de faces linguales aux faces des dents inférieures, en rapport avec la langue, appellent faces palatines les mêmes faces de l'arcade supérieure.

La face qui forme la paroi interne du vestibule de la bouche prend le nom de face labiale, pour les incisives et les canines, et de face buccale pour les bicuspides et les molaires.

Quant aux faces par lesquelles les dents entrent en contact les unes avec les autres, elles sont dites faces proximales. Considérées par rapport à une ligne médiane de la face passant entre les incisives centrales, ces faces sont appelées *mésiales* ou *distales*. Les *faces mésiales* sont les plus rapprochées de la ligne médiane, les *distales* sont celles qui en sont le plus éloignées. Les incisives centrales, tant celles du haut que celles du bas, se regardent par leurs faces mésiales. — Enfin les dernières dents des arcades, les dents de sagesse, ont une face distale libre.

Les faces proximales n'entrent pas en contact dans toute leur étendue, mais par un point seulement. Ce fait est dû à ce que les plans des faces proximales d'une dent convergent, en se dirigeant vers la racine de la dent.

Ces faces, en se réunissant, forment des angles qui sont désignés par le nom des plans qui contribuent à les former. Les incisives ont des angles mésio-labial et disto-labial ; les molaires, petites et grosses, ont des angles mésio-buccal et disto-buccal. — Toutes ont, en outre, des angles correspondant à l'union des faces proximales avec les faces linguales ; ils sont dits : mésio- et disto-lingual.

Le bord libre des couronnes a une forme variable, suivant le groupe auquel appartient la dent. Tranchant pour les incisives, taillé en pointe (cusp) pour les canines, il présente sur les bicuspides et les molaires deux ou plusieurs tubercules. Les sillons plus ou moins profonds qui séparent ces tubercules les uns des autres vont se réunir d'ordinaire dans une fossette centrale ou dans deux fossettes latérales.

[AMOEDO.]

On désigne sous le nom de *crêtes* les élévations de la surface libre des couronnes des dents tuberculeuses.

La *racine* est la partie de la dent logée dans l'alvéole; elle est de couleur jaunâtre. Simple pour les incisives et les canines, elle est multiple pour les autres dents. — D'une façon générale, les racines sont coniques, plus ou moins aplaties sur les faces par lesquelles elles se regardent. Elles s'effilent en une pointe appelée *apex* et percée d'un orifice où s'engagent les vaisseaux et nerfs de la pulpe.

Le *collet* est intermédiaire à la racine et à la couronne. C'est une partie fictive en somme et limitée à une ligne appelée *ligne gingivale*. C'est à ce niveau que se termine l'émail. La ligne de terminaison de l'émail présente une convexité regardant la couronne pour les faces proximales et une convexité regardant la racine pour les faces linguale, labiale et buccale. La courbure est plus ou moins accentuée, suivant les dents; mais elle est constante.

Incisives. — Les incisives (*incidere*, couper), ainsi appelées parce que, situées antérieurement, elles servent à diviser et couper les aliments, sont au

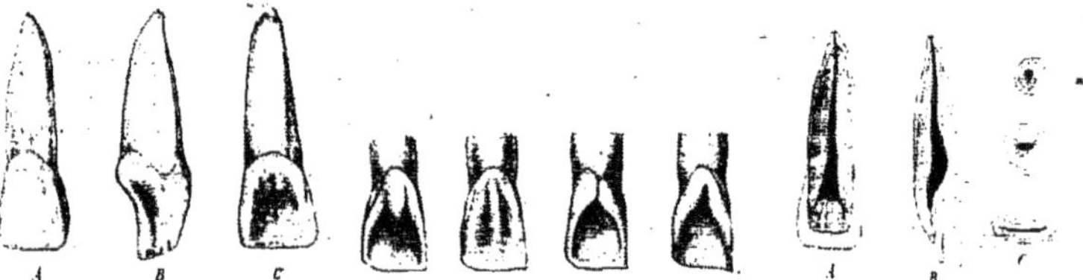

Fig. 322. — Incisive centrale supérieure.

A, face labiale. — *B*, face mésio-linguale. — *C*. face linguale.

Fig. 323. — Différents types de faces linguales des incisives supérieures.

Fig. 324.

A, coupe mésio-distale d'une incisive cent. sup. — *B*, coupe linguo-labiale — *C*, coupes transversales de la couronne et de la racine.

nombre de huit, quatre supérieures et quatre inférieures. Sur chaque mâchoire il y a deux incisives centrales et deux latérales. Leur couronne aplatie d'avant en arrière a la forme d'un coin, d'un bec de flûte. Sa face labiale présente au début deux légères dépressions, longitudinales, divisant la couronne en trois lobes qui disparaissent peu à peu avec l'âge; leur face linguale est légèrement concave dans le sens vertical, tandis que la face labiale est légèrement convexe dans tous les sens.

La racine, unique, va en diminuant du collet vers l'apex.

Le canal radiculaire des incisives supérieures est toujours unique, celui des incisives inférieures est divisé en deux branches qui se réunissent vers l'apex.

Incisives centrales supérieures. — Ces dents occupent la partie tout antérieure de l'arcade et sont situées de chaque côté de la ligne médiane. Elles sont plus larges que les incisives latérales, d'où leur nom vulgaire de « palettes ». Leur *couronne* présente quatre faces, deux angles et un bord tranchant taillé en biseau, aux dépens de la face linguale. Elle est donc de forme quadrangulaire, mais comme ses bords s'arrondissent peu à peu, elle arrive bientôt à la forme cylindrique au niveau du collet.

La *face labiale*, convexe, se termine par une ligne courbe du côté de la gencive, tandis que son bord tranchant est presque droit. Elle présente deux légers sillons qui déterminent la formation de trois lobes : mésial, distal et médian. Ces sillons et ces lobes, très visibles sur la dent au moment de l'éruption, disparaissent peu à peu avec l'âge, et aussi par l'usage de la brosse à dents.

Des deux angles du bord tranchant, le mésial est plus aigu que le distal qui est plutôt arrondi. La plus grande largeur de la couronne correspond à ce bord tranchant: puis ces bords, mésial et distal, convergent peu à peu vers le collet. Il en résulte, entre les deux incisives centrales, la formation d'un espace interproximal plus grand que celui qui sépare les autres dents.

La *face linguale* de la couronne est concave, suivant tous les diamètres. Elle présente une fossette, lisse d'ordinaire, et limitée par des crêtes marginales (mésiale et distale) et par la crête gingivale. Ces crêtes sont plus ou moins proéminentes et constituent de véritables piliers de renforcement de la dent. Parfois même, une d'entre elles prend un grand développement et constitue ce qu'on appelle la *cingule*. La chambre pulpaire envoie dans cette cingule un prolongement ou corne allant presque jusqu'au sommet. Partant de cette fossette on voit parfois deux sillons nettement dessinés et se dirigeant vers le bord tranchant.

La *face mésiale* est presque rectiligne et sa forme est celle d'un V, dont l'angle se trouve vers la face tranchante de la couronne et la base vers la ligne gingivale.

La *face distale*, dont la forme générale est semblable à celle de la face mésiale, est plus convexe. Elle se termine vers le bord tranchant par un angle légèrement arrondi et beaucoup moins saillant que l'angle mésial.

La convergence des faces linguale, labiale, mésiale et distale, vers la ligne gingivale, forme un collet arrondi. Mais cette ligne gingivale elle-même n'est pas horizontale : elle forme une courbe à concavité regardant la couronne sur les faces linguale et labiale, à convexité regardant la couronne sur les faces mésiale et distale.

La *racine* est conique avec un léger aplatissement dans le sens mésio-distal. Les bords, réunis à angle mousse, sont presque parallèles dans les deux tiers de sa longueur; dans l'autre tiers ils convergent plus rapidement vers l'apex.

La *chambre* pulpaire et le canal radiculaire des incisives centrales supérieures se continuent sans ligne de démarcation. La cavité présente, au moins sur les dents jeunes, des prolongements correspondant aux trois petites éminences ou tubercules du bord tranchant. La chambre pulpaire est aplatie comme la couronne, dans le sens labio-lingual; le canal radiculaire est de forme triangulaire, reproduisant la forme de la racine. Le calibre du canal radiculaire diminue peu à peu jusqu'à l'orifice apical. — Le point d'élection pour la trépanation de cette dent est situé au centre de la face linguale.

Trois caractères permettent de distinguer l'incisive centrale supérieure droite de l'incisive centrale supérieure gauche.

1° *Bord tranchant.* — L'angle formé par la rencontre de la surface mésiale avec le bord tranchant est presque droit. Au contraire, l'angle formé par la rencontre de la surface distale et du bord tranchant est arrondi.

Il importe de remarquer que ce caractère, très net sur les dents de jeunes sujets, disparaît peu à peu avec l'âge.

2° *Face labiale*. Sur cette face la courbure va en diminuant du côté mésial au côté distal.

3° *Racine*. La racine s'incurve du côté distal; de ses trois faces, la mésiale est plus longue dans le sens labio-lingual que la face distale. Il en résulte que le bord mésio-labial est plus saillant que le bord labio-distal.

Incisives latérales supérieures. — Les incisives latérales supérieures ont la même forme générale que les incisives centrales. Leur couronne est un peu plus courte et plus étroite, dans le sens mésio-distal.

La *face labiale*, moins large, est plus convexe que celle de l'incisive centrale. Les sillons et les lobes sont encore très visibles. Elle présente aussi une convexité fuyant vers la canine, de telle sorte que la face mésiale est plus large que la face distale. Elle est terminée latéralement vers le bord tranchant par deux angles tout à fait différents. L'angle mésial est aigu et correspond au point de la dent le plus éloigné de l'apex. A partir de cet angle le

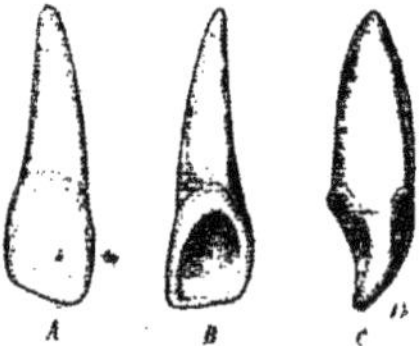

Fig. 325. — Incisive latérale supérieure.
A, face labiale. — B, face linguale. — C, face mésio-linguale.

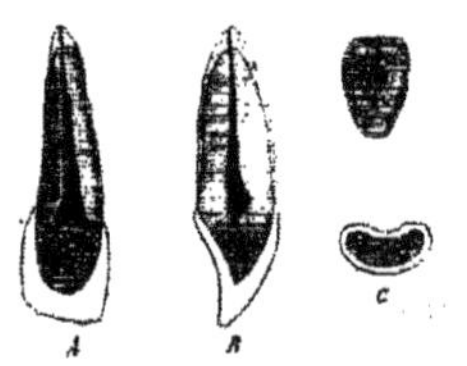

Fig. 326.
A, coupe mésio-distale d'une incisive latérale. — B, coupe labio-linguale. — C, coupes de la couronne et de la racine.

bord tranchant remonte peu à peu, c'est-à-dire se rapproche de la ligne gingivale, pour aboutir à l'angle distal qui est obtus et arrondi.

La *face linguale* présente une fossette centrale plus ou moins accentuée. Elle est moins concave, cependant, que celle des incisives centrales. Cette fossette s'étend sur presque toute la surface linguale. Elle est limitée par des crêtes marginales mésiale et distale, véritables piliers de renforcement partant de la crête gingivale et divergeant comme les branches d'un V. Au sommet de ce V, vers la crête linguo-gingivale, on trouve souvent un trou ou une fissure plus ou moins profonde; c'est le trou *basilaire*, siège fréquent de carie.

Cette crête linguo-gingivale ou cingule peut être très développée dans certains cas, et présente cette particularité qu'elle renferme un prolongement de la chambre pulpaire.

La *face mésiale* a la forme d'un V, comme celle des incisives centrales; elle est plus arrondie vers la face labiale que vers la face linguale. La convexité diminue notablement vers la ligne gingivale, où la face devient plane. L'angle labial est fréquemment le siège d'une dépression plus ou moins profonde. Cette face entre en contact avec l'incisive centrale, dans presque la moitié de son étendue.

La *face distale*, aplatie vers le bord cervical, s'arrondit beaucoup vers l'angle du bord tranchant. Elle est aussi de forme triangulaire, mais présente une convexité légère dans le sens du grand axe de la dent.

Le *bord tranchant* est divisé en deux parties par une pointe ou tubercule plus ou moins accentué. La partie mésiale est presque droite, tandis que la partie distale s'incline peu à peu pour former un angle obtus avec la surface distale. Cette pointe disparaît vite avec l'âge.

Le *collet* est aplati dans le sens mésio-distal. La terminaison de l'émail, à son niveau, se fait comme sur l'incisive centrale. Il diminue cependant d'une façon plus insensible, de façon à ne pas présenter de saillie.

La *racine* est plus longue que celle des incisives centrales; elle est très aplatie sur ses deux faces mésiale et distale; elle diminue graduellement jusqu'à l'apex, qui très souvent se recourbe du côté distal.

La *chambre* pulpaire et le canal radiculaire se continuent sans ligne de démarcation. Sur les dents jeunes, la chambre pulpaire présente trois prolongements correspondant aux trois mamelons primitifs de la dent,

Le *canal radiculaire*, toujours unique, diminue peu à peu jusqu'à l'orifice apical. Il présente parfois un rétrécissement brusque vers l'apex. — Le point d'élection pour la trépanation de cette dent est situé au trou basilaire de sa face linguale.

Incisives inférieures. — Les incisives inférieures sont assez faciles à distinguer des supérieures; leur volume est moins considérable, et cette diffé-

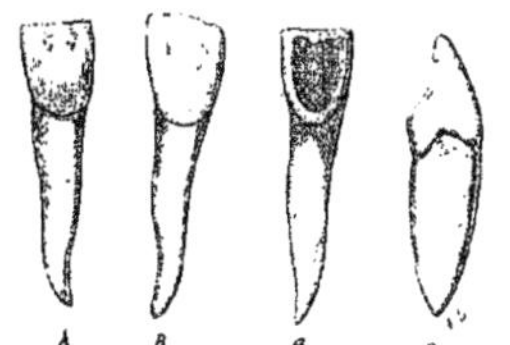

Fig. 327. — Incisives inférieures.

A, inc. cent. gauche. — *B*, inc. lat. gauche. — *C*, face linguale. — *D*, face mésiale.

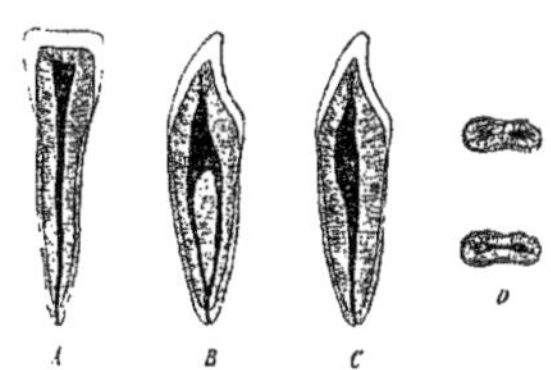

Fig. 328.

A, coupe mésio-distale de l'inc. cent. inf. — *B*, coupe linguo-labiale de la même dent, montrant une bifurcation normale du canal radiculaire. — *C*, type à un canal. — *D*, coupes des racines.

rence ne porte pas seulement sur la couronne, mais aussi sur la racine. Celle-ci est en effet plus petite et présente en outre un sillon longitudinal qui n'existe pas sur les racines des incisives supérieures.

Elles forment un groupe bien différencié des autres groupes. Les incisives centrales se distinguent des latérales par de légères variations.

Placées à la partie antérieure de l'os maxillaire inférieur, de chaque côté de la ligne médiane, elles s'opposent aux incisives supérieures.

Incisives centrales inférieures. — Ce sont les dents les plus petites de la bouche; leurs caractères généraux les font ressembler aux incisives latérales supérieures, mais elles sont beaucoup moins volumineuses.

La *face labiale* est convexe dans le sens mésio-distal, mais sa convexité, très nette au niveau du collet, diminue sensiblement sur le bord tranchant. Dans le sens du grand axe de la dent, elle est d'ordinaire plane dans la partie qui

[AMOEDO.]

avoisine le bord tranchant, convexe au contraire vers le collet. La plus grande largeur de cette surface correspond à son extrémité libre. Les sillons et la crête que nous avons décrits sur l'incisive centrale supérieure sont ici moins nettement dessinés.

La *face linguale* présente une concavité très nette suivant le grand diamètre de la dent. Mais il ne s'agit plus ici d'une fossette comme celle que nous avons trouvée sur les incisives latérales supérieures. La concavité, d'ailleurs, ne va pas jusqu'au collet de la dent; elle ne se trouve que sur la moitié de la surface qui avoisine le bord tranchant. Les bords qui la limitent ne font pas saillie au-dessus d'elle, mais se continuent avec elle, et les surfaces proximales forment des angles arrondis. La dent semble avoir été aplatie, dans la partie qui avoisine le bord tranchant, par un étau agissant dans le sens du diamètre linguo-labial. Plus bas, en effet, la concavité fait place à une convexité très accusée dans le sens mésio-distal. Cette convexité est à son maximum au niveau de la crête linguo-gingivale; elle est produite par l'aplatissement de cette portion de la dent dans le sens mésio-distal. Parfois une légère crête, indiquant la jonction des lobes, s'étend de la ligne gingivale au bord tranchant.

Les *surfaces mésiale* et *distale* ont la forme d'un triangle dont le sommet est situé au niveau des angles disto- et mésio-tranchant. Elles sont aplaties, surtout au niveau du collet, et se continuent par des angles variables avec les surfaces labiale et linguale. En effet, les angles d'union avec la face labiale sont arrondis, tandis que ceux des angles mésio- et disto-lingual sont plus accentués. En outre, ces surfaces convergent notablement l'une vers l'autre, à partir du bord tranchant.

Le *bord tranchant* présente trois petites dentelures qui disparaissent rapidement avec l'âge, de sorte que vers 10 ans on ne les trouve plus. Les angles que ce bord forme avec les faces mésiale et distale sont presque droits.

Le *collet* est très aplati dans le sens mésio-distal. La ligne de terminaison de l'émail, assez saillante, surtout sur les faces labiale et linguale, est convexe vers la racine, pour ces mêmes faces; elle est au contraire concave vers la couronne, pour les faces mésiale et distale.

La *racine* présente le même aplatissement que le collet; elle est fréquemment sillonnée sur les faces mésiale et distale. La face, ou plutôt le bord lingual, est presque droit et ce n'est que vers l'apex qu'il se recourbe. Dans son ensemble, la dent présente donc une convexité du côté labial; elle présente aussi une légère inclinaison en dehors.

La *chambre pulpaire* est aplatie comme la couronne. Son grand diamètre est labio-lingual au niveau du collet.

Le *canal radiculaire* est aplati comme la racine. Dans quelques cas il se bifurque, mais les branches se réunissent pour aboutir au même orifice. Le point d'élection pour la trépanation de cette dent est la face linguale, sur les jeunes dents. Plus tard, lorsque le bord tranchant est devenu assez épais par suite de l'usure, c'est sur ce bord qu'il faut trépaner.

Incisives latérales inférieures. — Ces dents offrent tous les caractères des précédentes; elles sont cependant plus fortes. — Le *face labiale* n'est pas aplatie, mais légèrement convexe dans le sens mésio-distal. — La *face linguale* n'offre rien de particulier à signaler; elle présente la même concavité. Le bord tranchant, toutefois, présente une caractéristique qu'il importe de relever. L'angle mésial de ce bord est presque droit, ou très légèrement arrondi, tandis que l'angle distal est obtus et arrondi. Le bord tranchant s'incline en effet vers la surface distale. Ce caractère, d'ailleurs, disparaît rapidement avec l'âge. — Le *collet* offre le même aplatissement dans le sens mésio-distal. — La *racine* est plus longue que celle de l'incisive centrale; elle s'incline généralement du côté mésial, de sorte que, comme la canine inférieure, elle décrit au niveau du collet un angle obtus ouvert du côté mésial. — La *chambre pulpaire* et le *canal radiculaire* présentent les mêmes caractères que sur l'incisive centrale. — Le point d'élection pour la trépanation de cette dent est situé sur la face linguale pour les dents jeunes, ou sur le bord tranchant pour les dents qui ont subi l'usure.

Canines. — Les canines ou cuspides, ou *dents de l'œil*, sont au nombre de quatre : une de chaque côté à la mâchoire supérieure et à l'inférieure. Elles

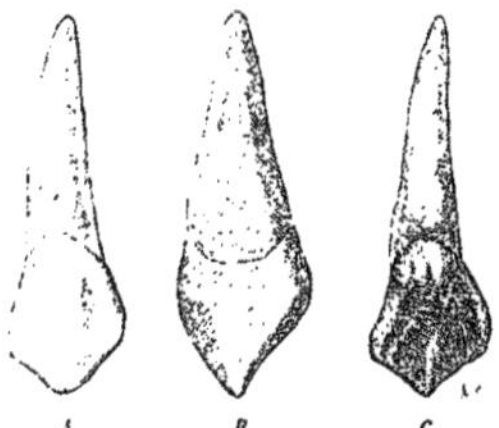

Fig. 329. — Canine supérieure gauche.

A, face labiale — *B*, face dist. — *C*, face linguale.

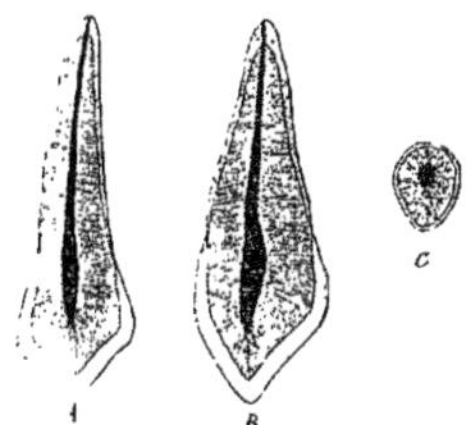

Fig. 330.

A, coupe mésio-distale. — *B*, coupe labio-linguale. — *C*, coupe transversale de la racine.

sont situées aux angles de la bouche, entre les incisives latérales et les premières bicuspides.

Elles sont remarquables par leur longueur qui dépasse celle de toutes les autres dents. Chez l'homme, toutefois, elles sont rudimentaires, si on les compare au développement qu'elles atteignent chez les carnassiers. Chez les pachydermes, elles constituent les défenses.

Canines supérieures. — Longueur totale moyenne, 26 mill. 5 ; longueur de la couronne, 9 mill. 5 ; longueur de la racine, 17 mill. 3. — Les cuspides supérieures sont les plus longues de toutes les dents de la bouche, et la longueur de leur racine indique combien doit être forte leur implantation dans le maxillaire. — Leur caractère essentiel, caractère d'ailleurs commun avec les cuspides inférieures, est leur forme conoïde. — Mais un examen attentif permet de leur décrire quatre faces comme aux incisives : mésiale, distale, labiale, linguale; les deux premières, triangulaires.

La *face labiale* de la couronne est convexe suivant tous les diamètres. Le maximum de convexité correspond au tiers mésial de la couronne. Il existe, en effet, à ce niveau un surélèvement des tissus de la dent, d'où formation d'une

[*AMOEDO.*]

crête qui, partie de la pointe, va se perdre sur la ligne gingivale. Du côté mésial, cette crête forme avec la surface mésiale de la couronne un angle très saillant. Au contraire, du côté distal elle s'incline plus doucement et va se perdre insensiblement sur la face distale, surtout vers la ligne gingivale; de chaque côté de cette crête existent deux sillons toujours légers, parfois invisibles, qui ont la même signification que les sillons de la face labiale des incisives.

La *face linguale*, concave dans le sens vertical, est convexe dans tous les sens vers la ligne gingivale. Dans les deux tiers libres de cette même surface, elle est concave dans le sens vertical et convexe dans le sens mésio-distal. Dans son tiers mésial on retrouve une saillie ou crête semblable à celle que nous avons décrite sur la face labiale. Cette crête s'étend de la pointe de la dent au tubercule linguo-gingival. Il existe de chaque côté deux sillons qui indiquent la séparation des lobes, si bien que, considérée schématiquement, cette surface, quelle que soit d'ailleurs sa forme géométrique, est limitée de chaque côté par les crêtes marginale, mésiale et distale, qui divergent du tubercule linguo-gingival ou cingulum, comme les branches d'un éventail. Elle présente au centre une saillie médiane et, entre cette crête médiane et les marginales, deux sillons plus ou moins nettement dessinés.

Le *bord tranchant* est formé par la convergence des deux surfaces linguale et labiale. Ce bord n'est plus rectiligne comme sur les incisives. Il présente une pointe formée par les deux crêtes médianes, labiale et linguale. Une verticale menée de cette pointe à la ligne gingivale, ou plus exactement à la crête linguo-gingivale, divise la surface labiale de la couronne en deux parties inégales : une plus grande, distale; une plus petite, mésiale.

De cette pointe partent des bords tranchants qui rejoignent les angles mésial et distal; le bord distal est nettement plus long que le bord mésial.

La *face distale* est convexe, surtout dans le sens labio-lingual, et légèrement concave dans le sens du grand axe de la dent, par suite de la saillie de l'angle distal.

La *face mésiale* est convexe, mais seulement dans la partie qui avoisine l'angle mésial; puis elle s'aplatit peu à peu pour se terminer au niveau de la ligne gingivale par une concavité plus ou moins accentuée.

La *racine* des canines supérieures est la plus longue des racines de toutes les dents de la bouche; sa longueur est presque double de celle de la couronne. Elle se dirige d'avant en arrière et de dehors en dedans. Très apparente au-dessous de la muqueuse du vestibule de la bouche, elle peut être distinctement sentie par le doigt qui explore. Sa forme est conique, présentant un léger aplatissement dans le sens mésio-distal. On peut lui considérer deux faces : mésiale et distale, et deux bords : labial et lingual; ce dernier plus mince que le bord labial. Comme pour la couronne, l'union de la face mésiale de la racine avec le bord buccal forme un angle beaucoup plus saillant que celui formé par le même bord avec la face distale. Elle s'effile peu à peu et sa pointe se recourbe dans un sens ou dans l'autre. La face mésiale de la racine est plus aplatie que la face distale; ces faces portent un sillon beaucoup plus accentué sur la face mésiale. La *chambre pulpaire* a une forme identique à celle de la couronne et présente une corne centrale qui correspond à la pointe de la dent.

Le *canal radiculaire* reproduit la forme de la racine, qui, d'après ce que nous avons vu, est aplatie dans le sens mésio-distal. Le grand diamètre du canal radiculaire se trouve donc dans le sens labio-lingual. L'axe du canal radiculaire aboutit au sommet du bord libre de la couronne. Le lieu d'élection pour la trépanation se trouve au niveau de cette pointe. Chez les jeunes sujets, il est nécessaire d'user un peu l'émail du sommet, vers la face linguale, tandis que chez l'adulte, l'usure normale, mettant à jour la dentine, indique le point de la trépanation.

Canines inférieures. — Longueur totale : 25 mill. 6 ; longueur de la couronne : 10 mill. 3 ; longueur de la racine : 15 mill. 3.

Les canines inférieures ressemblent aux supérieures, dans leur forme générale ; elles sont plus petites, mais la différence de 1 millimètre n'est qu'une différence de moyenne ; dans beaucoup de cas, elles sont aussi longues. Il importe de noter, toutefois, que leur couronne est un peu plus longue ; 9 mill. 5 pour les canines supérieures ; 10 mill. 3 pour les canines inférieures.

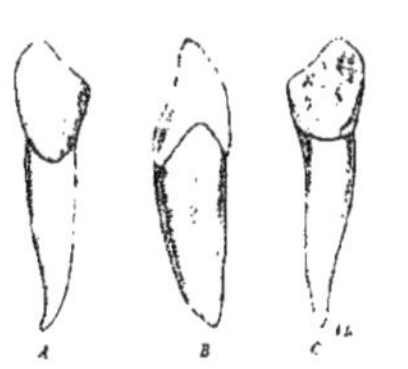

Fig. 331. — Canine inférieure gauche.

A, face labiale. — *B*, face mésiale. — *C*, face linguale.

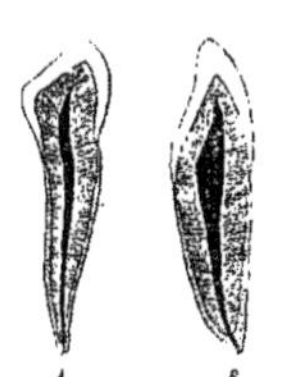

Fig. 332.

A, coupe mésio-linguale. — *B*, coupe linguo labiale. — *C*, coupe transversale de la racine.

La *face labiale* est semblable à celle que nous avons décrite sur la canine supérieure. Le maximum de convexité, représenté presque par un bord, correspond ici encore à la partie la plus mésiale de la dent.

Le *bord tranchant* présente une pointe conique, semblable à celle de la canine supérieure ; mais les bords qui de cette pointe vont rejoindre les angles mésial et distal de la dent sont plus nettement inégaux. Le bord distal est notablement plus long ; d'ailleurs, la moitié distale de la face labiale est beaucoup plus étendue. A la *face linguale*, les caractères sont moins marqués que sur les canines supérieures. Le tubercule linguo-gingival est à peine visible. On peut toutefois distinguer les sillons et la crête centrale qui aboutit à la pointe du bord tranchant. — Des angles distal et mésial, le premier est beaucoup plus éloigné d'un axe vertical mené selon le grand diamètre de la dent. L'angle mésial est, d'autre part, plus éloigné du sillon gingival que l'angle distal, ce qui résulte de l'inclinaison notable de la moitié distale du bord tranchant.

La *racine* de la canine inférieure est plus courte que la racine de la cuspide supérieure (2 millimètres de différence). Elle présente aussi un aplatissement, dans le sens mésio-distal, beaucoup plus accentué. Son apex est souvent incliné vers la ligne médiane, de telle sorte que la couronne et la racine réunies décrivent une concavité du côté mésial.

La *chambre pulpaire* et le *canal radiculaire* ressemblent à ceux des canines supérieures. Le canal radiculaire est cependant, comme la racine, plus aplati. Les dimensions de ce canal sont extrêmement variables. — Le point d'élection pour la trépanation de cette dent est le même que pour la canine supérieure.

[*AMOEDO.*]

Bicuspides ou prémolaires. — Ce groupe renferme huit dents : deux de chaque côté à la mâchoire supérieure et deux de chaque côté à la mâchoire inférieure. On les distingue en première et deuxième bicuspides; elles sont situées entre les canines et les premières grosses molaires. Elles forment une paire (quatrième et cinquième dents) de chaque côté de la ligne médiane, en haut et en bas.

Elles sont formées sur le même plan général que les incisives et les canines, mais résultent de la fusion de deux cônes primitifs. Les vestiges de cette genèse se retrouvent dans le sillon mésio-distal de la couronne et aussi dans un sillon longitudinal très net sur la racine de la dent, au moins pour les supérieures. Leur couronne est cuboïde, mais la portion buccale est plus large que la portion linguale. On peut donc distinguer cinq faces : mésiale, distale, linguale, labiale, triturante. Ces faces sont réunies par des angles plus ou moins arrondis.

La face triturante a une forme irrégulièrement trapézoïde; elle est surmontée par les deux tubercules ou cuspides (lingual et buccal) qui caractérisent les prémolaires. — Ces deux tubercules, inégaux d'ailleurs (le buccal étant plus long que le lingual), sont séparés par un profond sillon.

Les racines, uniques pour les deuxièmes bicuspides, doubles pour les premières, sont aplaties dans le sens mésio-distal.

Premières bicuspides supérieures. — La première bicuspide supérieure est, dans son ensemble, aplatie dans le sens mésio-distal. Elle apparaît très nettement comme formée de deux cônes primitifs.

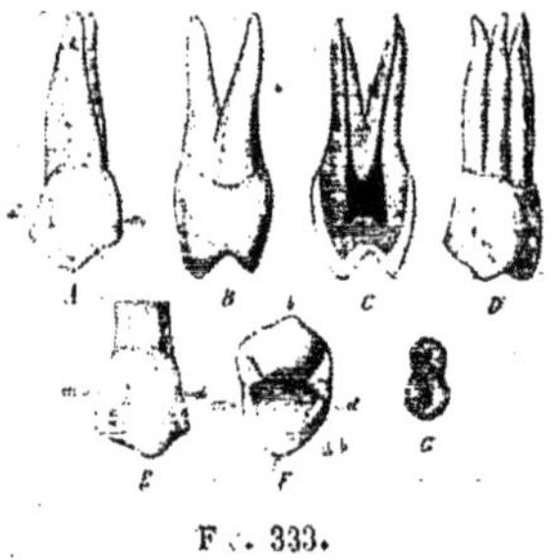

F... 333.

A, face buccale d'une prémolaire droite. — *B*, face mésiale. — *C*, coupe bucco-linguale. — *D*, première prémolaire gauche à trois racines, face buccale. — *E*, face buccale d'une première prémolaire gauche (*m*, côté mésial; *d*, côté distal). — *F*, face triturante de la même dent (*m*, côté mésial, *d*, distal, *b*, buccal, *l*, lingual, dont le tubercule s'incline du côté de la canine).

La *couronne* est cylindroïde et on peut lui décrire cinq faces réunies par des angles arrondis.

La *face buccale* est convexe, suivant tous ses diamètres. Son plus grand diamètre mésio-distal correspond au point de contact de ses faces mésiale et distale avec les dents voisines : la canine et la deuxième bicuspide. Près de la ligne gingivale cette face se rétrécit notablement, de telle sorte qu'un assez large espace interproximal se trouve laissé entre la dent et la canine, d'une part, et la deuxième bicuspide, d'autre part. Près du bord triturant, cette face n'est pas terminée par une ligne horizontale, mais par une pointe semblable à celle que nous avons décrite sur la canine. De plus, à ce niveau, la convexité de la dent n'est plus parfaite; deux légers sillons apparaissent entre la crête qui va former la pointe du bord tranchant et les angles mésial et distal de la dent. Il importe cependant de noter que la crête et la pointe qui la terminent sont situées à peu près à l'union des deux tiers médians avec le tiers distal de la surface buccale. Sur la canine, au contraire, nous les avons trouvées à l'union du tiers médian avec le tiers mésial. Il en résulte que les bords mésial et distal, qui partent de cette pointe, n'ont pas la même longueur; le distal est plus court que le mésial. C'est le contraire pour la canine et la deuxième petite molaire. Disons encore que les angles qu'ils forment avec les surfaces mésiale et distale ont la même inclinaison.

La *face linguale* est convexe dans tous les sens; comme la face buccale, elle est moins large près de la ligne gingivale que près du bord triturant, mais à ce niveau elle est encore moins large que la face labiale; elle est lisse et unie dans toute son étendue; elle s'avance, comme la face labiale, en une pointe triturante. Celle-ci est très nettement située dans le tiers mésial de cette face, si bien que. vue du côté lingual, la dent semble s'incliner vers la canine. Mais cette pointe linguale est moins longue que la buccale; nous la retrouverons d'ailleurs sur la face triturante. La convexité est beaucoup plus accentuée que celle de la face buccale; il n'existe pas de sillon près de la crête du bord tranchant. A ce niveau, au contraire, il semble que toute la face linguale s'est portée en masse vers le grand diamètre de la dent pour former la pointe.

La *face mésiale* est plane, dans le sens bucco-lingual. Près de la ligne gingivale, elle est plus aplatie que vers sa ligne d'union avec la surface triturante. A ce niveau, elle devient même convexe, mais d'une façon inégale. En effet, tandis que la partie linguale de cette face se continue plane jusque vers l'angle très arrondi qu'elle forme avec la face linguale, la partie buccale se renfle, surtout vers l'angle. Ce point est la partie la plus saillante de la face mésiale et c'est par lui que la dent entre en contact avec la canine.

La *face distale* est, comme la mésiale, plane dans le sens labio-lingual. Elle présente un renflement beaucoup plus marqué que la face mésiale. L'angle disto-buccal est aussi très saillant et c'est par lui que la dent entre en contact avec la deuxième bicuspide.

La *face triturante* a une forme irrégulièrement trapézoïde. Le grand diamètre est bucco-lingual, puisque la dent est aplatie dans le sens mésio-distal. Cette face, comme la dent, est notablement plus large dans sa partie buccale, ce qui résulte de la convergence vers la face linguale des surfaces mésiale et distale. Les *bords* buccal et lingual sont convexes et se terminent par des angles qui, bien prononcés du côté buccal, sont à peine indiqués du côté lingual.

Ce qui caractérise surtout cette face triturante, c'est la présence de deux tubercules proéminents. Le *tubercule buccal*, plus accentué, est séparé du *tubercule lingual* par un sillon profond. Du sommet de ce tubercule buccal partent quatre crêtes : deux forment les bords tranchants et vont rejoindre les angles mésial et distal de la dent. La crête buccale descend sur la convexité de la face buccale et va se perdre vers la ligne gingivale. Enfin, la crête triangulaire descend vers la partie moyenne de la face triturante et se termine dans le sillon central.

Le *tubercule lingual* est moins proéminent; il est terminé par un bord mousse. De son sommet arrondi partent les crêtes qui vont se rendre aux angles distal et mésial de la face linguale. Nous avons déjà dit que ces angles étaient peu accentués. Ce tubercule présente aussi une crête triangulaire qui descend vers la partie moyenne du sillon central.

Le sillon qui sépare les deux tubercules est profond et va de la face mésiale à la face distale. Il se bifurque ordinairement à ses deux extrémités et les petits sillons ainsi formés séparent, du côté lingual, les crêtes marginales, mésiale et distale, du tubercule lingual; du côté labial, les crêtes marginales, mésiale et distale, du tubercule buccal. Ces crêtes, mésiale et distale, délimitées par les branches de bifurcation du sillon central, constituent donc de véritables piliers de renforcement de la dent.

Le *collet* de la première biscupide est aplati dans le sens mésio-distal. La terminaison de l'émail se fait, du côté lingual, sans ressaut, l'épaisseur de la couche adamantine diminuant insensiblement du côté lingual. Au contraire, du côté buccal, l'émail fait une saillie prononcée et se termine brusquement. Cette ligne de terminaison présente une courbe à convexité radiculaire sur les faces buccale et linguale, et à convexité coronaire sur les faces mésiale et distale.

La *racine* est très aplatie et présente sur ses faces mésiale et distale un sillon qui court sur toute sa longueur. Elle est caractérisée d'une façon constante par l'existence de deux canaux radiculaires. Elle est bifurquée dans le tiers ou les deux tiers de sa longueur et présente ainsi deux racines : linguale et buccale. Rarement elle présente trois divisions; dans ce cas, deux racines sont buccales et une linguale. Ce serait, d'après les anthropologistes, un vestige atavique; ces trois racines sont constantes chez les anthropoïdes. Quand la racine n'est pas bifurquée, il n'y a pas de dentine entre les deux canaux radiculaires, mais seulement du cément. Dans le cas de bifurcation, la racine est très apparente et peut être sentie par le doigt promené sur la muqueuse du vestibule de la bouche. Les racines s'effilent régulièrement jusqu'à l'apex et se recourbent dans quelques cas l'une vers l'autre.

La *chambre pulpaire* de cette dent est calquée sur la couronne; elle présente deux cornes s'étendant vers les tubercules buccal et lingual. Par suite de l'aplatissement de la dent, son plus grand diamètre est dans le sens linguo-labial.

Le *canal radiculaire* est toujours double : une branche buccale et une linguale. Ces canaux se rétrécissent progressivement jusqu'à l'orifice apical; ils peuvent se réunir dans leur trajet, mais aboutissent à deux orifices apicaux.

Le point d'élection pour la trépanation de cette dent est situé absolument au centre du sillon central. Il doit être suffisamment large dans le sens bucco-lingual pour pénétrer dans les deux canaux radiculaires.

Deuxièmes bicuspides supérieures. — La seconde bicuspide supérieure est la cinquième dent de l'arcade; elle est plus petite que la première, contrairement à l'opinion courante, et elle est plus arrondie dans toutes les directions. Elle a la même forme générale et sa description ne s'éloigne que sur quelques points de celle que nous venons de faire. — Nous l'abrégerons donc beaucoup, n'insistant que sur les caractères différentiels.

La *face buccale* est convexe, un peu moins toutefois que celle de la première bicuspide. Ce fait résulte de ce que la crête médiane, qui aboutit à la pointe du tubercule buccal de la face triturante, est moins accentuée. De même, les sillons qui bordent cette crête, du côté mésial et du côté distal, sur la première bicuspide, ont ici presque disparu. La plus grande largeur dans le sens mésio-distal correspond toujours à la surface libre. Près de la ligne gingivale, cette surface va en se resserrant beaucoup moins que sur la première petite molaire.

La *face linguale* présente une convexité très marquée dans tous les sens; ses bords libres s'arrondissent pour rejoindre les faces mésiale et distale. Elle est surmontée, sur le prolongement de son grand axe, d'un tubercule conique.

Les *faces mésiale* et *distale* sont convexes; elles ne sont pas parallèles, mais tendent à se réunir vers le collet. De plus, la distance qui les sépare est plus grande du côté buccal que du côté lingual, mais ce fait est moins accentué que pour la première bicuspide. La dent n'en reste pas moins aplatie dans le sens mésio-distal.

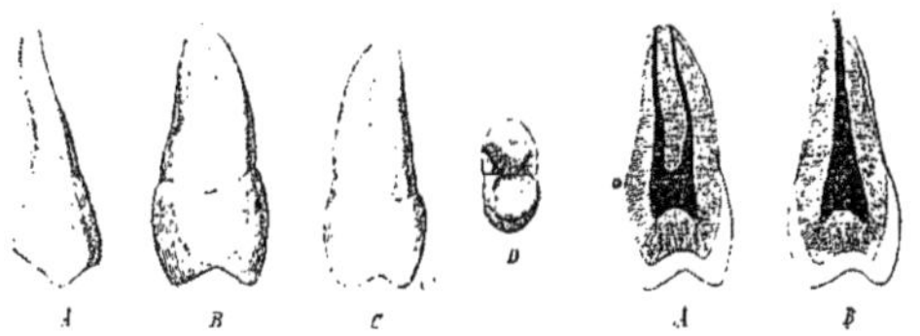

Fig. 334. — Deuxième prémolaire supérieure droite.

A, face buccale. — *B*, face mésiale. — *C*, face distale. — *D*, face triturante. — *A*, coupe linguo-labiale d'une prémolaire à deux canaux. — *B*, coupe de prémolaire à un canal.

La *face triturante* ressemble à celle de la première bicuspide : elle présente deux tubercules, buccal et lingual, un sillon central avec des bifurcations mésiale et distale, et des crêtes partant des tubercules. Mais les tubercules sont moins saillants et la différence entre le buccal et le lingual est moins accentuée. Le sillon central est aussi moins profond et ses prolongements terminaux sont moins nettement dessinés.

Le *collet* est moins aplati et a un contour général plus régulièrement ovalaire. L'émail, qui finit insensiblement, s'y termine par une ligne courbe à convexité radiculaire, pour les faces buccale et linguale, et à convexité coronaire, pour les faces mésiale et distale.

La *racine* présente de notables différences : un peu plus longue, elle est aussi plus étroite dans le sens labio-lingual; elle se bifurque rarement, mais on peut constater les sillons sur ses faces mésiale et distale et surtout sur la face mésiale. Souvent fort aplatie, elle peut être aussi cylindroïde. Son extrémité apicale se recourbe assez souvent; elle est parfois en rapport immédiat avec le plancher du sinus maxillaire.

La *chambre pulpaire* reproduit la forme générale de la couronne. Les cornes sont, comme les tubercules, moins accentuées que sur la première bicuspide.

Le *canal radiculaire* est ordinairement unique et aplati dans le sens mésio-distal. On peut cependant trouver deux canaux radiculaires qui se terminent par un orifice apical commun. — Le point d'élection pour la trépanation de cette dent est situé au centre du sillon central et de la face triturante.

Prémolaires ou ***Bicuspides inférieures***. — La dénomination de bicuspide ne convient pas absolument à ces dents. La première, en effet, est unicuspide, son tubercule lingual existant à peine; la seconde est tricuspide. C'est par analogie de situation avec leurs homologues supérieures qu'on leur a donné le nom de bicuspides. — Elles se distinguent encore des supérieures par la forme de leur couronne, qui est cylindrique au lieu d'être aplatie; par le peu de développement de leurs cuspides; enfin, par leur racine unique.

[AMOEDO.]

Premières bicuspides inférieures. — La première bicuspide inférieure, quatrième dent de l'arcade, est la plus petite des bicuspides. Elle ressemble plus à une cuspide qu'à une bicuspide et forme, pour ainsi dire, une transition entre les canines et les bicuspides supérieures. Que la cingule de la face linguale de la canine se développe et nous aurons la première bicuspide inférieure.

La *couronne*, cylindrique, présente toujours les mêmes faces.

La *face buccale* est convexe suivant tous ses diamètres et, moins la hauteur, ressemble à celle de la canine inférieure. Une crête, située à la partie la plus mésiale du tiers médian de cette surface, monte de la ligne gingivale vers le bord libre, où elle aboutit au tubercule buccal. De chaque côté se trouvent deux légers sillons, à peine visibles. Le maximum de largeur de cette face correspond au bord libre, ce qui résulte de la convergence vers la ligne gingivale des faces mésiale et distale. Les angles de cette face sont arrondis et vont insensiblement se perdre sur les faces proximales.

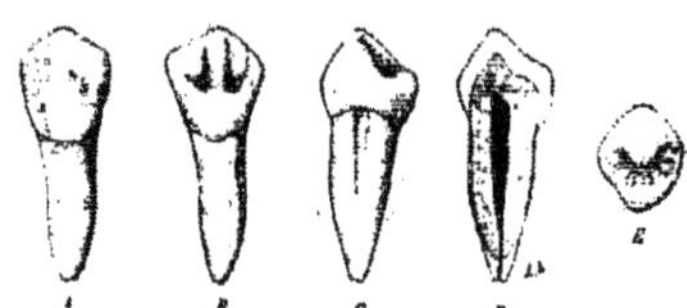

FIG. 333. — Première prémolaire inférieure gauche.

A, face buccale. — B, face linguale. — C, face mésiale. — D, coupe linguo-buccale. — E, face triturante.

La *face linguale* est convexe dans le sens mésio-distal. Sa hauteur est variable et dépend du développement du tubercule lingual ou cingule. Vers le collet de la dent, cette face se rétrécit de plus en plus et arrive à ne plus être qu'un bord arrondi.

Les *faces mésiale* et *distale*, convexes dans le sens bucco-lingual, présentent une concavité suivant le grand axe de la dent. Cette concavité est surtout due au défaut de parallélisme des deux surfaces, dont les axes prolongés se rencontrent vers le milieu de la racine, mais aussi aux saillies que forment les crêtes marginales proximales. Cette saillie est plus accentuée du côté distal que du côté mésial. Enfin, comme les plans des surfaces proximales convergent aussi vers le côté lingual, la concavité est nettement plus accentuée de ce côté que du côté buccal.

La *face triturante* est spéciale à cette dent; elle diffère de celle des bicuspides supérieures et de la deuxième bicuspide inférieure. Vue de face, elle est presque circulaire et porte du côté buccal un tubercule volumineux, tandis que sa portion linguale est à peine soulevée par une crête légère.

Le *tubercule buccal*, large et proéminent, s'incline vers la face linguale, de telle sorte qu'il semble presque central quand on regarde la dent par la face buccale. De ce tubercule partent des crêtes semblables à celles que nous avons décrites sur la face triturante de la première bicuspide supérieure. Les crêtes mésiale et distale s'inclinent latéralement et vont se confondre, en s'arrondissant peu à peu, avec les angles mésial et distal. La crête triangulaire descend vers le sillon central, le traverse en l'interrompant et va se continuer avec la même crête du tubercule lingual.

Le *sillon central* est peu profond; il est, comme nous venons de le dire, interrompu par les crêtes triangulaires. Il en résulte qu'à ses deux extrémités mésiale et distale on observe deux dépressions plus ou moins accentuées. Par suite de l'inclinaison du tubercule buccal vers la face linguale, ce sillon n'est pas au centre de la face triturante, mais plus près de la face linguale.

Le *tubercule lingual*, ou cingule, varie dans son volume et dans sa forme; il est, en général, peu accentué; les crêtes mésiale et distale vont se confondre, par des angles très arrondis, avec les crêtes marginales proximales de la couronne. La crête triangulaire descend vers le sillon central qu'elle interrompt en se réunissant à son homologue du tubercule buccal.

Le *collet* est fortement aplati et notablement plus épais du côté buccal que du côté lingual; l'émail se termine insensiblement à son niveau. La ligne de terminaison affecte la même disposition que sur les bicuspides supérieures.

La *racine* est unique et aplatie dans le sens mésio-distal. Son grand diamètre est donc bucco-lingual; son bord lingual est plan ou légèrement concave suivant le grand axe de la dent. Le bord buccal présente une convexité notable dans le même sens. Cette disposition est encore plus accusée si on regarde l'ensemble de la dent; il semble que la couronne et la racine forment un angle obtus, ouvert du côté lingual. La racine va en s'effilant peu à peu jusqu'à l'apex; son sommet est situé un peu en avant du trou mentonnier.

La *chambre pulpaire* est de forme identique à la couronne : elle présente une corne qui s'avance dans le tubercule buccal. Du côté du tubercule lingual, elle n'envoie pas un véritable prolongement, mais on peut noter une inclinaison de la cavité vers ce côté.

Le *canal radiculaire* est unique et d'ordinaire presque cylindrique. Son grand axe prolongé irait aboutir au tubercule buccal et c'est là le point d'élection pour la trépanation de cette dent. Il est parfois resserré au niveau du col; les bifurcations sont rares, mais peuvent se rencontrer.

Deuxièmes bicuspides inférieures. — La seconde bicuspide inférieure, cinquième dent de l'arcade, est un peu plus volumineuse que la première; elle a la même configuration générale et c'est par sa face triturante qu'elle en diffère surtout. Cette face triturante est beaucoup plus large, suivant tous les diamètres; et la différence entre sa partie buccale et sa partie linguale est moins accentuée que sur la première. Elle est caractérisée, au moins sur les dents types de cette espèce, par la présence de trois tubercules : 1 buccal et 2 linguaux; le tubercule buccal est le plus développé; il est arrondi et s'incline d'une façon notable vers l'angle mésial de la dent. Il en résulte que, des crêtes marginales qui limitent la face buccale de la dent, la crête mésiale est beaucoup moins longue que la crête distale. Du sommet de ce tubercule partent des crêtes semblables à celles que nous avons décrites sur la face triturante des bicuspides supérieures. La crête triangulaire qui descend vers le sillon central est très nettement dessinée.

Le *tubercule lingual*, dans la forme typique, est divisé en deux tubercules secondaires par un sillon parti du sillon central. D'ordinaire, ce sillon, qui est peu profond, n'atteint pas la crête marginale linguale et esquisse simplement la division du tubercule lingual. Il en résulte la formation de deux tubercules : l'un mésio-lingual, l'autre disto-lingual, de volume souvent inégal.

Ces sillons, et, partant, les tubercules qu'ils délimitent, présentent une grande variété. Le sillon qui divise le tubercule lingual peut ne pas exister : la dent est alors bicuspidée. Seulement, dans ce cas, les sillons triangulaires, branches de bifurcation du sillon central, délimitent latéralement des piliers de renforcement de la dent plus ou moins accentués. Le pilier distal est très souvent plus volumineux que le mésial et pourrait être alors considéré comme un troisième tubercule. Dans d'autres cas, le sillon central est interrompu par le passage des crêtes triangulaires allant du tubercule buccal au tubercule lingual; il en résulte, de chaque côté de cette crête, la formation de creux nettement dessinés.

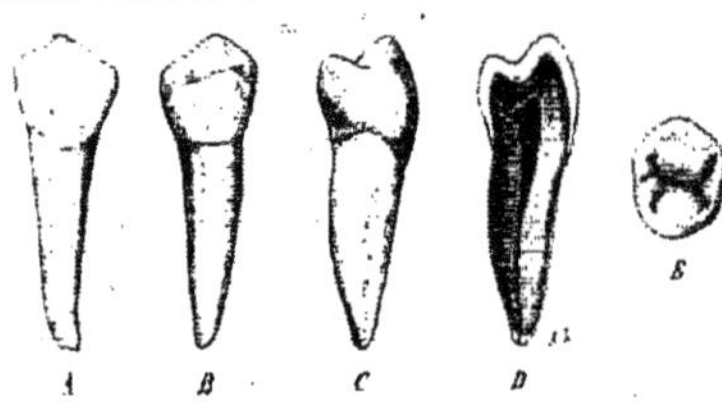

Fig. 336. — Deuxième prémolaire inférieure gauche.

A, face buccale. — B, face linguale. — C, face mésiale. — D, coupe linguo-buccale. — E, face triturante.

La *face buccale* de la deuxième bicuspide est moins haute que celle de la première, suivant le grand axe de la dent, mais elle est plus large. Sa forme se rapproche de celle des molaires, tandis que la première bicuspide rappelle les canines. Elle est convexe suivant le grand diamètre de la dent et un peu aplatie dans le sens mésio-distal. Deux légers sillons la parcourent et délimitent la crête qui aboutit au tubercule buccal.

La *face linguale* est convexe dans tous les sens; elle est tournée vers la première molaire et a une hauteur moindre que la face buccale.

La *face mésiale* est très convexe dans le sens bucco-lingual. Des deux angles qui la limitent vers la couronne, l'angle mésio-buccal est beaucoup plus accentué que l'angle lingual. C'est d'ailleurs par cet angle mésio-buccal que la deuxième bicuspide entre en contact avec la première.

La *face distale* est plus large que la mésiale dans le sens bucco-lingual; mais elle s'en distingue tout à fait en ce qu'elle est presque plane suivant le grand diamètre de la dent; à peine présente-t-elle une légère convexité dans le sens bucco-lingual. Ces deux faces proximales convergent l'une vers l'autre vers le collet; mais la convergence a lieu surtout aux dépens de la surface mésiale, de telle sorte que la dent, dans son ensemble, est inclinée par sa partie coronale vers la première bicuspide inférieure.

Le *collet* est aplati dans le sens mésio-distal. La terminaison de l'émail se fait à son niveau de la même façon que sur les autres dents, mais les convexités et les concavités sont beaucoup moins accentuées.

La *racine*, unique, est plus grosse et plus longue que celle de la première bicuspide. Elle présente parfois, et surtout sur sa face mésiale, un sillon plus ou moins profond indiquant la réunion des deux cônes primitifs. Elle s'effile progressivement jusqu'à l'apex qui est assez volumineux.

La *chambre pulpaire* est caractérisée par la présence de trois cornes, une pour chaque tubercule; deux sont situées du côté lingual, une du côté buccal. Les premières sont toujours moins accentuées que la corne du tubercule buccal.

Le *canal radiculaire* est plus ou moins aplati et se continue avec la chambre pulpaire sans ligne de démarcation bien nette. — Le grand axe de ce canal radiculaire prolongé aboutirait au point où la crête triangulaire buccale aborde le sillon central. C'est là le point d'élection pour la trépanation.

Molaires. — Les molaires, dont la fonction spéciale est de triturer et de broyer les aliments, diffèrent par la forme et le volume des dents précédentes. Ce sont les plus grosses dents de la bouche et elles sont situées à la partie postérieure des arcades dentaires. Elles sont au nombre de douze, trois de chaque côté des deux mâchoires. Elles représentent les sixième, septième et huitième dents, à partir de la ligne médiane, et sont désignées par les noms de première, deuxième et troisième molaires, supérieures et inférieures. La dernière prend le nom de *dent de sagesse*. Sur une coupe transversale de la couronne, ces dents présentent une face mésiale, sur laquelle aboutissent à angles presque droits les faces buccale et linguale, qui à leur tour se réunissent en angles arrondis pour former la face distale. En résumé, les molaires sont carrées en avant et arrondies en arrière. La raison de ce fait se trouve dans la compression que subissent ces dents dans la bouche. Ainsi, la dent de six ans, comprimée par la deuxième molaire temporaire, puis par la deuxième prémolaire, s'aplatit sur sa face mésiale tandis que la distale libre reste arrondie. Six ans plus tard, apparaît la deuxième grosse molaire dont la face mésiale se trouve comprimée par la face distale de la première molaire, plus dure; sa face distale reste arrondie. Huit ou dix ans après arrive la dent de sagesse qui aplatit un peu la face distale de la précédente, en s'aplatissant à son tour du côté mésial. Au contraire, sa face distale, libre, reste toujours arrondie, complétant ainsi l'harmonie d'une arcade dentaire complète.

Les molaires supérieures se ressemblent beaucoup; elles présentent quelques différences, consistant surtout en un développement moins prononcé du lobe disto-lingual des deux dernières.

Dans leur forme typique, elles résultent de la fusion de trois cônes primitifs, d'où la présence sur ces dents de trois racines et de trois tubercules. Mais à ces tubercules s'en ajoute un quatrième, appelé tubercule disto-lingual. La forme trituberculeuse ne se trouve que très rarement chez l'homme et seulement comme anomalie réversive. Elle est, au contraire, la forme normale chez certains mammifères.

En outre, il est très fréquent de rencontrer sur ces dents un cinquième tubercule dit tubercule de Carabelli, ou plutôt une cingule sur la face linguale, cingule diminuant rapidement sur les deuxième et troisième molaires.

Premières molaires supérieures. — La première grosse molaire supérieure, ou *dent de six ans*, est située après la deuxième bicuspide. Sa couronne est large et de forme cubique, à angles plus ou moins arrondis. Nous lui décrirons, comme aux autres dents, cinq faces : buccale, linguale, mésiale, distale et triturante.

La *face buccale* est irrégulièrement convexe et sa largeur égale à peu près deux fois celle d'une bicuspide. Son maximum de largeur correspond à la face triturante et elle va en se rétrécissant vers le collet. Un sillon qui part de la face triturante sépare les deux tubercules buccaux, aborde la face buccale et la parcourt jusqu'à la moitié environ de sa longueur. Dans quelques cas, ce sillon dépasse la ligne gingivale et va jusqu'à la bifurcation des racines. Ce sillon s'arrête, près de la ligne gingivale, à une crête d'émail qu'il ne traverse pas; là est le sommet de la convexité mésio-distale. La partie la plus saillante de cette convexité se trouve sur la moitié mésiale, puis la surface s'incline rapidement vers la distale. C'est là un caractère qui nous permet de distinguer la première molaire droite de la gauche.

La *face linguale* nous servira tout particulièrement à distinguer la première de la deuxième molaire. Sa plus grande largeur correspond à son bord triturant; de là ses bords mésial et distal, convexes, se dirigent en convergeant rapidement vers la racine linguale. Cette face est divisée par un sillon longitudinal, le sillon lingual, en deux lobes : mésial et distal. Le premier est plus large et plus convexe que le second. C'est aussi sur le lobe mésio-lingual que se trouve la cingule, sorte de cinquième tubercule plus ou moins apparent. Un sillon, parti du sillon lingual, sépare ce tubercule du tubercule mésial. Des deux tubercules qui surmontent le bord triturant, le mésial est le plus volumineux. La moitié triturante de la face linguale s'incline légèrement vers la face d'occlusion.

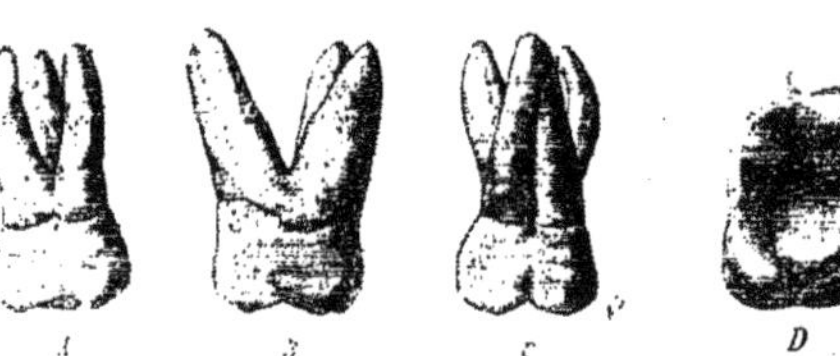

Fig. 337. — Première molaire supérieure gauche.

A, face buccale — *B*, mésiale. — *C*, linguale. — *D*, face triturante de la molaire droite.

La *face mésiale* est plane dans le sens longitudinal et convexe dans le sens bucco-lingual; ses bords sont arrondis vers les faces buccale et linguale. Elle marche très obliquement de la face triturante vers le collet, de telle sorte que sur une mâchoire complète elle se trouve séparée de la face distale de la deuxième prémolaire par un espace triangulaire à base gingivale. — Parfois on trouve sur cette surface une dépression, vestige de la séparation de la racine mésio-buccale et de la racine linguale.

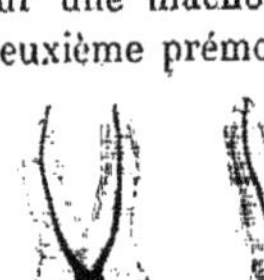

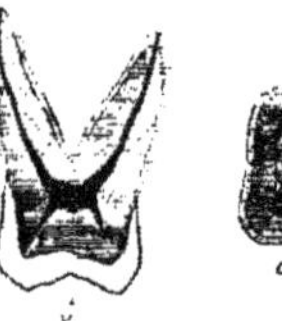

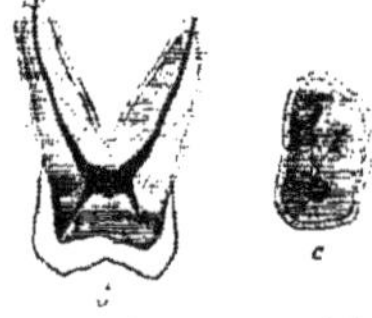

Fig. 338. — Première grosse molaire supérieure droite.

a, coupe mésio-distale montrant la chambre pulpaire et les canaux des racines buccales. — *b*, coupe linguo-buccale montrant les canaux des racines palatine et mésio-buccale. Les deux prolongements qui descendent de la chambre pulpaire sont occupés, à l'état frais, par les cornes de la pulpe. — *c*, coupe transversale au niveau du collet, montrant les trois entrées des canaux radiculaires.

La *face distale* est convexe dans toutes es directions, pour sa moitié linguale; mais, par le fait de la saillie considérable du lobe disto-lingual, sa moitié buccale présente une concavité plus ou moins accentuée.

Sur ces faces, près de la crête marginale, on trouve les facettes d'usure indiquant les points de contact de la dent avec les dents voisines.

La *face triturante* est la partie la plus importante de cette dent et son étude va nous montrer des particularités d'un intérêt considérable. Elle présente, vue de face, une forme quadrangulaire à angles plus ou moins arrondis et surmontés, à chaque coin, d'un tubercule : ce sont les tubercules mésio-buccal, mésio-lingual, disto-buccal et disto-lingual. Ce dernier est sujet à de nombreuses variations de volume et c'est lui qui permettra d'établir des différences entre cette dent et les deuxième et troisième molaires. En outre, les tubercules du côté buccal sont moins longs que ceux du côté lingual; c'est l'inverse pour la première molaire inférieure, de sorte que ces deux dents entrent exactement en contact.

Dans son ensemble, cette face présente un diamètre mésio-distal, du côté lingual, plus long que le même diamètre du côté buccal. Ce caractère permet de distinguer cette dent de la deuxième grosse molaire, laquelle présente, au contraire, ce même diamètre plus long du côté buccal. De plus, elle est arrondie du côté lingual, tandis que la première est bilobée.

Aux quatre tubercules que nous venons de citer, il faut ajouter la « cingule » ou cinquième tubercule que nous avons signalé sur le côté lingual du tubercule mésio-lingual. Ce tubercule, toujours bilatéral, est héréditaire; on le trouve d'une façon régulière chez les enfants dont le père et la mère avaient des dents qui le présentaient.

Ces tubercules ne sont d'ailleurs que des exhaussements des crêtes marginales. Ces crêtes sont au nombre de quatre principales : buccale, linguale, mésiale et distale. Il en existe d'autres : la crête oblique et les crêtes triangulaires. La crête oblique part du tubercule mésio-lingual et va aboutir au tubercule buccal. Les quatre crêtes triangulaires descendent des quatre tubercules vers les fossettes. La face triturante de la première molaire supérieure présente, en effet, deux fossettes; l'une, fossette mésiale, l'autre, fossette distale. La fossette mésiale ou centrale, plus considérable que l'autre, est formée par les inclinaisons centrales ou mésiales des tubercules mésio-buccal, mésio-lingual, de la crête marginale mésiale, du tubercule disto-buccal et de la crête oblique. Suivant le mode d'inclinaison de ces différentes parties, cette fossette est plus ou moins régulière. Parfois, de cette fossette part un sillon qui coupe la crête oblique et va se perdre dans la fossette distale. C'est aussi de cette fossette que part le sillon que nous avons décrit sur la face buccale de la dent.

La *fossette distale* est formée par les inclinaisons distales des tubercules disto-buccal et mésio-lingual et de la crête oblique rencontrant le tubercule disto-lingual et la crête marginale distale. C'est de cette fossette que part le sillon que nous avons vu descendre sur la face linguale et séparer les deux tubercules mésio- et disto-lingual.

De ces fossettes partent quatre sillons : trois de la fossette mésiale ou centrale et un de la fossette distale. Ces sillons divisent la couronne en quatre lobes surmontés par un fort tubercule; ce sont : de la fossette centrale, le sillon mésial, le sillon buccal et le sillon distal qui traverse la crête oblique et aboutit à la seconde fossette; de la fossette distale part le sillon disto-lingual, qui aboutit d'un côté au bord lingual et de l'autre au bord distal.

Parfois, quelques sillons supplémentaires rayonnent de ces fossettes et certaines dents sont de la sorte profondément fissurées.

Lorsque la dent est en place dans la bouche, cette face triturante est en rapport, en bas (les dents étant en contact normal), avec les quatre cinquièmes distals de la face triturante de la première molaire inférieure et le cinquième mésial de la même face de la deuxième molaire inférieure. Lorsque cette dent est usée, elle présente du côté lingual deux facettes d'usure, tandis que la deuxième molaire ne présente qu'une seule facette du même côté.

Le *collet* de la première molaire supérieure présente, sur une coupe, une forme rhomboïdale. Il est plus large du côté lingual que du côté buccal. L'émail s'y termine suivant une ligne à peu près horizontale, légèrement concave, toutefois, du côté de la racine, sur les faces mésiale et distale. On observe fréquemment sur la face distale une dépression de l'émail plus ou moins profonde, à l'union des racines linguale et disto-buccale.

Les *racines* sont au nombre de trois : deux buccales et une linguale. Cette trifurcation, en rapport avec les fonctions si importantes de la dent, lui assure une grande solidité. Les deux *racines* mésio- et disto-buccales sont aplaties dans le sens mésio-distal; mais la racine mésiale est plus volumineuse que la distale, ce qui sert à différencier les dents supérieures droites des gauches; elle est, de plus, sillonnée dans toute sa longueur du côté mésial et du côté distal.

Lorsqu'il y a fusion des racines, elle a lieu entre les deux buccales et très rarement entre l'une des buccales et la racine linguale. La racine linguale, plus grosse que les autres, est arrondie et diverge considérablement; elle est un peu aplatie à sa base dans le sens linguo-buccal. Prolongé en avant, le grand axe de cette partie aplatie viendrait se réunir au même axe de la dent du côté opposé, à l'union des incisives médianes. Ces racines pénètrent très souvent dans le sinus maxillaire, où elles sont recouvertes par une mince couche de tissu osseux.

La *chambre pulpaire* de la première molaire supérieure reproduit la forme de la couronne. Elle présente des cornes ou prolongements correspondant à chaque tubercule.

Les *trois canaux radiculaires* s'ouvrent dans la chambre par un infundibulum. Leur calibre diminue rapidement, puis ils se dirigent vers l'orifice apical. Le canal de la racine linguale est large; ceux des racines buccale, mésiale et distale sont beaucoup plus fins. — Le point d'élection pour la trépanation de cette dent est situé dans la fossette mésiale. L'ouverture doit être assez large pour permettre, à cause de la divergence des racines, de pénétrer dans les trois canaux radiculaires.

Deuxièmes molaires supérieures. — Située entre la première et la troisième, la deuxième molaire supérieure est la septième dent à partir de la ligne médiane. Elle est d'ordinaire un peu moins volumineuse que la première, mais d'une façon presque constante, son tubercule disto-lingual est moins considérable et parfois, même, très réduit. La cingule est plus rare et, quand elle existe, est très petite. Dans bon nombre de cas, la fossette distale n'est plus représentée que par un sillon ; la fossette mésiale est alors devenue centrale et la dent n'a que trois tubercules. Cette dent présente donc de grandes variations; nous les passerons en revue.

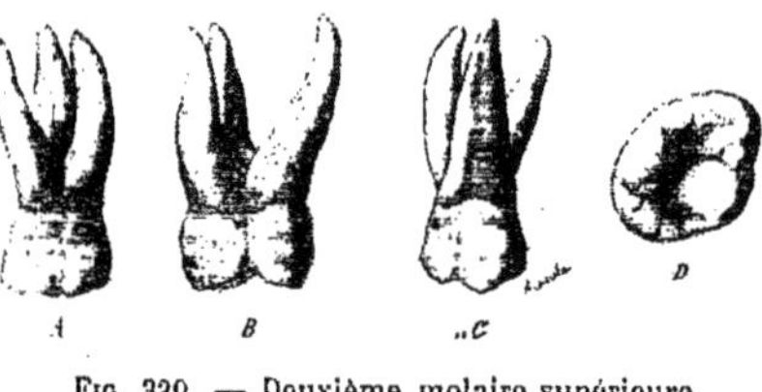

FIG. 339. — Deuxième molaire supérieure.
A, face buccale. — *B*, mésiale. — *C*, linguale. — *D*, triturante.

La *couronne* est plus aplatie dans le sens mésio-distal.

La *face buccale* est convexe et ressemble à la même face de la première molaire. Le sillon qui. parti de la fossette mésiale, franchit la crête marginale buccale pour descendre sur la face buccale, n'est pas aussi accentué que sur la dent de six ans. De plus, il s'arrête au tiers supérieur de la face buccale, montant par conséquent moins haut vers la ligne gingivale. Des deux angles arrondis qui limitent cette face, l'angle mésial est plus saillant que l'angle distal qui fuit vers la face distale.

La *face linguale* convexe diffère de celle de la première molaire par l'absence ou par la brièveté du sillon lingual. Sur certaines dents, en effet, ce sillon, après avoir franchi la crête marginale linguale, apparaît à peine sur la face linguale. Sur d'autres, au contraire, il s'avance presque sur le tiers coronal de cette face. Donc, sur les dents trituberculeuses, pas de sillon sur la face linguale. Sur les dents quadrituberculeuses, le sillon existe, mais toujours moins accentué que sur la première molaire.

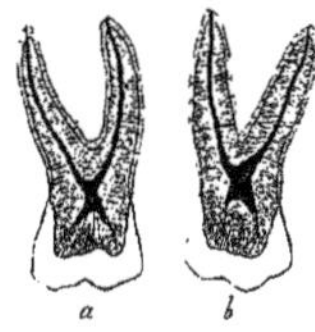

Fig. 340. — Deuxième grosse molaire supérieure.

a, coupe mésio-distale, montrant les canaux des racines buccales. — *b*, coupe bucco-linguale, montrant les canaux des racines palatine et mésio-buccale.

La cingule que nous avons signalée sur la face linguale de la dent de six ans est ici très réduite. Dans certains cas (dents trituberculeuses) elle a complètement disparu.

L'aspect de cette face présente donc de grandes variations; il faut en être averti pour ne pas confondre la première et la deuxième molaire.

La *face mésiale*, convexe dans le sens bucco-lingual, près de la crête marginale, est très aplatie vers le collet: il arrive même souvent qu'à ce niveau on observe une concavité plus ou moins accentuée.

La *face distale*, plus convexe que la précédente, ressemble à celle de la première molaire. — Ces deux faces convergent l'une vers l'autre dans le sens bucco-lingual, ce qui a pour résultat de rétrécir la face linguale, et aussi dans le sens du grand axe de la dent.

La *face triturante* ressemble à celle de la première molaire, dans ses lignes générales. Cette face varie suivant qu'il s'agit d'une dent quadrituberculeuse ou trituberculeuse. Sur les premières, les tubercules sont un peu moins accentués et encore ceci n'est pas constant. Le tubercule disto-lingual, surtout, a diminué et est moins saillant et moins large. La fossette mésiale s'est portée un peu plus vers le centre de la dent. Les crêtes marginales et triangulaires qui la limitent sont les mêmes que sur la première molaire. La fossette distale a au contraire diminué; un sillon la réunit d'ordinaire à la fossette mésiale. Très souvent, et ceci correspond aux cas dans lesquels le tubercule disto-lingual a diminué d'une façon notable, cette fossette n'est plus qu'un simple sillon qui va de la crête marginale linguale à la crête marginale distale, entaillant plus ou moins ces deux crêtes. Ces sont là des cas de transition à la forme tuberculeuse. Sur celle-ci la fossette mésiale est devenue centrale, la fossette distale a complètement disparu. Un léger sillon, parfois à peine visible, indique encore les limites du tubercule disto-lingual. L'unique tubercule lingual est dans ce cas très volumineux et beaucoup plus saillant que les deux tubercules buccaux.

Le *collet* est généralement plus aplati dans le sens mésio-distal et suivant des lignes qui convergent vers la face linguale. Il présente sur ses faces mésiale et distale de légères dépressions au niveau des racines. L'émail se termine au niveau du collet, de la même façon que sur la première molaire supérieure.

Les *racines* sont au nombre de trois : deux buccales et une linguale ou palatine, semblables à celles de la première. La racine palatine, arrondie, se différencie très nettement de la même racine de la première molaire qui est aplatie et sillonnée sur la face linguale. Elles sont moins volumineuses que celles de la dent de six ans et plus recourbées vers le côté distal. Elles sont beaucoup plus irrégulières dans leur forme et leur disposition; tantôt elles sont libres et tantôt elles sont fusionnées. Les deux racines buccales ont plus de tendance à se réunir entre elles. D'autres fois, une de ces racines, tantôt la mésiale, tantôt la distale, se réunit avec la racine palatine. Celle-ci, toutefois, reste plus souvent libre. Il importe de remarquer que ces réunions sont superficielles et réduites au seul cément. Les canaux radiculaires restent toujours indépendants. Parfois, cependant, les trois racines sont réunies; des sillons indiquent seulement les traces de la division. Les racines de cette dent peuvent aussi pénétrer dans le sinus maxillaire.

La *chambre pulpaire* ressemble à la couronne. Suivant les cas, elle émet trois ou quatre cornes pour les tubercules de la face triturante.

Les *trois canaux radiculaires* ne se fusionnent pas, généralement, quand deux racines se réunissent. De plus, par le fait de l'aplatissement de la couronne dans le sens mésio-distal, l'ouverture des canaux radiculaires ne se fait plus en des points fixes de la chambre pulpaire, mais le long des parois buccale ou distale de cette chambre.

Troisièmes molaires supérieures. — La troisième molaire supérieure est la huitième dent à partir de la ligne médiane et occupe la position la plus reculée de l'arcade dentaire. C'est la plus petite des molaires et aussi la plus irrégulière dans ses dimensions et sa forme.

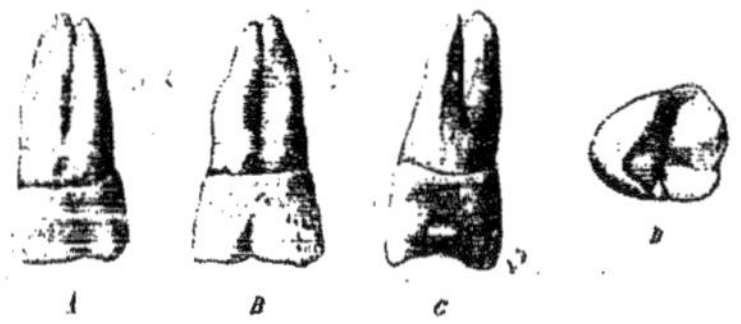

A B C D

FIG. 341. — Troisième molaire supérieure.

A, face mésiale. — *B*, buccale. — *C*. linguale. — *D*, triturante.

Quand elle est bien formée, elle est d'ordinaire tuberculeuse; le lobe disto-lingual a, en effet, complètement disparu. Ce fait n'est pas constant, cependant, et dans certains cas on le trouve encore, mais très diminué.

La *face buccale* ressemble à celle de la première et de la seconde molaire, mais elle est plus arrondie. Le sillon qui sépare les tubercules mésio- et disto-buccal n'empiète que très peu sur la face buccale.

La *face linguale* est très convexe et surmontée d'un seul tubercule.

Les *faces mésiale* et *distale* ressemblent à celles de la deuxième molaire. La mésiale est très aplatie; la distale, au contraire, n'étant pas comprimée par d'autres dents, est très arrondie.

La *face triturante* est variable dans son aspect. Dans la forme typique, la fossette mésiale est devenue centrale, la fossette distale a disparu.

Il existe trois tubercules : deux mésio- et disto-buccal, l'autre lingual. Les tubercules ne sont pas toujours nettement délimités, car des sillons supplémentaires parcourent parfois la dent en tous sens.

Le *collet* est légèrement ovalaire; sa face mésiale est aplatie, tandis que sa face distale est nettement arrondie, comme la même portion de la couronne. La terminaison de l'émail se fait suivant une ligne à peu près horizontale.

Les *racines* sont au nombre de trois, mais elles sont plus petites et moins écartées que celles des première et deuxième molaires. Parfois les racines sont fusionnées, mais présentent des sillons, vestiges de la réunion des racines; dans d'autres cas, elles présentent quatre ou cinq divisions.

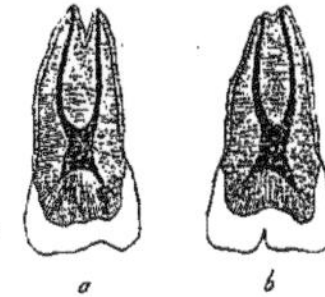

Fig. 342. — Troisième molaire supérieure.
a, coupe bucco-linguale. — *b*, coupe mésio-distale, montrant que, malgré la fusion des racines, les canaux restent indépendants.

La *chambre pulpaire* est moulée sur la couronne.

Les *canaux radiculaires*, séparés quand les racines sont libres, peuvent se réunir quand les racines sont fusionnées.

Premières molaires inférieures. — La première molaire inférieure, ou dent de 6 ans, est située entre la seconde bicuspide et la deuxième molaire inférieure. C'est la sixième dent à partir de la ligne médiane et la plus volumineuse de la bouche après la première molaire supérieure. Elle est formée de quatre cônes primitifs, d'où la présence sur la face triturante de quatre tubercules auxquels s'ajoute une cingule assez volumineuse pour constituer un cinquième tubercule.

La *couronne* est trapézoïde, plus large dans le sens mésio-distal que dans le sens bucco-lingual. La crête marginale buccale est de même plus longue que la crête marginale linguale.

La *face buccale* de la couronne est de forme trapézoïde et son bord triturant est plus large dans le sens mésio-distal que le bord gingival, par suite de la convergence des faces mésiale et distale sur le collet de la dent. Cette face est convexe dans tous les sens et présente un sillon très visible (le sillon buccal) qui, venu de la fossette centrale de la face triturante, a franchi la crête marginale buccale et se termine au milieu de la face buccale, sans atteindre la ligne cervicale.

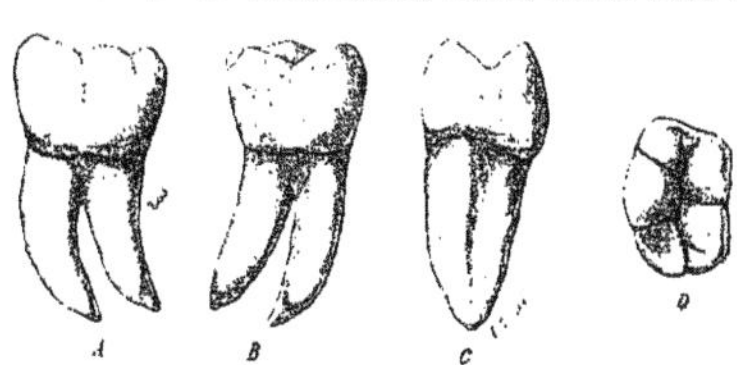

Fig. 343. — Première molaire inférieure gauche.
A, face buccale. — *B*, linguale. — *C*, mésiale. — *D*, triturante

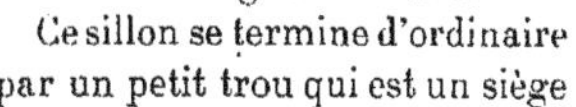

Ce sillon se termine d'ordinaire par un petit trou qui est un siège fréquent de carie. Ce sillon prolongé ne tombe pas entre les deux racines, comme sur la deuxième molaire inférieure, mais exactement sur la face distale de la racine mésiale. La face buccale se trouve ainsi divisée en deux lobes : l'un mésial, l'autre distal; ce dernier, plus volumineux, est souvent subdivisé par un autre sillon qui n'est que la continuation, sur la face buccale, du sillon disto-buccal et de la face triturante. Il n'apparaît d'ailleurs qu'à l'extrême limite distale de la surface buccale. Dans son ensemble, cette face s'incline vers la partie centrale de la dent, si bien qu'elle paraît renflée au-dessus du collet; elle se continue avec les faces mésiale et distale par des angles arrondis.

La *face linguale* est légèrement convexe dans toutes les directions; elle s'arrondit vers les faces mésiale et distale et est surmontée de deux tubercules, séparés par le sillon lingual. Ce sillon ne descend pas, ou du moins très peu, sur la face linguale. Par suite de la convergence des faces mésiale et distale, cette face est moins large que la face buccale. Dans son ensemble, elle s'incline vers la deuxième bicuspide.

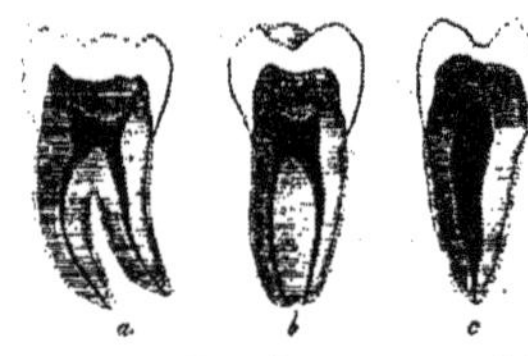

Fig. 344. — Première grosse molaire inférieure.

a, coupe mésio-distale, passant par le canal mésio-buccal de la racine mésiale et par le canal central de la racine distale. — *b*, coupe bucco-linguale de la racine mésiale *montrant ses deux canaux normaux*. — *c*, coupe bucco-linguale de la racine distale, montrant son canal central unique.

La *face mésiale*, plate au niveau du collet, est convexe vers la crête marginale; elle peut cependant présenter une légère concavité près de la ligne gingivale. Elle forme, avec les faces buccale et linguale, des angles arrondis, et un angle vif avec la face triturante. Elle présente au milieu de sa crête marginale, près du bord triturant, une facette d'usure qui indique un point de contact avec la deuxième bicuspide. Par suite de la convergence de cette face vers le collet, la crête marginale déborde, dans le sens mésial, la partie voisine de la ligne gingivale. Le sillon mésial divise la crête en deux parties, mais ne descend pas sur la face mésiale.

La *face distale* est convexe dans tous les sens. Elle est de forme trapézoïde et son bord cervical est plus large que son bord triturant. Le sillon distal qui sépare les deux tubercules la surmontant ne descend pas sur la surface.

La *face triturante* est de forme trapézoïde, sa portion buccale étant plus large que la portion linguale. Les angles buccaux sont arrondis, tandis que les angles linguaux sont aigus. Le bord buccal le plus long est à peine interrompu par le passage des sillons; il forme des angles presque droits avec les bords distal et mésial. Le bord lingual est au contraire excavé par le sillon lingual, et s'unit avec les mêmes bords mésial et distal; le premier est le plus long. Cette face présente *cinq sillons* qui séparent les lobes surmontés par les tubercules. Ce sont les sillons *lingual*, *mésial*, *distal*, *mésio-* et *disto-buccal*. Ces sillons partent tous de la fossette centrale dont les parois sont formées par les crêtes des tubercules que nous décrirons. Ils ont à peu près tous la même longueur puisqu'ils partent du centre de la surface. — Le *sillon lingual*, très profond, part de la fossette centrale et sépare les deux tubercules linguaux; il descend rarement sur la face linguale. Souvent, près de son origine, il donne naissance à des branches secondaires qui montent sur les tubercules bordant le sillon et délimitent sur ces tubercules les crêtes triangulaires. — Le *sillon distal*, moins accentué, sépare le tubercule disto-lingual du tubercule disto-buccal. Il descend rarement sur la face distale et souvent même n'entaille pas la crête marginale distale. — Le *sillon mésial* va du creux central à la face mésiale, sur laquelle il ne descend pas. Vers sa terminaison il se bifurque souvent et donne un petit sillon qui se dirige vers l'angle mésio-buccal. Entre les deux sillons se trouve alors un petit tubercule situé sur la crête marginale mésiale.

Deux sillons partent de la fossette centrale pour aboutir à la face buccale. L'un continue la direction du sillon lingual, c'est le sillon buccal; l'autre se dirige vers le bord distal de la crête marginale buccale, c'est le sillon disto-buccal. Le *sillon buccal*, bien accentué, est moins profond cependant que le sillon lingual; il franchit la crête marginale buccale, sépare les tubercules mésio-buccal et médian-buccal et aborde la face buccale. Il descend sur cette face et se termine vers le tiers coronal par une légère dépression de l'émail. Le *sillon disto-buccal*, parti du creux central, se dirige obliquement, en dehors, vers la face buccale. Après avoir franchi la crête marginale, il descend sur cette face, au niveau de son angle distal. Il en résulte que le tubercule qu'il sépare du tubercule médian-buccal se trouve presque tout entier sur la face distale. C'est à cause de cette situation que certains auteurs l'appellent tubercule distal. Mais si l'on considère le sillon qui parcourt la face triturante, de son bord mésial à son bord distal, ce tubercule paraît appartenir à la face buccale. Cette face porte alors trois tubercules que nous appellerons mésio-buccal, médio-buccal et disto-buccal; ce dernier est le tubercule distal de certains auteurs.

Ces sillons délimitent donc cinq tubercules : deux sur la face linguale, mésio- et disto-lingual; trois sur la face buccale, mésio-, médian et disto-buccal. Ces tubercules sont en général moins saillants que ceux des molaires supérieures. Les *tubercules linguaux* ont à peu près les mêmes dimensions; les légers sillons secondaires, que nous avons vus partir du sillon lingual, délimitent très nettement les crêtes triangulaires qui vont se perdre dans la fossette centrale. Assez souvent, la crête triangulaire du tubercule disto-lingual continue son trajet à travers la fossette centrale et va se continuer par une crête oblique avec la crête triangulaire du tubercule médian buccal. — Le *tubercule mésio-buccal* est le plus volumineux des tubercules buccaux. Il forme l'angle mésio-buccal et presque la moitié de la face buccale. Il est circonscrit par les sillons mésial et buccal. Sa crête triangulaire descend vers la fossette centrale, en diminuant peu à peu, de façon que l'ensemble du tubercule a la forme d'un V, à sommet situé au centre de la face triturante. — Le *tubercule médian-buccal* présente la même forme, mais il est moins accentué; il constitue la moitié distale de la face buccale.

Le *tubercule disto-buccal*, ou *tubercule distal*, occupe la portion la plus distale de la face buccale et forme la plus grande partie de la face distale. Il constitue le caractère particulier et distinctif de la première molaire inférieure; on le trouve rarement sur la seconde molaire; il est d'ordinaire plus petit que les deux autres tubercules buccaux, mais peut offrir de grandes variétés dans son développement. Réduit parfois à une simple saillie, il peut atteindre le volume d'un tubercule mésio-buccal. Il se termine dans le creux central, à la jonction des sillons distal et disto-buccal.

La *fossette centrale* est formée par les inclinaisons des tubercules que nous venons d'étudier; elle représente le lieu de convergence de tous les sillons. Il peut arriver cependant qu'elle soit interrompue par les crêtes triangulaires qui se rejoignent; il y a alors deux ou plusieurs fossettes. Sa partie la plus basse ne correspond pas, en général, au centre de la face triturante, mais est un peu plus rapprochée de la face linguale.

Le *collet* de cette dent est très étranglé et présente une forme quadrangulaire avec quatre surfaces déprimées au centre. Les faces mésiale et distale présentent cette dépression à l'origine des sillons des racines. Ses faces linguale et buccale sont plus profondément creusées que les autres; surtout la buccale, à cause de la bifurcation des racines. Les bords cervicaux de terminaison de l'émail présentent une concavité triturante, du côté buccal et lingual, tandis que du côté mésial et distal cette concavité est radiculaire. En outre, du côté buccal la concavité générale est dédoublée en deux concavités correspondant à chaque racine. L'émail descend en pointe entre les deux racines. — La première molaire inférieure est caractérisée par la présence de deux racines : une mésiale et une distale. — La *racine mésiale*, après une inclinaison mésiale, se dirige vers le côté distal. Sa plus grande largeur se trouve dans le sens bucco-lingual ; elle est sillonnée dans toute sa longueur, du côté mésial. Du côté distal on retrouve le même sillon qui s'est notablement élargi et est devenu une véritable cavité. Le bord buccal de cette racine est plus fort et plus large que le bord lingual. — La *racine distale* présente une légère inclinaison distale à son origine, mais elle devient bientôt rectiligne et continue cette direction jusqu'à l'apex. Cependant, l'extrémité peut se recourber; quand ce fait a lieu, elle se dirige le plus souvent du côté mésial, s'inclinant ainsi vers l'apex de l'autre racine. Elle est plus cylindrique que la racine mésiale et est d'ordinaire sillonnée sur sa face mésiale, Son extrémité apicale est plus effilée que celle de l'autre racine. Parfois aussi la racine mésiale se bifurque, si bien que la dent a trois racines. Les racines s'effilent régulièrement, mais la racine distale est plus pointue que la mésiale.

La *chambre pulpaire* a la même forme générale que la couronne, avec des cornes correspondant à chaque tubercule ; ses dimensions diminuent avec l'âge, et dans la vieillesse elle peut être presque oblitérée, surtout si l'usure des dents a été considérable.

Les *canaux radiculaires* sont au nombre de trois : un pour la racine distale, deux pour la racine mésiale. — Le *canal distal* est plus grand que ceux de la racine mésiale. Aplati d'abord, il s'arrondit peu à peu jusqu'à l'orifice apical. Parfois le canal se bifurque. Les canaux de la racine mésiale peuvent commencer par un canal commun ; mais bientôt celui-ci se bifurque, ses branches restent séparées et aboutissent à deux orifices apicaux. Ils peuvent cependant communiquer dans leur trajet ou bien se réunir vers l'apex pour n'avoir qu'un seul orifice apical. Ces canaux sont plus petits que le canal distal. — Le point d'élection pour la trépanation de cette dent est sur la partie la plus mésiale de la fossette centrale de la face triturante.

Deuxièmes molaires inférieures. — La deuxième molaire inférieure est la septième dent, à partir de la ligne médiane. Elle est moins volumineuse que la précédente ; elle se rapproche plus de la forme quadrangulaire ; mais sa différence la plus caractéristique se trouve dans l'absence du cinquième tubercule, le tubercule disto-buccal. Elle est enfin plus arrondie et plus symétrique.

La *face buccale* a une forme plus régulière que celle de la première molaire ; elle est partagée en deux lobes par un sillon venu de la face triturante ; ce sillon se termine à mi-chemin du bord cervical par une dépression très visible. Les bords mésial et distal convergent moins l'un vers l'autre ; aussi le bord gingival de cette face est-il à peu près aussi large que le bord triturant. L'angle distal ne présente pas le sillon disto-buccal que nous avons décrit sur la première molaire. Parfois, cependant, il existe une légère dépression du tubercule disto-buccal, vestige du sillon précédent. Ce sillon prolongé tombe exactement à l'union des deux racines. — La *face linguale* ressemble à celle de la première molaire; elle est convexe dans toutes les directions et se termine par des bords arrondis. Sa largeur est à peu près égale à celle de la surface buccale. — La *face mésiale* est convexe et ressemble à celle de la première molaire; elle présente aussi une concavité bien accentuée au niveau du collet. — La *face distale*, bien arrondie dans tous les sens, ne présente pas de tubercule disto-buccal ou distal. — La *face triturante* a une forme quadrangulaire. Ses angles buccaux sont arrondis et obtus; les angles linguaux sont au contraire aigus. Le bord buccal est plus arrondi que le lingual, qui forme avec la face linguale un angle presque droit. Le bord distal, très arrondi, se distingue nettement du bord buccal, presque droit. Cette face présente un creux central, des sillons et des tubercules.

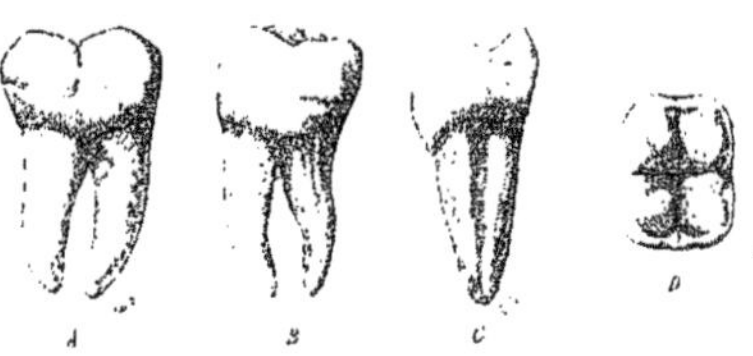

Fig. 345. — Deuxième molaire inférieure droite: *A*, face buccale. — *B*, linguale. — *C*, mésiale. — *D*, triturante.

Les sillons sont au nombre de quatre et partent tous de la fossette centrale. Ils prennent les noms des faces où ils se rendent; ce sont les sillons : *mésial*, *distal*, *buccal* et *lingual*. Dans leur ensemble, ils forment une croix dont les branches séparent les lobes surmontés des tubercules. — Le *sillon lingual*, le plus profond, sépare nettement les tubercules linguaux et empiète légèrement sur la face linguale. — Le *sillon distal*, parti du creux central, sépare les tubercules disto-lingual et disto-buccal; il ne descend pas sur la face distale et souvent ne coupe même pas la crête marginale distale. — Le *sillon mésial*, très profond, ne va pas non plus jusqu'à la face mésiale; il ne traverse pas la crête marginale mésiale qui se continue, sans interruption, du bord buccal au bord lingual. — Le *sillon buccal*, le plus long, après avoir séparé les tubercules buccaux et franchi la crête marginale buccale, descend plus ou moins loin sur la face buccale où nous l'avons décrit.

La branche bucco-linguale de la croix formée par les sillons est un peu plus rapprochée du bord distal que du bord mésial. Il en résulte que sur les deux faces de la dent le tubercule mésial est un peu plus volumineux que le tubercule distal. Cependant, il n'en est pas toujours ainsi, et la portion distale de la dent paraît un peu plus large, à cause de la convexité plus accentuée de la face distale.

Les tubercules, au nombre de quatre, sont placés symétriquement aux angles de la surface triturante. Les tubercules qui surmontent la face mésiale (mésio-lingual et mésio-buccal) sont en général plus volumineux que les autres. Ils sont saillants et plus proéminents que ceux de la première molaire, mais souvent c'est le contraire qui arrive. De plus, les tubercules mésio- et disto-buccal ne s'inclinent pas autant vers le centre de la surface triturante que les tubercules linguaux. Ils surplombent au contraire la fossette centrale, de sorte que, de côté, les sillons semblent taillés à pic. Les crêtes triangulaires des tubercules linguaux, très proéminentes, s'inclinent au contraire en pente douce vers la fossette centrale.

La *fossette centrale* est formée par les inclinaisons des tubercules que nous venons de décrire. Elle est plus ou moins régulière, suivant le point où aboutissent les sillons. Dans d'autres cas, des sillons supplémentaires, ou de simples fissures, déterminent des creux secondaires. Il ne faut donc pas s'attendre à trouver sur toutes les dents des formes analogues à celles que nous venons de décrire; de nombreuses variations sont toujours possibles.

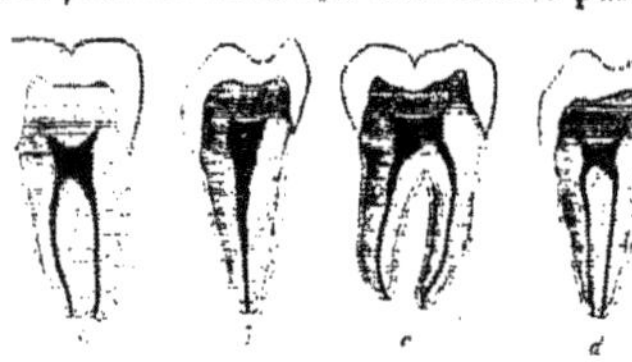

Fig. 340. — Deuxième grosse molaire inférieure.
a et *d*. coupes bucco-linguales de la racine mésiale, montrant ses deux canaux. — *b*, coupe bucco-linguale de la racine distale, avec un seul canal. — *c*, coupe mésio-distale passant par le canal mésio-buccal de la racine mésiale et par le canal central de la racine distale.

Le *collet* est plus régulièrement formé que celui de la première molaire. Sa face mésiale présente une légère concavité; sa face distale est plutôt convexe. L'émail descend plus sur le côté buccal que sur le côté lingual.

La deuxième molaire présente deux *racines* qui ressemblent à celles de la première molaire; elles sont, en général, plus arrondies et moins divergentes. Leur forme présente d'ailleurs de grandes variations; parfois la racine ne se bifurque pas et des sillons sur la face buccale et linguale rappellent seulement les divisions. Dans 30 pour 100 des cas on trouve ces racines réunies, tantôt complètement vers l'apex et tantôt incomplètement, laissant passer une lame osseuse dans le tiers qui avoisine le collet. Souvent, lorsque les racines sont réunies, elles affectent une forme conique.

La *chambre pulpaire* a la même forme que la couronne, avec quatre prolongements, un pour chaque tubercule; elle est d'ordinaire, sur le même sujet, plus grande que celle de la première molaire. A son tour, elle est dépassée en dimensions par la dent de sagesse. Ce fait est dû à ce que les chambres pulpaires se rétrécissent avec l'âge et que cette dent est de six ans plus jeune que la première molaire. Les canaux radiculaires ressemblent à ceux de la première molaire; la racine mésiale a deux canaux; cependant, assez souvent, ces deux canaux se réunissent; ils sont toujours très aplatis et ressemblent à une fente. Le canal de la racine distale, unique, est, au contraire, arrondi. — Le point d'élection pour la trépanation de cette dent est situé dans la fossette centrale, un peu plus près du bord mésial que du bord distal.

Troisièmes molaires inférieures. — La troisième molaire inférieure, *dent de sagesse*, est la huitième dent à partir de la ligne médiane. Elle ressemble aux autres molaires inférieures dans sa forme générale. Comme la supérieure, mais moins qu'elle cependant, elle est sujette à de nombreuses variations dans sa forme et aussi dans son apparition. Elle peut manquer, en effet, ou apparaître plus ou moins tard; elle est plutôt sujette au géantisme et la supérieure au nanisme.

Sur une coupe perpendiculaire au grand axe de la dent, sa couronne est quadrangulaire, avec des angles arrondis. Elle peut porter 3, 4, 5 ou 6 tubercules. Suivant les cas, la troisième molaire se rapprochera donc de la première ou de la deuxième molaire.

Nous ne décrirons que la forme à cinq tubercules, qui nous paraît être plus commune.

La *face buccale* est plus convexe que celle de la deuxième molaire; elle

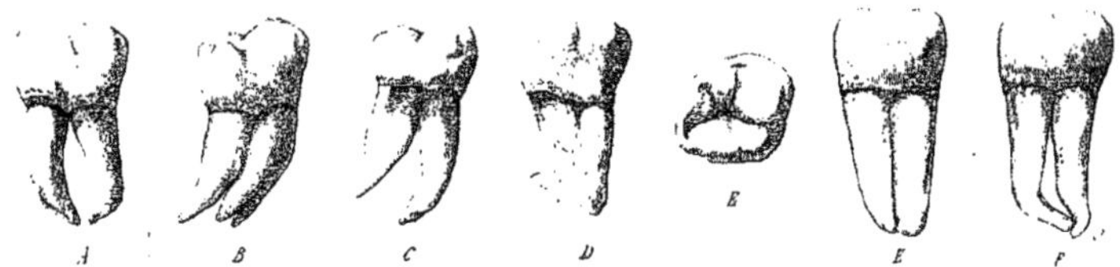

Fig. 347. — Troisième molaire inférieure.

A, type à racines convergentes. — *B*, racine mésiale bifurquée. — *C*, racines divergentes. — *D* et *d*, racines soudées. — *F*, racines réunies par l'apex. — *E*, face triturante.

présente, comme celle-ci, un sillon qui descend au milieu du bord triturant; et comme la 1re molaire, un autre sillon descend au niveau de l'angle disto-buccal. — La *surface linguale* est semblable à celle des autres molaires inférieures; elle est seulement un peu plus arrondie. — Les *faces mésiale* et *distale* n'offrent pas non plus de caractères particuliers. La distale est seulement beaucoup plus convexe et termine l'arcade dentaire. — La *face triturante* présente des tubercules séparés par des sillons qui partent d'une fossette centrale. — Les sillons sont au nombre de cinq : *mésial*, *distal*, *buccal*, *lingual* et disto-buccal.

Il est fréquent de voir les sillons présenter de grandes irrégularités; parfois même ils se confondent avec des fissures plus ou moins profondes et la délimitation des tubercules n'est plus nette. Ils n'aboutissent pas toujours au centre de la surface triturante, de sorte que la fossette centrale est partagée par une crête. Il existe alors deux fossettes, l'une mésiale, l'autre distale, comme sur les molaires supérieures.

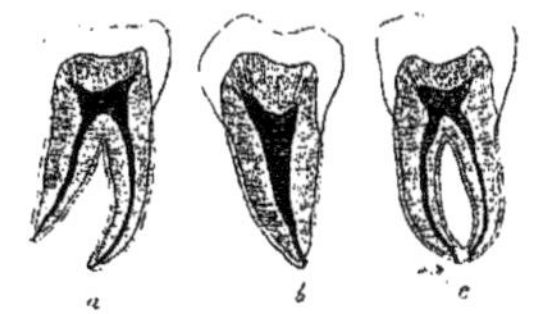

Fig. 348. — Troisième grosse molaire inférieure.

a, coupe mésio-distale des racines mésiale et distale, montrant leurs canaux. — *b*, coupe mésio-distale montrant un seul canal dans toute la racine. — *c*, coupe mésio-distale.

Le nombre des tubercules varie de même et les dents à plusieurs lobes ne sont pas rares : il peut même y avoir six, sept ou huit tubercules.

Le *collet* est semblable à celui des autres molaires inférieures.

Les *racines*, plus arrondies, surtout la distale, présentent aussi de grandes variations. La racine est fréquemment unique, mais la distale pouvant se bifurquer donne une dent à trois racines. Elles sont, quel que soit leur nombre, plus petites que sur les autres molaires et se recourbent du côté distal, en s'inclinant fortement vers la face externe du maxillaire.

La *chambre pulpaire* a la même forme que la couronne, mais présente de grandes irrégularités dans son contour. — Les *canaux radiculaires* sont aussi très irréguliers : parfois il n'y a qu'un seul canal très petit. Dans bon nombre de cas, on retrouve la même disposition que sur les autres molaires inférieures.

Variations des cuspides des molaires. — Topinard (« De l'évolution des molaires et des prémolaires chez les primates et en particulier chez l'homme », *Anthropologie*, 1892, t. III, n° 6) a étudié spécialement la question du nombre des cuspides sur les molaires de l'homme.

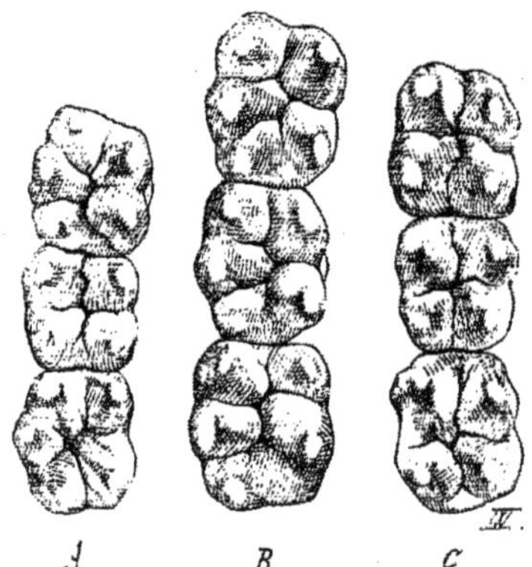

Fig. 349. — Faces triturantes des trois molaires inférieures.

A, type normal dans lequel la première et la troisième molaire ont 5 cuspides et la deuxième molaire, 4 cuspides. — B, type à 5 cuspides dans les trois molaires. — C, type à 4 cuspides dans les trois molaires.

Le type quadricuspide est le type fondamental pour les molaires supérieures. Constant sur la première molaire, il est bien caractérisé; il l'est moins sur la seconde molaire et moins encore sur la troisième.

Ses statistiques basées sur un grand nombre de sujets et sur des races différentes (62 Européens, 38 Berbères, Sémites et Égyptiens, 78 Japonais-Chinois, 53 Polynésiens, 20 Australiens, 101 nègres d'Afrique, etc., etc.), lui ont donné les résultats suivants :

Pour la première molaire, le type quadricuspide est constant; on le trouve 100 fois sur 100 individus pris dans les races de couleur.

Chez les Européens, on le trouve 98 fois sur 100.

Pour la deuxième molaire, le type quadricuspide est encore le plus fréquent.

Cependant le type tricuspide augmente sa proportion, 23 pour 100 chez les Européens, 10 à 13 pour 100 chez les Australiens, 17 pour 100 chez les nègres d'Afrique.

La troisième molaire, dit Topinard, est une dent désordonnée, à laquelle on ne peut se fier que dans ses résultats généraux.

Sur le maxillaire inférieur, le type quinquécuspide est le type fondamental, le type quadricuspide l'accidentel.

Voici les proportions que lui a données son enquête sur les mêmes sujets que pour les molaires supérieures.

Le type quinquécuspide se présente avec une fréquence de 82 pour 100 à la première molaire, de 25 pour 100 à la deuxième et de 46 pour 100 à la troisième, tandis que le type quadricuspide donne 10 pour 100 à la première, 63 pour 100 à la deuxième et 31 pour 100 à la troisième. Le type quinquécuspide est donc la règle à la première, sans être constant comme le quadri à crête oblique à la première supérieure. Comme au maxillaire supérieur, la première est donc celle qui maintient davantage le type fondamental des cuspides, la plus avancée en évolution.

Quant aux différences suivant les races, les Européens sont les plus engagés dans la voie d'acquisition d'un nouveau type.

Nous renvoyons pour l'étude détaillée de ces variations ethniques des cuspides aux tableaux qui accompagnent la consciencieuse étude de Topinard.

DENTS CADUQUES

Les dents caduques sont au nombre de vingt : dix à chaque mâchoire : deux incisives centrales, deux incisives latérales, deux canines et quatre molaires. La formule dentaire est la suivante :

$$I \frac{2}{2}\ C \frac{1}{1}\ M \frac{2}{2} = 10 \times 2 = 20.$$

Ce sont les premières dents qui apparaissent chez l'enfant. Elles sont au complet vers l'âge de deux ans et demi ou trois ans ; elles subissent une évolution régulière et ont tout à fait disparu vers la douzième année. Leur apparition suit des lois à peu près constantes; voici l'ordre ordinaire : incisives centrales, incisives latérales, premières molaires, canines et, enfin, deuxièmes molaires. — On trouvera ailleurs le tableau de leur date d'éruption (Voir IVe vol., fascicule 1er).

Il faut encore remarquer que les dents de la mâchoire inférieure précèdent un peu celles de la mâchoire supérieure et que les dents homonymes apparaissent sur chaque mâchoire par paire.

Leurs racines s'accroissent peu à peu et sont complètes vers l'âge de six ans; mais à ce moment les dents permanentes, se mettant en contact avec les racines des dents temporaires, dans leur marche vers la muqueuse, exercent sur elles une influence, mécanique pour les uns, indirecte pour les autres, qui a pour résultat la résorption de ces racines. Dès lors, la dent temporaire s'ébranle et tombe bientôt. Cette chute suit un ordre déterminé; les incisives centrales tombent d'abord vers 7 ans; puis les incisives latérales à 8 ans; la première molaire à 10 ans et, enfin, les deuxièmes molaires et les canines vers 10 ou 12 ans.

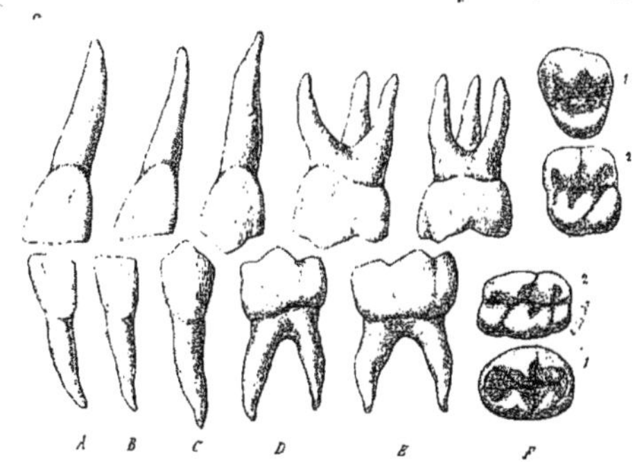

Fig. 350. — Dentition temporaire.

A, incisives centrales. — *B*, incisives latérales. — *C*, canines. — *D*, premières molaires. — *E*, deuxièmes molaires. — 1, faces triturantes des premières molaires; 2, faces triturantes des deuxièmes molaires.

Elles sont remplacées par des dents de même nom et de forme générale semblable, quoique plus volumineuses. Il y a une exception pour les molaires qui sont remplacées, non par des molaires, mais par des bicuspides.

Les dents caduques présentent un ensemble de caractères qui les différencient des dents permanentes. D'une façon générale, elles offrent un volume beaucoup plus faible que les permanentes et elles sont avec celles-ci dans un rapport approximatif d'un tiers. Leurs proportions sont en outre notablement différentes; les couronnes sont moins hautes et la largeur est à peu près égale à la hauteur pour les incisives, les canines et la première molaire. La seconde molaire a une hauteur environ moitié moindre que la largeur. Toutes les couronnes sont en quelque sorte renflées et comme ventrues.

Mais l'un des caractères les plus frappants est la terminaison brusque de l'émail au niveau du collet. Tandis que sur les dents permanentes, l'émail, s'amincissant graduellement, se termine au niveau du collet par une ligne imperceptible, sur les dents caduques l'émail conserve son épaisseur jusqu'à ce niveau et se termine brusquement. C'est ce qui donne à ces dents un aspect ventru. Les racines présentent les mêmes formes que celles des dents permanentes : unique pour les incisives et les canines; multiple pour les molaires.

La couleur est aussi quelque peu différente; les dents caduques sont d'un blanc crayeux; la différence est très nette quand on examine la bouche d'un enfant de 7 à 8 ans présentant les deux catégories de dents.

Cet ensemble de caractères nous dispensera de décrire chacun des groupes dentaires du premier âge.

Les *incisives* supérieures et inférieures ressemblent aux dents permanentes de même catégorie; leur forme est la même et leurs caractères sont seulement moins accentués. Les dentelures du bord tranchant sont très visibles au moment de leur apparition, mais disparaissent rapidement par le fait de l'usure.

Les *canines* prêtent aux mêmes considérations; nous n'insisterons pas.

Les *molaires* occupent la place des bicuspides permanentes, mais ce sont de vraies molaires par la forme.

Les *secondes molaires*, tant les supérieures que les inférieures, ressemblent par leur forme et leur architecture aux premières molaires permanentes. Elles en diffèrent seulement par leurs dimensions qui, suivant la règle générale, sont moindres.

Les premières molaires caduques, au contraire, sont de forme et d'architecture tout à fait spéciales. Aussi les décrirons-nous séparément.

Première molaire caduque inférieure. — Contrairement à ce qui arrive pour les dents permanentes, la première molaire inférieure est plus petite que la deuxième.

La couronne, renflée au-dessus du collet, présente à décrire cinq faces : mésiale et distale, buccale et linguale et la face triturante.

La *face buccale* est légèrement convexe dans le sens mésio-distal et aplatie suivant le grand axe de la dent; elle présente, vers son milieu, une forte crête d'émail qui, partie du bord marginal buccal, aboutit à la ligne bucco-gingivale. Cette ligne est elle-même soulevée en une crête très proéminente allant de l'angle mésio-buccal à l'angle disto-buccal; mais cette crête ne suit pas une ligne horizontale; partie de l'angle mésio-buccal, elle se dirige obliquement vers l'angle disto-buccal, en se rapprochant peu à peu de la ligne marginale buccale. Il en résulte que cette face de la couronne est plus longue, suivant le grand axe de la dent, à l'angle mésio-buccal qu'à l'angle disto-buccal.

La présence de la crête de l'émail détermine de chaque côté d'elle la présence de deux légers sillons, l'un mésial, l'autre distal; ce dernier, appelé sillon buccal, est beaucoup plus accentué que l'autre et sépare, sur la crête marginale buccale, le tubercule mésio-buccal du tubercule disto-buccal.

La *face linguale* est convexe dans tous les sens et se continue par des angles arrondis avec les faces mésiale et distale. La crête bucco-gingivale n'offre plus l'aspect que nous avons décrit sur la face buccale. Cette face présente une crête médiane qui aboutit, vers le bord libre, au tubercule mésio-lingual. Le sillon lingual de la face triturante franchit la crête marginale linguale et descend quelque peu sur cette face. Par suite de la convergence des faces mésiale et distale, la face linguale est moins grande que la buccale.

Les faces *mésiale* et *distale* sont convexes et convergent l'une vers l'autre du côté de la face linguale.

La *face triturante* est de forme ovoïde, si on l'examine suivant le grand axe de la dent. Ses angles sont en effet arrondis et le bord distal plus large que le mésial. Quatre sillons divisent cette face en quatre lobes; ces sillons partent d'une large fossette, dite fossette distale; il en existe, en effet, une autre beaucoup plus petite, la fossette mésiale. Le *sillon buccal* naît de la fossette principale directement, ou très souvent se détache du sillon mésial. Il franchit la crête marginale buccale, séparant les deux tubercules mésio- et disto-buccal, et descend un peu sur la face buccale. Le *sillon lingual*, parti de la même fossette, franchit aussi la crête marginale linguale, qu'il divise en deux tubercules. Le *sillon mésial*, dont l'origine est la même que celle des sillons précédents, traverse la fossette mésiale et aboutit à la crête marginale mésiale, le plus souvent près de l'angle mésio-lingual. Le *sillon distal*, moins long que le précédent, aboutit à la crête marginale distale. Les quatre lobes ainsi délimités prennent les noms de : mésio-buccal, disto-buccal, mésio-lingual et disto-lingual. Les tubercules qui les surmontent prennent les mêmes dénominations. Le *tubercule mésio-buccal* est plus volumineux que le disto-buccal; il forme les parois de la fossette mésiale et une grande partie de celles de la fossette distale. Il émet une crête triangulaire qui descend vers la partie centrale de la face triturante pour se réunir à une crête semblable du tubercule mésio-lingual. La crête transversale ainsi formée sépare les deux fossettes. Le *tubercule disto-buccal* est moins saillant que le précédent; il est aussi plus arrondi. Il est séparé du tubercule mésio-buccal par le sillon buccal. Le *tubercule mésio-lingual* est moins accentué que les deux précédents. Il descend beaucoup plus rapidement vers le sillon mésial que vers le sillon lingual. Nous avons vu que sa crête triangulaire se réunissait à celle du tubercule mésio-buccal pour séparer les deux fossettes. Le *tubercule disto-lingual* est de tous le plus variable dans sa forme et dans ses dimensions. Il s'arrondit pour former l'angle du même nom.

La *fossette distale*, ou fossette principale, est très accentuée; elle est limitée par les crêtes marginales; les crêtes des différents tubercules qui l'entourent sont peu accentuées et se perdent sur ses parois. La *fossette mésiale* est beaucoup plus petite; les parois sont unies et s'inclinent rapidement vers le fond.

Le *collet* est aplati dans le sens bucco-lingual. La terminaison de l'émail se fait à son niveau par une saillie très prononcée, surtout sur la face buccale. La ligne de terminaison présente aussi beaucoup d'irrégularités; sur la face buccale elle descend un peu plus vers la racine sur la partie mésiale que sur la partie distale. Sur la face linguale le même fait se reproduit, mais d'une façon beaucoup moins accentuée.

Cette dent possède deux racines : l'une mésiale, l'autre distale. Elles divergent considérablement et sont aplaties dans le sens mésio-distal. La racine mésiale est constamment plus grande que la racine distale.

La *chambre pulpaire* a la même forme que la couronne de la dent; mais elle est plus grande, proportionnellement, que la même chambre d'une molaire permanente. — Les *canaux radiculaires* sont aussi plus grands et sont au nombre de deux : un pour chaque racine.

Deuxième molaire caduque inférieure. — Cette dent ressemble à la première molaire permanente; elle en diffère toutefois par le volume et on lui appliquera les considérations générales que nous avons données plus haut sur les caractères qui distinguent les dents permanentes des dents temporaires. Nous ne la décrirons donc pas.

Première molaire caduque supérieure. — La première molaire caduque supérieure est formée de trois cônes primitifs. Son volume est à peu près le même que celui de son homologue inférieure; elle en diffère surtout par la forme de sa couronne et le nombre des tubercules. La couronne présente une forme quadrangulaire; son diamètre mésio-distal est inférieur au diamètre bucco-lingual, de sorte que la dent est aplatie dans ce sens. Le bord buccal est notablement plus grand que le bord lingual, presque réduit à une ligne par suite de la convergence linguale des faces mésiale et distale.

La *face buccale* est convexe; elle se continue par des angles arrondis avec les faces proximales; l'angle mésial est beaucoup plus accentué que l'angle distal. La ligne gingivale est soulevée en une crête assez volumineuse, surtout vers l'angle mésial; elle va en s'effaçant vers l'angle distal. De la ligne bucco-gingivale part un cercle qui traverse la face buccale, suivant le grand axe de la dent, pour aboutir au tubercule mésio-buccal. Un sillon peu accentué sépare cette face en deux lobes : mésial et distal.

La *face linguale* est convexe; elle est beaucoup moins étendue que la face buccale; elle s'incline comme celle-ci vers le centre de la dent.

Les *faces mésiale* et *distale* sont planes; elles se terminent par des angles très arrondis vers la face linguale, et plus vifs vers la face buccale.

La *face triturante* présente trois lobes surmontés de tubercules qui séparent trois sillons partis d'une fossette centrale.

Les *sillons mésial* et *distal* se continuent à travers la fossette centrale; ils traversent les crêtes marginales sans descendre sur les faces proximales. Ils séparent la face triturante de la dent en une partie linguale et une buccale, celle-ci beaucoup plus volumineuse. — Le *sillon buccal*, très léger, part du creux central, franchit la crête marginale et descend sur la face buccale. — Les tubercules ainsi délimités sont au nombre de trois : un lingual et deux buccaux. Le *tubercule lingual* est situé entre les deux sillons mésial et distal. Assez volumineux, il forme toute la paroi linguale de la fossette centrale. De son sommet les crêtes s'amincissent peu à peu pour se terminer en croissant, vers les angles latéraux. — Le *tubercule mésio-buccal*, le plus volumineux des tubercules buccaux, forme une saillie prononcée. Le sillon qui le sépare du disto-buccal est très fin et l'usure l'a vite fait disparaître, de sorte que les tubercules ne sont plus délimités. — Le *tubercule disto-buccal* est le plus petit de tous. Il forme avec la face distale un angle presque droit et s'incline rapidement vers le sillon distal.

La *fossette centrale*, formée par les talus centraux de ces divers tubercules, est nette et assez profonde. Lisse dans sa partie linguale, elle est plus ou moins fissurée dans sa partie buccale.

Le *collet* est aplati dans le sens mésio-distal. Il paraît encore plus aplati par les saillies que forme à son niveau la ligne de terminaison de l'émail.

La première molaire caduque supérieure possède *trois racines* : une linguale, deux buccales. La racine linguale s'écarte fortement des deux autres et est d'ordinaire un peu plus volumineuse. Les racines buccales mésiale et distale sont aussi très divergentes, mais elles sont plus minces et présentent des sillons. La racine mésiale est constamment plus large que la distale.

La *chambre pulpaire* est de même forme que la couronne. — Les *canaux radiculaires* sont au nombre de trois : leur calibre est assez grand. Nous avons déjà dit les caractères particuliers aux chambres pulpaires et aux canaux radiculaires des dents caduques.

Deuxième molaire supérieure caduque. — La description de cette dent correspond à celle de la première molaire supérieure permanente; nous n'avons donc pas à la répéter; disons seulement qu'elle en diffère par son volume qui est moindre et les caractères qui sont aussi moins accentués.

ARTICULATION DES DENTS

On donne ce nom aux rapports réciproques qu'affectent les arcades dentaires et les dents lorsqu'elles arrivent au contact. Les dents que nous venons de décrire sont implantées dans les alvéoles des maxillaires; elles sont disposées les unes à la suite des autres, occupant chacune une place déterminée, suivant leur groupe et leur rang dans chaque groupe. Elles décrivent ainsi une double arcade parabolique à concavité postérieure; les deux arcades ne sont pas absolument identiques, cependant.

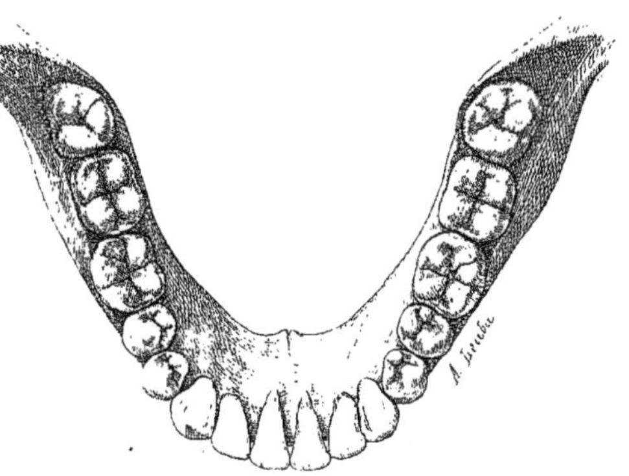

Fig. 351. — Arcades dentaires supérieure et inférieure, vues par leur face triturante, type normal, très rare.

Les dents supérieures sont placées suivant une demi-ellipse un peu plus grande que celle décrite par les dents inférieures. La ligne de cette ellipse, simple en avant sur les incisives et les canines, se bifurque latéralement en deux branches qui suivent, l'une les tubercules buccaux, l'autre les tubercules linguaux des bicuspides et des molaires. Ces deux branches sont séparées par un sillon. Le même fait se reproduit pour les dents inférieures; mais, par suite

[AMOEDO.]

de la moindre courbure, la ligne elliptique qui, en haut, suivait le bord tranchant des incisives et des canines et les tubercules buccaux des bicuspides et des molaires, tombera ici sur les faces labiale et buccale de l'arcade dentaire inférieure. — Vers le fond de la bouche, cependant, ces deux lignes des deux ellipses tendent à se réunir et c'est en avant que l'arcade supérieure dépasse le plus nettement l'arcade inférieure. Par suite de cette disposition, les tubercules buccaux des bicuspides et des molaires inférieures correspondent à la gouttière formée par les tubercules buccaux et linguaux des dents supérieures. A leur tour, les tubercules linguaux des dents supérieures correspondent aux sillons des dents inférieures. Il y a, de la sorte, engrénage parfait et la mastication est complètement assurée.

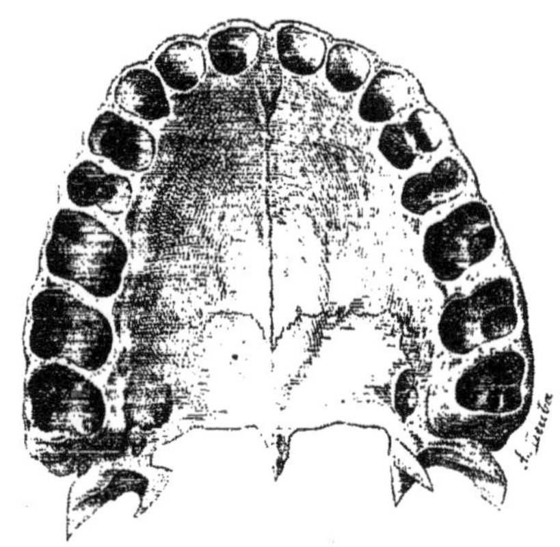

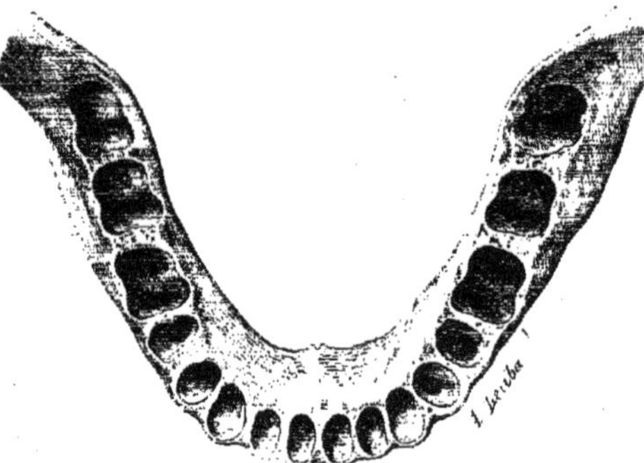

FIG. 352. — Arcades alvéolaires sans les dents, montrant les alvéoles vides.

Il importe aussi de remarquer que les lignes paraboliques des arcades dentaires ne sont pas situées dans un plan tout à fait horizontal. L'ellipse supérieure est légèrement convexe au niveau des bicuspides et des premières molaires, se relevant vers l'horizontale avec les deux dernières molaires (Voy. fig. 354). A cette convexité s'oppose une concavité de l'arcade inférieure de même courbure.

Il existe en outre une autre courbure : le plan des surfaces d'occlusion regarde presque directement en haut pour les incisives et les canines, tandis que sur les bicuspides et les molaires inférieures, il regarde en haut et très nettement en dedans. Ce caractère est de plus en plus nettement accusé à mesure qu'on approche de la dent de sagesse.

Pour l'arcade supérieure, l'inverse a lieu, de sorte que le plan de la surface d'occlusion des molaires regarde en bas et en dehors.

Telles sont les dispositions des arcades dentaires. Ainsi constituées, ces arcades présentent :

1° Une face convexe, en rapport avec les lèvres en avant, et avec les joues latéralement : c'est la face labiale ou génienne; — 2° une face concave en rapport avec la langue : c'est la face linguale; — 3° un bord adhérent ou alvéolaire; — 4° une surface libre.

Face convexe. — Cette face répond : en avant aux lèvres, et latéralement aux joues. Elle est constituée par les faces labiale et génienne des dents supérieures et inférieures. Nous ferons remarquer ici que la dénomination de face buccale, souvent donnée aux faces des dents en rapport avec les joues, consacre une inexactitude. Il faut dire face vestibulaire ou génienne, car elles sont en rapport, non avec la bouche elle-même, mais avec le vestibule de la bouche.

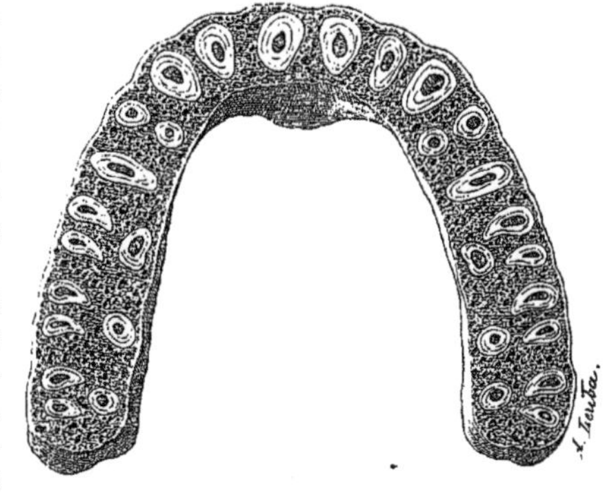

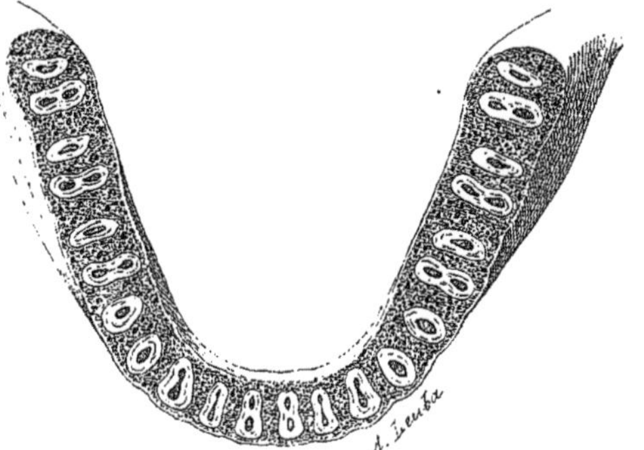

Fig. 353 — Coupes au niveau des collets des dents montrant les racines en place, avec leurs canaux radiculaires.

Cette face convexe décrit une courbe régulière. Les canines, cependant, et surtout les canines supérieures, font un peu saillie, contribuant à former les coins de la bouche. Dans la série animale, on trouve cette saillie des canines très accentuée sur les anthropoïdes. Ces dents débordent alors la rangée et donnent aux maxillaires une forme carrée. Chez quelques individus de l'espèce humaine on retrouve le même fait, mais moins accentué.

Face concave (linguale). — Cette face est en rapport avec la langue; elle a un aspect différent suivant les groupes dentaires qu'on examine. Tantôt elle est inclinée en pente douce, en avant, c'est-à-dire vers les lèvres, comme sur les incisives et les canines : c'est le type normal des nègres; tantôt, au contraire, comme dans les races blanches, elle est presque droite au même niveau. Elle devient, avec les biscupides, droite ou plutôt perpendiculaire à un plan passant par les maxillaires; puis avec les molaires, elle est inclinée vers la langue. Il nous sera plus facile de comprendre cet aspect variable dans la configuration de la face concave, lorsque nous aurons étudié les inclinaisons des différents groupes dentaires.

Bord adhérent ou alvéolaire. — Ce bord répond aux collets des dents que recouvre la muqueuse gingivale. Nous avons vu qu'en général les dents sont plus larges dans le sens mésio-distal, vers la surface d'occlusion, que vers le collet. C'est vers cette surface que se trouvent d'ailleurs les points de contact proximal entre les dents. Nous avons même indiqué les facettes qui résultent de ce contact sur les surfaces mésiale et distale des dents.

Par suite de cette différence de largeur, les dents entrant en contact avec leurs voisines par un point situé près de la face d'occlusion, il existe, entre deux dents consécutives, un espace plus ou moins grand appelé *espace interproximal*. Cet espace a la forme d'un V à base alvéolaire. La gencive qui recouvre la face concave du maxillaire, se continue à travers ces espaces avec celle de la face convexe. Ces espaces interproximaux n'ont pas tous la même largeur; ils varient sur le même individu, suivant les dents considérées. Ils varient enfin considérablement suivant les sujets. Il est facile de comprendre que la forme de la dent doit influer beaucoup sur les dimensions de l'espace; des couronnes à bords rectilignes ne produiront pas un espace aussi grand que des couronnes en cloche. Cependant, on trouve d'ordinaire un large espace entre les incisives centrales supérieures, mais les espaces compris entre les bicuspides dépassent en dimension ceux compris entre les incisives latérales et les canines. C'est entre les molaires qu'on trouve les plus larges espaces interproximaux.

Bord libre. — Le bord libre d'une arcade répond au bord libre de l'autre. Nous avons dit, lorsque nous avons étudié l'ellipse formée par les deux arcades, que la ligne de ce bord, simple en avant, se bifurquait en arrière pour suivre les tubercules buccaux et linguaux des bicuspides et des molaires.

Il nous paraît inexact de dire que ce bord est horizontal. Nous avons dit, en effet, que la ligne ellipsoïde de l'arcade supérieure était convexe en bas et qu'à sa convexité s'opposait une concavité de même valeur de l'arcade inférieure.

Le bord libre, horizontal sur les incisives et les canines, présente donc une inflexion légère dans le sens indiqué plus haut, vers les bicuspides et les molaires.

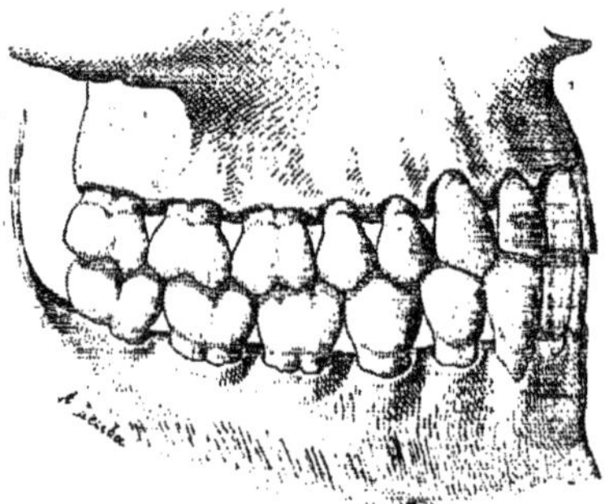

Fig. 354. — Type normal d'articulation dentaire vue par la face externe du côté droit.

Les dents de la mâchoire supérieure décrivent normalement une arcade parabolique un peu plus grande que celle des dents de l'inférieure. Les incisives et les canines supérieures passent en avant des dents inférieures correspondantes et les tubercules buccaux des molaires supérieures se placent en dehors de ceux des molaires inférieures correspondantes.

Il y a, en somme, engrènement parfait, à l'état normal, des tubercules des dents d'une mâchoire avec les dépressions de celle de l'autre, ce qui est éminemment favorable pour l'acte de la mastication.

Mais cet engrènement mérite d'être examiné en détail. — Lorsque les mâchoires sont rapprochées l'une de l'autre, on s'aperçoit qu'une dent est opposée à deux autres, excepté la dent de sagesse supérieure. La raison de ce fait se trouve dans la différence de diamètre mésio-distal des dents.

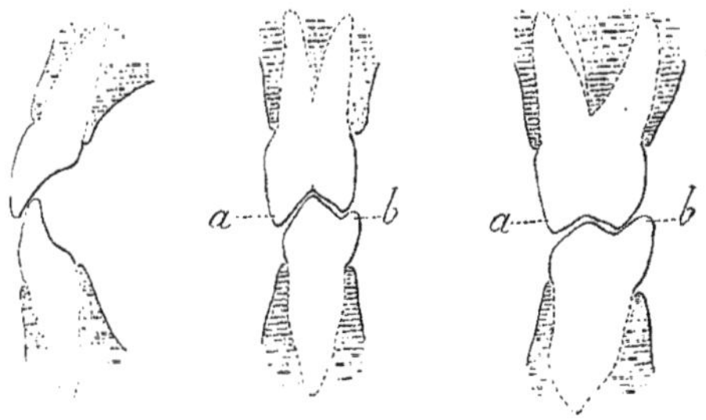

Fig. 355. — Articulation des dents.

A, incisives supérieures et inférieures. — B, premières prémolaires supérieures et inférieures. — C, premières molaires supérieures et inférieures (a, côté buccal. — b, côté lingual).

Les incisives et les canines de la mâchoire supérieure sont plus larges que les dents qui leur correspondent à la mâchoire inférieure. Il en résulte que les incisives centrales de la supérieure recouvrent les centrales et à peu près la moitié des latérales de l'inférieure, tandis que les latérales supérieures recouvrent l'autre moitié de l'inférieure et la moitié mésiale de la canine voisine.

Si nous examinons la série des dents, nous voyons que les canines supérieures recouvrent l'autre moitié de l'inférieure et la moitié mésiale de la première petite molaire inférieure. La première petite molaire supérieure, à son tour, recouvre la moitié distale de la première inférieure et la moitié mésiale de la seconde.

Puis la seconde petite molaire supérieure recouvre la moitié distale de la seconde et le cinquième mésial de la première grosse molaire inférieure.

La première grosse molaire supérieure correspond à son tour aux quatre cinquièmes distals de la première inférieure et au cinquième mésial de la seconde, dont la seconde molaire supérieure recouvre les quatre autres cinquièmes ainsi que le cinquième mésial de la dent de sagesse inférieure. Enfin, la dent de sagesse de la mâchoire supérieure, dont le diamètre mésio-distal est d'un cinquième environ plus petit, recouvre les quatre autres cinquièmes de la dent correspondante inférieure. Par suite de cette différence de diamètre, les dents de sagesse inférieure et supérieure ont leur face distale sur le même plan.

Telle est l'articulation dentaire normale, ou pour mieux dire, idéale, car il est évident qu'on rencontre rarement une disposition aussi parfaite. Elle constitue un ensemble véritablement merveilleux, basé sur des lois géométriques et mécaniques qui ont été signalées pour la première fois par Bonwill.

STRUCTURE DES DENTS

Les dents sont formées de deux parties distinctes : l'une, molle, centrale, la pulpe dentaire; l'autre, dure, périphérique.

Cette dernière se compose d'une masse entourant toute la cavité centrale : c'est l'*ivoire* ou *dentine*, qui est recouverte de l'*émail* dans sa portion coronaire, et du *cément* dans sa portion radiculaire. Nulle part, donc, l'ivoire n'est à découvert.

Chacune de ces parties présente une texture et des propriétés particulières.

Ivoire ou dentine. — L'ivoire est une substance dure, de couleur blanc jaunâtre, qui forme la plus grande partie de la dent.

Elle est constituée essentiellement d'une trame organique imprégnée de sels calcaires. De plus, sa masse est traversée par des tubes parallèles qui rayonnent de la cavité pulpaire vers la surface de la dent.

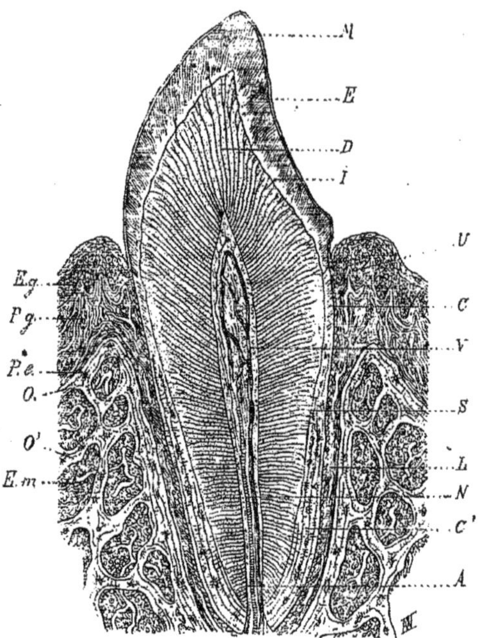

Fig. 356. — Structure et implantation d'une incisive.

M, membrane de Nasmyth. — *E*, émail. — *D*, dentine. — *I*, zone anastomotique entre l'ivoire et l'émail. — *U*, union entre l'émail et le cément. — *C*, Cément au niveau du collet. — *C'*, cément radiculaire. — *S*, zone intermédiaire entre la dentine et le cément. — *L*, ligament alvéolo-dentaire. — *N*, artériole de la pulpe se ramifiant en capillaires. — *V*, veines de la pulpe formée par les capillaires. — *A*, nerfs de la pulpe. — *Eg*, Épithélium stratifié de la muqueuse gingivale. — *Pg*, zone capillaire de la gencive. — *Pe*, perioste. — *O*, paroi alvéolaire. — *O'*, tissu spongieux. — *Em*, espaces médullaires du tissu spongieux. — (D'après Bödecker).

Si l'on enlève la couche d'émail, la dentine apparaît couverte de dépressions hexagonales qui répondent à la base des prismes de l'émail (fig. 360). Elle offre l'aspect d'une mosaïque, comme Owen l'a, le premier, signalé.

La surface interne, celle qui forme les parois de la chambre pulpaire, est au contraire lisse et unie. Le microscope y décèle pourtant, sur une préparation sèche, les orifices des canalicules de l'ivoire (fig. 361).

Cette surface interne varie dans sa forme, suivant la dent considérée. Fusiforme pour les canines, elle présente sur les molaires des anfractuosités qui correspondent aux cornes de la pulpe dentaire. Ces enfoncements sont en nombre variable, suivant que la dent possède trois, quatre ou cinq tubercules.

Examinée au microscope, la dentine paraît formée d'une substance fondamentale, dans laquelle se trouvent des tubes dits : tubes de l'ivoire.

Cette constitution est très visible sur une coupe transversale; il nous faut donc étudier :

1° La substance fondamentale : — 2° La substance tubuleuse.

La substance fondamentale est amorphe, transparente ; elle ne contient pas d'éléments figurés, cellules ou autres. D'après Ebner, elle posséderait une structure fibrillaire. — La substance tubuleuse est constituée par l'ensemble des tubes que nous allons étudier. Elle n'aurait pas d'existence propre, pour certains auteurs qui nient la paroi des tubes dentinaires.

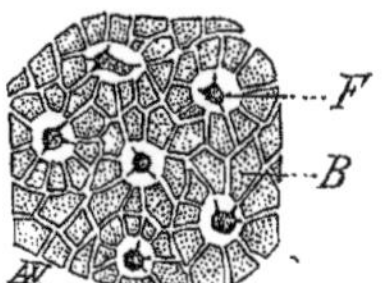

FIG. 357. — Coupe transversale de dentine d'une incisive colorée au chlorure d'or.

F, canalicule de la dentine avec les fibres centrales de la dentine, qui présentent des prolongements étoilés. — *B*, substance fondamentale de la dentine, entre les canalicules, parcourue par une délicate maille fibrillaire. 2000 D. (Bödecker).

TUBES DE L'IVOIRE. — La substance fondamentale de l'ivoire est sillonnée par des tubes qui s'étendent de sa face interne pulpaire à sa face externe adamantine ou cémentaire.

La direction de ces tubes varie suivant les différentes parties de la dent. Chaque tube commence au niveau de la pulpe par un orifice circulaire, puis se dirige vers la face externe périphérique, suivant une direction perpendiculaire à la surface. Mais dans ce trajet les tubes se divisent et donnent des branches nombreuses. C'est au niveau de la pulpe qu'ils présentent leur plus grand diamètre, et c'est là aussi qu'ils sont le plus intimement unis entre eux. Dans leur trajet de la pulpe à la surface externe de la dentine, ils ne sont pas tout à fait rectilignes, mais ils s'incurvent un certain nombre de fois. Tomes leur décrit deux sortes de courbures : A, les *courbures primaires*, plus prononcées dans la couronne que dans la racine : on les compare souvent à la lettre *f* ; leur réunion donne à l'ivoire un aspect ondulé ; — et B, les *courbures secondaires*, beaucoup plus nombreuses, mais moins accentuées ; ces dernières consistent en spirales très allongées, ou en simples ondulations ; elles sont plus marquées dans la racine de la dent.

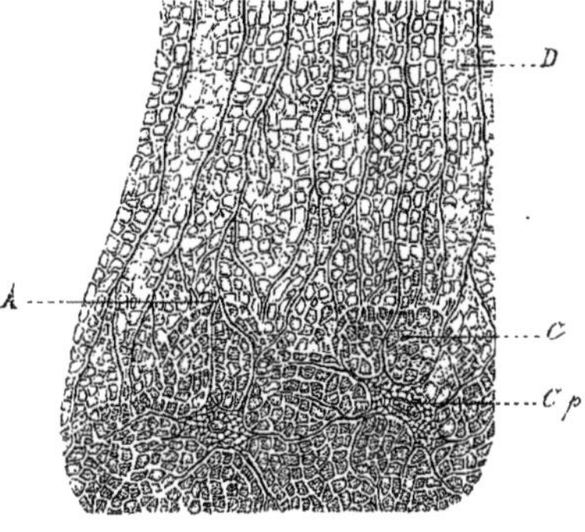

FIG. 358. — Coupe de racine colorée au chlorure d'or.

D, dentine. — *C*, cément avec cémentoblastes. — *A*, fibres dentinaires s'anastomosant avec les prolongements des cémentoblastes. — A 1200 diamètres. (Bödecker).

De plus, sur une coupe transversale, la dentine présente des stries concentriques à la cavité pulpaire. Deux causes peuvent produire et expliquer ces stries : la coïncidence des courbures primaires des tubes dentinaires voisins, ou bien la présence des granulations des espaces interglobulaires (fig. 364).

Sous le nom de *lignes de Schreger* on désigne les ondulations primaires des tubes de l'ivoire se faisant au même niveau pour les tubes contigus et causant un changement dans la réfraction de la lumière.

Les *lignes de contour d'Owen* sont formées par les lignes concentriques brunes produites par des couches de petits espaces interglobulaires, réunies en cercles ou zones concentriques. Sous ce nom, cependant, Owen désignait aussi les lignes produites par les ondulations des tubes de l'ivoire.

Les tubes de l'ivoire, avons-nous dit, émettent des branches; celles-ci s'anastomosent avec des ramifications semblables, venues des tubes voisins, dans l'épaisseur même de la dentine. Certaines fibres vont se perdre dans la couche granuleuse de Tomes, située entre l'émail et la dentine. Une autre catégorie s'anastomose avec les canalicules et les lacunes du cément (Voy. fig. 358); à ce niveau, dit Tomes, l'union est si intime qu'on ne saurait dire où la dentine cesse et où le cément commence.

Enfin, les tubes peuvent pénétrer plus ou moins loin, entre les prismes de l'émail, quoique le fait soit, au moins chez l'homme, considéré comme pathologique.

Nous avons dit que ces tubes étaient logés dans l'épaisseur de la substance propre de l'émail. Une question qui a donné lieu à beaucoup de controverses est celle de savoir si les tubes de l'ivoire sont de simples cavités creusées dans la substance fondamentale, ou s'ils ont une paroi propre. Si l'on soumet la dentine à l'action d'un acide fort, pendant un temps suffisant, il reste une masse transparente que le microscope montre composée des tubes de l'ivoire. Ce fait, pour Tomes, démontre que les tubes ne sont pas de simples cavités creusées dans la masse fondamentale de la dentine et que ces tubes ont, au contraire, des parois d'une extraordinaire résistance. Décrites pour la première fois par Kölliker, ces parois des tubes dentinaires n'en portent pas moins le nom de *gaines de Neumann*, du nom de l'auteur qui en a donné une étude très complète.

Les histologistes ne sont toutefois pas d'accord sur la constitution intime de ces gaines. D'après Neumann et Henle, elles seraient composées d'un tissu calcifié. La preuve en est difficile à établir puisque ces parois ne sont pas attaquées par les acides les plus énergiques. Mais ces notions sur les tubes de l'ivoire ne sont pas acceptées par tous les auteurs : Magitot, entre autres, nie même l'existence des gaines de Neumann. Les observateurs précédents, dit-il, ont été trompés par les apparences.

Sur une coupe transversale d'une pièce sèche, la substance tubuleuse apparaît formée d'une foule de petits orifices placés les uns à côté des autres. Ce sont les orifices des canalicules vides. Ils apparaissent comme un point noir central, limité par une zone claire qui est elle-même entourée d'un cercle noir. La zone claire serait formée, d'après Tomes, par la gaine du tube; le point noir central serait la cavité du tube, occupée à l'état frais par la fibrille que nous étudierons dans la suite. Telle est l'explication donnée par Tomes; mais Magitot en donne une autre et attribue l'existence de cette zone claire à une réfringence de lumière qui, sur une coupe mince, provient de la superposition de deux orifices d'un même tube. Cependant, on semble aujourd'hui s'accorder sur l'existence de la gaine de Neumann; nous admettrons donc les conclusions suivantes de Tomes (*Anatomie dentaire*, dernière édition, 1898).

« La dentine peut être considérée comme formée d'une substance fondamentale calcifiée, analogue à celle des os, creusée de cavités contenant des fibrilles, de la même façon que l'os est creusé par les canalicules et leur contenu ; mais elle présente cette particularité que sa portion qui entoure immédiatement la fibrille diffère assez du reste de la masse, au point de vue de sa constitution chimique, pour être isolée en tubes qui sont les gaines de Neumann. »

Fibrilles dentinaires. — A l'état frais, les tubes que nous venons de décrire contiennent un prolongement des odontoblastes (fig. 367) : la fibrille dentinaire de Tomes (1853). C'est Tomes, en effet, qui le premier découvrit la fibrille. Avant lui, on croyait que les tubes de l'ivoire étaient de simples canaux chargés de conduire à travers la dentine les liquides nutritifs venus de la pulpe (Henle, 1841). On a contesté l'existence de ces fibrilles et Kölliker dit que Tomes confondait probablement les fibrilles et les tubes. Cependant les conditions dans lesquelles on observe ces éléments différents ne permettent pas de croire à cette confusion. Si l'ivoire, en effet, est soumis à l'action d'un alcali caustique, toutes les parties molles sont détruites; les fibrilles n'existent plus, mais les tubes de l'ivoire sont encore visibles. C'est sur la dentine fraîche qu'on peut observer les fibrilles.

En résumé, dit Tomes, les gaines de Neumann, qui constituent les tubes dentinaires, sont indestructibles et peuvent encore être reconnues dans les dents qui ont subi toutes sortes de changements. Au contraire, les fibrilles disparaissent rapidement quand la dent est placée dans des conditions favorables à la destruction des parties molles.

A l'heure actuelle, les préparations histologiques ont démontré, avec la plus parfaite évidence, que les fibrilles dentinaires sont la continuation des odontoblastes et qu'elles aboutissent à la couche granuleuse anastomotique de Tomes (fig. 356, I), c'est-à-dire à la limite de l'émail et du cément.

Ces fibrilles sont amorphes, transparentes et se dessèchent très facilement. Elles donnent des branches qui suivent les canaux de bifurcation des tubes dentinaires dans toute leur étendue.

Traitées par le chlorure d'or, elles se colorent en noir et Bödecker qui les a examinées de cette façon, note qu'elles ne sont pas arrondies, mais quelque peu anguleuses. Elles sont simples et ne possèdent ni enveloppes ni parois. Mais si l'on est d'accord sur ce point que les fibrilles sont certainement des prolongements des cellules odontoblastiques, il n'en est pas de même sur la question de leur nature. Les fibrilles ne sont pas des nerfs, mais des prolongements de cellules en rapport avec les terminaisons des nerfs pulpaires; elles sont donc analogues aux prolongements des cellules de la membrane olfactive et à celles de la rétine.

Cependant, on a émis quelques autres hypothèses au sujet de la fonction de ces fibrilles. Coleman pense qu'elles ont peut-être une fonction tactile; pour Magitot, il y a communication directe entre les nerfs pulpaires et les fibrilles dentinaires, par l'intermédiaire de la couche de cellules étoilées sous-odontoblastiques. — Klein croit, au contraire, que les odontoblastes sont des organes destinés à la formation de l'ivoire et que les fibrilles sont des prolongements des cellules de la couche sous-jacente, qui pénètrent entre les odontoblastes et entrent dans les canaux de l'ivoire. — Magitot est revenu sur cette question en 1880; il nie l'existence des gaines de Neumann et pense que la dentine est constituée simplement par les fibrilles contenues dans la substance fondamentale.

[*AMOEDO.*]

En résumé, sur une coupe longitudinale de l'ivoire, nous trouvons, en allant du centre de la cavité pulpaire à la périphérie de l'organe (Voy. fig. 356) :

1° Les tubes naissant au niveau de la pulpe et se dirigeant vers l'émail et le cément;

2° Les ondulations diverses décrites par les tubes;

3° La zone anastomotique de Tomes;

4° Les espaces interglobulaires de Czermack.

Cette dernière zone est située au-dessous de l'émail et du cément; c'est à son niveau que les fibrilles dentinaires viennent se terminer. A cet endroit la dentine perd son aspect homogène et se creuse de lacunes communiquant les unes avec les autres. Mais souvent, à côté de ces lacunes normales, il en existe de plus vastes, pathologiques celles-là, au moins pour beaucoup d'auteurs, qu'on désigne sous le nom d'*espaces interglobulaires* (fig. 364).

Tomes fait remarquer que le terme « espace » n'est pas bien choisi et est incorrect; ces espaces existent réellement dans la dentine sèche, mais c'est qu'alors leur contenu a disparu; ils sont en effet remplis sur la dentine fraîche par une substance qui est traversée par les tubes de l'ivoire. Les auteurs ne sont pas d'accord sur la nature de leur contenu. On considère néanmoins ces espaces, bien qu'ils soient très fréquents, comme pathologiques; ils seraient dus à un arrêt dans le dépôt de la substance calcaire et à un manque de cohésion de cette substance.

Constitution chimique. — La dentine se rapproche des os par sa constitution chimique. Elle comprend une partie organique et une partie inorganique.

Traité par un acide qui dissout les sels calcaires, l'ivoire apparaît constitué d'une substance organique, de consistance cartilagineuse.

Cette substance est insoluble dans l'eau, mais elle se transforme en gélatine par l'ébullition. Elle est tout à fait analogue à celle qu'on obtient en traitant les os par un acide et se compose de deux substances organiques : l'*osséine* et l'*élastine*.

L'*osséine* est analogue à la substance constitutive des fibres conjonctives : la substance collagène. Celle-ci se transforme en gélatine, quand on la soumet à l'action des acides dilués à la température d'ébullition ou à l'action de l'eau surchauffée (dans la marmite de Papin).

L'*élastine* est une substance albumoïde, très abondante dans les fibres élastiques; elle est insoluble dans les acides dilués, mais se décompose sous l'action de l'acide sulfurique ou de l'acide nitrique concentré. Elle est donc beaucoup plus résistante aux agents chimiques que l'osséine; c'est elle probablement qui forme les parois des canalicules et les gaines de Neumann. Aussi, quand, ayant traité la dentine par un acide, on a obtenu les matières organiques, et que par l'ébullition la plus grande partie de celles-ci s'est transformée en gélatine, reste-t-il un résidu insoluble.

Ce résidu est composé d'élastine; quant à la proportion de cette substance dans les matières organiques isolées, elle serait, d'après Tomes, de 2,7 pour 100.

Les substances minérales sont : le phosphate tricalcique, le carbonate de chaux et, en petite quantité, le chlorure de calcium, le fluorure de calcium et le phosphate de magnésie.

De nombreuses analyses ont été faites pour établir les proportions de ces différents sels et des matières organiques.

Voici celle de Bibra :

Cartilage	27,61
Graisse	0,40
Phosphate tricalcique	66,72
Carbonate de chaux	3,36
Phosphate de magnésie	1,08
Sels solubles	0,83
Total	100,00
Substances organiques	28,01
Substances inorganiques	71,99

Berzélius a obtenu à peu près les mêmes résultats :

Eau et gélatine	28.00
Sels de soude	1,50
Phosphate de magnésie	1,00
Fluorure de calcium	2.00
Carbonate de chaux	5,30

Les analyses de Galippe indiquent une proportion un peu moindre de substances organiques :

Eau et matières organiques	25,29
Substances inorganiques	74,71

En somme, de ces divers résultats il faut retenir ce fait que la substance de l'ivoire est beaucoup plus riche en sels calcaires que la substance osseuse; sa dureté sera donc supérieure, mais elle est elle-même dépassée dans ce sens par l'émail qui est encore plus riche en éléments minéraux.

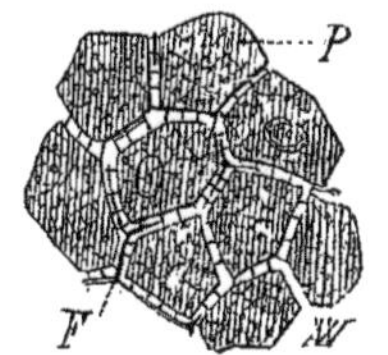

Fig. 359. — Coupe transversale de l'émail.

P, prismes de l'émail qui présentent des productions ressemblant à des noyaux; les espaces clairs entre les prismes sont traversés par de fines fibres qui présentent des renflements ou des pointes verticales *F*. — 200 diamètres. (Bödecker).

Émail. — L'émail recouvre toute la couronne. Son épaisseur varie suivant les groupes des dents, suivant les espèces animales et aussi dans une même espèce, suivant les variétés. Chez l'homme, l'émail a son épaisseur maximum au sommet des tubercules et il s'amincit peu à peu en arrivant au collet où il se termine (de 1 millimètre à 1 mill. 1/2).

La forme du chapeau d'émail reproduit celle de la couronne d'ivoire modelée elle-même sur la pulpe dentaire.

La couleur de l'émail est très variable; blanc mat chez certains individus, il apparaît, chez d'autres, jaune ou même gris bleuâtre. Cette coloration est d'ailleurs indépendante de l'émail qui est transparent; elle est due à l'aspect différent de la dentine.

La densité est considérable et dépasse celle de tous les autres tissus de la dent. Le frottement incessant des tubercules ou des parties de la couronne qui entrent en contact avec les autres dents peut seul en amener l'usure. Comme le diamant, il n'est rayé que par lui-même. Les agents chimiques, au contraire, attaquent très facilement l'émail et l'action des différents acides a été étudiée par beaucoup d'auteurs : Magitot, Abbott, etc.

La *surface externe* de l'émail est finement striée transversalement, suivant un axe perpendiculaire au grand diamètre de la couronne. On peut aussi rencontrer sur cette face des sillons plus ou moins profonds, des trous même. Nous en avons signalé un, constant, sur la face buccale de la première molaire inférieure. Ces sillons, ces anfractuosités de l'émail, sont les lieux d'élection du début de la carie dentaire. Les dents tuberculeuses, les bicuspides et les molaires sont ainsi profondément fissurées sur leur face triturante.

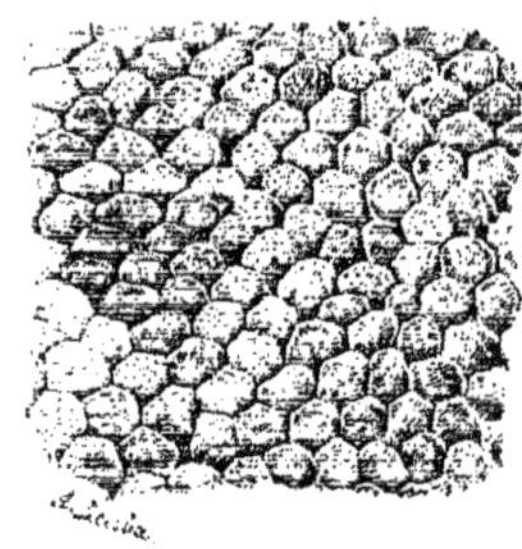

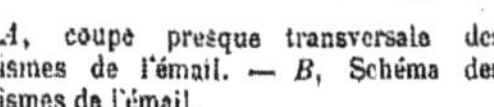

Fig. 360. Prismes de l'émail.

A, coupe presque transversale des prismes de l'émail. — *B*, Schéma des prismes de l'émail.

La *face profonde*, en contact avec la dentine, est très irrégulière ; elle présente des saillies et des cavités. Ces saillies sont formées par la base des prismes qui s'incrustent dans l'ivoire, produisant sur cette substance des empreintes hexagonales. Les cavités sont en rapport avec les tubes de la dentine ; cette pénétration réciproque des deux substances rend leur adhérence plus parfaite.

L'émail est constitué, au point de vue histologique, par la juxtaposition de prismes qui forment une couche continue. Ces prismes ont donc une longueur variable, suivant la portion de la couronne que l'on étudie.

Leur longueur atteint son maximum au niveau des tubercules, puis diminue progressivement, en même temps que l'épaisseur de l'émail, jusqu'au niveau du collet. Les prismes sont de forme hexagonale. Ils sont parallèles et vont de la dentine vers la surface libre de l'émail. Leur direction n'est pas cependant tout à fait rectiligne et ils présentent des inclinaisons dans leur parcours. Ces courbures sont surtout très marquées sur les surfaces triturantes ; aussi est-il très difficile de les suivre dans toute leur longueur.

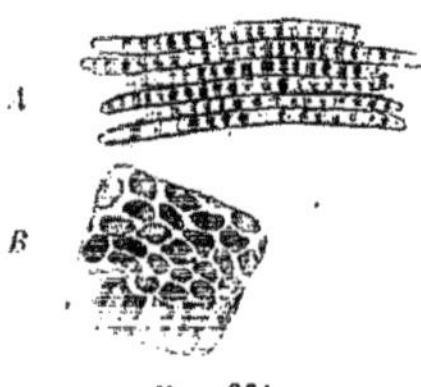

Fig. 361. Prismes de l'émail.

A, coupe parallèle aux prismes. — *B*, coupe transversale (l'émail a été amolli par l'acide chromique) (Tomes).

Une question très controversée est celle du mode d'union des prismes de l'émail. Existe-t-il entre eux une substance qui les unit ou sont-ils simplement juxtaposés. Bödecker admet une substance interstitielle; d'après lui, l'émail est formé de colonnes entre lesquelles existent de petits espaces remplis d'une substance unissante. Klein admet aussi que les prismes ne sont pas simplement juxtaposés, mais qu'ils sont unis par une substance interstitielle. Il ne croit pas toutefois qu'il puisse exister entre les prismes une masse protoplasmique nucléée, comme l'admet Bödecker. Ebner est du même avis; il admet entre les prismes l'existence d'une sorte de ciment qui serait en continuité avec la membrane de Nasmyth.

Tomes et Williams ont fait des recherches sur ce sujet et ils rejettent les conclusions des auteurs précédents; ils attribuent leur erreur à ce fait que les réactifs employés peuvent produire des espaces vides entre les prismes; ils n'admettent donc pas la présence d'une substance organique quelconque entre chaque prisme.

Les prismes de l'émail présentent une légère striation dont l'interprétation a donné lieu à de nombreuses discussions et dont la nature n'est pas encore élucidée. Cette striation est surtout très visible sur les dents malades, sans que pour cela on puisse la regarder comme pathologique. Elle est, en effet, constante et elle est rendue plus apparente par l'action des acides faibles sur l'émail.

Huber l'a attribuée à une calcification intermittente des prismes.

Kölliker et Waldeyer l'ont expliquée par des varicosités, des renflements de chaque prisme, rendant plus solide l'adhérence des prismes entre eux.

Tomes semble se rallier à cette dernière opinion, d'autant plus qu'il n'admet pas la présence d'une substance interstitielle.

Ebner, cependant, repousse ces données et explique la présence de stries par l'action des acides sur l'émail. Il s'appuie sur ce fait que les préparations de prismes, faites au baume de Canada, sont d'ordinaire acides.

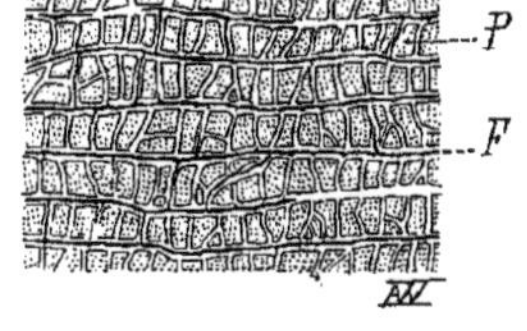

Fig. 362. — Coupe longitudinale de l'émail.

P, Prismes d'émail traversés par des espaces verticaux. — *F*, fibres de l'émail se ramifiant et se réunissant partiellement par de fins prolongements (Bödecker).

Cependant, Williams, qui a recommencé les observations et qui a supprimé cette cause possible d'erreur, c'est-à-dire la présence d'un acide dans la préparation, a retrouvé la même striation.

Les recherches plus récentes de Williams ont jeté un peu de lumière sur cette question si obscure de la composition des prismes de l'émail. Chaque prisme, d'après lui, est composé de masses globuleuses placées à intervalles réguliers et réunies dans leur longueur.

Dans l'épaisseur de l'émail, on trouve une striation qui n'est jamais entièrement parallèle à la surface extérieure de l'émail, mais qui est plutôt en rapport avec la surface de la dentine. Ces lignes s'appellent les *stries brunes de Retzius* et elles correspondent à ce qui était auparavant la surface externe de l'émail, marquant ainsi la stratification primitive.

D'après Ebner, ces stries sont dues à l'entrée de l'air entre les prismes. Williams rejette tout à fait cette explication, montrant qu'il n'existe pas d'espaces dans lesquels l'air puisse entrer, et attribuant ces stries à une pigmentation particulière.

On signale, enfin, sur une surface de section de l'émail, d'autres lignes dites *lignes de Schreger*; elles dépendent des directions différentes des groupes contigus de l'émail et sont visibles seulement à la lumière réfléchie et sur des coupes longitudinales. D'après Ebner, elles ne sont pas visibles à la lumière transmise.

Des cavités, de forme irrégulière, existent dans l'émail, près de la dentine, et communiquent avec les tubes dentinaires. Certains auteurs les considèrent comme pathologiques et les comparent aux fissures de la surface externe de

[*AMOEDO.*]

l'émail. Tomes, cependant, admet le passage des tubes de l'ivoire dans l'émail, en dehors de toute altération pathologique. La pénétration des tubes se fait, non entre les prismes, mais dans les prismes eux-mêmes, contrairement à l'opinion d'Ebner. L'émail posséderait donc un système de tubes en continuité avec ceux de la dentine, mais d'origine différente (Fig. 362). Tomes pense, en effet, qu'ils sont des formations de l'émail.

L'émail contient très peu de matière organique; 3 à 5 pour 100 : le reste est formé de substances minérales; c'est ce qui explique son extrême dureté.

Voici les résultats de l'analyse chimique d'après Bibra :

Phosphate de chaux et fluorure de calcium	89,8
Carbonate de chaux	4,4
Phosphate de magnésie	1,34
Autres sels	0,8
Cartilage	3,39

Dans des études toutes récentes (*Dental Cosmos*, 1898) Williams nie tout à fait la présence de matières organiques dans l'émail.

Cuticule de l'émail ou membrane de Nasmyth. — L'émail est recouvert d'une membrane protectrice, dite cuticule de l'émail ou capsule dentaire persistante, ou membrane de Nasmyth, du nom de celui qui l'a découverte.

C'est une fine membrane amorphe, transparente, et d'apparence réticulée lorsqu'elle est traitée par le nitrate d'argent. Sa minceur est extrême (1 μ) et

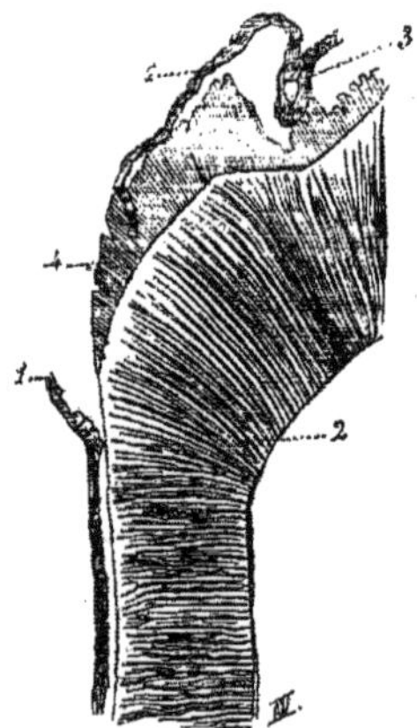

Fig. 363. — Membrane de Nasmyth, rendue libre par la décalcification partielle de l'émail.

1, membrane de Nasmyth. — 2, dentine. — 3, masse remplissant un trou dans l'émail. — 4, émail (Tomes).

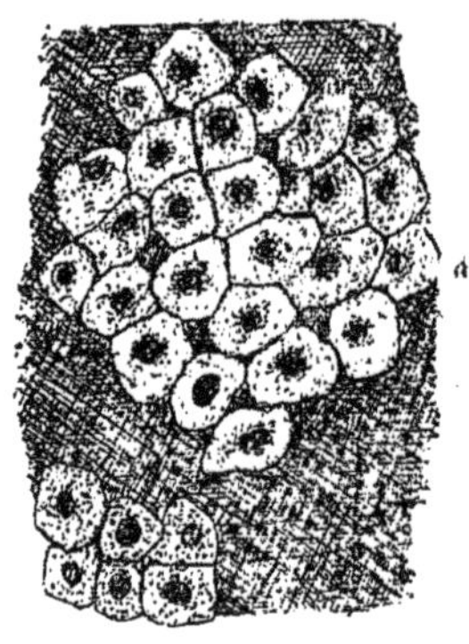

Fig. 364. — Membrane de Nasmyth. *a*, Cellules épithéliales; *b*, matrix; *c*, impressions des prismes de l'émail. — Préparée d'après la méthode de Paul. (A Hopewell Smith[1].)

1. A Hopewell Smith. *Dental Microscopy*, London, 1899.

cependant elle n'est pas attaquée par des acides très énergiques, acides chlorhydrique, nitrique. Elle n'est pas, toutefois, aussi dure que l'émail; la potasse et la soude à l'ébullition peuvent la gonfler légèrement. Pour l'isoler, il faut décalcifier par un acide l'émail d'une dent qui n'a pas fait son éruption, et on obtient ainsi la membrane de Nasmyth. Sa face interne se montre creusée par des fossettes où se logent l'extrémité des prismes de l'émail.

D'après Tomes, cette membrane est comparable au vestige du cément coronaire des ruminants, et il dit que la cuticule est un tissu imparfaitement calcifié; sur la frontière de la calcification.

Les recherches plus récentes de Paul (*Dental Record*, 1896), n'ont pas confirmé ces théories. Paul n'attribue pas l'aspect réticulé de la face interne de cette membrane aux empreintes des prismes, mais à ce que la cuticule est composée de cellules épithéliales. La membrane de Nasmyth ne serait donc, d'après lui, qu'une production de la couche externe de l'organe de l'émail. Elle protégerait celui-ci contre les acides.

En somme, les opinions des auteurs sur la nature de cette membrane peuvent être classées de la façon suivante. Pour les uns, c'est une production de l'épithélium externe de l'émail (Waldeyer, Rose, Paul). Pour d'autres, c'est une mince couche de cément, trop mince pour montrer sa structure caractéristique (Charles Tomes, Magitot). Kölliker, enfin, admet que c'est une production finale des cellules de l'émail; celles-ci, après avoir formé les fibres adamantines, constituent une sorte de vernis imperméable.

Cément. — Le cément est la substance dure qui enveloppe la racine des dents, depuis l'apex jusqu'au collet, et qui réunit les racines des molaires lors-

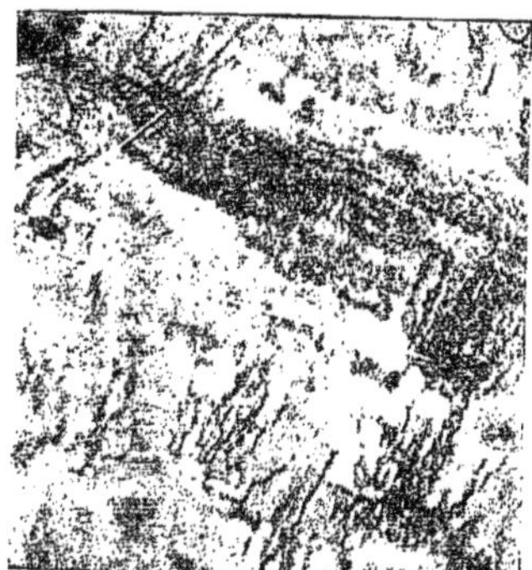

Fig. 365. — Coupe du cément de la racine d'une molaire. *a*, Cémentoplastes. (J. N. Broomell.)

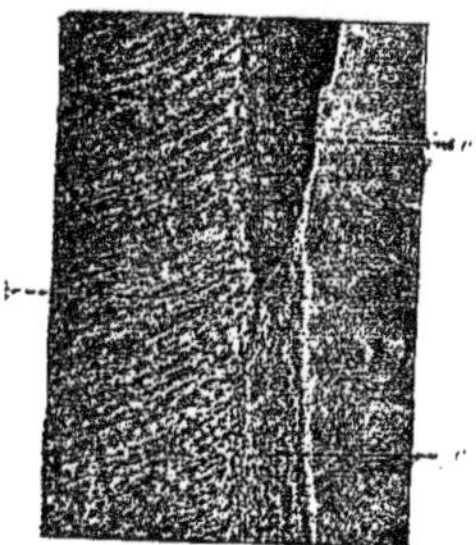

Fig. 366. — Coupe au collet d'une dent montrant les rapports réciproques entre les trois tissus. — *d*, Dentine; *e*, émail; *c*, cément. Ce dernier recouvre un peu l'émail. (Walkhoff[1].)

1. Walkhoff. *Die normale Histologie menschlicher Zähne*. Leipzig, 1901.

qu'elles sont fusionnées. Il commence au niveau du collet, par une ligne très fine, qui enveloppe quelque peu l'émail; il recouvre alors toute la dentine et son épaisseur augmente jusque vers l'apex, au niveau duquel il se renfle souvent. Mais c'est là une modification pathologique connue sous le nom d'exostose cémentaire. Il est d'une couleur jaune et très opaque. Moins dense que la dentine et l'émail, il se rapproche plutôt, sous ce rapport, de la substance osseuse. Il est constitué histologiquement par des lamelles de substance osseuse, avec des cémentoblastes et des canalicules.

Les lamelles de cément sont plus minces au niveau du collet et s'épaississent de plus en plus en se dirigeant vers l'apex. Leur nombre est variable, du reste, dans ces différentes régions. Elles sont enfin disposées parallèlement à la surface de la dentine.

Les lacunes sont semblables à celles de la préparation sèche de la substance osseuse. Elles en diffèrent par leur siège, qui est plus variable, par leur forme et aussi par la longueur des canalicules. Ces lacunes, que nous appellerons cémentoplastes, par analogie avec les ostéoplastes, sont les cavités qui, à l'état frais, étaient occupées par les cémentoblastes. Nombre de ces lacunes du cément communiquent par leurs canalicules avec des prolongements des tubes de la dentine (Fig. 366). Tomes fait remarquer que ces canalicules sont plus abondants aux angles des lacunes et que ceux qui se dirigent vers l'extérieur sont plus nombreux que ceux qui sont tournés vers la dentine. Quant à la forme des lacunes, elle est très variable. — Sous le nom de lacunes encapsulées, Gerber a décrit des cavités spéciales, à contours nettement définis, qui ne sont autres que les cémentoplastes.

Le cément contient aussi des fibres de Scharpey qui produisent l'adhérence parfaite du cément avec le périoste alvéolo-dentaire.

Cette comparaison avec les fibres de Scharpey de la substance osseuse n'est pas acceptée par tous les auteurs. Beaucoup, et entre autres Black, reconnaissent dans les fibres du cément des fibres calcifiées du ligament alvéolo-dentaire. Leur direction et leur disposition variables donnent raison à ces derniers auteurs.

Les caractères que nous venons de passer en revue n'existent pas partout. Vers le collet de la dent, là où l'épaisseur du cément est minimum, il ne contient pas de lacunes, ni de cémentoplastes; les lamelles ne sont plus visibles non plus à ce niveau, et la substance paraît formée en cet endroit par la simple ossification des cémentoblastes.

L'union de la dentine et du cément est très intime et il est souvent difficile de dire où l'une commence et où l'autre finit. Il n'y a pas entre eux de substance unissante, mais de nombreuses fibres passant de l'une à l'autre.

Au point de vue chimique, le cément est composé de 30,5 pour 100 de matières organiques et de 69,5 pour 100 de matières inorganiques. — Traités par un acide, les sels terreux disparaissent et il reste un cartilage que l'ébullition transforme en gélatine.

Pulpe dentaire. — La pulpe occupe la partie centrale de la dent que nous avons décrite sous le nom de chambre pulpaire. Elle est constituée par un tissu mou, d'aspect rougeâtre et d'une extrême sensibilité. C'est un tissu conjonctif, dans lequel on trouve de nombreux vaisseaux et nerfs. Les cellules conjonctives sont assez abondantes et dispersées çà et là. On y trouve, en revanche, peu de fibres conjonctives. La forme de la pulpe varie avec l'âge du sujet, et pour en prendre une notion exacte il faut l'étudier sur les dents jeunes. De même, le groupe dentaire auquel elle appartient influe sur sa forme, et son aspect varie suivant que l'on considère une incisive, une canine ou une molaire.

Au point de vue de son origine, la pulpe dentaire n'est que la papille d'origine mésodermique ou bulbe dentaire; elle suit donc son évolution; elle diminue par suite du développement de l'organe. Chez le vieillard, elle s'amoindrit de plus en plus et finit par disparaître, la chambre étant envahie par la dentine.

L'étude histologique de la pulpe nous la montre composée d'une trame conjonctive contenant des éléments variés.

On peut, avec Demontporcelet et Decaudin, la diviser arbitrairement en trois couches distinctes. De la sorte, son étude est plus facile, mais il ne faut pas oublier que c'est le même substratum qui soutient les éléments :

1° Au centre, on trouve des éléments embryonnaires; c'est le vestige du bulbe fœtal. Mais ce tissu disparaît peu à peu et se résout en tissu conjonctif proprement dit; il sera donc d'autant plus abondant que la dent sera plus jeune.

2° Vient ensuite une couche intermédiaire formée de cellules étoilées dont les

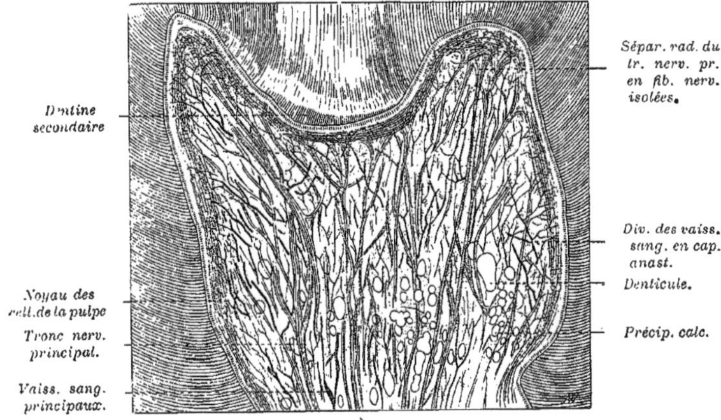

Fig. 367. — Pulpe de la couronne d'une molaire humaine supérieure (Gysi et Rose).

prolongements sont en rapport avec les vaisseaux et les nerfs, et aussi avec les prolongements des odontoblastes.

La distribution des cellules varie considérablement suivant les différentes parties de la pulpe; placées sans ordre dans la portion coronaire de la pulpe, elles sont disposées en rangs parallèles à la longueur dans la portion radiculaire.

3° *La couche des odontoblastes*, la membrane de la dentine (Kölliker), est la plus périphérique; elle adhère fortement à la dentine (fig. 368). Elle est constituée d'une couche de cellules allongées, d'apparence granuleuse, avec un noyau volumineux situé dans la partie de la cellule qui avoisine le centre de la pulpe. Les odontoblastes sont allongés dans le sens radial et forment un cône dont la base regarde l'ivoire. Ils ont de 20 à 28 μ de long sur 5 μ de large. Leurs contours, bien visibles quand la pulpe a été traitée par l'alcool ou l'acide chromique, ne sont plus apparents sur la dent fraîche.

Les odontoblastes émettent trois sortes de prolongements :

1° Un prolongement *central* ou *pulpaire* qui se met en rapport avec les prolongements des cellules étoilées de la couche intermédiaire;

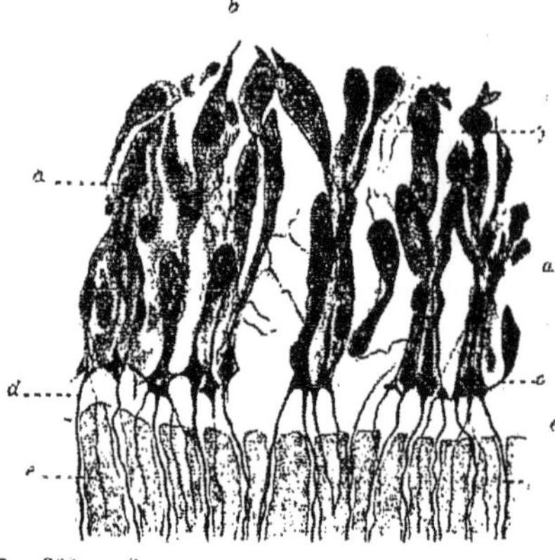

Fig. 368. — Coupe transversale de la pulpe d'une canine; *a*, Odontoblastes; *b*, pôles basiques; *c*, pôles médians; *d*, prolongements distaux; *e*, matrix dentinaire; *f*, tubes dentinaires; *g*, trame formée par les « fibres de support » de la pulpe. (A. Hopewell Smith[1].)

2° Des prolongements *latéraux* qui s'unissent avec les prolongements semblables des odontoblastes voisins;

3° Des prolongements *dentinaires ou périphériques*, qui se rendent dans les tubes de la dentine. C'est autour d'eux que se dépose la substance calcaire de l'ivoire; ils persistent au sein de la dentine et constituent les *fibrilles dentinaires de Tomes*.

La forme des odontoblastes n'est pas constante et varie avec les différentes périodes de développement que traverse la dent. Arrondies, ou, plutôt, pyriformes dans le jeune âge, les cellules deviennent cylindriques au moment de leur plus grande activité fonctionnelle. Chez le vieillard, elles s'arrondissent de nouveau et deviennent moins volumineuses.

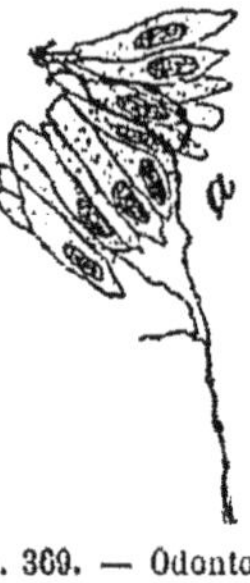

Fig. 369. — Odontoblastes vus dans le sens de leur longueur, ayant entre eux des fibres nerveuses terminales avec varicosités. Pulpe d'une molaire de lapin. (Huber.)

Quelques auteurs, entre autres Weil, ont signalé, entre la couche odontoblastique et les cellules de la pulpe, une membrane qu'ils ont appelée membrane de l'ivoire. Son existence a été mise en doute et actuellement encore, les avis sont partagés. Partsch et Weil soutiennent qu'elle existe, mais Ebner, Rose et beaucoup d'autres auteurs nient le fait; on peut dire simplement que la trame conjonctive qui soutient les éléments de la pulpe est un peu plus dense à la périphérie, mais qu'il n'existe pas de membrane distincte.

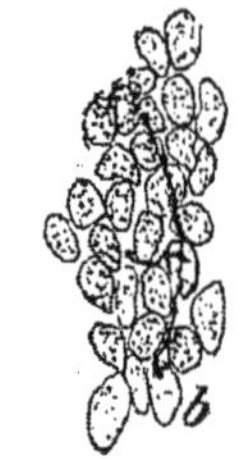

Fig. 370. — En tout semblable à la fig. 369, mais vue par l'extrémité des Odontoblastes. Les fibres nerveuses terminent sur les cellules. (Huber.)

La pulpe reçoit un grand nombre de vaisseaux; nous décrirons plus loin leur origine. — Les *artères*, après avoir passé par l'orifice apical, montent suivant l'axe de la pulpe. Elles donnent presque aussitôt de fines artérioles, puis continuent leur trajet. Vers l'extrémité de la pulpe, l'artère se recourbe en crosse et par sa convexité donne de nombreuses

1. A. Hopewell Smith, *Histology and Patho-Histology of the Teeth*. London, 1904

branches qui forment un plexus capillaire, abondant sous la couche des odontoblastes, dans la zone intermédiaire que nous avons décrite. — Les *veines* qui en naissent suivent le même trajet et aboutissent à la veine dentaire. — Les *nerfs*, très nombreux, sont fournis par un tronc principal et trois ou quatre branches plus petites qui franchissent l'orifice apical. Ils donnent dans la zone intermédiaire, sous la couche odontoblastique, un riche réseau d'où partent de nombreux prolongements; nous dirons plus loin comment ils se terminent.

On n'a pas encore décrit de vaisseaux lymphatiques dans la pulpe dentaire.

Vaisseaux et nerfs des dents. 1° ***Artères.*** — Les artères des dents viennent :

1° De la *dentaire inférieure*, branche de la maxillaire interne, pour la mâchoire inférieure.

2° De l'*alvéolaire* et de la *sous-orbitaire*, branche de la maxillaire interne, pour la mâchoire supérieure. C'est donc la maxillaire interne qui irrigue tout le système dentaire.

La *dentaire inférieure*, née du tronc principal, au niveau du bord supérieur du muscle ptérygoïdien externe, se dirige en bas et en avant, et pénètre avec le nerf dentaire inférieur dans le canal dentaire. Elle parcourt ce canal dans toute son étendue et dans ce trajet donne des *rameaux dentaires*, en nombre égal à celui des racines des dents correspondantes.

Au niveau des bicuspides, elle se divise en deux branches : l'une, *incisive*, continue la direction du tronc principal jusqu'à la symphyse mentonnière; l'autre, *mentonnière*, sort par le trou mentonnier et va aux téguments du menton.

L'*artère alvéolaire* donne, près de son origine, deux ou trois rameaux qui pénètrent dans les canaux dentaires postérieurs et donnent des branches à chaque racine des molaires et des bicuspides supérieures. Ce sont les *artères dentaires postérieures*.

La *sous-orbitaire* donne, dans le canal sous-orbitaire, une branche qui descend dans le conduit dentaire supérieur et antérieur. C'est l'*artère dentaire antérieure* qui va fournir des rameaux aux deux incisives et à la canine.

Chaque dent reçoit donc autant de rameaux qu'elle possède de racines. Ces rameaux qui portent le nom d'artères pulpaires, pénètrent par l'apex avec les veines et les nerfs, et se dirigent vers le bulbe. Ils émettent déjà à ce niveau des branches secondaires très fines. Au sommet du bulbe, l'artère pulpaire se recourbe et donne des rameaux très fins qui s'anastomosent au-dessous de la couche odontoblastique, en un riche réseau capillaire.

2° ***Veines.*** — Issues du réseau capillaire sous-odontoblastique, elles suivent le même trajet que les artères. Sorties du canal radiculaire, elles aboutissent en des points différents de la circulation veineuse, pour la mâchoire inférieure et pour la mâchoire supérieure.

Les veines de l'arcade dentaire inférieure aboutissent à la veine dentaire inférieure, et par l'intermédiaire de celle-ci, à la partie superficielle du plexus ptérygoïdien. De là le sang veineux se rend à la maxillaire interne.

Les veines de l'arcade dentaire supérieure vont former les veines alvéolaires et sous-orbitaires qui se jettent dans la veine faciale profonde (Tronc alvéo-

[*AMOEDO.*]

laire de Cruveilhier). Celle-ci est une branche de la veine collatérale, de la veine faciale ou maxillaire interne.

3° ***Lymphatiques.*** — Les recherches des auteurs sur l'histologie de la dent n'ont pas encore amené la découverte de vaisseaux lymphatiques dans le périoste alvéolo-dentaire; leur existence est d'ailleurs mise en doute et d'autres observations sont nécessaires sur ce point.

4° ***Nerfs.*** — C'est le trijumeau qui donne les rameaux nerveux des dents.

La branche moyenne, le *maxillaire supérieur*, donne les *rameaux dentaires postérieurs* et les *rameaux dentaires antérieurs*. Parfois, entre ces deux ordres de nerfs, on observe un rameau dentaire moyen, de volume et de situation variables. Ces branches vont se distribuer à toutes les dents du maxillaire supé-

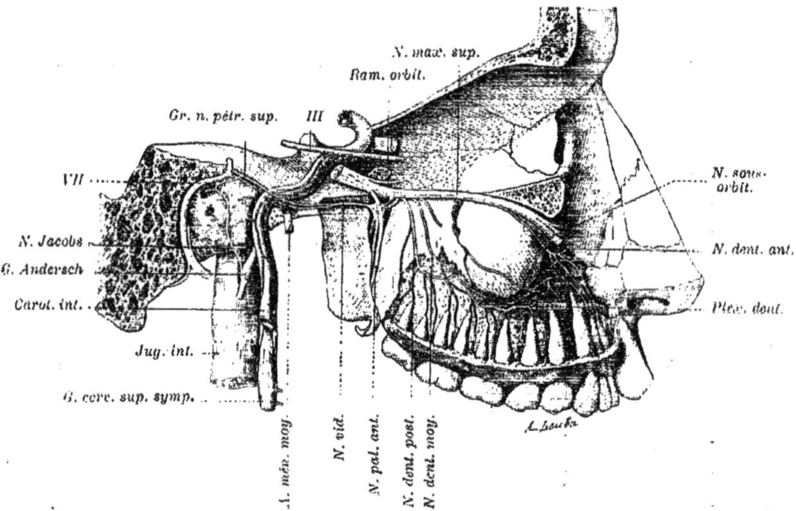

Fig. 371. — Nerf vidien et nerfs dentaires supérieurs. — D'après Hirschfeld (modifiée).

rieur; les dentaires antérieures, aux incisives et aux canines; les dentaires postérieures, aux bicuspides et aux molaires.

La branche inférieure du trijumeau : le *maxillaire inférieur*, fournit le nerf dentaire inférieur qui pénètre dans le canal dentaire. Dans son trajet il donne des branches à chacune des racines des dents.

De ces différentes origines part pour chaque racine une branche principale qui pénètre dans le canal radiculaire et va se ramifier dans la pulpe. Il en résulte un plexus très serré qui occupe la partie moyenne de la pulpe, la couche sous-odontoblastique. De ce plexus partent de nombreux filets qui se dirigent vers l'ivoire.

La question de la terminaison des nerfs de la pulpe dentaire est une de celles qui ont le plus excité et excitent encore la sagacité des observateurs.

Boll, en 1868, faisant ses observations sur les pulpes de dents de lapins et de cochons d'Inde traitées par le chlorure d'or ou l'acide chromique dilué, décrivit des fibrilles nerveuses qui, parties du plexus sous-odontoblastique, passaient entre les odontoblastes. Il ne put les suivre plus loin, mais il assure que ces fibrilles se rendent dans la dentine.

Après lui, Morgenstern, poussant plus loin ses investigations, décrivit des *cylindres-axes* dans la dentine; il les a suivis jusqu'à leur terminaison entre la dentine et l'émail, la dentine et le cément, ou même dans l'émail. Dans la dentine, ils se terminent par un renflement. Dans l'émail ils se terminent de façon variable dans un corpuscule nerveux; tantôt le cylindre-axe traverse le corpuscule pour se terminer à la périphérie, tantôt il aboutit au noyau du corpuscule.

Ces corpuscules nerveux sont, d'après Morgenstern, très développés sur les bicuspides et les molaires, au niveau des tubercules.

Ces observations n'ont pas été confirmées par les auteurs qui dans la suite s'occupèrent de la question ; Tomes, entre autres, les attribue à des erreurs de préparation.

Mumery, cependant, décrit lui aussi des fibres nerveuses passant en grand nombre de la pulpe à la dentine. Ces fibres partiraient d'une couche de cellules fusiformes située à la base de la couche des odontoblastes.

Malgré ces observateurs, la plupart des auteurs pensent aujourd'hui que les nerfs de la pulpe sont en connexion directe ou indirecte avec les odontoblastes. Les fibrilles nerveuses terminales se continueraient ainsi avec les prolongements pulpaires des odontoblastes, pour les uns; avec les cellules de la couche sous-jacente, pour les autres.

Ces auteurs, parmi lesquels nous citerons Coleman et Hopewell Smith, tendraient à regarder les odontoblastes comme des organes nerveux terminaux.

Coleman les compare aux corpuscules du tact. H. Smith, tout en déclarant qu'il n'a pu suivre le prolongement central des odontoblastes et des fibres nerveuses, croit cependant qu'on ne peut douter de leur continuité; elle se ferait par l'intermédiaire de la couche basale de Weil, zone pâle et transparente, située entre les odontoblastes et la pulpe proprement dite.

Les observations de Legros et de Magitot confirment ces données; ils ont trouvé, eux aussi, les fibres nerveuses se continuant avec les cellules de la couche de Weil.

Enfin, les dernières recherches de Bödecker aboutissent aux mêmes conclusions.

Cependant, la question est encore à l'étude et chaque jour de nouvelles investigations peuvent modifier les théories de la veille.

Dans un travail récent, publié dans le *Dental Cosmos*, Huber déclare avoir rencontré, entre les odontoblastes, des fibres venues des plexus et se terminant par de fines granulations à l'extrémité libre des cellules odontoblastiques; quelques fibres peuvent pénétrer dans la dentine, mais il n'y aurait pas de communication entre les fibres nerveuses et les fibres de l'ivoire.

Comment, alors, expliquer la sensibilité de l'ivoire? L'explication qu'il donne, empruntée à Black, à savoir : que les nerfs de la pulpe sont sensibles aux changements thermiques, quels qu'ils soient, n'est pas suffisante. Il y a là un point à éclaircir; mais, malgré cette difficulté, Huber rejette cette idée que les odontoblastes sont des organes nerveux terminaux.

Ligament ou périoste alvéolo-dentaire. — On désigne sous ce nom une membrane conjonctive, riche en vaisseaux et en nerfs, qui tapisse l'alvéole. Elle résulte d'un dédoublement de la couche profonde de la muqueuse gingivale. Celle-ci, après avoir recouvert la face interne des arcades alvéolaires, arrive au niveau du bord libre ou base des alvéoles dentaires; là, elle se divise en deux lames, l'une qui monte sur la dent, tapissant la portion de la racine qui déborde l'alvéole et forme une sorte de gaine à chaque dent; l'autre pénètre dans l'alvéole et y forme le périoste alvéolo-dentaire. (Voir Gencives, t. IV, p. 65).

Cette lame commence donc au niveau du collet de la dent, où *elle atteint son maximum d'épaisseur*. Elle suit l'alvéole et la racine, et se termine au niveau de l'apex par une sorte de gaine fibreuse qui accompagne les vaisseaux jusque dans le canal dentaire. Elle est très adhérente au cément; nous verrons plus loin que les cémentoblastes, situés entre les fibres conjonctives du ligament, envoient leurs prolongements dans l'épaisseur de la membrane cémentaire.

Sur des coupes de mâchoires décalcifiées, comprenant à la fois les parties molles et dures, on voit que la dent est suspendue dans l'alvéole et qu'elle se trouve séparée de ses parois par un ligament qui, d'un côté, prend insertion sur l'os et, de l'autre, s'implante sur la racine de la dent recouverte par le cément (Albarran).

Ce *périoste* est composé de fibres conjonctives, à direction généralement transversale, et allant de la paroi alvéolaire au cément.

Au niveau du collet, ses fibres, plus épaisses, forment comme une collerette et constituent le *ligament dentaire circulaire* de Kölliker. Vers l'extrémité apicale, les fibres prennent une direction oblique. L'aspect diffère, d'ailleurs, suivant le niveau des coupes. Du côté de l'alvéole, les fibres sont légèrement onduleuses et descendent vers la paroi osseuse. Du côté du cément, elles forment un lacis très fin, ondulé, à direction oblique.

Malgré ces différences, il n'y a pas de solution de continuité dans le cours de ces fibres. Les faisceaux conjonctifs laissent entre eux des espaces où se logent des vaisseaux, des nerfs et des éléments cellulaires. Ces espaces sont plus nombreux vers la partie apicale du périoste alvéolo-dentaire. Nous dirons plus loin ce qu'ils contiennent.

Ces fibres unissent fortement la paroi alvéolaire et le cément, et l'adhérence est si intime que les collections purulentes ne peuvent la détruire. Aussi fusent-elles à travers le tissu osseux de l'alvéole, pour apparaître dans la bouche, plutôt que de suivre la racine jusqu'au collet.

L'adhérence, cependant, n'est pas la même partout et vers l'apex les fibres sont plus rares; il en résulterait un espace décrit par Black et appelé par lui *espace apical*.

La description que nous venons de donner du ligament alvéolo-dentaire n'est pas acceptée par tous les auteurs.

Deux théories sont en présence : Pour les uns, c'est une membrane unique, un simple ligament; ce sont les unicistes. Pour les autres, les dualistes, elle est composée de deux feuillets, l'un alvéolaire, l'autre cémentaire. Dans le premier camp se rangent des histologistes autorisés : Bödecker, Tomes, Worthmann, Magitot; dans le second, Spence Bate, Ingersoll.

Beltrami, dans sa thèse, a résumé les arguments de chacun de ces auteurs; nous ne ferons qu'indiquer les points principaux. Tomes est uniciste. Il note, cependant, la différence d'aspect que nous avons signalée plus haut dans la partie alvéolaire et cémentaire du ligament. Malgré cette différence, il ne croit pas qu'on puisse en conclure qu'il s'agit là de deux membranes distinctes.

Kölliker adopte la même opinion et compare le périoste dentaire au périoste osseux. Malgré la différence d'aspect qu'on observe entre la couche interne et la couche externe de celui-ci, on ne le considère pas comme composé de deux parties; il en doit être de même pour le périoste dentaire.

Worthmann et Magitot en donnent une description identique.

Les arguments donnés par les dualistes sont tirés, soit du développement de l'organe, soit de son mode de nutrition.

Spence Bate distingue deux couches dans le périoste alvéolo-dentaire; l'une, le tissu péridentaire, est un tissu dermique; la seconde, périoste alvéolaire, est un tissu osseux. Scharpey dit qu'à de l'os vrai il faut un périoste vrai, qu'à de l'os modifié il faut un périoste modifié.

Le Dr Ingersoll insiste sur la vascularisation spéciale à chacun des feuillets de la membrane péri-dentaire. Le périoste alvéolaire reçoit ses rameaux du tissu osseux alvéolaire; le périoste cémentaire est nourri par les vaisseaux qui vont à la pulpe, à la racine et à la gencive. Il résume ainsi deux nutritions distinctes, deux feuillets distincts.

Le périoste alvéolo-dentaire présente une riche vascularisation.

Les *artères* viennent de trois sources différentes :

1° Les unes proviennent du paquet vasculo-nerveux qui pénètre par l'orifice apical pour se rendre à la pulpe. Elles naissent au moment où le faisceau pénètre par l'apex et chemine dans l'épaisseur de la membrane péridentaire. A ce niveau ces vaisseaux présentent des flexuosités nombreuses, puis ils pénètrent dans la membrane et montent vers la couronne de la dent. Au niveau du collet, ce réseau vasculaire devient très abondant et s'anastomose avec les vaisseaux de la gencive.

2° Un autre groupe vient de la muqueuse gingivale; ses branches, moins abondantes que les premières, s'anastomosent rapidement avec elles.

3° Les ramifications qui viennent de la paroi alvéolaire s'anastomosent de même avec les branches externes du réseau principal fourni par l'artère pulpaire.

Les *veines*, très abondantes, suivent le trajet des différentes artères que nous venons d'indiquer; elles se rendent donc, soit à la gencive, soit à l'os, mais le plus grand nombre contribue à former la veine dentaire.

Les *nerfs* sont aussi très nombreux et proviennent des troncs se rendant à la pulpe dentaire. Ils suivent le trajet des artères et se ramifient en un riche plexus; d'autres filaments viennent de la paroi alvéolaire et suivent les vaisseaux qui en sortent, mais ils sont beaucoup moins nombreux.

Quant aux *vaisseaux lymphatiques*, ils n'ont pas encore été démontrés. Black a cependant décrit des lymphatiques dans la membrane péridentaire, mais il semble avoir confondu les débris épithéliaux de Malassez avec des espaces lymphatiques. Colland (de Genève), qui s'est occupé de cette question, ne les a pas non plus rencontrés.

Outre les vaisseaux et les nerfs, on trouve encore dans le périoste alvéolo-dentaire des éléments cellulaires; ils ont été décrits par Malassez, puis par Albarran, sous le nom de *débris épithéliaux-paradentaires*.

Ce sont des masses cellulaires, vestiges des productions épithéliales de la dentition, qui ont persisté chez l'adulte; elles occupent la partie la plus interne de la membrane, presque au contact du cément; on en trouve parfois sur la face externe. Il en existe trois petits groupes : l'un près du collet, l'autre à la partie moyenne et un dernier près de l'apex de la dent.

Ce sont des amas de cellules polyédriques, d'ordinaire assez petites, parfois allongées. Les cellules polyédriques ont un protoplasma réduit et par suite un noyau assez volumineux. Elles sont entourées de tissu conjonctif et ce sont elles qui donnent naissance aux kystes paradentaires. (Voy. Malassez, *Archives de physiologie*, 1884; et Albarran, *Société anatomique*, 1887.)

Entre les fibres de tissu conjonctif que nous venons de décrire se trouvent des éléments cellulaires nombreux : ostéoblastes, cémentoblastes, fibroblastes (cellules conjonctives) et ostéoclastes.

Les *ostéoblastes* sont situés à la partie tout à fait externe, entre les fibres qui s'insèrent sur la paroi alvéolaire. Ils sont d'autant plus nombreux que la dent est plus jeune; ils jouent un rôle dans la formation de la paroi de l'alvéole. Les *cémentoblastes* sont situés au contact du cément qu'ils contribuent à former. Leurs prolongements pénètrent dans le cément, et la membrane péridentaire est ainsi forcément unie à la dent. — Les *fibroblastes* sont des cellules destinées à renouveler le tissu fibreux de la membrane. Quant aux *ostéoclastes*, ce sont de grosses cellules de forme arrondie, contenant d'ordinaire plusieurs noyaux.

Enfin, le Dr Black a décrit, dans l'épaisseur de la membrane péridentaire, des éléments glandulaires. Il leur attribue même des conduits excréteurs.

Articulation alvéolo-dentaire. — Les dents sont implantées dans les alvéoles des maxillaires, comme un clou dans une planche. Cette sorte d'articulation immobile porte le nom de *gomphose* (γόμφος, clou). Mais le mode d'union est très discuté, et encore aujourd'hui les auteurs ne sont pas d'accord.

Les traités classiques (Sappey, Cruveilhier) refusent de considérer comme articulation l'union de la dent avec le maxillaire.

« Les dents sont maintenues dans les arcades alvéolaires, non par une articulation, mais bien par l'implantation de leurs racines dans les alvéoles qui sont exactement moulées sur elles. Cette disposition, à l'époque où les dents étaient considérées comme des os, avait fait admettre pour elles un mode particulier d'articulation (la gomphose). Les dents sont mécaniquement retenues dans leurs alvéoles; on doit toutefois regarder, comme moyen d'union, les gencives et le périoste alvéolo-dentaire » (Cruveilhier).

Cet auteur admet donc une union toute mécanique et cependant il reconnaît l'existence d'une membrane alvéolo-dentaire.

Voici ce que dit Sappey : « Le mode d'implantation des dents sur les arcades alvéolaires est remarquable. Les anciens, qui voyaient dans ces organes de simples productions ossiformes, avaient fait de ce mode d'implantation un genre particulier d'articulation auquel ils donnaient le nom de gomphose. Mais il n'y a ici ni os, ni cartilage articulaire, ni ligament, ni engrènement réciproque; chaque dent est reçue dans l'alvéole qui l'enclave, comme les poils, les plumes, les ongles, les cornes, etc., dans l'étui cylindrique qui les entoure. La partie contenante se moule sur la partie contenue. »

Telles sont les théories classiques qui ont cours au sujet du mode d'union des dents.

En somme, il n'y a pas d'articulation, et on ne doit pas conserver la dénomination d'articulation à ce que les anciens appelaient gomphose.

Hunter, Fox et d'autres avaient en effet employé ce nom pour désigner l'articulation alvéolo-dentaire. Pour eux il s'agissait d'une union toute mécanique entre deux os, puisqu'ils considéraient la dent comme un os. Pour les uns cette articulation était immobile, mais d'autres admettaient la possibilité de mouvements légers.

Les progrès de l'histologie montrèrent bientôt que la dent n'était pas un os, et dès lors on abandonna la dénomination d'articulation.

Nous avons vu plus haut ce que disent à ce sujet les traités classiques modernes.

Cependant, l'histologie montra que ce qu'on considérait comme périoste appartenait en réalité au système ligamenteux; Malassez surtout, et après lui Black, Collant et d'autres, contribuèrent à établir cette importante donnée.

Il existe donc un ligament qui unit la dent à l'alvéole ; pourquoi dès lors n'y aurait-il pas une véritable articulation?

Voici ce que dit Malassez à ce sujet :

« Sappey, pour nier l'articulation alvéolo-dentaire, se base sur ce qu'il n'y a pas d'os et, ajoute-t-il, ni cartilages articulaires, ni ligament, ni synoviale, ni engrènement réciproque. Mais le cément, mais la dentine, ne sont-ils pas une sorte particulière du tissu osseux? Le ligament existe de même; quant à l'absence du cartilage articulaire, de synoviale et d'engrènement réciproque, elle est bien réelle, mais on n'en peut conclure qu'il n'y a pas articulation ; les synarthroses sont bien des articulations, au dire de tous les anatomistes, et cependant elles n'ont ni cartilages articulaires, ni synoviales, et plusieurs d'entre elles, les sutures harmoniques, par exemple, ne présentent pas d'engrènement réciproque. »

La notion d'articulation reparaît donc, mais elle ne ressemble plus à la théorie ancienne de la gomphose qui était un mode d'union purement mécanique, analogue à la fixation d'un clou dans une planche.

La dent aurait un véritable ligament, le ligament alvéolo-dentaire; mais on lui décrit, outre ce premier, dit ligament interne, un autre ligament dit externe ou circulaire (Kölliker).

Dans sa thèse toute récente, le Dr Beltrami reprend ces arguments et conclut, lui aussi, à l'existence d'une véritable articulation.

« L'articulation alvéolo-dentaire, dit-il, c'est-à-dire le mode de fixation de la racine dentaire à l'alvéole, peut être considérée comme une articulation du genre des *amphiarthroses* et sert de passage entre l'*amphiarthrose vraie* et la *diarthro-amphiarthrose*. Une même dent peut être reliée au maxillaire par plusieurs articulations alvéolo-dentaires, suivant le nombre de ses racines, ou bien encore pourrait-on dire que l'articulation alvéolo-dentaire peut présenter un ou plusieurs prolongements. »

Influence de la dentition sur les maxillaires. — Avant l'apparition des dents, c'est-à-dire chez le fœtus ou le nouveau-né, le corps du maxillaire inférieur présente peu de hauteur, peu de longueur et une remarquable épaisseur. La présence des dents de lait dans le corps des maxillaires leur donne une épaisseur considérable.

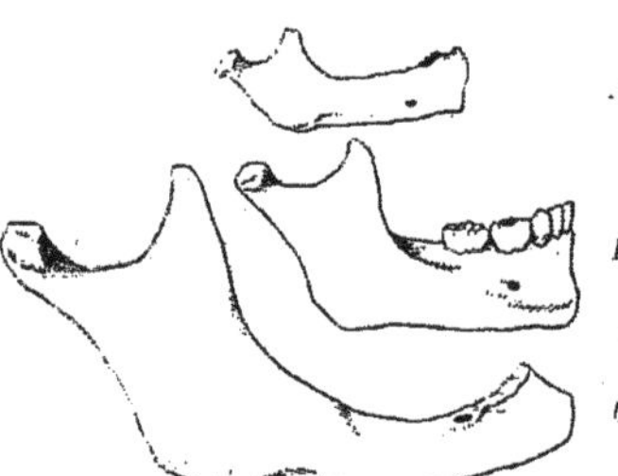

Fig. 372. — Trois maxillaires inférieurs.
A, à la naissance. — *B*, à 4 ans. — *C*, à l'âge sénile.

A la naissance, les moitiés de l'os maxillaire inférieur ne se sont pas encore soudées ; il existe au niveau de ce qui sera la symphyse mentonnière un fibro-cartilage médian. Les cloisons inter-alvéolaires sont à peu près formées, circonscrivant cinq loges pour chaque mâchoire et de chaque côté de la ligne médiane. La loge la plus reculée est commune à la deuxième molaire temporaire et à la première grosse molaire.

La base du maxillaire inférieur forme avec le bord parotidien un angle très obtus ; le condyle, l'échancrure sigmoïde et l'apophyse coronoïde regardent en haut et en arrière ; l'apophyse du menton se dirige en haut et en avant ; les conduits dentaires occupent la partie moyenne de l'os. Le trou mentonnier

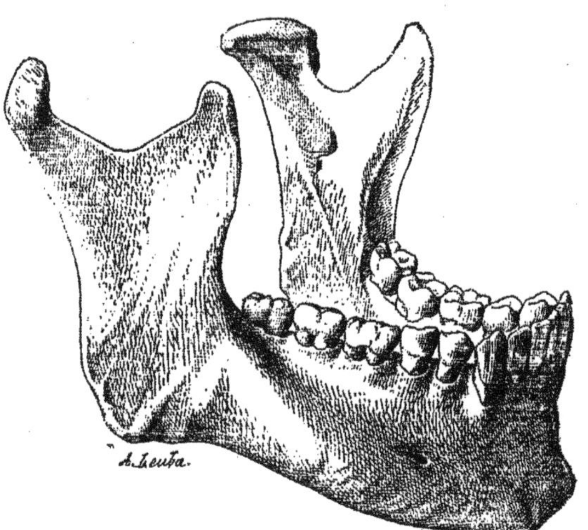

Fig. 373. — Maxillaire inférieur normal avec ses 10 dents permanentes.

s'ouvre au-dessous de l'alvéole de la canine. Le bord postérieur du maxillaire inférieur se porte en bas et en avant.

A la mâchoire supérieure le bord alvéolaire interne ne descend que très peu au-dessous du niveau de la voûte palatine. Le sinus maxillaire est représenté par une simple dépression sur la paroi externe de la cavité nasale, tandis que les cavités alvéolaires, très profondes, vont jusqu'à la base de l'orbite.

La face, allongée dans le sens transversal et raccourcie dans le sens vertical, offre un aspect triangulaire. Les joues, trop grandes pour l'espace qu'elles recouvrent, sont saillantes et comme projetées en dehors par le tissu adipeux accumulé en grande abondance sous la peau.

A mesure que l'enfant avance en âge, le bord inférieur du maxillaire inférieur devient moins cintré. Le trou mentonnier, d'abord très près du bord inférieur de l'os, se trouve reporté un peu plus haut, de même que le trou sous-orbitaire évolue aussi de son côté.

A l'époque de l'éruption, les os maxillaires prennent dans tous les sens des dimensions plus grandes. Le sinus maxillaire se développe et la symphyse mentonnière se soude. Nous ne suivrons pas tous les détails de l'évolution qui se fait alors. Debierre et Pravaz (*Archives de Physiologie*, 1886) et Tomes (*Traité d'Anatomie*) ont suivi minutieusement ce processus. Nous renvoyons donc à ces auteurs.

Disons seulement qu'à deux ans et demi, époque où la dentition est terminée, les trous sous-orbitaires et mentonniers répondent à l'intervalle compris entre les deux racines de la molaire de lait antérieure. On observe aussi la hauteur variable du bord alvéolaire au niveau des dents sorties et au niveau de celles qui sont encore profondément enfoncées ; on remarque aussi les sinuosités du bord alvéolaire alternativement rentrant et saillant, conséquence de ces variations de hauteur.

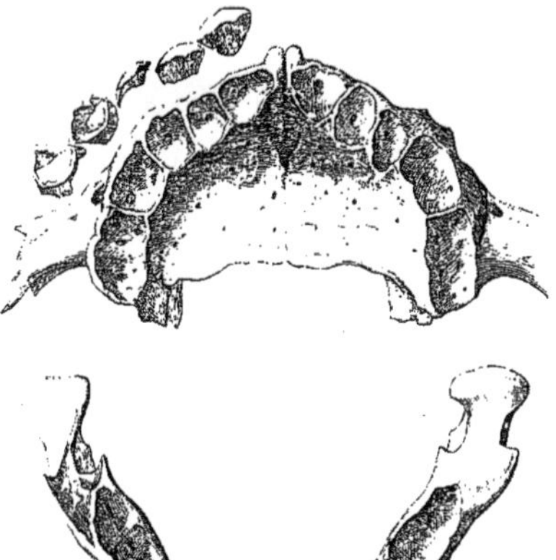

FIG. 374. — Maxillaires supérieur et inférieur d'un fœtus à terme,

On voit les cloisons alvéolaires interdentaires formant une loge pour chaque dent, excepté pour la deuxième molaire qui a une loge commune avec la première molaire permanente. — A droite on voit les chapeaux de dentine des dents temporaires.

Après l'éruption des dents de lait, on observe le peu de hauteur de la branche montante du maxillaire inférieur, l'inclinaison de cette branche, à angle moins obtus sur la branche horizontale, la situation des germes dentaires non encore sortis, qui, au lieu d'être contenus dans la région alvéolaire des maxillaires, sont enfouis en arrière de cette région alvéolaire, dans la base de l'apophyse coronoïde pour le maxillaire inférieur, dans l'épaisseur de la tubérosité maxillaire pour la mâchoire supérieure.

Vers l'age de six ans, au moment de l'apparition de la première grosse molaire, et durant toute l'éruption des dents permanentes, les os maxillaires continuent leur développement pour réaliser leur type anatomique définitif. Ils s'accroissent suivant toutes les dimensions : longueur, hauteur, épaisseur.

Les maxillaires supérieurs s'accroissent en hauteur par le développement du sinus maxillaire, en épaisseur par le développement du bord alvéolaire, en longueur par adjonction de tissu osseux à la grosse tubérosité. L'accroissement dans toutes les dimensions est plus marqué au maxillaire inférieur. Le maxillaire supérieur, en effet, reste fixe à cause de sa place parmi les os de la face et ses connexions avec les os du crâne. La portion alvéolaire du maxillaire inférieur suit les phases d'éruption des dents en se moulant sur celles-ci. Le corps de l'os se développe peu en longueur, sa courbe ne change presque pas. C'est la portion toute postérieure de son corps, la base de l'apophyse coronoïde qui recule pour faire place aux grosses molaires, qui produit cet allongement.

L'accroissement en épaisseur se fait au niveau de la symphyse du menton, autour du canal dentaire, pour former les lignes obliques interne et externe.

La hauteur de l'os augmente surtout dans la portion alvéolaire.

[AMOEDO.]

Chez l'adulte, après l'éruption des dents permanentes, la branche montante du maxillaire inférieur est devenue beaucoup plus haute ; elle fait avec la branche horizontale un angle à peu près droit ; toutes les dents sont situées sur le bord alvéolaire désormais régularisé du maxillaire inférieur et forment une arcade dentaire régulière où les couronnes arrivent à la même hauteur.

Dans la vieillesse, après la chute complète des dents, les maxillaires reprennent l'aspect qu'ils offraient avant le développement de celles-ci.

Leur portion alvéolaire disparaissant par voie de résorption, le corps de la mâchoire inférieure perd la moitié de sa hauteur et semble relativement très long. Son angle redevient obtus, son condyle et son apophyse coronoïde s'inclinent de nouveau en arrière et son apophyse mentonnière en haut et en avant vers le maxillaire supérieur. Le canal dentaire se trouve de nouveau très rapproché du bord alvéolaire et se réduit à un très petit calibre, sans s'effacer jamais entièrement. Les rugosités d'insertion des muscles masticateurs disparaissent de même. Le port d'un appareil prothétique peut, il est vrai, arrêter quelque peu ces modifications.

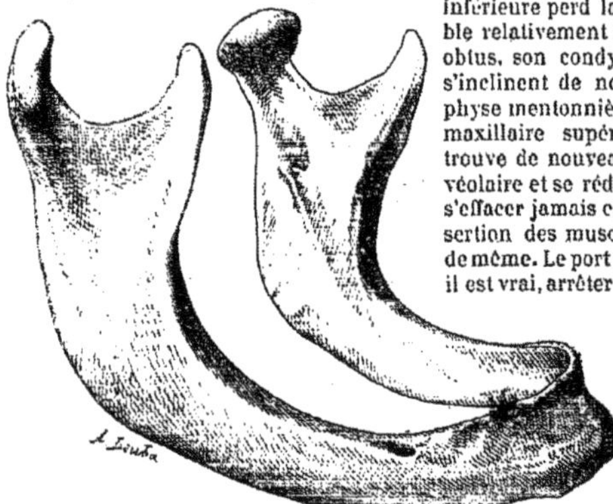

Fig. 375. — Maxillaire inférieur d'un vieillard après la chute complète des dents.

Le maxillaire s'est recourbé pour aller rejoindre le maxillaire supérieur. Les insertions musculaires sont effacées.

Dentition. — La dent, formée au sein des tissus des mâchoires (V. tome IV, 1er fascicule), doit maintenant faire son apparition et garnir les arcades alvéolaires des maxillaires.

Quelle que soit la série dentaire considérée (dentition temporaire, dentition permanente), nous avons à décrire un ensemble de phénomènes physiologiques qui constituent l'éruption dentaire. Puis nous dirons l'évolution de l'organe, rapide pour les dents temporaires, plus lente pour les dents permanentes, la chute des dents temporaires, et leur remplacement par les dents permanentes.

Éruption. — Avant même que la dent ait atteint son complet développement et à une époque qui est déterminée chronologiquement pour chacun de ces organes, il se passe dans les maxillaires une série de phénomènes que Decaudin et Demontporcelet classent ainsi :

1° Résorption de la paroi alvéolaire osseuse ;
2° Usure et perforation de la gencive ;
3° Reconstitution de l'alvéole ;
4° Ascension de la dent.

La résorption de la paroi alvéolaire n'a lieu qu'à la partie antérieure : la paroi postérieure persiste à la fois pour compléter l'alvéole du follicule de la dent permanente et pour soutenir la dent temporaire. Puis la dent vient au contact de la gencive, dont les tissus plus mous cèdent devant elle. La gencive est ainsi perforée peu à peu et la dent apparaît entourée d'une collerette de gencive.

Dans quelques cas (éruption tardive et douloureuse) on aide la sortie de l'organe avec la lancette ou l'ongle.

C'est alors que commence la période de réparation qui aboutit à la fixation plus parfaite de la dent. Le tissu osseux se forme au niveau du collet qu'il embrasse et aide ainsi l'ascension de la dent.

Tels sont les phénomènes communs à l'éruption de toutes les dents.

Mais il nous faut dire quelques mots des théories qui ont tenté d'expliquer l'ascension des dents

D'après Magitot, la dent s'élève d'une quantité proportionnelle à l'allongement de sa racine. Celle-ci, en effet, rencontre en se développant le fond de l'alvéole et ne peut s'accroître de ce côté. — Une autre théorie veut que l'apparition de la couronne soit antérieure au développement de la racine. C'est l'alvéole qui exprime pour ainsi dire la dent. — Tomes, tout en reconnaissant le bien-fondé des théories précédentes, fait jouer le principal rôle à la production nouvelle de tissu osseux. C'est le travail de réparation dont nous avons parlé qui, ajoutant de nouvelles couches de tissu osseux, suit la dent dans son ascension. Le développement du maxillaire favorise donc l'élévation de la couronne en même temps qu'il laisse plus de place pour l'accroissement de la racine.

Blache et de Serres admettent qu'il existe sur la lèvre interne du rebord alvéolaire des premières dents un trousseau fibreux plus ou moins fort qui relie le follicule à la gencive et dirige l'évolution de la dent. Ce cordon s'appelle le *gubernaculum dentis* par analogie au *gubernaculum testis*.

Dentition temporaire. — A la naissance de l'enfant, toutes les dents sont encore emprisonnées dans leurs alvéoles au-dessous de la muqueuse. Il y a des exceptions à cette

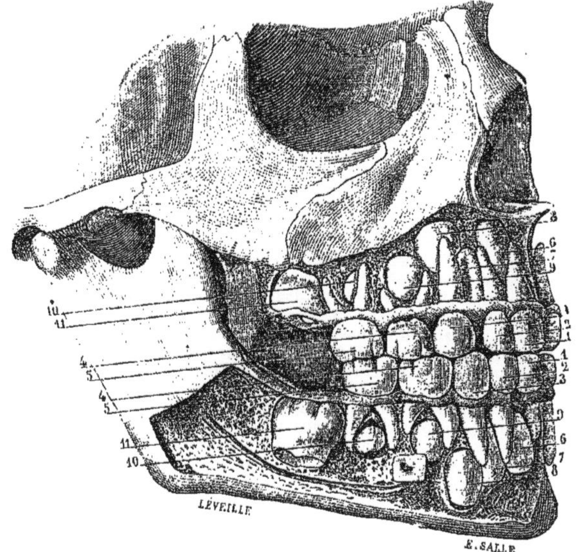

Fig. 376. — Dents de la première et de la seconde dentition (d'après Sappey).

1, 1. Incisives temporaires internes. — 2, 2. Incisives temporaires externes. — 3, 3. Canines temporaires. — 4, 4. Molaires temporaires antérieures. — 5, 5. Molaires temporaires postérieures. — 6, 6. Incisives internes permanentes. — 7, 7. Incisives externes permanentes. — 8, 8. Canines permanentes. — 9, 9. Petites molaires antérieures permanentes. — 10, 10. Petites molaires postérieures permanentes, beaucoup moins développées que les précédentes. — 11, 11. Premières grosses molaires permanentes.

règle et on cite des enfants venus au monde avec une ou plusieurs dents : Louis XIV, Mirabeau.

Vers le sixième mois, après les phénomènes intérieurs que nous venons d'étudier, apparaissent les premières dents. Cette éruption s'effectue suivant des lois constantes :

1° Les dents de la mâchoire inférieure précèdent dans leur apparition les dents correspondantes de la mâchoire supérieure, mais de très peu de temps.

2° Les dents homonymes apparaissent par paires, sur chaque mâchoire à droite et à gauche de la ligne médiane :

3° L'ordre d'éruption est le suivant :

Les incisives centrales inférieures apparaissent du sixième au huitième mois; leur éruption est suivie d'un repos de deux mois. Les incisives supérieures viennent ensuite et un repos de cinq mois suit ce stade de l'éruption. Les deux incisives latérales inférieures apparaissent alors, et un peu plus tard les quatre molaires laissant entre elles et les incisives la place des canines. Celles-ci, en effet, se montrent le plus souvent après les premières molaires. Enfin les dernières molaires temporaires terminent la première dentition vers le trente-deuxième ou trente-sixième mois.

Il y a, suivant les auteurs, quelques variations dans les dates que nous venons d'indiquer. Nous n'entrerons pas dans les discussions qui se sont élevées à ce sujet.

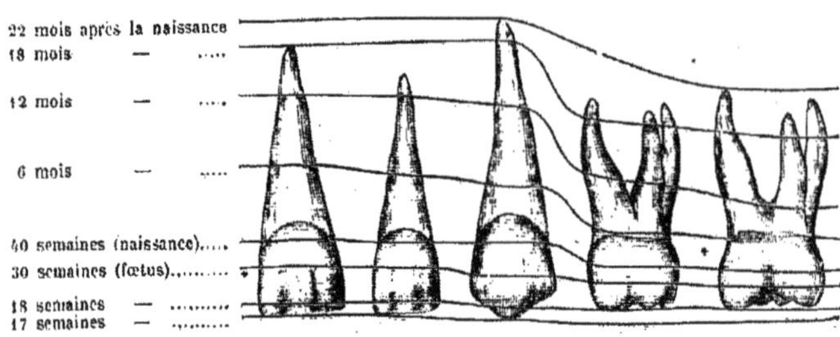

Fig. 377. — Calcification des dents temporaires (Pierce).

C'est donc vers l'âge de deux ans et demi ou de trois ans que l'enfant est en possession des vingt dents qui constituent la première dentition.

A ce moment, les racines ne sont pas complètes; elles continuent à s'accroître jusqu'à l'âge de cinq ans. Mais les dents permanentes, qui jusqu'alors ont évolué sur place, sont suffisamment développées et commencent leur éruption. C'est le signal de la chute des dents temporaires dont le rôle va être terminé. Un travail de résorption se passe du côté de leur racine qui disparaît rapidement. La dent n'est plus fixée, elle vacille et finit par tomber. L'ordre de chute est le même que l'ordre d'apparition; ce sont les dents venues les premières qui disparaissent les premières. Les incisives centrales tombent de sept ans à sept ans et demi; à huit ans, les incisives latérales; à dix ans, les premières molaires; à onze ans, les deuxièmes molaires, et enfin, à douze ans, les canines.

Sans entrer dans le détail des théories qui ont tenté d'expliquer cette chute, nous devons pourtant relater quelques-unes des opinions.

Un fait domine toutes ces explications : c'est que la chute des dents temporaires est due à la résorption de leurs racines et que cette résorption commence par le côté de la racine qui est le plus rapproché du germe calcifié de la dent permanente.

La *théorie mécanique* invoque, pour expliquer cette résorption, la compression exercée par la dent de remplacement. Elle a pour elle ce fait que lorsqu'une dent permanente est déviée, la dent temporaire qu'elle doit remplacer persiste à l'état de dent surnuméraire. Mais elle ne peut expliquer les chutes des dents temporaires avec racines intactes, ni la résorption des racines de dents de lait alors qu'il n'existe pas de dents permanentes.

C'est pourquoi Tomes a invoqué une autre force, un procédé particulier, d'ordre organique. Cette théorie organique invoquée par Tomes admet l'existence d'un organe absorbant, d'un fongus, sorte de papille ou de masse de tissu vasculaire se déposant dans les racines en voie de résorption.

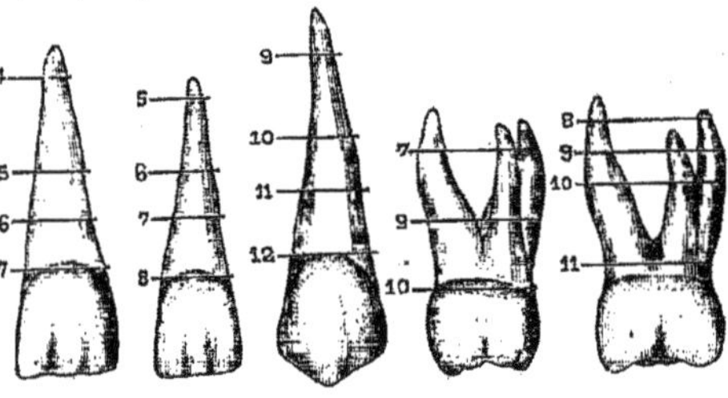

Fig. 378. — Décalcification des racines des dents temporaires (Pierce).

Ce fongus serait revêtu de larges cellules analogues aux myéloplaxes de Robin, cellules dites ostéoclastiques.

Mais Tomes n'a pas expliqué le mode d'action de ce fongus, ni sa provenance.

Redier (Lille, 1883) et Albarran (1887) invoquent l'ostéite raréfiante.

« Le processus, dit Redier, qui accompagne la chute des dents temporaires par résorption de leurs racines est analogue au processus de l'ostéite simple qui se traduit constamment par des phénomènes alternatifs de résorption et de production osseuse, avec prédominance définitive de l'un ou de l'autre. Ce processus a pour point de départ l'irritation physiologique déterminée par l'éruption, l'évolution et le développement du germe calcifié de la dent permanente. Le périoste de la dent caduque et les éléments conjonctifs de la cloison folliculaire deviennent le siège d'une prolifération très active, aboutissant à la formation d'un tissu semblable à la moelle embryonnaire (papille absorbante, corps fongiforme). Ce

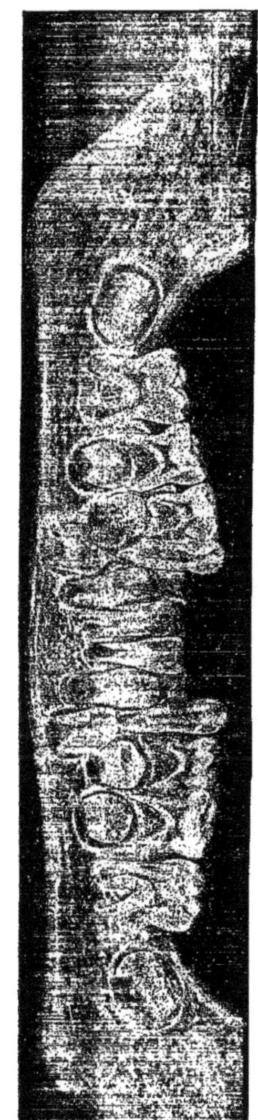

Fig. 379. — Maxillaire inférieur de 6 1/2 à 7 ans. (Radiographie de Godon et Contremoulins.)

Les quatre incisives temporaires sont déjà tombées et on voit à l'intérieur du maxillaire les quatre incisives permanentes prêtes à les remplacer. Les molaires temporaires ont leurs racines à demi résorbées et au-dessous d'elles on aperçoit les couronnes des prémolaires déjà calcifiées. Les premières grosses molaires ont fait leur apparition et on voit près de l'angle du maxillaire la couronne, en formation, de la deuxième molaire.

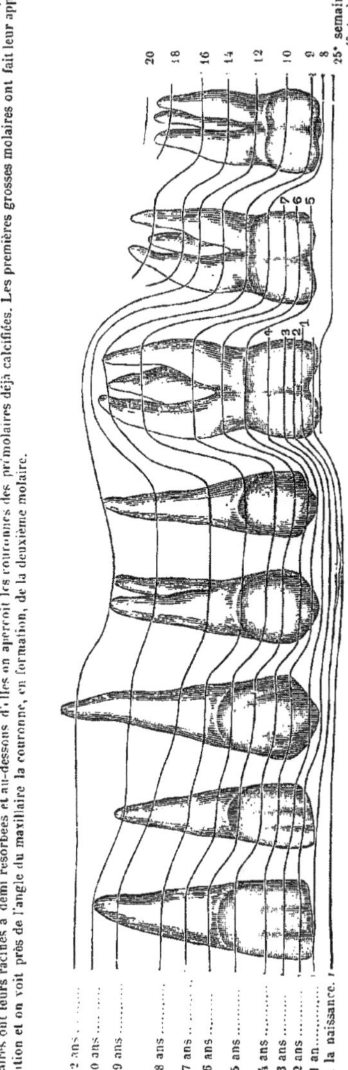

Fig. 380. — Calcification des dents permanentes. (Pierce.)

nouveau tissu sera agent de destruction ou agent de formation, suivant le degré de l'irritation; mais quand les choses se passent d'une façon normale, il y a évidemment prédominance du processus destructif. La cloison alvéolaire est d'abord atteinte, puis le cément de la racine de la dent caduque, enfin l'ivoire et l'émail. »

Ce n'est pas d'ailleurs le premier fait connu d'un tissu mou capable de détruire des tissus durs. Les fongus de la dure-mère, les tumeurs érectiles entament de même le tissu osseux.

La théorie du Dr Redier résume donc et explique toutes les autres, qu'elle renferme pour ainsi dire. C'est donc par un travail d'ostéite qu'il faut comprendre la résorption des racines des dents temporaires.

Dentition permanente. Évolution des dents. — La deuxième dentition comprend trente-deux dents dont vingt prennent la place des dents de lait. Les trois dernières n'ont pas d'homologues dans la première dentition et apparaissent sur la partie la plus reculée des maxillaires.

La période de l'éruption des dents permanentes s'étend de l'âge de cinq à six ans vers l'âge de vingt à vingt-cinq ans environ. Mais cette dernière date, si reculée, est celle de l'apparition des dents de sagesse; en réalité, c'est vers douze à treize ans que les vingt-huit premières dents permanentes ont fait leur apparition.

Ce sont les premières molaires inférieures et supérieures qui ouvrent la série à six ans, d'où leur nom de dents de six ans. C'est la première période de l'éruption des dents permanentes, d'après Magitot.

La deuxième période comprend vingt dents; les incisives centrales inférieures et supérieures, à sept ans; les incisives latérales inférieures et supérieures, à huit ans et demi; les premières prémolaires inférieures et supérieures, de neuf à douze ans; les deuxièmes prémolaires, à onze ans; les canines, enfin, de onze à douze ans.

La troisième période comprend quatre dents; les deuxièmes molaires inférieures et supérieures à douze ans, d'où le nom de ces dents, *dents de douze ans*.

Enfin la quatrième période, qui est celle de l'éruption des dents de sagesse, de dix-neuf à vingt-cinq ans. Souvent même les dents de sagesse n'apparaissent pas.

Aussitôt après leur éruption les dents sont encore recouvertes par la cuticule et à ce moment leur couronne est armée de cuspides, tubercules, saillies, sillons, rugosités plus ou moins marqués. Bientôt la mastication, les frottements des dents font disparaître la cuticule et effacent plus ou moins les différentes aspérités dentaires. Un peu plus tard, de petites surfaces lisses se produisent aux endroits de contact et témoignent d'un commencement d'usure des dents.

Voici, d'après Kock (*Essai d'odontologie*), la marche de l'usure.

« Les trois tubercules que possède le bord tranchant des incisives inférieures, lors de son éruption, seraient effacés à l'âge de dix ans; le bord tranchant s'userait entre la vingtième et la trentième année et il ressemblerait d'abord à une ligne rugueuse. De la quarantième à la cinquantième année, la surface d'usure descendrait plus loin et commencerait à faire voir dans son centre un point jaunâtre de dentine. A partir de ce moment, avec les progrès de l'âge et à mesure que la dent se raccourcit, ce point deviendrait de plus en plus apparent. Le sommet des canines commencerait à s'émousser à partir de la vingtième année. A trente-cinq ans, il commencerait également à montrer une tache jaune augmentant progressivement de dimensions. A cinquante ans, cette tache serait devenue très visible.

« Pour les multicuspides nous aurions sensiblement la même gradation, avec cette réserve que les cuspides externes seraient atteintes les premières vers l'âge de vingt ans, et les cuspides internes un peu plus tard seulement. A l'âge de trente-cinq ans, les taches jaunes de dentine feraient leur apparition au niveau de chaque cuspide, lesquels disparaîtraient complètement vers quarante ans. Enfin, à partir de ce moment les taches de dentine tendraient a confiner, de manière à dessiner une nature unique de dénudation. »

Les dates données par Koch souffrent évidemment de nombreuses exceptions, et le régime du sujet doit être une cause extrême de variabilité.

En même temps que la couronne perd par l'usure des parties de son émail et de son ivoire, son canal central se rétrécit par la production incessante de nouvelles couches d'ivoire. La pulpe diminue de volume; ses vaisseaux et ses nerfs s'atrophient et ce n'est bientôt plus qu'une masse conjonctive.

Les dents sont alors de véritables corps étrangers qui s'ébranlent et tombent. Les maxillaires reprennent alors l'aspect qu'ils avaient avant l'éruption des dents par résorption de leur partie alvéolaire.

INDEX BIBLIOGRAPHIQUE

ABBOTT, Minute anatomy of the human tooth. *Tr. Dent. Soc.* New-York, 1882. — AGUILHON DE SARRAN, Vaisseaux sang. d. racin. dent. *Gaz. méd.* Paris, 1880. — ANDREWS (R. R.). The development of enamel. *Dental Cosmos*, 1897. — ANDREWS, A contribution to the study of the development of the enamel. *Transactions of the World's Columbian dental Congress*. Chicago, 1894.

BLACK. *A study of the periost and perident. membr.* Chicago, 1887. — BLACK, The fibers and glands of the peridental membrane. *The Dental Cosmos*. Philadelphie, 1899. — BONWIL (G. A.), Articulation and articulators. *Trans. Am. Dent. Ass.*, 1865. — BLACK, *Descriptive anatomy of the human teeth*, quatrième édition. Philadelphie, 1897. — BELTRAMI, *Sur l'articulation alvéolo-dentaire chez l'homme*. Th. Paris, 1895. — BURCHARD, Architecture of human teeth. *The Dental Cosmos*. Philadelphie, 1898. — BÖDECKER, *The anatomy and pathology of the teeth*. Philadelphie, 1894. — BROOMELL, *Anatomy and histology of the mouth and teeth*. Philadelphie, 1898.

CARABELLI, *Systematisches Handbuch der Zahnheilkunde*. Wien, 1844.

DAVENPORT, Articulation of the teeth. *Internat. Dent. Jour.*, 1892. — DALL, The teeth of the Invertebrates. *The American System of Dentistry*. Philadelphie, 1886. — DEMONTPORCELET ET DECAUDIN, *Anatomie dentaire humaine et comparée*. Paris, 1887. — DEBIERRE ET PRAVAZ, Contribution à l'odontologie. *Arch. de physiol.*, p. 40, 1886. — DEBIERRE ET PRAVAZ, Contribution à l'odontogénie. *Archives de Physiologie*, 1886.

EBNER, Histologie der Zähne mit Einschluss der Histogenese. *Handbuch der Zahnheilkunde*. Wien, 1891.

FOX, *Maladies des dents de l'espèce humaine*, 1821.

HEITZMANN (C.), Microscopic anatomy of the human teeth. *Med. Rec.* New-York, 1879. — HIS, *Anatomie menschlicher Embryonen*. Leipzig, 1885. — HUBER, The innervation of the tooth-pulp. *Dental Cosmos*. Philadelphie, 1898.

KÖLLIKER, *Entwickelungsgeschichte des Menschen*. Leipzig, 1879.

LATIMER, Pulp cavities. *Dental Cosmos*, vol. VI. — LEGROS ET MAGITOT, Contribution à l'étude des dents, III. Développement de l'organe dentaire chez les mammifères. *Journ. de l'anat. et de la physiologie*, 17 année, p. 60, 1881.

MORGENSTERN, Untersuch. ü. d. Ursprung der bleibenden Zähne. *Monatssch. f. Zahn.* Leipzig, 1885. — MALASSEZ, Sur l'existence d'amas épithéliaux autour de la racine des dents, etc. *Arch. de physiol.*, 13e sér., t. V, p. 129, 309 et 379. 1885. — MAGITOT ET LEGROS, Chronologie des follicules dentaires chez l'homme. *Comptes rendus du Congrès de Lyon*, 1893. — MORGENSTERN, Entwickelungsgeschichte der Zähne. *Handbuch der Zahnheilkunde*. Wien, 1891. — MAGITOT, Article « Dent » du *Dictionnaire Dechambre*. — MAGITOT (E.), *Du développement et de la structure des dents*. Th. Paris, 1858.

NORMANN-BROOMELL, Calcification des dents. *Dental Cosmos*, 1897.

PAUL, Membrane de Nasmyth. *Dental Record*, 1896. — PIERCE (C.-N.), Calcification et décalcification des dents. *Dental Cosmos*, 1884. — PIERCE (C.-N.), Développement des dents. *Dental Cosmos*. Philadelphie, 1877.

ROBIN ET MAGITOT, Mémoire sur la génèse et le développement des follicules dentaires. *Journal de physiologie de Brown-Séquard*, 1860. — RÖSE, Contributions to the histogeny and histology of the bony and dental tissues. *Dental Cosmos*, 1893.

SUDDUTH, Embryology and dental pathology. *The American System of Dentistry*. Philadelphie, 1886.

TOMES, *A Manual of dental anatomy human and comparative*. Cinquième édition. Londres, 1898.

WILLIAMS (J.-L.), On certain disputed points of the development and histology of the teeth. *Dental Cosmos*, 1884. — WILLIAMS (J.-L.), Embryology; with special reference to the development of the teeth and contiguous parts. *Dental Cosmos*, 1884. — WALDEYER, Ueber die Entwickelung der Zähne. *Königsberger Med. Jahrbücher*, 1864. — WILLIAMS (J.-L.), Embryologie et spécialement développement des dents et des parties contiguës. *Dental Cosmos*, p. 65, 129, 193, 257, 321. 1883. — WILLIAMS, On structural changes in human enamel; with special reference to clinical observations on hard and soft enamel. *The Dental Cosmos*, 1898.

ZUCKERKANDL, Makroscopische Anatomie. *Handbuch der Zahnheilkunde*. Wien, 1891. — ZUCKERKANDL, *Anatomie der Mundhöhle mit besonderer Berücksichtigung der Zähne* Wien, 1891.

[AMOEDO.]

GLANDES SALIVAIRES

Par P. POIRIER

Les glandes salivaires représentent des glandes de la muqueuse buccale différenciées en vue d'une fonction spéciale : la sécrétion de la salive. Ce rôle physiologique particulier leur assure une prépondérance en volume, une constance morphologique et une différenciation histologique qui permettent de les distraire des autres groupes glandulaires moins bien définis, annexés à la muqueuse buccale.

Les glandes salivaires sont au nombre de trois de chaque côté : la *parotide*, la *sous-maxillaire*, la *sublinguale*. L'ensemble des six glandes forme une sorte de fer à cheval à concavité postérieure, parallèle au bord inférieur du maxillaire et concentrique à ce bord.

Les glandes salivaires, comme toutes les autres glandes para-buccales, font défaut chez les Poissons. Elles apparaissent chez certains Amphibiens (Urodèles, Anoures). Elles prennent chez quelques espèces d'Ophidiens une importance considérable et deviennent un redoutable organe de défense en se différenciant en vue de la sécrétion du venin. Elles sont bien développées chez la plupart des Oiseaux. Chez tous ces animaux elles présentent une structure et une topographie essentiellement variables suivant les espèces. Par contre, chez les Mammifères, elles affectent une disposition générale assez constante, qui permet d'homologuer sans trop de difficultés les groupes glandulaires des différentes espèces. Il existe ordinairement trois glandes plus ou moins nettement distinctes : la parotide, la sous-maxillaire et la sublinguale. Nous verrons plus loin, en étudiant la sous-maxillaire, que chez certains animaux elle est accolée à une quatrième glande, la rétro-linguale. Chez les Cétacés, les glandes salivaires font complètement défaut. Cette absence est en rapport avec la vie purement aquatique de ces animaux.

PAROTIDE

Syn. : **Parotis, Ohrspeicheldrüse, Ohrendrüse, Glandula salivalis externa.**

La parotide (de παρά, auprès, et οὖς, ὠτός, oreille) est la plus volumineuse des trois glandes salivaires. Elle est placée en arrière de la branche montante de la mâchoire, au-dessous du conduit auditif externe, sur les parties latérales du pharynx.

La parotide est contenue dans une excavation profonde que lui ménagent les organes voisins; cette excavation porte le nom de *loge parotidienne*. C'est elle qui détermine la forme de la glande, laquelle semble se mouler sur la cavité qui la contient. Aussi étudierons-nous d'abord la *loge glandulaire*; après quoi il sera facile d'exposer et de faire comprendre la forme et les rapports de la glande elle-même. Enfin, nous terminerons par l'étude de l'*aponévrose* d'enveloppe ou *capsule* parotidienne. — L'ordre inverse est généralement adopté, sans doute parce qu'il est illogique et oblige à des répétitions.

§ 1. — LOGE PAROTIDIENNE

Pour étudier la loge parotidienne il faut la vider complètement de son contenu : glande et organes intra-glandulaires. On constate alors qu'elle a une forme des plus irrégulières ; bien qu'il me paraisse toujours singulier de vouloir enfermer dans le cadre étroit d'une figure géométrique une région ou un organe quelconque, j'obéirai à l'usage en comparant la loge parotidienne à un prisme vertical dont l'arête la plus saillante se dirigerait vers

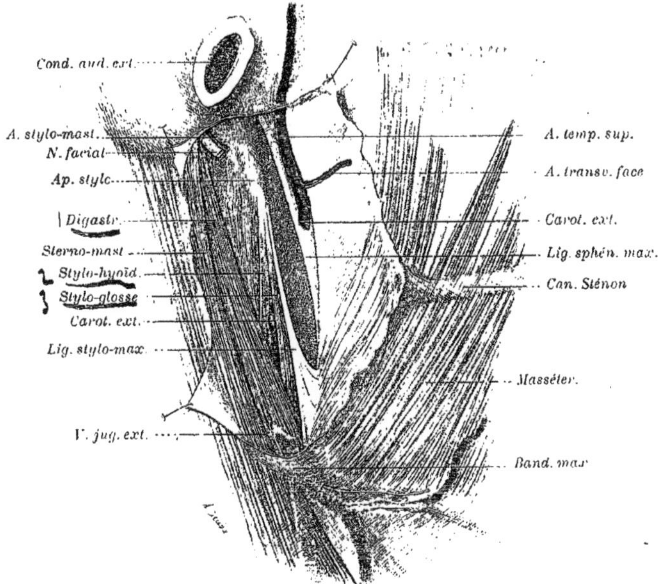

Fig. 381. — Loge parotidienne.

le pharynx ; je décrirai donc à cette loge prismatique trois faces, deux bases et une arête.

Les trois faces sont distinguées d'après leur orientation, en externe, antérieure et postérieure.

La *face externe* ou *cutanée* n'est en réalité, sur une loge disséquée, qu'un vaste orifice qui représente l'*entrée* de l'excavation parotidienne. Cet orifice est limité de la façon suivante : *en haut*, par l'articulation temporo-maxillaire et le conduit auditif externe ; *en avant*, par le bord postérieur de la branche montante du maxillaire inférieur ; *en arrière*, par le bord antérieur de l'apophyse mastoïde et du sterno-cléido-mastoïdien ; *en bas* enfin, par le bord externe de la bandelette maxillaire, formation fibreuse qui représente une portion épaissie de la capsule parotidienne.

Limité en avant par un organe aussi mobile que le maxillaire inférieur, l'orifice d'entrée de la loge parotidienne, comme la loge elle-même, a des dimensions éminemment variables, suivant la situation de cet os. Lorsqu'il y a écartement des arcades dentaires, l'orifice s'agrandit supérieurement et diminue dans sa partie inférieure; il présente par contre un agrandissement réel et total lorsqu'il y a propulsion directe du maxillaire. Le meilleur moyen de se donner du jour pour disséquer le fond de la région parotidienne est de produire la subluxation de la mâchoire en avant. Sur le vivant, on a parfois pratiqué la résection du bord postérieur de la branche montante afin d'avoir un plus large accès pour extirper une parotide dégénérée.

La *face antérieure* ou *maxillaire* est formée par le bord postérieur de la branche montante que prolonge supérieurement le col du condyle et que doublent le masseter en dehors, le ptérygoïdien interne en dedans; ce dernier muscle est séparé de la glande par un ligament résistant, le ligament sphéno-maxillaire.

La *face postérieure* ou *mastoïdienne*, plus longue que la précédente, est oblique en avant et en dedans; elle est formée, en allant de la superficie vers la profondeur, par le sterno-mastoïdien, par le ventre postérieur du digastrique, par l'apophyse styloïde de laquelle s'échappent en rayonnant le stylo-hyoïdien, le stylo-glosse, le stylo-pharyngien et les deux ligaments stylo-hyoïdien et stylo-maxillaire (fleurs rouges et blanches du bouquet de Riolan).

Les deux *bases* sont l'une supérieure ou *temporale*, l'autre inférieure ou *cervicale*. La base ou paroi *supérieure* affecte la forme d'un angle dièdre ouvert en bas; son versant antérieur est formé par la partie postérieure épaissie de la capsule de l'articulation temporo-maxillaire; son versant postérieur est constitué par les portions cartilagineuse et osseuse du conduit auditif externe. — La base *inférieure* est formée par la bandelette maxillaire sur laquelle nous reviendrons plus loin, en étudiant la capsule parotidienne.

L'arête de la loge est tournée vers le pharynx; ce fond de la région paraît formé par un orifice triangulaire limité de la façon suivante (fig. 381) : *en haut*, par la portion de la base du crâne comprise entre le point d'implantation de l'apophyse styloïde et l'épine du sphénoïde; *en arrière*, par l'apophyse styloïde et le ligament stylo-maxillaire; *en avant*, par la bandelette sphéno-maxillaire. La loge parotidienne semble donc ouverte à ce niveau; nous verrons plus loin qu'il n'en est rien et que la capsule parotidienne, encore que très amincie en ce point, ferme l'orifice en question.

§ 2. — GLANDE PAROTIDE

1° **Caractères extérieurs.** — La parotide a une *coloration* gris jaunâtre sur le cadavre. Sur le vivant, elle présente une teinte légèrement rosée qui s'accentue pendant les périodes de sécrétion. — Sa *consistance* est ferme, sa surface légèrement lobulée.

Le *volume* de la parotide est extrêmement variable. « En comparant entre elles les dimensions de différentes parotides, on remarque que les parotides les plus petites sont aux plus volumineuses dans le rapport de 1 : 5. » (Sappey). Le poids moyen varie de 25 à 30 grammes (Sappey, Henle). Son volume oscille entre 28 et 38 centimètres cubes (G. Krause).

2° **Rapports.** — Nous étudierons successivement les rapports que présente la parotide : 1° avec les parties voisines (rapports extrinsèques); 2° avec les organes qui sont contenus dans son épaisseur (rapports intrinsèques).

3° ***Rapports extrinsèques.*** — La description que nous avons donnée de la loge parotidienne nous permettra d'abréger l'étude des rapports extrinsèques de la glande. Nous pourrions même nous contenter de dire que la parotide se moule sur l'excavation qui la contient, si la glande, comme à l'étroit dans sa loge, ne profitait des points faibles de celle-ci pour y pousser des prolongements, dont il nous faut préciser la fréquence, la forme et les rapports. La

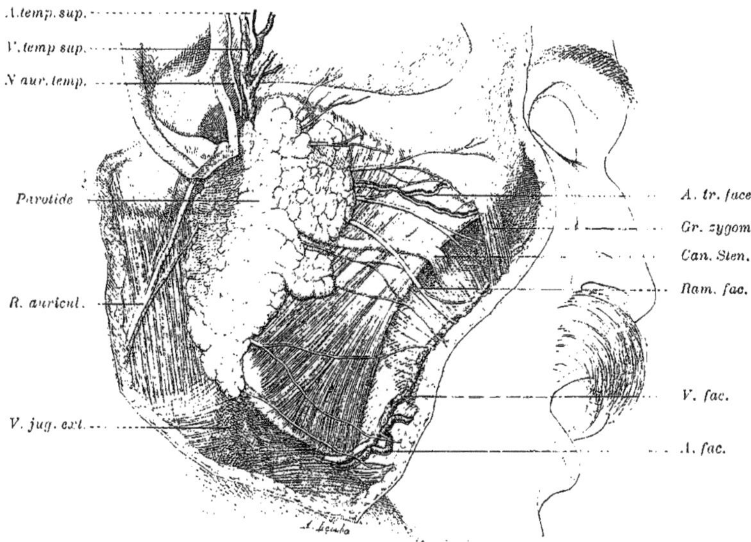

Fig. 382. — Face externe de la parotide.

forme générale de la parotide n'en demeure pas moins calquée sur celle de la loge et, comme à celle-ci, nous lui décrirons trois faces, deux bases et une arête.

La *face externe* ou *cutanée* est légèrement convexe. Elle est recouverte par les plans suivants : la peau ; une couche de tissu cellulaire, plus ou moins chargée de graisse suivant les sujets, et dans laquelle on rencontre des filets de la branche auriculaire du plexus cervical et, un peu au-dessus de l'angle de la mâchoire, quelques fibres du risorius de Santorini et du peaucier ; enfin un feuillet aponévrotique, dépendance de la capsule parotidienne que nous décrirons plus loin. Cette face externe de la glande est notablement plus étendue que l'orifice d'entrée de la loge ; aussi déborde-t-elle celui-ci en plusieurs points. En arrière elle empiète de quelques millimètres sur la face externe du sterno-mastoïdien et de la mastoïde en affleurant par son contour au ganglion rétro-auriculaire. Mais l'empiètement est bien plus marqué en avant, où la glande s'avance sur la face externe du masséter, sous forme d'un prolongement de forme triangulaire qui accompagne le canal de Stenon. Ce prolongement aplati, parfois double, fait rarement défaut; ses dimensions sont ordinairement en raison directe du volume de la glande ; mais il n'en est pas toujours ainsi et le prolongement *massétérin* ou *génien* de la parotide peut présenter un développement considérable, alors que la partie principale de la glande est fortement atrophiée (Desault). Ce n'est là que le premier degré d'une disposition anormale où la glande est réduite à sa portion massétérine (Voy. Anomalies).

La *face postérieure* de la parotide répond aux parois de sa loge : apophyse

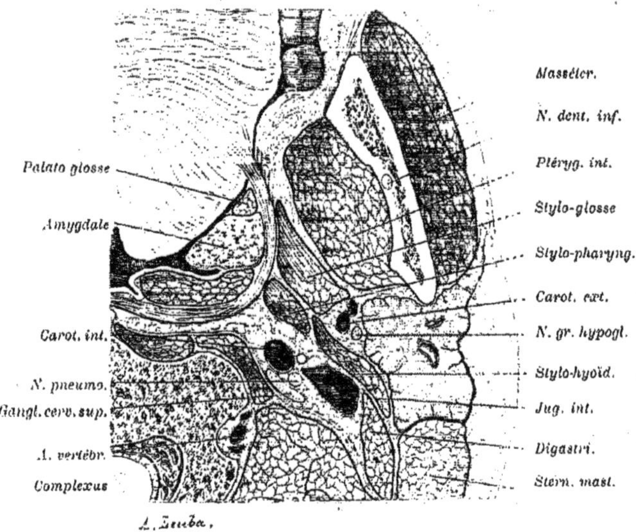

FIG. 383. — Coupe horizontale passant par la partie inférieure de la loge parotidienne. Sujet congelé, segment inférieur de la coupe.

mastoïde engainée par le sterno-mastoïdien, contournée par le rameau auriculaire du pneumogastrique (Voy. T. III, p. 724, fig. 476) ; muscle digastrique, apophyse styloïde et muscle stylo-hyoïdien limitant un triangle à sommet inférieur dans lequel la glande se moule en un prolongement très court, c'est la zone stylo-digastrique décrite par J.-L. Faure, où émerge le facial qui vient de contourner la styloïde et envoie à chacun de ces deux muscles un rameau s'épanouissant sur leur face antérieure ; muscle stylo-pharyngien dont le bord antérieur est longé par le rameau lingual du facial et la face externe couverte par le plexus anastomotique des rameaux stylo-pharyngiens du glosso-pharyngien et du facial ; muscle stylo-glosse oblique en bas et en avant vers la base de la langue qu'il atteint après avoir croisé superficiellement la zone amygdalienne qu'il affleure.

Par l'intermédiaire des parois de sa loge, la face postérieure de la parotide répond à l'espace latéro-pharyngé. En effet, l'espace sous-parotidien postérieur est constitué de la façon suivante :

En avant, l'aileron stylo-pharyngien. En arrière, la forte saillie des masses latérales de l'atlas, les apophyses transverses de l'axis, les muscles complexus, droits antérieurs et obliques de la tête tapissés par l'aponévrose prévertébrale.

En dedans, la paroi pharyngée. En dehors, la paroi postérieure de la loge parotidienne oblique d'arrière en avant de la mastoïde vers le pharynx antérieur qu'elle atteint au niveau de sa zone amygdalienne.

A cet espace appartiennent :

La veine jugulaire interne séparée seulement de la glande par le mince feuillet cellulaire qui comble le triangle stylo-digastrique ; sur la face parotidienne de la jugulaire, la branche externe du spinal descend obliquement en arrière et en dehors vers le sterno-mastoïdien, on trouve souvent aussi un ou deux ganglions lymphatiques appartenant au nombreux groupe des latéro-pharyngiens ; en avant de la veine, le pneumogastrique qui les sépare de la carotide ; en avant et en dedans, l'artère carotide interne, entourée de son plexus carotidien et séparée de la glande par le plan continu des muscles stylo-glosse et stylo-pharyngien, le nerf glosso-pharyngien qui, d'abord placé en dedans du pneumogastrique, ne tarde pas à l'abandonner et à croiser la face externe de la carotide interne, puis du stylo-pharyngien.

Plus lointains sont les rapports de la parotide avec le ganglion sympathique cervical supérieur appliqué sur l'aponévrose prévertébrale ; avec le grand hypoglosse qui, d'abord placé en arrière et en dedans de la carotide interne et de la dixième paire, croise ensuite successivement leur face postérieure pour gagner, en devenant de plus en plus superficiel, la région sus-hyoïdienne ; avec l'artère pharyngée postérieure appliquée contre le pharynx.

La *face antérieure*, fortement concave, répond au bord postérieur de la mâchoire doublée du masséter en dehors et du ptérygoïdien interne en dedans, et au ligament sphéno-maxillaire. Entre le bord postérieur du maxillaire et la glande on trouve une couche de tissu cellulaire lâche, rudiment de synoviale, créé par les frottements de l'os sur la masse glandulaire pendant les mouvements de mastication. Cette face antérieure envoie dans quelques cas, assez rares, un prolongement entre le ptérygoïdien interne et la branche montante du maxillaire ; ce prolongement, toujours très court, accompagne les vaisseaux maxillaires internes dont l'issue hors de la loge crée un point faible à ce niveau.

Je dirai peu de chose des bases ou extrémités, supérieure et inférieure, de la glande qui se moulent sur les parois correspondantes de la loge : l'extrémité supérieure, qui confine à l'articulation temporo-maxillaire entourée de son plexus veineux et à la partie inférieure du conduit auditif externe, est légèrement effilée ; l'inférieure, arrondie, est reçue dans une sorte de nid fibreux constitué par la bandelette maxillaire qui la sépare de la glande sous-maxillaire (fig. 381) en montant obliquement du sterno-mastoïdien vers l'angle du maxillaire. La limite inférieure de la glande variable peut descendre jusqu'à 4 centimètres au-dessous de l'angle.

Il importe d'insister davantage sur la façon dont se comporte la glande dans le fond de l'excavation.

Prolongement pharyngien. — Dans certains cas, la glande affleure par son arête interne le plan de l'orifice profond de la loge, répondant à l'intervalle qui sépare les ligaments stylo- et sphéno-maxillaire, mais ne le dépasse pas Le plus souvent, elle pousse à travers cet orifice un prolongement important, le *prolongement pharyngien*. La fréquence de ce prolongement

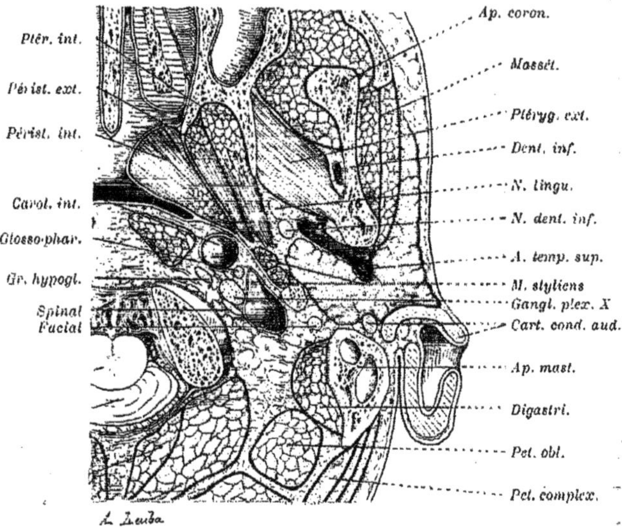

FIG. 384. — Coupe horizontale de la partie supérieure de la région parotidienne.

(La coupe passe un peu au-dessus de la pointe de l'apophyse mastoïde au niveau même de la bifurcation de la carotide externe. — Segment inférieur de la coupe.)

est diversement appréciée par les auteurs. Richet l'a rencontré 7 fois sur 12. Sans pouvoir donner de chiffres précis, je dirai qu'il m'a paru fréquent. De forme conique, à sommet interne, il se rapproche de la paroi latérale du pharynx avec laquelle il prend souvent contact. Ce prolongement présente des rapports importants : en dehors, il s'applique sur la paroi externe de l'espace maxillo-pharyngien et répond : à l'aponévrose interptérygoïdienne qui tapisse les deux ptérygoïdiens, à son renforcement le ligament sphéno-maxillaire et par son intermédiaire aux organes suivants : le nerf maxillaire inférieur auquel est appendu le ganglion otique et dont les deux branches terminales linguale et dentaire inférieure descendent entre les deux ptérygoïdiens; la corde du tympan qui gagne le lingual en croisant la face interne du dentaire inférieur; l'artère méningée moyenne; le nerf auriculo-temporal qui naît du nerf maxillaire inférieur par deux racines se rejoignant en encerclant l'artère méningée moyenne, et reçoit du ganglion otique deux racines accessoires lui apportant pour la glande les fibres interférées du petit pétreux superficiel (branche du facial); le ligament latéral interne de l'articulation temporo-maxillaire et ses nerfs articulaires; le riche plexus veineux ptéryoïdien. En haut : ce prolongement répond à l'épine du sphénoïde, à la trompe d'Eustache et aux deux nerfs petits pétreux se rendant au gan-

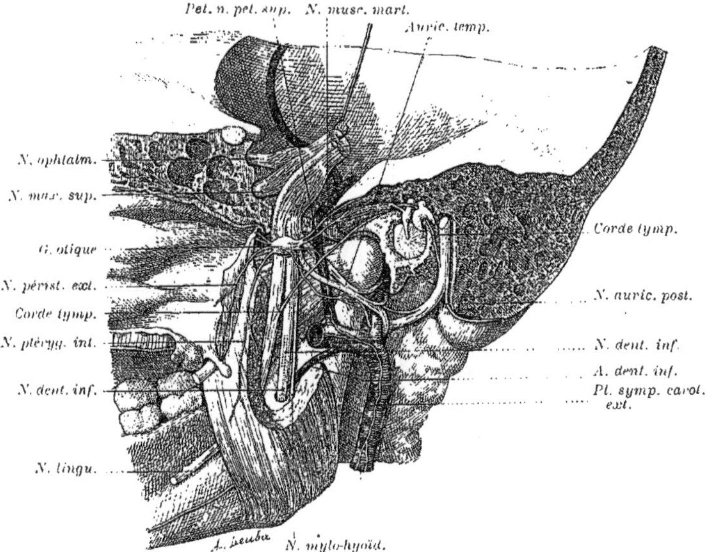

Fig. 385. — Nerf maxillaire inférieur (vue interne). — D'après Hirschfeld.

Les nerfs du ptérygoïdien interne du périystaphylin externe et du muscle interne du marteau sont représentés à tort comme naissant du ganglion otique.

glion otique. En dedans : ce prolongement répond de haut en bas au muscle péristaphylin externe qu'il n'atteint pas, à la zone amygdalienne du pharynx dont le sépare le muscle stylo-glosse, à l'artère palatine ascendante appliquée par ce muscle sur la paroi pharyngée, à l artère carotide externe qui se moule sur la glande avant de la pénétrer. En avant, le prolongement se perd dans un amas graisseux blanchâtre qui, au-dessous de l'aponévrose interptérygoïdienne, se continue avec la boule graisseuse de Bichat.

Rapports intrinsèques. — La parotide entre en rapports avec de nombreux organes (artères, veines, nerfs, ganglions lymphatiques) contenus avec elle dans la loge parotidienne.

I. — La *carotide externe* est le plus important des vaisseaux qui traversent la parotide. Cette artère chemine d'abord sous la glande; elle ne pénètre dans la loge qu'à la jonction du tiers inférieur et des deux tiers supérieurs de celle-ci et quelquefois plus haut encore. Elle passe entre le stylo-hyoïdien et le ligament stylo-maxillaire et pénètre dans la glande au niveau de la face postérieure de celle-ci (Voy. fig. 381). Très profonde à son entrée dans la parotide, elle devient progressivement de plus en plus superficielle. Légèrement flexueuse, elle adhère au parenchyme glandulaire auquel elle est unie par de nombreux tractus fibreux et par les fins vaisseaux qu'elle lui fournit. Dans son trajet intra-parotidien, la carotide fournit l'auriculaire postérieure. L'occipitale naît presque toujours hors de la loge; elle peut cependant cheminer dans cette dernière; mais, même dans ce cas, il est rare qu'elle soit intra-glandulaire, étant placée d'ordinaire entre la parotide et la paroi postérieure de l'excavation.

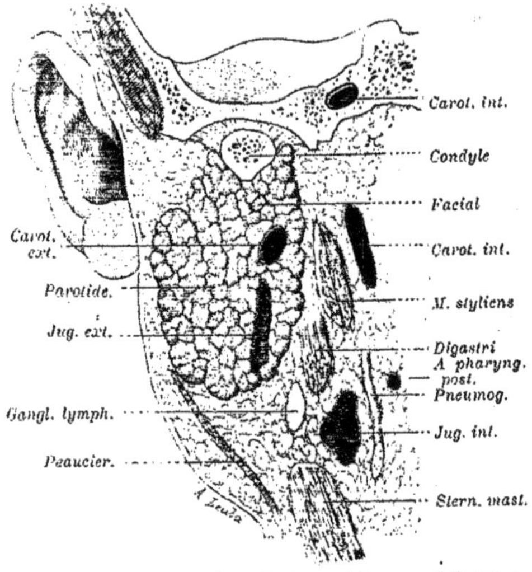

Fig. 386. — Coupe frontale de la région parotidienne. Segment postérieur de la coupe.

C'est, en général, dans l'épaisseur même de la glande que la carotide se divise en ses deux branches terminales : temporale superficielle et maxillaire interne; ces dernières sont donc intra-parotidiennes dans leur partie initiale; elles fournissent certaines de leurs branches au cours de leur traversée glandulaire, comme l'artère tympanique pour la maxillaire interne, la transverse de la face pour la temporale superficielle. Plus rarement la bifurcation peut se faire en dehors de la glande comme on le peut observer sur la coupe fig. 384.

Dans certains cas, la carotide externe ne pénètre point dans la parotide et chemine dans une gouttière que lui forme la partie interne de la glande; au dire de Triquet (Nouvelles recherches d'anatomie et de pathologie sur la région parotidienne. *Archives de médecine*, 1852, t. XXXIX, p. 164) elle pourrait même rester complètement indépendante de la glande. Avec Sappey et Richet je regarde ces deux dispositions comme plus rares, et j'estime que, dans la majorité des cas, la carotide externe présente un segment intraparotidien, de longueur variable.

II. — La carotide externe est accompagnée d'une ou deux veinules très grêles que je ne signalerais point si, récemment, Launay n'avait voulu les élever à la dignité de veines carotides externes. — Il existe dans la parotide un tronc veineux beaucoup plus important, la veine jugulaire externe. Celle-ci naît au niveau du col du condyle par la confluence des deux veines temporale superficielle et maxillaire interne. Elle se porte ensuite en bas et en dehors, présentant ainsi une obliquité inverse de celle de la carotide externe dont elle s'éloigne de plus en plus ; elle sort ordinairement de la loge par la partie profonde de sa paroi inférieure et, engainée par un dédoublement de l'aponévrose cervicale superficielle, gagne la face externe du sterno-mastoïdien. Dans sa traversée parotidienne, la jugulaire externe reçoit la veine auriculaire postérieure et des veinules parotidiennes et massétérines. Un peu avant de sortir de la loge, elle émet une forte anastomose qui traverse la bandelette maxillaire et va se jeter dans la veine faciale (Voy. T. II, p. 928 et fig. 483 et 490).

III. — Deux nerfs traversent la parotide: le facial et l'auriculo-temporal. — Le facial pénètre dans l'épaisseur de la parotide presque dès sa sortie du trou stylo-mastoïdien. Au moment où il s'engage dans la glande, il est très profondément placé et accompagné par l'artère stylo-mastoïdienne. A ce niveau, la carotide et la jugulaire sont plus superficielles que le facial. Mais, très oblique en bas et en dehors, le nerf devient rapidement de plus en plus superficiel et croise la face externe de la jugulaire. Là, en pleine parotide et ordinairement au niveau même du point où il croise la veine, le facial se divise en ses deux branches terminales. La branche temporo-faciale se ramifie également à l'intérieur de la glande et ses nombreux rameaux terminaux clivent la partie antérieure ou massétérine de la parotide en deux plans parfois assez distincts. La branche cervico-faciale descend en arrière du bord postérieur de la branche montante. Elle ne fournit aucun rameau dans son trajet parotidien. Elle sort de la loge au niveau de l'angle de la mâchoire en perforant la bandelette maxillaire. C'est dans l'épaisseur de la parotide que les deux branches terminales s'anastomosent l'une avec l'auriculo-temporal, l'autre avec le rameau auriculaire du plexus cervical.

D'après Triquet (*loc. cit.*) le facial pourrait cheminer sous la parotide, sans pénétrer dans son épaisseur. Cette disposition est absolument exceptionnelle. — Le spinal peut dans quelques cas très rares traverser la parotide. (CHRÉTIEN, article «Parotide » du *Dic. Dechambre.*)

L'auriculo-temporal, branche du maxillaire inférieur, pénètre dans la parotide par sa face antérieure au niveau du col du condyle. Il se porte en haut, en arrière et en dehors, et émerge de la parotide près de la partie postérieure de l'arcade zygomatique qu'il croise en arrière des vaisseaux temporaux superficiels pour gagner avec eux la région temporale. Pendant sa traversée parotidienne, ce nerf émet, outre son anastomose avec la branche temporo-faciale, quelques filets articulaires, un rameau pour le conduit auditif externe, un rameau vasculaire pour l'artère temporale superficielle et enfin plusieurs rameaux glandulaires ordinairement assez volumineux (Voy. T. III, p. 723, fig. 475 et 478).

IV. — La parotide est traversée par des vaisseaux lymphatiques qui aboutissent à des ganglions nombreux et petits. D'après Sappey, tous ces ganglions seraient sous-aponévrotiques. Merkel a vu des ganglions sus-aponévrotiques et je suis, pour ma part, très porté à admettre leur existence.

Il est néanmoins certain qu'ils sont moins nombreux et moins importants que les ganglions sous-aponévrotiques. On divise ceux-ci, suivant leur situation, en ganglions superficiels et en ganglions profonds. Les *ganglions intra-parotidiens superficiels* sont immédiatement placés au-dessous de l'aponévrose ; quelques-uns, cependant, sont recouverts par quelques lobules glandulaires ; ils sont extrêmement petits et presque impossibles à découvrir lorsqu'on n'a pas injecté leurs vaisseaux afférents. Le plus constamment rencontré est le ganglion préauriculaire, situé en avant du tragus. Les ganglions superficiels reçoivent les lymphatiques : 1° de la moitié antérieure du cuir chevelu; 2° du sourcil et de la partie externe des paupières; 3° des téguments de la pommette et de la région parotidienne; 4° du pavillon de l'oreille (Sappey). Les *ganglions profonds* sont placés le long de la carotide externe et de la jugulaire, ils sont ordinairement au nombre de deux ou trois. Poulsen en a signalé un à l'insertion de la bandelette maxillaire sur le gognon. Ils reçoivent quelques troncs lymphatiques venant de la caisse du tympan et des fosses nasales.

Certains faits pathologiques tendraient à faire admettre qu'ils reçoivent également des lymphatiques de la partie postérieure des bords alvéolaires des maxillaires.

§ 3. — APONÉVROSE PAROTIDIENNE

La glande parotide n'est pas en contact immédiat avec les éléments disparates qui forment les parois de sa loge; elle en est séparée par une toile fibreuse, ordinairement décrite sous le nom d'*aponévrose parotidienne*, mais à laquelle conviendrait mieux, selon moi, la désignation de *capsule parotidienne.*

Cette capsule se moule sur la glande dont elle recouvre tous les prolongements. Elle ne constitue pas cependant une enveloppe entièrement fermée; tout d'abord elle présente une série d'orifices répondant aux points d'entrée et de sortie des différents organes qui traversent la loge parotidienne. De plus, au niveau du conduit excréteur, des vaisseaux et des nerfs qui accompagnent celui-ci, elle se prolonge sur ces organes; ceux-ci sont ainsi compris entre deux feuillets, l'un superficiel, assez résistant, l'autre profond, extrêmement mince. En avant, ces deux feuillets vont se perdre sur la surface externe du buccinateur (fig. 384).

L'*épaisseur* de la capsule, son *adhérence* à la glande et aux parties constituantes de la loge varient suivant les points.

Au niveau de la face externe de la parotide, la capsule présente une épaisseur et une résistance notables. Elle s'amincit, en tapissant la paroi postérieure de la loge, présentant un minimum de résistance entre le digastrique et le stylo-hyoïdien où elle se laisse parfois refouler par un prolongement glandulaire. Sur la paroi antérieure elle s'unit lâchement au périoste du bord postérieur de la branche montante et au ligament sphéno-maxillaire qui semble n'être qu'une partie épaissie de cette capsule. Au niveau de la paroi supérieure, l'enveloppe fibreuse semble disparaître ; en fait, elle se fusionne avec le périchondre et le périoste du conduit auditif externe.

Tout autre est son aspect à la partie inférieure de la loge; elle présente en ce point une notable épaisseur. On peut isoler artificiellement cette partie épaissie sous la forme d'une bandelette concave dans le sens transversal et dans le sens antéro-postérieur et formant comme une sorte de niche fibreuse, logeant l'extrémité inférieure de la glande. La partie superficielle ou externe de cette bandelette est formée de fibres allant de la gaine du sterno-mastoïdien et de la gaine du digastrique à l'angle de la mâchoire. Sa partie profonde ou interne est formée de faisceaux arciformes, parfois assez résistants, faisant suite en arrière aux fibres du ligament stylo-maxillaire et se recourbant en avant pour se continuer avec les fibres du ligament sphéno-maxillaire.

Décrite par Richet, sous le nom d'aponévrose d'insertion faciale du sterno-mastoïdien (vestige d'une insertion du sterno-cléido-mastoïdien sur le maxillaire, que l'on observe chez quelques mammifères), par Charpy, sous le nom de bandelette maxillaire, cette formation fibreuse doit être regardée, à mon sens, non comme une formation autonome, mais comme une simple portion épaissie de la capsule parotidienne.

Vers le fond de la région, la capsule paraît faire défaut; ce n'est qu'une apparence; elle est seulement très amincie à ce point; souvent refoulée par le prolongement pharyngien qui s'en coiffe, elle ferme l'orifice que nous avons décrit plus haut comme répondant au fond de la loge. Parfois elle peut présenter une épaisseur assez notable (Chrétien, *loc. cit.*), mais il s'agit là d'une disposition exceptionnelle; l'aponévrose est le plus souvent réduite à un très mince feuillet celluleux, et si, *anatomiquement* parlant, il n'existe pas à ce niveau d'interruption dans l'aponévrose, on peut, *pratiquement*, considérer la loge comme ouverte en ce point.

L'*adhérence* de la glande à sa capsule est assez considérable et l'énucléation sous-capsulaire, à laquelle il faut procéder pour bien voir la constitution de l'aponévrose parotidienne, ne laisse pas que d'être assez difficile. Cette adhérence tient aux nombreuses travées qui se détachent de la face profonde de la capsule pour cloisonner le parenchyme glandulaire. Par contre, la capsule adhère beaucoup moins aux parois de la loge; la résistance de ces adhérences *extra-capsulaires* varie d'ailleurs suivant les points, et on a pu parler de zones décollables et de zones adhérentes. Les zones décollables sont les suivantes : zone cutanée, zone massétérine, zone stylo-digastrique, zone sous-maxillaire, et surtout la zone rétro-maxillaire au niveau de laquelle Cruveilhier aurait même vu une bourse séreuse. Par contre l'adhérence est intime au niveau du bord antérieur du sterno-mastoïdien et de la paroi supérieure de la loge. Enfin, la parotide est encore rattachée aux parties environnantes par de nombreux pédicules vasculo-nerveux. De la circonférence et sur le même plan que la face externe se dégagent : *en haut*, artère et veine temporales superficielles accompagnées du nerf auriculo-temporal ; en arrière : artère auriculaire postérieure et rameau auriculaire du facial ; en avant : artère transverse de la face, canal de Sténon et nombreux filets du facial. Plus profondément et masqués par la face externe sont : en avant, la couronne veineuse qui encercle le col du condyle et l'articulation temporo-maxillaire, l'artère et la veine maxillaires internes; en bas, la veine jugulaire externe. Le principal pédicule est l'artère carotide externe, véritable hile vasculaire de la glande qu'elle pénètre par sa face profonde. Je n'insiste pas sur ces points dont on voit l'intérêt chirurgical, et je renvoie, pour plus de détails, à l'excellente revue de mon collègue Faure (Étude anatomique sur l'extirpation de la parotide et la résection préliminaire du bord postérieur de la mâchoire. *Gazette des hôpitaux*, 23 mars 1895, n° 36).

Le mode de formation de l'aponévrose parotidienne explique nettement les particularités de sa disposition et sa signification morphologique. Aux premiers stades du développement de la parotide, lorsque celle-ci est encore réduite à quelques acini largement espacés, ceux-ci sont plongés dans un tissu cellulaire lâche et il n'existe aucune trace d'une lame conjonctive péri-parotidienne. Mais la multiplication des culs-de-sac glandulaires et leur développement excentrique tasse progressivement, à la périphérie, le tissu cellulaire voisin et crée ainsi peu à peu la capsule parotidienne. Le degré d'épaisseur de cette dernière varie suivant la résistance que rencontre l'expansion de la glande. Là où celle-ci vient prendre contact avec un plan résistant, le tassement du tissu conjonctif atteint son maximum et la capsule présente une épaisseur notable. Là au contraire où, comme au niveau du fond de la loge, la glande peut se développer librement le tissu cellulaire se laisse refouler et ne lui forme qu'une mince enveloppe.

La capsule parotidienne est donc entièrement liée à l'évolution de la glande; elle est fonction de celle-ci, comme une gaine artérielle est fonction de l'expansion de l'artère qu'elle entoure. Je me refuse à la considérer comme le produit de l'assemblage de différents feuillets, comme une formation indépendante, et, je le répète, ce n'est pas une aponévrose, c'est une capsule.

Conduit excréteur. — Le conduit excréteur de la parotide porte le nom de canal de Sténon.

Origine. — Le canal de Sténon naît dans l'épaisseur de la parotide; son *mode* de ramescence a été récemment étudié par Joncour (*Considérations anatomiques sur le canal parotidien*. Thèse de Bordeaux, 1898). D'après ces auteurs, il existerait un conduit principal traversant toute la glande et dans lequel viendraient se jeter un nombre variable de conduits secondaires. Ce conduit principal commence à se former vers la partie postéro-inférieure de la glande et traverse celle-ci en suivant un trajet oblique en haut et en avant (fig. 387). Il reçoit ses conduits collatéraux par ses bords supérieur et inférieur. Le nombre de ses conduits varie de 6 à 14.

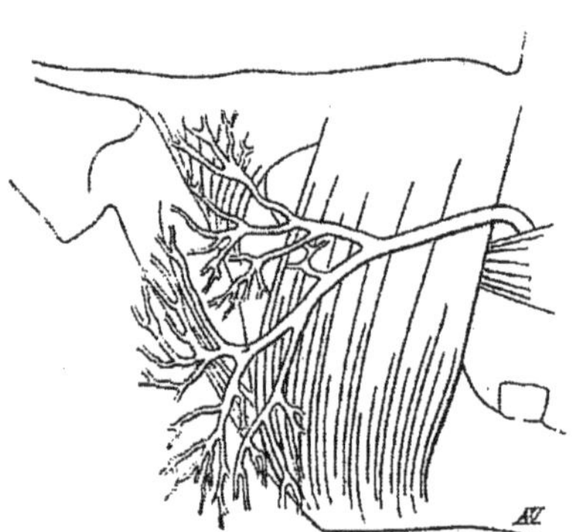

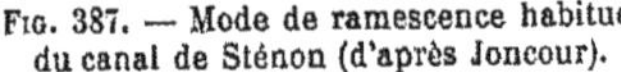

Fig. 387. — Mode de ramescence habituel du canal de Sténon (d'après Joncour).

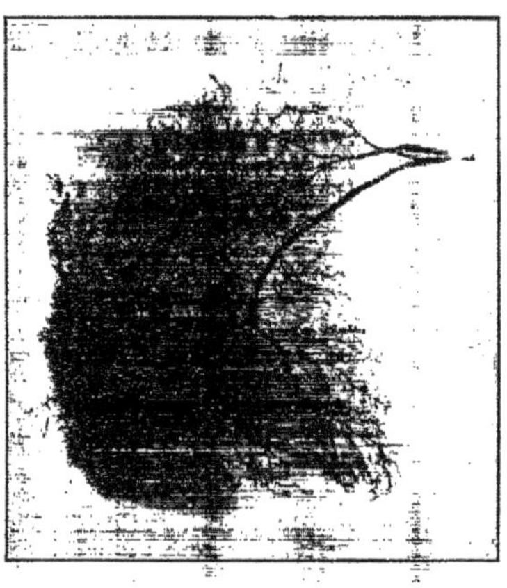

Fig. 388. — Canal de Sténon. Radiographie après injection au mercure (Charpy.)

Comme on le voit, ce mode de ramescence du canal de Sténon rappelle la disposition du canal de Wirsung. Joncour la regarde comme constante, l'ayant rencontrée, avec quelques variantes légères, sur les 20 sujets qu'il a disséqués après injection de gélatine colorée dans le canal de Sténon. Henle décrit cependant comme normal la formation du canal de Sténon par deux conduits de volume sensiblement égal se réunissant à angle aigu. Encore que cette disposition me paraisse plus rare que la précédente, je crois qu'il serait exagéré de la nier ou même de la regarder comme exceptionelle.

Trajet général. — Le canal de Sténon émerge au niveau du bord antérieur de la glande à la jonction du tiers supérieur et des deux tiers inférieurs de celle-ci. Il chemine d'abord sur la face externe du masséter, contourne ensuite *à distance* le bord antérieur de ce muscle, en passant en avant de la boule graisseuse de Bichat, traverse obliquement le buccinateur et, après un trajet de quelques millimètres sous la muqueuse buccale, perfore celle-ci pour s'ouvrir dans le vestibule de la bouche.

Direction. — Dans sa portion massétérine, le canal de Sténon est légèrement ascendant. A son origine, il est à environ 15 millimètres de l'arcade zygomatique. Au niveau du bord antérieur du masséter 4 ou 5 millimètres seulement le séparent du bord inférieur de l'os malaire oblique en bas et en avant. Arrivé en avant de la boule de Bichat, il se coude à angle obtus et se porte presque directement en dedans. Parvenu sur le buccinateur, il reprend sa direction primitive et reste oblique en avant et en dedans jusqu'à sa terminaison; la coupe représentée fig. 390 montre bien sa direction et ses inflexions. Sa direction

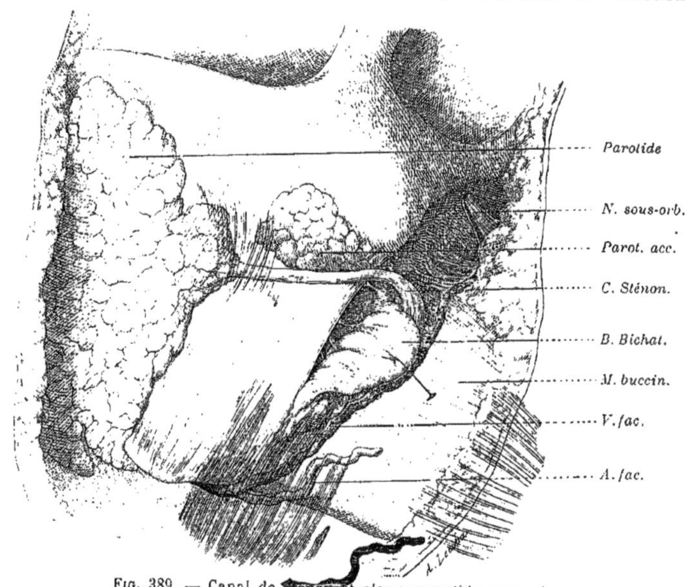

Fig. 389. — Canal de Sténon et glande parotide accessoire.

générale est assez bien indiquée par une ligne allant du lobule de l'oreille à l'aile du nez. La ligne d'incision classique qui va du tragus à la commissure des lèvres le croise très obliquement.

Dimensions. — La longueur totale du canal de Sténon varie de 35 à 40 millimètres. Son diamètre mesure environ 3 millimètres; sa paroi est épaisse. Le calibre n'est pas uniforme. Presque toujours il existe une légère dilatation au niveau du point où le canal va traverser le buccinateur.

Rapports. — I) Dans sa portion initiale ou *massétérine*, le canal de Sténon est appliqué sur la face externe du masséter; il n'est recouvert que par la peau et quelques fibres du risorius de Santorini. Il est compris entre deux feuillets fibreux dont l'externe est extrêmement mince et qui sont une dépendance de l'aponévrose massétérine. Il est entouré d'un plexus veineux, qui représente ordinairement une voie anastomotique entre la veine temporale superficielle et la veine faciale. Il est ordinairement croisé par un ou plusieurs rameaux de la branche temporo-faciale de la 7ᵉ paire et répond en haut à l'artère transverse de la face. Il est accompagné dans près de la moitié des cas par un prolongement glandulaire qui se détache du bord antérieur de la parotide et longe tantôt le bord supérieur, tantôt le bord inférieur du canal.

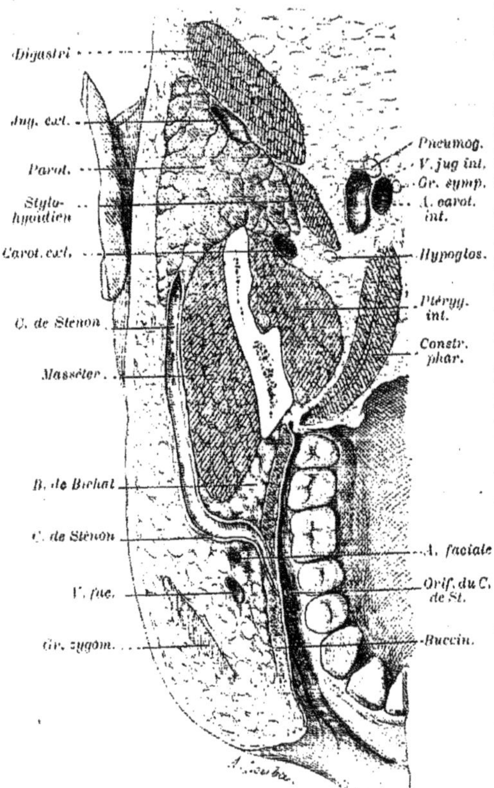

II) Dans sa portion *pré-massétérine*, le canal de Sténon contourne non le bord antérieur du masséter, comme on le dit trop souvent, mais la boule de Bichat, qui déborde le muscle en avant. Il est séparé de cette dernière par un tissu cellulaire extrêmement lâche, sorte de séreuse ébauchée, sur laquelle Verneuil a depuis longtemps attiré l'attention (Verneuil, Bourse séreuse entourant la boule graisseuse de Bichat. *Bulletin de la Société Anat.*, 1857). A ce niveau le canal de Sténon est recouvert par les fibres du grand zygomatique.

Fig. 390. — Coupe horizontale de la loge parotidienne intéressant le canal de Sténon dans toute son étendue.

III) Dans sa dernière portion, portion *buccinatrice*, le canal de Sténon, entouré par le réseau des rameaux buccinateurs du maxillaire inférieur et du facial, traverse d'abord les fibres du muscle buccinateur au niveau du point où reposent les ganglions buccinateurs postérieurs. Après avoir perforé ce muscle, il chemine sur une étendue de 4 à 6 millimètres au-dessous de la muqueuse buccale avant de la traverser. C'est dans cette portion buccinatrice que le canal de Sténon est entouré par les glandes *molaires*, signalées par Sappey. Ces glandes sont placées dans l'épaisseur même du buccinateur et quelquefois même en dehors de lui sous l'aponévrose buccinatrice. Elles s'ouvrent directement dans la cavité buccale.

Orifice buccal. — Il est difficile de préciser exactement le siège de l'orifice buccal du canal de Sténon. La plupart de nos classiques le placent en regard du collet de la deuxième grosse molaire. Krause, Tillaux le croient plus fréquemment percé au niveau de la première grosse molaire. Pour Cloquet il serait plus antérieur encore et répondrait à la deuxième petite molaire. Ces divergences s'expliquent par des différences individuelles considérables. Chiewitz a d'ailleurs constaté qu'au cours du développement l'orifice buccal du canal de Sténon se trouve graduellement reporté en arrière. On conçoit que l'étendue de ce déplacement puisse varier suivant les sujets.

Pratiquement on peut admettre que l'orifice est ordinairement à 35 millimètres environ en arrière de la commissure et à 4 millimètres au-dessous du cul-de-sac de la muqueuse gingivo-buccale. Il est punctiforme, plus facile à voir sur le vivant que sur le cadavre; il est parfois situé sur une petite saillie papillaire (Luschka).

Glande parotide accessoire (fig. 389). — On désigne sous le nom de glande parotide accessoire un lobule erratique de la parotide, ordinairement placé au niveau du bord antérieur du masséter. Entre ces cas et ceux où il existe un prolongement glandulaire, accompagnant le canal de Sténon dans toute sa portion massétérine, il existe tous les intermédiaires. Le conduit excréteur de ce lobule aberrant s'ouvre dans le canal de Sténon, même dans les cas, d'ailleurs très rares, où ce lobule est très rapproché de la partie terminale du conduit parotidien (Joncour).

Vaisseaux et nerfs. — Les *artères* de la parotide sont fournies par le tronc de la carotide externe, la transversale de la face, la partie initiale de la maxillaire interne et par l'auriculaire postérieure.

Les *veines* aboutissent à la jugulaire externe, soit directement, soit par l'intermédiaire de la veine temporale superficielle, de la veine maxillaire interne ou du plexus veineux qui entoure le canal de Sténon.

Les *lymphatiques* de la parotide sont encore assez mal connus et c'est plutôt *a priori* que d'après des constatations directes qu'on leur assigne comme terminaison les différents groupes ganglionnaires intra-parotidiens que j'ai déjà signalés.

Les *nerfs* proviennent de trois sources : 1° de l'auriculo-temporal; 2° de la branche auriculaire du plexus cervical; 3° du plexus sympathique qui entoure la carotide externe. Il est intéressant de remarquer que le facial ne fournit aucun rameau direct à la parotide alors que c'est lui qui apporte au ganglion otique les filets qui, après avoir subi dans ce ganglion une interruption cellulaire, arriveront à la glande par l'auriculo-temporal.

Variétés. — Nous avons signalé, chemin faisant, les variétés que peuvent présenter dans leurs rapports avec la parotide les différents organes, normalement contenus dans cette dernière. Les anomalies de la glande elle-même sont plus exceptionnelles. Je n'ai pu en relever que deux cas. Wenzel Gruber (*Archiv. f. Pathol. Anat.*, t. XXXII) a vu sur un sujet indemne de toute autre anomalie, la parotide droite entièrement placée dans la région massétérine. Elle affectait la forme d'un triangle dont la base répondait à la partie postérieure de la région massétérine et le sommet à la face externe du buccinateur. Tout récemment Mlle Robineau (*Bulletin de la Société anatomique*, avril 1897) a signalé un cas de ce genre; l'anomalie était bilatérale; les deux parotides étaient reportées sur la face externe du masséter. La loge parotidienne était remplie par du tissu graisseux et par les vaisseaux et nerfs, normalement contenus dans la glande, qui avaient conservé leurs rapports réciproques. Les filets du facial passaient tous en dehors des glandes en ectopie.

Structure. — Il y a tout avantage à réunir dans un même chapitre la structure de toutes les glandes salivaires; c'est d'ailleurs le moyen de mettre en relief leurs analogies et leurs différences. On trouvera quelques pages plus loin ce chapitre qui suit immédiatement la description macroscopique des glandes.

GLANDE SOUS-MAXILLAIRE

Syn. : **Submaxillardruse, Kinnbackendruse, Unterkieferdruse.**

La glande sous-maxillaire occupe la région sus-hyoïdienne. Elle est placée en dedans et au-dessous du corps du maxillaire inférieur, dans l'anse du digastrique, en arrière du mylo-hyoïdien qu'elle embrasse dans sa concavité.

La glande sous-maxillaire existe chez tous les Mammifères, sauf chez les Cétacés qui sont absolument dépourvus de glandes salivaires. Elle présente un développement considérable chez les Échidnés et les Édentés (Widersheim). Chez un certain nombre de Mammifères la glande sous-maxillaire est accompagnée d'une autre glande, la *glande rétro-linguale* (Ranvier). Cette glande rétro-linguale peut être intimement accolée à la glande sous-maxillaire et être même contenue dans la même capsule que cette dernière (Ex. : rat, chien, chat). Son canal excréteur parallèle au canal de Warthon vient s'ouvrir dans la cavité buccale à côté de ce dernier. Sa structure varie suivant les espèces, c'est tantôt une glande muqueuse, tantôt une glande mixte, séro-muqueuse. Sa présence n'a jamais été signalée chez l'homme (Voy. Ranvier : Étude anatomique des glandes connues sous les noms de sous-maxillaire et sublinguale, chez les mammifères. *Archives de Physiologie*, 1886, t. VIII, p. 223.)

§ 1. — LOGE SOUS-MAXILLAIRE

La glande sous-maxillaire est contenue dans une loge vaguement prismatique, dont nous allons rapidement indiquer la constitution avant d'étudier la glande elle-même.

Lorsqu'on étudie la loge sous-maxillaire sur une coupe frontale, on voit qu'elle présente une forme prismatique et triangulaire. On peut lui considérer trois faces : l'une inféro-externe, aponévrotique; l'autre supéro-externe, osseuse; la troisième, interne, musculaire (Voy. fig. 391, 392).

La *face supéro-externe* de la loge sous-maxillaire est formée par la portion de la face interne du corps du maxillaire qui est placée au-dessous de la ligne mylo-hyoïdienne. Légèrement excavée au contact de la glande, cette portion de la surface osseuse est ordinairement décrite sous le nom de *fossette sous-maxillaire*.

La *face inféro-externe* de la loge est formée par le segment sus-hyoïdien de l'aponévrose cervicale superficielle. A ce niveau cette aponévrose se comporte de la façon suivante. Née du bord inférieur de la mâchoire, elle descend vers l'os hyoïde et va se fixer, *par un feuillet réfléchi*, sur le bord externe de la grande corne et sur la face antérieure du corps de cet os. « Cette insertion hyoïdienne est un peu complexe. Là, en effet, l'aponévrose se dédouble; un feuillet superficiel et direct passe sans transition dans l'aponévrose sous-hyoïdienne, tandis qu'un feuillet réfléchi sert à la fixation osseuse. » (Charpy.) (Voy. fig. 392, A.) D'après Merkel, ce feuillet réfléchi viendrait contourner le tendon intermédiaire du digastrique avant d'aller s'insérer sur l'os hyoïde. *Ce serait lui qui formerait la coulisse fibreuse* qui permet la réflexion de ce muscle. (Voy. t. II, p. 417, fig. 245.) Cette disposition existe; mais elle n'est pas constante et parfois le feuillet réfléchi s'insère directement sur l'os hyoïde sans aller contourner le tendon du digastrique. Comme je l'ai fait remarquer en étudiant ce muscle, sa réflexion est due surtout aux fibres que son tendon abandonne à l'os hyoïde au moment où il change de direction (Voy. t. II, p. 389). — Quoi qu'il en soit, feuillet direct et feuillet réfléchi forment par leur jonction une gouttière fibreuse à concavité supérieure qui loge le bord inférieur de la glande (Voy. fig. 391 et 392). La profondeur de

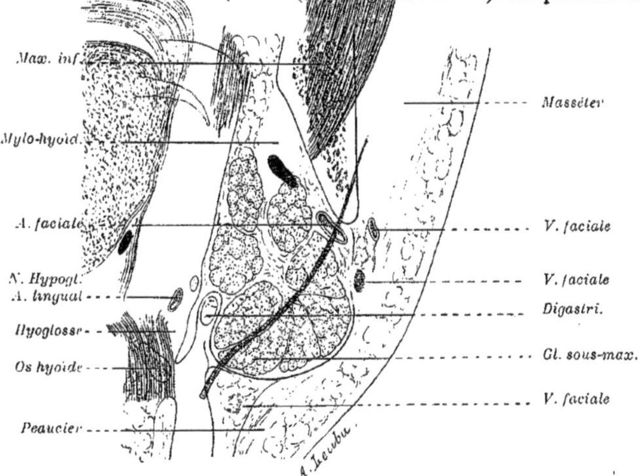

Fig. 391. — Coupe frontale de la loge sous-maxillaire (d'après Merkel).

cette gouttière est d'autant plus grande que la glande descend davantage au-dessous de l'os hyoïde.

La *face interne* musculaire est formée par les muscles hyoglosse et mylo-hyoïdien.

On admet généralement que ces muscles sont recouverts par un feuillet aponévrotique qui serait une dépendance de l'aponévrose cervicale superficielle; et l'on décrit cette aponévrose, au niveau de la région sus-hyoïdienne, de la façon suivante : après s'être insérée sur l'os hyoïde, elle se dédoublerait en deux feuillets : un feuillet superficiel qui irait s'insérer sur le bord inférieur de la mâchoire, un feuillet profond qui tapisserait l'hyoglosse et le mylo-hyoïdien. La loge sous-maxillaire serait l'espace angulaire compris entre ces deux feuillets. Cette description, figurée en B, fig. 349, est, comme l'ont montré Merkel et Charpy, absolument erronée. Le feuillet profond n'existe point. Le mylo-hyoïdien et l'hyoglosse ne sont recouverts que par un mince feuillet celluleux qui doit être considéré comme leur périmysium.

Nous connaissons maintenant les trois parois de la loge sous-maxillaire; il nous reste à voir comment cette loge est fermée en bas, en haut, en arrière et en avant. — En bas, l'insertion hyoïdienne, solide, de l'aponévrose sépare absolument la loge de la région sus-hyoïdienne. — En haut, l'insertion maxillaire du mylo-hyoïdien constitue une occlusion non moins parfaite. En avant la loge est fermée par les adhérences de l'aponévrose au ventre antérieur du digastrique, en arrière enfin par la bandelette maxillaire.

Cependant la loge sous-maxillaire est loin d'être aussi complètement isolée que pourrait le faire croire cette description. C'est ainsi qu'il n'existe pas moins de trois orifices au niveau de sa partie postérieure; l'un, situé en dehors de la bandelette maxillaire, livre passage à la veine faciale; le deuxième permet à l'artère faciale de traverser la bandelette pour passer dans la loge sous-maxillaire; le troisième enfin est rempli, comme nous le verrons plus loin, par un prolongement de la glande (Voy. fig. 395). Ce n'est pas tout; la loge sous-maxillaire communique encore largement avec la loge sublinguale par l'interstice qui sépare le mylo-hyoïdien de l'hyoglosse. Cet interstice contient une notable partie de la glande et le canal de Warthon. Je m'en tiens à ces

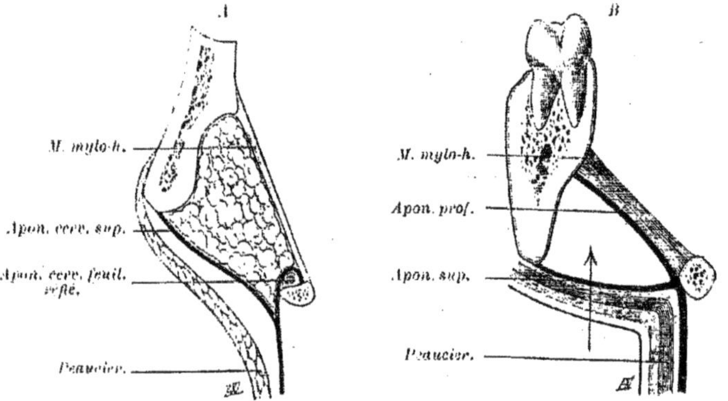

Fig. 392. — Coupes de la loge sous-maxillaire.
Schéma *A*, vrai; schéma *B*, faux.

brèves données sur la constitution de la loge sous-maxillaire, renvoyant pour plus de détails à la description de mon collaborateur Charpy (t. II, p. 417 et 418) et j'insiste près du lecteur pour qu'il prenne la peine de relire ce passage parce qu'il y trouvera l'explication utile de la marche des abcès dans la région.

Cependant, je tiens à insister sur ce point que *la glande sous-maxillaire n'adhère aucunement aux parois de sa loge*; elle en est séparée par une couche de tissu cellulaire lâche qui permet de l'énucléer facilement. A la périphérie de la glande ce tissu cellulaire se tasse en une *capsule*, très mince, qui envoie dans l'épaisseur du parenchyme glandulaire de nombreux prolongements. Il y a donc entre la parotide et la sous-maxillaire une différence essentielle. Nous avons vu en effet que la capsule parotidienne adhérait fortement aux parties fibreuses prenant part à la constitution de la loge glandulaire. Au niveau de la sous-maxillaire au contraire, il y a indépendance complète entre les parties aponévrotiques qui forment la *loge* et la *capsule* glandulaire proprement dite.

§ 5. — GLANDE SOUS-MAXILLAIRE

Caractères extérieurs. — Le *volume* de la glande sous-maxillaire, moins considérable que celui de la parotide, est moins variable. — D'après Sappey, le poids moyen de la glande serait de 7 à 8 grammes.

Sa *consistance*, variable avec les sujets, augmente avec l'âge ; mais on peut dire d'une façon générale que la sous-maxillaire est moins ferme que la parotide. — Sa *coloration*, gris brunâtre sur le cadavre, est blanc rosé sur le vivant.

Forme et rapports. — La *forme* de la glande est des plus irrégulières. C'est dire qu'elle a été comparée aux solides géométriques les plus variés. Dans l'ensemble, on peut la comparer grossièrement à un fer à cheval dont la concavité embrasserait le bord postérieur du mylo-hyoïdien ; on la voit bien sous cette forme dans les figures 394 et 398. Les deux branches de ce fer à cheval sont d'ailleurs d'aspect bien différent ; l'externe est plus large, ovoïde, plus épaisse et plus courte, l'interne plus longue et plus effilée. De plus, la première l'emporte de beaucoup en volume sur la seconde. Aussi, à l'exemple de la plupart des auteurs, décrirai-je la partie externe ou superficielle de la glande comme constituant la partie principale ou *corps* de la sous-maxillaire et je regarderai la partie profonde comme un simple prolongement de celle-ci.

Ce *corps* de la sous-maxillaire a la forme prismatique et triangulaire de la loge sur les parois de laquelle il se moule. Je lui décrirai trois faces, trois bords et deux extrémités ; j'indiquerai ensuite la disposition des prolongements qui en émanent.

On distingue les faces, d'après leur orientation, en face inféro-externe ou *cutanée*, face supéro-externe ou *osseuse* et face interne, profonde ou *musculaire*.

La face *inféro-externe* ou *cutanée* est légèrement convexe. Quadrilatère à angles très arrondis lorsque la glande, peu développée, ne dépasse pas l'os hyoïde, elle prend parfois la forme d'un triangle dont l'angle inférieur arrondi descend plus ou moins dans la région sous-hyoïdienne. J'ai vu cette face présenter un sillon antéro-postérieur très profond dans lequel couraient une artériole et une veinule, branches des vaisseaux sous-mentaux. Cette face est recouverte par les plans suivants : la peau, fine et mobile, les fibres du peaucier, engainé dans un dédoublement du fascia superficialis, et enfin l'aponévrose cervicale superficielle dont nous avons déjà indiqué la disposition à ce niveau. Au-dessus du peaucier on trouve quelques filets grêles du rameau supérieur de la branche cervicale transverse. Au-dessus de l'aponévrose cheminent deux ou trois rameaux cervicaux du facial.

Au-dessous de l'aponévrose se trouve la veine faciale, qui croise le tiers postérieur de cette face pour aller se jeter dans le tronc thyro-linguo-facial. Cette veine creuse parfois une gouttière sur la sous-maxillaire. On rencontre aussi sur cette face, près du bord inférieur de la mâchoire, quatre ou cinq ganglions lymphatiques sous-maxillaires. Le plus souvent tous ces ganglions sont sous-aponévrotiques ; mais j'ai vu parfois des ganglions placés au-dessus de l'aponévrose ; mes constatations ne sont pas assez nombreuses pour que j'aie pu me faire une opinion ferme sur la fréquence de ces ganglions superficiels.

La face *supéro-externe* ou *osseuse* répond à la fossette sous-maxillaire de la mâchoire inférieure et en arrière de celle-ci au ptérygoïdien interne.

C'est à la jonction de ces faces, le long du bord inférieur du maxillaire que cheminent l'artère et la veine sous-mentales, accompagnées de nombreux ganglions lymphatiques.

La face *interne*, *profonde* ou *musculaire*, répond aux organes qui constituent le plan profond de la région sus-hyoïdienne latérale. Normalement, les organes sous-glandulaires présentent la disposition suivante : on aperçoit sur un premier plan le digastrique dont le ventre postérieur est accompagné par le stylo-hyoïdien ; sur un plan plus profond se trouvent le mylo-hyoïdien en avant, l'hyoglosse en arrière. Le ventre postérieur du digastrique, le bord pos- 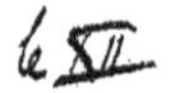

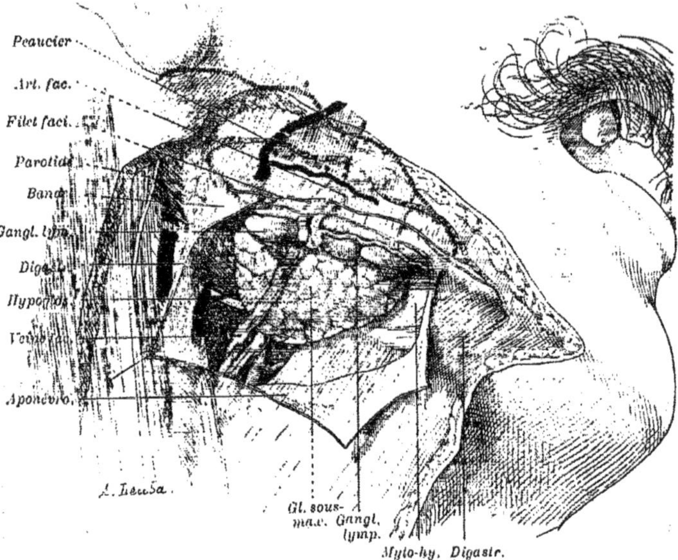

Fig. 393. — Loge sous-maxillaire vue après incision de sa paroi externe aponévrotique.
(La glande est légèrement rétractée.)

térieur de l'hyoglosse et la grande corne de l'os hyoïde forment un premier triangle, dont l'aire est occupée par les fibres du cératoglosse ; c'est le triangle de Béclard, au niveau duquel on *doit* lier la linguale, sous-jacente à l'hyoglosse, avant que cette artère n'ait donné la dorsale de la langue. — Immédiatement en avant, les deux ventres du digastrique circonscrivent un espace angulaire à sommet inférieur dont le fond est formé par le mylo-hyoïdien en avant et par l'hyoglosse en arrière. Le grand hypoglosse, accompagné d'un groupe de veines linguales, chemine sur ce dernier muscle. Le ventre postérieur du digastrique, l'hypoglosse et le bord postérieur du mylo-hyoïdien limitent un deuxième triangle très petit, le triangle de Pirogoff, dans l'aire duquel on *peut* également lier l'artère linguale, mais cette ligature qui porte sur l'artère après que celle-ci a émis la dorsale de la langue, ne donne qu'une hémostase imparfaite et doit être rejetée. Leaf et Kutner ont décrit sous la face interne de la glande des ganglions que l'on retrouve rarement.

Dans quelques cas, la glande sous-maxillaire très développée s'avance jusque dans la région sous-parotidienne et entre en contact avec la carotide externe.

Les trois *bords* du corps glandulaire peuvent être distingués en inférieur, externe et supérieur.

Le *bord inférieur* décrit une courbe à convexité inférieure. Il descend plus ou moins bas suivant les sujets. Il n'est pas rare de le voir déborder d'un centimètre la grande corne de l'os hyoïde. Ricard a depuis longtemps attiré l'attention sur cette disposition, dont il ne faudrait cependant pas exagérer la fréquence (Ricard, *Bulletin Soc. anat.*, 1889). — Le *bord externe* longe le bord inférieur de la mâchoire. Les vaisseaux sous-mentaux le côtoient dans

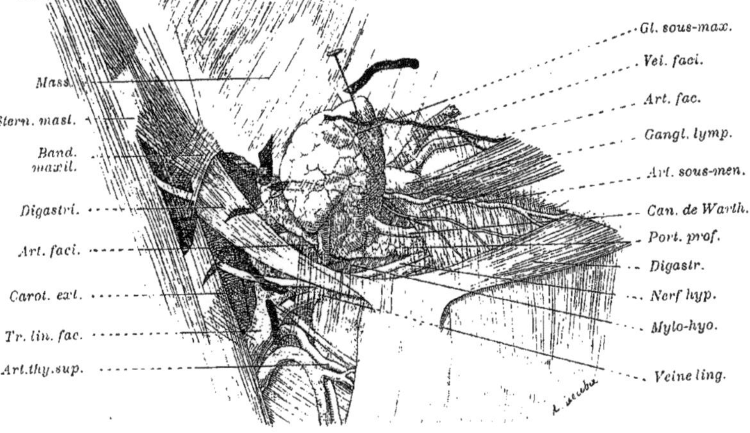

Fig. 394. — Loge sous-maxillaire, plan profond.
(La glande est relevée de façon à montrer les organes sous-glandulaires.)

toute son étendue. — Le *bord supérieur*, parfois irrégulièrement découpé, sépare la face osseuse de la glande de sa face profonde. En avant, il répond à l'insertion du mylo-hyoïdien; en arrière, il répond au cul-de-sac que forme la muqueuse buccale en se portant de la langue sur la face interne du maxillaire. Dans cette partie, il est longé par le nerf lingual auquel est appendu le ganglion sous-maxillaire.

Des deux *extrémités*, l'une se dirige en avant, l'autre en arrière. L'*extrémité antérieure*, arrondie, surplombe le ventre antérieur du digastrique. L'extrémité postérieure répond à la bandelette fibreuse qui sépare par une cloison solide la loge parotidienne de la loge sous-maxillaire et à l'artère faciale. Les rapports de l'artère faciale avec l'extrémité postérieure de la glande sont très intimes : l'artère se contourne en S autour de la glande; elle est logée dans un sillon glandulaire sinueux et profond, de telle sorte qu'elle paraît parfois complètement entourée par le tissu glandulaire; dans ce cas, il est bien difficile d'énucléer la glande sans blesser l'artère.

Prolongements. — La glande sous maxillaire présente deux prolongements :

l'un postérieur, l'autre antérieur. Tous deux se détachent de sa face profonde.

Le prolongement postérieur a été bien décrit par Sappey. Parfois absent, il offre un développement très variable suivant les sujets. Il s'engage dans cet orifice que nous avons signalé au niveau de la paroi postérieure de la loge sous-maxillaire, et vient faire saillie sous la muqueuse du plancher de la bouche au niveau de la dernière grosse molaire.

Le prolongement antérieur est beaucoup plus volumineux. Il constitue une véritable portion profonde, sous-mylo-hyoïdienne, de la glande. J'ai toujours trouvé ce prolongement aplati et étalé, comme comprimé par les deux plans musculaires entre lesquels il est compris. Il accompagne le canal de Warthon

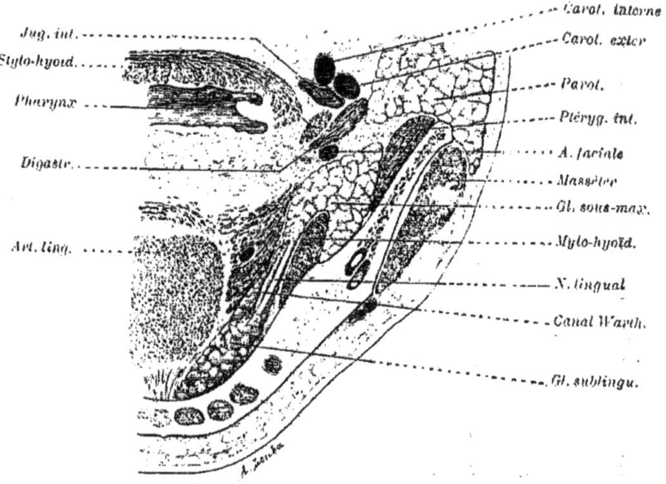

Fig. 395. — Coupe horizontale de la loge sous-maxillaire.
(Segment inférieur de la coupe.)

au-dessous duquel il est ordinairement placé. Il est en rapport en dehors avec la face profonde du mylo-hyoïdien, en dedans avec le lingual inférieur et l'hyoglosse sur qui reposent une ou deux anses nerveuses anastomotiques entre le lingual en haut et l'hypoglosse en bas (Voy. fig. 394, 397 et 319 du T. IV, p. 906.)

Sa longueur est extrêmement variable. Il est parfois assez développé pour atteindre l'extrémité postérieure de la glande sub-linguale. Il peut même adhérer intimement à cette dernière. Les deux glandes, la sous-maxillaire et la sublinguale, paraissent alors continues. C'est en se basant sur cette disposition que H. Meyer réunissait ces deux glandes sous le nom commun de *glandula salivalis interna*.

Ce prolongement antérieur de la sous-maxillaire peut se morceler en plusieurs lobules distincts. Lorsque les lobules moyens s'atrophient, les lobules antérieurs forment un groupe nettement isolé, sorte de *sous-maxillaire accessoire*, qui peut être distant de plus de trois centimètres du reste de la glande. Henle (*Handb. der Eingeweidelehre des Menschens*, 2te Auflage, p. 143 et fig. 95) a depuis longtemps décrit et figuré cette disposition sur laquelle Nitot a plus récemment attiré de nouveau l'attention (Nitot. Recherches anatomiques sur la glande sous-maxillaire et son canal excréteur. *Archives de physiologie*, 1889, p. 374).

Conduit excréteur. — Le conduit excréteur de la glande sous-maxillaire porte le nom de canal de Warthon.

Son mode d'origine à l'intérieur de la glande est très variable. D'après Henle, on pourrait observer une des trois dispositions suivantes : 1° la ramescence par voie dichotomique ; 2° l'existence d'un canal axial sur lequel viennent se brancher des conduites secondaires ; 3° l'épanouissement en un nombre variable de conduits de calibre sensiblement égal. Son mode de ramescence a été récemment étudié par Marshall et Flint (*American Journal of Anatomy*, vol. I, 1902).

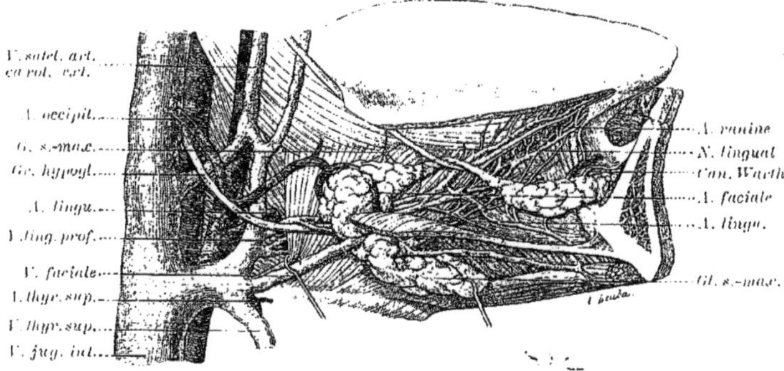

Fig. 396. — Rapports du canal de Wharton. Vaisseaux et nerfs de la face latérale de la langue. — D'après Farabeuf, in thèse Launay.

D'après ces auteurs, presque aussitôt après sa pénétration dans le hile glandulaire, le canal se divise en deux branches, adoptant le mode de division dichotomique qui sera suivi par tout le système canaliculaire, sauf pour les ramifications ultimes, les canaux intercalaires ou alvéolaires, naissant au nombre de 3 ou même 4 d'un même centre et s'épanouissant en 3 ou 4 alvéoles glandulaires.

D'une façon générale, le canal sous-maxillaire donnerait naissance à 4 canaux primaires d'où naîtraient 16 canaux secondaires, interlobulaires, larges et tortueux, ne se divisant qu'après un long parcours pour donner naissance à une centaine de canaux sublobulaires. Ces derniers, se ramifiant entre les lobules, donnent 1500 canaux lobulaires dont la disposition est terminale, chaque canal lobulaire ne donnant naissance qu'à un lobule.

Le canal de Warthon émerge de la partie moyenne de la face interne de la glande. Il se dirige en avant et en dedans vers la partie inférieure du frein de la langue. A ce niveau, il se porte directement en avant sur une longueur de 3 à 4 millimètres; ce court segment terminal forme ainsi avec le reste du conduit, un léger coude dont la concavité regarde en bas. Très rapproché en ce point de celui du côté opposé, il traverse très obliquement la muqueuse et vient s'ouvrir dans la bouche par un petit orifice qui porte le nom d'ostium umbilicale. Cet orifice occupe le sommet d'un petit tubercule, la *caroncule salivaire* (fig. 401). La saillie de ce tubercule est due au trajet oblique du canal à travers la muqueuse et surtout à la présence d'une couronne de petites glandes qui entourent l'ostium umbilicale (Henle).

La *longueur* du canal de Warthon est de 4 à 5 centimètres. Son *calibre* moyen, plus considérable que celui du canal de Sténon est d'environ 3 millimètres. Le point le plus rétréci répond à l'orifice buccal. — Son *extensibilité*, quoique assez grande, a été singulièrement exagérée par les auteurs qui voulaient jadis considérer la grenouillette aiguë comme résultant de la dilatation brusque du canal de Warthon.

Rapports. — Le canal de Warthon chemine d'abord sur la face externe de l'hyoglosse, entre ce muscle et le mylo-hyoïdien, puis il s'engage entre le mylo-hyoïdien qui reste toujours *en dehors*, le lingual inférieur et le génioglosse qui sont *en dedans*. Un peu plus loin il est placé entre le génioglosse *en dedans* et la glande sublinguale *en dehors* ; il est plus rapproché du bord supérieur de cette dernière que de son bord inférieur. Le canal de Warthon est souvent accompagné jusqu'à la glande sublinguale par un prolongement de la glande sous-maxillaire que nous avons déjà indiqué. Il est accompagné dans tout son trajet par un plexus veineux et dans son segment terminal par les vaisseaux sublinguaux qui le croisent sur sa face interne. Sur la face interne de la glande sublinguale, le canal de Warthon affecte un rapport important avec le nerf lingual qui le croise, en passant au-dessous de lui, pour venir se placer à son côté interne.

L'embryologie nous donne l'explication de ce passage du nerf lingual au-dessous du canal de Warthon. Lorsqu'on examine une coupe frontale de la cavité buccale d'un embryon de

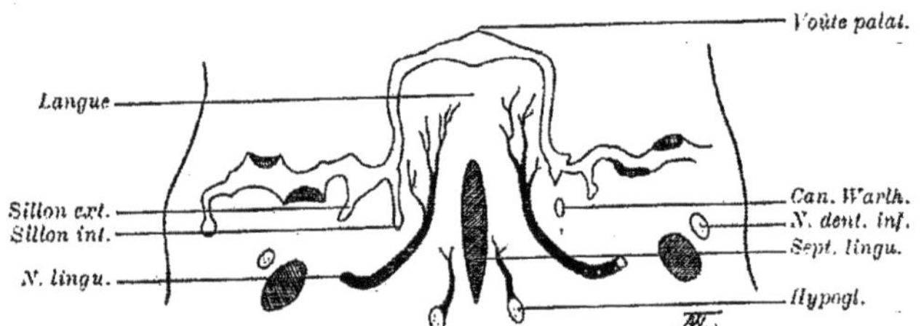

FIG. 397. — Coupe frontale de la partie moyenne de la langue chez un embryon (d'après His). (Légèrement modifiée et très schématisée.)

A droite, le canal est constitué ; à gauche, il est encore à l'état de sillon.

2 centimètres (Voy. fig. 397) on voit que la saillie médiane que forme la langue est séparée de la saillie latérale qui indique la place du futur maxillaire inférieur par un bourrelet assez saillant. Ce bourrelet est limité par deux sillons, l'un interne qui le sépare de la langue, l'autre externe qui l'isole du maxillaire inférieur. On sait que le canal de Warthon naît par coalescence des deux lèvres du sillon interne ; le nerf lingual, pour arriver à la langue, devant forcément passer au-dessous de ce sillon, sera donc sous-jacent au canal de Warthon, formé aux dépens de celui-ci. (Voyez PRENANT, *Éléments d'embryologie*, livre II, p. 82.)

Vaisseaux et nerfs. — *Les artères* de la glande sous-maxillaire lui sont fournies par le tronc de la faciale et par l'artère sous-mentale.

Les *veines* aboutissent à la veine faciale et à la veine sous-mentale. Quelques veinules profondes vont se jeter dans les veines satellites de l'hypoglosse.

Il existe en outre un ou deux petits ganglions situés en plein parenchyme glandulaire (niés par Cunéo).

Les *lymphatiques*, encore mal connus, aboutissent aux ganglions placés dans la loge glandulaire le long du bord inférieur de la mâchoire.

Les nerfs ont une double origine. Les uns viennent soit du ganglion sous-maxillaire (Voyez t. III, fig. 523), soit du tronc même du lingual. Les autres sont fournis par le plexus sympathique qui entoure l'artère faciale. Leur terminaison dans la glande sera étudiée plus loin.

Variétés. — L'absence de la glande sous-maxillaire a été plusieurs fois constatée chez des fœtus porteurs de graves malformations faciales, mais il n'existe qu'une seule observation d'absence bilatérale de la glande sous-maxillaire, chez un sujet indemne de toute autre anomalie. (W. GRUBER, Congenitaler Mangel beider Glandulæ submaxillares bei einem wohlgebildeten, erwachsenen Subjecte. *Arch. f. path. Anat.* etc., 1887, Bd. 102, p. 9). La portion sus-hyoïdienne de l'aponévrose cervicale superficielle était normalement développée ; la loge de la glande absente était remplie par de la graisse et des ganglions lymphatiques. — Turner (*Journ. of. Anat.*, IV, 147, 1899) a signalé un cas dans lequel la sous-maxillaire était tout entière placée au-dessus du mylo-hyoïdien et intimement soudée à la glande sublinguale.

GLANDE SUBLINGUALE

Syn. : Sublingualdruse.

La glande sublinguale est la moins volumineuse des glandes salivaires. Elle

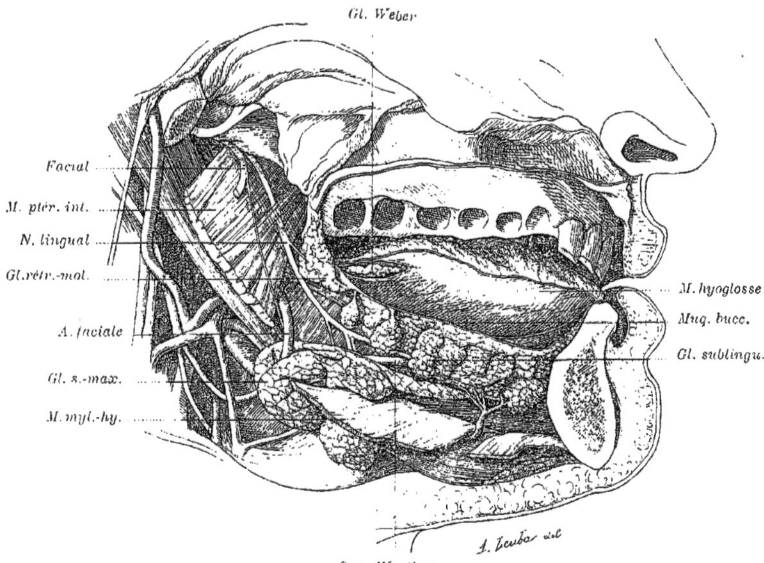

Fig. 398. — Vue latérale des glandes sous-maxillaire et sublinguale.

est placée sur le plancher de la bouche, en dedans du corps de la mâchoire, au-dessous de la muqueuse buccale qu'elle soulève en dehors et de chaque côté du frein de la langue.

La glande sublinguale n'est point placée dans une loge assimilable à la loge parotidienne ou à la loge sous-maxillaire ; elle est plongée dans un tissu cellulaire extrêmement lâche. Cette laxité de l'atmosphère conjonctive péri-glandulaire est en rapport avec la mobilité de la région.

Caractères extérieurs. — La *forme* de la glande sublinguale est en fuseau très allongé, aplati dans le sens transversal et parallèle au corps de la mâchoire. Son grand axe se dirige donc en avant et en dedans. Il mesure environ 3 centimètres. Le diamètre vertical de la glande a environ 1 centimètre ; le diamètre transversal, 5 millimètres seulement. — Son poids moyen varie de de 2 à 3 grammes.

Rapports. — On peut, au point de vue des rapports, considérer à la glande sublinguale deux faces, deux bords et deux extrémités.

Des deux faces, l'une regarde en dehors, l'autre en dedans.

La *face externe* ou *osseuse*, légèrement convexe, répond à cette fossette de la face interne du corps du maxillaire que nous avons décrite dans l'Ostéologie sous le nom de fossette sublinguale. Elle en est séparée par le nerf sublingual, ses ramifications terminales et le ganglion sublingual de Blandin.

La *face interne* ou *musculaire* répond aux muscles lingual inférieur et génioglosse. Elle en est séparée : en haut par la partie terminale du nerf lin-

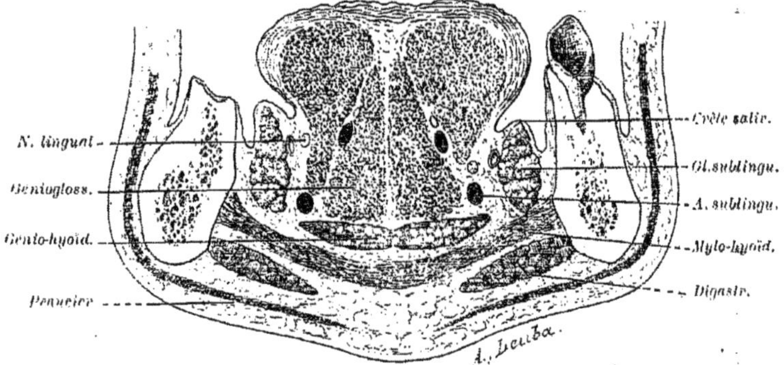

Fig. 399. — Coupe transversale du plancher de la bouche, passant par la partie moyenne de la glande sublinguale.

gual, par l'artère et la veine ranines qui accompagnent ce nerf, au milieu par les ramifications terminales du grand hypoglosse, et enfin par le canal de Warthon, flanqué des vaisseaux sublinguaux, qui l'abordent à son pôle postérieur et inférieur pour l'abandonner à son pôle antérieur et supérieur, le croisant donc obliquement (Voy. fig. 399).

Les deux bords sont l'un supérieur, l'autre inférieur. — Le bord *supérieur*, épais et arrondi, soulève la muqueuse buccale, formant ainsi de chaque côté du frein de la langue deux crêtes allongées suivant le grand axe de la glande et ordinairement décrites sous le nom de *crêtes sublinguales*. C'est sur cette crête (fig. 401) que viennent s'ouvrir les orifices, généralement invisibles, des conduits excréteurs de la glande. — Le bord inférieur, plus mince, répond à l'interstice du génioglosse et du mylo-hyoïdien.

On distingue les deux extrémités en antérieure et postérieure. — L'*extrémité antérieure* répond à la face postérieure de la symphyse, aux deux apophyses génioglosses supérieures et aux houppes tendineuses des muscles génioglosses qui s'en détachent. A ce niveau, elle est accolée à celle du côté opposé dont la sépare une couche de tissu cellulaire très lâche que Fleischmann a décrite à tort comme une bourse séreuse (Voy. t. IV, p. 75 et 76). — L'*extrémité postérieure* est ordinairement séparée de la glande sous-maxillaire par un intervalle de 7 à 8 millimètres. Mais il n'est pas rare, comme je l'ai déjà fait remarquer, de voir le prolongement interne ou profond de la sous-maxillaire venir prendre contact avec cette extrémité de la sublinguale.

Conduits excréteurs. — On peut résumer la disposition autrefois si discutée des conduits excréteurs de la glande sublinguale dans la formule suivante :

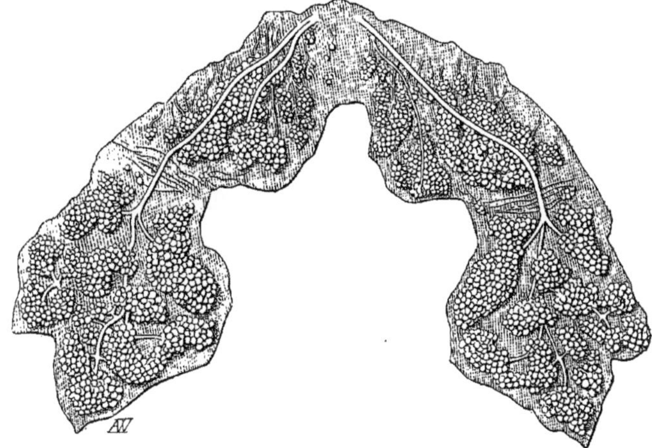

FIG. 400. — Conduits excréteurs des glandes sous-maxillaire et sublinguale. (D'après Tillaux.) (Les conduits excréteurs sont examinés à plat sur la muqueuse buccale vue par sa masse profonde, après macération dans une solution d'acide tartrique.)

Il n'existe jamais de canal collecteur unique. Les conduits excréteurs, toujours multiples, s'ouvrent directement dans la cavité buccale et ne s'abouchent en aucun cas dans le canal de Warthon.

Le nombre de ces conduits excréteurs varie de quinze à trente. Ils émergent au niveau du bord supérieur de la glande et viennent s'ouvrir dans la cavité buccale en perforant la muqueuse que soulève ce bord. Leurs orifices sont disposés en une série linéaire, mais sont irrégulièrement espacés. Ces conduits excréteurs sont souvent désignés, à tort, comme nous le verrons tout à l'heure, sous le nom de *conduits de Rivinus*.

Parfois quelques-uns de ces conduits se réunissent pour constituer un canal collecteur plus volumineux que l'on décrit d'ordinaire sous le nom de *canal de Bartholin*. Ce canal naît sur le milieu de la face profonde de la glande. Il se porte en haut et en avant, en s'accolant au canal de Warthon. Il est souvent contenu dans la même gaine que ce dernier. Après un trajet de un centimètre et demi à deux centimètres, il s'ouvre dans la cavité buccale immédiatement à côté de l'ostium umbilicale. Le canal de Bartholin coexiste toujours avec d'autres conduits plus petits ; sa disposition et son volume sont extrêmement variables ; il fait défaut, d'après les relevés de Suzanne, dans près de la moitié des cas. Son importance est donc très relative et il ne me paraît pas mériter le nom de *conduit principal* de la glande sublinguale sous lequel il est parfois désigné.

J'ai dit tout à l'heure qu'aucun des conduits de la glande sublinguale ne s'ouvrait dans le canal de Warthon. Il existe cependant parfois au niveau de l'extrémité postérieure de la glande quelques lobules glandulaires, tributaires

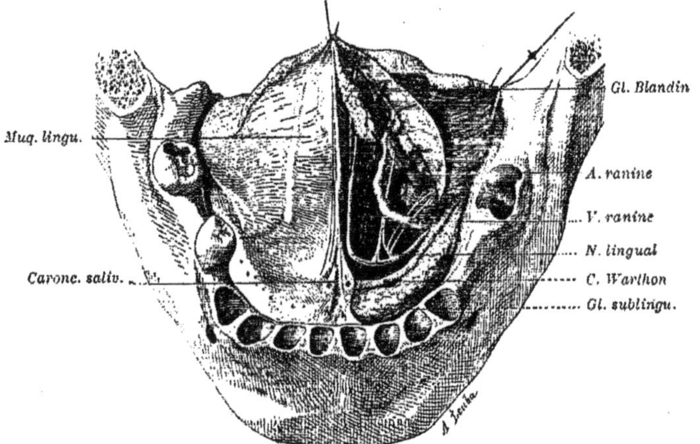

Fig. 401. — Glande sublinguale et terminaison du canal de Warthon.

du canal excréteur de la sous-maxillaire. On admet généralement qu'il s'agit là de lobules erratiques de la glande sous-maxillaire. Bien que l'absence de toute différence dans la structure de la sublinguale et de la sous-maxillaire enlève tout critérium et rende le rattachement de ces lobules à la deuxième de ces glandes tout à fait conventionnel, je crois qu'il est préférable de le maintenir. Il permet en effet de simplifier la description des conduits excréteurs de la glande sublinguale en supprimant une troisième modalité de terminaison. De plus, nous avons vu plus haut que les lobules en question étaient parfois réunis à la glande sous-maxillaire par une série ininterrompue de lobules analogues.

La disposition des conduits excréteurs de la glande sublinguale a donné lieu à une série de discussions que je crois intéressant de rappeler brièvement.

En 1679, dans une dissertation sur la dyspepsie, Rivinus décrivit pour la première fois un conduit excréteur se détachant de la glande sublinguale du veau : il le regarde comme l'unique canal collecteur de la glande. Six ans plus tard, en 1685, Bartholin, le fils, dit qu'il l'avait observé chez le veau, la brebis, l'âne et la lionne. Jusqu'à présent la disposition des conduits de la glande chez l'homme restait ignorée. Sténon et Morgagni admirent bien que ces conduits étaient multiples mais n'arrivèrent point à démontrer la réalité de leur description.

Ce n'est qu'en 1724 que Walther réussit à injecter au mercure quatre des canaux de la glande (Walther. *De novis inventis sublinguæ salivæ rivis*. Lipsiæ, 1724). C'est donc à cet auteur que revient le mérite d'avoir établi la multiplicité des conduits de la glande sublinguale. Aussi est-ce le nom de canaux de Walther et non celui de canaux de Rivinus que devraient porter ces conduits. — La découverte de Walther ne mit pas fin aux discussions. Quelques anatomistes continuèrent à admettre l'existence d'un canal excréteur unique; le plus grand nombre adopta cependant la description de Walther; mais on continua à discuter sur le nombre des conduits excréteurs et sur leur mode d'abouchement. On admettait généralement (Meckel, Cuvier, Huschke, Henle, etc.) que ces conduits étaient au nombre de six à douze, que la plupart d'entre eux s'abouchaient directement dans la cavité buccale, que quelques-uns cependant se jetaient dans le canal de Warthon.

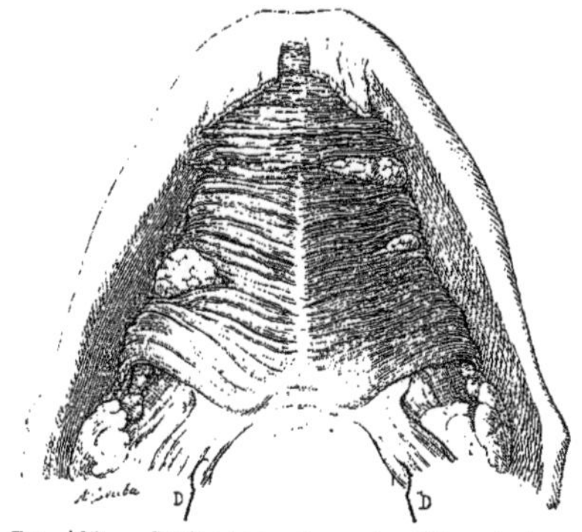

Fig. 402. — Prolongements sus-hyoïdiens de la glande sublinguale (d'après Morestin).

En 1857, Sappey publia un nouveau travail sur la question et arriva à cette conclusion que le nombre des conduits ne dépassait pas 4 ou 5 et qu'aucun d'entre eux n'était tributaire du canal de Warthon. — L'année suivante, M. le Dr Tillaux montra que le nombre des conduits excréteurs était beaucoup plus considérable qu'on ne l'avait cru jusque-là et pouvait varier de 15 à 30. Ranvier (*loc. cit.*; voy. p. 693) adopta ces conclusions que Suzanne essaya de modifier en admettant de nouveau l'existence de conduits tributaires du canal de Warthon et la fréquence considérable d'un canal plus volumineux qu'il voulut élever au rang de conduit principal de la glande (Suzanne, Recherches anatomiques sur le plancher de la bouche. *Archives de physiologie*, 1887, 10, p. 374-408, et Thèse de Paris, 1887). M'étant déjà expliqué sur ces conclusions de Suzanne, je m'en tiens à cette rapide énumération des principaux travaux et je renvoie pour des détails plus complets et une bibliographie plus étendue aux mémoires déjà cités de Ranvier et de Suzanne.

Du bord inférieur de la glande sublinguale se détachent parfois de petits prolongements qui traversent les interstices qui séparent les faisceaux du mylo-hyoïdien et viennent faire saillie dans la région sus-hyoïdienne. Ces prolongements, mentionnes par Cruveilhier, ont été récemment bien décrits par M. Moustin (Pathogénie de la grenouillette sus-hyoïdienne. *Gazette des Hôpitaux*, 8 mai 1897, n° 53). Le plus souvent il n'existe qu'un seul prolongement, mais on peut en trouver deux, trois et même davantage. Ils sont ordinairement masqués d'une épaisse couche graisseuse en continuité avec elle, qui se trouve au-dessus du mylo-hyoïdien. Ces prolongements peuvent s'observer dans toute l'étendue du mylo-hyoïdien. Mais M. Moustin fait remarquer qu'ils ont deux sièges d'élection : « 1° Tout à fait en avant au voisinage des apophyses; 2° à la partie moyenne du muscle. On ne les voit jamais sur la ligne médiane et rarement près du bord postérieur du muscle. »

Vaisseaux et nerfs. — Les *artères* de la glande sublinguale sont fournies par l'artère ranine et surtout par l'artère sublinguale qui s'anastomose avec la sous-mentale par un rameau perforant. — Les *veines* se rendent aux troncs veineux satellites de ces deux artères. — Les *lymphatiques* sont tributaires des ganglions sous-maxillaires. — Les nerfs sont fournis par le nerf sublingual, branche collatérale du lingual (Voy. t. III, p. 830) et par les filets sympathiques qui accompagnent les artères.

[POIRIER.]

STRUCTURE DES GLANDES SALIVAIRES

Par E. LAGUESSE

Au point de vue de l'anatomie générale, nous devons ranger dans le groupe des glandes salivaires non seulement les organes d'un certain volume tels que la parotide, la sous-maxillaire, la sublinguale (ou plutôt le groupe sublingual), les glandes de Blandin-Nühn, de Weber, etc..., mais encore toutes les glandules contenues dans la sous-muqueuse et la muqueuse de la cavité buccale, éparses en certains points, réunies en d'autres en une véritable couche continue (Voy. tome IV, fascicule 1, p. 56 à 120). Toutes ces glandes en effet ont une structure analogue; toutes contribuent à la sécrétion de la salive; et parmi elles, ce sont les plus petites qui sont les plus constantes dans la série animale, et qui représentent le point de départ philogénétique des plus volumineuses.

Petits ou gros, ces organes sont construits sur un plan commun, mais avec de grandes variations de détail, de glande à glande, et d'espèce à espèce. On peut, avec la plupart des auteurs, les rapporter à trois types différents, les répartir en trois variétés : les *glandes séreuses ou albumineuses*, les *glandes muqueuses pures*, les *glandes mixtes ou muqueuses mixtes*.

Chez l'homme, la parotide appartient à la variété séreuse, la sous-maxillaire et la sublinguale à la variété mixte; le type muqueux pur n'est représenté que par un certain nombre de glandules. Mais il y a de nombreuses variations chez les mammifères. Seule, la parotide est toujours séreuse dans les espèces bien étudiées jusqu'ici. La sous-maxillaire peut être séreuse (lapin, rat, cobaye, hérisson), ou mixte (chien, cheval, âne). La sublinguale peut être muqueuse pure (rat, cobaye, hérisson), ou mixte (chien, lapin). On a surtout étudié comme type de glande séreuse la parotide du chien et du lapin, comme type de glande mixte la sous-maxillaire du chien, comme type de glande muqueuse pure la sublinguale et la rétrolinguale du cobaye. Ce sont ces objets de prédilection qui fournissent généralement la matière des descriptions classiques; pourtant ces organes commencent à être mieux connus chez l'homme.

Glandes salivaires séreuses ou albumineuses : la Parotide. — A l'inverse des glandes muqueuses, dont la sécrétion est épaisse et filante, la parotide donne une salive très fluide, claire, se rapprochant des sérosités, d'où le nom de glande séreuse. Heidenhain préfère celui de glande albumineuse, vu la proportion très notable d'albumine que contient cette salive.

La parotide est une glande en grappe composée, divisée par des cloisons conjonctives en une série de lobules ou grains glandulaires de plus en plus petits. La figure 403 représente la coupe d'une portion de lobule chez un supplicié. Le tissu glandulaire y est constitué par des cavités sécrétantes (ou acini) ayant la forme d'utricules très courts, bosselés, qui, d'après les reconstitutions en cire de Maziarski (1900) seraient ici de véritables grains presque sphériques ou ovoïdes. Leur lumière est très étroite, souvent à peine visible. Leur paroi est formée par une très mince membrane propre (apparaissant comme un liséré foncé contenant quelques noyaux très aplatis), tapissée intérieurement par une seule assise de cellules épithéliales de volume moyen (hauteur 15 à 20 μ, largeur 10 à 15), de forme généralement pyramidale. Après fixation, sur la glande au repos, ces éléments montrent un noyau anguleux, étoilé, généralement plus rapproché de la base. Le corps cellulaire est peu foncé, peu colorable, le protoplasme très finement granuleux y est peu abondant, et semble ordonné en un réseau délicat à mailles assez larges. Un examen plus attentif montre pourtant que ces mailles sont délimitées non par des filaments mais par des lamelles entrecroisées, que la structure est non réticulée, mais alvéo-

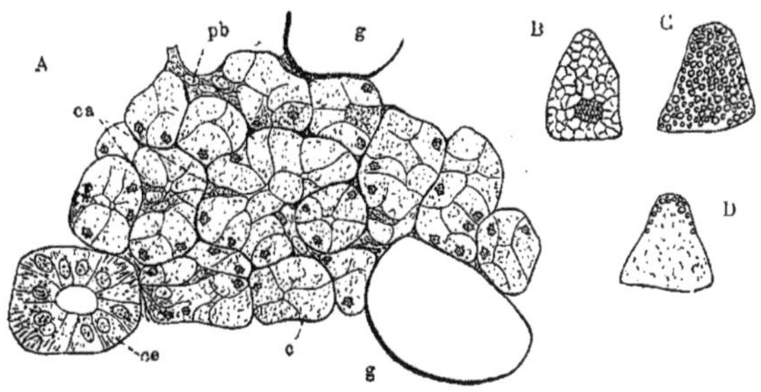

FIG. 403.

A, coupe de parotide humaine (supplicié). — *ce*, canal excréteur à cellules striées, montrant quelques grains dans les cellules, et les bandelettes obturantes. — *c*, cul-de-sac. — *ca*, cellules centro-acineuses. — *pb*, passage de Boll. — *gg*, deux vésicules adipeuses.
B, cellule de la même à un fort grossissement avec ses alvéoles.
C et D, cellules parotidiennes du lapin d'après Langley, avant et après la sécrétion.

laire (Nicolas, Laguesse et Jouvenel) avec, à la périphérie, une couche protoplasmique plus dense enveloppante. Sur la figure 403, en A et en B, ces alvéoles semblent vides ou plutôt remplis seulement d'un liquide clair; mais, sur le tissu frais, la plupart d'entre eux, sinon tous, contiennent chacun un gros granule réfringent, très difficile à conserver vu sa solubilité dans la plupart des liquides employés, se teignant de façon intense par les couleurs d'aniline quand on a réussi à le fixer. La cellule est donc normalement plus ou moins bourrée de grains (Altmann, Nicolas, Erik Müller).

Les expériences d'Heidenhain (1868) et de Langley (1879), sur la parotide du chien et du lapin, ont montré que ces grains représentent le matériel de sécrétion. Heidenhain, n'employant comme fixant que l'alcool, n'a d'abord pu les voir nettement, mais, avant excitation du sympathique au cou, il a trouvé la cellule gonflée par une substance claire, pauvre en protoplasme finement granuleux, à noyau petit, comprimé, épineux. Après excitation et recueil de 2 à 3 centimètres cubes de sécrétion très albumineuse (lapin), il a trouvé au contraire la cellule diminuée de volume, riche en protoplasme finement granuleux, la substance claire presque complètement disparue, le noyau décomprimé, gonflé, arrondi. Langley a complété, en examinant chez le lapin, avant et après l'excitation, les cellules fraîches encore vivantes. Il les a vues, au repos, bourrées de grains réfringents, qui correspondent à ceux fixés et colorés par Nicolas chez l'homme (fig. 403, C), tandis que, par l'excitation, ces grains devenaient de plus en plus rares et finissaient par ne plus former qu'un mince liséré au sommet de la cellule, au contact de la lumière étoilée (fig. 403, D). On peut en conclure que, pendant la période de repos apparent (d'élaboration), la cellule a élaboré les grains réfringents, premier état du matériel de sécrétion, tandis que, pendant la période d'activité apparente ou mieux d'excrétion, ces grains ont été, sous l'influence des nerfs, dissous et transformés grâce à un afflux de plasma lymphatique, pour constituer les principes actifs de la salive rejetée[1].

Jouvenel (1902) a récemment réhabilité les grains de sécrétion des salivaires, que Hans Held (1899) prétendait faire considérer comme des produits artificiels. Ils sont parfaitement isolables sur le tissu vivant. Mais leurs caractères (dimension, réfringence, façon de se comporter vis-à-vis des réactifs) sont essentiellement variables pour chaque espèce animale suivant les glandes dont ils proviennent, et pour chaque glande suivant l'espèce animale. Ainsi, les grains de la parotide du cobaye ne sont fixés ni par l'acide osmique, ni par le sublimé.

Solger (1894, 1896) a signalé à la base des cellules, dans la sous-maxillaire de l'homme, un ou deux buissons de « filaments basaux » légèrement courbés, rigides. Ch. Garnier (1897, 1899) a retrouvé ces filaments dans les diverses glandes salivaires et les a décrits sous le nom d' « ergastoplasme ». Ils représentent, d'après Prenant (et ses élèves Garnier et Bouin) un « protoplasme supérieur » spécialement différencié ici pour la fonction d'élaboration.

Après la parotide, il faudrait, parmi les salivaires séreuses, ajouter, dans la région des papilles caliciformes, les glandes de von Ebner, annexes des terminaisons gustatives, mais elles ont déjà été décrites tome IV, fascicule I, page 123.

Glandes salivaires muqueuses pures : glandules linguales et palatines. — Le type muqueux pur n'est représenté chez l'homme, d'après les recherches récentes, que par certaines glandules de la muqueuse buccale (Stœhr), mais non par toutes. Heidenhain, Nadler en distraient les glandules labiales, où ils trouvent des croissants et des tubes séreux entiers. Bermann, Schaffer retrouvent ces croissants dans un certain nombre des glandules linguales qui se répartiraient ainsi entre les deux variétés. Pour le dernier (1897), seules les glandules palatines, qui forment une couche serrée dans la sous-muqueuse de la partie supérieure de la voûte et à la face inférieure du voile du palais, seraient entièrement muqueuses. Laguesse et Jouvenel les retrouvent telles. Au contraire, Renaut ne rencontre aucune glandule mucipare pure chez l'homme. Il se peut qu'il y ait des différences individuelles.

Les cavités sécrétantes (acini, acino-tubuli de Kœlliker) sont ici des tubes tortueux, pelotonnés, ramifiés, généralement plus larges et plus longs que ceux des glandes séreuses. Leur lumière est généralement moins étroite. En dedans de leur membrane propre, on voit une assise unique de larges cellules prismatiques ou pyramidales. Ces cellules, toutes muqueuses, sont absolument claires, transparentes; le noyau, très aplati, est refoulé à la base dans une

1. Pour les canaux excréteurs et les détails communs à toutes les salivaires, voir plus loin, pages 702, 703.

mince couche de protoplasme granuleux, continue sur les côtés avec une lamelle pariétale hyaline plus mince encore. L'élément paraît, à un grossissement moyen, rempli, distendu par une substance absolument claire et transparente, colorable par certains réactifs seulement[1] : c'est le mucigène. Mais la cellule n'est pas un simple gobelet rempli par cette substance. Un fort objectif la montre cloisonnée par un très délicat réseau de filaments protoplasmiques émanés de l'amas granuleux basal périnucléaire, réseau qui contient le mucigène dans ses mailles. En un mot, par sa structure, l'élément se rapproche des cellules caliciformes de l'épithélium intestinal. D'après la plupart des auteurs, il est, comme elles, largement ouvert à la surface; d'après Schifferdecker au contraire, on peut le trouver clos, ou ne présentant qu'un étroit orifice temporaire,

Le mécanisme de la sécrétion, dans ces glandes muqueuses pures, a été particulièrement étudié par Ranvier (1887) sur la sublinguale et la rétrolinguale[2] du cobaye. Après excitation prolongée des nerfs, Ranvier a vu, en même temps que se produisait une excrétion abondante de mucus, les éléments de la rétrolinguale se rétracter; l'amas de mucigène a considérablement diminué, n'existe plus qu'au voisinage de la lumière, élargie. Le protoplasme granuleux s'est accru et remplit presque tout l'élément; le noyau est devenu sphérique et s'est éloigné de la membrane propre. Une partie du mucigène s'est transformée en mucus. Sur les cellules caliciformes vivantes de l'épithélium buccal de la grenouille, Ranvier a vu le processus intime de l'excrétion : des vacuoles aqueuses apparaissent dans le protoplasme, montent dans les travées du réseau et brusquement disparaissent. Vraisemblablement l'eau qu'elles contiennent, tenant déjà en dissolution des sels, se charge alors au passage de mucigène, qu'elle dissout pour former le mucus.

Dans les glandes palatines de l'homme, Schaffer signale la présence de divers stades de cette évolution fonctionnelle. Les éléments semblent sécréter tour à tour, car on trouve, par places, des tubes où les cellules ne sont qu'à demi pleines de mucigène; certains éléments n'ont plus qu'un liséré clair superficiel; d'autres, très rares, l'ont même perdu. Stœhr avait déjà attiré l'attention sur l'existence de ces phases, chez les animaux, en dehors de toute excitation artificielle.

Glandes salivaires mixtes : sous-maxillaire et sublinguale. — Aux salivaires constituées exclusivement de cellules séreuses on a réservé le nom de glandes séreuses; aux salivaires constituées exclusivement de cellules muqueuses, le nom de muqueuses pures : les glandes mixtes, ou muqueuses mixtes, sont celles qui contiennent à la fois en proportion notable les deux sortes d'éléments.

C'est la variété la plus étudiée, et celle qui a soulevé et soulève encore le plus de discussions. Elle peut présenter deux aspects différents, avec des transitions : tantôt il y a mélange de cavités sécrétantes entièrement séreuses avec d'autres, muqueuses ou mixtes (sous-maxillaire de l'homme, sublinguale du chien), — tantôt les cavités, allongées, tubuleuses, ramifiées même, paraissent toutes muqueuses, mais portent à leur extrémité ou sur leur trajet les formations nommées *croissants de Giannuzzi* (sous-maxillaire du chien), qu'on retrouve aussi d'ailleurs dans le premier cas.

Les recherches ont porté surtout sur la sous-maxillaire du chien, dont la

1. L'acide perruthénique (Ranvier), l'hématoxyline (Heidenhain), la thionine avec métachromasie en rouge (Hoyer), le mucicarmin (Paul Mayer), etc.

2. La retrolinguale est une troisième glande de la région sus-hyoïdienne, particulière à certains mammifères : insectivores, cheiroptères, rongeurs simplicidentés (cobaye, rat, souris, écureuil), où Ranvier l'a découverte et nommée. Elle dérive peut-être du groupe sublingual; son canal et son corps sont intimement accolés au canal et au corps de la sous-maxillaire.

structure est typique. Les tubes sécréteurs y sont essentiellement constitués par des cellules muqueuses claires, offrant les mêmes caractères que celles des glandes muqueuses pures. Schlüter (1865) a montré qu'elles sont munies latéralement, à la base, d'un mince prolongement en forme de spatule (prolongement de Schlüter). A son insertion se trouve logé le noyau aplati; il s'insinue sous la cellule voisine; tous s'imbriquent ainsi à la manière des tuiles d'un toit.

L'aspect général serait, à peu de chose près, celui de la sublinguale du cobaye, si l'on ne trouvait les culs-de-sac coiffés par des sortes de calottes protoplasmiques, granuleuses, sombres, prenant bien les colorants, contenant plusieurs noyaux, et se présentant en coupe sous la forme de croissants ou demi-lunes, ce sont les *croissants de Giannuzzi* (ou lunules), du nom de l'auteur qui a attiré l'attention sur eux (1865). De leur face concave, que dépriment en s'y moulant les cellules muqueuses gonflées, s'élèvent entre ces éléments une ou plusieurs crêtes, tendant vers la lumière (fig. 404, A), y atteignant parfois. On les trouve souvent non seulement à l'extrémité des culs-de-sac, mais aussi latéralement.

Ces lunules ont été diversement interprétées. Heidenhain, Stœhr, Ranvier sont les principaux défenseurs de trois théories différentes.

1° Heidenhain (1868), prolongeant pendant 4 à 6 heures l'excitation de la corde du tympan, et comparant les coupes faites sur les glandes des côtés excité et non excité, ne trouve plus, dans les culs-de-sac du premier, que des cellules granuleuses; les muqueuses semblent avoir disparu; la salive recueillie est abondante. Il en conclut que les éléments muqueux ont desquamé et fondu pour former cette salive, que les éléments des croissants sont des *cellules de remplacement*, destinées à se multiplier après chaque acte secrétoire, pour reconstituer le revêtement épithélial muqueux disparu. Plus tard, il atténue; la chute des cellules n'a pas lieu toutes les fois que la glande entre en activité, mais seulement à la suite d'une sécrétion très intense et très prolongée. Cette théorie est à peu près abandonnée aujourd'hui : Bizzozero et Vassale ont montré qu'il n'y avait pas prolifération après excitation, point ou presque point de karyokinèses. L'existence de glandes sans croissants, les expériences de Ranvier, Langley, etc... la battent encore en brèche.

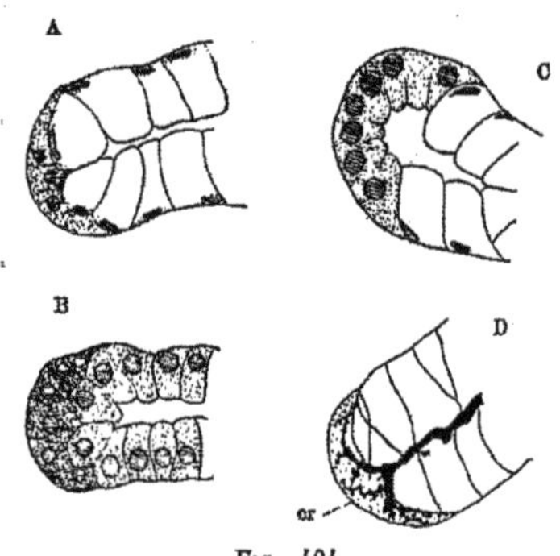

Fig. 404.

A, B, cul-de-sac de la sous-maxillaire du chien avant et après sécrétion, demi-schéma d'après Ranvier. — C, lunule en voie de développement, emprunté à Chiewitz. — D, lunule (*cr*), par la méthode de Golgi, emprunté à Retzius.

2° Mais la théorie du remplacement s'est transformée entre les mains de Hebold (1879) et surtout de Stœhr (1887), en une seconde théorie, celles des *Phases fonctionnelles*. Pour Stœhr, les cellules marginales formant les croissants ne sont autre chose que des cellules muqueuses temporairement vides de sécrétion. Les éléments sécrètent alternativement, les vides sont refoulés, aplatis, à la périphérie, par ceux qui sont chargés de mucigène. Cette théorie explique la présence de cellules plus ou moins complètement granuleuses parmi les muqueuses, mais non les vraies lunules, qui loin d'être vides de sécrétion, sont remplies de grains réfringents à la façon des cellules séreuses (Solger, Jouvenel).

3° Dès 1869-70, Ranvier, répétant les expériences d'Heidenhain, a montré que, par l'excitation prolongée, les cellules muqueuses se vident peu à peu de leur mucigène sans se détruire, et deviennent granuleuses (fig. 404, B); les croissants persistent tels quels, un peu gonflés : ce sont des éléments différents (*théorie dualiste*). Von Ebner arrive à la même conclusion

(1872). Arloing et Renaut, Langley, Ranvier identifient complètement plus tard les cellules des croissants avec celles des glandes séreuses. Elles ont leur sécrétion propre. Leur protoplasme, après excitation, se crible de vacuoles (Ranvier). Renaut donne un procédé de double coloration (éosine hématoxylique) permettant de distinguer nettement les deux sortes d'éléments, même après excitation prolongée. Des faits récents viennent confirmer la théorie de Ranvier. Solger (1896), Mislawsky et Smirnow (1896), Erik Müller (1898), Jouvenel (1902) montrent dans les cellules des croissants de gros granules réfringents analogues à ceux des autres cellules séreuses, matériel de la sécrétion. Ramon y Cajal et Retzius, par la méthode de Golgi, montrent la voie par laquelle cette sécrétion peut se faire jour jusqu'à la lumière. Le premier (1889) imprègne des canalicules pénétrant jusqu'aux croissants, le second (1892) (fig. 404, D) décrit et figure dans leur intérieur même une riche ramification terminale de ces canaux, incompréhensible s'il ne s'agit d'éléments sécréteurs en activité. Erik Müller retrouve ces canaux chez l'homme. Enfin Chiewitz (1886), suivant le développement (homme, glandes alvéolo-linguales) montre que la lunule, à l'origine, n'est autre chose qu'une assise de cellules granuleuses tapissant le fond du cul-de-sac (fig. 404, C); peu à peu les cellules situées plus avant se remplissant de mucigène, se gonflant, font bourrelet au-devant d'elle, et tendent à la séparer de la lumière, avec laquelle elle n'est plus en communication que par l'émissaire décrit plus haut; il faut ajouter que Flint (1902) décrit un mode de développement différent dans la sous-maxillaire du porc. Stœhr lui-même, dans la 9e édition de son Histologie (1901) abandonne sa théorie pour se rallier à celle de la spécificité (th. dualiste). R. Krause (1897) a signalé dans la sous-maxillaire de la mangouste une disposition inverse de l'ordinaire : des croissants muqueux à l'extrémité d'utricules séreux.

La sous-maxillaire de l'homme, étudiée notamment par Solger (1896), bien qu'appartenant à la même variété, est construite sur un plan tout différent. Comme on le voit sur la figure 405, prise chez un supplicié (Laguesse et Jou-

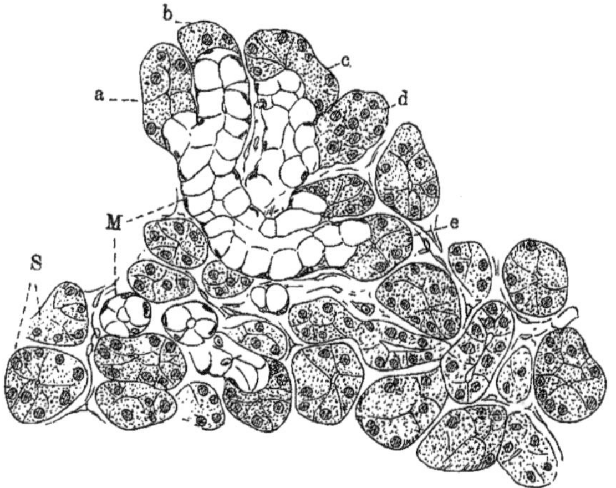

Fig. 405. — Coupe de glande sous-maxillaire de l'homme (supplicié).

S, acini séreux. — M, acini muqueux mixtes ; le plus gros est terminé par une série de lunules épaisses *b*, *c*, ou de véritables culs-de-sac séreux *a*, *d*, *e*.

venel), les cellules muqueuses sont relativement rares, les cellules séreuses en grande majorité. Au milieu de larges plages granuleuses plus sombres, les sections de culs-de-sac mucipares clairs apparaissent sur la coupe par petits groupes épars. La plupart des tubes sont exclusivement séreux, analogues à ceux de la parotide; d'autres sont muqueux avec minces lunules latérales dans la première partie de leur trajet, séreux au delà. Et ces culs-de-sac séreux terminaux, les uns allongés (*a*), les autres très courts, réduits à de simples calottes ou lunules épaisses, montrent bien la nature de ces dernières : ce sont de courts segments de tubes séreux réduits au minimum. (Langley, R. Krause ont montré l'existence de toute une série intermédiaire entre les très épaisses lunules de l'homme et du singe, et celles du chien, de l'ours, qui sont les plus minces.)

La sublinguale de l'homme est constituée par les mêmes éléments, mais en proportion inverse. L'élément muqueux prédomine, et par conséquent l'aspect général se rapproche de celui de la sous-maxillaire du chien. Les tubes muqueux à calottes séreuses terminales persistent presque seuls; par places limitées seulement, dans les coupes, on trouve de petites plages exclusivement ou presque exclusivement séreuses (Laguesse et Jouvenel). Flint (1903) signale des lobules entièrement séreux, moitié plus petits que les muqueux.

Dispositions communes à toutes les salivaires. — Si l'épithélium sécréteur, élément capital, diffère, la structure de la membrane propre, des canaux excréteurs, la distribution des vaisseaux et des nerfs, d'autres détails encore, affectent à peu de chose près des dispositions communes à toutes les glandes salivaires.

a) **La membrane propre.** — On croyait d'abord que la membrane propre ou propria est simplement constituée par une vitrée anhiste. Boll (1868-71) a montré qu'elle est doublée par un réseau de cellules plates, très minces et très découpées, à prolongements rubanés, anastomosés en corbeille autour des cavités sécrétantes : *cellules en panier*. D'après Unna, Renaut, ce seraient des éléments contractiles, jouant un grand rôle dans l'excrétion, et comparables aux cellules myo-épithéliales des glandes sudoripares. Ranvier tend à les en rapprocher aussi. Renaut les place en dedans de la vitrée anhiste. Pour Boll elles se confondent avec elle. Flint (1902) trouve à la membrane propre une structure réticulée : elle serait non anhiste, mais formée de fines fibrilles entrecroisées.

b) **Le tissu conjonctif.** — L'élément conjonctif est réduit, entre les tubes sécréteurs, à un très délicat réseau de soutien, c.-à-d. souvent aux membranes réticulées pour Flint, qui l'a étudié par la méthode des digestions artificielles. Autour des lobules primitifs il forme une mince *membrane limitante* (Flint), autour des secondaires des cloisons complètes plus denses, infiltrées par place de graisse. Chez l'homme sain, il y a d'ordinaire à l'intérieur même des lobules, entre les acini, un semis de vésicules adipeuses assez nombreuses, éparses ou par petits groupes. Les cellules lymphatiques sont assez abondantes et augmentent considérablement de nombre lors des excitations. On a également signalé, dans le tissu conjonctif intermédiaire, la présence de fibres lisses (Schlüter).

c) **Les voies de l'excrétion.** — *Les canaux collecteurs* (de Sténon, Warthon, Rivinus, etc.) sont constitués : 1° par une paroi fibreuse épaisse, renforcée de fibres élastiques, mais privée de fibres musculaires lisses ou en contenant très peu. On les trouve surtout dans le conduit de Warthon (Kölliker, Schlüter, Pouchet et Tourneux); — 2° par un épithélium. A l'orifice, c'est l'épithélium pavimenteux stratifié de la cavité buccale qui s'invagine sur un court trajet. Il est remplacé plus loin par un épithélium prismatique stratifié à deux couches (Renaut) : une couche profonde génératrice, à petits éléments, une couche superficielle de longues cellules à minces plateaux, entre lesquelles on voit de place en place une cellule caliciforme. Les canaux de second ordre possèdent encore une double assise épithéliale moins élevée, la paroi conjonctive devient très mince. Les canaux intralobulaires appartiennent à deux types bien distincts : canaux à épithélium strié et passages de Boll. Les *canaux à épithélium strié* ou *tubes salivaires* (Pflüger) (fig. 403 *ce*) sont caractéristiques des glandes salivaires. La couche conjonctive est à peine appréciable. L'épithélium est réduit à une seule assise d'éléments prismatiques ou pyramidaux, encadrés et réunis à leur surface libre par des sortes de bandelettes obturantes (Schlussleisten de Bonnet), et rayés dans la zone basale, au-dessous du noyau, de longues stries sensiblement parallèles à l'axe de l'élément (terminaisons nerveuses pour Pflüger, fibrilles contractiles pour Ranvier). Ils contiennent souvent, en outre, quelques gouttelettes réfringentes plus ou moins colorées. Cette structure spéciale a fait penser qu'ils avaient un rôle important. Pour Ranvier, ils seraient contractiles et agents principaux de l'excrétion; Lavdowski, Merkel, Solger les considèrent comme sécréteurs (sécrétion probablement diluante). Les *passages de Boll* (Renaut) ou pièces intercalaires (Schaltstücke), relient ces canaux aux acini. Ce sont d'étroits conduits, bien développés dans la parotide surtout, à épithélium bas, cubique, souvent même aplati, fusiforme. Du col de l'acinus, leurs derniers éléments peuvent en quelques glandes (parotide surtout), s'étendre à une faible distance à la surface des cellules sécrétantes, et même entre elles, pour aller s'insérer jusque sur la propria. Ce sont, comme dans le pancréas, de véritables *centro-acineuses*, mais inconstantes, et bien moins développées (Teraskiewicz, von Ebner, Laguesse et Jouvenel, dans la parotide; Ranvier, Kultchisky, Krause, dans les diverses salivaires du hérisson).

Les voies de l'excrétion se continuent au delà des canaux, non seulement par l'étroite lumière de l'acinus, mais encore par de fins canalicules sans paroi propre, partant de celle-ci, et ménagés entre les cellules elles-mêmes : ce sont les *capillaires de sécrétion*, ou *canalicules radiés intercellulaires*. Nous connaissons déjà ceux qui vont se ramifier jusque dans les lunules (Ramon y Cajal, Retzius, Laserstein). Dans les tubes séreux de la parotide, de la sous-maxillaire, on en voit aussi pénétrer entre les éléments, jusqu'au voisinage de la membrane propre, sans y atteindre (Giannuzzi, Pflüger, Ewald, Boll, Erik Müller, Zimmermann, qui y poursuit les bandelettes obturantes, etc.). Entre les cellules muqueuses, au contraire, personne ne les admet encore, sauf Stœhr et R. Krause (1875). Plusieurs les font pénétrer jusque dans les cellules; la salive y tomberait sous forme de *vacuoles de sécrétion*.

d) **Les vaisseaux, les nerfs.** — Les salivaires sont richement vascularisées; un fin *réseau capillaire*, plus serré dans les glandes séreuses (Ranvier), enserre les acini. Kowalewsky a démontré, autour des canaux striés, l'existence d'un réseau particulier, au moins aussi riche, et desservi par des artérioles spéciales. Pendant l'excrétion, les capillaires périacineux sont le siège d'une circulation active, une abondante transsudation se fait à travers leurs parois et vient remplir des fentes lymphatiques (Giannuzzi, Klein) ou plutôt conjonctives, irrégulières, entourant les acini. Le plasma épuisé est repris par un réseau de très larges et très abondants *capillaires lymphatiques* interlobulaires, irrégulièrement dilatés, sacciformes, terminés en cæcums.

Les nombreux *filets nerveux* d'origine cérébrale et sympathique, que reçoivent les glandes salivaires, sont constitués de fibres de Remak, avec quelques fibres à myéline. Suivant canaux et vaisseaux, ils forment un premier et riche plexus interlobulaire (Pflüger, W. Krause) sur lequel on trouve de petits ganglions microscopiques. De là partent de fines fibres de Remak, variqueuses, qui vont former un plexus profond excessivement riche et délicat, enserrant les acini au contact même des cellules (nerfs sécrétoires), semblant même envoyer des ramuscules terminaux qui pénètrent jusqu'entre elles. Ce plexus n'a été définitivement mis en évidence que par l'emploi des méthodes d'Ehrlich, au bleu de méthylène (Retzius, 1888, glandules linguales du lapin), et de Golgi (Ramon y Cajal, 1889, sous-maxillaire du rat et du lapin; Fusari et Panasci, Arnstein, Retzius, Pensa, etc.).

Salive. — Le liquide formé par le mélange dans la cavité buccale de la sécrétion de toutes ces glandes, ou *salive mixte*, est légèrement opalin, spumeux, plus ou moins filant, de réaction alcaline, de densité 1004 à 1009. Il contient de la mucine, de l'albumine, de la ptyaline ou diastase salivaire ayant pouvoir de transformer l'amidon en glucose, du sulfocyanure de potassium, des carbonates, des chlorures et généralement des phosphates alcalins. La mucine provient des cellules mucipares; l'albumine et vraisemblablement le ferment (ptyaline), des cellules séreuses. La salive donne un dépôt grisâtre, formé de cristaux (carbonates), de cellules de l'épithélium buccal et de *corpuscules salivaires*. Ceux-ci, qu'Heidenhain considérait comme provenant de la desquamation des culs-de-sac, paraissent être en majeure partie des globules blancs sortis des vaisseaux au moment de l'afflux sanguin qui accompagne l'excrétion. On y trouve aussi des cylindres de mucine analogues aux cylindres rénaux, etc.

Recueillies à part, les sécrétions des diverses glandes ont des caractères différents. La *salive sublinguale* est très épaisse, visqueuse et filante, alcaline, très riche en mucine et en corpuscules salivaires. La *salive sous-maxillaire* est plus fluide. Toutes deux sont sécrétées constamment en petites quantités et affectées surtout à la déglutition. La *salive parotidienne* ne paraît guère être rejetée qu'au moment des repas; elle est limpide, fluide, pauvre en éléments figurés, relativement riche en albumine; elle ne contient point de mucine. Chez le chien, on obtient encore expérimentalement deux variétés différentes, la *salive sympathique* (excitation du sympathique), qui contient parfois au moins de la ptyaline, et surtout beaucoup d'albumine (parotide) ou de mucine (sous-maxillaire), et la *salive cérébrale* (excitation du glosso-pharyngien, parotide — ou de la corde du tympan, sous-maxillaire), pauvre en substances organiques, riche en eau.

Pour la Bibliographie : Voyez Jouvenel (*Thèse Lille*, 1902). Pour le tissu conjonctif, les lobules, la ramification des canaux et le développement, voyez encore Flint, *American Journal of Anatomy* (1902-03), et *Archiv für Anatomie und Phys.*, 1903.

FOIE

CHAPITRE PREMIER

ANATOMIE

Par A. CHARPY

Définition. — Le foie est un organe glandulaire, placé sur le trajet de la veine porte et destiné à la sécrétion de la bile et du sucre.

Situation. — Médian et symétrique chez l'embryon, le foie ne tarde pas à se développer inégalement, et déjà, à la naissance, sa moitié droite est beaucoup plus volumineuse et autrement conformée que sa moitié gauche. Il occupe la partie la plus élevée de la cavité abdominale, à savoir la presque totalité de l'hypocondre droit, une partie de l'épigastre et de l'hypocondre gauche. La portion qui est située dans l'hypocondre gauche varie suivant les sujets, et sur le même sujet, suivant la réplétion de l'estomac. Les trois quarts de la masse du foie sont dans la moitié droite du corps. Recouvert par les sept ou huit dernières côtes, il est placé au-dessous du diaphragme, qui le sépare des poumons et du cœur, au-dessus de l'estomac et de la masse intestinale. Sa face postérieure s'appuie sur le corps des trois dernières vertèbres dorsales.

Fixité. — Le foie est suspendu à la voûte du diaphragme par deux moyens d'attache : par des replis péritonéaux et par la veine cave inférieure.

I. Replis péritonéaux. — Ils constituent un seul et même système ligamenteux disposé en croix. La branche verticale est représentée par le ligament falciforme et son prolongement sur la face inférieure du foie; la branche horizontale, par le ligament coronaire et les ligaments triangulaires. A l'intersection des branches se trouve la veine cave. Cette disposition cruciale est encore bien plus manifeste chez l'embryon; car chez lui non seulement le ligament falciforme est vertical et médian, mais l'épiploon gastro-hépatique a lui-même une direction antéro-postérieure et continue la faux de la veine ombilicale. C'est la rotation de l'estomac qui fait prendre à l'épiploon une position transversale; seul, le repli du péritoine, qui se prolonge en arrière le long du sillon du canal veineux, conserve la direction originelle (Gegenbaur)[1].

Il y a deux ligaments péritonéaux : l'un vertical, le ligament falciforme ou suspenseur; l'autre transversal, le ligament coronaire, avec ses expansions ou ligaments triangulaires.

1° *Ligament falciforme* (*L. suspenseur*). — Appelé encore grande faux du péritoine, faux de la veine ombilicale, ce repli péritonéal contient la veine

1. Pour l'origine et le développement de ces replis, voyez l'article *Péritoine*.

ombilicale chez le fœtus et, après la naissance, le cordon veineux ou ligament rond qui lui succède. Bien que sa direction générale soit sagittale, sa surface est transversale ou tout au moins très obliquement inclinée, et sa face inférieure est couchée à plat sur le lobe gauche. Sa forme est celle d'un triangle dont le sommet est à l'ombilic, tandis que la base s'appuie sur le foie. — Le bord postérieur est en même temps le bord droit, par suite de la forte inclinaison de la lame ligamenteuse; il est épais et contient le ligament rond de la veine ombilicale. Il se dirige très obliquement de gauche à droite à partir de l'ombilic et, arrivé au bord antérieur du foie, il se continue avec le péritoine qui, recouvrant le sillon de la veine ombilicale, va lui-même aboutir en arrière au feuillet antérieur du petit épiploon (chez le fœtus, jusqu'à la veine cave). — Le bord antérieur ou gauche s'attache près de la ligne médiane, d'abord à la ligne blanche de la paroi abdominale, puis à la face inférieure du diaphragme jusqu'au centre phrénique. — La base concave, très allongée, s'étend sur le foie en sens antéro-postérieur, depuis l'incisure du bord tranchant jusqu'au ligament coronaire, avec lequel le ligament falciforme se fusionne. Cette ligne d'attache de la base sépare le foie en deux lobes, droit et gauche, division purement nominale parce qu'elle est entièrement superficielle, mais commode pour la description topographique de l'organe. — La face inférieure du ligament regarde le foie; sa face supérieure, la paroi abdominale et le diaphragme.

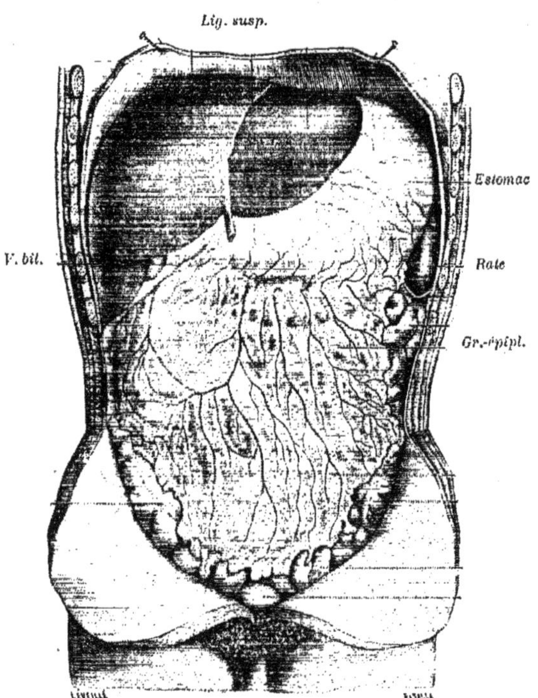

Fig. 406. — Foie en place. — D'après Sappey.
Situation, face supérieure et rapports d'ensemble.

Au point de vue topographique, cette cloison a une certaine importance; elle divise la région en deux espaces, la *loge hépato-phrénique droite* et la *loge hépato-phrénique gauche* (loges inter-hépato-diaphragmatiques droite et gauche des chirurgiens), distinction qui s'impose pour le siège des abcès sous-phréniques.

Mince et transparent, le ligament est formé par deux feuillets péritonéaux accolés qui renferment dans leur intervalle la veine ombilicale ou son résidu, de rares lobules adipeux à côté d'elle, des veinules dites veines portes accessoires de Sappey, un ramuscule de l'artère hépatique (Sappey) et de gros troncs lymphatiques qui traversent le diaphragme et aboutissent aux ganglions satellites des vaisseaux mammaires internes.

Le ligament falciforme a un double rôle. Sa portion antérieure ou extra-hépatique, protégeant chez le fœtus la veine ombilicale, est tout à fait semblable aux replis péritonéaux de l'ouraque et des artères ombilicales. Sa portion postérieure ou sus-hépatique, avant la naissance, et, plus tard, le ligament tout entier servent d'*attache latérale*. Le ligament étant couché sur le foie, et le foie ne quittant jamais le contact du diaphragme, ce ne peut être un organe de suspension ; il faudrait pour cela que le foie fût très abaissé et son bord antérieur incliné en arrière, ce qui est une situation pathologique ; aussi le Congrès anatomique de Bâle a-t-il décidé de supprimer le mot de suspenseur et de le remplacer par celui de falciforme. Les coupes sur les sujets congelés montrent ce ligament plissé et non tendu, si l'estomac est vide, et Hyrtl fait observer que, dans les chutes d'un lieu élevé qui entraînent la déchirure du foie, on n'a pas constaté celle du ligament soi-disant suspenseur. Mais il joue très probablement le rôle d'un frein modérant le mouvement de latéralité droite du foie. Dans le décubitus, dans la distension de l'estomac, la grosse masse du foie qui est à droite est entraînée de ce côté ; le ligament falciforme se tend et retient l'organe.

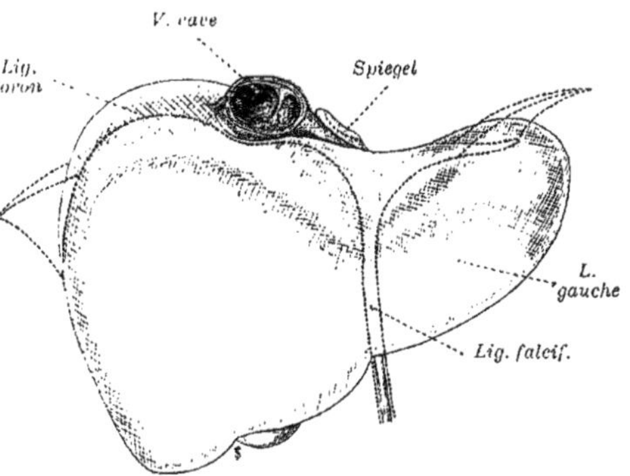

Fig. 407. — Ligaments péritonéaux du foie.
A droite et à gauche, les ligaments triangulaires. Fig. schématique.

2° *Ligament coronaire*. — Il s'étend transversalement sur la face postérieure du foie. Ce n'est pas un véritable repli, encore moins un méso ; c'est uniquement le cul-de-sac de réflexion du feuillet viscéral sur le feuillet pariétal diaphragmatique, autour d'une surface libre ; aussi ce ligament est tellement serré, tellement court, que sa hauteur est nulle. La surface qu'il circonscrit sur le foie entoure la veine cave ; elle a une forme à peu près elliptique, en couronne (ligament coronaire), à grand axe transversal mesurant 8 à 10 centimètres, tandis que la largeur, très variable suivant les sujets, est de 3 à 6 centimètres et n'est jamais inférieure à deux travers de doigt (Merkel). Elle est rugueuse, non péritonéale ; le foie adhère directement au diaphragme, au niveau de la foliole droite du centre phrénique et de la portion musculaire du pilier droit, d'une façon si ferme que sur l'organe extrait un lambeau du diaphragme reste souvent adhérent. Aucun vaisseau important ne passe en ce point.

Sur toute la circonférence de cette ellipse, le péritoine en se réfléchissant forme ce qu'on peut appeler le feuillet antérieur ou supérieur et le feuillet postérieur ou inférieur, bien que leur hauteur soit sensiblement nulle. Le feuillet antérieur, dont la direction est nettement frontale, surtout à gauche, reçoit à angle droit l'extrémité du ligament falciforme qui se continue avec lui au niveau de l'embouchure de la veine sus-hépatique gauche. Le feuillet postérieur ou inférieur contourne l'empreinte rénale, le bord droit, le bord supérieur et le bord gauche du lobule de Spiegel, puis remonte sur le bord postérieur du lobe gauche du foie (Voy. fig. 413). Il empiète fréquemment sur la face inférieure de l'organe, au niveau du lobe droit; en ce point il se réfléchit sur le pôle supérieur du rein droit et, par ce repli, constitue le *ligament hépato-rénal*.

Les deux extrémités du ligament coronaire se prolongent en ailerons mésentériformes qui constituent les ligaments triangulaires.

Le *ligament triangulaire gauche*, décrit avec soin par Toldt et Zuckerkandl (Académie de Vienne, 1875), est constant, bien développé, mobile, comme le lobe gauche qu'il suspend. Il a la forme d'un triangle dont le sommet est à droite, dont le bord supérieur s'attache sur le diaphragme au niveau du bord externe du centre phrénique, le bord inférieur sur la face convexe du lobe gauche du foie, parallèlement au bord tranchant postérieur et à 15 millimètres en avant de lui; la base, quelquefois longue de plusieurs centimètres, est concave, libre et regarde à gauche. Entre ces deux lames minces, transparentes, mais résistantes, courent de petites veines sus-hépatiques accessoires (Calori), un ou deux troncs lymphatiques qui vont aux ganglions sous-diaphragmatiques (Sappey), et dans l'insertion phrénique la veine diaphragmatique inférieure gauche (Faure). Il contient en outre du tissu hépatique atrophié avec des vasa aberrantia.

Ce ligament est sujet à des anomalies. Il peut se prolonger sur la rate ou envoyer un repli séreux à la grande courbure de l'estomac. Von Brunn y a signalé des poches péritonéales sous le nom de *bourses phrénico-hépatiques*. J'en ai vu une, longue de 12 centimètres et d'une contenance de 100 grammes, appliquée sur la rate.

Le *ligament triangulaire droit* n'a pas la même importance. Le lobe droit du foie est peu mobile et son application intime sur la surface du diaphragme ne laisse pas de place au développement d'un méso. Ce ligament rappelle celui du côté gauche, sauf qu'il est plus petit, déchiqueté ou dévié en avant; il peut être très court et même faire défaut.

Le ligament coronaire est le vrai ligament suspenseur; par son étendue et sa brièveté, il maintient le foie intimement appliqué contre la voûte du diaphragme. Les ligaments triangulaires sont d'imparfaits mésos qui prolongent de chaque côté l'action du ligament coronaire.

Outre ces ligaments fondamentaux et constants, il existe des *ligaments hépatiques accessoires*, tels que le ligament cystico-colique, l'hépato-rénal antérieur ou postérieur (Voy. aux Notes).

II. Veine cave inférieure. — C'est Landau qui, dans ses Études sur le foie mobile, a montré que la veine cave est un moyen de suspension d'une importance au moins égale à celle de l'appareil ligamenteux. Si on coupe tous les ligaments, en respectant la veine cave, le foie devient mobile et tourne, mais ne quitte pas la paroi postérieure du diaphragme. Il est suspendu à la veine cave par les veines sus-hépatiques et leurs ramifications, comme le cœur l'est aux gros vaisseaux. Le redressement du foie que l'on remplit d'eau en place tient à la réplétion et à la rigidité de ces canaux fixateurs. La veine cave, à son tour, est attachée au centre phrénique, en qui se résout la plus grande partie du poids supporté. Nous rappelons que la veine cave est située au centre du ligament coronaire, en sorte que le système suspenseur du foie est tout entier concentré dans le même espace.

L'appareil suspenseur du foie, veine cave et replis du péritoine, est largement suffisant pour porter le viscère, malgré son poids de 1500 à 2000 grammes; la preuve en est que si, sur un cadavre debout, on ouvre largement la cavité abdominale et qu'on enlève les viscères, le foie reste en place. D'après les expériences de Faure, la veine cave seule avec le foie, les ligaments étant coupés, supporte un poids de 27 à 28 kilogrammes; et les ligaments seuls, sans la veine cave, 20 kilogrammes. Si la veine et les ligaments sont tous deux intacts, on peut ajouter au foie un poids de 10 kilogrammes sans qu'il s'abaisse au delà de 1 à 2 centimètres; l'abaissement est notable de 15 à 20 kilogrammes; entre 25 et 57, les ligaments se rompent et le foie se sépare du diaphragme.

Mais dans l'organisme le foie n'est pas en l'air; il repose sur la masse intestinale qui lui forme, suivant l'expression classique, un coussinet élastique et soulage considérablement l'appareil suspenseur. L'estomac à gauche, le côlon transverse à droite et, quand ces organes sont rétractés, l'intestin grêle pressent par leurs gaz contre sa face inférieure, qu'ils tendent à soulever. Cette pression varie suivant ses différents facteurs, la tension élastique des gaz, la contraction de la paroi abdominale et la pression atmosphérique extérieure qui s'exerce sur toute la portion molle des parois du ventre; mais elle est toujours positive par rapport à la pression intra-thoracique, qui agit sur la face supérieure du foie. On comprend que toutes les causes qui diminuent la pression intestinale, relâchement de la paroi, éventration, prolapsus de l'intestin, absence de gaz intestinaux, favorisent l'abaissement du foie en fatiguant l'appareil ligamenteux, tandis qu'au contraire la surtension du météorisme repousse l'organe dans la cavité thoracique.

Le foie n'est pas immobile. Il peut, à l'état physiologique, se déplacer en masse et aussi exécuter des mouvements de rotation autour du ligament coronaire comme autour d'une charnière. Suivant que ces mouvements se font en avant, en arrière ou de côté, le foie se place en antéversion, en rétroversion ou en latéroversion (Landau); la veine cave, étant située au centre, reste fixe et n'est pas tiraillée. D'ailleurs ces mouvements sont très limités, de quelques millimètres, au niveau du ligament coronaire, et ne deviennent sensibles sur la circonférence du foie que parce qu'ils y sont amplifiés. La respiration, l'attitude et la réplétion intestinale sont les trois principales conditions physiologiques qui font varier la position de l'organe. Dans l'inspiration, le foie s'abaisse en masse comme la voûte diaphragmatique, abaissement moins prononcé pour le lobe droit que pour le lobe gauche; car les deux coupoles du diaphagme s'abaissent inégalement. Il est de 1 centimètre à droite dans une inspiration moyenne, de 15 à 20 millimètres dans l'inspiration maxima. Dans l'expiration, le foie se relève d'une quantité égale. Hasse pense en outre que la glande s'élargit et s'aplatit dans l'inspiration, tandis qu'elle se contracte dans l'expiration. — L'influence de l'attitude n'est pas bien élucidée. On admet que le foie suit la position du sujet, qu'il s'enfonce de 1 centimètre dans le décubitus, qu'il s'abaisse dans la position debout ou assise, et c'est l'attitude que Cruveilhier recommande pour examiner le bord inférieur du foie; mais ces expériences cadavériques, contredites par quelques auteurs, demanderaient à être contrôlées sur le vivant par l'examen radioscopique. — Enfin la réplétion de l'estomac et du côlon transverse influencent le foie. Symington a montré, par l'étude comparative des coupes sur différents sujets congelés, que quand l'estomac est plein, le foie tourne autour d'un axe passant par la veine cave: le lobe gauche et la face antérieure du lobe droit se dirigent à droite, le ligament falciforme se tend de plus en plus. En même temps la forme s'altère; le diamètre transverse diminue sensiblement, tandis que les diamètres vertical et antéro-postérieur du lobe droit s'accroissent en proportion. Quant au côlon transverse, la pression ascendante qu'il exerce, à l'état de distension, sur la partie antérieure de la face inférieure du foie, relève cet organe et le fait tourner en arrière; en effet, sur les sujets tympanisés, à gros côlon transverse, on trouve toujours le foie en rétroversion, tandis que sur un sujet congelé dont le côlon et l'estomac étaient complètement vides, Cunningham a noté que la face inférieure de la glande regardait directement en arrière.

Poids. — Le foie est l'organe le plus lourd et le plus volumineux de l'économie. Son *poids absolu*, en France du moins, car en Allemagne il paraît être plus élevé, est d'environ 1500 grammes.

Comme les glandes salivaires, le pancréas et la rate, le foie présente de grandes *variations individuelles* dont la raison nous est inconnue. La différence va du simple au double, dans les observations courantes, et peut arriver au triple dans des circonstances exceptionnelles. C'est ainsi que sur des sujets adultes, sains et morts d'accidents, Frerichs a vu le poids du foie varier de 820 à 2100 grammes, et Hocke de 1080 à 2250 grammes.

Les différences *sexuelles* sont assez prononcées pour que le poids moyen général que nous avons indiqué soit purement théorique. Cette différence est d'environ 80 grammes. Le poids chez l'homme adulte est de 1560, et chez la femme, de 1480.

L'*âge* exerce, comme sur tous les organes, une influence importante. Le foie s'accroît pendant toute la durée de l'âge adulte, jusque vers 50 ans où il atteint son maximum. A partir de 50 ans chez certains sujets, de 60 ans chez d'autres, il subit l'*atrophie sénile* qui, d'après Engel, peut faire perdre 48 pour 100 du poids normal pour le foie, 46 pour le rein, 80 pour la rate, et, chose remarquable, il décroît plus vite que le reste de l'organisme, ce qui change sensiblement le chiffre de son poids relatif par rapport au corps. J'ai trouvé, de 60 à 80 ans, pour les vieillards, un poids moyen de 1216 grammes, un quart était au-dessous de 1000 grammes, et pour les vieilles femmes, le chiffre de 1049, avec des minima de 655 et 680.

Le volume et le poids du foie varient sous de nombreuses influences occasionnelles. Le foie augmente pendant la digestion et diminue par l'abstinence, ainsi que l'ont montré les expériences sur les animaux et un certain nombre d'autopsies chez l'homme; c'est pour cela que la plupart des séries de poids, recueillis sur des sujets morts de maladies chroniques, accusent un chiffre trop bas. L'influence de l'alimentation est considérable. Frerichs, sur des lapins soumis au jeûne, a vu le poids relatif aller de $\frac{1}{27}$ (poids rel. normal) à $\frac{1}{45}$; sur une femme de 33 ans, morte après 7 jours d'inanition, consécutivement à une brûlure du pharynx, il était de $\frac{1}{50}$ au lieu de $\frac{1}{34}$. — La grossesse augmente le volume du foie, soit par la plus grande quantité de sang qui y circule, soit par un accroissement du tissu hépatique lui-même.

Le *poids relatif* du foie est son poids rapporté à celui du corps; on conçoit que les grandes variations du poids absolu doivent se retrouver dans le poids relatif. Il est en moyenne de $\frac{1}{34}$ dans les deux sexes, avec des différences de $\frac{1}{20}$ à $\frac{1}{60}$, ce chiffre représentant le poids de l'organe divisé par le poids du corps. Si on suppose le poids du corps égal à 100, le foie représente les 3,5 pour 100 environ. Il n'est pas démontré par des observations anatomiques que les sujets à tempérament bilieux aient un foie plus volumineux; au moins n'a-t-on apporté aucune série de pesées pour ou contre cette assertion. Beneke croit pouvoir déduire de ses recherches cliniques et cadavériques que les sujets qui ont un foie volumineux ont en même temps un long intestin, le cœur bien développé, les poumons petits; ce type hyperplastique prédispose à l'obésité, à l'athérome et à la formation de certains néoplasmes. Ceux, au contraire, qui ont le foie petit, ont l'intestin court, le cœur peu développé, les gros vaisseaux étroits, une certaine faiblesse nerveuse: ce sont des hypoplastiques, exposés à la phtisie.

Enfin, au point de vue de l'anatomie comparée, le foie de l'homme est inferieur à celui d'autres mammifères, pour le rapport du poids de l'organe à celui du corps, mais il est le plus volumineux de tous relativement à la surface du corps, ce qui semble indiquer une influence de la fonction thermogénique (Ch. Richet). Il y a chez lui 34 grammes de substance hépatique par kilogramme du corps, et 10 gr. 35 par décimètre carré de surface.

Sappey a appelé *poids physiologique* ou poids normal le poids de la glande sur le vivant, avec le sang qui la remplit. Pour restituer au foie cadavérique le sang qui lui manque, il le remplit d'eau, autant que la pesanteur peut faire pénétrer de liquide. Il entre ainsi en moyenne 500 grammes. Sur un homme de 35 ans, le foie a pu absorber 1072 grammes d'eau; déjà Monneret avait vu un foie lavé, pesant 1269 grammes, s'élever à 2533 par une forte injection. Sappey conclut que le poids vrai du foie est son poids cadavérique, augmenté de 500 grammes.

Ce procédé d'évaluation soulève deux objections : la première, c'est que l'injection est tout à fait arbitraire, en ce sens qu'on ne sait à quel moment l'arrêter, et la seconde, c'est qu'il faudrait agir de même pour tous les autres organes du corps.

O. Ranke estime que, chez le lapin au repos, le foie contient 24 pour 100 du sang total, soit un quart environ, un autre quart occupant les muscles, un autre le cœur, le poumon et les gros vaisseaux. Ces chiffres ne sont pas applicables à l'homme, qui a un foie relativement plus petit et les muscles plus volumineux.

Monneret (De la congestion du foie. *Archives génér. de médecine*, 1851) a étudié sur 16 sujets sains la quantité de sang que le foie contient. Le foie, extrait après ligature des vaisseaux pour qu'il ne se vidàt pas, pesait en moyenne 1602 grammes; lavé pendant 24 heures, puis coupé et privé de son liquide, il ne pesait plus que 1241 grammes; il avait donc perdu 361 grammes seulement. Mais le foie du cadavre renferme-t-il autant de sang que pendant la vie? En tous cas, le même auteur a constaté qu'après avoir lavé le foie, on ne pouvait pas, même avec une forte pression, y faire pénétrer plus de 1282 grammes environ.

Poids spécifique. — Le foie est le plus dense de tous les viscères; il est plus dense que tous les organes qui l'entourent, la rate, le rein, le pancréas, les capsules surrénales. Son poids spécifique, à l'âge adulte, est de 1,056 en moyenne, avec des variations de 1,050 à 1,070.

Volume. — Le volume du foie, d'après Wesener (*Marb. Inaugur. Dissert.*, 1879) varie de 1490 à 1761 centimètres cubes, pour les hommes de 20 à 50 ans, et de 1261 à 1482 centimètres cubes pour les femmes dans la même période de la vie. Monneret, à Paris, a trouvé pour le foie de 16 sujets adultes un volume de 1500 centimètres cubes, le poids moyen étant de 1602 grammes. Tout ce que nous avons dit sur la variation du poids du foie s'applique au volume de cet organe, dont la densité à l'état normal n'éprouve que de très faibles changements.

Les *dimensions* du foie sont exprimées par les trois principaux diamètres mesurés au compas d'épaisseur. Comme on les mesure toujours sur l'organe extrait de la cavité abdominale et en partie vidé de son sang, ils ne représentent pas les dimensions réelles de l'organe vivant et en place. Le diamètre transversal est trop grand et le vertical trop petit.

Le diamètre transversal maximum ou *longueur* du foie, que l'on mesure de l'extrémité droite à l'extrémité gauche, est d'environ 28 centimètres et varie de 22 à 37.

Le diamètre antéro-postérieur maximum ou *largeur* du foie est de 17 centimètres, avec des écarts de 15 à 22 et jusqu'à 27.

Le diamètre vertical, hauteur ou *épaisseur* du foie, mesuré au plus saillant du lobe droit, est de 8 centimètres (de 5 à 11).

Ces trois dimensions s'influencent réciproquement; ce sont surtout les diamètres antéro-postérieur et vertical qui varient en sens inverse l'un de l'autre, dans les deux formes extrêmes du foie plat et du foie bombé.

Les chiffres précédents s'appliquent principalement à l'homme, ils sont un peu moindre chez la femme dans tous les sens; toutefois, chez elle, la fréquence du foie bombé, produit par la constriction des vêtements, augmente le diamètre vertical au détriment du diamètre antéro-postérieur.

On peut rapprocher de ces chiffres ceux qui expriment la matité du foie, d'après Frerichs, en observant d'ailleurs que ces derniers sont supérieurs à ceux que nous avons indiqués pour la hauteur de l'organe, parce qu'ils correspondent à un diamètre vertical oblique.

Hauteur de la matité sur la ligne axillaire :

HOMMES. — Taille : 1 m. 50 à 1 m. 60 : 9 cm. 2.		
1 m. 60 à 1 m. 70 : 10 cm.	FEMMES : 9 cm.
1 m. 70 à 1 m. 80 : 11 cm.	

Bamberger indique de son côté :

	Ligne axillaire.	Ligne mamelonnaire.
HOMMES	12 centimètres	11 centimètres.
FEMMES	10 cm. 5	9 —

Couleur. — La couleur du foie est rouge-brun plus ou moins foncé ; souvent ce rouge tire sur le jaune, quand les vaisseaux sont vides et laissent apparaître la teinte propre de la substance hépatique. Sur la coupe la teinte est également uniforme, quand le foie est sain; l'aspect granité, à zones rouge et jaune sur chaque lobule, est l'effet d'une altération pathologique ou cadavérique.

Les maladies communiquent au foie des couleurs variables. Ainsi l'organe est jaune pâle dans la dégénérescence graisseuse, vert olive ou jaune vif dans l'imprégnation biliaire, violacé dans la congestion veineuse.

Consistance. — Le foie est en même temps dur, rigide et friable, propriétés entièrement opposées à celle du poumon. C'est le viscère le plus dur. Sa compacité donne une matité franche. Il résiste à la pression, surtout quand ses vaisseaux sont remplis. Toutefois, cette dureté que nous constatons sur l'organe mort est bien moindre sur l'organe vivant; c'est ce que l'on a observé dans le cours des opérations abdominales (Landau), et Braune va jusqu'à dire que sa consistance se rapproche alors plutôt de celle de la graisse. Il est rigide, c'est-à-dire qu'il ne possède qu'à un très faible degré l'élasticité et la flexibilité, et il est fragile et friable. De là vient qu'il se déchire plus facilement que beaucoup d'autres viscères, soit dans les contusions directes de l'abdomen, soit dans les contrecoups des chutes ; sa fixité augmente encore ses chances de rupture. On recommande, dans les manœuvres obstétricales, de ne pas presser fortement sur le ventre de l'enfant, qui a souvent une notable partie du foie en contact direct avec la paroi abdominale antérieure. Merkel fait remarquer que l'absence de capsule adipeuse sur toute sa périphérie, caractère qui le différencie si profondément du rein, rend le foie plus accessible aux impressions mécaniques des organes voisins.

Le foie est-il *plastique*? A la suite de Vésale, la plupart des anatomistes, considérant que le foie se moule exactement sur les parties environnantes, qu'il reçoit l'empreinte des organes voisins tous moins durs que lui, l'ont comparé à l'argile, à la cire à modeler et lui ont attribué une grande plasticité. Par la propriété de ses molécules de se déplacer entre elles, il n'a pas en quelque sorte, de forme propre et reçoit celle que lui communique le milieu où il évolue. His (*Arch. f. Anat.*, 1878) a longuement combattu cette manière de voir. Il fait remarquer que le tissu hépatique n'est pas flexible, que si le foie est rempli par une injection, il ne se laisse plus ni déprimer ni modeler. Tous les changements de forme qu'il subit, ou rapidement par le jeu du diaphragme, la distension de l'estomac, ou lentement par la constriction, le développement des tumeurs, ont pour cause et condition la déplétion de son réseau vasculaire. Il ne peut se déprimer que si l'évacuation du sang laisse du vide, et faire saillie que si les réseaux se remplissent; c'est un sac tantôt plein et tantôt vide. Sa plasticité vraie est très faible. C'est plutôt un organe *compressible*.

Cette hypothèse de His n'explique pas comment le foie si compact se laisse déprimer par des organes beaucoup plus mous que lui, comme les capsules surrénales par exemple. En fait, il s'agit là d'une propriété commune à toutes les glandes, notamment aux glandes salivaires. On peut admettre que les organes glandulaires présentent une *plasticité* sinon immédiate, du moins lente et continue, plasticité trophique ou de croissance, qui rend leur développement tributaire des moindres pressions du milieu où ils sont placés.

Forme et rapports. — Depuis Glisson, on compare le foie au segment supérieur d'un ovoïde qu'on aurait sectionné suivant son grand axe et dont la grosse extrémité serait à droite. C'est encore, si l'on veut, la forme des coupoles du diaphragme que couperait une ligne oblique s'élevant de droite à gauche. L'irrégularité et l'asymétrie de cette figure, bien plus prononcées encore dans les détails, sont dues à la plasticité ou au moins à la compressibilité du foie, qui, semblable en cela aux autres glandes, glandes salivaires, glande lacrymale, n'a pas vraiment de forme propre, mais représente le moule de la cavité où il s'est développé.

En examinant un certain nombre de foies, on s'aperçoit qu'à côté du type ordinaire se rangent deux types extrêmes, reconnaissables au premier coup d'œil et caractérisés par le degré de leur voussure; je les appellerai le type *plat* et le type *bombé*. Dans la forme commune, le diamètre vertical maximum du lobe droit mesure 7 à 8 centimètres; dans le foie plat, en même temps que le diamètre antéro-postérieur ou largeur de l'organe s'agrandit, la hauteur s'abaisse à 6 et même 5 centimètres; dans le foie bombé, le foie en dôme, l'organe tassé sur lui-même diminue dans ses diamètres transversal et antéro-postérieur; il prend un aspect voussuré, son diamètre vertical s'élève à 8 ou 10 centimètres. Ce type est surtout un type déformé, un foie de constriction; on le produit aussi artificiellement par des injections forcées.

Les auteurs classiques ont longtemps reconnu dans le foie deux faces, une supérieure convexe, une inférieure concave, et une circonférence décomposée elle-même en bord antérieur, bord postérieur, extrémité droite, extrémité gauche. Mais nos idées se sont modifiées sur le nombre, la disposition et l'orientation de ces différentes parties. Luschka le premier fit observer que le foie extrait de l'abdomen ne ressemble plus au foie en place; ses empreintes s'effacent, ses sillons s'ouvrent et s'élargissent, il s'aplatit et se déforme. Braune conclut également de ses études sur les sujets congelés qu'il faut saisir l'organe *in situ* pour avoir une idée juste de sa conformation. Mais c'est surtout W. His qui dans son mémoire si souvent cité (Uber Präparate zum Situs Viscerum. *Arch. f. Anat.*, 1878), a introduit de nouvelles notions sur ce point d'anatomie descriptive. His injecte le sujet entier par une solution d'acide chromique qui durcit et fixe les organes dans leur forme. Le foie extrait peut être manié, moulé, réappliqué. Tous les musées d'anatomie possèdent de ces moulages qui permettent de comprendre et de contrôler la description. Outre de nombreux détails que nous signalerons au fur et à mesure, le fait nouveau important est que le bord postérieur est une véritable face.

His fait remarquer que si l'on injecte par la veine porte un foie séparé, après ligature de la veine cave qui le traverse, on lui voit déjà prendre un aspect qui se rapproche beaucoup de sa forme *in situ*. Il se tasse et se voûte, le lobe de Spiegel se relève pour devenir vertical, des dépressions effacées réapparaissent. On est surtout frappé de l'augmentation de la largeur (diamètre antéro-postérieur) et de la hauteur du foie ; on voit se développer la face postérieure. C'est ainsi que sur un foie très plat, pesant 1275 grammes, j'ai vu la face postérieure du lobe droit qui ne mesurait que 5 cm. 2 en hauteur et n'était qu'un bord mousse, s'élever à 8 cm. 5 après 250 grammes seulement d'injection, et à 9 cm.3 après 500 grammes, quantité excessive d'ailleurs qui produisit des fissures. Ces expériences sont intéressantes ; elles nous montrent la transformation du foie, de son état de vacuité à l'état de turgescence, et les variétés de l'organe, qui ne réagit pas toujours de la même façon. Glénard et Siraud (*Lyon médical*, 1895) ont injecté le foie en place et montré que son bord antérieur se relevait sensiblement.

Toutefois, on n'aura une idée vraie du foie que si on l'étudie en place, puis extrait, sur un sujet qui aura préalablement reçu une injection générale un peu concentrée d'acide phénique, d'acide chromique ou mieux de formol à 15 à 20 pour 100. Alors seulement on se rapproche des conditions de la vie. On n'oubliera pas que la mort saisit le sujet dans la forme du moment; le foie est si plastique et si compressible que sa forme change à tout instant, tantôt par le jeu du diaphragme (Hasse), tantôt par la distension de l'estomac ou du côlon (Symington).

Le foie est divisé en deux *lobes*, droit et gauche. Cette division est purement superficielle et ne se répète en rien dans la structure intérieure; elle est indiquée sur la face supérieure par l'insertion du ligament falciforme, et sur la face inférieure par une coupure profonde qui s'étend du bord antérieur au bord postérieur, dite *sillon longitudinal gauche*; ce sillon renferme en avant la veine ombilicale et en arrière le canal veineux. Les deux lobes, égaux chez l'embryon seulement, sont bien différents chez l'adulte. Le lobe gauche occupe l'épigastre et l'hypocondre gauche : il commence à plusieurs centimètres à droite de la ligne médiane ; il est beaucoup plus petit que le lobe droit. Son poids moyen, pour un foie de 1500 grammes, est de 300 grammes, d'après quelques pesées que j'ai faites, et représente le 20 pour 100 du poids total (chez le nouveau-né le 26 pour 100) ; ce chiffre peut différer de 140 à 455 grammes ; je l'ai vu tomber à 70 grammes. Rien n'est variable, en effet, comme le développement du lobe gauche, suivant les sujets et suivant l'âge; son poids relatif à la masse totale de l'organe oscille entre le 6 et le 26 pour 100 chez l'adulte. Sa longueur est de 7 centimètres environ, variant de 5 à 13; quelquefois il est partiellement réduit à une mince lame flexible.

Nous décrirons au foie : trois faces, les faces supérieure, inférieure et postérieure, et cinq bords, les bords antérieur, postéro-supérieur, postéro-inférieur, bord droit et bord gauche. A l'exception du postéro-supérieur, les autres en se réunissant forment la circonférence du foie.

Face supérieure. — La face supérieure ou *face convexe* regarde en haut et en avant, et s'étend depuis le bord postéro-supérieur mousse, qui chez beaucoup de sujets correspond à la réflexion du péritoine, jusqu'au bord antérieur tranchant. Les coupes du foie sur les sujets congelés montrent une forme triangulaire dans le sens frontal (fig. 409) et carrée dans le sens antéro-postérieur (fig. 411). Symington a proposé de diviser cette face en trois autres : la face supérieure vraie, la face antérieure et la face droite. Chacune d'elles est grande et bien définie. Si nous n'adoptons pas cette division, malgré sa précision topographique, c'est qu'elle n'est pas encore classique, et que nous avons déjà introduit dans la description la face postérieure; mais nous reconnaissons qu'il y a intérêt à subdiviser la face convexe en trois portions : une supérieure, une antérieure et une portion droite.

Lisse et unie, revêtue du péritoine viscéral, la face convexe est divisée en deux lobes par la ligne d'insertion du ligament suspenseur. — Le lobe droit, beau-

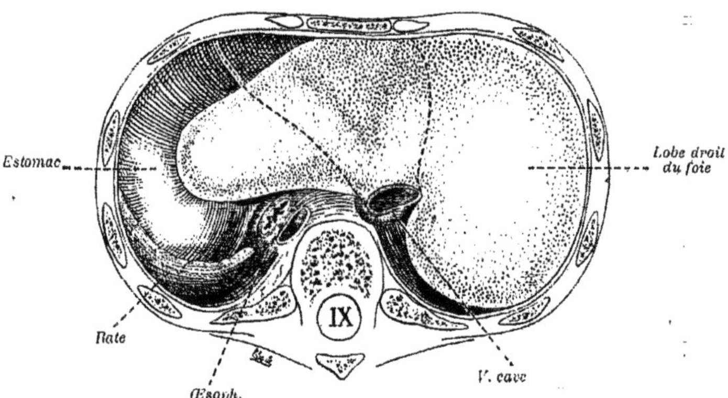

Fig. 408. — Foie vu d'en haut par sa face supérieure. — D'après Braune.
Le triangle pointillé indique la base du péricarde.

coup plus vaste, plus convexe, comme la coupole droite du diaphragme, point culminant du foie, présente fréquemment sur sa face droite des dépressions obliques, *empreintes costales*, que l'on voit bien quand le foie a été injecté et durci en place. Souvent aussi, et dans la majorité des cas chez les femmes âgées, on y remarque de véritables sillons, les uns transversaux et cicatriciels, *sillons costaux*, les autres antéro-postérieurs, profonds, occupés par un pli du diaphragme, *sillons diaphragmatiques*; ces sillons sont de nature pathologique et presque toujours produits par la constriction (Voy. aux notes). — Le lobe gauche, qui d'ailleurs commence à droite de la ligne médiane, est beaucoup plus petit et plus bas; sa surface à peine convexe présente une dépression triangulaire, dite *empreinte cardiaque*, déterminé par la pression de la pointe du cœur, et qui empiète quelquefois sur le lobe droit. Près du bord posterieur s'étend transversalement l'insertion du ligament triangulaire gauche.

La face supérieure est en rapport directement avec le diaphragme et la paroi abdominale, indirectement avec le cœur et les poumons, la plèvre et la paroi costale.

Le foie est appliqué sur la face concave du diaphragme, sur sa partie charnue et sur les deux folioles droite et moyenne du centre phrénique. L'adaptation des deux surfaces courbes, toutes deux péritonéales, est si parfaite que Luschka l'a comparée à une articulation en genou; elle permet les mouvements de rotation de l'organe. Il n'est pas rare de voir s'interposer des adhérences celluleuses ou filamenteuses; et même, comme Cruveilhier l'a déjà indiqué, de grosses anses dilatées du côlon transverse peuvent écarter la partie antérieure de la face convexe de la paroi diaphragmatique.

Avec la paroi abdominale antérieure, les rapports si étendus chez le fœtus, variables encore chez le nouveau-né et dans le cours de la première année, sont chez l'adulte restreints à l'épigastre, en suivant une ligne oblique qui s'élève du cartilage de la 8e ou de la 9e côte droite à celui de la 7e côte gauche. En général, le foie remplit sur la ligne médiane le tiers supérieur de l'espace qui sépare l'appendice xiphoïde de l'ombilic, soit deux ou trois travers de doigt. Il y a toutefois d'assez notables variations qui sont ordinairement en rapport avec l'ouverture de l'angle xiphoïdien; pour un grand angle, une vaste poitrine, le bord du foie passe au-dessus de la pointe de l'appendice et aboutit à la 6e côte; il est au contraire presque horizontal et s'abaisse à la 8e ou à la 9e côte sur les poitrines étroites, à angle xiphoïdien aigu, ce qui est presque toujours le cas des femmes. De là la nécessité d'élever ou d'abaisser la ligne d'incision dans la gastrostomie (Larger, Braquehaye et Wiehn). Souvent le creux épigastrique est entièrement occupé par l'estomac ou le côlon transverse dilatés. L'étendue des rapports avec la paroi augmente, on le comprend, dans l'hypertrophie, l'abaissement ou l'antéversion du foie, qui déborde alors à droite sur le contour de l'ouverture thoracique.

L'appendice xiphoïde répond au bord droit du lobe gauche et, sauf dans les cas d'angle xiphoïdien exceptionnellement large, son sommet ne dépasse jamais le foie; il y marque fréquemment une *empreinte*, s'il est anté- ou rétrofléchi. Entre l'appendice, le foie et le diaphragme est la petite *loge appendiculaire* de Philippe, qui renferme de la graisse et la bourse muqueuse rétroxiphoïdienne.

Par le diaphragme, le foie est en rapport indirect avec le cœur, les poumons, la plèvre et les côtes.

Le cœur, par sa pointe et la partie voisine de sa face inférieure, repose sur le lobe gauche (*empreinte cardiaque*) et se projette jusqu'au bord antérieur; il ne s'appuie donc pas sur l'estomac, et seule la pointe du ventricule gauche en réplétion peut atteindre l'estomac (Braune). C'est par le foie que se transmettent à l'épigastre les battements cardiaques, et c'est sans doute aussi le cœur qui aplatit le lobe gauche.

Les rapports avec le poumon droit sont très étendus, ceux du poumon gauche restreints à une surface minime. La base excavée du poumon droit coiffe le sommet du foie qui, sur les coupes transversales, se montre entouré d'une couronne de tissu pulmonaire. On comprend ainsi l'irruption des abcès ou des tumeurs du foie dans le poumon, l'abaissement du foie dans les grands épanchements pleuraux qui éloignent les deux organes l'un de l'autre, le refoulement du poumon jusqu'à la 3e et même jusqu'à la 2e côte dans certaines tuméfactions hépatiques, la confusion clinique possible des affections de ces viscères contigus.

La plèvre sépare le diaphragme du poumon. On a vu (Organes respiratoires, p. 491) comment elle dépassait le bord inférieur du poumon, en formant le cul-de-sac inférieur ou sinus costo-diaphragmatique. Dans la plus grande inspiration, le poumon s'abaisse de 3 à 4 centimètres sur la ligne axillaire et atteint le bord inférieur de la 9e côte, mais non le fond du cul-de-sac qui descend jusqu'à la 10e. Il existe donc tout autour de la base du poumon un bas-fond pleural dont la hauteur, de 7 à 8 centimètres sur la ligne axillaire pendant l'expiration, diminue plus ou moins dans la phase inspiratoire, mais n'est jamais nulle. De là des combinaisons variées dans les blessures qui atteignent les derniers espaces intercostaux : un instrument pourra traverser la plèvre et le foie sans toucher au poumon, ou sur un espace restreint intéresser deux séreuses, la plèvre et le péritoine, et deux viscères, le poumon et le foie.

Le foie est enfin en rapport avec les 7 dernières côtes et leurs cartilages, qui forment la paroi de l'hypocondre droit. Les contusions et les plaies de la région

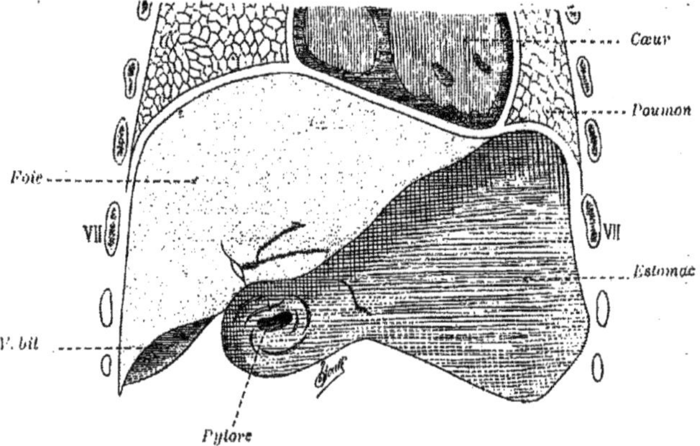

Fig. 409. — Coupe frontale du foie, sur un enfant. — D'après Symington.
Fillette âgée de 15 mois. Estomac plein.

thoracique inférieure peuvent atteindre le foie, et on a proposé d'explorer ce viscère à travers les espaces intercostaux. En haut, un plan horizontal passant par le point culminant du foie touche ordinairement, sur la ligne axillaire, la 6e côte ou même le 5e espace intercostal; quand l'abdomen est fortement météorisé, ce plan arrive au 4e espace et à la 4e côte (coupes de Braune et de Symington). Luschka indique un autre repère : il mène le plan horizontal par le bord supérieur de l'extrémité sternale de la 4e côte. C'est vers la 7e côte, limite de la portion droite et de la portion supérieure de la face convexe (fig. 409), que s'établit latéralement le contact médiat du foie avec la paroi thoracique. En bas, le foie correspond sensiblement au rebord costal, dépassé par ce rebord en arrière, de toute la hauteur de la 12e côte, et le dépassant en avant, à partir de la 8e, pour s'étendre sur l'épigastre.

Face inférieure. — La face *inférieure* ou face *plane* regarde en bas, en arrière et à gauche. Elle regarde plus ou moins en arrière chez l'adulte, suivant l'état de réplétion du côlon transverse, qui, distendu, relève la partie antérieure du foie et, vide, la laisse s'abaisser. Cette face présente une série de saillies et de sillons. On a l'habitude, depuis Meckel, de comparer la disposition des sillons à la lettre H et de grouper autour d'eux la description des particularités notables. La branche transversale de l'H est représentée par le hile du foie où s'engagent les vaisseaux, la branche longitudinale gauche par

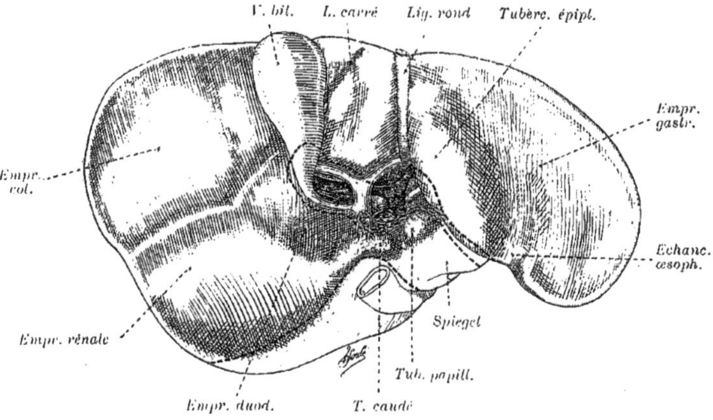

Fig. 410. — Face inférieure du foie.
La ligne pointillée indique l'insertion du péritoine.

le sillon de la veine ombilicale et du canal veineux, la branche droite par la fossette de la vésicule biliaire et la gouttière de la veine cave. Ces branches circonscrivent en avant le lobe carré, en arrière le lobe de Spiegel, tous deux appelés encore éminences portes.

Nous conserverons cette comparaison, commode au point de vue topographique; mais anatomiquement c'est une fiction. En effet : 1° il n'existe pas de véritable sillon longitudinal droit continu, le prolongement du tubercule caudé séparant la gouttière de la veine cave de la fossette cystique, qui d'ailleurs n'est pas un sillon ; 2° le sillon du canal veineux et la gouttière de la veine cave sont verticaux, non horizontaux, et appartiennent à la face postérieure; 3° Raynal a montré que sur le foie en place l'H a une disposition oblique : le sillon transverse se dirige en arrière et à droite, les sillons longitudinaux en arrière et à gauche.

Le *sillon transverse* ou *hile du foie*, porte des anciens auteurs, appelé aussi scissure transverse, sillon de la veine porte, s'étend horizontalement, un peu oblique toutefois en arrière et à droite, entre le lobe carré ou éminence porte antérieure en avant, le lobe de Spiegel ou éminence porte postérieure en arrière. Il est plus près de l'extrémité gauche du foie que de la droite, et dans notre manière de comprendre les faces de l'organe, il confine au bord postéro-inférieur. Sa longueur est de 5 à 6 centimètres, sa largeur de 12 à 15 millimètres. Son extrémité gauche est coupée perpendiculairement par le sillon longitudinal gauche, auquel elle aboutit, tandis que son extrémité droite, se recourbant en avant en une rainure étroite et profonde, va se perdre vers la fossette cystique.

Le hile est le point de pénétration ou d'émergence de tous les vaisseaux du foie. On y observe d'arrière en avant : le tronc et les deux branches de la veine porte, qui s'appuie contre l'extrémité bifide du lobe de Spiegel et qui occupe la partie la plus postérieure du hile ; le tronc de la veine aboutit au côté droit du sillon transverse ; — l'artère hépatique au milieu et un peu à gauche ; enlacée par les plexus nerveux et plongée dans un tissu cellulaire dense, elle émet ses deux branches principales de terminaison et les branches des éminences portes, ce qui fait une figure de division cruciale ; — tout à fait en avant et un peu à droite le canal hépatique, reconnaissable à sa couleur biliaire. Ajoutons encore de nombreux vaisseaux lymphatiques qu'on ne voit bien que sur les pièces injectées. Sur les deux lèvres du hile s'attachent le feuillet antérieur et le feuillet postérieur de l'épiploon gastro-hépatique.

Le *sillon longitudinal gauche*, sillon principal de Gegenbaur, s'étend d'avant en arrière et un peu de droite à gauche sur la face inférieure, qu'il entame sur toute sa longueur et qu'il partage en lobe droit et lobe gauche. Le sillon transverse qui y aboutit le divise en deux parties : l'une antérieure, sillon de la veine ombilicale, l'autre postérieure, sillon du canal veineux. Il contient en effet cette veine importante et le canal d'Aranzi qui lui fait suite. (Voy. *Angéiologie*, fig. 506).

Le *sillon de la veine ombilicale* commence à l'échancrure du bord antérieur et finit à l'extrémité gauche du hile. Profond, souvent canaliculé par un pont unique ou double, fibreux ou parenchymateux, jeté du lobe gauche sur le lobe carré, il loge la veine ombilicale fœtale, ou son reste le *ligament rond*, qui aboutit à la branche gauche de la veine porte. Ce sillon est fermé par le prolongement du ligament suspenseur qui contient la veine ombilicale et se continue avec le péritoine viscéral des lobes voisins.

Le *sillon du canal veineux*, plus court et moins profond, prolonge en arrière le sillon de la veine ombilicale. Il appartient à la face postérieure du foie.

Le *sillon longitudinal droit* est artificiellement composé de la fossette cystique en avant, de la gouttière de la veine cave en arrière. Ces deux dépressions sont séparées par le prolongement du tubercule caudé.

La *fossette cystique* est une dépression oblongue à grosse extrémité antérieure qui loge la vésicule biliaire. Plus ou moins profonde, elle se dirige en avant, en arrière et à gauche ; son extrémité antérieure atteint ordinairement le bord échancré du foie.

La *gouttière de la veine cave* appartient à la face postérieure.

En avant du hile du foie est le lobe carré ; en arrière, le lobe de Spiegel ; tous deux s'appellent encore les éminences portes. Le *lobe* ou *lobule carré*, *éminence porte antérieure*, est une surface quadrilatère, un peu plus étroite en arrière qu'en avant; irrégulièrement convexe ou légèrement déprimée, elle se termine quelquefois en arrière par un mamelon détaché. Ce lobe est encadré par la fossette cystique, le sillon de la veine ombilicale et le sillon transverse. Il répond au pylore, à la partie pylorique de l'estomac et à la première portion du duodénum.

Le *lobe de Spiegel* sera décrit avec la face postérieure.

Les sillons et les éminences portes constituent la région centrale; en dehors sont les régions latérales droite et gauche.

A droite de la fossette cystique s'étend une vaste surface divisée par des crêtes en trois facettes ou empreintes : l'empreinte colique, l'empreinte rénale et l'empreinte duodénale.

L'*empreinte* ou *facette colique*, facette antérieure de Sappey, est la plus antérieure de toutes. De forme triangulaire, ordinairement assez superficielle,

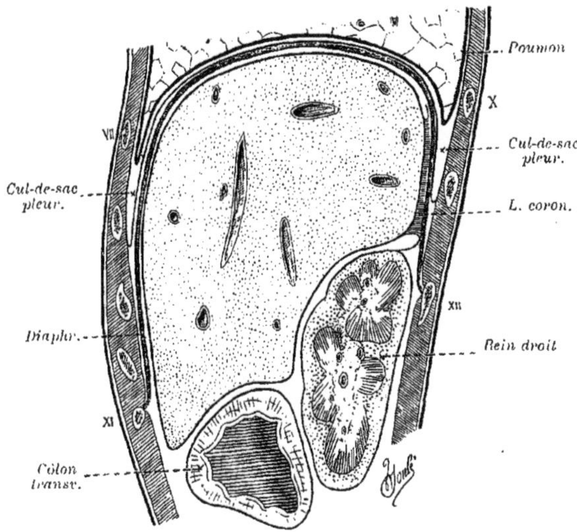

FIG. 411. — Coupe antéro-postérieure du foie.
La coupe passe par l'hypocondre droit.

variable d'ailleurs suivant que le côlon était vide ou plein au moment où le foie a été fixé dans sa forme, elle est en contact avec le coude du côlon transverse, quelquefois (Cruveilhier) avec la première portion du duodénum. Le péritoine de sa partie externe fournit assez souvent le ligament colique droit, quand celui-ci ne s'attache pas au diaphragme (*ligament phréno-colique*).

L'*empreinte* ou *facette rénale*, beaucoup plus grande, est située en arrière de la facette colique. Sa forme est irrégulièrement triangulaire ou trapézoïde. Sa profondeur et son étendue varient beaucoup, suivant qu'elle reçoit le tiers supérieur du rein, ce qui est le cas habituel, ou la presque totalité de l'organe; le rein peut y être complètement enchâssé. Il n'est que lâchement uni au foie;

[CHARPY.]

néanmoins celui-ci l'entraîne souvent avec lui dans ses abaissements ou dans sa rétroversion. C'est sur le bord postérieur que se trouve le repli du péritoine qui se jette du ligament coronaire sur le rein (*ligament hépato-rénal*). Cruveilhier avait déjà observé que la facette rénale regarde directement en arrière; ce fait, vérifié sur les coupes des sujets congelés, a engagé les anatomistes anglais à rapporter l'empreinte rénale à la face postérieure du foie, et Merkel dit aussi que His a tort de l'attribuer à la face inférieure (Voy. la fig. 411).

En dedans de cette facette, entre elle et le col de la vésicule biliaire, est une empreinte quadrilatère, plane, qui loge le premier coude du duodénum et le

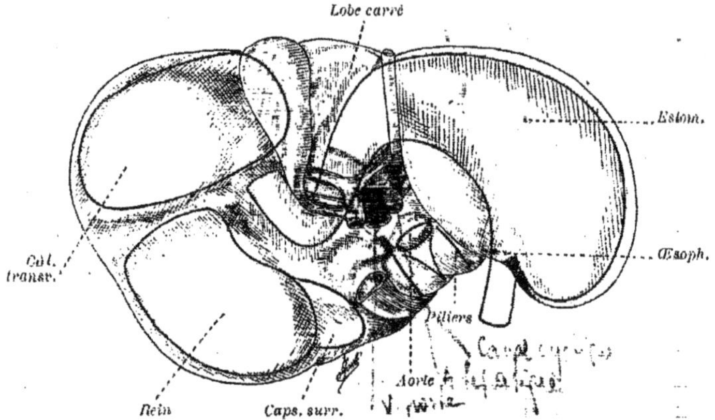

Fig. 412. — Projection des organes sur la face inférieure du foie.
Le contour des organes est indiqué en rouge.

commencement de sa portion descendante; c'est la *facette duodénale* de His.

Enfin, en arrière de l'empreinte rénale, entre elle et la veine cave, une petite surface triangulaire, non péritonéale, marque l'*empreinte surrénale* qui fait partie de la face postérieure.

A gauche du grand sillon de la veine ombilicale, la face postérieure du lobe gauche nous présente à considérer la gouttière œsophagienne, l'empreinte gastrique et le tubercule épiploïque.

La *gouttière* ou *échancrure œsophagienne*, déjà signalée par Vésale, est un demi-canal où passe l'œsophage entre l'extrémité la plus reculée du lobe gauche et le tubercule épiploïque.

L'*empreinte* ou *facette gastrique* est une large dépression ovalaire qui occupe la presque totalité du lobe gauche. Elle loge la partie supérieure du grand cul-de-sac de l'estomac que le foie sépare du diaphragme et du péricarde. On a vu, dans des ulcères de l'estomac, ce dernier organe faire corps avec le foie, qui obturait la perte de substance (Cruveilhier). J'ai vu deux fois la biloculation de l'estomac produite, dans un cas par la pression du bord antérieur du foie, dans un autre cas par la pression d'une crête de la face inférieure. La variabilité d'étendue du lobe gauche du foie et les états de vacuité et de réplétion par lesquels passe l'estomac font varier notablement ces rapports.

Tantôt l'estomac distendu repousse le foie à droite; tantôt, quand le lobe gauche est bien développé, il le repousse au contraire à gauche et s'en coiffe complètement (coupe de Braune),

L'extrémité de cette face peut atteindre la rate et même la dépasser; dans ce cas une partie de la face convexe de la rate s'appuie sur la face inférieure, en dehors et en arrière de la facette gastrique, et y détermine une *empreinte splénique.*

Le *tubercule épiploïque* (tuber omentale de His) est cette éminence arrondie et saillante, en dedans de l'empreinte gastrique, en dehors de l'extrémité gauche du sillon transverse. C'est le point le plus bas du lobe gauche en place. Il est contourné sur sa gauche par la petite courbure de l'estomac. Sa face postérieure touche la face antérieure du petit épiploon, qui le sépare d'une saillie semblable située sur le pancréas, le *tubercule épiploïque du pancréas.*

Face postérieure. — Décrite avant His comme *bord postérieur mousse,* cette face ne se voit que sur des pièces injectées et durcies. Elle a la forme d'un

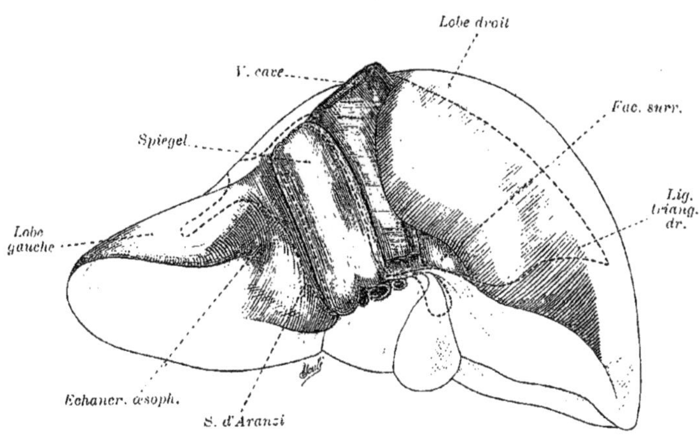

FIG. 413. — Face postérieure du foie.
Les lignes pointillées marquent l'insertion du péritoine.

triangle rectangle dont l'angle droit est situé en haut et à droite; sa plus grande hauteur, au niveau du lobe droit, mesure de 6 à 8 centimètres, et moins encore sur les foies à type plat. Ce triangle est limité par trois bords : un bord droit, vertical et mousse; un bord supérieur qui suit à peu près la ligne d'insertion du feuillet supérieur du ligament coronaire et passe en avant de la veine cave; un bord inférieur, ou *bord postérieur et inférieur* du foie, qui appartient à la grande circonférence. Ce dernier bord s'élève obliquement de droite à gauche sur le trajet de l'hypoténuse, en passant successivement entre la facette rénale et la facette surrénale, en avant de l'extrémité inférieure de la veine cave, sur l'extrémité bifide du lobule de Spiegel, et de là sur le bord tranchant du lobe gauche, en franchissant l'échancrure œsophagienne.

La face postérieure est curviligne pour s'adapter à la colonne vertébrale. Elle repose sur la partie descendante du diaphragme et répond, pour sa partie moyenne, au corps des 10 et 11e vertèbres dorsales, quelquefois au bord inférieur de la 9e, souvent à tout ou partie de la 12e.

On remarque sur cette face de droite à gauche : la face postérieure du lobe droit, face rugueuse, non péritonéale, comprise entièrement ou partiellement dans l'épaisseur du ligament coronaire, — l'empreinte surrénale, — la veine cave inférieure, — le lobule de Spiegel, — le sillon du canal veineux, — l'échancrure œsophagienne, que nous avons déjà décrite avec la face inférieure, — et enfin la partie postérieure tranchante du lobe gauche.

L'*empreinte* ou *facette surrénale* est cette petite dépression triangulaire ou semi-lunaire qu'on voit à droite de la veine cave, et qui est d'ailleurs parfois si

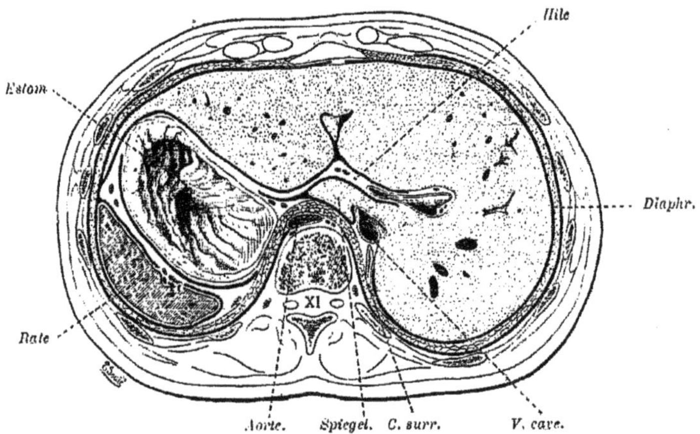

Fig. 414. — Coupe transversale du foie. — D'après Braune.
La coupe passe par la 11e vertèbre dorsale.

peu marquée qu'on a peine à la reconnaître. Elle contient la capsule surrénale droite qui adhère assez intimement au foie à l'aide de son fascia, car presque toujours, quand on extrait le foie, on trouve la capsule qui est restée adhérente à sa face postérieure. Ce contact se fait sans interposition du péritoine ; cependant quelques coupes transversales de sujets congelés montrent un court prolongement de la séreuse sur le côté droit, et d'un autre côté Faure signale comme constant un petit repli péritonéal (*ligament hépato-surrénal*), qui s'étend du bord inférieur du ligament coronaire sur le bord interne de la capsule.

La *gouttière de la veine cave* est une profonde dépression cylindrique creusée sur la face droite du lobule de Spiegel. Elle constitue les deux tiers ou les trois quarts d'un canal, et souvent ce canal est complété par une languette hépatique ou membraneuse émanée du lobe postérieur, languette sur laquelle on peut observer un riche réseau de vasa aberrantia. En haut, par conséquent en avant du lobe de Spiegel, la gouttière s'élargit au confluent des veines sus-hépatiques et reçoit à gauche le sillon du canal veineux. La gouttière contient la veine cave inférieure qui y prend une position verticale (Cruveilhier-His) et mesure environ 4 centimètres de hauteur; la veine adhère intimement à son canal percé de nombreux orifices par lesquels elle reçoit des vaisseaux du foie. C'est cette adhérence de la veine cave au tissu du foie soit par les tractus conjonctifs de sa gaine, soit par les veines sus-hépatiques, elles-mêmes incorporées au parenchyme, qui lui permet de supporter le foie comme le pédicule vasculaire supporte le cœur.

Le *lobule de Spiegel*, ou *éminence porte postérieure*, qui a pris le nom de l'anatomiste allemand, bien que Vésale l'ait décrit avant lui, est une masse

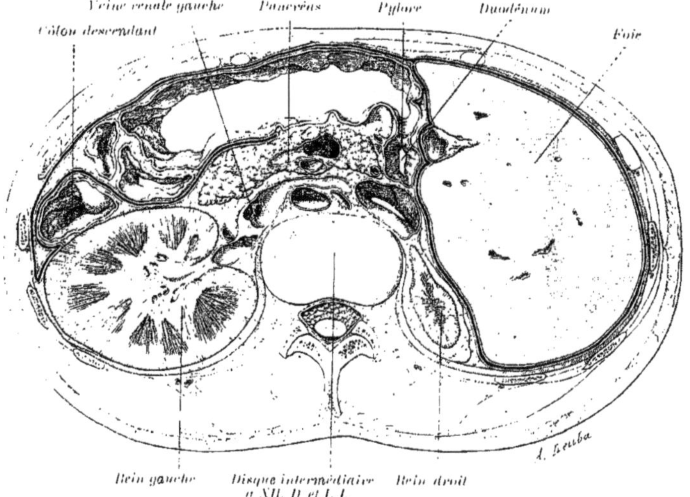

FIG. 415. — Rapports du foie sur le plan transversal. — D'après Poirier.

Cette coupe passe beaucoup plus bas que celle de la figure précédente. En arrière du duodénum est la veine cave; en avant du pancréas, l'estomac. Le rein droit coupé près de son pôle supérieur.

quadrilatère, allongée, située à gauche de la veine cave. Les coupes médianes l'atteignent le plus souvent (Merkel). Sur une pièce fixée avant l'extraction, il ne fait aucune saillie en arrière et présente au contraire souvent une surface déprimée. Sa direction est verticale. Il est circonscrit à droite par la gouttière de la veine cave et la veine qu'elle contient et qui monte un peu obliquement en haut et à gauche, à gauche par le sillon du canal veineux. Les coupes transversales *in situ* montrent qu'il possède une face latérale droite qui fait corps avec la veine cave, une face latérale gauche, libre, la plus grande, qui se porte en avant et fait paroi du sillon d'Aranzi, une face postérieure et un pédicule qui le rattache au foie. La face postérieure, la seule visible sans préparation, regarde un peu à gauche; elle est libre, recouverte par le péritoine, en contact avec le pilier droit du diaphragme qui y creuse une empreinte verticale. L'extrémité supérieure est contournée en avant par la veine sus-hépatique

[CHARPY.]

gauche. L'extrémité inférieure est bifide, partagée en deux tubercules par une dépression qui loge le tronc de la veine porte. La saillie gauche, plus proéminente, est le *tubercule papillaire* ou éminence triangulaire de Winslow; elle recouvre le hile du foie et est entourée par le cercle des artères du tronc cœliaque. La saillie droite, *tubercule caudé*, moins accusée, répond à la première courbure duodénale; elle émet une racine (d'où son nom de caudé) qui se porte obliquement en avant et va rejoindre la crête interposée entre l'empreinte rénale et l'empreinte colique; ce prolongement sépare nettement le sillon de la veine cave d'avec le sillon transverse.

Le foie n'est nulle part en contact immédiat avec l'aorte, et c'est seulement en cas de déplacement qu'il peut toucher la partie supérieure de l'aorte abdominale; mais le lobe de Spiegel répond au vaisseau par le pilier droit du diaphragme et son extrémité s'applique sur le tronc cœliaque et ses branches (fig. 412 et 414). C'est par ce contact médiat ou immédiat, prolongé à travers le lobe gauche du foie, que ces artères peuvent produire les *battements épigastriques*; et c'est aussi par cette voie (au moins est-ce l'hypothèse la plus plausible) que les contusions de l'épigastre, se propageant jusqu'au plexus solaire, provoquent les phénomènes connus d'angoisse et de syncope.

Le *sillon du canal veineux*, partie postérieure du grand sillon longitudinal, fermé sur la pièce intacte, monte verticalement en s'inclinant à droite pour se confondre avec la gouttière de la veine cave. Il contient le canal d'Aranzi fœtal ou le ligament veineux qui le remplace. Ses lèvres donnent insertion à la partie postérieure de l'épiploon gastro-hépatique.

Circonférence. — Elle fait tout le tour de la face inférieure et peut être divisée en quatre segments qui sont les bords antérieur, postérieur, bord droit et bord gauche.

1° *Bord antérieur.* — Le bord antérieur ou bord tranchant, taillé en biseau aigu, s'élève obliquement de droite à gauche le long du rebord costal, puis de l'extrémité de la 8e ou 9e côte droite à celle de la 7e côte gauche en traversant l'épigastre. Il présente deux échancrures ou incisures : l'*échancrure ombilicale*, ou de la veine ombilicale, incisure interlobaire, ordinairement profonde et anguleuse, dans laquelle s'engage le ligament suspenseur ; elle est située de 1 à 6 centimètres de la ligne médiane (Quénu); l'*échancrure cystique* ou de la vésicule biliaire, large, superficielle, arrondie, qui peut faire défaut. Chez quelques sujets une échancrure commune, sinueuse, s'étend de la veine ombilicale à la vésicule. Ces incisures s'agrandissent avec l'âge.

Le bord tranchant est souvent en clinique la seule partie du foie que l'on puisse explorer. Cruveilhier dit qu'on peut presque toujours insinuer les doigts entre les côtes et le foie, et Glénard a indiqué une manière de faire ressauter sur le pouce le bord antérieur, de façon à constater sa forme et sa consistance. Il est important de savoir que ce bord s'abaisse dans certaines conditions physiologiques, dont le clinicien profite pour augmenter le champ de l'exploration. Les cliniciens admettent que ce bord s'abaisse de 1 centimètre dans une inspiration ordinaire, de 2 centimètres dans une inspiration forcée (Gerhardt). Hasse, dans ses expériences cadavériques, a trouvé comme maximum un abaissement de 5 millimètres sur la ligne axillaire, de 20 millimètres sur la ligne mamelonnaire, de 7 millimètres sur la ligne médiane. Les recherches radioscopiques de Grönroos sur le vivant confirment celles de Hasse.

L'influence de l'attitude verticale est moins bien établie. Malgré les expériences cadavériques de Winslow, de Cruveilhier, de Faure, où l'on voit sur le sujet debout le foie s'abaisser de plusieurs centimètres, il n'est pas démontré qu'il en soit de même pendant la vie.

Le bord antérieur descend dans tous les abaissements pathologiques du foie, tumeur, constriction, mais comme en même temps il tend à se porter en arrière, il n'est pas rare de voir des anses intestinales, le còlon transverse surtout, s'interposer entre la face antérieure du foie et la paroi abdominale et rendre l'exploration de l'organe à la palpation ou à la percussion presque impossible.

2° *Bord postérieur et inférieur.* — Ce bord, que nous avons décrit avec la face postérieure qu'il sépare de la face inférieure, est mousse à droite, tranchant sur le lobe gauche, et s'élève obliquement de droite à gauche. Au niveau du rein, il est parallèle à la 11e ou à la 12e côte.

3° *Bord droit ou grosse extrémité.* — Ce bord limite en bas la partie droite de la face supérieure, ou face droite de Symington. Net, tranchant, il suit en arrière le bord supérieur de la 12e côte, puis remonte sur le cartilage de la 11e; plus en avant, au niveau de la 10e côte, il repose ordinairement sur le ligament phréno-colique droit qui va du diaphragme à l'angle du còlon.

4° *Bord gauche ou petite extrémité.* — Ce bord, également tranchant, contourne le lobe gauche et comme lui recouvre l'estomac, sans atteindre le sommet de la coupole diaphragmatique; mais il peut s'avancer jusqu'à la rate ou au delà de cet organe, soit d'une façon permanente, soit temporairement et alors pendant la vacuité de l'estomac. J'ai observé un cas où le ligament phréno-splénique était remplacé par un ligament hépato-splénique ; le lobe gauche était très long.

5° *Bord postéro-supérieur.* — Ce bord n'appartient pas à la circonférence du foie. Il est mousse, dirigé transversalement le long de l'insertion du feuillet antérieur ou supérieur du ligament coronaire et sépare la face supérieure de la face postérieure.

Bibliographie. — Sur l'anatomie descriptive du foie : LUSCHKA, Die Lage der Bauchorgane der Menschen, 1873. — BRAUNE, Atlas. — W. HIS. Ueber Präparate zum Situs Viscerum. *Arch. f. Anat.* 1878. — SYMINGTON. On certain physiological variations in the shape and position of the Liver. *Edinburgh medic. Journal*, 1888. — BIRMINGHAM. The topogr. anat. of the spleen. *J. of Anatomy*, 1897. — FAURE. L'appareil suspenseur du foie. *Thèse de Paris*, 1892. — ANCEL ET SENCERT. Ligaments hépatiques accessoires. *Journ. de l'Anat.*, 1903, et Importance chirurg. des Ligam. access. *Arch. provinc. de chirurgie*, 1904. — BRAQUEHAYE ET WIEUX. En quel point le rebord hépatique.... *Soc. anat.*, 1899, p. 378. — PHILIPPE. L'appendice xiphoïde. *Thèse de Toulouse*, 1902.

NOTES ADDITIONNELLES. — *Poids.* — La plupart des auteurs n'indiquent pas s'ils ont ou non vidé la vésicule biliaire, ce qui peut faire une différence d'une trentaine de grammes.

Le poids moyen n'est pas aussi bien connu qu'on le croirait, car il n'est pas toujours déduit de séries suffisantes. Ou bien ces séries sont composées de sujets morts de maladies très différentes, ou bien le poids et la taille du sujet ne sont pas connus. Blosfeld, à Kazan (Russie d'Europe), a trouvé pour 36 hommes, d'un poids de 60 kilog. 7, un poids moyen du foie de 1 kilog. 617; et pour 8 femmes de 52 kilog. 6, un foie de 1 kilog. 570. Birch-Hirschfeld, sur 75 adultes (dont j'ignore le sexe) morts par accidents et pesant de 37 à 90 kilogrammes, a observé un poids du foie variant de 891 grammes à 2 kilog. 480. Gocke seul (*Inaug. Dissert.*, Munich, 1883), à Munich, a recueilli des nombres suffisants : 32 hommes, de 16 à 56 ans, d'un poids moyen de 59 kilogrammes, d'une taille moyenne de 1 m. 62, bien constitués, et morts par accidents, avaient pour le foie vidé de la bile de la vésicule un poids moyen de 1 kilog. 691 avec des variations de 1 kilog. 080 à 2 kilog. 300. Sur ce chiffre, 5 pesaient plus de 2 kilogrammes. Dans les mêmes conditions de santé et de mort, 4 femmes de 21 à 36 ans, ayant un poids du corps de 50 kilogrammes, une taille de 1 m. 53, avaient un foie de 1 kilog. 482 (de 1 kilog. 320 à 1 kilog. 730). Une seconde série comprend les sujets morts de maladies aiguës. Le poids moyen du foie est de 1 kilog. 747 sur une série de 35 hommes, d'un poids du corps de 55 kilogrammes, d'une taille de 1 m. 62. La différence varie de 1 kilog. 200 (sujet maigre, mais fort et musclé) à 2 kilogr. 600 (colosse de 85 kilogrammes, mort d'apoplexie); 7 ont plus de 2 kilogrammes. Ce même poids est de 1 kilog. 419 sur une série de 39 femmes, d'un poids du corps de 47 kilogrammes, d'une taille de 1 m. 50. Il oscille entre 1 kilog. 050 et 2 kilogrammes. Une seule femme atteint 2 kilogrammes ; 8 ont de 1 kilog. 050 à 1 kilog. 200.

Nous ne possédons en France aucune série comparable. Tous les chiffres sont pris sur des sujets morts de maladies quelconques et la taille ainsi que le poids du corps ne sont pas notés. J'extrais de 7 hommes adultes de Sappey, la moyenne de 1 kilog. 457; de 15 hommes de 20 à 60 ans, à foie normal, cités dans la thèse de Frappaz, de Lyon, la moyenne de 1 kilog. 552 avec 1 kilog. 080 pour minimum, sur un homme de 44 ans, mort d'une plaie de poitrine, et 1 kilog. 880 pour maximum. Au même âge, 8 sujets m'ont donné 1 kilog. 573 (1 kilog. 325 à 2 kilog. 070). Du même auteur lyonnais, 8 femmes adultes ont pour moyenne du foie 1 kilog. 481, entre 1 kilog. 180 et 1 kilog. 870. Monneret, à Paris, sur 16 sujets normaux dont le sexe n'est pas indiqué, arrive, pour le foie extrait après ligature de ses vaisseaux, à un chiffre moyen de 1 kilog. 602.

La moyenne du poids pour l'âge adulte est celle qui se rapporte aux sujets de 20 à 50 ans pris en bloc; mais en disposant les chiffres par séries décennales on voit que le foie ne cesse d'augmenter jusqu'à 40 ou 50 ans. La valeur de cet accroissement est mal déterminée, en raison du nombre insuffisant des observations; elle paraît être de 50 à 100 grammes.

Le foie et l'intestin grêle ont entre eux une certaine communauté de développement, de vascularisation et d'accroissement. Beneke (*Constitution...*, Marbourg, 1881) a étudié ces relations et d'autres encore sur des sujets de tout âge. Plus récemment, Frappaz (Rapports entre le volume du foie et la longueur de l'intestin. *Thèse de Lyon*, 1895) a conclu de recherches sur les adultes que le volume du foie, à l'état normal comme à l'état pathologique, est proportionnel à la longueur de l'intestin grêle. L'un des deux diminue-t-il par le fait d'une altération pathologique, l'autre en subit le contre-coup, et inversement.

Les *phtisiques* ont, comme on le sait, le foie habituellement gras, mais non augmenté de volume. Engel et Beneke croient que de 20 à 30 ans, la phtisie n'influence pas le volume du foie. Il me semble au contraire qu'elle le diminue. Je relève en effet dans Frerichs (*Traité des maladies du foie*), pour 45 tuberculeux du sexe masculin, de 20 à 40 ans, un poids moyen du foie de 1 kilog. 470 (au lieu de 1 kilog. 820 sur 13 pneumonies), et pour 30 femmes phtisiques du même âge 1 kilog. 350 (au lieu de 1 kilog. 410 que donne 5 pneumonies). Mes observations, jointes à celles de Frappaz, indiquent aussi un poids moyen de 1 kilog. 446 pour 8 tuberculeux, au lieu de 1 kilog. 552, et de 1 kilog. 381 pour 5 femmes dans les mêmes conditions, au lieu de 1 kilog. 481.

Nous avons dit que le *poids relatif* variait dans d'assez grandes proportions suivant le foie et le corps lui-même, tous deux sujets à présenter de grandes différences. Le poids relatif a été estimé de 1/24 à 1/40 du corps, par Henle; de 1/24 à 1/40 pour la période adulte, par Frerichs; de 1/35 pour l'homme adulte, de 1/25 à 1/42 pour la femme, par Reid et Peacock, Smidt, sur 16 sujets qu'il a pu peser peu de temps avant la mort, a observé un rapport moyen de 1/28 à 1/30, avec des écarts de 1/14 et de 1/42. Enfin Gocke, dans sa série de sujets normaux, morts accidentellement, a trouvé les chiffres suivants : pour l'homme 1/34 soit 3,4 0/0, avec variations de 1/20 à 1/64; pour les femmes 1/33, soit 3,3 0/0, avec maxima et minima de 1/26 et 1/45. Dans les maladies aiguës, le rapport est de 1/32 chez l'homme, 1/33 chez la femme.

Nous ne connaissons pas les différences de *race*. Il semble bien que le foie des races du Nord est plus lourd que celui des Français. Quelques observations de Chudzinsky et de Giacomini tendraient à montrer que les nègres ont un foie plus petit que celui des races blanches.

Relativement aux animaux, je renvoie au travail de Custor (Über die relative Grösse... *Arch. f. Anat.*, 1873), d'où il ressort que dans une même classe de vertébrés on peut observer de grandes différences. Ch. Richet (Poids du cerveau, du foie et de la rate. *Arch. de Physiol.*, 1894) a comparé chez les mammifères domestiques le poids du foie au poids et à la surface du corps. Voici ses conclusions : 1° la proportion du foie est d'autant plus grande par rapport à la surface, que l'animal est plus gros, et d'autant plus grande par rapport au poids que l'animal est plus petit; 2° Chez une même espèce animale, le poids du foie est sensiblement proportionnel à la surface du corps, sans doute à cause de la fonction thermogénique; 3° L'homme est de tous les animaux celui dont le foie est le plus volumineux par rapport à la surface du corps, mais non par rapport au poids du corps.

Poids spécifique. — W. Krause (*Zeitschr. f. ration. Medicin*, 1866), sur 6 déterminations chez l'adulte a vu le poids spécifique du foie osciller de 1.054 à 1,060. Avec Fischer, il avait fixé le poids moyen à 1,057. — Engel (*Jahresber. über die...* von Virchow, 1868) a observé dans les maladies aiguës une densité de 1,059 à 1,069, et, sans considération d'âge ou de maladie, des variations pour le foie normal comprises entre 1,047 et 1,077. — Smidt (*Virchow's Archiv.*, 1880 et 1882) a étudié le poids spécifique sur 60 sujets de tout âge, de 20 à 60 ans, et le chiffre est le même en répartissant les sujets par période décennale; le poids spécifique moyen est de 1,056 et varie pour les organes normaux de 1,052 à 1,060.

La densité du foie gras est de 1,030 à 1,035 (Angel); de 1,027 à 1,030 (Assmann, sur un foie gras, par empoisonnement phosphoré); de 1.026 à 1,050 (Smidt, sur 8 sujets).

Volume. — Beneke (*Constitution und const. Kranksein*, 1881) a constaté sur 4 hommes adultes un volume allant de 1373 à 1725 centimètres cubes. Les différences individuelles sont tout aussi marquées que pour le poids. Le volume de 1373 centimètres cubes se rapporte à un homme de 31 ans, sain, très vigoureux, mort subitement. Une jeune fille de 21 ans, bien proportionnée, morte de fièvre typhoïde, a un foie de 1113 centimètres cubes; une autre du même âge, forte et bien constituée, morte des suites d'une opération, a 1738. — C. Krause, d'après quelques sujets, conclut à une moyenne de 1574 centimètres cubes, avec des extrêmes de 1360 à 1760.

Les *dimensions* diamétrales que nous avons indiquées sont celles des auteurs classiques et concordent avec mes propres observations. Voici, du reste, les moyennes de Sappey, pour 10 adultes des deux sexes, et celles de Monneret pour 16 adultes dans les mêmes conditions.

	D. transv.	D. a. post.	D. vert.
Sappey	28 { 22 / 37	20 { 17 / 27	6 { 5 / 8
Monneret	26	19	

Ligaments hépatiques accessoires. — Ancel et Sencert rangent sous ce nom des ligaments inconstants, prolongements ou variétés des ligaments normaux. Ce sont : le ligament *cystico-colique*, qu'ils appellent cystico-duodéno-épiploïque; — le ligament *hépato-rénal antérieur* (hépato-colique : JONNESCO, *Tube digestif*, 2° édit., p. 349) qui part du foie, en avant de l'empreinte rénale et va sur la face antérieure du rein; — le ligament *hépato-rénal postérieur*, qui du foie, en arrière de l'empreinte rénale, se porte sur le pôle supérieur du rein; — le ligament *sous-spigélien*, étendu du lobe de Spiegel au sillon de la veine ombilicale; — enfin le *prolongement du petit épiploon*, qui fixé transversalement sur le lobe gauche du foie, descend sur l'estomac.

Le ligament cystico-colique a été décrit à propos du côlon et de la vésicule biliaire; les autres, ainsi que les fossettes qu'ils déterminent, fossettes hépato-rénale, hépato-cave, sous-spigélienne, prévestibulaire, seront mentionnés dans le chapitre : *Péritoine*.

Je signalerai encore un faisceau de fibres tendineuses qui, détaché du bord supérieur de l'orifice œsophagien du diaphragme, se rend au foie en passant entre les feuillets de l'épiploon gastro-splénique. Signalé par Rouget qui lui attribue un rôle fixateur, ce tendon a été retrouvé à l'état musculaire dans le ligament triangulaire gauche par Knox et Le Double (muscle hépatico-diaphragmatique, anomalie rare).

Déplacements pathologiques. — Comme on l'a vu au sujet des influences physiologiques, les changements de position du foie peuvent être le fait d'un déplacement en masse, d'un mouvement de rotation ou d'une déformation, ou de ces effets combinés entre eux. Si l'on constate par exemple que le bord inférieur de l'organe dépasse notablement le rebord des fausses côtes, on doit se demander si le foie est vraiment abaissé, ou s'il est en antéversion, ou encore s'il est simplement allongé par une cause quelconque (hypertrophie, tumeurs, constriction, etc.). La complexité du phénomène explique les discussions récentes sur l'hépatoptose et l'incertitude des théories. Nous n'avons pas ici à exposer ces questions. Nous dirons seulement que les grands épanchements pleuraux abaissent le foie et peut-être l'aplatissent, que l'ascite et le météorisme élèvent l'organe et le font tourner en antéversion. C'est ainsi que sur une femme dont le gros intestin tout entier était énormément dilaté, j'ai vu le foie repoussé jusqu'à la 4° côte, en même temps que sa face inférieure regardait en avant. Enfin la constriction par les vêtements et spécialement par le corset ne me paraît pas suffisante à elle seule pour abaisser le foie, car j'ai observé plusieurs fois que l'organe très déformé était resté en place ou même était surélevé et rétroversé. Il est très vrai que dans la grande majorité des cas on trouve le bord inférieur bien au-dessous des côtes et même dans la fosse iliaque; mais, outre que dans ces cas l'abaissement est compliqué d'antéversion et d'allongement vertical du viscère, ce déplacement n'est rendu possible que par la *détension* abdominale qui accompagne ordinairement la constriction. L'intestin grêle prolabé, le côlon transverse vide ou abaissé, l'estomac plus ou moins disloqué, ne fournissent plus au foie le coussin élastique qui le maintenait en place. Il fuit du côté de la moindre résistance.

On appelle *foie mobile* un foie abaissé qui oscille sous la moindre impulsion. On en connaît plusieurs observations. Il semble qu'on ait affaire à un relâchement de l'appareil ligamenteux. Plus fréquemment on observe un *lobe mobile*; c'est toujours une portion du foie que la constriction a isolée du reste de l'organe par de profonds sillons; le lobe mobile, procident, allongé, siège presque constamment à droite de la vésicule biliaire.

Rapports du foie suivant les lignes d'exploration. — 1° *Ligne médiane.* — Le foie répond aux deux tiers inférieurs de l'appendice xiphoïde. Son bord inférieur passe à 5 centimètres en moyenne au-dessous du sommet de cet appendice, quelquefois beaucoup plus bas, d'autant plus bas que l'angle xiphoïdien est plus étroit (p. 707).

2° *Ligne mamelonnaire.* — Le bord supérieur du foie passe par le milieu du 4e espace intercostal. Le bord inférieur répond au rebord costal, mais peut descendre à plusieurs centimètres au-dessous, souvent à 4 centimètres (Luschka). La hauteur de la matité totale est de 11 centimètres chez l'homme, de 9 chez la femme d'après Bamberger. La hauteur de la matité absolue, zone de contact, varie de 7 à 9 centimètres d'après A. Mathieu (Mayeur. Th. de Paris, 1900. — Cruet, *id.*, 1902.)

3° *Ligne axillaire.* — Le bord supérieur du foie répond à la 6e côte ou au 5e espace intercostal; plus haut encore, d'après Luschka qui indique le bord supérieur de la 5e côte, dans l'état de profonde expiration. Le contact avec la paroi thoracique se fait au niveau de la 7e côte. Le bord inférieur répond au rebord thoracique ou peut le dépasser de 2 à 4 centimètres.

Sillons de la face convexe du foie. — Cruveilhier a le premier signalé deux espèces de sillons accidentels sur la face supérieure du foie. Bien que leur description appartienne aux traités de pathologie (foie de constriction, foie cordé, Schnürleber), leur fréquence est telle sur les sujets de dissection que nous en dirons ici un mot.

On distingue les sillons costaux et les sillons diaphragmatiques.

1° *Sillon costal.* — Le sillon costal siège sur la partie latérale et antérieure du lobe droit. Il est transversal ou faiblement oblique dans le sens des côtes, d'aspect opalin, cicatriciel. Long de 5 à 10 centimètres et plus, il est ordinairement plat, superficiel, rarement profond et étroit. Il est le plus souvent unique, ou si l'on en observe un ou deux autres au-dessus de lui, ce sont de simples empreintes qui vont en diminuant. Leue, qui a examiné systématiquement 516 sujets d'autopsie à Kiel, a noté ce sillon chez l'homme dans 5 0/0 des cas, chez la femme dans 56 0/0. Il ne se rencontre jamais avant 15 ans et il est surtout commun dans la seconde moitié de la vie. La cause paraît résider uniquement dans la constriction des vêtements, d'où sa fréquence considérable chez la femme. Il correspond tantôt à l'empreinte de la 7e côte qui marque la limite supérieure de la partie comprimée, tantôt et plus souvent au rebord costal de l'ouverture thoracique; ce dernier cas suppose que l'empreinte s'est faite sur un foie abaissé ou débordant.

Le foie est ordinairement allongé dans le sens vertical, et quand le sillon est profond il prend l'aspect d'un sablier à deux lobes superposés, *foie en sablier*, *hour-glass shaped* des auteurs anglais.

(Soulé. Les Sillons costaux du foie. *Thèse de Toulouse*, 1902).

2° *Sillons diaphragmatiques.* — Ces sillons diffèrent nettement du sillon costal, avec lequel d'ailleurs ils coexistent fréquemment. Ils siègent sur le sommet du foie, sur son lobe droit surtout et sur la limite des deux lobes, exceptionnellement à gauche. Leur direction est antéro-postérieure. Presque toujours multiples, de 2 à 6, profonds de 1 à 2 centimètres et étroits, ils n'ont pas l'aspect cicatriciel; le tissu du foie est normal, et si on les observe sur des organes en place, on voit qu'ils contiennent un pli du diaphragme qui s'enchâsse exactement dans leur gouttière. Le diaphragme une fois retiré montre une disposition fasciculée; chaque faisceau hypertrophié correspond à un sillon. Les sillons diaphragmatiques sont fréquents chez la femme; Mattei les a observés 35 fois sur 50 femmes. J'en ai rassemblé un grand nombre de cas, et, quoi qu'en dise Zahn, ils sont rares chez l'homme. Comme les sillons costaux, ils n'existent pas avant l'âge de 15 à 20 ans, et sont d'autant plus accentués qu'on a affaire à des sujets plus âgés. On a discuté beaucoup sur leur cause. On a fait tour à tour intervenir l'hypertrophie fasciculée du diaphragme, les lésions pulmonaires chroniques qui s'accompagnent de dyspnée, la constriction des vêtements. Nous croyons que le rétrécissement de la base de la poitrine dans le sens transversal, c'est-à-dire de droite à gauche, est la condition fondamentale pour la production de ces sillons, et que

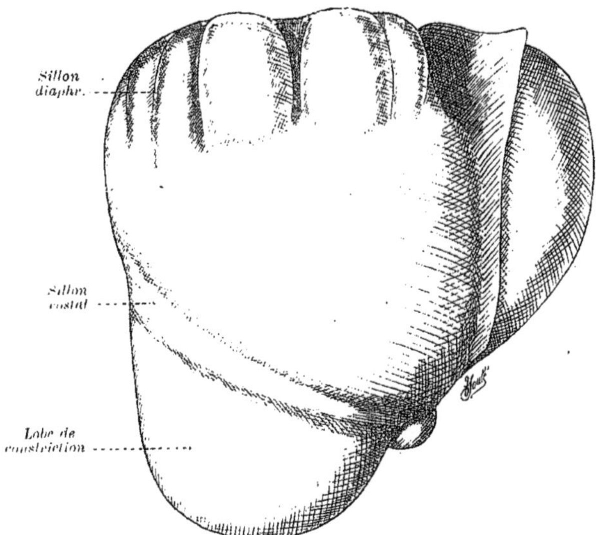

Fig. 416. — Sillons de la face convexe, sur un foie de femme déformé.

cette constriction à son tour est presque toujours produite par les vêtements. Le foie comprimé se tasse transversalement, et sa surface convexe en se fronçant se creuse de dépressions dans lesquelles s'engage ou non le diaphragme. Chez les hommes, ce tassement est produit directement par le squelette thoracique, le foie *surélevé* par la ceinture étant chassé vers le haut dans un espace de plus en plus étroit. C'est donc une des formes du *foie de constriction*.

(Buy. Les Sillons diaphragmatiques du foie. *Bibliogr. anatom.*, 1904, p. 103).

Le travail de Soulé précité et celui de Buy sont le développement des opinions exposées dans mon enseignement. Ils renferment un grand nombre de dessins. Rapprocher de ces publications la thèse de Chabrié sur l'*Estomac biloculaire*. Toulouse, 1894.

Presque toujours ces sillons s'accompagnent d'autres déformations du foie. L'organe prend une forme bombé (*foie en dôme*) dans le cas de sillon diaphragmatique, et son diamètre vertical atteint 10 et 11 cm. Le bord inférieur dépasse le rebord costal et s'avance vers la crête iliaque. Sur la face inférieure, la vésicule biliaire est pincée transversalement et projetée en avant; le lobe de Spiegel se pédiculise, s'amincit et s'allonge. Sur le lobe droit, à droite de la vésicule, une portion du foie au-dessous du sillon costal se détache, se mobilise et devient un lobe inférieur accessoire, *lobe de constriction*. Sur le lobe gauche, des parties atrophiées se transforment en appendices membraneux qui se replient en tous sens. Enfin, c'est sur ces mêmes sujets qu'on trouve les déformations extérieures du thorax, l'estomac biloculaire et le rein mobile.

Quant au *lobe de Riedel*, que ce chirurgien a constaté dans quelques cas d'intervention opératoire sur des femmes (*Berliner klinische Wochenschr.*, 1888), et qu'il ne faut pas confondre avec le *lobe de constriction* ordinaire, indolent, situé à droite de la vésicule biliaire, il a pour caractéristique d'être sus-jacent à cette vésicule, atteinte d'inflammation grave, et qui a probablement allongé et étiré le parenchyme hépatique adhérent.

FOIE DE L'ENFANT. — 1° *Nouveau-né.* — Bien que dans la seconde moitié de la vie intra-utérine le foie cesse d'avoir l'importance qu'il avait dans les premiers jours, il n'en est pas moins à la naissance un organe considérable, relativement plus gros qu'il ne sera plus tard.

Son *poids* moyen serait de 91 grammes, avec écarts de 75 à 108 grammes, d'après Letourneau (Th. de Paris, 1858); de 94 grammes, d'après Lemaire.

Ces chiffres sont trop faibles. Douze garçons nouveau-nés, de 48 à 54 centimètres de taille, m'ont présenté un foie moyen de 123 grammes, avec des variations excessives qui rappellent celles de l'adulte, de 95 à 100 grammes. Pour des nouveau-nés bien constitués, pesant de 3200 à 3000 grammes, c'est-à-dire le poids normal ou un peu supérieur, Hecker et Buhl indiquent le même chiffre de 123 grammes. Brandt a constaté un poids de 105 à 133 grammes; Arnoljevic, 97 à 130 grammes; Lomer, 121 grammes. Voici une série de Lomer (de Berlin) portant sur 35 mort-nés; elle est semblable à celle des deux auteurs que je viens de citer :

Poids moyen du corps.	Poids du foie.
4 302 grammes	197 grammes (de 152 à 220).
3 284 —	121 — (de 85 à 160).
2 300 —	128 — (de 105 à 157).
1 348 —	64 — (de 34 à 79).

Le chiffre faible de la seconde série, 121, tient à ce qu'il s'est rencontré deux foies très petits.

Tous les auteurs ont insisté sur les différences considérables que présente le foie à la naissance chez des sujets d'apparence semblable. La cause en est inconnue; on sait seulement qu'elles se retrouvent à l'âge adulte. Il est des cas où l'on peut vraiment, avec Lomer, parler de *croissance géante*.

Pendant les premiers jours qui suivent la naissance, le foie paraît diminuer dans son poids absolu, sans doute à cause de la suppression brusque du sang placentaire qu'il recevait par la veine ombilicale.

Le *poids relatif* est supérieur à celui de l'adulte. Chez l'embryon de 3 semaines, le foie représente la moitié du poids du corps, et à 2 mois, le tiers ou même encore la moitié. A la naissance, une vingtaine d'observations me donnent le rapport de 1/23 avec variations de 1/15 à 1/38. Hecker et Buhl, Lomer, Ruge, Anderson, indiquent un chiffre identique : 1/18 si l'enfant n'a pas respiré, 1/23 s'il a vécu. On opposera ce chiffre de 1/23 du corps à celui de 1/34 de l'adulte. — Estimé en centièmes, ce poids relatif est, d'après H. Vierordt, de :

Garçons.	4,57 % au lieu de :	hommes adultes.		2,9
Filles.	5,47 —	femmes	—	3,15

Je trouve pour les garçons 4,2 % avec variations de 3,0 et de 6,0.

C'est sur le poids relatif qu'était basée la *docimasie hépatique* d'Autenrieth, le foie du fœtus mort-né étant beaucoup plus lourd et plus chargé de sang que celui de l'enfant qui a respiré et qui est mort après la ligature du cordon, laquelle supprime brusquement l'apport du sang placentaire. Mais ces différences sont trop irrégulières pour être utilisables en médecine légale. Il en est de même de la docimasie appliquée au lobe gauche seul, telle que l'a proposée Huschke (Du foie. *Encyclop. anatom.*).

Le *poids spécifique* a donné lieu à quelques recherches. Assmann a trouvé les résultats suivants :

	Fœtus avant terme.	Garçon de 5 ans.	H. adulte de 46 ans.
Poids spécifique du foie. .	1.053	1.079 et 1.074	1.078

C'est également chez les nouveau-nés, et spécialement chez les mort-nés, que Huschke a constaté le poids spécifique le plus faible : 1.065.

La série suivante, de Smith, ne concorde guère avec les résultats précédents :

Enfant de 3 mois.	1.068 (une seule observation).
— 5 mois.	1.050 —
— 8 à 9 mois	1.066 (plusieurs observations).
— 6 à 7 ans.	1.050 —
De 20 à 60 ans	1.056 —

Le *volume* est proportionnel au poids. Quatre sujets étudiés par Beneke et Wesener donnent, en centimètres cubes, les chiffres de 126, 126, 130, 137.

Les *dimensions* que j'ai constatées sont les suivantes : diamètre transverse ou longueur du foie, 12 centimètres; diamètre antéro-postérieur ou largeur, 7 centimètres; diamètre vertical ou épaisseur, 4 centimètres. Ce sont des dimensions maxima mesurées au compas d'épaisseur. Les chiffres pour les nouveau-nés du sexe féminin sont inférieurs de 1 unité environ.

La *forme* est celle du foie adulte avec de légères différences. Jusque-là mou, gorgé de sang et très brun, le foie ne recevant plus le sang de la veine ombilicale devient plus ferme et d'une couleur moins sombre. La division en deux lobes est souvent accentuée par une profonde échancrure du bord antérieur, échancrure large ou étroite, rectiligne ou contournée; exceptionnellement, une dépression se voit sur le bord supérieur, dont je n'ai pu reconnaître la cause. Le lobe gauche est relativement plus volumineux que celui de l'adulte; il ne tarde pas d'ailleurs à diminuer plus rapidement que le lobe droit. Sa longueur transversale est en moyenne de 35 à 50 millimètres; son poids de 33 grammes, soit les 26 % du poids total, au lieu de 20 % chez l'adulte. La face supérieure, lisse, toujours dépourvue des sillons si fréquents chez l'adulte, présente l'empreinte cardiaque, quelquefois les empreintes costales. On peut y voir de petites brides péritonéales qui creusent une rainure dans le foie. Elle se subdivise plus nettement que chez l'adulte en face supérieure proprement dite, face antérieure et face droite; la face antérieure, la plus grande de toutes, a une forme triangulaire ou trapézoïde (Symington). Sur la face inférieure, la vésicule biliaire n'atteint pas ordinairement le bord tranchant; aussi l'échancrure cystique fait-elle le plus souvent défaut ou n'est qu'à peine indiquée, et le lobe carré se continue directement en avant avec le lobe droit par une bande plus ou moins large.

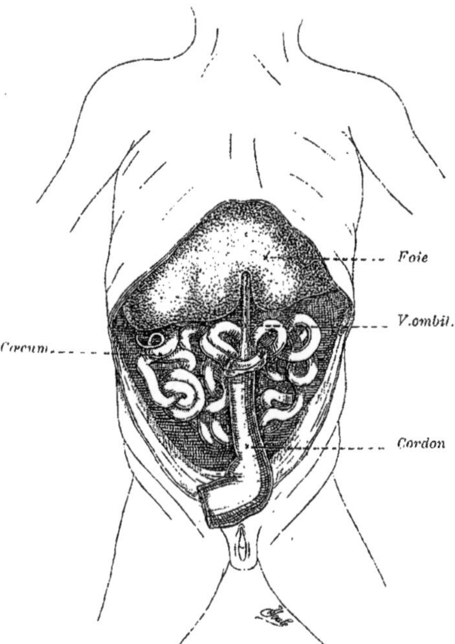

FIG. 417. — Situation du foie sur un fœtus à la 19e ou 20e semaine.

On remarquera que, par exception, le foie est déjà sensiblement au-dessus de l'ombilic et que la vésicule biliaire atteint le bord antérieur.

Le lobe de Spiegel conserve dans quelques cas la direction sagittale qui est normale chez l'embryon de 7 à 8 semaines; sa face postérieure libre regarde directement à gauche et s'appuie sur le pilier droit du diaphragme (Chiewitz). Le lobe de Spiegel et son tubercule caudé sont proportionnellement plus grands, ce qui est un caractère simien; ce lobe s'étend de la 9e à la 12e vertèbre dorsale (Thomson, Merkel).

Les *rapports* présentent certaines particularités. Le foie remplit presque tout l'épigastre agrandi par l'ampleur de l'angle xiphoïdien, et la moitié ou même les deux tiers de la cavité abdominale. Il couvre la majeure partie de l'estomac jusqu'à sa grande courbure, et s'étend par-dessus la rate. Si le lobe gauche est très volumineux, il s'y dessine une face nouvelle (Ballantyne), et le ligament triangulaire gauche se fixe sur la partie costale gauche du diaphragme. Rien de plus variable que les rapports de la face antérieure avec la paroi abdominale. On peut voir le foie, sans être d'un volume excessif, atteindre l'ombilic, ou, au contraire, être entièrement caché par le rebord costal. Ordinairement, le bord antérieur de la glande descend sur la ligne médiane à 2 ou 3 centimètres au-dessus de l'ombilic, et, sur la ligne mammaire, à 2 ou 4 centimètres au-dessous du rebord des cartilages costaux; du côté gauche, il coupe le rebord costal au niveau de la 8e côte, d'où la nécessité de faire l'incision basse en cas de gastrostomie chez l'enfant. Le ligament suspenseur est sur la ligne médiane ou faiblement dévié à droite, quelquefois cependant déjà très déjeté.

La face postérieure répond aux quatre dernières vertèbres dorsales. Elle est largement en contact à droite avec la capsule surrénale, très grosse chez l'enfant; une coupe de Braune sur un mort-né montre la glande surrénale occupant toute la face postérieure du foie, à droite du lobe de Spiegel, et pénétrant par son bord gauche dans le sillon de la veine cave (Voy. fig. 418.)

Un tissu conjonctif solide interposé aux feuillets du ligament triangulaire fixe le foie au diaphragme.

La face inférieure, par suite du grand développement antéro-postérieur du ventre, contracte en avant des relations étendues avec le côlon transverse et l'intestin grêle. Si le foie est gros ou si le cæcum est haut placé, les deux viscères entrent en contact ainsi que le côlon ascendant. Le point le plus bas de cette face n'est pas le tubercule épiploïque, mais le tubercule papillaire qui termine le lobule de Spiegel (Mettenheimer). Le bord postérieur est presque toujours un peu au-dessus de la crête iliaque, à 1 ou 2 centimètres.

Développement du foie après la naissance. — Le foie, dès la naissance, subit un ralentissement de croissance qui affecte principalement son lobe gauche. La réplétion de l'estomac par les aliments et surtout la contraction du diaphragme repoussent la glande à

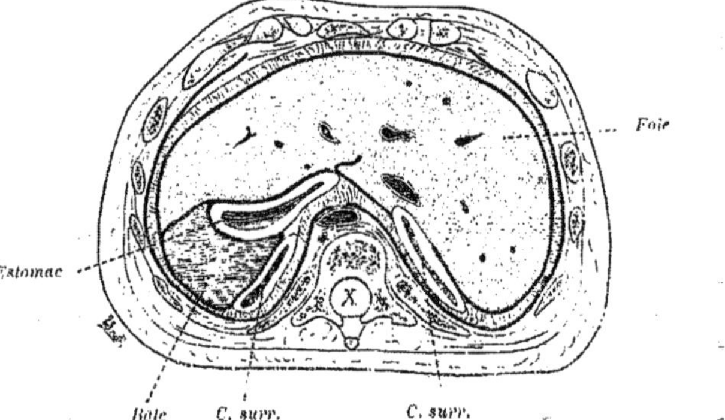

Fig. 418. — Coupe transversale du foie sur un nouveau-né. — D'après Braune.
Remarquer le rapport de la capsule surrénale droite avec le foie et l'extension de celui-ci sur la rate.

droite, en bas et en avant (Mettenheimer). Vers la fin de la première année, le foie se cache à droite derrière les fausses côtes; cependant, même à 5 ans, on peut le voir déborder fortement hors de l'hypocondre, occupant la moitié de l'espace ombilico-xiphoïdien, et son lobe gauche coiffer la face externe de la rate, comme on le remarque dans un dessin de Symington.

Toldt et Zuckerkandl ont fait observer que l'atrophie progressive du lobe gauche atteint non seulement sa circonférence qu'elle rend tranchante et souvent membraneuse, mais la masse même du foie dans le sens antéro-postérieur. Ils estiment cependant que la différence entre les deux lobes, comparés chez le mort-né et chez l'adulte, est moindre qu'on ne serait porté à le croire, car la croissance des parois du tronc fait paraître la partie gauche de l'organe plus disproportionnée.

Poids du foie — Lorey :

25 enfants de	1 à 5 ans	409 grammes.
5 —	5 à 10 —	695 —
3 —	11 à 15 —	1035 —

Gocke :

Nombre des sujets.	Age.	Poids du foie.
2	1 an	320 à 315 grammes.
2	2 ans	420 à 310 —
2	3 —	385 à 540 —
3	4 —	420 à 700 —
4	5 —	300 à 680 —
2	10 —	665 à 850 —

Stocquart :

13 enfants de 1 an (garçons et filles), poids	. .	281 grammes	(185 à 380)
11 — 2 ans —	— . .	348	—
8 . — 3 ans —	— . .	453	—

Nous avons confondu les sexes, mais la moyenne des filles est, dans les trois séries, inférieure à celle des garçons.

Birch-Hirschfeld :

A 6 mois . . .	150	A 3 ans . . .	400	A 10 ans. . .	900
A 1 an	300	A 5 ans . . .	480	A 14 ans. . .	1157

Le *poids relatif*, c'est-à-dire rapporté au poids du corps, se modifie progressivement. De 1/23 à la naissance, il atteint 1/34 à l'âge adulte. Pendant que le corps de l'homme fait représente en poids 19 fois le corps du nouveau-né, le foie n'a augmenté que de 13 fois.

L'accroissement *de volume* ressort du tableau suivant de Wesener.

Nouveau-né, volume du foie en centimètres cubes.	127
6 mois à 1 an, — —	215
4 ans, — —	400
5 ans, — —	500
17 ans, — —	1013

Beneke a dressé un tableau semblable.

Stocquart a pris les dimensions du foie à l'âge d'un an.

	Diamètre transverse.	Diamètre antéro-postérieur.
1 an	15 cm. 9	10 cm. 9

Sur le foie infantile : TOLDT et ZUCKERKANDL. Ueber die Form und Texturveränderungen des menschlichen Leber. *C. R. Ac. Sc. de Vienne*, 1875. — SYMINGTON. *Anatomy of the Child*, 1887. — VIERORDT. *Daten und Tabellen*, 1888. — LOMER. Ueber Gewichtsbestimm... *Zeitschr. f. Geburts.*, 1889. — METTENHEIMER. Topograph. Anatomie. *Morphol.... Arbeiten von Schwalbe*, 1894. — STOCQUART. Note sur le poids et la dimension du foie. *Internat. Monatschr.*, 1891. — LEMAIRE. Anat. topogr. des organes abdom. du fœtus. *Thèse de Lille*, 1897. — CHIEWITZ, *Topograph. Anatomy*. Copenhague, 1899.

Foie sénile. — Le foie sénile subit, dans sa position et sa forme, les changements qui résultent des déformations du thorax et de la colonne vertébrale. Il a une couleur plus claire: de larges taches jaunes indiquent l'infiltration graisseuse et tranchent sur les parties qui ont conservé la teinte rouge-brun. L'atrophie est générale; mais elle est évidente surtout dans le lobule carré et le lobule de Spiegel, qui deviennent étroits et effilés, sur l'échancrure cystique qui est de plus en plus profonde. On aperçoit des opacités sur la capsule de Glisson, et au-dessous d'elle des réseaux de vaisseaux donnant un aspect craquelé. L'organe est plus ferme: il est moins fragile, se laisse plus difficilement couper. Cette induration qui s'accompagne parfois d'un état granulé, dépend des lésions scléreuses des artères et des veines.

Voyez : DEMANGE. *Études sur la vieillesse*. 1886. — BOY-TEISSIER. Du foie sénile. *Revue de médecine*, 1887.

A partir de 50 ans, le poids et le volume du foie commencent à décroître; cette atrophie peut atteindre 48 p. 100 du poids normal, d'après Engel, et comme le foie décroît plus vite que le reste de l'organisme, le poids relatif change: de 1/40 chez l'adulte, il devient 1/43, suivant Frerichs: de 1/35 il arrive à 1/43, entre 60 et 70 ans, suivant Reid et Peacock.

Pour le *volume*, nous possédons les chiffres suivants, d'après Wesener (*Inaug. Diss.*, 1879. Marbourg).

	Volume du foie en centimètres cubes.	
	Hommes.	Femmes.
40 à 50 ans.	1569	1362
50 à 60 ans.	1475	1089
60 à 70 ans.	1340	»
70 à 80 ans.	1280	»

Il n'y a pas pour le *poids* de série complète suffisamment nombreuse: il est vrai que je n'ai pu me procurer le travail d'Engel. Smidt, sur 6 sujets de 50 à 60 ans, indique un poids moyen de 1358 grammes; de 1068 pour 6 autres de 60 à 70 ans; de 945 pour un vieillard de 83 ans. — Sur 18 vieillards de 60 à 80 ans, j'ai trouvé un poids moyen de 1216 grammes, avec un minimum de 700 grammes; 5 étaient au-dessous de 1000 grammes. Pour le même âge, 20 femmes ont donné le chiffre de 1049 avec un minimum de 655; 9 avaient un poids inférieur à 1000. C'est aussi 1016 grammes qui est la moyenne du foie de 6 vieilles femmes, dont j'ai recueilli les pesées dans Sappey et dans la thèse de Frappaz. Les chiffres de 700, de 750 grammes, ont été plusieurs fois indiqués par les auteurs chez les sujets du sexe féminin.

A côté de cette atrophie qui est la règle, il est des exceptions discordantes. Beneke, sur un homme de 71 ans, note un foie de 1760 centimètres cubes; un homme de 78 ans m'a présenté un foie de 1540 grammes; une femme de 74 ans, un foie de 1540. Toutefois ces chiffres élevés sont rares.

L'atrophie du foie entraîne naturellement la diminution de ses dimensions. Chacune d'elle s'abaisse de un à plusieurs centimètres. C'est surtout, semble-t-il, le diamètre transverse qui est le plus réduit, sans doute à cause de l'atrophie si marquée du lobe gauche; sa moyenne n'est que de 22 centimètres sur les vieilles femmes que j'ai examinées.

Le *poids spécifique* paraît augmenter, à en juger par l'unique série de Smidt. Tandis qu'il se maintient à 1056 de 20 à 60 ans, il est de 1058 sur 6 sujets de 60 à 70 ans, et de 1063 sur un vieillard de 83 ans.

ANOMALIES DU FOIE. — *Ectopie.* — Le foie peut être en ectopie *thoracique* dans le cas de malformation du diaphragme. Un certain nombre de cas de foies flottants ou foies mobiles paraissent être congénitaux et constituer une véritable ectopie *abdominale* par anomalie de l'appareil suspenseur (présence d'un méso-hépar).

Atrophie d'un des lobes. — 1° *Atrophie du lobe droit.* Une observation de Rolleston. Les proportions des lobes droit et gauche sont renversées. La vésicule biliaire est située sur le bord latéral droit (*Journal of Anatomy*, 1893). Une autre observation de Jacquemet. — 2° *Atrophie du lobe gauche.* Le lobe gauche est réduit à une languette insignifiante, à une noix, et paraît ne pas exister. Le lobe carré est rudimentaire, la vésicule biliaire plus ou moins saillante. Il y a souvent hypertrophie compensatrice du lobe droit, qui pèse 2000 à 2350 grammes. Observations de Sollier (*Soc. anat.*, 1889), Rolleston (*Journal of Anatomy*, 1893), Morestin (*Soc. anat.*, 1896), Mouchet (*ibid.*, 1898), Wakefield (*Journal of Anatomy*, 1898). — 3° *Atrophie des éminences portes.* Le lobe carré et le lobe de Spiegel peuvent être rudimentaires ou faire défaut; cette anomalie paraît être toujours liée à une autre malformation, absence du lobe gauche, ectopie de la vésicule biliaire, etc.

Foie non lobé. — Véritable monstruosité. Un cas de Lémery cité par Huschke. Foie uniforme et rond, pas de vésicule biliaire.

Lobation en excès. — Sœmmering a vu sur un adulte un foie à 12 lobes. Moser (*Medic. Record*, 1898) a donné le dessin d'un foie à 16 lobes, dont 12 sur la face supérieure, séparés par de profonds sillons, et 4 sur la face inférieure. Observations analogues de Cruveilhier, de Grenet, deux de Jacquemet. C'est une forme atavique (chameau, phoque). Keith prétend que l'absence de sillon sur la face dorsale a été acquise par la station verticale qui reporte toute la fixation péritonéale sur la face postérieure.

Lobules accessoires. — Signalés par Haller, Gruber, Cruveilhier, les lobules accessoires étaient déjà connus des aruspices d'après Hyrtl. Ce sont des prolongements parenchymateux, amincis, arrondis ou linguiformes, très variables de grosseur, qui siègent de préférence sur la face inférieure et ne tiennent ordinairement au foie que par un pédicule conjonctif où l'on voit des vasa aberrantia. Ils sont rares chez le fœtus et se rencontrent surtout chez les sujets âgés. Le lobe carré paraît être un de leurs sièges de prédilection (V. Toldt et Zuckerkandl. Ueber die Form und Textur... *C. R. Ac. Sc. de Vienne*, 1875). Broca, chez un microcéphale, en a constaté sur les deux faces du foie (*Bull. Soc. anthrop.*, 1880). Thomson en rapporte aussi un cas (*Soc. of Anatomy*, 1885). D'autres sont cités dans Jacquemet et dans les *Bulletins de la Soc. anatom.* de Paris, 1899 et 1900 (cas de Lefas, Mouchotte et Küss). Thomson (*J. of Anatomy*, 1899) a vu deux fois chez le fœtus le tubercule caudé séparé comme chez les anthropoïdes, et Leaf dit que le lobule caudé, très grand chez les singes, s'observe souvent chez l'homme avec un développement atavique anormal.

Foies accessoires. — Les foies accessoires ou succenturiés, en partie confondus par les auteurs avec les lobules accessoires, sont beaucoup plus rares que les rates et pancréas surnuméraires. Huschke en a vu un long de 25 millimètres suspendu à l'extrémité du lobe gauche par le péritoine et par des vaisseaux. De même Lagel (*Soc. anat.*, 1874). Thacher (*Medic. Record.*, 1893) en décrit un de 50 millimètres de diamètre, entièrement séparé du foie et intimement attaché à la surface de la rate. Wagner (*Arch. f. prat. Heilk.*, 1861) a observé deux fois sur des enfants, entre les feuillets du ligament suspenseur et près de l'ombilic, de petits amas hépatiques isolés qu'il a comparés aux rates et pancréas accessoires.

Sillons anormaux. — Il n'est question ici ni du sillon costal, ni des sillons diaphragmatiques de la face convexe, qui sont des déformations acquises, mais d'incisures congénitales ordinairement profondes de 1 à 3 centimètres et longues de 2 à 3. Ces sillons sont relativement fréquents; j'en ai observé de nombreux exemples, surtout chez les nouveau-nés. Plus prononcés chez le fœtus, ils siègent presque toujours (mais non exclusivement, comme le dit Rathcke) sur la face inférieure du foie et peuvent s'étendre jusqu'au bord antérieur qu'ils entament. Ce sont des formations ataviques qui se rapportent à des types normaux de mammifères. Rathcke les a étudiés spécialement à ce point de vue (Rathcke, Ueber anomale Furchen an der menschlichen Leber, *Inaug. Dissert.*, Berlin, 1896). — A. Thomson (*Journal of Anatomy*, April 1899) considère aussi que ces sillons sont pour la plupart le souvenir des subdivisions du foie des anthropoïdes et notamment du gorille. La fossette cystique serait elle-même une fissure antérieure à la vésicule qui s'y est logée. Enfin G. Ruge conclut de ses études d'anatomie comparée que le foie compact de l'homme dérive d'un foie lobé tel que celui des Primates inférieurs, et que ses nombreuses variations rappellent des états pithécoïdes ou parfois une forme excessive d'évolution (Rex, Zur Morphol. der Saügerleber. *Morphol. Jahrb.*, t. XIV. — G. Ruge, Die äusseren Formverhältnisse der Leber der Primaten. *Ibid.*, t. XXIX, 1902.

Sur les anomalies du foie : Jacquemet, *Thèse de Lyon*, 1896.

[Charpy.]

CHAPITRE DEUXIÈME

CONSTITUTION ANATOMIQUE ET HISTOLOGIQUE

Par A. SOULIÉ

Le foie de l'homme est un organe dont la constitution est particulièrement complexe; néanmoins les premiers anatomistes qui ont tenté d'étudier sa texture, frappés par l'aspect granuleux qu'il affecte à la déchirure et par l'existence d'un canal excréteur, n'ont pas hésité, malgré des recherches forcément superficielles, à le ranger dans le groupe des parenchymes glandulaires. Wepfer (1664) et Malpighi (1666), s'appuyant sur des observations d'anatomie comparée, regardaient le foie comme une glande conglobée. Malgré la vive opposition faite à cette opinion par Ruysch, qui faisait de l'organe hépatique un parenchyme vasculaire, elle fut adoptée par presque tous les auteurs du XVIIIe siècle, et depuis, appuyée par les remarquables mémoires de Kiernan (1833), de Eberth (1855), de Hering (1869), elle est devenue classique.

On définit actuellement le foie : une glande en tubes ramifiés et anastomosés dans tous les sens, une *glande réticulée*. Cette glande possède, entre autres fonctions, une sécrétion externe représentée par la bile, et une sécrétion interne dont le glycogène est le produit le plus important.

Le foie est essentiellement constitué par un tissu propre, caractéristique de l'organe, qui se trouve renfermé dans une membrane d'enveloppe de nature conjonctive. Avant d'examiner la composition élémentaire (structure) et le mode d'arrangement des éléments (texture) de la substance hépatique, nous croyons utile d'esquisser rapidement les particularités anatomiques de la membrane d'enveloppe.

Membrane d'enveloppe du foie. — On a cru longtemps que cette membrane était uniquement représentée par le feuillet viscéral du péritoine qui tapisse la surface du foie; à Laënnec (*Journal de médecine*, ventôse et germinal an II), revient le mérite d'avoir montré qu'en outre de la séreuse péritonéale le foie possède une tunique propre, de nature conjonctive (*tunica propria seu fibrosa*). Nous décrirons donc séparément dans l'enveloppe du foie : 1° une tunique séreuse ; 2° une tunique fibreuse.

1° ***Tunique séreuse.*** — Représentée par le feuillet viscéral du péritoine, cette tunique tapisse la fibreuse sous-jacente, sauf au niveau des ligaments péritonéaux, de la fossette cystique, du sillon de la veine cave inférieure et du hile du foie, où elle fait totalement défaut. Elle adhère à la tunique propre sans interposition d'un tissu sous-séreux, ce qui explique la difficulté qu'on éprouve à isoler les deux membranes. Quelques auteurs, Henle entre autres, considèrent cette tunique séreuse comme réduite au revêtement endothélial qu'ils décrivent avec la tunique propre; cette opinion semblerait se justifier par ce fait que la trame conjonctive des deux tuniques est continue. Mais le tissu de la fibreuse se montre plus dense et plus serré sur les coupes, et au niveau des points de réflexion de la séreuse l'on peut toujours apercevoir une ligne de démarcation très nette entre les deux tuniques.

2° **Tunique propre ou fibreuse.** — Celle-ci laisse voir nettement ses caractères propres lorsque la séreuse manque, en particulier dans l'intervalle des deux feuillets du ligament coronaire. C'est une mince membrane conjonctive dont l'épaisseur s'accroît notablement vers le hile de l'organe. Là, elle forme un système de gaines qui accompagnent les vaisseaux sanguins et les conduits biliaires; l'ensemble de ces gaines conjonctives est plus particulièrement désigné sous le nom de *capsule de Glisson*. Nous distinguerons donc à la tunique propre deux parties : *a*) une portion externe qui recouvre la surface du foie, c'est l'enveloppe fibreuse, et *b*) une portion interne ou vaginale, c'est la capsule de Glisson.

a) **Enveloppe fibreuse du foie.** — Cette membrane adhère d'une part à la séreuse, et d'autre part au tissu propre du foie; elle mesure, d'après Henle, 0 mm. 03 à 0 mm. 04. Nos mensurations, qui ont porté sur plusieurs échantillons du foie de l'homme, nous ont donné, en des points où la séreuse faisait défaut, des chiffres un peu plus élevés, 40 à 50 μ en moyenne.

L'enveloppe fibreuse du foie apparaît sur les coupes comme formée par de larges faisceaux conjonctifs entre lesquels se montrent des fibres élastiques et quelques éléments cellulaires. Ces faisceaux conjonctifs sont, en général, disposés sur deux couches : l'externe, plus mince et plus dense, mesure de 15 à 20 μ; l'interne, plus épaisse et plus lâche, de 25 à 30 μ. La couche interne se continue avec la charpente connective du foie, soit qu'elle serve de point d'attache au réseau fibrillaire des lobules, soit qu'elle envoie vers les espaces portes des tractus fibreux de 15 à 18 μ de diamètre. Ces tractus accompagnent presque toujours les vaisseaux de l'enveloppe fibreuse dont l'épaisseur, sensiblement accrue aux points d'union, atteint à leur niveau 65 à 70 μ. Il importe enfin de remarquer que, si dans son ensemble l'enveloppe fibreuse conserve une épaisseur à peu près uniforme, il existe cependant quelques endroits où cette épaisseur varie du simple au double, notamment dans le sillon de la veine ombilicale où elle mesure de 90 à 100 μ. Par contre, la tunique fibreuse devient excessivement mince dans la fossette surrénale, et dans le sillon de la veine cave inférieure où elle ne dépasse guère 25 μ.

b) **Capsule de Glisson.** — Au niveau du sillon transverse, l'enveloppe fibreuse du foie, fortement épaissie, présente une disposition spéciale et des caractères nouveaux. Elle se porte sur les vaisseaux sanguins du hile et sur les canaux biliaires pour leur constituer une gaine commune qui s'enfonce dans le parenchyme hépatique, et qui accompagne jusqu'à leurs ramifications ultimes, la veine porte, l'artère hépatique et les conduits biliaires (fig. 419).

Cette gaine commune avait été désignée par Glisson, qui la considérait comme une émanation du péritoine, sous le nom de capsule ou de gaine du hile (capsula seu vagina portæ), et le nom de capsule de Glisson lui est resté. « C'est là, comme le fait remarquer Pétrequin, une de ces injustices que perpétuent nos livres classiques ». Haller, dès 1752, signalait déjà ce fait que Valœus (ou Wallœus, d'après Kiernan), anatomiste anglais, avait décrit la capsule du hile avant que Glisson en eût parlé. « Quam a Glissonio nominant (*Anat. hepatis*, 1642 et 1654) quem pro inventore habuerint, etsi Johannes Valœus paulo prior (*Epist. ad Bartholinum*, 1640) meminerit, et posterior etiam Valæo, Pecquetus (*De sang. et bili motu*, 1650) Glissonio antiquior. »

(Voir à ce sujet : Pétrequin, Anatomie et physiologie de la capsule du foie. *Gazette médicale de Paris*, 1838).

Nous avons dit que la capsule de Valœus ou de Glisson représentait un épaississement de l'enveloppe fibreuse du foie au niveau du hile; on peut également la considérer, avec Bichat, comme une formation spéciale et surajoutée. Quelle que soit la manière de voir que l'on adopte, la capsule de Glisson est un ensemble de gaines conjonctives en tous points comparables aux gaines de même nature qui entourent, dans les membres, le paquet vasculo-nerveux. Ces gaines ont été, tour à tour, désignées sous les noms de gaines capsulaires, de canaux portes, de gaines glissoniennes : nous conserverons ce dernier terme qui, toute question de priorité mise à part, a l'avantage de ne préjuger en rien de leur nature, et de rappeler qu'elles constituent une formation particulière.

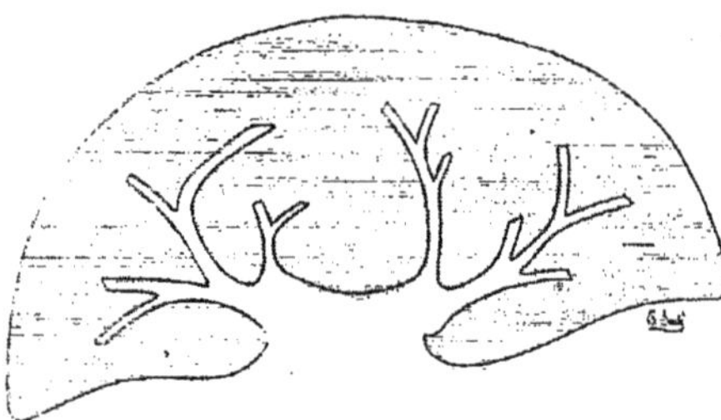

Fig. 419. — Tunique fibreuse du foie (en noir) et capsule de Glisson (en rouge). — Coupe en partie schématique.

L'assimilation des gaines glissoniennes aux gaines vasculaires se justifie pleinement, lorsqu'on les examine avec un peu d'attention; il n'existe pas, en effet, une enveloppe distincte pour chacun des vaisseaux sanguins et pour le conduit biliaire, mais bien une capsule ou gaine commune subdivisée par de minces cloisons conjonctives en trois cavités secondaires. Chaque gaine présente à considérer une surface externe intimement adhérente au tissu du foie, et une surface interne sur laquelle s'insèrent les cloisons que nous venons de signaler. Cette surface interne et ces cloisons secondaires sont unies aux organes qu'elles englobent par du tissu cellulaire lâche qui s'étire et se laisse déchirer avec la plus grande facilité. C'est, d'ailleurs, un fait constaté depuis longtemps que la veine porte s'affaisse sur les coupes du foie dès qu'elle n'est plus remplie par le sang : l'union entre la gaine glissonienne et l'adventice du vaisseau veineux n'est établie que par quelques fines lames conjonctives dans lesquelles cheminent les vasa vasorum destinés à la veine porte. Sur les préparations microscopiques, on peut observer en effet, entre la paroi vasculaire et la gaine glissonienne, l'existence de nombreux espaces analogues aux espaces lymphatiques, mais dépourvus de revêtement endothélial. Les gaines glissoniennes accompagnent les vaisseaux sanguins et les conduits biliaires jusqu'aux points où ils donnent naissance au réseau capillaire; elles diminuent peu à peu d'épaisseur, et il devient difficile de les distinguer du tissu conjontif du foie, et de voir comment elles se terminent. On admet qu'elles perdent leur individualité au delà des espaces portes, où il est encore possible de les reconnaître.

On n'est pas encore très bien fixé sur le rôle de la capsule du foie. La plupart des anatomistes du siècle dernier, adoptant les idées de Glisson, la croyaient susceptible de se contracter et de faciliter ainsi le cours du sang dans la veine porte, et de la bile dans les conduits hépatiques. Cette hypothèse tombe devant ce fait qu'il n'existe dans la paroi des gaines aucun élément musculaire lisse. Il paraît plus logique d'admettre que les gaines glissoniennes sont destinées à isoler les vaisseaux sanguins et les conduits biliaires du parenchyme hépatique, et que, par suite de l'abondance du tissu cellulaire lâche interposé entre ces canaux, elles permettent leur changement de volume aux différents stades de la digestion.

La nutrition de la capsule de Glisson est assurée par des artères et des veines spéciales qui seront étudiées avec les autres vaisseaux sanguins du foie (Voy. p. 773).

TISSU PROPRE DU FOIE

Le tissu propre du foie se montre, lorsqu'on déchire un fragment de cet organe, avec un aspect grenu ; il se laisse décomposer par dilacération ou par macération en une quantité de petits corps de forme et de grosseur déterminées. Ces petits corps, connus depuis Malpighi sous les divers noms de lobules, d'acini, de corpuscules, de granulations ou de grains glandulaires, avaient été découverts, chez le porc, par Wepfer en 1664, c'est-à-dire deux ans avant l'apparition de l'ouvrage de Malpighi : « De viscerum structura, exercitatio anatomica » (1666). Leur forme particulière, rappelant assez bien celle des grains glandulaires, était une des raisons pour lesquelles les auteurs du XVIIe siècle avaient conclu à la nature glandulaire du parenchyme hépatique. Parmi les différents termes employés pour désigner les parties constitutives du foie, les îlots de la substance hépatique (insulæ hepatis, Arnold), celui de *lobule* a prévalu parmi les auteurs français, et l'on est convenu de dire que le tissu propre du foie est formé par l'accolement d'une infinité de lobules plus ou moins régulièrement appendus le long des vaisseaux veineux, et en particulier des rameaux d'origine des veines sus-hépatiques. Chaque lobule est constitué par un réseau de capillaires sanguins dans les mailles duquel se trouvent de fins faisceaux conjonctifs dont le réticulum très délicat supporte les éléments caractéristiques de l'organe : les cellules hépatiques. Tous les lobules étant construits sur le même plan et avec les mêmes éléments, il suffira d'en étudier un seul, pour connaître la composition du foie. Nous examinerons d'abord, sous le nom de structure, les caractères et les propriétés des éléments qui entrent dans la constitution du lobule, et nous verrons ensuite comment ces éléments s'agencent entre eux pour former la texture de ce même lobule.

A. — STRUCTURE DU FOIE

Les différents procédés de dissociation, ainsi que l'examen des coupes traitées par le pinceau, montrent qu'il entre dans la formation des lobules, des éléments cellulaires, les cellules hépatiques, un tissu conjonctif particulier, et des capillaires sanguins ayant un aspect et des propriétés spéciales.

[SOULIE.]

Nous aurons donc à étudier successivement : 1° la cellule hépatique; 2° le tissu conjonctif des lobules; 3° les capillaires sanguins du foie.

1° **Cellules hépatiques.** — La cellule hépatique, découverte par Purkinje et par Henle en 1838-39, est un élément anatomique de forme polyédrique, possédant, en général, un ou deux noyaux et dépourvu de membrane d'enveloppe. Comme son aspect extérieur et sa composition varient suivant le moment où on l'observe, nous l'examinerons à l'état de repos (en nous occupant uniquement de ses caractères morphologiques), et à l'état d'activité.

a) ***Cellule hépatique à l'état de repos.*** — On l'étudiera avec avantage sur un supplicié, sur un sujet mort en dehors de toute affection hépatique, ou encore sur un animal soumis à un jeûne d'environ quarante-huit heures, en pratiquant des dissociations dans l'humeur aqueuse ou dans le sérum iodé. Les cellules hépatiques apparaissent alors sous la forme de petits polyèdres; en général ce sont des octaèdres ou des prismes à cinq ou six pans. Chez l'homme, les dimensions moyennes de ces éléments sont de 18 à 25 μ; quelques cellules plus petites ne dépassent guère 12 à 13 μ, tandis que les plus volumineuses atteignent jusqu'à 35 μ. Sappey, qui s'est particulièrement occupé de leur numération, en a compté 60 à 80 par millimètre de longueur, 3000 sur un millimètre carré, et 310 000 par millimètre cube de substance hépatique. Les faces qui limitent les éléments cellulaires sont assez régulières, mais leur nombre n'est pas le même pour toutes les cellules; elles sont séparées elles-mêmes par des arêtes dont quelques-unes sont déprimées ou excavées en forme de gouttières. Disons tout de suite qu'une pareille disposition est due à la pression exercée par les capillaires sanguins sur le corps cellulaire; elle sera donc exagérée dans les foies congestionnés, et ne se rencontrera pas sur les cellules appartenant à des animaux tués par hémorragie. Ces faits démontrent évidemment la parfaite élasticité de la cellule hépatique. D'après Kölliker, on peut concevoir cet élément comme un petit polyèdre irrégulier à sept ou huit faces, et dont quatre arêtes, en général, présentent des gouttières; on doit donc admettre que chaque cellule est en rapport avec quatre capillaires sanguins, et qu'elle répond à huit ou dix autres cellules.

Les contours cellulaires sont presque constamment indiqués par des lignes très nettes et plus sombres que le corps de la cellule dont l'aspect est finement granuleux. Il ne peut d'ailleurs, dans aucun cas, être question d'une membrane d'enveloppe, ni d'une cuticule au sens que Eberth donnait à ce mot; les recherches successives de Geberg, de R. Krause et de Zimmermann ont en effet montré que la périphérie de la cellule hépatique est indiquée par une lame protoplasmique plus dense (ectoplasma de Flemming) maintenue en continuité avec le réseau cellulaire par des trabécules de même nature, comme on le verra plus loin. Au centre de l'élément, apparaît un noyau sphérique ou ovoïde, de 7 à 8 μ de diamètre, pourvu d'un ou deux nucléoles et constitué par un fin réseau chromatique dont les trabécules ont une largeur moyenne de 1 μ à 1,5 μ. Asp a prétendu que les cellules du foie pouvaient n'avoir pas de noyau; mais Weigert pense qu'il s'agit alors d'éléments fixés par le liquide de Müller dont l'action prolongée peut amener l'altération et faire disparaître complètement le noyau. Quelquefois le noyau est caché par les granulations du corps cellulaire; d'autres fois enfin, et c'est le cas des coupes excessivement minces pratiquées sur des cellules hépatiques volumineuses (Triton, Axolotl) il peut ne pas être intéressé par la section. Il n'est pas rare, d'autre part, d'observer dans les cellules du foie deux ou même un plus grand nombre de noyaux. Pflüger a signalé un des premiers l'existence relativement fréquente de deux noyaux (9,88 fois pour 100, d'après Koutchouk); Theile et Beale ont pu, chacun de leur côté, constater, dans le foie d'individus jeunes, des cellules contenant trois, quatre et jusqu'à cinq noyaux. Peut-être ne faut-il voir dans ces dernières observations, que la fusion de plusieurs corps cellulaires, ou des phénomènes d'une multiplication très active due à l'influence d'excitations anormales. Il résulte des nouvelles recherches de F. Reinke que les doubles noyaux des cellules hépatiques dérivent des gros noyaux par division directe; d'après Arapow (1902), cette division amitosique serait due à l'inanition. Ajoutons encore que H. Braus a pu observer un corpuscule central dans les cellules du foie de la myxine, de la grenouille et du rat, et que Niessing a signalé la présence de deux centrosomes dans les cellules au repos.

La cellule hépatique, à l'état vivant, est molle, dépressible et pourvue d'une certaine élasticité; sa réaction est alcaline. Aussitôt après la mort, le corps cellulaire se coagule, devient trouble et cassant; sa réaction est alors franchement acide.

b) ***Cellule hépatique à l'état d'activité.*** — Nous allons suivre les modifications histochimiques de la cellule hépatique aux différents stades de la digestion, en partant de l'état de jeûne qui paraît acquis au bout de 24 heures d'abstinence. Les faits que nous allons exposer résultent des recherches entreprises par les physiologistes (Langley, 1882-86, Afanasiew, 1883, Cohn, 1892, etc.), et en particulier par Kayser et Heidenhain (1879-1883) sur les animaux de laboratoire et principalement sur le chien.

Sur le foie d'un animal à jeun, traité par les réactifs appropriés, la cellule hépatique apparaît avec un noyau très net et un corps cellulaire finement granuleux (fig. 420 A). Les granulations, éparses dans la cellule, sont plus nombreuses autour du noyau, tandis qu'elles paraissent manquer vers la périphérie, de telle sorte qu'il existe, tout autour de l'élément cellulaire, une zone plus claire et plus réfringente qui peut en imposer, au premier abord, pour une membrane d'enveloppe. Parmi les granulations, qui toutes se laissent faiblement teinter par l'éosine, les unes sont obscures et réfringentes, les autres claires et brillantes; elles représentent de fines gouttelettes graisseuses, glycogéniques ou biliaires, sans qu'il soit possible de mettre nettement en évidence leur nature. Les réactifs spéciaux de la bile et du glycogène donnent une coloration uniforme à la cellule et n'ont pas d'élection pour certaines granulations. Lahousse (1887) a constaté, sur le foie du lapin à jeun, l'existence d'un fin réseau protoplasmique antérieurement observé et décrit par Kupffer (1873) sur les cellules hépatiques de la grenouille pendant l'hibernation. Dans les mailles de ce réseau, est logée une substance liquide, le paraplasma, contenant la plus grande partie des granulations dont la confluence peut masquer les travées protoplasmiques. Dans quelques cas spéciaux, ces travées renferment de petites gouttelettes graisseuses que l'acide osmique permet de déceler.

C'est environ six heures après la digestion, quand les capillaires du foie sont gorgés de sang, que quelques modifications commencent à se manifester dans la cellule hépatique; elle devient turgescente, sous l'action des matériaux assimilés que lui amène la veine porte, et les granulations, déjà plus nombreuses, envahissent la périphérie du corps cellulaire, mais laissent encore entrevoir le réseau protoplasmique. Au bout de douze heures le corps cellulaire atteint son maximum de turgescence, et les granulations, extrêmement abondantes, cachent complètement les travées protoplasmiques. Ces granulations ne tardent pas à devenir confluentes et à former de grosses gouttes ou de petites masses sirupeuses d'une substance claire, brillante, que le sérum iodé colore en brun acajou, réaction caractéristique de la substance glycogène

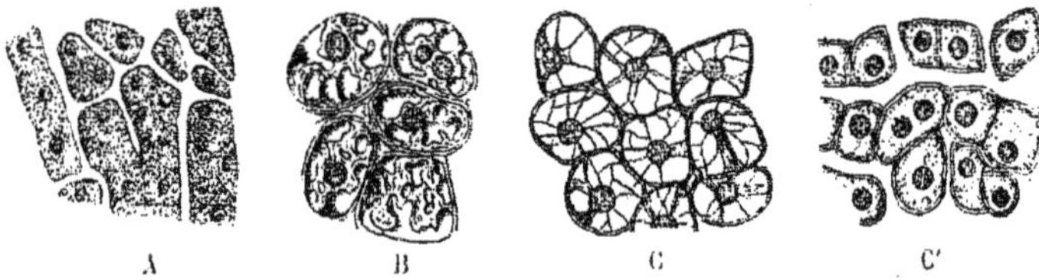

FIG. 420. — Cellules hépatiques à différents stades de la digestion. — D'après Heidenhain.

A. A jeun. — B. Formation du glycogène. — C. Disparition du glycogène et apparition du réseau protoplasmique. — C'. Disparition du glycogène, cellules granuleuses.

(fig. 420 B). L'examen des masses brillantes de glycogène doit se faire très rapidement, car cette substance ne tarde pas à se dissoudre dans la plupart des milieux d'observation (eau, glycérine, sérum, etc.); il faut également se garder d'employer l'alcool, qui la précipite en petits grains solides, forme sous laquelle Cl. Bernard l'avait décrite.

Les amas de glycogène abandonnent la cellule hépatique environ quinze heures après l'ingestion des aliments; néanmoins, Ranvier a montré qu'il en persistait encore des traces pendant assez longtemps, et qu'il fallait un jeûne de 48 heures chez le rat, pour en amener la disparition complète. Lorsque la cellule hépatique a déversé le glycogène dans le système circulatoire, elle se présente sous un nouvel aspect. Les limites du corps cellulaire sont indiquées par une bordure sombre, tandis qu'au centre le noyau, ainsi que son nucléole, se détache avec une netteté parfaite, et se trouve rattaché à la zone périphérique par un fin réseau protoplasmique dans les mailles duquel on constate la présence de vacuoles très claires (fig. 420 C). Ces vacuoles ne donnent pas la réaction du glycogène auquel elles se sont substituées; Renaut suppose qu'elles sont primitivement occupées par un liquide aqueux, dans lequel le glycogène est déversé au fur et à mesure de sa production. Un examen plus attentif du réseau protoplasmique montre qu'il se continue à la périphérie de la cellule avec la bordure sombre, qui simule au premier abord une membrane d'enveloppe, et qui n'est, en réalité, qu'une lame de protoplasma refoulée à la surface par le glycogène en voie de formation. Pendant les douze ou quatorze premières heures de la digestion, la cellule hépatique fabrique donc, avec les aliments assimilés, du glycogène qui, à part une très faible quantité, est déversé dans le sang. Cl. Bernard croyait que la cellule hépatique produisait un ferment chargé de transformer le glycogène en sucre; on admet aujourd'hui que ce ferment est fourni par le sang et ne fait que traverser la cellule hépatique. Si la mort survient pendant que la cellule hépatique contient encore du glycogène, celui-ci détermine la rupture des travées protoplasmiques et s'échappe sous forme de boules sarcodiques (Ranvier). C'est pour cela, comme le fait très justement remarquer Renaut, que sur les cellules hépatiques du cadavre on ne voit jamais le réseau protoplasmique, et qu'on ne constate ni les gouttes, ni la réaction du glycogène. De dix-huit à vingt-quatre heures après la digestion, la cellule a repris l'aspect granuleux que nous avons décrit précédemment; parfois même cet aspect se montre aussitôt après l'expulsion du glycogène, sans qu'on ait vu apparaître le réseau et les vacuoles du protoplasma (fig. 420 C').

La cellule hépatique fabrique de la bile en même temps que du glycogène; mais les expérimentateurs ne sont pas encore parvenus à bien séparer ces deux sécrétions. D'ailleurs la bile est un liquide complexe dans la composition duquel entrent des éléments fournis par la cellule hépatique, et d'autres, comme la cholestérine, provenant des glandes biliaires (Doyon et Dufourt). On admet cependant que les acides et, très probablement, les pigments biliaires sont des produits de l'activité de la cellule hépatique. En effet, les recherches de Kallmeyer ont montré que les cellules hépatiques vivantes, placées dans un mélange d'hémoglobine et de glycogène, forment des acides biliaires. Si l'on ajoute alors au mélange du sérum artificiel, ou simplement un sel de soude, c'est-à-dire si l'on se place dans les conditions du milieu hépatique, on obtient un corps chimiquement analogue à l'urée, terme ultime de décomposition des substances azotées dont la bilirubine et l'urobiline sont les intermédiaires. Pour opérer ces transformations, la cellule hépatique, d'après A. Gautier, se comporterait comme un véritable ferment. On sait encore que la quantité de glycogène produite par le foie diminue considérablement par la ligature du canal cholédoque (von Wittich), comme si la cellule hépatique, lorsqu'elle est empêchée de sécréter la bile, perdait la propriété de fabriquer le glycogène. De pareils faits démontrent la solidarité de la fonction biliaire et de la fonction glycogénique, vis-à-vis desquelles la cellule hépatique semble posséder une double polarité. Baum (1886) aurait fait sur les cellules hépatiques du cheval des constatations probantes à ce sujet. Si l'on vient à dissocier et à examiner au microscope des fragments de foie successivement traités par le réactif de Gmelin et par celui de Pettenkofer, chacune des réactions caractéristiques paraît se localiser à un pôle opposé de la cellule : il serait plus exact de dire, croyons-nous, autour des capillaires sanguins et des canalicules biliaires. D'après le même auteur, la sécrétion des éléments essentiels de la bile serait sous la dépendance absolue des noyaux de la cellule hépatique. Ceux-ci se multiplieraient activement, en même temps que certains d'entre eux se détruiraient; or, les résidus des noyaux détruits ont une réaction franchement acide et donnent, comme produits de transformation, des acides biliaires qui, à leur tour, sont susceptibles de se décomposer en hématoïdine et en bilirubine. Ce sont sans doute ces divers produits qui se montrent à un moment donné dans la cellule hépatique sous la forme de granulations jaunes ou brun jaunâtre et dont le diamètre moyen ne dépasse guère 2 μ. On peut donc facilement concevoir que la cellule hépatique, ou le noyau de la cellule, par une série de combinaisons et de décompositions relativement simples, fournisse les acides et les pigments biliaires, c'est-à-dire les principes les plus importants de la bile. La fonction biliaire et la fonction glycogénique persistent encore, quoique atténuées, au cours des affections qui mettent un obstacle à l'écoulement de la bile par ses voies naturelles, mais la double polarité de la cellule est suspendue, et tous les produits de l'activité cellulaire sont déversés dans le sang, d'où l'ictère.

Indépendamment des granulations glycogéniques et biliaires, la cellule hépatique renferme des granulations graisseuses qui deviennent confluentes dans les foies gras. A l'état normal, la graisse ne s'accumule pas dans le foie, elle ne fait que passer sous la forme de petits granules excessivement fins, que l'acide osmique met à peine en évidence. Pour que la graisse devienne abondante dans les cellules hépatiques, il faut instituer une alimentation spéciale. Dans ces conditions, au bout de douze heures d'après Laboussé, de vingt-quatre heures suivant Frerichs, des granulations graisseuses sont nettement visibles dans les travées du réseau protoplasmique; elles nous ont paru plus particulièrement localisées vers les bords de la cellule. Deux ou trois jours après, ces granulations se fusionnent en fines gouttelettes qui ne tardent pas à se réunir en gouttes plus volumineuses. Vers le neuvième ou le dixième jour, la graisse s'est accumulée en telle abondance, que le noyau et le protoplasma se trouve refoulés à la périphérie de la cellule hépatique, qui se rapproche alors par l'ensemble de ses caractères de la vésicule adipeuse. Lorsqu'on cesse l'alimentation adipogène, la graisse s'élimine très rapidement et, dès le troisième jour, on n'en retrouve plus que des traces sous la forme de très fines granulations. Sauf peut-être dans quelques états pathologiques, la dissémination de la graisse ne se fait pas d'une façon uniforme dans toutes les cellules hépatiques; ainsi, pendant l'allaitement, elle s'accumule de préférence dans les éléments du centre du lobule, tandis que, dans l'engraissement, elle est surtout localisée dans ceux de la périphérie.

Constitution de la cellule hépatique. — Les faits essentiels concernant la constitution intime de la cellule hépatique paraissent avoir été bien établis par Kupffer dès 1873. Cet auteur a distingué, en effet, dans le corps cellulaire deux substances différentes : l'une, la plus abondante, est hyaline, c'est le paraplasma qui forme la partie fondamentale du corps cellulaire; l'autre, plus pauvre, est d'apparence fibrillaire, c'est le protoplasma qui, condensé autour du noyau, rayonne sous forme d'un fin réseau vers la périphérie. Dans ses deux mémoires de 1885 et de 1897, W. Flemming a confirmé les données de Kupffer, et a fait remarquer en outre que les fibrilles protoplasmiques se disposent sous forme de bouquets dont les filaments se dirigent vers les voies biliaires, fait qui paraît justifier l'opinion d'après laquelle les éléments de la sécrétion biliaire se formeraient dans les trabécules protoplasmiques. Les recherches de Schlater (1897) ont complété nos connaissances sur la fine structure des cellules du foie. Le corps cellulaire est fragmenté par le réseau protoplasmique en une série de nodules ou de vacuoles qui s'irradient du noyau vers la périphérie où les trabécules s'enfoncent dans une couche plus épaisse de protoplasma. Les petits espaces limités par le réseau sont sans structure et manifestement creux; ils renferment de nombreuses granulations fuchsinophiles (probablement zymogènes). Les trabécules protoplasmiques contiennent de leur côté de tout petits corpuscules dits corps cytoplasmatiques ou microsomes appartenant à deux variétés principales : les uns, plus volumineux, se colorent fortement par l'éosine, ce sont des corps oxyplasmatiques; les autres ne prennent guère que la vésuvine et appartiennent au groupe des corps achromatiques. Le noyau, lorsque les fixations ont bien réussi, présente également un aspect radié et réticulaire: les travées formées par la substance chromatique nettement fibrillaire (réseau de linine) sont très fines et enserrent dans leurs mailles des caryoblastes chromatiques de plusieurs sortes, en général deux caryosomes bleus (oxychromatiques) et un plasmosome rouge (basichromatique) ou inversement. Les corpuscules oxychromatiques occupent toujours le centre du noyau, tandis que les corps basichromatiques sont placés à sa surface. La cellule hépatique apparaît donc comme un élément ayant une organisation complexe, et dont les cytoblastes sont les parties essentielles; le noyau et le corps cellulaire sont bâtis sur le même type, mais possèdent au point de vue fonctionnel des propriétés différentes qu'affirment la différence des cytoblastes. Il reste encore à trouver les relations qui unissent les modifications structurales de la cellule hépatique avec les principales sécrétions de cet élément, et les divers stades de ces sécrétions.

Les cellules hépatiques s'accolent pour constituer dans les lobules du foie de petites colonnes ou de petits cordons anastomosés; nous avons vu que, d'après Kölliker, une cellule était en relation avec huit ou dix autres. L'adhérence des cellules entre elles serait due à un ciment qui précipite en noir le nitrate d'argent (Ranvier), et qui se colore en bleu intense par l'hématoxyline, d'après une observation de Renaut sur un supplicié. Ces faits n'ont rien d'étonnant puisque les cellules du foie, ainsi que le témoigne leur origine, sont de véritables cellules épithéliales; mais il y a lieu de faire, au sujet de l'existence d'un ciment intercellulaire, les mêmes réserves et les mêmes objections qu'un certain nombre d'histologistes ont présentées à propos des épithéliums.

Bibliographie. — Les travaux antérieurs à 1880 sont signalés dans l'excellent article d'Heidenhain où cet auteur expose ses recherches personnelles sur la sécrétion glycogénique : HERMAN. *Handbuch der Physiologie*, Bd V, 1883. — Voyez en outre : RANVIER. Le foie. Leçons faites au Collège de France, 1884-85. *Journal de Micrographie*, 1885. — BAUM. Die morph.-histolog. Veränderungen in der ruhenden und thätigen Leberzellen. *Deutsch. Zeitschrift für Thiermed.*, Bd XII, p. 267, 1886. — LAHOUSSE. Contribution à l'étude des modifications morphologiques de la cellule hépatique pendant la sécrétion. *Archives belges de Physiologie*, t. VII, 1887. — T. COHN. Histologisches und Physiologisches über die grossen Gallenwege und die Leber. *Inaug. Dissert. Breslau*, 1892. — SCHLATER. Zur Histologie der Leber. *Anat. Anzeiger*, Bd XIV, p. 209, 1897. — ARAPOW. Contribution à l'étude des cellules hépatiques binucléaires. *Archives des sciences biologiques de Saint-Pétersbourg*, t. VIII, p. 184, 1900.

2° **Tissu conjonctif du foie.** — L'existence du tissu conjonctif à l'intérieur des lobules hépatiques a été constatée depuis longtemps, et la plupart des auteurs classiques ont admis que l'enveloppe fibreuse et la capsule de Glisson fournissaient la charpente d'un réseau conjonctif plus fin entraîné dans le parenchyme hépatique par les vaisseaux sanguins, et que l'on peut assimiler au tissu qui entoure les lobes des glandes salivaires ou du poumon, ou bien encore les tubes du testicule. E. Wagner, Henle, Kölliker, etc., ont pu mettre en évidence, sur des préparations traitées par le pinceau, de fines trabécules connectives qui se détachent des vaisseaux sanguins de petit volume et se portent sur les capillaires qu'ils embrassent. D'autre part, Kupffer (1876) a signalé dans le foie de la plupart des mammifères, des cellules étoilées qui rappellent d'assez loin les cellules de même forme du tissu conjonctif; mais, comme le réseau conjonctif des lobules et les cellules étoilées ont des caractères spéciaux et ont été interprétés de différentes façons, nous décrirons à part : *a*) le réseau fibrillaire du lobule; *b*) les cellules étoilées.

a) ***Réseau fibrillaire du lobule.*** — Le réseau fibrillaire du lobule n'apparaît nettement que sur les préparations traitées par le chlorure d'or ou par la méthode au chromate d'argent; il est manifestement constitué par deux ordres de fibres, comme il est facile de s'en rendre compte sur la figure 421. Les fibres du premier système, *fibres radiées* (Oppel), se disposent en rayonnant du centre à la périphérie du lobule. Ces fibres prennent insertion sur la paroi de la veine intralobulaire, ne paraissent pas s'anastomoser et diminuent de volume à mesure qu'elles s'éloignent de la veine centrale, comme si elles s'épuisaient pour donner naissance au second système de fibres dont elles formeraient les travées de soutien. Les fibres du second système, *fibres enlaçantes* (Oppel) ou périvasculaires, sont unies en un réseau très délicat et possèdent partout la même épaisseur. Elles serpentent entre les capillaires sanguins qu'elles embrassent très étroitement chez l'homme et chez quelques mammifères, tandis qu'elles en sont plus indépendantes chez les carnassiers et chez les rongeurs. Le réseau fibrillaire, en relation intime avec le réseau des capillaires sanguins, constitue un système de soutènement pour les cellules hépatiques, sans contracter toutefois des rapports de continuité avec le réseau des canalicules biliaires.

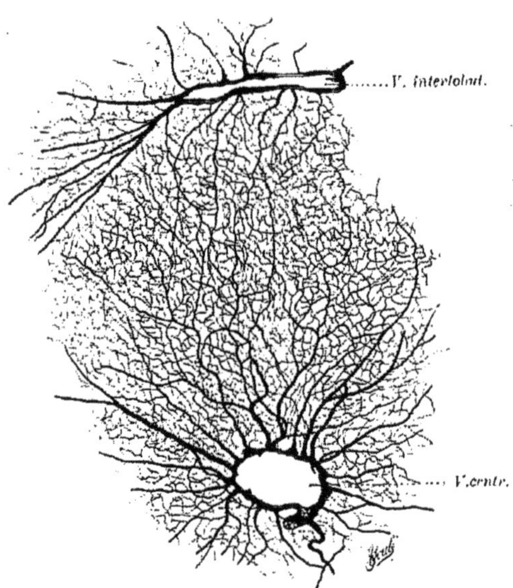

FIG. 421. — Réseau fibrillaire du lobule hépatique. Gr. 120 diamètres.

D'après une préparation obtenue sur le foie du chat par la méthode au chromate d'argent.

La nature du réseau fibrillaire a été interprétée différemment par les auteurs : Peszke (1875) le considérait comme un tissu de soutien analogue à la névroglie; Asp et Miura en ont fait un réseau élastique; Nesterowsky, Kolatschewsky et Lahousse (1887), un réseau nerveux; Fleischl (1875), Ewald et Kühne le décrivent comme formé de faisceaux et de fascicules collagènes analogues aux fibres conjonctives. Oppel (1891), à qui l'on doit une très bonne étude du réseau fibrillaire chez l'homme, n'ose se prononcer et, pour ne rien préjuger de sa nature, propose le terme de fibres en treillis (Gitterfasern); M. Frenkel (1892) l'assimile à une sorte de membrane fenêtrée dans laquelle seraient placées les cellules hépatiques. Mall et Hansen (1893) concluent dans le même sens et font remarquer que le réseau fibrillaire présente d'ailleurs toutes les réactions du tissu conjonctif sans avoir celles du tissu élastique.

Nous nous rangerons à cette opinion, avec cette réserve toutefois, que la manière dont le réseau fibrillaire se comporte vis-à-vis du chromate d'argent et du chlorure d'or doit le faire considérer comme une variété spéciale de tissu conjonctif assez voisine de la névroglie, ainsi que le pensait Peszke.

Voy. : OPPEL. Ueber Gitterfasern der menschlicher Leber und Milz. *Anat. Anzeiger*, Bd. VI, p. 165, 1891.

b) **Cellules étoilées du foie.** — Kupffer a signalé, en 1876, l'existence, dans le foie de la plupart des mammifères, de cellules granuleuses sensiblement plus petites que les cellules hépatiques et qui se trouvent à peu près exclusivement au contact des capillaires portes (fig. 422); ces cellules fusiformes, polygonales, triangulaires et surtout étoilées, ont la propriété de se colorer en rouge ou en rouge violacé par le chlorure d'or. Dans certains cas (alimentation grasse, empoisonnement par le phosphore ou par des toxines microbiennes), elles se chargent de granulations graisseuses et deviennent très apparentes au contact des réactifs contenant de l'acide osmique. Les relations que ces *cellules étoilées* (Sternzellen, Kupffer) affectent avec les capillaires sanguins ne sont pas décrites de la même manière par les auteurs. Tout d'abord considérées comme cellules nerveuses à cause de leur réaction vis-à-vis du chlorure d'or, elles furent rapprochées par Waldeyer des Plasmazellen, dont elles rappelaient le corps cellulaire granuleux, et désignées sous le nom de *cellules périvasculaires*. Ehrlich, les ayant traitées par le bleu d'aniline, les vit se comporter comme les Mastzellen dont elles ne seraient, d'après lui, qu'une variété. Cependant Ponfick (1869) et Asch (1885), frappés de leur situation en bordure sur les capillaires sanguins et de leur absence contre la lumière des artérioles et des veinules, affirmaient leur nature endothéliale. Nous avions une tendance à les considérer comme une espèce particulière de cellules conjonctives granuleuses, rappelant les chromoblastes si nombreux dans le foie des batraciens, lorsqu'un récent mémoire de Kupffer (mai 1899) est venu démontrer que les cellules étoilées ne sont autre chose que les cellules de l'endothélium des capillaires portes. Ce fait nous conduit tout naturellement à l'étude des capillaires sanguins du foie.

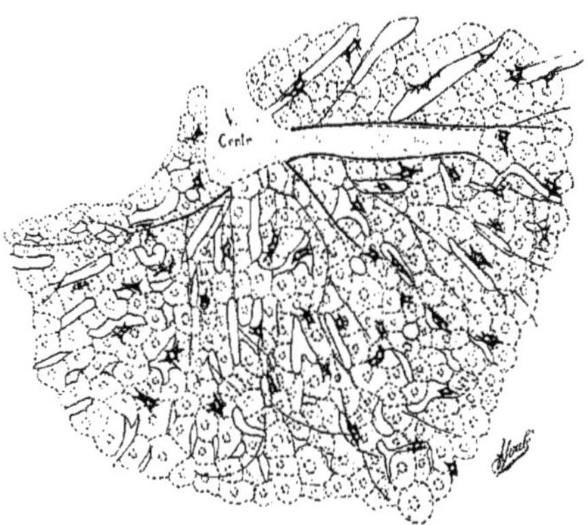

FIG. 422. — Cellules étoilées (en noir) chez le rat. D'après Rothe. — Grossissement moyen.

Voy. : KUPFFER. Ueber die sogen. Sternzellen der Säugethierleber. *Archiv für mikrosk. Anatomie*, Bd. 54, H. 2, p. 259, 1899.

3° **Capillaires sanguins du foie.** — Nous nous occuperons surtout ici de la structure des capillaires du lobule qui par leurs caractères paraissent mériter une description spéciale. D'un diamètre variant de 11 à 13 μ (9 μ et 20 μ semblent être leurs dimensions extrêmes), ils s'anastomosent en un réseau dont les mailles de forme triangulaire ou quadrangulaire mesurent en moyenne de 25 à 40 μ. Ces mailles sont cloisonnées par le réseau fibrillaire et logent en général deux ou trois cellules ; chez le lapin, ainsi qu'il résulte des recherches de Hering, il n'existe qu'une seule cellule par maille. La paroi de ces capillaires est particulièrement intéressante : elle est bâtie sur le type des vaisseaux que l'on observe dans les organes où les échanges osmotiques sont très actifs (villosités intestinales, glomérules du rein). D'après Ranvier (1892), elle est uniquement constituée par le réseau protoplasmique enfermant le noyau et ne présente pas les plaques endothéliales externe et interne qui caractérisent la plupart des endothéliums vasculaires. Les capillaires du lobule seraient donc représentés « par une lame granuleuse continue, particulièrement mince et délicate, qui se plisse dans les dissociations » et qui présente de distance en distance des noyaux, allongés suivant le grand axe du vaisseau, et faisant dans la lumière du canal une saillie très appréciable. Ces particularités, rappelant celles des endothéliums vasculaires du fœtus, ont amené Ranvier à conclure que les capillaires du foie sont demeurés *indéfiniment embryonnaires*.

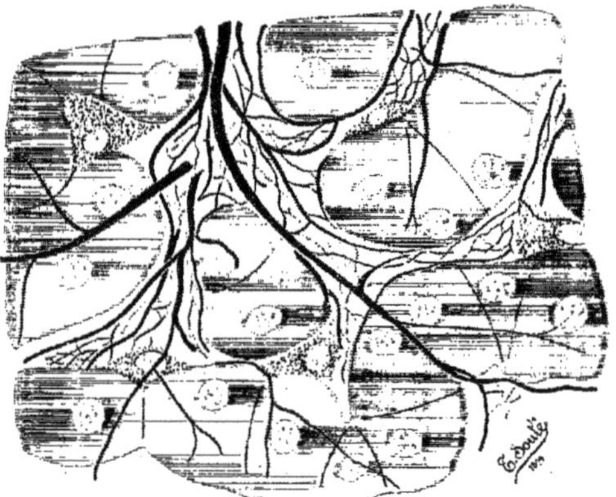

FIG. 423. — Cellules étoilées et réseau fibrillaire chez l'homme. D'après Kupffer. Très fort grossissement.
Le tissu hépatique en rose.

Les recherches récentes de Kupffer jettent un jour nouveau sur le système des capillaires du foie. La paroi des capillaires portes est constituée par les cellules étoilées dont la forme résulte de l'arrangement du protoplasma autour des noyaux (fig. 423) ; mais ce qui caractérise cet endothélium déjà si particulier, c'est la fonction phagocytaire dont il est doué. En effet, les cellules étoilées, ainsi que l'avait déjà soupçonné Ponfick (1869), incorporent les corps étrangers, et principalement les globules rouges et leurs débris, avec une activité beaucoup plus grande que les éléments chargés de la phagocytose dans les autres organes. Il reste encore à établir, dit Kupffer, les relations des cellules étoilées avec les leucocytes, ainsi que la manière dont ces éléments transportent les substances englobées. Les cellules étoilées représentent donc les cellules endothéliales des capillaires et constituent un syncytium que nous ne saurions mieux comparer qu'à celui des cellules plasmodiales du placenta, puisqu'elles possèdent un pouvoir phagocytaire analogue; en outre, elles permettent et rendent plus faciles les échanges osmotiques entre le sang de la veine porte et les cellules hépatiques. Dans ces conditions, l'existence d'une membrane propre, interposée entre les capillaires et les cellules du foie, paraît des plus douteuses. Toutefois, Browicz (1898-1900), s'il admet la fonction phagocytaire des cellules étoilées, se refuse à les considérer comme formant la paroi des capillaires et comme constituant un syncytium. Il prétend qu'elles sont toujours situées en dehors des parois capillaires, et qu'elles ne sauraient par suite appartenir à la couche endothéliale; il leur attribue un rôle important dans la fabrication des pigments biliaires.

Voy. : RANVIER. Le système vasculaire. Leçons faites au Collège de France. *Journal de Micrographie*, 1892, p. 129. — S. MAYER. Bemerkungen über die sog. Sternzellen der Leber und die Structur der capillären Blutgefässe. *Anat. Anzeiger*, 1899, n° 7, p. 180. — KUPFFER. Mémoire précédemment cité. — BROWICZ. Ueber intravasculäre Zellen in den Blutcapillaren der Leberacini. *Archiv für mikrosk. Anat.*, Bd. 55, p. 420, 1900.

B. — TEXTURE DU FOIE

On sait que le foie se développe comme une glande en tubes ramifiés qui se trouve bientôt modifiée par la formation du système porte veineux et par les anastomoses qui unissent les tubes glandulaires (Voy. pages 44 et 45). Dès lors l'aspect glandulaire primitif s'efface peu à peu, et l'on assiste à une intrication de plus en plus complexe de la portion vasculo-conjonctive et des éléments épithéliaux de l'organe. Si le caractère de glande tubulée, si net chez les vertébrés inférieurs, est encore facile à reconnaître chez la plupart des ovipares, il n'en est plus de même chez les mammifères, où le foie prend une forme nouvelle dite lobulée, due à la pénétration et à l'anastomose des tubes épithéliaux dans les mailles limitées par les capillaires sanguins.

Cet aspect lobulé, connu de Wepfer (1664), avait également frappé Malpighi (1666) qui, grâce à ses recherches d'anatomie comparée, assimilait le foie de l'homme, au point de vue de sa texture, à celui des autres vertébrés. La disposition tubuleuse de l'organe hépatique était également soutenue par Ferrein (1749); mais celui-ci, influencé par ses recherches sur le rein, décrivait, dans le foie, des lobules constitués par une substance centrale ou médullaire fortement colorée et par une substance périphérique ou corticale plus pâle, souvent teintée en jaune. Les recherches plus complètes et plus étendues de Kiernan (1833), permirent à cet auteur d'appliquer aux autres mammifères la description si exacte et si minutieuse qu'il a donnée du foie de porc dont la lobulation peut être considérée comme typique. Peu après (1842), E.-H. Weber faisait remarquer que la disposition lobulée n'existe pas nettement chez l'homme, et que, chez beaucoup de mammifères, elle est évidemment artificielle. Presque en même temps, Kölliker s'élevait contre l'absolu de la théorie lobulaire; il relevait l'erreur de Ferrein et montrait que la division en substances corticale et médullaire était due à la congestion de l'organe et n'existait jamais sur des foies normaux. Il concluait de ses observations que, si le foie de l'homme et de quelques mammifères montrent un parenchyme en connexion, dans toute l'étendue de la glande, avec le système capillaire, « on serait dans l'erreur, en envisageant ce parenchyme comme présentant une structure uniforme dans tous ses points ». D'ailleurs, presque tous les histologistes qui se sont occupés de l'étude du foie, et en particulier Eberth, Hering, Toldt et Zuckerkandl, etc., ont affirmé que cet organe, malgré son aspect lobulé chez la plupart des mammifères, se développe et fonctionne comme une glande tubuleuse. C'est donc une conception classique que Sabourin est venu appuyer de nombreuses observations pathologiques. Mais où cet auteur nous paraît être allé un peu loin, c'est en appliquant au foie de l'homme, le type du lobule idéal et hypothétique qu'il a imaginé, et en déduisant la structure normale d'un organe de certaines altérations pathologiques qu'il peut présenter. Nous ne voyons aucun avantage à substituer à la conception du lobule veineux qui est une réalité chez le porc (Kiernan), chez l'ours blanc (J. Müller), chez le chameau (Turner), chez le cochon d'Inde (Pouchet et Tourneux) et sans doute chez d'autres mammifères, l'hypothèse du lobule biliaire dont la forme de pyramide triangulaire régulière ne se prête pas à la constitution d'une masse solide homogène, et qui n'existe pas, même chez le phoque, ainsi que nous avons pu nous en convaincre par l'étude attentive d'une série de préparations. L'aspect lobulaire est le plus souvent artificiel, schématique dans quelques cas il faut en convenir, qu'il s'agisse du lobule veineux et surtout du lobule biliaire; pourquoi ne pas adopter, dans ces conditions, le schéma le plus simple, celui dont on peut montrer des exemples. et qui rend plus facile l'examen des coupes. C'est ce qu'ont fait les auteurs les plus distingués depuis Eberth, Kölliker, Hering, Robin, Legros, Cadiat, Charcot, etc., etc., tout en affirmant d'une façon catégorique que le foie est une glande tubuleuse; c'est pour cela que nous nous en tiendrons à la description du lobule veineux, et que nous choisirons comme type le foie du porc, qu'il est facile de se procurer partout.

Lobule hépatique. — En général, un lobule hépatique se présente sous la forme d'un polyèdre assez régulier à arêtes peu saillantes; il est appendu aux branches d'origine des veines sus-hépatiques par un très mince pédicule vasculaire répondant à une surface plane désignée, depuis Kiernan, sous le nom de *base*, tandis que l'extrémité opposée, le plus souvent effilée, constitue le *sommet*. Les lobules du foie sont à peu près tous égaux chez un même animal; ils sont régulièrement agencés les uns avec les autres, disent les classiques, fait d'autant plus juste qu'ils résultent de la fragmentation régulière du parenchyme hépatique. Les dimensions du lobule varient un peu suivant l'espèce envisagée; elles sont de 2 millimètres chez le porc, de 1,5 mm. chez le cheval, chez le mouton et chez le bœuf, tandis qu'elles n'atteignent pas un demi-millimètre chez le chien (0,45 mm. exactement). Chez l'homme, le lobule a un diamètre transversal de 1 millimètre sur une hauteur de 4 à 6 millimètres; son pédicule veineux mesure de 0,03 mm. à 0,07 mm. Sappey a compté le nombre de lobules qui existent sur un foie de volume et de poids moyens; remarquant que sur une longueur de 1 centimètre, on rencontre environ 8 lobules, et que sur une surface de 1 centimètre carré il s'en trouve de 60 à 70, il en déduit qu'il doit y en avoir entre 450 et 500 par centimètre cube, ce qui donne 1 100 000 à 1 200 000 pour la totalité de l'organe. Ajoutons encore que, chez l'homme, d'après Brissaud et Dopter, les lobules du lobe droit sont les plus volumineux, et que ceux du lobe gauche sont plus petits que ceux du lobe de Spiegel. Il existe d'ailleurs, des différences sensibles d'un foie à l'autre.

Chez les animaux dont les lobules sont séparés par des cloisons conjonctives, les faces latérales sont lisses et régulières; chez les autres et en particulier chez l'homme, elles sont chagrinées et irrégulières, accusant nettement la trace des déchirures. Toutefois l'aspect lobulé, ainsi que le fait observer Kölliker, résulte du fait que les vaisseaux afférents et efférents du lobule sont toujours situés à égale distance dans tout le parenchyme hépatique. On pourrait ajouter que les origines des conduits excréteurs de la bile sont disposées avec une régularité parfaite par rapport aux veines intralobulaires; les conduits biliaires accompagnent, en effet, les branches de la veine porte dont le mode de distribution, d'après Rex (1888), expliquerait la lobulation.

Les lobules du foie étant tous à peu près identiques, il nous suffira d'étudier la composition d'un seul lobule pour connaître la texture du foie. Après avoir exposé la topographie du lobule, nous examinerons les voies d'excrétion de la bile, et nous terminerons par l'étude des vaisseaux sanguins et lymphatiques et par celle des nerfs du foie.

Topographie du lobule hépatique. — La topographie du lobule hépatique doit être examinée sur des coupes transversales et longitudinales que nous allons décrire successivement; le foie du porc, dont la périphérie du lobule est nettement indiquée par de minces cloisons conjonctives, se prête très bien à cette étude et nous servira de type pour notre description.

A. ***Coupes transversales.*** — ***Espaces portes.*** — Parmi les coupes transversales, les plus intéressantes sont celles qui passent par la partie moyenne du lobule, ce sont surtout celles que nous étudierons; nous indiquerons ensuite ce que présentent de particulier celles qui intéressent la base et le sommet.

Les lobules hépatiques apparaissent sous la forme de petits champs polygonaux plus ou moins réguliers, à cinq ou six côtés, avec un nombre égal d'angles (fig. 424); le centre en est indiqué par la section d'un vaisseau veineux presque toujours rempli de sang, c'est la *veine intralobulaire* (Kiernan) ou *veine centrale* du lobule (Krukenberg), Les côtés du polygone sont limités par des cloisons conjonctives (*bandelettes* de Kiernan) qui occupent les intervalles de séparation des lobules désignés sous le nom de *fissures interlobulaires* ou de *fissures* de Kiernan, bien que, de l'aveu même de cet auteur, ces fissures fussent connues de Malpighi et de ses prédécesseurs (Cartésius, Fernélius et Glisson). Les angles du polygone répondent à la rencontre des bandelettes limitant plusieurs lobules; ces points de convergence des bandelettes ont le plus souvent une forme étoilée, on les appelle, depuis Kiernan, *espaces interlobulaires*. Ces espaces sont occupés par la coupe d'organes qui, dans la terminologie la plus usitée, prennent le nom d'interlobulaires; ce sont: une artériole émanée de l'artère hépatique; une veine, branche terminale de la veine porte (dite parfois veine sus-lobulaire); un conduit biliaire facilement reconnaissable à son épithélium cylindrique, et quelques nerfs (fig. 425). La présence constante dans chaque espace interlobulaire de la ramification porte et d'un canal biliaire lui ont valu également le nom d'*espace porte* ou d'*espace porto-biliaire* (Charcot). Il n'est pas rare d'observer, sur les branches de l'étoile qui constitue l'espace porte, une ou plusieurs divisions de la veine interlobulaire qui pénètrent dans

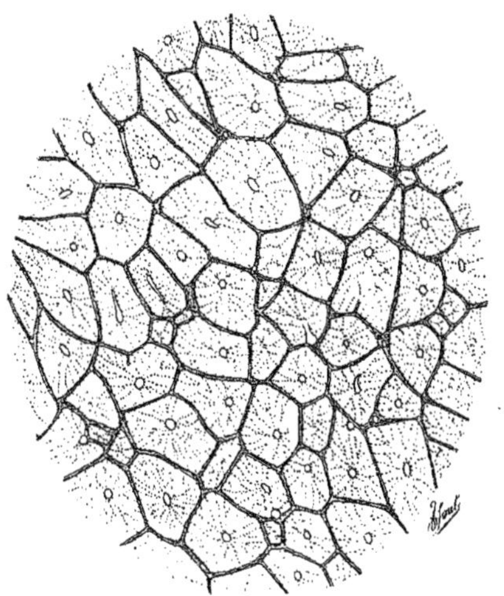

FIG. 424. — Groupes de lobules hépatiques chez le porc. Gr. 3 diamètres environ.

les fissures de Kiernan ; de même, on peut voir le conduit biliaire interlobulaire se constituer par plusieurs canaux, de diamètre plus petit, qui rampent le long des bandelettes interlobulaires. Le tissu conjonctif englobant les divers organes de l'espace porte représente, d'après Kiernan, la terminaison des gaines glissoniennes, qui se trouvent ainsi réunies à la périphérie des lobules par les bandelettes interlobulaires.

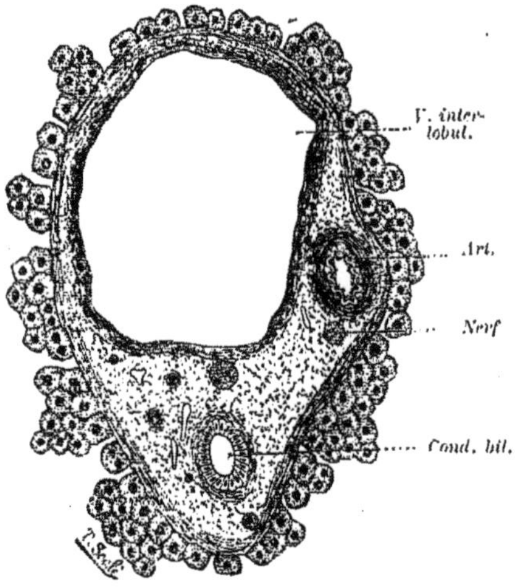

Fig. 425. — Espace porte chez l'homme. Gr. 86 diamètres.

La distribution des capillaires portes dans les lobules hépatiques prend un aspect tellement particulier qu'il nous paraît indispensable de l'esquisser très rapidement. Les veines périlobulaires (Voy. p. 776), qui cheminent dans les fissures de Kiernan, se résolvent à l'intérieur des lobules en une série de capillaires constituant un riche réseau à mailles allongées et convergeant vers la veine centrale (fig. 426). Tandis que chaque formation lobulaire reçoit ses vaisseaux afférents de quatre à cinq veines interlobulaires, les capillaires hépatiques aboutissent tous à une seule veine centrale qui devient ainsi le tronc collecteur d'un système de veines interlobulaires. La disposition des capillaires rayonnant autour de la veine centrale, caractéristique du foie lobulé des mammifères, paraît avoir été signalée pour la première fois par Ruysch ; elle a depuis frappé tous les observateurs. Entre les mailles du réseau sanguin se trouvent comprises des cellules hépatiques en nombre variable suivant les espèces animales, en général deux ou trois, sauf chez le lapin où il ne s'en rencontre qu'une seule. Ces cellules représentent la section des colonnes cellulaires constituant la glande hépatique tubuleuse.

Lorsque les coupes passent par la base du lobule, c'est-à-dire près du point d'abouchement de la veine intralobulaire dans une veine collectrice de plusieurs lobules, l'aspect est un peu différent. Les capillaires et les cellules hépatiques rayonnent toujours nettement vers la veine centrale, dont le calibre devenu volumineux occupe le 1/5 ou même le 1/4 du diamètre total du lobule ; la périphérie du lobule, indiquée par des cloisons conjonctives, ne montre plus à chaque angle qu'un espace porte très réduit dont les organes essentiels sont devenus plus petits et moins nombreux.

Enfin, si les sections transversales intéressent le lobule vers son sommet, les espaces porto-biliaires sont très nettement accusés, tandis que la veine intralobulaire fait défaut. Quand la coupe passe très près du sommet, on aperçoit, par places, quelques capillaires (deux ou trois), un peu plus volumineux que les autres, dont la direction, perpendiculaire à celle des capillaires rayonnants, coïncide avec l'axe du lobule. Lorsque, au contraire, le lobule est sectionné près de l'origine de la veine centrale (fig. 426), on y rencontre deux ou trois petites veinules, tantôt séparées par de petits intervalles de substance hépatique, tantôt confluentes et ayant alors l'aspect d'une formation stellaire (étoile de Hering.)

B. ***Coupes longitudinales.*** — Nous ne retiendrons que les coupes passant par l'axe du lobule, ce sont les seules qui soient démonstratives. Le pourtour du

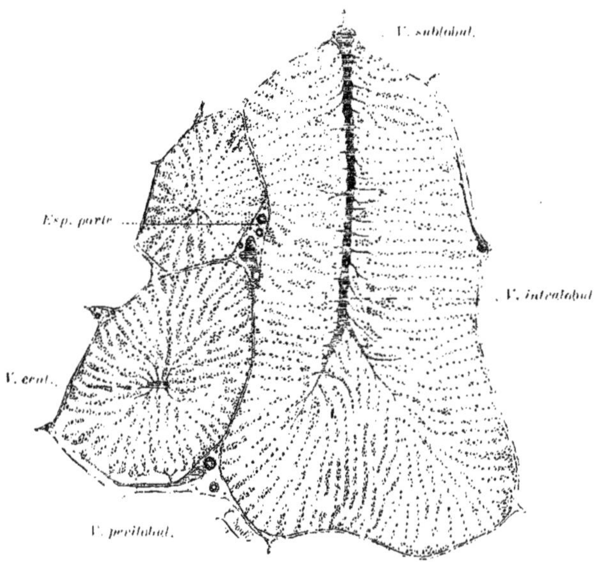

FIG. 426. — Trois lobules du foie du porc. — Gr. 40 diamètres. Figure demi-schématique.
A droite, un lobule coupé en long ; à gauche, deux lobules coupés en travers à différentes hauteurs.

lobule est également indiqué par des travées conjonctives limitant un polygone de quatre à cinq côtés dont le plus grand diamètre égale quatre ou cinq fois celui de la section transversale (fig. 426). Vers le sommet du lobule, on voit la veine centrale se constituer par deux petites veinules dans lesquelles les capillaires s'abouchent un peu obliquement ; la veine intralobulaire apparait sous la forme d'un vaisseau un peu dilaté vers son origine, et chemine, dans l'axe du polygone, constamment grossie par de nouveaux affluents. Ceux-ci, formés par de gros capillaires, n'affectent pas l'aspect rayonné si net sur les coupes transversales ; ils sont à peu près parallèles entre eux et sont rendus solidaires les uns des autres par de multiples anastomoses transversales ou obliques. Entre les travées du réseau capillaire se trouvent incluses les cellules hépatiques. Vers la base du lobule, la veine centrale, dont le diamètre a très sensiblement augmenté, s'abouche dans un tronc collecteur (veine sublobulaire) qui peut être coupé perpendiculairement ou parallèlement à sa direction, et qui est plongé dans le tissu conjonctif périlobulaire. La disposition générale des espaces et des fissures interlobulaires est à peu près la même que celle observée sur les coupes transversales ; la seule particularité à signaler, c'est que vers la base du lobule on ne rencontre pas d'espace porte avec ses organes caractéristiques.

La figure 382 nous oblige à faire une remarque : nous avons accepté et maintenu le terme de base du lobule dans le sens que lui avait donné Kiernan (Voy. p. 752), mais la base, ainsi comprise, est quelquefois moins large que le sommet, par exemple, lorsque la veine intralobulaire se constitue par deux ou trois veinules distinctes. Le sommet paraît alors bi-trifurqué ou même formé par trois sommets particuliers; nous croyons cependant inutile de modifier la terminologie, ainsi que l'ont fait certains auteurs qui, désignant sous le nom de sommet ce qui était la base pour Kiernan, ont été amenés à nommer suslobulaire la veine sublobulaire, ce qui peut prêter à confusion avec la veine interlobulaire appelée parfois veine suslobulaire.

La comparaison des coupes transversales et longitudinales permet de reconstruire le lobule, qui se présente alors, ainsi que nous l'avons dit plus haut, comme un polyèdre à faces irrégulières dont la base répond à la veine sublobulaire, et dont le sommet opposé, arrondi ou effilé, résulte de la rencontre de quatre à cinq faces. La veine intralobulaire figure l'axe du lobule; elle n'a pas son origine en cul-de-sac au sommet même, comme on l'a prétendu, mais à une distance d'environ 100 ou 120 μ.

Chez l'homme et chez la plupart des mammifères, le contour du lobule n'est plus nettement marqué sur les coupes par des cloisons conjonctives; le paren-

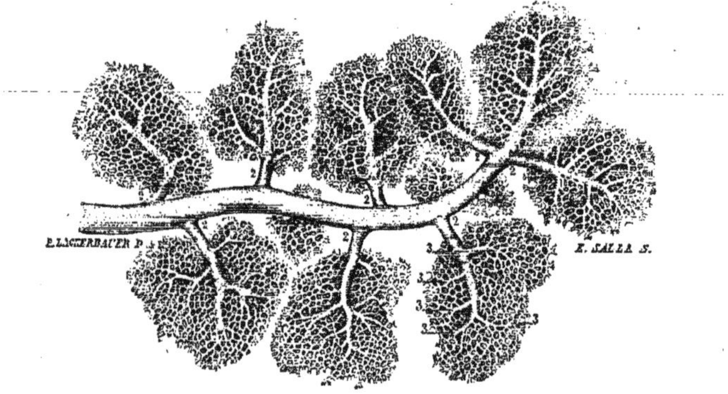

FIG. 427. — Lobules du foie de l'homme avec leur veine centrale. — D'après Sappey.
1, veine sublobulaire. — 2, veine centrale du lobule. — 3, capillaires collecteurs.

chyme hépatique est alors *continu*, mais la disposition convergente des capillaires vers la veine centrale indique suffisamment la formation lobulaire. Les espaces portes ont une forme triangulaire, étoilée, arrondie ou ovalaire (homme, fig. 425), et, sauf dans le cas où un des rameaux de la veine interlobulaire est intéressé suivant sa longueur, il n'est pas possible d'indiquer la situation des fissures de Kiernan, car le système capillaire communique de lobule à lobule. Et cependant la dilacération permet d'obtenir des grains lobulés (fig. 427), formation essentiellement artificielle et qui résulte de la rupture des capillaires sanguins aux points où ils se séparent des rameaux interlobulaires. Cette division du foie à parenchyme continu en îlots (insulæ hepatis, Arnold), rappelant des lobules, résulte de l'adhérence plus intime du système capillaire et des cellules à la veine intralobulaire, adhérence qui reconnaît plusieurs causes. Tout d'abord les capillaires, convergeant vers la veine centrale, sont unis par des anastomoses d'autant plus serrées qu'on se rapproche davantage de ce vaisseau; en outre, vers la périphérie, les capillaires, plus lâches, émanent de plusieurs sources et sont, par conséquent, moins résistants et tiraillés dans plusieurs sens au moment de la déchirure. Que le mode de distribution de la veine porte soit une des raisons de la lobulation, ainsi que le prétend Rex, la chose est fort possible; mais, en fait, le groupement lobulaire se fait autour de la veine centrale. Il faut également tenir compte, pour expliquer ce groupement, de la disposition particulière du réseau fibrillaire des lobules; les fibres radiées sont épaisses et solidement fixées sur les parois de la veine intralobulaire, tandis qu'elles deviennent de plus en plus grêles vers les limites du lobule où il est difficile de les distinguer des fines fibres périvasculaires (fig. 421).

Nous insisterons enfin pour affirmer la topographie du lobule veineux, si conventionnel soit-il, sur ce fait que le foie du phoque, qui réalise, dit-on, le type du lobule biliaire, se déchire en grains adhérents aux branches d'origine des veines sus-hépatiques. Sur les coupes, on aperçoit, sans grande difficulté, la disposition convergente des capillaires vers la veine centrale; par contre nous n'avons pu découvrir les cloisons conjonctives qui isolent l'acinus biliaire : le foie du phoque est aussi pauvre en tissu connectif que celui de l'homme, et les espaces portes s'y présentent également avec un aspect arrondi, ovalaire ou plus rarement étoilé.

Voies d'excrétion intrahépatiques de la bile. — Le foie étant une glande en tubes ramifiés et anastomosés dont la bile représente la sécrétion externe, il importe d'étudier les voies par lesquelles ce liquide est amené dans l'appareil d'excrétion proprement dit. La disposition générale de la glande biliaire permet de lui considérer une portion sécrétante et une portion excrétante. La portion sécrétante est essentiellement constituée par les cellules hépatiques, qui limitent entre elles de fins conduits désignés sous le nom de *canalicules biliaires*; ces canalicules vont s'ouvrir à la périphérie du lobule dans des canaux plus volumineux, les *conduits biliaires*, dont l'ensemble forme la portion excrétante : la partie sécrétante de la glande biliaire est donc intralobulaire, tandis que la partie excrétante est extralobulaire. Nous allons étudier successivement : 1° les canalicules biliaires; 2° les conduits biliaires.

1° ***Canalicules biliaires.*** — Les canalicules biliaires, encore appelés par quelques auteurs capillaires biliaires, sont des tubes excessivement fins, à section ovalaire, compris entre les faces accolées de deux cellules hépatiques; ils occupent parfois, mais assez rarement, l'angle de convergence de trois éléments cellulaires. Ces canalicules sont très difficiles à apercevoir sur les coupes; aussi faut-il, pour les mettre en évidence, avoir recours à des artifices de préparation comme les injections ou les imprégnations. Gerlach (1854) paraît être le premier qui ait réussi à les bien injecter : c'est pour cela, sans doute, que quelques auteurs lui en attribuent la découverte; mais ils avaient déjà été

[SOULIÉ.]

signalés par E.-H. Weber (1842), et Natalis Guillot (1848) en avait donné une assez bonne description. Depuis, ils ont été bien étudiés par Budge (1850), par Schmidt (1859), par Andréjevic (1861), par Mac Gillavry (1863), par Eberth, Irminger, Hering (1866), etc., grâce à d'excellentes injections artificielles, tandis que Chrzonczszewsky (1864) a pu les observer en employant les injections naturelles de sulfindigotate de soude qui, introduit dans le torrent circulatoire, s'élimine par les voies biliaires sans cependant colorer la cellule hépatique. Enfin, dans ces dix dernières années, les imprégnations faites à l'aide de la méthode de Golgi-Cajal ont permis de contrôler la plupart des faits antérieurement connus et d'élucider quelques points en litige. On admet aujourd'hui que les canalicules biliaires constituent un riche réseau dont les trabécules mesurent 1 μ à 1,5 μ, et dont les mailles polygonales, de 15 à 25 μ de diamètre, enlacent une ou quelquefois deux cellules hépatiques. Chez les mammifères dont le lobule est limité par des cloisons conjonctives, le réseau est propre au lobule; chez les animaux dont le parenchyme hépatique est continu, comme l'homme par exemple, les canalicules biliaires s'anastomosent au contraire dans l'organe tout entier. G. Retzius (*Biolog. Untersuch.*, 1892 et 1898) a nié l'existence du réseau biliaire et a prétendu que les canalicules biliaires formaient un lacis dont les éléments constitutifs superposés pouvaient en imposer pour un réseau. Il est certain que la manière de voir de G. Retzius, soutenue depuis par Stöhr, s'appuie sur des observations nombreuses d'anatomie comparée et d'embryologie. Chez les ovipares, le foie, glande tubuleuse à disposition plexiforme, ne présente jamais un aspect réticulaire; de même, pendant la vie fœtale, les canalicules biliaires des mammifères, c'est-à-dire les lumières des cylindres de Remak, ne s'unissent pas en réseau. Mais le foie devient une glande réticulée au voisinage de la naissance, et l'observation de préparations, obtenues par des procédés différents, montre chez les mammifères adultes un réseau manifeste et toujours très net (fig. 428).

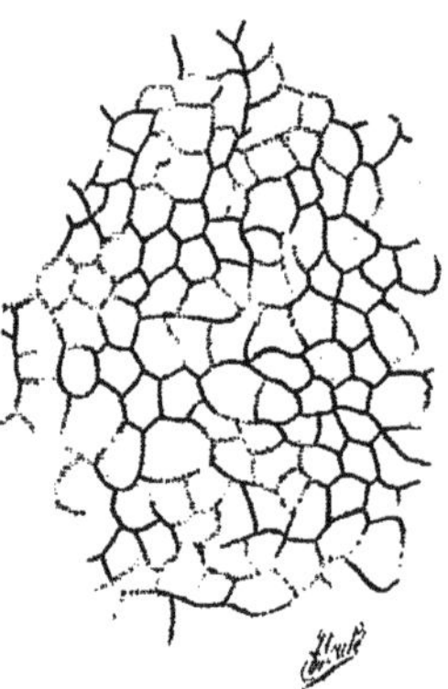

Fig. 428. — Réseau des canalicules biliaires chez le chat, par la méthode au chromate d'argent. — Grossissement 175 diamètres.

Les lignes pointillées représentent les canalicules du plan profond.

Origine des canalicules biliaires. — Les canalicules biliaires ne sont pas seulement constitués par le réseau péricellulaire; ils paraissent avoir leur origine à l'intérieur même de la cellule hépatique. Pflüger a le premier entrevu, et Kupffer (1873 et 1889) a minutieusement décrit dans le foie de la grenouille, un fin réseau de canalicules intracellulaires. Ce réseau, extraordinairement grêle, se constitue autour du noyau et se dirige en rayonnant vers le pôle de la cellule en relation avec un canalicule biliaire; il converge, en général, vers de petites cavités ampullaires qui s'ouvrent, par un conduit filiforme, dans le système péricellulaire (fig. 429). Les cavités ampullaires sont, pour Kupffer, « des vacuoles de sécrétion de la bile ». Tour à tour affirmée par Popoff (1880), par Pfeiffer (1883), et niée par Miura (1885), l'existence du réticulum intracellulaire trouve un nouvel appui dans les recherches de Broewiez (1897) faites sur le chien et sur l'homme. Comme Kupffer, Broewiez a pu constater, dans les cellules hépatiques de ces mammifères, la présence d'un réseau de canalicules excessivement fins en rapport d'une part avec le noyau, et d'autre part avec le système extracellulaire. Les canalicules intracellulaires, situés entre les trabécules protoplasmiques, sont remplis de sels et de pigments biliaires; ils présentent des dilatations vacuolaires que Broewiez interprète comme la section ou la projection des points nodaux du réseau. Les relations des canalicules avec le noyau militent en faveur d'une active participation de celui-ci à la sécrétion biliaire. Des recherches plus récentes (1900-1902) ont amené Broewiez à admettre dans la cellule hépatique deux sortes de canalicules intracellulaires, les uns en relation avec les canalicules biliaires, et les autres (canalicules d'alimentation) avec les capillaires sanguins. Ces deux variétés de canalicules sont juxtaposés, mais quelques auteurs ont conclu à des communications directes pouvant expliquer le passage dans le sang des sels et des pigments biliaires.

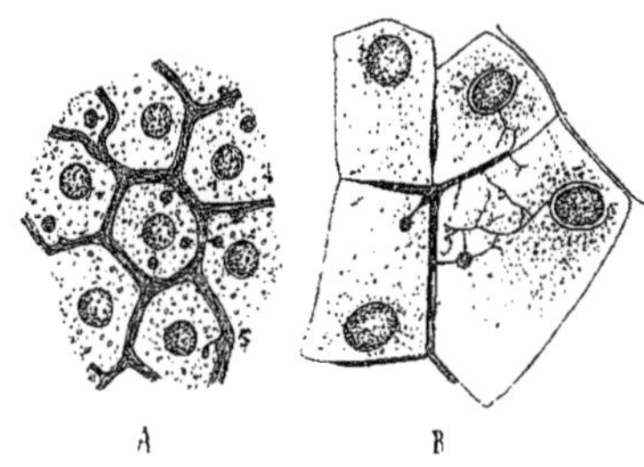

Fig. 429. — Cellules hépatiques de la grenouille montrant en B le réseau biliaire avec les vacuoles intracellulaires et les canalicules intercellulaires. — D'après Kupffer.

A. injection au bleu de Prusse. — B. injection naturelle (procédé de Chrzonczszewsky).

Sans nous attarder à discuter l'existence du réseau intracellulaire, qui nous paraît très difficile à observer, nous considérerons comme origine des canalicules biliaires les vacuoles, qui sont faciles à mettre en évidence par des injections, et surtout par des imprégnations à l'aide du chromate d'argent, comme l'ont fait Geberg (1892), Berkley (1893), Hanot et Lévi (1895), Kuljabko (1897), etc. Elles sont nettement visibles sous la forme de petites cavités ovoïdes ou sphériques qui paraissent appendues aux canalicules biliaires par un petit pédicule filiforme. Ces vacuoles n'occupent pas une position fixe et régulière dans la cellule hépatique; certaines cellules n'en présentent pas, d'autres en laissent voir trois ou quatre juxtaposées un peu irrégulièrement (fig. 430). Kuljabko, à l'aide d'injections de pilocarpine et d'atropine, a obtenu dans leur forme et dans leur volume des variations très nettes qui montrent, d'une façon indéniable, leur relation directe avec la sécrétion biliaire. Aussi pensons-nous, en faisant toutes nos réserves sur le rôle du noyau, que les éléments constituants de la bile se

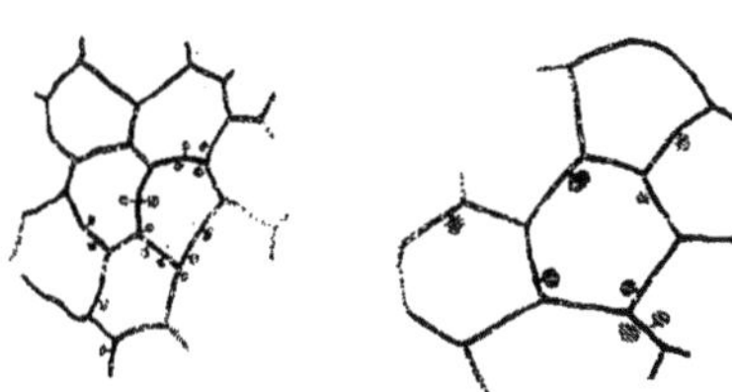
Fig. 430. — Vacuoles intercellulaires et canalicules biliaires chez le chat par la méthode au chromate d'argent. — A gauche, grossissement de 325; à droite, de 790 diamètres.

forment à son voisinage, cheminent le long des trabécules protoplasmiques, en dessinant un réseau canaliculaire de forme variable, et se réunissent au niveau des vacuoles, d'où ils sont éliminés au moment de la sécrétion. Une pareille façon de concevoir les choses permet de se rendre compte des irrégularités dans l'aspect et dans la position des vacuoles. Les sels et les pigments biliaires, probablement comme le glycogène, se groupent dans des vacuoles, peut-être fixes, peut-être inconstantes comme position, d'où ils sont expulsés dans les canalicules biliaires par le petit conduit filiforme. La méthode de Golgi-Cajal permet ainsi de révéler certains stades de la sécrétion biliaire, et en particulier celui de l'élimination des éléments fabriqués par la cellule hépatique. Certains auteurs ont prétendu que les vacuoles n'existaient pas ou représentaient des espaces intercellulaires; il suffit d'examiner un peu attentivement quelques bonnes imprégnations, pour se convaincre de leur existence et pour saisir toute la différence qui sépare les formations vacuolaires des conduits extracellulaires.

Paroi des canalicules biliaires. — Les canalicules biliaires, qui cheminent entre les cellules hépatiques et les embrassent à la manière d'un anneau, constituent, ainsi que nous l'avons dit, un riche réseau à mailles étroites (fig. 428 et 430). La position à peu près constante des canalicules qui occupent, en général, le milieu des faces des cellules limitantes, est un fait admis à peu près sans conteste. On s'est d'abord demandé si les canalicules possédaient une paroi propre, s'ils étaient limités par une sorte de cuticule due à la modification de l'élément cellulaire, ou s'ils représentaient un simple intervalle entre deux cellules. Eberth (1866), à l'aide d'injections au nitrate d'argent, avait cru mettre en évidence une véritable cuticule, produit de la cellule hépatique au contact de la lumière du canal. Budge (1859) et Andréjevic (1861) admettaient de leur côté l'existence d'une paroi propre dont Peszke (1873) et Fleischl (1874), à l'aide de procédés différents, étaient parvenus à isoler des fragments par dissociation sur le foie de grenouille; Asp prétendit même avoir obtenu des mailles entières du réseau canaliculaire. Entre temps, Legros (1874) avait décrit aux canalicules un revêtement endothélial. Cette opinion, due sans doute à une erreur d'observation, n'a plus qu'un intérêt historique, car, ainsi que le fait remarquer Renaut, la lumière des canalicules étant inférieure à 2 μ, on ne voit pas « quelle variété de cellules endothéliales pourrait la doubler sans s'enrouler plusieurs fois sur elle-même ». Cependant Hering (1867 s'était déjà élevé contre l'existence d'une paroi propre ou même d'une cuticule, et il avait assimilé les canalicules biliaires à la lumière, et les cellules hépatiques aux cellules épithéliales des tubes glandulaires. Cette opinion a définitivement prévalu, grâce aux nombreuses recherches de Ranvier (1886). Cet auteur a montré que les canalicules biliaires sont élastiques comme les cellules qui les forment, et que l'apparence d'une cuticule, incompatible avec leur élasticité, et observée sur les pièces injectées au nitrate d'argent, résultait de l'imbibition, par ce réactif, de la partie des cellules qui limitent les canalicules. La conclusion à laquelle aboutit Ranvier s'impose donc : « Le canalicule biliaire n'étant purement et simplement qu'une lumière glandulaire, il n'y a pas lieu de considérer une enveloppe quelconque de ce canalicule, pas plus qu'il n'y a lieu de chercher une enveloppe à la lumière des acini pancréatiques ou des glandes de Brünner ». Cependant Kuljabko (1897) admet que la bordure du canalicule biliaire est formée par une condensation du protoplasma fibrillaire, plus particulièrement épaissi à ce niveau, et Brocwicz (1900) décrit une fine paroi, propre, dépourvue de structure.

Rapports des canalicules biliaires avec les cellules hépatiques. — Ces rapports, étudiés successivement par Andréjevic, Mac Gillavry, Hering, Peszke, etc., ont été exposés de façon différente par ces auteurs. Pour Mac Gillavry, les canalicules cheminent le long des arêtes des cellules hépatiques, tandis que pour Andréjevic et pour Hering, dans son premier mémoire, on ne les rencontre jamais que sur les faces de ces éléments. Les recherches de Hering avaient d'abord porté sur le lapin, animal chez lequel il paraît exister une disposition particulière; aussi cet auteur, ayant ultérieurement étendu ses observations, prétend dans son article du *Stricker's Handbuch* que les canalicules biliaires chez certains mammifères (chien, homme) peuvent également occuper les arêtes des cellules. Peszke précise davantage les faits et affirme qu'on trouve aussi souvent les canalicules biliaires sur les arêtes que sur les faces, et qu'en général les points nodaux du réseau canaliculaire répondent aux angles des cellules hépatiques. Les conclusions de Peszke, exactes dans l'ensemble, méritent quelques explications. Lorsque la lumière d'un canalicule est limitée par deux cellules, elle est comprise entre leurs faces de juxtaposition; si, au contraire, le canalicule chemine entre trois cellules, il est en relation avec leurs arêtes, disposition fondamentale, dans la période fœtale (Toldt et Zuckerkandl, 1875). D'ailleurs, les canalicules biliaires constituant un réseau dont les mailles renferment au plus deux cellules, il faut fatalement qu'à un moment donné, un tube canaliculaire croise ou suive l'arête d'une cellule. Lorsqu'il n'existe qu'une seule cellule dans une maille du réseau, cette cellule, comme cela se voit chez le lapin, est en rapport avec un canalicule par toutes ses faces (fig. 431); tandis que si les mailles sont plus grandes ou les éléments cellulaires plus petits, de manière que deux ou trois cellules soient incluses dans une seule maille, il peut arriver qu'une seule face ou arête soit en relation avec un canalicule : la cellule ne possède alors qu'un seul pôle biliaire.

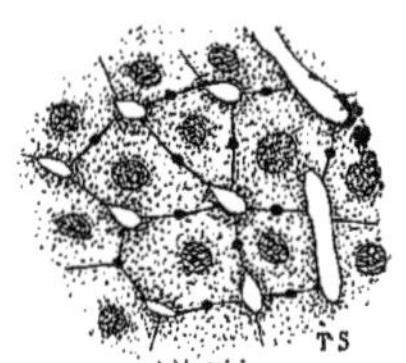

Fig. 431. — Rapport des cellules hépatiques avec les capillaires sanguins (espaces clairs) et avec les canalicules biliaires (points noirs). — D'après Kölliker. — Grossissement de 350 diamètres.

Coupe parallèle à la veine centrale chez le lapin.

Rapports des canalicules biliaires avec les capillaires sanguins. — Les canalicules biliaires, compris entre les colonnes de cellules hépatiques, forment par leur ensemble un réseau assez serré, contenu dans le réseau sensiblement plus lâche des capillaires sanguins (fig. 432). Toutefois ces deux réseaux, profondément enchevêtrés l'un dans l'autre, ne communiquent nulle part, ainsi que l'ont montré les injections de chaque système par des masses diversement colorées. Les relations réciproques des capillaires sanguins, des canalicules biliaires et des cellules hépatiques ont été bien établies par Andréjevic en 1861 et formulées ainsi par cet auteur : 1° *jamais les canalicules biliaires ne sont en rapport direct avec les capillaires sanguins*; 2° *ces deux systèmes de con-*

duits sont toujours séparés par l'épaisseur d'une cellule ou d'au moins la moitié d'une cellule hépatique. La première proposition est une conséquence forcée de la conception d'un réseau biliaire analogue à des séries de tubes glandulaires constitués par les cellules hépatiques; la seconde aurait pu se déduire de l'assimilation du foie à une glande en tube. Les figures 431 et 433, empruntées à Kölliker, résument d'une façon parfaite les deux propositions d'Andréjevic. Les coupes parallèles au grand axe des mailles du réseau capillaire montrent parfois très nettement les relations des cellules hépatiques avec les deux systèmes réticulaires. La lumière des canalicules biliaires est alors intéressée suivant le sens de la longueur (fig. 433), et le canalicule rappelle la section longitudinale d'un tube glandulaire, avec cette différence toutefois qu'il existe des points nodaux, d'où partent des branches anastomotiques vers les autres canalicules qui, s'ils étaient exactement parallèles, répondraient à la représentation schématique de la glande réticulée. Nous n'insisterons pas davantage sur certaines particularités que présentent assez souvent les coupes, et que Renaut a minutieusement étudiées dans son Traité d'histologie pratique; nous ferons seulement remarquer que, dans l'ensemble, le réseau capillaire et le réseau canaliculaire ont leurs mailles disposées de telle façon que les trabécules qui les constituent sont à peu près perpendiculaires (Ranvier).

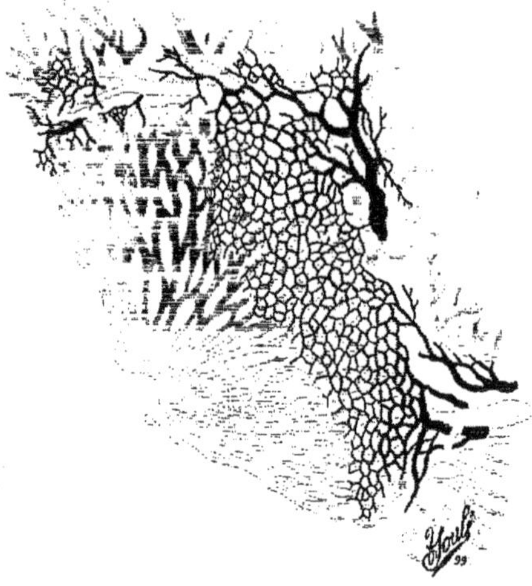

Fig. 432. — Capillaires sanguins (en bleu) et canalicules biliaires (en noir). — D'après Cadiat.

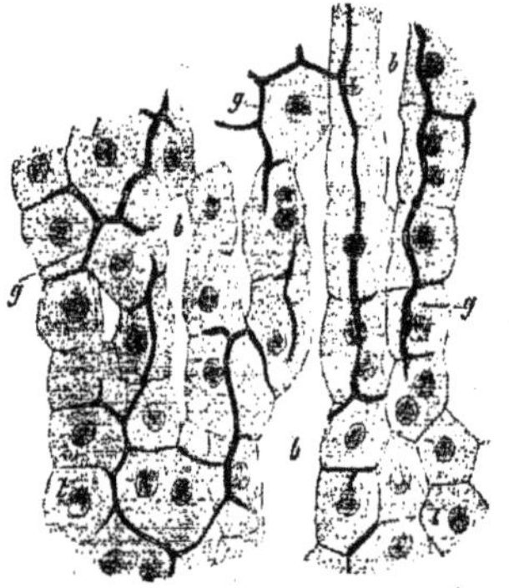

Fig. 433. — Rapport des cellules hépatiques avec les canalicules biliaires (en noir) et avec les capillaires sanguins (espaces blancs). — D'après Kölliker. Grossissement de 350 diamètres.

b, capillaires sanguins. — *g*, canalicules biliaires.

Coupe perpendiculaire à la veine centrale.

Nous avons considéré jusqu'ici, avec la plupart des histologistes, les canalicule biliaires comme réunis en un réseau régulier et parfait; il importe toutefois de signaler cette particularité déjà observée par Eberth et par Hering, quelquefois nettement visible sur les pièces imprégnées par la méthode de Golgi-Cajal (Kölliker, Retzius, etc.), que quelques canalicules se terminent en cæcum. Étant donnée la régularité absolue des extrémités aveugles de ces canalicules, on ne saurait incriminer une imprégnation défectueuse.

Il s'agit en réalité d'un tube qui ne serait pas anastomosé avec les voisins et qui représenterait alors l'extrémité de la lumière d'un cylindre de Remak.

Quelques auteurs, et en particulier Hering, ont essayé de schématiser les relations des cellules hépatiques avec les canalicules biliaires et avec les capillaires sanguins, mais les figures qu'ils ont données ne rendent pas exactement compte des faits. Les cellules hépatiques n'ont pas toutes absolument la même forme, et les mailles des deux systèmes de réseau n'ont pas toujours la régularité qu'on leur attribue. D'autre part, la reconstruction dans l'espace d'un fragment de lobule hépatique est particulièrement difficile et délicate, et il n'est plus possible de schématiser sur un plan une disposition irrégulière et gauche, c'est-à-dire située dans des plans différents. Il est donc préférable de renoncer à la schématisation peut-être superflue, car il nous paraît assez facile de concevoir un réseau à mailles assez larges, le réseau sanguin, dans lequel serpentent des colonnes d'une ou de deux cellules hépatiques qui limitent un second réseau plus étroit, le réseau biliaire, dont les multiples anastomoses n'arrivent jamais au contact du réseau sanguin. On peut se faire ainsi une idée assez exacte de la texture du foie.

Mode de transition entre les canalicules et les conduits biliaires ou passages de Hering. — Les canalicules biliaires *intralobulaires* s'ouvrent dans les voies d'excrétion qui rampent à la surface des lobules, et que nous appellerons *conduits périlobulaires*. Le mode d'abouchement des canalicules sécrétants dans les conduits excréteurs a été bien étudié par Hering, aussi la zone de transition est-elle souvent désignée sous le nom de passage de Hering. D'après cet auteur, il existe pour le foie, comme pour toutes les glandes tubuleuses, une transition brusque entre les éléments du tube sécréteur et ceux du conduit excréteur. Ce qui rend assez difficile l'observation du passage, c'est que ce dernier ne se trouve jamais dans le même plan que les deux canaux qui le forment; presque toujours, comme le remarque très justement Renaut, le canalicule biliaire fait un coude avant de s'aboucher dans le conduit périlobulaire. Sur les coupes heureusement réussies, on peut voir la transition s'opérer de la façon suivante : aux deux cellules hépatiques qui limitent le canalicule intralobulaire, viennent se substituer, sans aucun intermédiaire, deux cellules pavimenteuses qui appartiennent à la paroi du conduit périlobulaire. Mais comme la différence de hauteur entre les deux éléments cellulaires est considérable, le calibre du conduit excréteur devient brusquement plus grand que celui du canalicule sécrétant, et les deux cellules hépatiques font saillie dans la lumière du conduit périlobulaire. Chacun de ces conduits, à cause de la richesse du réseau intralobulaire, reçoit un nombre considérable de canalicules; aussi faut-il se figurer chaque cellule pavimenteuse du conduit excréteur comme commune à deux ou trois passages.

Asp (1873), qui s'est occupé de la continuité des voies biliaires dans tout le parenchyme hépatique, conçoit les choses tout autrement. Les conduits biliaires sont continus depuis leur origine jusqu'à leur terminaison, et, si l'on suit leur transformation au niveau des lobules, on voit que les conduits périlobulaires, dont l'épithélium est pavimenteux, se poursuivent dans le lobule par des cellules plates ou fusiformes dont les noyaux sont nettement visibles dans les canalicules biliaires. Cette opinion, adoptée par Heidenhain, pourrait être rapprochée de celle de Legros (1874), relative à l'existence d'éléments endothéliaux tapissant les canalicules biliaires, et il sera possible d'assimiler la disposition signalée par Asp à celle des cellules centro-acineuses du pancréas. Malheureusement les descriptions de Asp n'ont pas été retrouvées par les autres histologistes qui ont, au contraire, confirmé les données de Hering; celles-ci trouvent d'ailleurs un solide appui dans les données d'histologie comparée et d'embryologie, ainsi que l'a montré Ranvier (1886). En 1893, R. Krause a de nouveau étudié, dans la série des vertébrés, les passages de Hering. Dans tous les cas observés, le mode de transition était toujours le même; aux cellules hépatiques succèdent, « avec ou sans forme intermédiaire, » les cellules des conduits biliaires, mais la transition ménagée qui paraît exister chez les vertébrés inférieurs ne se retrouve pas chez les mammifères. Chez aucun type, R. Krause n'a retrouvé la disposition signalée par Asp, et il insiste sur ce fait que l'on ne rencontre dans les fins conduits biliaires des mammifères, ni une cuticule, ni même une zone ectoplasmique, comprise dans le sens de W. Flemming.

2° **Conduits biliaires.** — Les conduits biliaires s'étendent depuis la périphérie du lobule jusqu'au hile du foie où leur réunion constitue le canal hépatique. Comme dans tout ce trajet leurs caractères histologiques se modifient, nous décrirons trois variétés de conduits biliaires : *a*) les conduits périlobulaires; *b*) les conduits interlobulaires; *c*) les conduits biliaires proprement dits.

a) **Conduits périlobulaires.** — Ces conduits, que l'on pourrait à la rigueur, par analogie avec les veines, appeler sus- ou sublobulaires, se caractérisent, comme tout le système des voies d'excrétion biliaire, par leurs multiples anastomoses dans les fissures de Kiernan. Ce réseau anastomotique des conduits biliaires paraît avoir été signalé pour la première fois par Duverney en 1761, chez les serpents; il a été retrouvé et bien décrit chez les mammifères par Natalis Guillot en 1848. Les conduits périlobulaires, par le fait qu'ils cheminent entre les lobules, ne recueillent pas la sécrétion biliaire d'un seul lobule, mais de tous les lobules avec lesquels ils sont en rapport, c'est-à-dire le plus souvent de deux à cinq. D'autre part, chaque lobule est en relation avec une douzaine de conduits périlobulaires, de telle sorte qu'avec les anastomoses multiples des voies d'excrétion, on peut considérer les lobules comme entourés d'un très riche réseau excréteur. Les conduits périlobulaires mesurent au niveau des passages un diamètre d'environ 25 à 30 μ chez l'homme, et sont formés par une paroi propre homogène de 2 à 3 μ, doublée intérieurement d'un épithélium pavimenteux simple dont les éléments ne dépassent guère 8 μ. Le diamètre de ces conduits augmente à une faible distance des passages, et aux points où commencent les anastomoses il atteint près de 45 μ. La paroi propre paraît alors un peu épaissie, mais elle reste homogène, tandis que les cellules pavimenteuses deviennent cubiques et ont une hauteur moyenne de 12 à 14 μ. Le réseau périlobulaire est donc constitué par un système de travées de 40 à 50 μ d'épaisseur limitant des mailles irrégulières et très variables (de 30 à 100 μ). Chez les mammifères dont les lobules sont circonscrits par des cloisons conjonctives (porc), le réseau périlobulaire est compris tout entier dans ces cloisons; par places, le tissu connectif affecte une disposition concentrique à la lumière du conduit et peut en imposer pour une paroi distincte. Au contraire, chez les mammifères à parenchyme hépatique continu, et en particulier chez l'homme, le réseau est en pleine substance du foie, les canaux excréteurs apparaissent alors avec leur véritable caractère, et tels que nous les avons décrits.

b) **Conduits interlobulaires.** — Nous décrirons, comme type de cette variété de conduits biliaires, ceux que l'on rencontre dans l'espace de Kiernan en compagnie du rameau de la veine porte et de l'artère hépatique (Voy. p. 753). Comme les précédents, ils s'anastomosent, mais en mailles beaucoup plus larges. En général, on doit les considérer comme résultant de la réunion d'une quinzaine de conduits périlobulaires. Bien que le fait ne soit pas rigoureusement exact chez tous les animaux, nous les considérerons comme caractérisés par une paroi conjonctive et par un épithélium cylindrique, en faisant remarquer toutefois que les conduits périlobulaires présentent près de leur abouchement dans les conduits interlobulaires des cellules d'environ 20 μ de hauteur. Nous prendrons, comme type de notre description, les conduits interlobulaires tels qu'on peut les observer dans les espaces portes chez l'homme (fig. 434). Ils apparaissent avec une lumière d'environ 40 à 50 μ bordée par un épithélium cylindrique simple dont chaque élément mesure de 25 à 30 μ. Ces cellules prismatiques ou cylindriques, que nous retrouverons avec les mêmes caractères tout le long des voies biliaires, sont claires, transparentes et possèdent un noyau ovalaire dirigé suivant leur grand axe. Du côté de la lumière, elles présentent une sorte de production cuticulaire qu'on a assimilée à un plateau. Vers la périphérie, les cellules s'écartent parfois pour admettre entre elles des éléments destinés à la rénovation épithéliale. Les cellules épithéliales sont séparées de la paroi conjonctive du conduit interlobulaire par une membrane basale que Renaut considère comme une vitrée, et qui représente très probablement la paroi homogène des tubes périlobulaires. La paroi connective, épaisse de 50 μ en moyenne, est formée par des éléments cellulaires et par des fibres lamineuses entrelacées de quelques fines fibrilles élastiques; on peut toujours distinguer au contact de la basale une disposition concentrique des faisceaux conjonctifs qui, tout à fait à la périphérie du conduit interlobulaire, affectent une direction longitudinale. Cette description peut s'appliquer à toutes les voies biliaires dont le diamètre est compris entre 80 et 200 μ. Signalons encore un détail sur lequel Ranvier insiste spécialement : les cellules cylindriques des conduits interlobulaires présentent souvent la réaction du glycogène, argument puissant en faveur de la communauté d'origine de ces éléments et des cellules hépatiques.

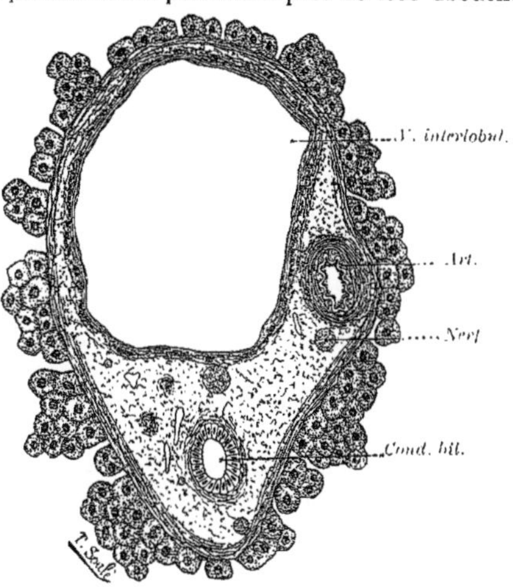

Fig. 434. — Espace porte chez l'homme.
Gr. 86 diamètres.

c) ***Conduits biliaires proprement dits.*** — Sous ce titre, nous réunissons toutes les voies d'excrétion de la bile dont le diamètre est supérieur à 200 μ, par conséquent visibles à l'œil nu, et qui aboutissent aux deux branches de division du canal hépatique. Leur constitution typique apparait dans les conduits mesurant de 0.5 à 1 mm. de diamètre. L'épithélium, dont les éléments atteignent 40 μ chez l'homme, est appliqué contre une membrane basale assez nette; quant à la paroi conjonctive, elle est formée de deux couches bien différenciées. Dans les conduits dont la paroi est comprise entre 0,3 et 0,5 mm., la couche interne mesure de 0,10 à 0,15 mm., et l'externe de 0,2 à 0,3 mm. La couche interne est constituée par des lames conjonctives concentriques à la lumière du canal; ces lames, assez minces, sont parcourues par un réseau élastique très délicat, et les pièces injectées montrent au-dessous de l'épithélium de nombreux capillaires richement anastomosés. La couche externe laisse voir une structure dont la trame est plus grossière; entre d'épais faisceaux conjonctifs à direction longitudinale, serpentent de grosses fibres élastiques, et par places on aperçoit la coupe de vaisseaux sanguins d'un assez fort calibre et de quelques faisceaux nerveux composés de fibres de Remak. La couche interne, visible à l'œil nu, d'après Henle, se caractérise par sa couleur jaune, sa dureté et son aspect poli tout à fait spécial.

Heidenhain a signalé dans les voies biliaires intrahépatiques, depuis les conduits interlobulaires, la présence d'éléments musculaires lisses disposés sur deux assises, l'une circulaire interne, l'autre longitudinale externe; mais la plupart des histologistes se sont élevés contre cette opinion, et c'est seulement à partir des branches de division du canal hépatique que nous avons trouvé quelques rares fibres musculaires.

Si maintenant nous considérons l'ensemble des voies biliaires intrahépatiques tel qu'on l'aperçoit sur les pièces obtenues par la corrosion ou par la radiographie (fig. 435), nous voyons que l'ancienne comparaison de Kiernan est assez exacte, et qu'on peut l'assimiler à un arbre dont le tronc est représenté par le canal hépatique et dont les innombrables rameaux, touffus et enchevêtrés, s'anastomosent entre eux. C'est surtout sur la richesse de ces anastomoses que Kiernan a particulièrement insisté, car il avait remarqué qu'une injection poussée par l'une des branches du canal hépatique remplit tout le foie et reflue par l'autre branche. L'arbre biliaire dont le tronc répond au canal hépatique, se divise à angle droit en deux branches, l'une droite, l'autre gauche. La branche droite fournit une collatérale importante pour le lobe carré, et la branche gauche de son côté en donne une pour le lobe de Spiegel (fig. 443). Ces branches émettent à leur tour une série de rameaux qui se détachent d'abord suivant le type monopodique, c'est-à-dire que le tronc principal envoie des branches secondaires sans affecter une disposition régulière; d'ailleurs, chaque rameau important fournit en même temps que de grosses divisions, de fins ramuscules pour les espaces interlobulaires avec lesquels il est en rapport. Lorsque les rameaux principaux n'ont plus qu'un faible calibre, le type dichotomique (Eberth, Kölliker, Cajal, Retzius) paraît se substituer au mode de division monopodique. Alors on peut remarquer certaines particularités que nous avons observées sur un foie d'agneau injecté et radiographié (fig. 435) : un rameau déterminé, avant de se diviser dichotomiquement se rétrécit sensiblement tandis que les deux rameaux secondaires qui lui font suite présentent dans toute leur étendue une dilatation ampullaire formant en quelque sorte réservoir et très nettement limitée à l'extrémité opposée par un nouveau rétrécissement. Les multiples anastomoses qui se font entre les divers rameaux de l'arbre biliaire affectent des formes différentes; elles sont arciformes, elliptiques, etc., et ont lieu par convergence, par arcade ou par inosculation. Multipliées à l'infini chez le porc, elles sont également très nombreuses chez le rat, chez le lapin, chez le bœuf, chez le mouton et chez le cheval, tandis qu'elles le sont beaucoup moins chez l'homme (Sappey); elles nous paraissent faire presque entièrement défaut dans le foie d'agneau dont la figure 435 représente une

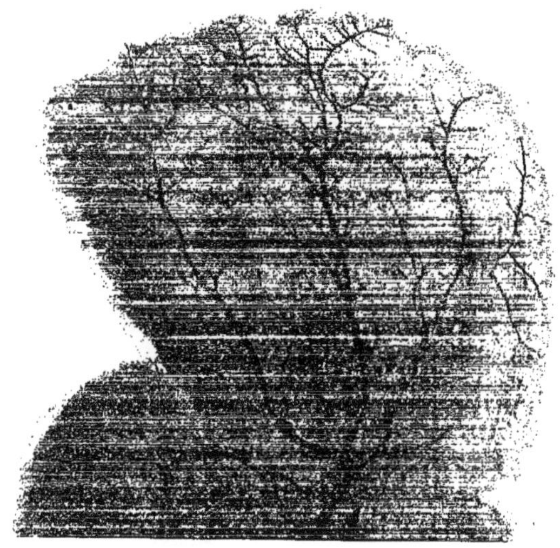

FIG. 435. — Voies biliaires hépatiques chez l'agneau. — Injection au vermillon, d'après une radiographie de Marie.
Les anastomoses sont très rares, si toutefois elles existent.

radiographie. Les conduits biliaires et leurs anastomoses cheminent avec les branches de division de la veine porte dans les gaines glissoniennes et se caractérisent, d'après Rex, par leur disposition *épiportale* (fig. 443).

Pour avoir achevé l'étude des conduits biliaires il nous reste à dire quelques mots : 1° des glandes qui leur sont annexées, et 2° de certaines formations avortées, connues sous le nom de vasa aberrantia.

1° **Glandes biliaires.** — Les conduits biliaires présentent dans leurs parois des formations glandulaires rudimentaires, qui acquièrent leur plus grand développement sur les branches de division du canal hépatique, et que l'on désigne sous le terme général de *glandes biliaires*. L'existence de pareilles formations sur des canaux sécréteurs ne se rencontre guère que dans les voies biliaires et dans le canal de Wirsung. Nous les examinerons sur les conduits biliaires de différents calibres depuis le point où elles apparaissent, c'est-à-dire à partir des espaces portes.

Sur les fins conduits interlobulaires, ces glandes affectent la forme de simples dépressions en doigt de gant qui s'ouvrent dans la lumière du canal tantôt directement, tantôt par l'intermédiaire d'un petit conduit excréteur. Ces productions glanduliformes sont parfois isolées, le plus souvent elles se réunissent par groupe de cinq à six.

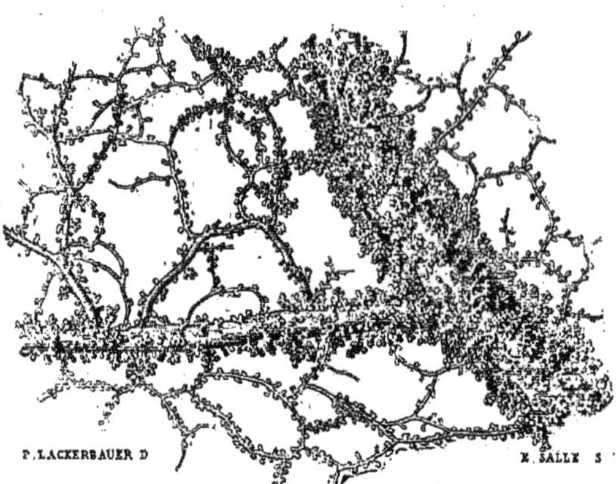

FIG. 436. — Glandes biliaires et anastomoses des conduits biliaires. Grossissement 18 diamètres. — D'après Sappey.

La forme utriculaire simple se modifie dans les conduits dont le diamètre est compris entre 0,1 et 0,3 mm., et la glande est alors représentée par trois ou quatre petites vésicules de 60 à 70 μ qui s'abouchent dans un canal commun. Celui-ci chemine tantôt obliquement, tantôt normalement, pour aller s'ouvrir par un petit orifice déprimé (pore bilaire) entre les cellules de l'épithélium de revêtement.

Les glandes biliaires sont relativement volumineuses sur les grosses branches de division du canal hépatique où leurs dimensions varient entre 0,5 et 1 mm. (fig. 436). En général lenticulaires et sensiblement aplaties, elles affectent le type des glandes utriculaires composées; leur canal excréteur se subdivise en un certain nombre de branches divergeant à angle droit, et qui se terminent par de petites formations lobulées composées chacune de cinq à six vésicules dont le diamètre peut atteindre de 90 à 100 μ. Les orifices des conduits excréteurs, visibles à l'œil nu sur les conduits biliaires ouverts et étalés, mesurent parfois 0,5 mm.; aussi n'avaient-ils pas échappé à l'observation des anciens anatomistes, et Kiernan

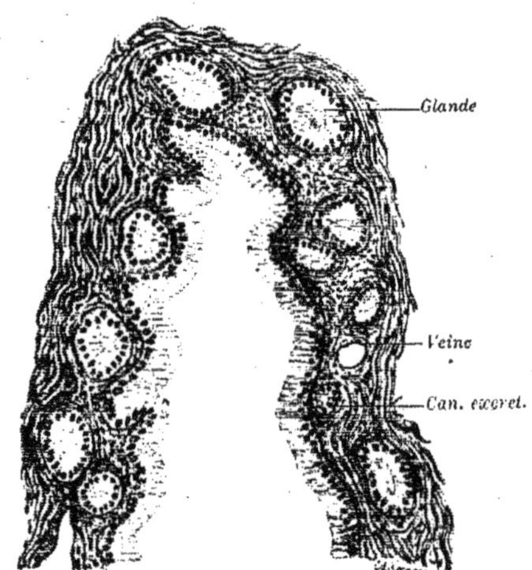

FIG. 437. — Coupe transversale d'un conduit biliaire du foie de phoque montrant les glandes biliaires. — Grossissement 130 diamètres.

les a décrits comme les pores de follicules glandulaires. Les gros conduits biliaires laissent voir également des formations rudimentaires analogues à celles que nous avons étudiées sur les canaux de plus petit calibre.

Toutes ces glandes ou glandules sont construites sur le même type; elles présentent une paroi de nature conjonctive dans laquelle se trouve un riche réseau capillaire, et elles sont doublées intérieurement par un épithélium cylindrique simple analogue à l'épithélium de revêtement de toutes les voies biliaires (fig. 437). Legros et Ranvier ont insisté sur ce fait que cet épithélium ne montre pas de différenciation glandulaire, et Renaut a proposé de désigner ces pseudo-glandes sous le nom de cryptes. E.-H. Weber les assimilait aux vaisseaux aberrants, tandis que Kölliker et Beale en faisaient des réservoirs de la bile. Mais le riche réseau vasculaire et la présence de cholestérine dans leur épithélium permettent de supposer qu'elles fournissent certains éléments de la sécrétion biliaire; leur constance dans la série animale donne même à penser qu'elles jouent un rôle assez actif dans cette sécrétion. Il faut cependant se garder d'exagérer leur importance, et d'opposer d'une manière absolue, comme le faisait Ch. Robin, la glande biliaire hépatique, constituée par l'ensemble des glandes et des voies biliaires, à la glande glycogénique, formée par les cellules hépatiques et par le système vasculaire.

La forme et les dimensions des glandes biliaires varient suivant les espèces animales; leur nombre est parfois tellement considérable qu'il est alors fort difficile, ainsi que le fait observer Sappey, d'apercevoir la paroi du conduit biliaire (fig. 436).

2° **Conduits aberrants (vasa aberrantia).** — Lorsque, après une bonne injection des voies biliaires, on examine attentivement la surface du foie, il n'est pas rare d'observer, sous l'enveloppe fibreuse des conduits qui se subdivisent et s'anastomosent sans se mettre jamais en relation avec des lobules. Ces ramifications spéciales des voies biliaires étaient bien connues de Ferrein (1753), qui les avait remarquées surtout dans le ligament triangulaire. Tour à tour prises pour des lymphatiques ou pour des capillaires sanguins (J. Müller), elles ont été bien étudiées par E.-H. Weber (1842) qui a fixé leur véritable nature et leur a donné le nom de *vasa aberrantia*. Ces conduits aberrants rappellent, en effet, par leur structure celle des voies biliaires et sont, comme elles, constitués par une paroi conjonctive et par un épithélium cylindrique; ils se ramifient en canaux de plus en plus grêles, s'anastomosent en réseau et se terminent par des extrémités aveugles quelquefois renflées en ampoules. Les conduits aberrants ont, en général, une couleur jaune et sont pourvus de nombreuses glandes tantôt atrophiées et déformées, tantôt, au contraire, notablement hypertrophiées (fig. 438).

La plupart des auteurs considèrent les vasa aberrantia comme des branches de prolifération du foie tubulé primitif arrêtées dans leur développement, et qui n'ont pas donné naissance par leur extrémité à du parenchyme hépatique. Sappey soutient une opinion un peu différente; pour lui, les vaisseaux aberrants représentent des parties superficielles du foie dont les lobules se seraient atrophiés, tandis que les conduits excréteurs auraient pris un développement considérable. Il justifie cette hypothèse en alléguant qu'on ne voit jamais de vaisseaux aberrants ni chez le fœtus, ni chez l'enfant, qu'on ne les rencontre chez les adultes qu'à partir d'un certain âge, et qu'enfin ils sont fréquents chez le vieillard. De tels faits ne sont pas d'une exactitude absolue, et nous avons vu plusieurs fois les vasa aberrantia bien développés sur le foie du fœtus à terme.

Dans leur mémoire sur l'évolution du foie de l'homme, Toldt et Zuckerkandl (1875) se sont efforcés de bien préciser les points où on les trouve le plus souvent. Les vaisseaux aberrants observés par Ferrein dans le ligament triangulaire gauche sont ceux qui ont été les premiers décrits; Ferrein et Kiernan les auraient suivis jusqu'à la face inférieure du diaphragme, tandis que Theile les a le plus souvent rencontrés dans cette région à la surface du foie, mais il ne les a jamais vus s'insinuer entre les deux feuillets du ligament triangulaire.

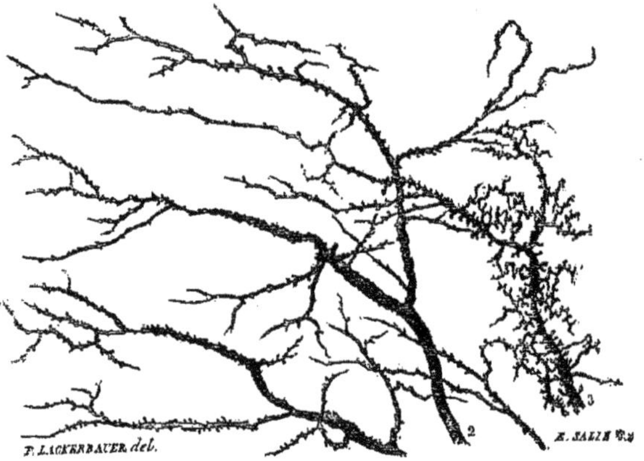

Fig. 438. — Conduits aberrants (*vasa aberrantia*) du foie de l'homme. Grossissement 6 diamètres. — D'après Sappey.

On voit en 2 et 3 des conduits anastomosés sur les parois desquels se montrent de nombreuses glandes biliaires hypertrophiées.

En général, ils se présentent sous la forme de huit à dix tubes anastomosés en réseau dont les travées mesurent de 40 à 50 μ sur une longueur d'un millimètre. Un autre lieu d'élection des conduits aberrants est situé derrière le lobe de Spiegel, au niveau du pont de substance fibreuse qui passe derrière la veine cave inférieure dans le territoire hépatique de laquelle on est presque toujours sûr d'en trouver. On en rencontre également très souvent tout autour de la vésicule biliaire et dans le sillon de la veine ombilicale; Sappey en a également signalé au niveau de l'attache du ligament suspenseur et le long du bord tranchant du foie. Peut-être existe-il aussi quelques conduits aberrants dans l'intérieur du foie au niveau des espaces portes, ainsi que dans le voisinage du hile, mais jamais ils ne sont en relation directe avec les branches de division de la veine porte.

Les vaisseaux aberrants ne sont pas propres à l'espèce humaine, et la plupart des mammifères en possèdent de très nets; Barpi et Tarnello (1901) en ont décrit, chez les solipèdes, jusque dans le centre tendineux du diaphragme et dans l'adventice de la veine porte. Leur constance chez les vertébrés supérieurs ainsi que la présence, à leur intérieur, d'un liquide muqueux et jaunâtre sembleraient justifier jusqu'à un certain point l'opinion des auteurs qui leur font jouer un rôle actif dans la sécrétion biliaire. E.-H. Weber les assimilait à de véritables glandes annexées aux conduits biliaires; il y aurait peut-être lieu de les considérer comme des réservoirs dans lesquels la bile achève de s'élaborer, en dehors de la digestion ou lorsqu'elle ne s'écoule pas dans l'intestin.

Bibliographie. — *Voies biliaires intrahépatiques.* — G. Retzius. Ueber die Gallenkapillären und Drusenbau der Leber. *Biologishe Untersuchungen.* 1892 et 1898. — R. Krause. Beiträge zur Histologie der Wirbelthierleber. *Archiv. für mikr. Anatomie*, Bd XLII, S. 53, 1893. — Brocwicz. Recherches sur la structure de la cellule hépatique. *Comptes rendus de l'Acad. des Sc. phys. et nat. de Cracovie.* En polonais. D'après le *Jahresberichte de Schwalbe*, 1897. — Meine Ansichten über den Bau der Leberzelle. *Virchow's Archiv.*, Bd. CLXVIII, p. 157, 1902. — Kuljabko. Zur Frage der Gallenkapillären. En russe. D'après le *Jahr. de Schwalbe*, 1897. — Geberg. Zur Verständigung über den Drüsenbau der Leber bei Säugethieren. *Intern. Monatsschr. f. Anat. u. Phys.*, Bd XIV, S. 16. 1897.

Vasa aberrantia. — Toldt et Zuckerkandl. Ueber die Form und Texturveränderungen der menschlichen Leber während des Wachsthums. *Wiener Sitzungsberichte*, 1875.

VAISSEAUX DU FOIE

Le foie présente à considérer : 1° des vaisseaux sanguins; 2° des vaisseaux lymphatiques.

1. VAISSEAUX SANGUINS

Au point de vue de sa vascularisation, le foie ne ressemble à aucune autre glande de l'économie, et on ne peut guère l'assimiler qu'au poumon. En effet le foie comme le poumon, possède à la fois une circulation nutritive et une circulation fonctionnelle; mais, tandis que le circulation nutritive reste limitée aux voies biliaires, la circulation fonctionnelle fournit presque exclusivement à la cellule hépatique les matériaux nutritifs et fonctionnels. L'artère hépatique est le vaisseau nutritif, et la veine porte est le vaisseau fonctionnel, mais, comme la circulation fonctionnelle l'emporte de beaucoup sur la circulation nutritive, le calibre de la veine porte est à celui de l'artère hépatique dans le rapport de 5 à 2. D'autre part, le rapport de la veine porte au canal hépatique et l'intermittence de la sécrétion biliaire donnent à penser que cette dernière ne représente qu'une partie des fonctions du foie.

Le sang, amené au foie par deux voies différentes, est versé dans le torrent circulatoire par un seul système de veines, les veines sus-hépatiques par lesquelles s'effectuent forcément les sécrétions ou fonctions internes de l'organe. Nous aurons donc à étudier : (A) la circulation d'apport, et (B) la circulation de départ.

A. Circulation d'apport. — Ce système comprend, comme nous l'avons dit : 1° la circulation nutritive qui se fait par l'artère hépatique, et 2° la circulation fonctionnelle représentée par la veine porte.

1° ***Artère hépatique.*** — L'artère hépatique ayant été étudiée (t. II, p. 767) dans son trajet et dans ses rapports jusqu'à son point de pénétration dans le foie, c'est à partir de ce point seulement que nous aurons à l'examiner. Au niveau du hile, l'artère hépatique se divise en deux branches, l'une droite et l'autre gauche. La branche gauche, plus petite que la droite, se dirige un peu en avant et gagne, sous la branche correspondante de la veine porte, l'extrémité gauche du sillon transverse, où elle se subdivise en trois rameaux secondaires, dont le plus considérable aboutit au lobe gauche du foie; les deux autres rameaux sont destinés l'un, le plus volumineux, au lobe carré, et l'autre, le plus grêle, au lobe de Spiegel (fig. 443). D'après Hyrtl (*Die Corrosions-Anatomie*, Wien, 1873), l'artère du lobe de Spiegel naît parfois isolément de l'artère hépatique. La branche droite, d'abord située entre les divisions homologues de la veine porte et du canal hépatique, envoie en arrière une collatérale importante qui passe sur la veine porte, et va se distribuer à la partie postérieure du

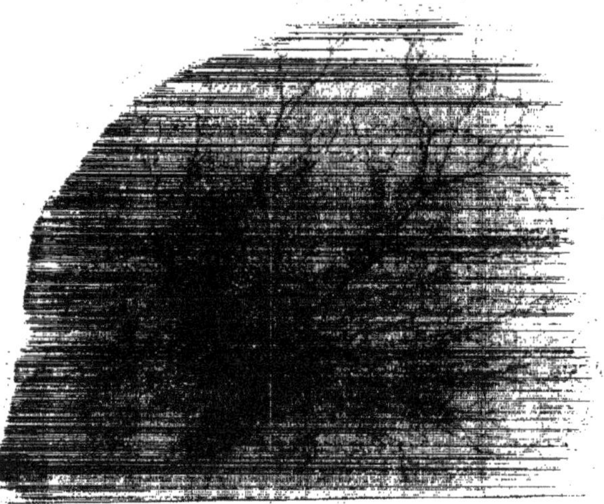

Fig. 439. — Mode de distribution de l'artère hépatique à l'intérieur du foie, chez un enfant d'un an.
Injection au vermillon, d'après une radiographie de Marie.

lobe droit. Le rameau principal de cette branche droite chemine sous la veine porte, donne l'artère cystique et pénètre dans le lobe droit, où elle fournit autant de rameaux secondaires que la branche droite de la veine porte. En général, les branches et rameaux de l'artère hépatique se caractérisent par leur situation *hypoportale*; elles cheminent dans une loge particulière des gaines glissoniennes. Dans les divisions ultimes de l'artère hépatique, il existe toujours deux artérioles pour une veinule, et ces deux artérioles s'unissent par de fines anastomoses qui embrassent le vaisseau veineux (Cruveilhier).

Nous distinguerons à l'artère hépatique : (*a*) des rameaux vasculaires ou capsulaires destinés aux organes contenus dans la capsule de Glisson; (*b*) des rameaux superficiels ou perforants, improprement appelés capsulaires, qui se répandent sous l'enveloppe fibreuse du foie; (*c*) des rameaux dits lobulaires ou parenchymateux qui se distribuent aux parois des conduits biliaires et au parenchyme hépatique.

a) Les *rameaux vasculaires* ou *capsulaires*, assez nombreux, se détachent de distance en distance de l'artère hépatique et vont donner les vasa vasorum de la veine porte, des conduits biliaires, des grosses branches de division de l'artère hépatique et des veines sus-hépatiques; ils fournissent aussi les vaisseaux nourriciers des gaines glissoniennes. *b*) Les *rameaux superficiels* ou *perforants* arrivent à la surface du foie et constituent, sous l'enveloppe fibreuse, un réseau à mailles assez larges (fig. 440); chaque artériole, au point où elle devient superficielle, se divise en prenant la forme d'une étoile à 4 ou 5 branches. *c*) Les *rameaux lobulaires* ou *parenchymateux* sont les plus importants; ils se distribuent au parenchyme hépatique à partir de l'espace porte; certains se rendent aux parois des conduits biliaires dans lesquelles ils constituent un système de capillaires particulièrement serré autour des formations glandulaires. Les plus intéressants, quoique les moins nombreux et les plus petits, puisqu'ils mesurent seulement 17 μ en moyenne d'après Theile, sont destinés aux lobules et apportent aux cellules hépatiques l'oxygène nécessaire à leur bon fonctionnement; ils sont connus sous le nom de rameaux lobulaires. Les artérioles fournies par l'artère hépatique sont accompagnées par des veinules qui prennent les mêmes noms; toutefois les rameaux destinés aux conduits biliaires méritent encore de retenir notre attention par une disposition particulière qu'ils présentent, et qui paraît avoir été signalée tout d'abord par Ferrein (1749). Ces artérioles émettent deux sortes de capillaires : les uns, plus volumineux et qui existent seulement au niveau des conduits interlobulaires, vont s'ouvrir à la marge du lobule dans le système des capillaires portes; les autres entourent de leur lacis le conduit biliaire, puis se jettent dans des veinules qui se résolvent à leur tour en capillaires au niveau des lobules. On désigne ces veinules sous le nom de *veines radiculaires portes* (Ferrein). Ces veines, moins nombreuses que ne le croyait Kiernan, s'abouchent parfois dans les veines interlobulaires; on les appelle alors racines internes ou hépatiques de la veine porte. Rappelons enfin que, parmi les veinules correspondant aux rameaux perforants, les unes (venæ capsulares advehentes) vont s'aboucher dans la veine porte, tandis que d'autres participent à la formation d'un système porte accessoire (Voy. t. II, p. 1018).

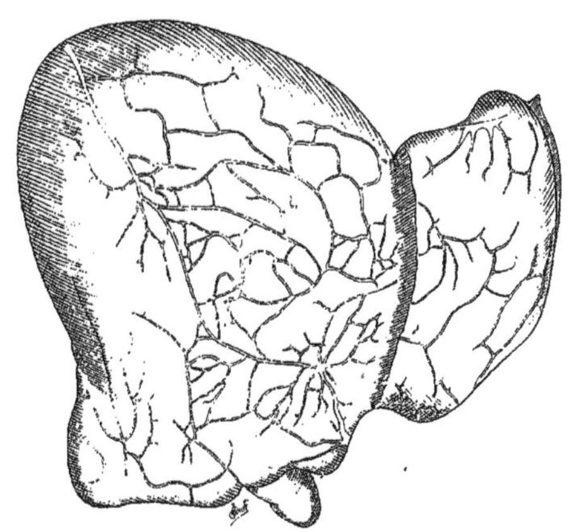

FIG. 440. — Réseau superficiel des rameaux perforants de l'artère hépatique sur un foie de femme adulte. — D'après un dessin de Buy.

Le foie présente un sillon de constriction et, sans injection préalable, un réseau vasculaire excessivement net.

D'après Cavalié (1900) l'artère cystique, chez l'homme et chez les mammifères, envoie dans le foie des rameaux cystico-hépatiques dont le mode de distribution est le même que celui des branches de l'artère hépatique. Ces rameaux cystico-hépatiques, et en particulier les vaisseaux parenchymateux s'anastomosent largement avec les branches interlobulaires de l'artère hépatique.

2° **Veine porte.** — L'origine de la veine porte dans les capillaires de l'intestin, l'absence de valvules dans ce vaisseau et son mode de ramification dans

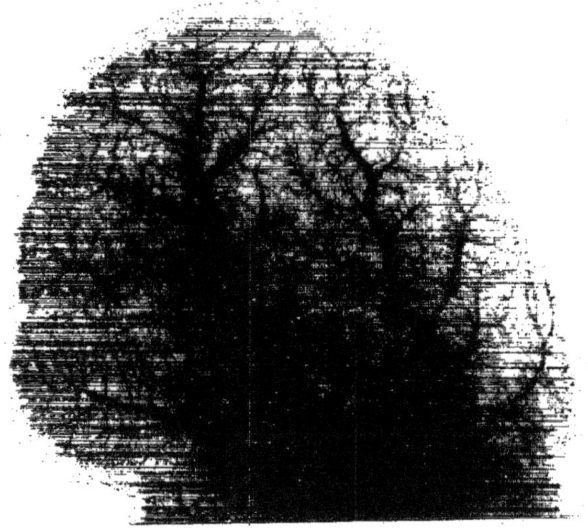

Fig. 441. — Mode de distribution de la veine porte dans le foie d'un agneau. Injection au vermillon: d'après une radiographie de Marie.
La division dichotomique est assez nettement marquée vers la périphérie.

le foie constituent un système spécial désigné sous le nom de système porte veineux qui rappelle la disposition générale des artères. Nous ne reviendrons pas sur la constitution et les rapports de la veine porte, qui ont été étudiés précédemment (t. II, p. 1004); nous nous bornerons à décrire la manière dont se comporte ce vaisseau dès qu'il aborde le hile du foie.

La veine porte, comme l'artère hépatique, se divise, au niveau du sillon transverse du foie, en deux branches, l'une droite et l'autre gauche, qui se distinguent aussitôt l'une de l'autre, la branche droite en ce qu'elle est plus volumineuse et plus courte, la branche gauche en ce qu'elle est plus grêle et plus longue (fig. 442 et 443). Peu après son point de pénétration dans la substance hépatique, la branche droite se subdivise en trois troncs secondaires dont le plus volumineux, qui représente la continuation de la branche primitive, va se ramifier dans le lobe droit, tandis que les deux autres, que l'on peut considérer comme des rameaux latéraux, sont destinés l'antérieur au lobe carré, le postérieur au lobe de Spiegel. La branche gauche, caractérisée par son aspect arciforme, se dirige en avant, et émet par sa partie convexe un grand nombre de collatérales dont quelques-unes aboutissent aux deux éminences portes. Les grosses divisions des deux branches de la veine porte restent toujours plus rapprochées de la face inférieure que de la face supérieure du foie (fig. 442), et la manière dont se divise la branche droite rappelle beaucoup plus le type artériel que ne le fait la branche gauche.

Les divisions de la veine porte, dont la direction générale est transversale, affectent d'abord l'apparence monopodique, et c'est seulement pour les branches terminales qu'apparaît le type dichotomique considéré comme caractéristique (fig. 441); encore ce type ne se montre pas toujours très nettement, comme on peut s'en rendre compte en examinant la figure 442 représentant une pièce obtenue par corrosion. D'après Rex (1888), la lobulation serait un

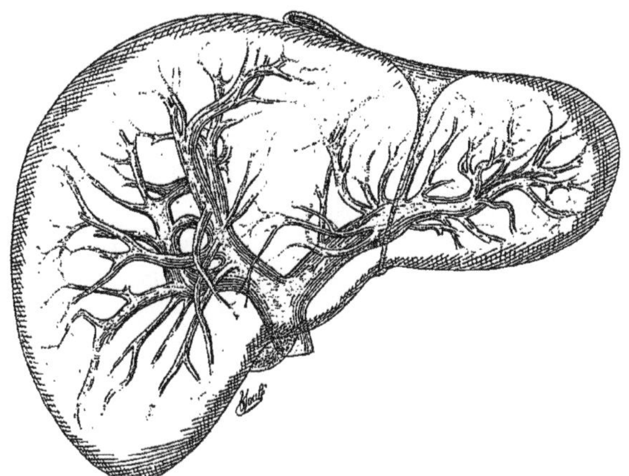

Fig. 442. — Disposition de la veine porte dans le foie de l'homme. Figure de Rex, d'après une corrosion.

aspect étroitement lié au mode de ramification de la veine porte; en effet, une dissection grossière montre, autour des branches ultimes de division de ce vaisseau, des formations vaguement lobulées. Mais nous avons vu plus haut que ces formations sont purement artificielles, puisqu'elles résultent de la déchirure du tissu hépatique aux points où il offre le moins de résistance, et en particulier au niveau de l'épanouissement des veinules portes en capillaires. Roux (1878) avait déjà montré la tendance bien accusée que présentent « toutes les ramifications portes de conserver leur individualité propre jusqu'à leur territoire de distribution ». En effet, les anastomoses entre les différents rameaux de la veine porte sont excessivement rares, si toutefois elles existent : il y a donc lieu de considérer les branches de ce vaisseau comme *terminales*. Il importe cependant de remarquer que les rameaux portes ont une terminalité limitée et compensée en quelque sorte par les multiples anastomoses qui se font entre les capillaires à la périphérie des lobules. Quant au système d'union entre les rameaux de la veine porte et des veines sus-hépatiques, désigné par

Sabourin sous le nom « de veines sus-hépato-glissoniennes », ainsi que le font remarquer Rattone et Mondino, personne ne les a jamais observées, car elles ne sont signalées nulle part. Nous ajouterons que, si l'existence de travées conjonctives entre les rameaux des veines porte et sus-hépatiques est manifeste dans certaines cirrhoses, la présence d'un vaisseau veineux au sein de ces travées y est exceptionnelle.

Les branches de division de la veine porte cheminent dans les gaines glissoniennes avec un rameau de l'artère hépatique et avec un conduit biliaire; elles

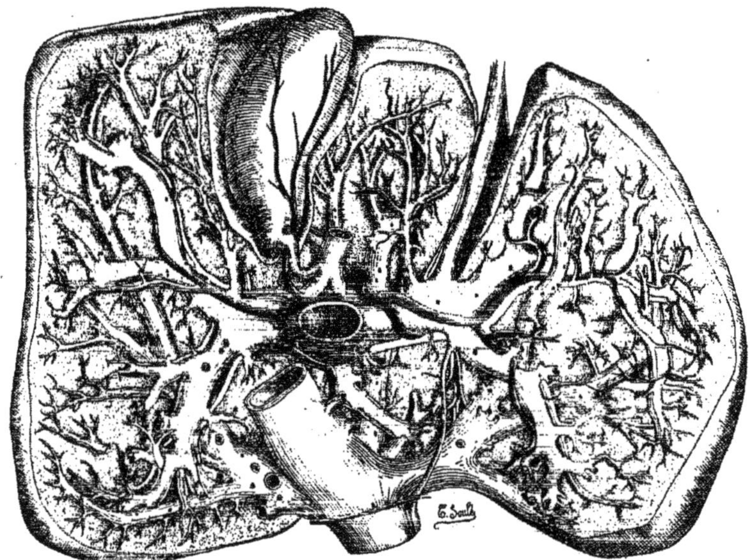

Fig. 443. — Vaisseaux sanguins et conduits biliaires dans le foie de l'homme. D'après Bourgery.

En rouge l'artère hépatique, en bleu la veine porte, en vert les voies biliaires; la veine cave et les veines sus-hépatiques ont été réservées en noir.

atteignent ainsi les espaces interlobulaires (fig. 434). Pour établir une terminologie analogue à celle employée pour les conduits biliaires, nous désignerons sous le nom de *veines interlobulaires* les vaisseaux veineux de l'espace porte appelés par quelques auteurs veines suslobulaires, et nous réserverons celui de *veines périlobulaires* aux rameaux issus des veines interlobulaires, qui cheminent dans les fissures de Kiernan; les veines interlobulaires affectent souvent un aspect curviligne. Nos mensurations, chez l'homme, nous permettent de leur attribuer un calibre moyen de 200 à 250 μ. Chaque veine interlobulaire donne environ douze à quinze branches périlobulaires qui s'engagent de distance en distance dans les fissures de Kiernan où elles émettent à leur tour de petites veinules dites *lobulaires*. En général, chaque lobule reçoit des branches veineuses de quatre ou cinq vaisseaux interlobulaires, et chaque veine interlobulaire se distribue à trois ou quatre lobules distincts.

Les veines périlobulaires, dont le diamètre varie de 25 à 45 μ, fournissent des *veinules lobulaires* de 15 à 20 μ, qui se détachent à angle droit de leur tronc d'origine. La plupart de ces veinules se rendent à un lobule déterminé et affectent par rapport à la veine périlobulaire une disposition pectinée (Renaut), tandis que les autres, irrégulières et peu nombreuses, se perdent dans les lobules voisins; aussi peut-on en induire que chaque veine interlobulaire a un territoire de distribution principale. D'autre part, comme les capillaires, chez la plupart des mammifères, s'unissent de lobule à lobule, la circulation fonctionnelle de tout l'organe est assurée d'une façon parfaite malgré le type terminal des branches de division de la veine porte. Rappelons enfin qu'il existe à la surface du foie, chez le lapin, un mode spécial de distribution signalé par Renaut : les veines périlobulaires se distribuent régulièrement et symétriquement à chacun des lobules entre lesquels elles cheminent, affectant ainsi un aspect bipectiné tout à fait remarquable.

L'étude de la circulation du sang dans le foie, et la part à attribuer au système de l'artère hépatique et à celui de la veine porte, a longtemps préoccupé les anatomistes. Pour établir la répartition des deux systèmes, Chrzonczszewsky (1864), un des premiers, avait institué les expériences suivantes : si, après ligature de la veine porte, on injecte dans la circulation du carmin d'indigo, la coloration bleue apparaît au centre du lobule, tandis qu'elle se montre sur tout le pourtour si on lie l'artère hépatique sans toucher à la veine porte. Chrzonczszewsky concluait que le réseau du lobule se composait d'une partie centrale tributaire de l'artère hépatique, et d'une partie périphérique placée sous la dépendance de la veine porte. Mais, comme le montrèrent plus tard Conheim et Litten (1876), ces expériences étaient incomplètes, car on peut obtenir, après oblitération de l'artère hépatique, une injection de tout le lobule; ces auteurs établirent encore que, dans le cas de ligature de la veine porte, le sang reflue par les veines sus-hépatiques. De leurs recherches, il résultait que l'artère hépatique se distribuerait seulement aux parois de la veine porte, au système conjonctif des gaines glissoniennes et aux conduits biliaires, et qu'enfin les capillaires de ces conduits aboutissent aux lobules, ou mieux aux rameaux interlobulaires, par les racines internes de la veine porte. La question a été de nouveau reprise en 1888 par Rattone et Mondino qui, à la suite d'une longue série d'expériences très scientifiquement conduites, ont conclu que l'artère hépatique fournissait du sang « à la zone capillaire périphérique du lobule »; cette quantité de sang est loin d'être insignifiante, car si le calibre de l'artère hépatique est moins considérable que celui de la veine porte, en revanche la pression est beaucoup plus considérable à l'intérieur du vaisseau artériel. Le rôle important que joue l'artère hépatique dans la nutrition de toutes les parties du foie est manifestement évident. « En effet, la richesse des voies biliaires intrahépatiques en capillaires sanguins ne saurait se justifier par la présence des glandes muqueuses, puisque les conduits présentent une vascularisation très abondante en des points où ces glandes font complètement défaut ». D'autre part, les veinules qui résument la circulation capillaire des conduits biliaires aboutissent toutes aux lobules, constituant ainsi un système spécial, celui des *veines biliaires* qu'il faut se garder d'appeler racines internes de la veine porte, puisqu'elles restent toujours indépendantes de ce vaisseau et de ses ramifications. Enfin l'injection de masses emboliques dans la veine porte n'amène pas l'arrêt de la circulation dans le lobule, et l'on peut constater que le sang continue à y affluer par l'artère hépatique et par le système des veines biliaires. Il y a donc dans le foie un système fonctionnel constitué par la veine porte absolument distinct du système nutritif qui s'étend jusqu'aux cellules hépatiques, et qui est sous la dépendance de l'artère hépatique. Nous ferons cependant remarquer que, si l'arrêt de la circulation dans le foie et la nécrose consécutive de l'organe ne succèdent pas à l'oblitération de la veine porte, les fonctions et même la nutrition des cellules hépatiques sont forcément troublées, puisque le sang fonctionnel ne pénètre plus dans l'organe que par le système des veines portes accessoires (Voy. t. II, p. 1018) et par l'artère hépatique, après avoir traversé tout l'appareil circulatoire.

Voyez Rattone et Mondino. Sur la circulation du sang dans le foie. *Archives italiennes de Biologie*, t. IX, p. 13, 1888, et t. XII, p. 154, 1889.

B. **Circulation de départ.** — La circulation de départ du foie se fait par les veines sus-hépatiques, dont les origines occupent le centre du lobule (Ruysch, Haller, Morgagni, Ferrein, etc.), sous la forme d'un vaisseau collecteur des capillaires de l'îlot hépatique ; ce vaisseau collecteur est désigné sous le nom de *veine intralobulaire* (Kiernan) ou de *veine centrale du lobule* (Krukenberg).

Nous avons déjà signalé (Voy. p. 754) la manière dont se constitue la veine intralobulaire, il est donc inutile d'y revenir. Nous rappellerons seulement qu'en général les capillaires portes ne se jettent pas directement dans la veine, mais qu'ils se fusionnent en de petits troncules, sortes d'ampoules collectrices très bien marquées sur la figure 444. La veine centrale, dont le diamètre varie entre 30 et 70 μ au voisinage de son origine, augmente rapidement de volume et peut mesurer jusqu'à 200 μ près de la base du lobule.

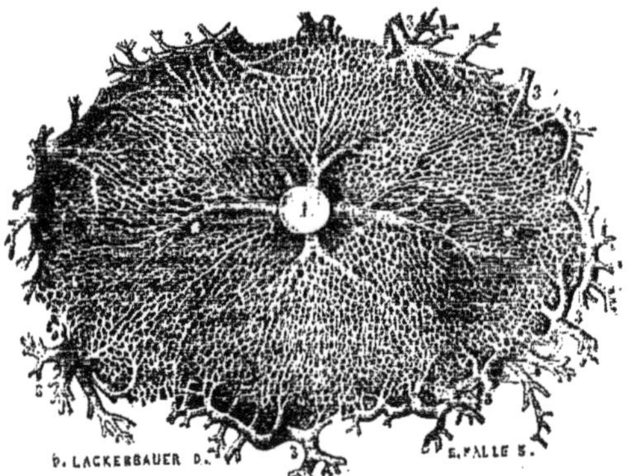

Fig. 444. — Réseau capillaire du lobule hépatique de l'homme, vu sur une coupe transversale. — Grossissement 60 diamètres. — D'après Sappey.

1, veine centrale ou intralobulaire; 2, ses branches d'origine; 3, veines périlobulaires.

Les veines intralobulaires sont intimement unies par les fibres radiées du réseau fibrillaire des lobules (fig. 421) à la substance propre du foie, aussi apparaissent-elles béantes à la coupe, contrairement à ce qui se passe pour les veines interlobulaires qui, entourées par les gaines glissoniennes, s'affaissent sur les sections ; c'est là un caractère distinctif assez important. On signale encore comme particularité propre aux veines intralobulaires, l'épaisseur de leur paroi et surtout de leur tunique musculaire, épaisseur sans doute exagérée par Sappey qui l'évalue à 3 ou 4 mm. chez le bœuf et chez le cheval.

Les veines intralobulaires s'abouchent à angle droit vers la base du lobule dans des veines plus volumineuses connues depuis Kiernan sous le nom de *veines sublobulaires* (fig. 427); celles-ci se réunissent à leur tour pour former des troncs collecteurs d'un diamètre de plus en plus considérable jusqu'à ce que se constituent les veines sus-hépatiques, affluents directs de la veine cave inférieure. Les veines sublobulaires sont toujours appliquées contre les bases des lobules, on ne les voit que très rarement se mettre en relation avec les faces latérales, et jamais elles ne traversent un espace porte. Leur diamètre varie dans d'assez fortes proportions, quelques-unes ont un calibre (70 à 80 μ) qui dépasse à peine celui des veines centrales, tandis que d'autres atteignent jusqu'à 500 μ. Les troncs collecteurs des veines sublobulaires reçoivent non seulement ces vaisseaux, mais encore les veines centrales de certains lobules qui les entourent, puisque ces troncs collecteurs sont en rapport avec les bases de ces lobules.

Les vaisseaux efférents du foie, dont le calibre et le nombre sont inférieurs à l'ensemble du système porte (Hyrtl), ont une direction générale antéro-postérieure très accusée; ils se trouvent toujours sur un plan supérieur à celui des rameaux de la veine porte, c'est-à-dire qu'ils sont plus rapprochés de la face supérieure que de la face inférieure du foie.

Les veines collectrices du foie constituent un système monopodique assez irrégulier, puisque certaines veines centrales viennent s'ouvrir dans de gros tronc veineux, et même dans les veines sus-hépatiques. L'ensemble du système est dépourvu de valvules; on en a cependant signalé quelques-unes, incomplètes d'ailleurs, dans les veines sus-hépatiques ou dans leurs grosses branches constituantes. Chez les mammifères marins, le système des veines sus-hépatiques est constitué par des vaisseaux volumineux, à parois très épaisses et caractérisés par une série de dilatations et d'étranglements pouvant simuler, par places, des valvules (Brissaud et Sabourin 1888, Dieulafé 1901).

Le sang du foie est ramené dans la veine cave inférieure par deux ordres de veines sus-hépatiques: 1° *les petites veines sus-hépatiques*, en nombre variable, issues surtout de la face inférieure du foie, en particulier du lobe gauche et du lobe de Spiegel, et qui se rendent toutes dans le sillon de la veine cave; 2° *les grandes veines sus-hépatiques*, au nombre de deux, une droite et une gauche. Parmi ces dernières, la veine droite, la plus volumineuse, tire son origine du lobe droit et reçoit un affluent important du lobe de Spiegel; la veine gauche est alimentée par les deux éminences portes et par le lobe gauche. Quelquefois, il existe trois grandes veines sus-hépatiques; alors la veine gauche provient uniquement du lobe gauche, et la troisième veine ou veine moyenne est le tronc collecteur du lobe carré et du lobe de Spiegel.

Au point de vue de leur structure, les vaisseaux veineux du foie sont remarquables par la richesse de leur paroi en fibres élastiques.

Pour de plus amples détails sur les veines porte et sus-hépatiques, ainsi que pour la bibliographie voy. t. II, p. 1023.

2. VAISSEAUX LYMPHATIQUES

Les vaisseaux lymphatiques du foie ont été bien étudiés par Sappey qui a distingué : *a*) un réseau superficiel, et *b*) un réseau profond.

a) ***Réseau superficiel.*** — Le réseau superficiel, au point de vue descriptif, se laisse diviser en réseau de la face convexe et en réseau de la face concave.

Sur la face convexe, on aperçoit au premier abord trois groupes principaux; l'un appartient au lobe droit, l'autre au lobe gauche et le troisième au ligament suspenseur. Parmi les vaisseaux lymphatiques du lobe droit, on trouve toujours un tronc assez volumineux, en général c'est le plus interne, qui se dirige vers le bord postérieur du foie, le contourne et aboutit à un des ganglions qui surmontent la tête du pancréas; les autres, plus grêles, convergent vers les ganglions qui avoisinent la veine cave inférieure. Il existe, en outre, quelques petits troncules qui se réfléchissent sur le bord tranchant du foie et gagnent, directement ou par l'intermédiaire des vaisseaux de la face inférieure, les ganglions du hile. Des vaisseaux perforants unissent, d'autre part, le réseau superficiel au réseau profond. Les lymphatiques du lobe gauche se réunissent en trois groupes : 1° un groupe postérieur, tributaire des ganglions voisins du cardia ; 2° un groupe externe, qui se jette dans les vaisseaux de la face inférieure ; 3° un groupe interne, qui va s'unir aux lymphatiques du ligament suspenseur. Ces derniers se composent également de trois troncs principaux : le premier et le plus volumineux, antéro-postérieur, aboutit aux ganglions qui entourent la veine cave inférieure, le second chemine en avant vers le sillon de la veine ombilicale et devient ainsi tributaire des ganglions du hile ; quant au troisième, il traverse le ligament suspenseur d'arrière en avant et de bas en haut, parvient à la face inférieure du diaphragme et va se jeter dans les ganglions xiphoïdiens, qui le mettent en relation avec les lymphatiques satellites des vaisseaux mammaires internes.

Les lymphatiques de la face inférieure forment quatre groupes correspondant aux quatre lobes du foie. Ceux du lobe droit se subdivisent en vaisseaux postérieurs, qui se rendent aux ganglions de la veine cave, et en vaisseaux antérieurs, qui longent le bord de la vésicule biliaire pour gagner les ganglions du hile. C'est aussi vers ces ganglions que convergent la plupart des lymphatiques du lobe gauche, ainsi que ceux du lobe carré, tandis que les petits troncs qui se montrent sur le lobe de Spiegel aboutissent aux ganglions de la veine cave inférieure.

b) **Réseau profond.** — Les lymphatiques profonds du foie sont satellites des veines ; ils se disposent, en effet, en deux groupes : l'un qui accompagne les branches de la veine porte, et l'autre qui suit les rameaux des veines sus-hépatiques. Les vaisseaux du premier groupe cheminent dans les gaines glissoniennes et sont tributaires des ganglions du hile, tandis que ceux du second groupe parviennent aux ganglions qui avoisinent la veine cave inférieure.

Les lymphatiques profonds sont particulièrement intéressants à étudier au point de vue de leur origine. D'après Teichmann, ils naissent dans les lobules, qu'ils entourent ensuite d'un réseau capillaire à grosses mailles ; toutefois il existe dans les fissures et dans les espaces interlobulaires des vaisseaux de 15 à 20 μ de diamètre parfaitement indépendants du système du lobule, et dont l'endothélium a été nettement observé par Budge (1859) et par Fleischl (1874). Mac Gillary a vu le premier, chez le chien, de véritables gaines lymphatiques autour des capillaires du lobule ; elles ont été retrouvées depuis par toute une série d'auteurs (Frey et Irminger, Asp, Deutsch, Disse, etc.). Il importe cependant de remarquer que ces gaines limitées par la paroi des capillaires, par les cellules hépatiques et par le tissu conjonctif des lobules, sont dépourvues d'endothélium ; elles représentent plutôt des fissures dans lesquelles circule la lymphe. C'est pourquoi Toldt et Zuckerkandl prétendent que les cellules hépatiques tirent leurs matériaux de nutrition non pas directement du sang, mais de la lymphe dans laquelle elles se trouvent plongées. Ces espaces lymphatiques, qu'ils soient dépourvus de revêtement endothélial comme tous les auteurs l'admettent, ou qu'ils soient limités par les cellules étoilées de Kupffer dont Fr. Reinke (1898) paraît vouloir faire une variété d'endothélium lymphatique, ne se trouvent jamais en relation avec le réseau des canalicules biliaires. D'après Disse (1890), l'origine des lymphatiques se ferait dans le stroma conjonctif du lobule, et les cellules étoilées du foie se trouveraient dans les gaines péricapillaires; mais, comme le fait remarquer Renaut, ce que l'on sait actuellement sur l'origine de la structure des lymphatiques ne nous permet pas d'adopter de telles façons de concevoir les choses. On admet actuellement avec Sappey un réseau périlobulaire dans lequel s'abouchent de tout petits troncules nés à la périphérie du lobule; ce réseau, et qui, d'après F. Mall, communique directement avec les gaines lymphatiques périvasculaires.

Follicules lymphoïdes. — Des observations déjà anciennes de Chrzonczszewsky et de Kisselew (1869) avaient signalé l'existence, dans le foie du porc, de follicules lymphatiques en connexion avec les vaisseaux interlobulaires. On avait cru qu'il s'agissait là d'une disposition particulière, mais, indépendamment de la couche lymphoïde superficielle, ces formations ont été retrouvées sur les batraciens (Renaut) et sur les embryons d'un assez grand nombre de mammifères. Renaut désigne ces amas lymphoïdes, chez la grenouille, sous le nom d'îlots folliculaires et les considère comme étant en relation avec la variation modérante des vaisseaux hépatiques.

La présence d'éléments du tissu lymphoïde, constatée d'abord par Kölliker et par Remak, a fait l'objet depuis de nombreuses recherches, surtout de la part de Van der Stricht (1891-92). D'après cet auteur, le foie passerait, au cours du développement, par un stade dit transitoire ou embryonnaire. A ce stade, en effet, entre les cordons de cellules hépatiques, on voit apparaître des capillaires nouveaux, « hématopoiétiques », dans lesquels se forment des globules rouges, des globules blancs, et, aux dépens de ces derniers, des mégacaryocytes. La fonction hématopoiétique du foie embryonnaire paraît indéniable, et Renaut a observé sur des embryons de mammifères des amas lymphoïdes qu'il appelle, à cause de leur existence transitoire, « points pseudo-folliculaires ». D'autre part, Nattan-Larrier (1900) a retrouvé dans le foie du cobaye nouveau-né des éléments caractéristiques des organes hématopoiétiques: hématies nucléées, myélocytes et mégacaryocytes.

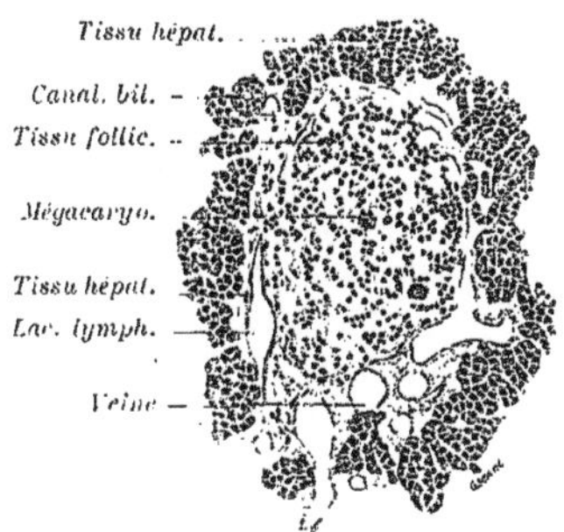

FIG. 443. — Un follicule lymphoïde du foie de phoque. — Grossissement 100 diamètres.

Nous n'avons pas observé nettement, sur des coupes de foie de porc, les follicules signalés par Chrzonczszewsky et Kisselew, mais nous avons constaté leur présence dans le foie du phoque. La figure 443 représente un de ces amas lymphoïdes mesurant 200 µ sur 250. Ce follicule est entouré de faisceaux conjonctifs, avec lacunes lymphatiques, qui l'isolent au sein du tissu hépatique, et qui le rattachent à un espace interlobulaire. Il est constitué par de nombreux leucocytes contenus dans une fine tramule conjonctive dans laquelle serpente un riche réseau capillaire; on peut apercevoir en outre sur la coupe un ou deux mégacaryocytes. Le mode de fixation des pièces ne nous a pas permis de reconnaître la nature des granulations leucocytaires, mais, d'après les observations de Nattan-Larrier, il y a lieu de penser que parmi ces leucocytes se trouvent des myélocytes. Le foie, pendant la vie fœtale, renferme donc des éléments du tissu myéloïde et du tissu lymphoïde, éléments dont il est facile de retrouver des traces chez un certain nombre d'animaux adultes. Comme cet organe joue un grand rôle dans la fonction hématopoiétique, chez le fœtus, il est permis de supposer que les amas folliculaires que l'on observe chez l'adulte, attestent non seulement l'importance de cette fonction, mais contribuent, dans de faibles proportions il est vrai, à la continuer pendant toute l'existence, chez certains animaux.

Au sujet des lymphatiques, voy. : SAPPEY. L'anatomie, la physiologie et la pathologie des vaisseaux lymphatiques. Paris, 1877. — J. DISSE. Ueber die Lymphbahnen der Saügethierleber. *Archiv. für mikrosk. Anatomie*, t. XXXVI, p. 228, 1890. — FR. MALL. On the origin of the lymphatics in the liver. *Johns Hopkins Hospital Bulletin*, v. XII, p. 146, 1901.

NERFS DU FOIE

Les nerfs du foie sont relativement nombreux ; ils émanent du grand sympathique (plexus cœliaque) et du pneumogastrique droit; quelques filets du phrénique droit paraissent également y aboutir. On a vu (T. III, p. 770, 866 et 1112) comment se comportaient ces divers rameaux nerveux.

Les recherches physiologiques ont montré qu'il n'y avait pas, à proprement parler, dans le foie de nerfs glandulaires, et que les actions sécrétoires se font par l'intermédiaire de phénomènes vaso-moteurs, ainsi qu'il résulte des travaux de Doyon et Dufour (1898), et de P. Picard (cité par Renaut) sur les nerfs glycosécréteurs. D'après Cavazzani et Manca (1895), les nerfs vaso-constricteurs et les nerfs vaso-dilatateurs viennent du splanchnique; l'excitation du plexus cœliaque a donné, sur sept observations, cinq cas de vaso-constriction, un cas de vaso-dilatation et un cas mixte, ce qui indique suffisamment la prédominance des vaso-constricteurs. Les mêmes auteurs ont conclu que les nerfs vaso-moteurs de l'artère hépatique passent par les pneumogastriques et le plexus cœliaque; l'excitation du nerf vague amène l'augmentation et celle du plexus cœliaque la diminution du calibre de l'artère hépatique. En même temps, on observe également que l'excitation du pneumogastrique produit la dilatation et celle du plexus cœliaque la constriction des vaisseaux portes. La sécrétion biliaire paraît être la conséquence de l'activité circulatoire dans l'organe hépatique; en effet, la bile coule beaucoup plus abondamment au moment de la digestion, alors que le foie est congestionné, et que le sang est plus rouge dans la veine porte.

Nous nous bornerons à étudier ici la distribution et le mode de terminaison des nerfs dans le foie. Les plus anciennes recherches faites dans ce sens paraissent remonter à Pflüger (1869) ; cet auteur aurait vu dans le parenchyme du foie de nombreuses fibres blanches qui, après avoir perdu leur enveloppe de myéline, allaient s'épanouir dans les cellules hépatiques. Aucune observation analogue n'a été faite depuis, et nous n'insisterons pas plus sur ces résultats que sur ceux obtenus par Nesterowsky (1875), dont le riche réseau nerveux ne semble pas être autre chose que le réseau fibrillaire du lobule (Voy. p. 748). Les fibres à myéline, d'après Ranvier (1886), seraient assez rares dans le parenchyme hépatique. Par la méthode au chlorure d'or, cet auteur a pu mettre en évidence un riche plexus disposé « autour des vaisseaux sanguins aussi bien des capillaires intralobulaires que de la veine centrale et des ramifications interlobulaires de la veine porte ». Macallum (1887) a pu distinguer chez l'homme trois plexus fondamentaux : 1° un plexus interlobulaire à grosses mailles, 2° un plexus périvasculaire plus serré, et 3° un plexus intercellulaire duquel naîtraient des fibrilles qui iraient se terminer en forme de bouton autour du noyau.

De nouvelles recherches sur les nerfs intrinsèques du foie sont dues à Korolkow (1893), qui a employé la méthode d'Ehrlich au bleu de méthylène; elles concordent dans l'ensemble avec celles de Berkley (1893), entreprises à l'aide de la méthode de Golgi-Cajal. Tandis que Retzius et Kölliker n'ont pu suivre les branches nerveuses intrahépatiques au delà des espaces portes, Korolkow a mis en évidence, chez le pigeon, un riche réseau vasculaire qui entoure les artères et les veines, et duquel émanent de fines fibrilles qui rampent le long des capillaires. Autour des lobules, on peut voir un réseau formé par des fibres de Remak entremêlées de quelques fibres à myéline ; le réseau périlobulaire fournit de fines fibrilles variqueuses qui forment autour des cordons de cellules hépatiques un plexus intralobulaire (fig. 446). Dans aucune préparation, Korolkow n'a pu apercevoir des terminaisons inter ou intracellulaires,

Bien que les pneumogastriques, le phrénique droit et le grand splanchnique envoient des rameaux dans le foie, Berkley, contrairement à Ranvier, n'a pu voir, en employant la méthode de Pal, aucune fibre à myéline dans ses préparations. Comme ses prédécesseurs, il insiste sur la richesse des plexus périvasculaires et s'attache à la description des filets nerveux des conduits biliaires intrahépatiques. Pour Berkley il existe quatre plexus essentiels qui accompagnent les branches de division : 1° de la veine porte, 2° de l'artère hépatique, 3° des veines sus-hépatiques, et 4° des conduits biliaires. Les fibres nerveuses qui constituent ces plexus vont se perdre les unes dans les parois des canaux contre lesquels elles rampent, les autres dans les lobules hépatiques. Le réseau intralobulaire, issu de ces quatres sources différentes, est extrêmement riche; il envoie des fibrilles isolées que l'on peut voir s'insinuer entre les éléments cellaires contre lesquels elles se terminent par une extrémité simple, renflée en bouton, ou quelquefois bifurquée. Berkley conclut que les nerfs du foie ne diffèrent pas dans l'ensemble de ceux des autres organes; on trouve même dans le foie des amas ganglionnaires assez faciles à mettre en évidence par le chromate d'argent. Le mode de terminaison des fibres nerveuses décrit par Berkley a été reconnu par M. Wolff (1902) avec la méthode au bleu de méthylène; quant aux amas ganglionnaires ils ne sont pas admis par la plupart des auteurs.

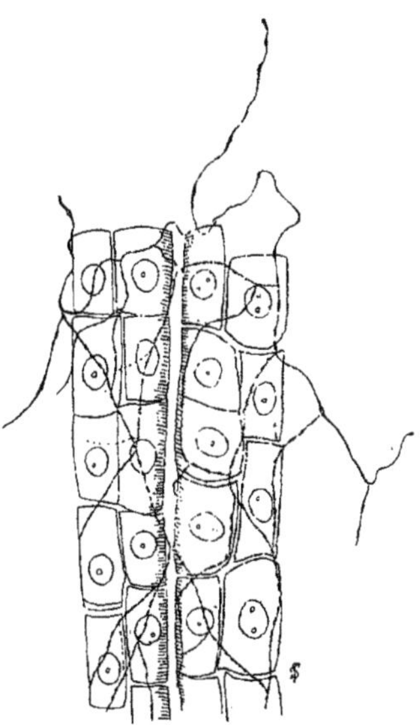

FIG. 446. — Plexus nerveux intralobulaire du foie de pigeon. — D'après Korolkow.

Comme on le voit, la question des terminaisons nerveuses intrahépatiques est loin d'être élucidée, et les méthodes d'Ehrlich et de Golgi-Cajal n'ont pas encore donné tout ce qu'on est en droit d'en attendre. L'existence d'un riche réseau périvasculaire est acquise, et les données physiologiques semblent montrer que ce réseau joue un rôle prédominant; quant au plexus qui s'étale entre les travées cellulaires, son action est inconnue, et c'est tout au plus s'il est permis d'émettre l'hypothèse qu'il doit être en relation avec la fonction glycogénique.

Bibliographie. — KOROLKOW. Ueber die Nervenendigung in der Leber. *Anatomischer Anzeiger*, t. VIII, p. 751, 1893. — BERKLEY. Studies in the Histology of the Liver. *Anat. Anz.*, t. VIII, p. 769, 1893 et *Johns Hopkins Hospital Reports*, v. IV, n° 4-5, p. 43, 1894. — M. WOLFF. Ueber die Erlich'sche Methylenblaufärbung und über Lage und Bau einiger peripherer Nervenendigungen (Die Nervenendigungen in der Leber). *Archive für Anatomie* p. 176, 1902.

[SOULIÉ.]

VOIES BILIAIRES

CHAPITRE PREMIER

ANATOMIE

Par A. CHARPY

Les voies biliaires, ou appareil excréteur du foie, sont constituées par un canal ramifié, qui conduit la bile du foie dans l'intestin, et par un réservoir interposé sur le trajet de ce canal.

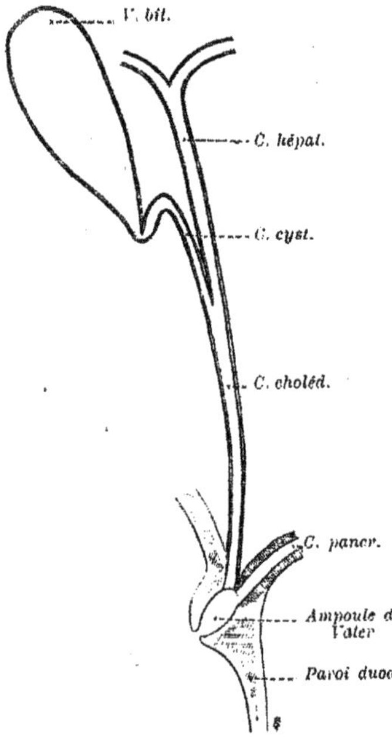

Fig. 447. — Les voies biliaires.
Fig. schématique.

Le conduit excréteur, dont les rameaux plongent dans l'épaisseur du foie, comprend trois parties : 1° les canaux biliaires intrahépatiques, qui ont été décrits avec le foie et sur lesquels nous ne reviendrons pas ; 2° en dehors du foie, le *canal hépatique* dans lequel se résument les canaux biliaires ; 3° le *canal cholédoque* qui commence au-dessous de l'embouchure du conduit de la vésicule biliaire et qui n'est que le segment inférieur ou sous-cystique du canal hépatique. Il débouche dans le duodénum par un orifice qui lui est commun avec le canal pancréatique.

Le réservoir est la *vésicule biliaire*, avec son conduit excréteur, le *canal cystique*. C'est un appareil surajouté qui manque chez un assez grand nombre d'animaux.

La disposition des voies biliaires rappelle tout à fait celle des voies spermatiques. Le canal hépatique répond au canal déférent; la vésicule biliaire, à la vésicule séminale; le canal cholédoque, au canal éjaculateur.

CANAL HÉPATIQUE

Le *canal hépatique* est la partie supérieure du tronc collecteur. Il s'étend du hile du foie, où il se constitue par la réunion des deux canaux biliaires principaux, à l'embouchure du canal cystique.

Branches d'origine. — Tous les conduits biliaires, ceux qui sont contenus dans les espaces portes et ceux qui suivent les sillons de la face inférieure, convergent vers le hile du foie, où ils se fusionnent en deux canaux qui sont les *branches d'origine* ou *racines* droite et gauche du canal hépatique. Celles-ci occupent la partie antérieure du sillon transverse, en avant des branches de l'artère hépatique, et se dirigent à peu près horizontalement l'une vers l'autre pour s'unir à angle obtus (Voy. fig. 410). Elles sont ordinairement d'égal volume, car elles ne correspondent pas exactement aux lobes du foie; mais souvent une des deux branches est plus grosse que l'autre, ou bien elle est réduite à une ampoule à laquelle aboutissent deux conduits de troisième ordre à fusion tardive. Comme pour la veine porte, la branche gauche est plus longue et reçoit un plus grand nombre de rameaux accessoires. Hyrtl a vu plusieurs fois les deux branches dilatées en fuseau jusqu'à leur entrée dans le foie et d'un volume supérieur à celui du cholédoque.

Tout le long du hile, les branches d'origine reçoivent à peu près à angle droit des conduits biliaires de petit calibre qui proviennent surtout du sillon de la veine ombilicale et de la fossette cystique, et plus accessoirement des éminences portes antérieure et postérieure. Le plus important et le plus constant vient du sillon du canal veineux. Ces canaux accessoires communiquent entre eux par un riche réseau anastomotique superficiel, extra-parenchymateux, qui tapisse le fond des sillons et qui recueille les conduits biliaires des parties correspondantes du foie. Ainsi s'établit entre les deux branches hépatiques droite et gauche une communication indirecte; mais il n'existe pas d'anastomose directe par un gros tronc, comme l'ont avancé quelques auteurs, du moins Hyrtl ne l'a jamais rencontrée sur un grand nombre de pièces injectées.

Dimensions. — La *longueur* du canal hépatique est de 2 à 3 centimètres, d'après la plupart des auteurs. Cruveilhier indique un chiffre plus élevé, 3 à 4 centimètres. Elle est de 22 à 34 millimètres sur les pièces injectées de notre Musée. Elle se réduit à quelques millimètres dans certains cas de fusion tardive des branches d'origine.

Le *diamètre* est en moyenne de 5 millimètres; Sappey ne donne que 4, et Luschka au contraire 7. Je trouve de 6 à 8 sur des pièces injectées. D'ailleurs le calibre va croissant de haut en bas; quelquefois il est fusiforme et sur une pièce injectée atteint 9 millimètres de diamètre.

Rapports. — Le canal se dirige en bas, en arrière et à gauche, c'est-à-dire en dedans (et non à droite, comme le disent la plupart des auteurs) pour aller s'unir au canal cystique qui le longe et s'accole à lui sur un certain parcours.

Il émerge du hile et s'engage de suite dans l'épiploon gastro-hépatique qui le contient, ou mieux dans la portion hépato-duodénale de cet épiploon (fig. 410). En arrière de lui est la veine porte; à côté de lui et à sa gauche, l'artère hépatique, dont la branche droite le croise ordinairement par derrière, surtout quand la bifurcation est précoce. Tous ces vaisseaux sont plongés dans du tissu cellulaire lâche, semé de ganglions lymphatiques qui peuvent masquer le canal. Par rapport à la portion supérieure du duodénum, tantôt le canal hépatique est sus-duodénal, appliqué contre la face supérieure de l'intestin qu'il contourne pour se diriger en arrière ; tantôt il est rétro-duodénal, c'est-à-dire situé sur sa face postérieure, disposition que j'ai constatée tout au moins chez l'enfant.

VÉSICULE BILIAIRE

La *vésicule biliaire*, vésicule du fiel, est un réservoir membraneux où s'emmagasine la bile dans l'intervalle des digestions. Elle joue un rôle analogue à celui de la vessie et des vésicules séminales. Quelques auteurs, entre autres Schröder, van der Kolk, pensent qu'elle est un organe à riche sécrétion muqueuse ; la bile s'y modifie et sa couleur diffère parfois de celle qui remplit les canaux biliaires. C'est aussi l'opinion de Rex (*Morph. Jahrb.*, 1888) qui considère la vésicule comme un simple conduit biliaire dilaté, jouant accessoirement le rôle de réservoir et en état de déchéance chez l'homme.

Situation. — Elle est située dans la *fossette cystique*, sur la face inférieure du lobe droit, à droite du lobe carré, entre le sillon transverse et le bord antérieur du foie.

Forme. — Elle est piriforme, c'est-à-dire en ovoïde allongé, plus rarement cylindrique. Terrier dit l'avoir vue presque sphérique, forme qui est normale chez quelques animaux, mais qui est d'une grande rareté chez l'homme.

Remplie par une injection, elle présente deux courbures légères ; l'une à concavité supérieure et l'autre à concavité droite (Raynal).

On lui reconnaît un *fond*, qui est l'extrémité antérieure arrondie ; un *corps* avec deux faces, l'une supérieure, l'autre inférieure ; un *col* qui se continue avec le canal cystique.

Fixité. — La vésicule biliaire est immobile, à l'exception du fond quand il dépasse le foie. Elle est fixée au foie : 1° par du tissu cellulaire qui unit directement sa face supérieure avec le tissu hépatique ; ces adhérences n'existent que sur le corps et cessent un peu avant l'origine du col ; 2° par le péritoine qui passe en forme de pont sur la face inférieure.

Direction. — Elle est dirigée d'avant en arrière, de bas en haut et de droite à gauche. J'insiste sur cette obliquité à gauche, c'est-à-dire en dedans. Il semble, d'après nos classiques, que la vésicule est antéro-postérieure ou à peu près ; il n'en est rien. Raynal a montré que, sur le foie en place, le fond de la vésicule est ordinairement à 10 ou 12 centimètres de la ligne médiane, le col à 3 ou 5 centimètres seulement ; que l'obliquité, très prononcée chez l'enfant nouveau-né, chez lequel elle fait avec la verticale du col un angle de 70 degrés, au point d'être presque transversale, présente encore chez l'adulte un angle de 50 à 60 degrés. Cette obliquité augmente considérablement le champ opératoire quand on veut aborder le canal cystique ou l'origine du cholédoque (Voy. fig. 448).

Dimensions. — Sa longueur est de 8 à 10 centimètres. J'ai trouvé chez l'homme une longueur moyenne de 10 centimètres, et chez la femme de 8. Trois fois sur vingt elle atteignait 12 centimètres. — Raynal, sur une trentaine de sujets, a observé une moyenne de 8 centimètres (de 65 à 110 mm.) pour la vésicule vide, et 12 centimètres pour la vésicule pleine.

Le diamètre est de 25 à 30 millimètres, d'après Sappey; de 30 à 40 dans la partie la plus large, selon Raynal; de 34, d'après Vierordt.

La capacité est évaluée par Luschka à 30 ou 40 centimètres cubes, par Krause à 33 ou 35 centimètres cubes, correspondant à une quantité à peu près égale de bile (33,5 à 37 grammes). Elle peut n'être que de 20 grammes sur des sujets bien conformés. L'extensibilité considérable de la vésicule lui permet, dans certains cas pathologiques, de renfermer plusieurs litres de liquide (Cruveilhier), comme aussi sa rétraction à la suite de calculs la réduit au point d'être à peine reconnaissable.

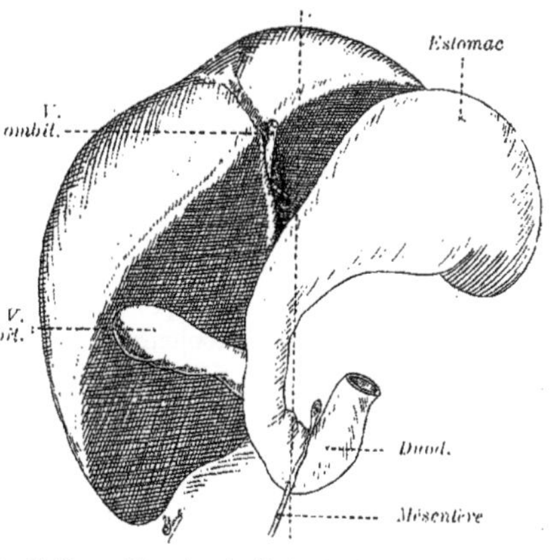

FIG. 448. — Direction inclinée de la vésicule biliaire.

Foie en place sur un enfant. La verticale ponctuée indique la ligne médiane du corps.

Rapports. — Nous examinerons successivement les rapports du fond, du corps et du col.

1° *Fond de la vésicule.* — Le fond est la calotte arrondie ou pointue qui termine le corps en avant. Il est entièrement recouvert par le péritoine. Comme c'est la seule partie que l'on puisse explorer de l'extérieur, il est important de préciser ses relations, d'abord avec le foie, ensuite avec la paroi abdominale.

a) Avec le foie. — En règle générale chez l'adulte, et contrairement à ce qui existe chez l'enfant, le fond de la vésicule dépasse le bord tranchant du foie de 1 à 2 centimètres si elle est modérément remplie, de 2 à 4 centimètres si elle est complètement distendue. Siraud, sur 50 cas, a constaté 32 fois la saillie du fond; je la trouve plus fréquente, 23 fois sur 27. Cette projection de la vésicule est liée à la présence d'une encoche arrondie, l'incisure ou *échancrure cystique*, qu'elle produit sur le bord antérieur du foie en atrophiant mécaniquement son tissu. Cette échancrure, qui fait ordinairement défaut chez le petit enfant, s'accroît avec l'âge et laisse de plus en plus déborder la vésicule. Elle peut, dans certains cas, être reconnue à travers la paroi abdominale. Dans des cas plus rares, le fond reste en arrière du bord tranchant, comme chez le fœtus, et en est éloigné de 1 à 3 centimètres.

Que le fond du réservoir biliaire soit en contact avec le foie ou qu'il le dépasse, le rapport entre la face supérieure de cette partie de la vésicule et la face inférieure du foie s'établit de deux façons : tantôt et c'est le cas le plus rare, surtout chez les sujets jeunes, les deux organes adhèrent l'un à l'autre sans interposition de péritoine; tantôt, dans plus des quatre cinquièmes des cas, le péritoine du bord tranchant s'insinue sur une certaine distance entre la vésicule et le foie, puis se réfléchit pour aller gagner la face inférieure de la vésicule. De cette dernière disposition résulte un cul-de-sac péritonéal ouvert en avant, que Jacquemet a appelé le *recessus hépato-cystique* (JACQUEMET, *Marseille médical*, 1897).

b) Avec la paroi abdominale antérieure. — L'extrémité de la vésicule ou le sommet de l'échancrure cystique sont situés sur le bord externe du muscle droit de l'abdomen, quelquefois sur ce bord même, le plus souvent à 1 ou 2 centimètres en dehors de lui. Elle est éloignée de 10 ou 12 centimètres de la ligne médiane (Raynal); distance qui peut s'abaisser sur certains sujets à 6 ou 7 centimètres. Le fond de l'organe est immédiatement au-dessous du rebord costal, en un point qui, dans la majorité des cas, correspond, d'après les recherches de Calot, de Siraud et de Raynal, à l'extrémité antérieure cartilagineuse de la 10e côte, le sujet étant dans le décubitus horizontal; quelquefois à la 9e côte (chiffre admis par plusieurs classiques) ou au contraire plus bas, à la 11e. Addison a indiqué comme repère une verticale menée du milieu de l'arcade crurale, tandis que Scott Carmichœl, qui reproche à la ligne d'Addison de tomber presque toujours en dedans de la vésicule, propose d'abaisser une verticale du milieu de la clavicule.

Pratiquement l'intersection du bord externe du muscle droit avec le bord costal est le repère normal où l'on doit chercher la vésicule.

Les déplacements et les déformations du foie et ceux de la vésicule altèrent considérablement ces rapports. Si la vésicule est distendue, ses relations avec la paroi abdominale deviennent plus intimes; c'est dans ces cas que l'on peut sentir des calculs, qu'il peut s'établir des fistules biliaires. Si le foie s'abaisse en antéversion, le fond se rapproche de la ligne médiane et même atteint l'ombilic; dans la rétroversion, la grande distension abdominale, l'atrophie du foie, il s'en écarte, jusqu'à 10 centimètres, et remonte vers la 8e côte. Enfin l'extrémité pendante de la vésicule peut s'appuyer sur le côlon transverse, sur le duodénum, et avec le foie descendre dans la fosse iliaque droite. Il est le plus souvent difficile chez la femme de préjuger à l'avance ses rapports exacts.

2° *Corps de la vésicule.* — On distingue au corps, malgré sa forme arrondie, une face supérieure, une face inférieure et deux bords latéraux.

La *face supérieure* ou adhérente est logée dans la fossette cystique. Elle est reliée à la partie correspondante du foie par du tissu cellulaire lâche, qui permet le décollement facile de la vésicule et dans lequel Cruveilhier a vu se produire des phlegmons. Ce tissu est traversé par des vaisseaux artériels et veineux de petit calibre, et notamment par les nombreuses *veines cystiques profondes*, veines portes accessoires, qui vont directement de la vésicule au foie. Cette face est donc dépourvue de péritoine, mais non sur toute son étendue, car le péritoine reparaît en méso vers son extrémité postérieure, à 2 ou 4 centimètres avant le col (Raynal). — Dans certains cas rares, la vésicule tout entière est suspendue au foie par un repli péritonéal ou mésocyste et jouit d'une grande mobilité; la distension de l'organe efface en partie le méso, en augmentant la surface de contact avec le foie. Cette disposition est normale chez quelques animaux; sa fréquence chez l'homme est mal déterminée.

Raynal l'a observée 2 fois chez 40 sujets, chiffre qui paraît exceptionnel. Dans un cas de Hyrtl, elle coïncidait avec un cloisonnement longitudinal de la vésicule.

La *face inférieure* ou libre, convexe, est recouverte par le péritoine viscéral du foie qui se laisse assez facilement décoller. Tantôt la séreuse passe en forme de pont sans recouvrir les bords, tantôt elle s'enfonce dans les culs-de-sac latéraux de la fossette cystique.

Les rapports à peu près constants de la face inférieure se font en avant avec le côlon transverse, en arrière avec le duodénum, organes auxquels elle peut s'unir par des adhérences accidentelles ou bien par un méso péritonéal, l'épiploon cystico-colique. La partie antérieure repose sur la partie droite du côlon transverse; ce rapport nous explique comment, à la suite d'adhérences et d'ulcérations inflammatoires, des calculs biliaires peuvent passer directement dans le gros intestin. Quelquefois même la vésicule et le côlon transverse sont contenus dans un même méso péritonéal, appelé *épiploon cystico-colique*. Cet épiploon, qui n'est qu'une variété du ligament hépato-duodénal, c'est-à-dire de la partie droite de l'épiploon gastro-hépatique, s'insère en haut sur la face inférieure de la vésicule depuis le col jusqu'à la naissance du fond et descend en bas sur la face antérieure du duodénum et du coude droit du côlon. La face inférieure de la vésicule se trouve alors dépourvue de péritoine jusqu'au voisinage des bords et n'est séparée du côlon que par du tissu cellulaire. L'épiploon cystico-colique se rencontre 1 fois sur 4 environ. Dans des cas exceptionnels, on l'a vu coïncider avec un mésocyste, si bien que la vésicule biliaire était suspendue au milieu d'un épiploon hépato-colique (Voy. Bricon. *Progrès médical*, 1888. — Jonnesco, *Tube digestif*, 2e édition, in Poirier-Charpy, p. 349, et Frédet, chapitre : Péritoine).

La vésicule est en rapport en arrière avec la première portion du duodénum, qui croise le corps au voisinage du col et souvent le col lui-même.

Comme rapports assez fréquents, je signalerai avec Cruveilhier le contact du pylore et de la portion voisine de l'estomac, ce qui nous explique la pénétration de calculs biliaires dans l'estomac et la teinte jaune ou verte qu'on voit souvent sur le pylore du cadavre; — et comme rapports anormaux, liés aux déplacements du foie et du côlon transverse, la position de la vésicule sur l'intestin grêle, ou sur le rein droit dont elle peut occuper toute la longueur (Cruveilhier), ou en dedans du rein sur la colonne vertébrale.

3° *Col de la vésicule.* — Le col est une ampoule conique que Heister a comparée assez justement à un bec d'oiseau. Sa longueur est de 15 à 30 millimètres et sa largeur de 7 à 8 millimètres. Du côté du corps, sa limite est marquée par un coude en face duquel est un sillon, et du côté du canal cystique par un rétrécissement qu'accuse le plus souvent un pli transversal. Il est infléchi sur le corps à angle aigu et se dirige en avant et en haut; cette inflexion est telle sur certaines vésicules vides et sur la plupart des vésicules bien distendues, que le col s'applique sur la face gauche de la vésicule, et comme le canal cystique à son tour s'accole en sens inverse au col qu'il continue, la portion amincie du corps, le col et le canal cystique présentent la figure d'un *S* italique dont les trois branches seraient très rapprochées, selon la comparaison de Cruveilhier (fig. 450). Ces inflexions peuvent d'ailleurs s'effacer par traction quand on a disséqué le tissu cellulaire. Dans des cas plus rares, le col est coudé seulement à angle obtus et se porte en arrière, à gauche et en bas, disposition qui a été à tort admise comme classique et le plus souvent figurée. Il peut même se porter directement en haut.

Le col présente sur sa face externe des étranglements et des bosselures. Les étranglements sont des sillons que Raynal a distingués en premier, deuxième et troisième, en comptant à partir de la vésicule. Le premier, constant et bien marqué, situé à la partie antérieure, sépare le col du corps; le deuxième, inconstant, qui souvent part du même point que le premier, limite avec lui, à l'intérieur, le *bassinet de Broca*; le troisième, remplacé parfois par un simple rétrécissement, sépare le col du canal cystique. Ce sont ces sillons qui, bien accentués, ont fait comparer par Sappey le col de la vésicule à une coquille de limaçon.

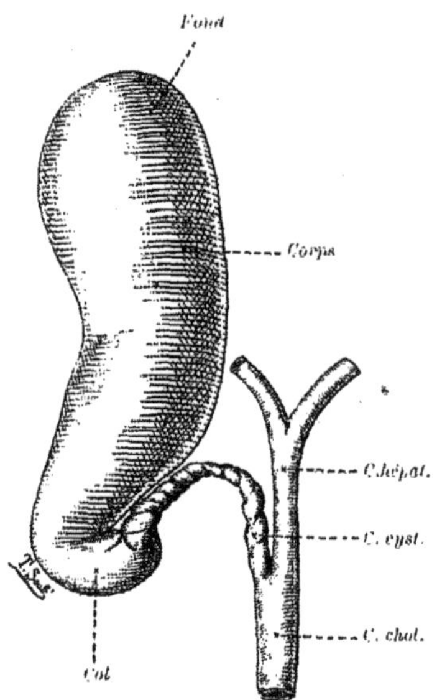

FIG. 449. — Vésicule biliaire et canal cystique.

Le col occupe le sommet de la fossette cystique et s'avance jusqu'au hile, qu'il n'atteint pas ordinairement, mais qu'il peut dépasser si la vésicule est distendue, si bien qu'on a observé son adhérence avec la branche droite de la veine porte. Situé à l'extrémité même du petit épiploon, il peut être placé dans son épaisseur, et à plus forte raison dans l'épiploon cystico-colique, qui en est une émanation accidentelle, ou bien rester en dehors de lui; dans ce cas, un petit méso le rattache à la face inférieure du foie.

La face inférieure du col répond à la première portion du duodénum (fig. 412). Dans l'angle rentrant que fait le col avec le corps, sur le côté gauche par conséquent, se trouve un ganglion lymphatique, déjà figuré par Mascagni (pl. XVIII), le *ganglion du col*, dont l'induration a pu faire croire à un calcul au cours d'une exploration opératoire. Sans être constant, il est très fréquent. Il reçoit des lymphatiques de la vésicule et de la région hépatique voisine. D'après J.-L. Faure, il est quelquefois remplacé par une agglomération de lymphatiques volumineux, plus ou moins parallèles, qui contournent le col, longent le canal cystique et vont se jeter dans les ganglions de l'épiploon gastro-hépatique. Le ganglion du col sert de repère aux chirurgiens qui manœuvrent dans la région sous-hépatique.

CANAL CYSTIQUE

Le canal cystique s'étend de la vésicule biliaire au canal hépatique.

Sa *longueur* est de 3 à 4 centimètres. Raynal a trouvé, comme moyenne de nombreuses mensurations. 35 millimètres avec écarts de 20 à 60 millimètres. Faure indique un chiffre plus élevé : en suivant toutes les sinuosités, il a constaté que la longueur du canal, sur 42 pièces moulées, oscille entre 4 et 7 centimètres, et peut atteindre les chiffres extrêmes de 2 et 11 centimètres ; mais il est probable que l'injection métallique employée pour le moulage a distendu le canal.

Son *calibre* est inférieur à celui du canal hépatique ; il a un diamètre de 2 à 3 millimètres. S'il est égal ou supérieur au collecteur, on doit, dit Cruveilhier, supposer un obstacle dans le cholédoque. D'après Hyrtl, le point le plus étroit est au milieu de son trajet, et cela même chez l'embryon ; si à ce niveau se rencontre un peloton de circonvolutions du canal, la lumière intérieure peut n'être pas beaucoup plus grosse qu'une aiguille. Faure, au contraire, trouve que le canal est presque toujours au minimum à son origine : 2 millimètres. Raynal observe aussi que le calibre augmente de sa naissance à sa terminaison ; c'est un peu après son origine qu'il l'a toujours trouvé le plus étroit. Près de son embouchure, Faure a signalé une dilatation ampullaire ou fusiforme, très fréquente, qui sur les pièces injectées au Darcet atteint de 5 à 6 millimètres de diamètre, et plus encore sur quelques pièces.

La *direction* du canal cystique est oblique en bas, à gauche et en arrière, c'est-à-dire qu'elle est parallèle à celle de la partie postérieure de la vésicule ; le conduit se rapproche de plus en plus du hile du foie, sans l'atteindre ordinairement. Quelquefois il suit à l'origine un trajet récurrent, quand le col de la vésicule est déplacé. D'autres fois, il part à angle droit de l'extrémité du col et se dirige transversalement vers le canal hépatique.

Dans sa portion terminale, le canal cystique, quelle que soit sa direction première, se juxtapose au canal hépatique et lui devient parallèle. Il s'ouvre sur sa face droite, et plus rarement la contourne pour déboucher sur sa face postérieure. Cet accolement des deux canaux expose le chirurgien à lier le canal hépatique en même temps que le cystique ; il expose aussi à des erreurs dans l'estimation de la longueur exacte du cholédoque, le commencement du contact étant une embouchure apparente. Il se prolonge sur une étendue de 1 à 2 centimètres et quelquefois jusqu'à 25 millimètres. Haller dit qu'il est constant et Hyrtl ajoute que, sur un grand nombre de pièces injectées, il a toujours vu le canal cystique déboucher dans l'hépatique sous une incidence parallèle, et jamais en faisant avec lui un angle quelconque. Dans certains cas, la portion juxtaposée est courte (5 mm.) et se raccorde au reste du conduit cystique par un angle plus ou moins aigu ou même à angle droit.

Les *rapports* sont les suivants : le canal cystique est contenu dans le petit épiploon, dans sa partie droite ou hépato-duodénale. Il est en avant de la veine porte et à sa droite ; l'artère cystique côtoie sa face gauche. Helly a observé que, dans certains cas, le canal cystique se réunit si bas au canal hépatique que tous deux sont en contact avec le pancréas.

Configuration interne de la vésicule biliaire et de son canal excréteur.

1° *Vésicule biliaire.* — La face interne est teintée par la bile en jaune ou en vert sur le cadavre; sur l'animal qu'on vient de sacrifier, elle se montre, après lavage, d'un blanc grisâtre comme la surface de l'intestin.

Elle présente un aspect chagriné tomenteux. On y observe deux espèces de plis muqueux : des plis de distension, dont la direction est plus souvent transversale, et qui s'effacent quand la vésicule se dilate; et des crêtes muqueuses, grandes et petites, fixes, anastomosées en un *réticulum* dont les mailles nombreuses, irrégulières, polygonales, présentent leur plus grande largeur dans la partie moyenne. Ce réticulum disparaît au niveau du col, dont la muqueuse montre un pointillé glandulaire.

La cavité du col est fermée à ses deux extrémités par des valvules. La valvule *initiale* ou proximale la sépare du corps et correspond au premier sillon extérieur; elle est la plus constante et la plus développée. Elle naît de la crête (promontoire de Terrier) que forme ce sillon à l'intérieur. Sa forme est semi-lunaire; quelquefois c'est un véritable diaphragme. La valvule *terminale* ou distale marque l'origine du canal cystique; elle est assez constante, semi-lunaire comme l'autre et oppose un obstacle sérieux au cathétérisme. Hyrtl l'a vue quatre fois obturer les trois quarts de la lumière. Entre ces deux replis se trouvent une ou deux valvules *intermédiaires*, moins prononcées, plus variables dans leur forme, dans leur existence. La portion du col comprise entre la valvule initiale et la première valvule intermédiaire a reçu de Broca le nom de *bassinet de la vésicule*.

Ces valvules sont des replis de la muqueuse que n'efface pas la distension; elles ne s'opposent pas au flux et au reflux de la bile. Nous verrons, à propos du canal cystique, qu'elles sont les débris d'une partie de la valvule spirale embryonnaire de Heister.

La cavité du col est désignée par Cruveilhier sous le nom d'*ampoule*. Raynal propose avec raison de lui appliquer le terme de *bassinet*, que Broca réservait à une portion souvent dépourvue de limites. C'est un siège d'élection pour les calculs enchatonnés.

2° *Canal cystique*. — Le canal cystique, examiné extérieurement, paraît lisse et aplati, s'il est vide; mais dès qu'on le distend par une injection ou par l'insufflation, il prend un aspect noueux, bosselé, surtout dans sa partie initiale; la partie terminale est seulement sinueuse. Les sillons qui séparent les bosselures ont parfois une disposition nettement spiralée.

Il est difficile de le fendre avec les ciseaux ou de le cathétériser, à cause de l'étroitesse de son calibre, de ses replis et de la disposition cloisonnée que présente son intérieur. La surface interne muqueuse est lisse, criblée de fines dépressions vacuolaires (cryptes glandulaires) qui forment sur les moulages de petites saillies irrégulières, parfois arborescentes (J.-L. Faure). Mais ce qu'il y a de plus remarquable, ce sont ses valvules, restes d'une crête spiraliforme continue de l'état embryonnaire.

Chez l'embryon humain, le canal est contourné par un sillon extérieur qui commence dans le col de la vésicule et peut se prolonger jusqu'au milieu du corps. A ce sillon correspond une crête muqueuse spirale, *valvule spirale de Heister*. Elle persiste toute la vie chez un certain nombre d'animaux (*simia calva*, *simia erythropyga*, *falco fulvus*, Hyrtl). Mais chez l'homme, dès la vie fœtale, le canal en s'allongeant et en s'infléchissant étire la valvule, la segmente et la fait disparaître par place. En outre, pendant tout le cours du développement et pendant l'âge adulte, les segments intermédiaires aux valvules se creusent en ampoules plus ou moins profondes, à la surface desquelles se forment de nouveaux plis muqueux qui s'unissent aux débris valvulaires et cloisonnent la cavité des culs-de-sac. Le type primitif est déformé et, suivant l'âge, suivant les sujets, ces déformations secondaires de la valvule spirale sont tellement variées, qu'il faut un grand nombre de pièces pour saisir la disposition générale régulière à travers les nombreux accidents de forme (Hyrtl). L'atrophie de la valvule spirale commence à l'embouchure, dans le canal hépatique, et va s'atténuant jusqu'à la vésicule biliaire; c'est pour cela que ses restes, valvules isolées, se retrouvent avec plus de constance et plus prononcés dans le col de la vésicule et dans la portion initiale du canal cystique.

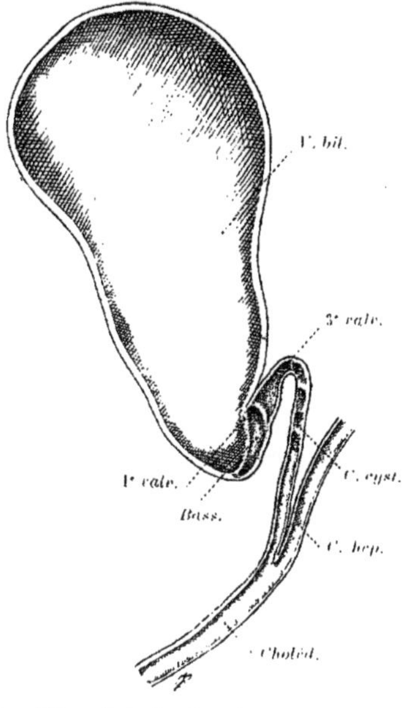

Fig. 450. — Valvules du col de la vésicule et du canal cystique. — D'après Raynal.

Le col de la vésicule est teinté en vert.

Pour étudier les valvules chez l'adulte, et nous venons de voir que ce sont les restes épars d'une ancienne valvule spirale unique, il faut examiner le canal frais et sous l'eau, et, sur d'autres pièces, insufflé et desséché. On en trouve un bon dessin dans l'Atlas de Bonamy, B. et Broca. Elles se présentent sous la forme de crêtes constituées par la muqueuse seule et ne disparaissent pas par la distension. Ces crêtes sont transversales ou obliques, avec un bord libre concave; entre elles sont des cellules ou ampoules de profondeur variable, qui peuvent prendre la forme de diverticules sessiles à orifice étroit, et dans lesquels se logent parfois de petits calculs. Ordinairement on observe 4 ou 5 valvules irrégulières dans la première moitié du canal, tandis que la portion terminale, voisine du cholédoque, ne montre plus que des reliefs en pilastres. Dans quelques cas le type primitif est moins effacé; de nombreuses valvules, de 5 à 12, irrégulièrement alternes, rappellent l'ancienne crête spirale (Cruveilhier). Plus rarement l'atrophie est complète et le canal devient rectiligne et régulièrement cylindrique. Nous avons signalé déjà le petit peloton de circonvolutions que l'on peut rencontrer sur le milieu du trajet.

Ces valvules laissent passer la bile en tous sens. Leur atrophie chez l'adulte, leur absence chez beaucoup d'animaux, ne permettent pas de leur assigner un rôle important. Cruveilhier se demande si elles ne serviraient pas à ralentir le cours de la bile vers le cholédoque ou encore, comme les valvules des veines, à faciliter l'ascension de ce liquide dans la vésicule.

L'orifice supérieur du canal cystique, c'est-à-dire celui qui s'ouvre dans le col de la vésicule, est ordinairement très étroit et souvent rejeté sur le côté, principalement à gauche (J.-L. Faure).

L'orifice inférieur mérite une mention spéciale. Nous avons vu que les deux canaux, cystique et cholédoque, s'accolaient sur une certaine longueur avant de se réunir. A leur confluent, ils sont séparés extérieurement par un sillon qu'on voit sur la face antérieure et sur la face postérieure. A ce sillon correspond intérieurement une cloison dont la longueur varie de 5 à 20 millimètres et peut atteindre 25 millimètres. Elle a été décrite par Puech; il l'a observée constamment sur un grand nombre de dissections, chez le nouveau-né comme chez l'adulte. C'est un *éperon*, long ou court, constitué uniquement par l'adossement des muqueuses cystique et hépatique, sans interposition de tissu cellulaire. Le cholédoque ne commence qu'au-dessous du bec de cette cloison, qui n'empêche ni la bile ni les injections de passer du cholédoque dans le canal cystique. Puech pense que chez l'embryon les deux conduits sont simplement juxtaposés et que plus tard, les tuniques au contact se résorbant, il y a fusion complète; les membranes muqueuses seules restent distinctes.

Le même auteur a indiqué, à l'embouchure du canal cystique, un rétrécissement valvulaire elliptique qui diminue presque de moitié l'orifice du canal. D'autres observateurs n'ont pas retrouvé cette valvule.

CANAL CHOLEDOQUE

Le canal cholédoque (*cholè*, bile; *dochos*, contenant) est la portion du canal excréteur de la bile sous-jacente à l'embouchure du canal cystique. Comme direction, comme volume, comme calibre, il est la continuation du canal hépatique, dont le canal de la vésicule apparaît comme un simple diverticulum. Il se termine en bas dans le duodénum, au fond de l'ampoule de Vater qui lui est commune avec le canal pancréatique et qui s'élève sur le milieu de la portion descendante du duodénum.

Longueur. — Presque tous les auteurs lui assignent une longueur de 6 à 7 centimètres. Sappey et Quénu donnent les chiffres de 60 à 80 millimètres. Wiart croit au contraire que ces chiffres sont l'exception; il n'a trouvé sur 11 sujets qu'une longueur moyenne de 43 millimètres (de 35 à 58); ce qui a trompé les auteurs précédents, c'est qu'ils ont compté à partir de l'embouchure apparente et non de l'embouchure réelle du canal cystique. Nous avons dit plus haut qu'il y avait accolement des canaux cystique et hépatique et que le cholédoque commençait seulement au-dessous du long éperon qui les sépare à l'intérieur.

Calibre. — Son calibre, à l'état vide, est celui d'une plume d'oie, c'est-à-dire de 5 à 7 millimètres de diamètre, double du diamètre du canal cystique et égal à celui de l'hépatique. Dans un cas de distension chronique, observé par Cruveilhier, le cholédoque était aussi gros que le duodénum. Au premier abord ce calibre est régulièrement cylindrique, mais en réalité il va en diminuant progressivement jusqu'à son embouchure intestinale; il est infundibuliforme et non cylindrique. Hyrtl en effet a observé que, soit chez l'embryon soit chez l'adulte, le canal collecteur commun, c'est-à-dire le canal hépatique uni au cholédoque, est rétréci à ses deux extrémités et dilaté au milieu; il est fusiforme. Cette disposition existait constamment sur 40 pièces traitées par corrosion. Dans deux cas, il y avait une double dilatation, une sur l'hépatique et l'autre sur le cholédoque; c'est aussi ce que montre une pièce de notre Musée. Le rétrécissement peut, sur quelques sujets, se faire brusquement dans la partie terminale.

Direction. — La direction du canal cholédoque est oblique en bas, et un peu à droite et en arrière (Cruveilhier). Quénu, croyant avoir constaté que son bout supérieur est plus éloigné de la ligne médiane que son bout inférieur, en a conclu que le cholédoque se dirige en bas et à gauche; mais Wiart, par de nouvelles mensurations, a établi que 8 fois sur 10 sujets observés l'origine du canal est plus rapprochée de la ligne médiane que sa terminaison, d'une quantité égale à 6 ou 8 millimètres. Il est probable que la forme du duodénum exerce une influence sur la direction, car dans un cas de duodénum en V, sur un enfant, j'ai trouvé l'extrémité inférieure du canal au sommet du V, presque sur la ligne médiane. Il en est de même de l'origine plus ou moins haute du canal. Si la proposition de Cruveilhier que le canal se dirige en bas, en arrière et à droite, reste vraie pour la direction totale, elle doit être modifiée pour le détail. Le cholédoque décrit en effet une double courbure, l'une à concavité antérieure et l'autre à concavité droite. La *courbure antérieure* embrasse dans sa concavité la face postérieure du duodénum, de sa portion horizontale supérieure; elle est d'autant plus forte que le duodénum est plus distendu. Une de mes coupes sur un sujet durci montre un canal oblique à 45 degrés en bas et en arrière, à son point d'origine. Plus bas le canal revient sur le plan antérieur. La *courbure droite*, que l'on observe sur la figure 451, regarde en dehors par sa concavité; son sommet est derrière le duodénum, sur le bord supérieur du pancréas, comme le montrent les pièces de His et comme Quénu l'a aussi constaté. Si l'on ne considérait que la branche supérieure de cette courbure, on pourrait se tromper sur la direction d'ensemble du cholédoque : en effet il se dirige d'abord en bas, en arrière et à gauche (ou en dedans), puis en bas, en avant et à droite.

Rapports. — L'extrémité supérieure du cholédoque répond au bord inférieur de la première vertèbre lombaire; il est à 2 ou 3 centimètres de la ligne médiane (Wiart). Quénu la place plus haut, dans la moitié supérieure de cette vertèbre; il suppose d'ailleurs le canal plus long. L'extrémité inférieure répond au bord supérieur de la 3e lombaire, à 25 ou 40 millimètres de la ligne médiane (Wiart); au disque de la 3e sur la 4e vertèbre lombaire (Quénu).

Je diviserai, au point de vue des rapports, le canal en trois portions : supérieure ou duodénale, moyenne ou pancréatique, inférieure ou pariétale.

Quelques chirurgiens, Michaux, Quénu, Vautrin, ont décrit une portion susduodénale, qui plus récemment a été de nouveau admise, à titre inconstant, il est vrai, par Dalla Rosa et par Ancel; mais il suffit de se rappeler que le duodénum est au contact du foie et y marque son empreinte (Voy. Foie) pour comprendre que cette portion ne peut exister. Les rapports représentés dans la figure 537 de l'Angéiologie sont en partie artificiels; ils supposent qu'on a fortement abaissé la partie supérieure du duodénum et allongé le petit épiploon. La fusion haute ou basse du canal cystique avec l'hépatique détermine deux variétés extrêmes. Si l'union est tardive, le canal hépatique se prolonge derrière le duodénum, et le canal cholédoque peut, dès son origine, être en rapport avec le pancréas. Si l'union est précoce, il existe une petite portion du cholédoque qui rampe sur la face supérieure du duodénum. Wiart l'a constatée 6 fois

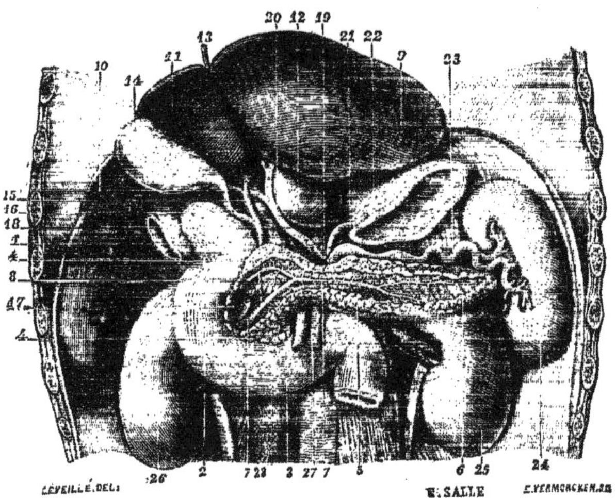

Fig. 451. — Rapport des voies biliaires. — D'après Sappey.

1, 2 et 3. Duodénum, — 4, 5 et 6. Pancréas. — 7. Canal de Wirsung. — 8. Canal de Santorini. — 9, 10 et 11. Foie. — 12. Lobe de Spiegel. — 14. Vésic. biliaire. — 15. Canal hépatique. — 16. Canal cystique. — 17. Canal cholédoque. — 18. V. porte. — 20. Artère hépat. — 23. A. splén. — 24. Rate. — 25, 26. Reins. — 27. V. mésent. sup. — 28. V. cave.

sur 24 sujets adultes, avec une longueur de 2 à 5 millimètres; elle existait 2 fois bien marquée sur 7 nouveau-nés. Je l'ai également observée quand, la face inférieure du foie étant très oblique en bas et en avant, le hile et ses canaux sont sensiblement plus élevés que le duodénum. Dans tous les cas c'est un trajet trop court et trop inconstant pour en faire une portion distincte; il s'agit seulement alors de l'extrémité supérieure du canal, et nous dirons : l'origine du cholédoque est ordinairement derrière le duodénum et quelquefois au-dessus.

1° *Portion supérieure* ou *duodénale*; portion rétro-duodénale de quelques auteurs. Plus ou moins longue suivant l'origine du cholédoque, elle correspond au coude de la 1re avec la 2e portion du duodénum. Le canal est situé en haut dans la partie inférieure du petit épiploon, dont il occupe le bord droit ou bord libre. On se rappelle que ce petit épiploon s'insère en bas sur la face postérieure et non sur la face supérieure de l'intestin et que 7 fois sur 10, d'après Wiart, l'hiatus de Winslow descend de 5 à 15 millimètres derrière le duodénum. A gauche du canal sont : la veine porte sur un plan postérieur, mais se projetant en avant quand elle est pleine, et l'artère hépatique au-devant de la veine. En avant il est séparé du duodénum par le feuillet antérieur de l'épiploon ; en arrière, il occupe la paroi antérieure de l'hiatus de Winslow, dans la moitié inférieure de celle-ci. Du tissu cellulo-graisseux, des ganglions lymphatiques plus constants sur son bord interne et un lacis veineux entourent le canal. Comme nous l'avons dit à propos de la veine porte (*Angéiologie*, p. 1006), si après avoir abaissé la partie supérieure du duodénum, on introduit le doigt dans l'hiatus de Winslow, on soulève sur la face antérieure de ce doigt l'épiploon gastro-hépatique contenant le pédicule du foie, la veine porte et l'artère hépatique à gauche, le cholédoque à droite le long du bord libre, tandis que le dos touche la veine à travers le péritoine pariétal.

En bas, c'est-à-dire au-dessous de l'insertion péritonéale, le chodéloque est en rapport : en avant, d'abord directement avec la face postérieure du duodénum, puis avec le pancréas qu'il aborde au niveau de l'échancrure duodénale ; nous verrons que cette glande présente quelquefois un prolongement supérieur bien développé qui augmente son contact avec le cholédoque ; — en arrière, avec la veine cave dont le séparent un gros ganglion ou plusieurs ganglions lymphatiques. Son bord gauche est longé par le tronc porte et par l'artère gastro-duodénale, branche de l'hépatique, qui peut même le croiser par devant (3 fois sur 20 cas de Wiart) ; cette artère émet à ce niveau une pancréatico-duodénale supérieure droite, qui passe en avant ou en arrière du cholédoque.

2° *Portion moyenne* ou *pancréatique* ; portion rétro-pancréatique ou sous-duodénale de quelques auteurs. — Longue de 25 à 30 millimètres, elle s'étend derrière le pancréas ; puis dans son épaisseur, depuis le bord inférieur de la portion horizontale supérieure du duodénum jusqu'au point de pénétration du canal dans l'intestin. Elle longe le bord interne de la portion verticale du duodénum.

Dans ce parcours, le cholédoque est en rapport : en avant avec le pancréas, dont l'épaisseur diminue de haut en bas (15 mm. en haut, 5 en bas : Quénu) et auquel il n'adhère pas ; en arrière et sur toute son étendue, avec la veine cave ascendante dont il est séparé par un ou plusieurs ganglions lymphatiques, par du tissu pancréatique en bas et par la lame fibreuse postérieure de Treitz, reste de l'ancien mésoduodénum, qui passe derrière les ganglions et le tronc porte. Ce rapport avec la veine cave constitue un grand danger dans la cholédotomie par la voie lombaire. En dedans le canal confine, mais à une certaine distance, à la terminaison de la veine mésentérique supérieure ; en dehors, il suit le bord interne de la portion descendante du duodénum qu'il longe de plus ou moins près ; assez souvent il se cache derrière la face interne, séparé d'elle par une mince couche de tissu pancréatique.

Le cholédoque, dans son trajet derrière le pancréas, est-il reçu dans une gouttière à concavité postérieure ou dans un canal complet ? O. Wyss, sur 22 sujets, a observé 5 fois seulement un canal glandulaire ; Helly, sur 40 sujets, 15 fois une gouttière, et 25 fois un canal dont la longueur variait de 5 à 40 millimètres ; Letulle, sur 19 cas, 8 fois un canal de 2 à 4 centimètres de long ; enfin Wiart, sur 10 cas, 3 fois un canal complet dans le dernier centimètre. Il semble donc que, dans la majorité des cas, le cholédoque suit d'un bout à l'autre une gouttière ou sillon, que complètent d'ailleurs en arrière des ganglions lymphatiques, et qu'assez souvent il est reçu, au moins à sa partie inférieure, dans un véritable canal glandulaire.

3° *Portion inférieure* ou *pariétale*. — C'est la portion intrapariétale, intraduodénale d'autres auteurs; elle est comprise en effet dans l'épaisseur des tuniques du duodénum. Elle a une longueur moyenne de 15 millimètres. Près de sa terminaison le canal se rétrécit sensiblement, surtout quand il débouche à la surface de l'intestin et non dans l'ampoule. Au niveau de la partie moyenne de la portion descendante du duodénum, il perfore très obliquement et successivement les trois tuniques celluleuse, musculeuse et muqueuse; il fait relief à l'intérieur sous la muqueuse quand il est distendu ou qu'on y introduit un stylet. Il est longé sur son côté gauche et inférieur par la portion terminale du canal pancréatique et cela sur un trajet qui n'excède pas un centimètre. Tantôt il débouche au fond de l'ampoule de Vater, tantôt il se prolonge presque au sommet du tubercule qui contient cette ampoule et s'ouvre directement à la surface de l'intestin,

Tubercule et ampoule de Vater. — Le *tubercule de Vater*, appelé encore *grande caroncule de Santorini*, grande papille ou papille inférieure des Allemands, est situé à l'intérieur de la portion verticale du duodénum, à la jonction de sa face postérieure avec sa face ou bord gauche. Il répond ordinairement au milieu de la hauteur de cette portion ; d'autres fois à l'union du tiers supérieur avec le tiers moyen, assez souvent plus bas, à l'union des tiers inférieur et moyen ou même encore très près du coude inférieur. Il est séparé du pylore par une distance de 12 centimètres environ (11 ou 12 avec écart de 7 à 24 : Schirmer, d'après un très grand nombre de mensurations; — 7 ou 8 centimètres avec écart de 5 à 10 : Letulle, d'après 21 sujets; ce chiffre paraît bien faible).

Il se présente sous la forme d'une papille, d'un mamelon long d'un centimètre, large de 5 à 8 millimètres, dont la saillie est des plus variables, depuis un effacement presque complet jusqu'à une forte projection. Mobile, flottant, il est incliné en bas, et presque vertical. Il est percé à son sommet d'un orifice elliptique ou circulaire, assez étroit, qui ne dépasse jamais 3 millimètres dans son plus grand diamètre.

La grande caroncule est remarquable en outre par deux replis muqueux qui l'avoisinent : un pli vertical et un pli transversal. Le *pli vertical*, plica longitudinalis des Allemands, *frein* ou ligament de la caroncule, est un bourrelet muqueux unique, long de 1 ou 2 centimètres, qui s'attache en haut sur le bord inférieur de la caroncule et se perd en s'amincissant ou en se dédoublant. Il n'est pas tout à fait constant. Je l'ai vu remplacé par deux petits replis latéraux transversaux. Le *pli transversal* est une valvule connivente remarquable par sa disposition; il passe transversalement par-dessus le tubercule qu'il recouvre d'une sorte de capuchon, en affleurant son orifice qu'il peut ou non cacher. Il peut faire défaut et être remplacé par deux ou trois minces replis imbriqués.

Par ses deux plis et sa forme papillaire, la grande caroncule ressemble au clitoris avec son capuchon et son frein. Au-dessus d'elle, à 3 centimètres environ et un peu en avant, se trouve la *petite caroncule* où aboutit le canal de Santorini.

Dans la caroncule, les deux conduits cholédoque et pancréatique peuvent affecter deux dispositions différentes. Ou bien il la traversent d'un bout à l'autre ou bien ils débouchent dans une cavité commune, une sorte de vestibule creusé dans le tubercule de Vater. Dans le premier cas, caroncule sans ampoule, tantôt un des deux canaux débouche dans l'autre, ou le cholédoque dans Wirsung, ou, cas qui semble plus fréquent, Wirsung dans le cholédoque, et le conduit récepteur arrive seul au sommet de la papille; tantôt les deux conduits adossés en canons de fusil, le pancréatique en dessous du cholédoque qu'il peut entourer en demi-lune, aboutissent simultanément à l'extrémité de la caroncule creusée d'une petite dépression cupuliforme. Les auteurs diffèrent beaucoup sur la fréquence de ces formes; nous en reparlerons à propos du canal pancréatique.

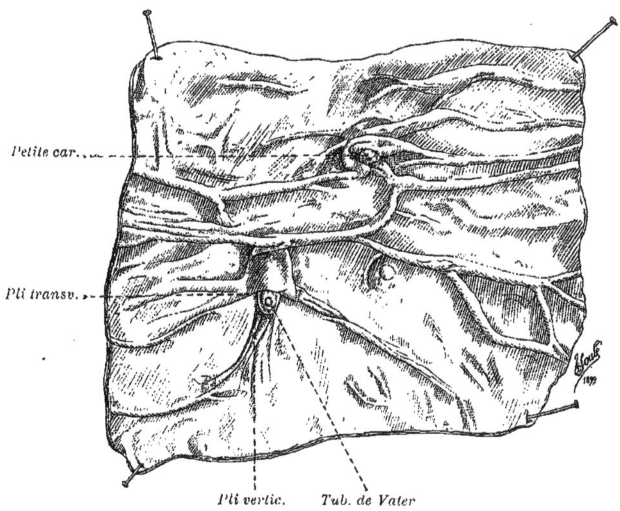

Fig. 452. — Les deux caroncules sur la face interne du duodénum.

Le cas où la caroncule est creusée d'une cavité commune se présente 1 fois sur 2 d'après Schirmer, moins de 2 fois sur 3 d'après Letulle, tandis que celle-ci est constante chez certains animaux. Cette cavité est l'*ampoule* ou *diverticule de Vater*. De forme olivaire, très inclinée de haut en bas, elle est longue de 6 ou 7 millimètres (4 à 6, Letulle ; 7 à 8, Sappey) et large de 5 à 6 millimètres. Sa paroi est d'un blanc nacré, analogue à la couleur du canal pancréatique. Sur sa face inférieure s'élèvent deux ou plusieurs crêtes ou replis valvulaires figurés par Cl. Bernard et dont le bord libre regarde l'intestin. Ces crêtes, remarquables par leur fort squelette conjonctif et leurs nombreuses glandules muqueuses, se prolongent, d'après Helly, sur les deux canaux aboutissants. Elles s'opposent au reflux des liquides.

[CHARPY.]

Au fond de l'ampoule, c'est-à-dire à sa partie supérieure, s'ouvrent les deux canaux superposés : le cholédoque, en dessus et en avant, avec un orifice plus large où l'on pénètre facilement ; le canal pancréatique, en dessous et un peu en arrière, avec un orifice étroit où ne peut entrer qu'un assez fin stylet. La paroi commune aux deux conduits se prolonge en forme d'éperon.

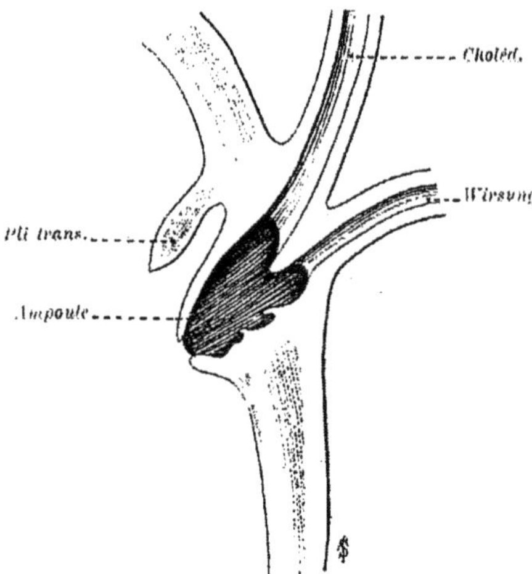

Fig. 453. — Coupe verticale de l'ampoule de Vater. D'après Cl. Bernard.

Grâce à sa direction verticale, le tubercule de Vater s'applique contre la paroi quand les aliments remplissent le duodénum et ceux-ci ne peuvent y pénétrer. Cruveilhier s'est assuré que si l'on injecte avec force de l'air ou des liquides dans le duodénum préalablement lié, jamais ceux-ci ne refluent dans les canaux. « D'un autre côté, dit-il, j'ai fait injecter les mêmes fluides de la vésicule biliaire vers le duodénum, que j'ai pu distendre à volonté ; alors comprimant avec une grande force cet intestin distendu, je n'ai jamais pu déterminer le moindre reflux dans les voies biliaires. » Seuls, les lombrics peuvent, grâce à leurs mouvements s'engager de l'intestin dans le canal cholédoque ; on connaît de nombreux exemples de ce fait. A l'intérieur de l'ampoule, la bile peut quelquefois refluer dans le canal pancréatique, non seulement dans les cas pathologiques d'obstruction de l'ampoule, mais à l'état physiologique et en état d'abstinence ; c'est ainsi que Cl. Bernard a constaté plusieurs fois ce reflux de la bile dans le canal pancréatique du chien, et une fois chez un homme supplicié, sur une longueur de 2 à 3 centimètres.

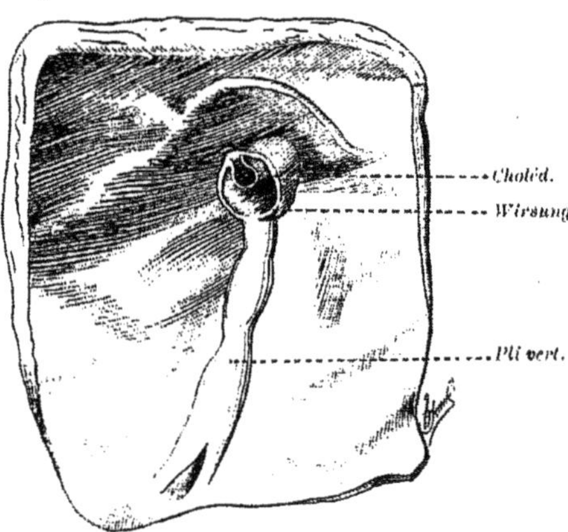

Fig. 454. — Disposition des deux conduits en canons de fusil. — D'après Cl. Bernard.

L'ampoule de Vater est assez souvent le siège de calculs biliaires.

Configuration interne du canal hépatique et du canal cholédoque. — La surface, de coloration jaune sur le cadavre, est lisse, dépourvue de valvules : Cruveilhier dit pourtant qu'il n'est pas rare d'en observer des vestiges sur le cholédoque. Elle a un aspect criblé, dû à de nombreuses dépressions de un demi à un millimètre de diamètre, qui viennent en saillie sur les moulages et que nous avons rencontrées également sur le canal cystique. Hyrtl propose de les désigner sous le nom de *lacunes*, par analogie avec celles de la muqueuse urétrale. Disséminées irrégulièrement sur le cholédoque, tantôt éparses, tantôt serrées, elles se disposent en deux rangées latérales dans le canal hépatique.

La dernière portion du cholédoque, celle qui est comprise dans la paroi duodénale, est remarquable par l'absence complète de ces lacunes, et par la présence de petites crêtes muqueuses, prolongements de celles qui garnissent l'ampoule de Vater.

Bibliographie *de l'Anatomie des voies biliaires.* — Pérech. Note sur les canaux biliaires. *C. R. Acad. des Sciences*, 1854. — Hyrtl. Die Corrosions-Anatomie, 1873. — Terrier et Dally. Cathétérisme des voies biliaires. *Revue de Chirurgie*, 1891 et 1892. — J.-L. Faure. Quelques points de l'anatomie du canal cystique. *C. R. Soc. anatom. de Paris*, 1892. — Raynal. Recherches sur la vésicule biliaire. *Thèse de Toulouse*, 1894. — Quénu. Note sur l'anatomie du cholédoque. *Revue de chirurgie*, 1895. — Sirаud. Notes sur l'anatomie de la vésicule biliaire. *Lyon médical*, 1895. — Hartmann. Quelques points de l'anatomie et de la chirurgie des voies biliaires. *B. Soc. anat. de Paris*, 1891. — Wiart. Recherches sur l'anatomie du cholédoque. *Revue de gynécologie*, 1899. — Haasler. Ueber Choledocotomie. *Arch. f. klin. Chirurgie*, 1899. L'auteur étudie les rapports du cholédoque au point de vue chirurgical. — Ancel et Sencert. Importance chirurgic. des Ligam. hépat. accessoires. *Arch. provinc. de chirurgie*, 1904.

Nouveau-né. — Chez le nouveau-né, la vésicule mesure 3 centimètres de longueur. Elle est plus cylindrique, moins effilée. Sa direction est beaucoup plus oblique en arrière, presque transversale; elle fait un angle moyen de 70° avec la verticale antéro-postérieure passant par le col (Raynal). Le fond est situé plus bas et relativement plus en dehors. En règle générale, il n'atteint pas le bord antérieur du foie, mais en reste séparé par un espace de 5 millimètres. La vésicule grossit rapidement dans les premiers jours qui suivent la naissance, ce qui indique une suractivité dans la fonction biliaire.

Dévé a signalé chez les enfants des cas de coudure de la vésicule biliaire. Le fond coudé sur le corps sous un angle variable peut s'accoler à sa face gauche. D'autres fois le fond s'enfonce dans le parenchyme hépatique et, s'y creusant une sorte de loge, vient affleurer la face convexe. L'auteur a constaté 11 fois sur 130 sujets cette position intrahépatique du fond de la vésicule, qui est propre à l'enfance, la loge étant plus tard remplacée par une échancrure (Dévé. Particularités et anomalies de la vésicule biliaire. *Soc. anatom.*, 1903, p. 261).

Vieillard. — Chez le vieillard, la vésicule se présente sous une des deux formes suivantes : ou bien elle est petite, ratatinée, à parois denses et contient une bile épaisse; ou bien elle est grande, flasque, amincie. Dans ce dernier cas, elle mesure 10 à 12 centimètres de longueur et dépasse de 4 à 5 centimètres le bord tranchant du foie, élargi et atrophié à son niveau. Son fond peut pendre comme un battant de cloche.

Dans les deux cas, dans le premier surtout, il est fréquent de rencontrer des calculs.

Déformations. — Dans le foie de constriction (corset, vêtements, etc.) la vésicule biliaire est ordinairement chassée de la fossette soit par l'allongement du lobe de Spiegel, soit par le rapprochement des bords de la fossette qui se transforme en fente plus ou moins étroite. Le fond peut déborder de 5 centimètres et plus, pendre dans l'abdomen et contracter des rapports variés. J'ai vu la vésicule coudée sur elle-même et même repliée par-dessus la face antérieure du foie. D'après l'école de Kiel, la compression du foie entraîne celle du canal cystique, et par suite l'ectasie de la vésicule biliaire, un état catarrhal et la formation de calculs. Sur 93 foies de constriction, Petermöller a observé 28 fois l'ectasie de la vésicule et 16 fois des calculs biliaires. Peters explique ainsi la fréquence plus grande de la cholélithiase chez la femme: 23 0/0 des cas de calculs chez elle coïncidaient avec un foie déformé (Peters. Gallensteinstatistik. *Inaugur. Dissert.*, Kiel, 1891).

Anomalies des voies biliaires.

Atrophie de la vésicule biliaire. — En dehors de l'état sénile, dans lequel on a fréquemment noté son atrophie, la vésicule biliaire peut être d'une petitesse anormale et réduite à un moignon ou à un cordon.

Absence. — Le réservoir biliaire, constant chez les quadrumanes, fait normalement défaut chez un assez grand nombre de mammifères, les cétacés, plusieurs solipèdes, ruminants et pachydermes et la plupart des rongeurs. On ne connaît aucune raison qui puisse expliquer son absence; chez un même animal, la girafe par exemple, tantôt elle fait défaut et tantôt on l'a trouvée normale et même double. Son absence n'est pas non plus toujours compensée par un élargissement du canal cholédoque.

La vésicule manque quelquefois chez l'homme, sans qu'il résulte aucun trouble dans la vie, et elle peut sans danger physiologique être enlevée par le chirurgien. Il y avait déjà 11 observations de cette anomalie en note dans Huschke (1845), et depuis lors il en a été publié un nombre à peu près égal. Je citerai entre autres les cas de Rambaud (*B. Soc. anat.*, 1882), Hochstetter (*Arch. f. Anatomie*, 1886), Latham (*Journal of Anatomy*, 1898). Tantôt le canal cholédoque est un peu élargi, tantôt il a son calibre normal. La fossette cystique peut être réduite à un sillon étroit ou faire défaut, ce qui entraîne la disparition du lobe carré. On a constaté la coexistence d'autres anomalies, telle que l'indépendance complète de la veine porte et de la veine ombilicale sur un nouveau-né. Le canal cystique fait aussi défaut. D'autres fois, l'absence du réservoir biliaire se complique de l'absence ou de l'oblitération du canal cholédoque, malformation grave qui entraîne la mort; c'est ce qu'on voit dans 5 observations de Giese (*Th. de Kiel*, 1890). Hébert (*Revue d'orthop.*, 1904) a relaté aussi un cas d'absence des voies biliaires extrahépatiques, vésicule et canaux.

Ectopie. — On voit quelquefois une partie notable de la vésicule, le fond et la moitié du corps, située à la face supérieure du foie où elle est fixée par des adhérences péritonéales: la vésicule s'est alors repliée à angle aigu sur le bord tranchant qu'elle embrasse dans une double branche. Griffon en rapporte un cas sur une femme de 71 ans (*Soc. anat.*, 1894); j'en ai cité un autre dans la thèse de Raynal. Ce sont des déplacements acquis; la vésicule, luxée par la pression du corset et refoulée en haut par l'intestin, s'insinue entre le foie et le diaphragme et s'y fixe. Mais il paraît exister de véritables *ectopies supérieures*, congénitales, comme dans les deux observations de Jacquemet, où sur un foie multilobé une partie de la vésicule occupait la face supérieure du viscère.

Transposition à gauche. — Cette curieuse anomalie, sorte d'inversion viscérale localisée, n'est pas représentée dans les formes normales des animaux, car chez tous ceux qui possèdent une vésicule biliaire, celle-ci est située à droite du ligament suspenseur. Tantôt le déplacement est complet, la vésicule est située à gauche du ligament suspenseur, tantôt il est incomplet, la vésicule occupe le sillon de la veine ombilicale et recouvre son cordon fibreux. Le lobe carré fait défaut. Aux cas déjà anciens de Huschke, de Patissier, viennent se joindre les observations de Giacomini sur un nègre (*Arch. ital. de biologie*, 1884), quatre de Hochstetter (*Arch. f. Anat.*, 1886), deux cas personnels inédits, une observation de Dévé, et une autre de Kehr (*Münch. medic. Wochenschr.*, 1902) dans laquelle on voyait en outre le conduit cystique s'ouvrir dans le canal hépatique gauche très étroit. Cette anomalie a été également constatée chez un dugong, chez un myrmécophage.

Cloisonnement transversal. — On a vu assez souvent la vésicule divisée en deux poches communicantes : l'une antérieure, l'autre postérieure. La cloison siège en un point quelconque du corps, ou entre le col et le fond. Une des poches contient quelquefois un calcul. J'ai vu deux exemples de cette disposition, observée par un certain nombre d'auteurs; dans un de ces cas, la vésicule était coudée à angle droit sur elle-même. Cette forme paraît être acquise dans la majorité des cas (inflammation ancienne, déplacement par la constriction du thorax...), mais il semble bien qu'un certain nombre d'observations se rapportent à une anomalie congénitale. Dévé (*Soc. anat.*, 1903) en a rapporté un cas sur un enfant d'un an.

Cloisonnement longitudinal. — Dans cette anomalie, une cloison antéro-postérieure divise la cavité en deux loges plus ou moins indépendantes; elle affecte ou non le col. Paulet en rapporte plusieurs observations. Cette disposition a été constatée à titre d'anomalie une fois sur le lion, plusieurs fois chez le bœuf; elle serait normale, d'après Rapp, chez un mammifère de l'Afrique australe, l'oryctérope.

Duplicité. — La duplicité de la vésicule, forme plus avancée du cloisonnement longitudinal, en ce sens que les deux cavités sont séparées à l'extérieur par un sillon, affecte ou le fond seul qui est bifide, ou le fond et le corps avec un col unique, ou enfin la vésicule tout entière qui possède alors deux canaux cystiques. On l'a constatée chez l'homme et chez plusieurs animaux. Elle est d'ailleurs confondue par quelques auteurs avec l'anomalie précédente.

Mésocyste. — Le mésocyste est un méso péritonéal placé de champ, avec une forme triangulaire à base antérieure; il suspend la vésicule à la face inférieure du foie. S'il est court, il disparaît par la distension de la vésicule. Il est normal chez le lapin. Chez l'homme il paraît plus fréquent à l'âge adulte, sans doute parce que la vésicule distendue anormalement ou mal soutenue par-dessous tend à pendre dans la cavité abdominale et à allonger son revêtement péritonéal. Raynal l'a observé 2 fois sur 40 sujets, Siraud 8 fois sur 50, chiffre qui me paraît anormal, et Jacquemet 1 fois seulement sur 200 foies.

Conduits hépato-cystiques. — Ces conduits s'étendent directement du foie à la vésicule biliaire dans laquelle ils viennent s'ouvrir, ce qui n'empêche pas la présence du canal cystique ordinaire. Ils sont normaux chez beaucoup d'animaux, le bœuf, le chien, le mouton, le lièvre, etc., leur nombre et leur constance étant d'ailleurs sujets à variations. On en connaît de rares observations chez l'homme. Paulet en cite trois.

Canaux cystiques anormaux. — Huschke mentionne une pièce sur laquelle, outre le canal cystique, deux conduits partaient de la vésicule pour s'ouvrir dans le duodénum.

Absence du canal hépatique commun. — Dans le cas de fusion tardive des deux branches d'origine du canal hépatique, le canal cystique se jette dans la bifurcation même ou l'angle de réunion de ces deux branches; la longueur du canal hépatique est nulle et le cholédoque semble naître par trois racines. Cette disposition a été rencontrée par de nombreux observateurs, Sappey, Faure, Raynal, Helly, Barkow....

Cloisonnement longitudinal du cholédoque. — Meckel a signalé des cas de dédoublement du canal cholédoque par une cloison courte ou longue, qui paraît être la continuation de l'éperon qui sépare ses deux racines.

Bifurcation. — On a vu le cholédoque bifurqué débouchant par sa branche anormale dans l'iléon, l'estomac, le pancréas.

Embouchure anormale du cholédoque. — Dans des cas exceptionnels, on a observé l'embouchure du cholédoque dans un point anormal du duodénum, dans l'œsophage et plusieurs fois dans l'estomac.

Absence et oblitération des canaux sécréteurs de la bile. — On a plusieurs fois signalé l'absence ou l'oblitération complète du canal hépatique et du canal cholédoque. Cette anomalie entraîne la mort avec ictère dans les premiers jours de la naissance. Elle est souvent accompagnée d'atrophie ou d'absence de la vésicule biliaire et de son conduit. O. Giese a réuni 25 observations de cette malformation. Toutefois un certain nombre de cas d'oblitération simple du cholédoque et de ses affluents paraissent pouvoir être rapportés à une inflammation ou à une syphilis de la période fœtale.

O. Giese. Ueber Defect und congenitale Obliteration der Gallenausführungsgänge. *Inaug. Dissert.*, Bonn, 1896. — Voy. aussi J. Thomson. On congenital obliteration of the bile ducts. Edinburgh, 1892. Je n'ai pu consulter ce travail — et Hébert cité plus haut.

Sur les Anomalies des voies biliaires : Huschke. Encyclopédie anatom. *Splanchnologie*, 1845. — Paulet. Article « Voies biliaires ». *Dictionn. encyclop. des Sc. méd.*, 1876. — Jacquemet. Considérations sur les anomalies du foie et des voies biliaires, *Thèse de Lyon*, 1896.

Sur l'Anatomie comparée : Paulet, *loc. cit.* — H. Rex. Beiträge z. Morphologie der Saügerleber. *Morphol. Jahrbuch*, 1888. — Doyon. Organes moteurs des voies biliaires. *Thèse de doctorat ès sciences*, Lyon, 1893.

CHAPITRE DEUXIÈME

STRUCTURE DES VOIES BILIAIRES

Par A. SOULIÉ

Les voies biliaires, quoiqu'elles dérivent directement de l'intestin, ne rappellent pas, par leur constitution, cette origine première ; nous ne retrouvons pas, en effet, dans ces conduits les tuniques si hautement différenciées du tube digestif, et c'est à peine si nous pouvons leur distinguer une tunique muqueuse et une tunique fibreuse ou fibro-musculeuse. Nous aurons à examiner la structure de chacune des parties des voies biliaires qui ont été étudiées séparément au point de vue descriptif, c'est-à-dire que nous exposerons la composition histologique : 1° du canal hépatique ; 2° de la vésicule biliaire ; 3° du canal cystique, et 4° du canal cholédoque.

1° Canal hépatique. — Nous décrirons successivement : *a*) la tunique muqueuse, et *b*) la tunique fibro-musculeuse.

a) ***Tunique muqueuse.*** — La tunique muqueuse paraît au premier abord assez régulière, malgré les quelques plis qu'elle présente. Nous ferons remarquer en passant que ces plis limitent, sur toute l'étendue des voies biliaires, des dépressions (aréoles, fossettes ou cryptes suivant les auteurs) visibles à l'œil nu, et qui acquièrent dans la vésicule leurs plus grandes dimensions. Ces aréoles rappellent celles que l'on observe à la surface de la muqueuse urétrale ; aussi Hyrtl comme on l'a vu précédemment, les a-t-il désignées par analogie sous le nom de *lacunes biliaires*. C'est dans le fond de ces lacunes que s'ouvrent les glandes biliaires.

Comme toutes les membranes muqueuses, celle du canal hépatique est constituée par deux couches surperposées : α) un épithélium, et β) un derme ou chorion.

α) *Épithélium.* — L'épithélium est cylindrique simple ; il résulte de la juxtaposition d'une série de cellules prismatiques ou cylindriques de 20 à 25 μ de haut sur 5 à 6 μ de large, fortement tassées les unes contre les autres. Le corps cellulaire est légèrement granuleux et présente à sa surface libre un plateau finement strié rappelant à la fois la cuticule des cellules des conduits biliaires et le plateau des cellules intestinales ; le noyau, vivement teinté par les réactifs, a son grand axe dirigé verticalement comme celui de l'élément cellulaire. On a décrit entre les bases des cellules cylindriques d'autres formations cellulaires plus réduites qui prennent fortement les réactifs colorants et qui paraissent destinées à la rénovation de l'épithélium. Ces cellules sont très rares et très difficiles à observer, si tant est qu'elles existent ; il en est de même des cellules caliciformes. La bile exerce une action destructive très énergique sur l'épithélium des voies biliaires, et il faut pour le conserver en bon état, faire une fixation rapide avec un liquide contenant de l'acide osmique ; encore faut-il injecter le fixateur à l'intérieur du conduit ou ouvrir celui-ci et l'étaler pour chasser complètement la bile.

β) *Chorion*. — La limite entre l'épithélium et le derme de la muqueuse est à peine indiquée par une très mince bordure de substance amorphe, décrite sous le nom de membrane basale. Le chorion, assez riche en capillaires sanguins, laisse voir, de distance en distance, quelques élevures correspondant aux plis de la muqueuse et qui circonscrivent les lacunes biliaires; il est surtout constitué par de nombreuses cellules conjonctives et par quelques fibrilles élastiques plongées dans une matière amorphe assez abondante. Les fibrilles conjonctives ou élastiques deviennent de plus en plus nombreuses à mesure qu'on se rapproche de la tunique fibreuse avec laquelle le chorion de la muqueuse se continue insensiblement, sans qu'il soit possible de voir une différenciation analogue à celle qui forme la sous-muqueuse dans le tube intestinal.

b) **Tunique fibro-musculeuse.** — La tunique fibro-musculeuse est essentiellement formée par des lames conjonctives dont la plus grosse part affectent une direction concentrique à la lumière du canal. Il est d'usage d'insister sur la richesse des voies biliaires en fibres élastiques; ces éléments nous ont paru assez clairsemés dans le canal hépatique. Au voisinage de la muqueuse, on trouve des culs-de-sac de glandes analogues à celles des conduits biliaires; dans la partie externe, on aperçoit, avec quelques vaisseaux sanguins et quelques fascicules nerveux à fibres pâles, des fibres musculaires lisses groupées en faisceaux. Ces faisceaux, dont la direction est à peu près uniquement longitudinale, n'arrivaient pas à former une couche continue dans nos préparations du canal hépatique de l'homme.

La disposition des fibres musculaires dans les voies biliaires a fait dans ces dernières années l'objet de plusieurs mémoires dus à Doyon, à Znaniecki et à Hendrickson. D'après Znaniecki, dont l'opinion s'appuie sur un certain nombre d'observations chez l'homme, le canal hépatique et les conduits excréteurs de la bile en général présentent toujours, dans leur tunique externe, des faisceaux isolés de fibres musculaires, les uns assez minces, les autres plus épais, tous caractérisés par leur direction longitudinale, mais il ne saurait être question d'une couche musculaire régulière. Les conclusions d'Hendrickson sont sensiblement différentes; pour cet auteur, dont les recherches ont porté sur le lapin, sur le chien et sur l'homme, il existe, en particulier chez le lapin et chez l'homme, des faisceaux musculaires à direction longitudinale, transversale et oblique. Les quelques préparations que nous avons pu examiner ne nous permettent pas d'adhérer aux données d'Hendrickson : si, par place, les éléments musculaires affectent une disposition plexiforme, on n'est pas autorisé, croyons-nous, à déclarer qu'il y a là trois assises superposées. D'ailleurs, la direction principale, et souvent la seule, des faisceaux musculaires lisses est longitudinale.

Le canal hépatique est abondamment pourvu de glandes biliaires dont le diamètre varie de 0.5 à 2 millimètres; les unes sont situées en dedans des fibres musculaires, ce sont les plus petites, tandis que la plupart sont beaucoup plus volumineuses et font une saillie notable en dehors des parois du canal. Les renflements utriculaires mesurent de 70 à 90 μ, d'après Kölliker, et les conduits excréteurs qui répondent à un très grand nombre d'utricules s'ouvrent dans les lacunes biliaires par des orifices de 0,2 à 0,3 millimètre.

2° **Vésicule biliaire**. — La vésicule biliaire, dont l'épaisseur varie de 0,75 à 2 mm. (Sudler), se laisse facilement diviser, après un séjour de 24 heures dans une solution étendue d'acide acétique, en trois tuniques : une interne, une moyenne et une externe.

a) ***Tunique interne ou muqueuse***. — La tunique interne ou muqueuse

SOULIÉ.

(0,25 mm., Sudler), examinée par sa face libre, présente un aspect gaufré et montre un nombre considérable de plis lamelleux et de crêtes circonscrivant des dépressions polygonales connues sous le nom d'aréoles. Examinées à la loupe, ces aréoles en laissent voir de plus petites à leur intérieur; la hauteur des plis qui les limitent est donc très variable, et si quelques-uns sont à peine visibles à l'œil nu, d'autres atteignent jusqu'à un demi-millimètre. La plupart des plis ou des crêtes s'effacent par la distension, mais les plus volumineux persistent; aussi pourrait-on adopter, comme pour l'estomac, la division en plis permanents et en plis transitoires ou temporaires. Ce qui caractérise tous ces plis, c'est leur richesse en vaisseaux, qui apparaissent excessivement nombreux sur les pièces injectées.

La muqueuse de la vésicule biliaire est formée : α) d'un épithélium; β) d'un chorion.

α) *Épithélium*. — L'épithélium consiste en une seule assise de cellules cylindriques, de 20 à 25 μ de haut sur 4 à 5 μ de large, et fortement tassées les unes contre les autres; toutefois, leur zone superficielle ou apicale rappelle par sa transparence la portion mucipare des cellules de revêtement de la muqueuse gastrique; leurs autres caractères les rapprochent de celles du canal hépatique. Steiner a nié l'existence d'une cuticule ou d'un plateau sur ces cellules; comme à la plupart des auteurs, ce plateau nous a paru très net. Virchow, et plus récemment Ranvier (1886), ont signalé la présence de fines granulations graisseuses dans les cellules épithéliales de la vésicule biliaire, granulations que Cohn (1892) a également observées dans les cellules du canal hépatique; il s'agit là très probablement d'un processus d'élimination, ainsi que tendent à le montrer les expériences de Doyon et Dufourt (1896). Ces auteurs ont établi, en effet, que les parois de la vésicule, chez le chien, éliminent de la cholestérine. D'après Stoïanoff (1900) on n'observe pas, chez le chien, de cellules caliciformes entre les cellules prismatiques, comme quelques auteurs en ont décrites chez l'homme et chez la plupart des mammifères.

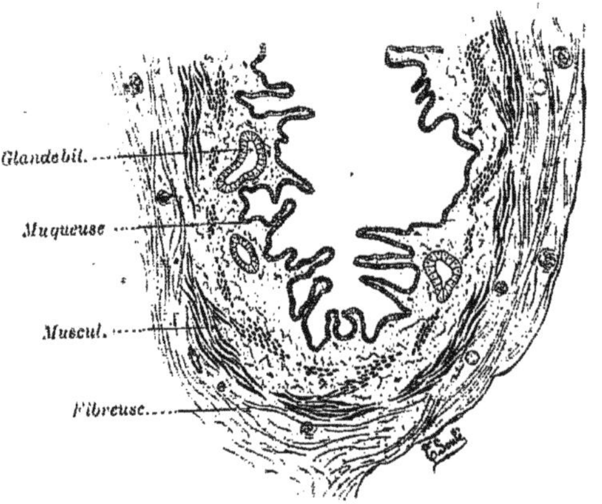

Fig. 455. — Vésicule biliaire. Gr. 28 diamètres.
Coupe transversale, un peu schématisée, sur un enfant de deux ans.

β) *Chorion*. — Les cellules épithéliales reposent sur une mince bordure homogène que l'on a assimilée à une membrane basale. Le derme apparaît sous deux aspects différents, suivant qu'on l'examine au contact de l'épithélium ou au voisinage de la tunique moyenne. Au contact de l'épithélium, il se colore en rose pâle par le picrocarmin, la matière amorphe et les éléments cellulaires y sont abondants, tandis que les fibres conjonctives et élastiques y sont rares; dans les plis ou dans les crêtes, on aperçoit exclusivement de la matière amorphe et des cellules conjonctives entourant des anses capillaires. C'est une variété de tissu conjonctif analogue à celle décrite par Ch. Robin sous le nom de tissu phanérophore, et dont la coupe rappelle dans son ensemble celle d'une villosité intestinale; il est le siège d'une infiltration lymphoïde assez abondante, qui, par place, se condense en de véritables follicules clos. Dans sa partie profonde, le tissu conjonctif du derme change de caractère, il devient plus dense, plus riche en éléments fibrillaires, particulièrement en fibres élastiques, et se continue insensiblement avec les travées connectives interposées aux faisceaux musculaires de la tunique moyenne.

Les parois de la vésicule biliaire possèdent des glandes, observées pour la première fois par Vicq d'Azyr (1805); petites et peu nombreuses à l'état normal, elles s'hypertrophient au cours des affections pathologiques. Les unes, confinées dans le derme de la muqueuse, ont la forme d'étroites glandes tubuleuses; les autres, qui n'existent que dans 1/5 des cas (Bolay, 1900), s'enfoncent dans la tunique moyenne et prennent l'apparence de véritables glandes en grappes. L'épithélium du conduit excréteur est en tous points semblable à celui de la vésicule; quant à l'épithélium des culs-de-sac il est constitué par des cellules cylindriques claires rappelant par leur zone apicale l'aspect des glandes muqueuses, ce qui permet de supposer que ces glandes sécrètent le mucus qui se trouve mélangé à la bile. Les glandes de la vésicule sont les plus petites et les moins nombreuses de toutes les voies biliaires; d'après Luschka, on en compte seulement de 6 à 15 dans la vésicule d'une homme adulte.

b) ***Tunique moyenne ou fibro-musculeuse.*** — La tunique moyenne, appelée quelquefois fibreuse, d'autres fois musculeuse, est formée par des fibres musculaires lisses, disposées sur plusieurs plans et entremêlées d'éléments conjonctifs et élastiques. Ces fibres musculaires, découvertes par Duverney en 1761, ont été retrouvées depuis par tous les auteurs. Sur un fragment de tunique moyenne examinée à plat et à un très faible grossissement, on aperçoit un feutrage de faisceaux musculaires isolés les uns des autres; les fibres lisses affectent, en majeure partie, une direction transversale par rapport à l'axe de la vésicule, d'autres sont longitudinales et quelques-unes obliques. Les coupes de la vésicule biliaire, chez l'homme (fig. 455) montrent, en effet, que les fibres musculaires groupées en faisceaux ont une disposition générale plexiforme, et qu'il n'y a pas, à proprement parler, une couche continue, puisqu'on trouve toujours entre les faisceaux d'assez fortes lames conjonctives. Les fibres externes, les plus nombreuses et les plus serrées, ont une direction circulaire sans former toutefois un anneau continu; les fibres internes, rangées sur deux plans dont l'épaisseur totale n'égale pas celle des fibres externes, sont groupées en faisceaux longitudinaux réunis de distance en distance par des faisceaux obliques plus grêles. D'après Kölliker, l'épaisseur de la couche musculaire varie entre 70 et 90 μ. L'adhérence assez intime de la tunique moyenne avec la tunique interne a fait dire à quelques auteurs que les éléments musculaires de la vésicule représentaient l'analogue de la musculaire muqueuse des parois intestinales. Cette opinion ne nous paraît pas devoir être admise, parce que les faisceaux musculaires ne suivent pas les plis et dépressions de la muqueuse biliaire, et qu'elles sont placées dans du tissu conjonctif assez dense, essentiellement différent du tissu plus lâche de la muqueuse.

c) **Tunique externe.** — La tunique externe, appelée parfois *tunique séreuse*, est spéciale à la vésicule et ne se rencontre pas sur les autres parties des voies biliaires. Elle est formée par le feuillet viscéral du péritoine qui tapisse la surface libre de la vésicule, dont la tunique fibro-musculeuse adhère partout ailleurs au parenchyme hépatique par l'intermédiaire d'un tissu cellulaire lâche. Dans la partie séreuse, le feuillet péritonéal apparaît avec ses caractères ordinaires; il est réuni à la tunique sous-jacente par du tissu conjonctif lâche, ce qui permet à certains auteurs (Sudler) d'affirmer l'existence d'une sous-séreuse. Entre la tunique externe et la tunique moyenne, on rencontre un assez grand nombre de vaisseaux sanguins et de nerfs à fibres pâles.

3° **Canal cystique.** — Le canal cystique présente à considérer une tunique interne ou muqueuse, et une tunique externe ou fibro-musculeuse.

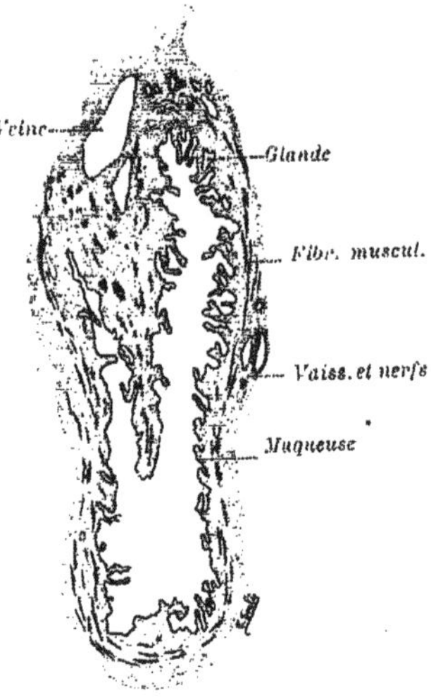

Fig. 456. — Canal cystique. Gr. 8 diamètres.
Coupe transversale sur une femme adulte. Une valvule se projette dans la lumière du canal.

a) **Tunique muqueuse.** — La tunique muqueuse est formée d'un épithélium et d'un chorion.

L'épithélium n'offre aucun caractère spécial qui le distingue de celui du canal hépatique ou de celui de la vésicule biliaire; le chorion, essentiellement constitué par du tissu conjonctif riche en substance amorphe, ne diffère pas sensiblement de celui de la vésicule biliaire. Les élevures ou crêtes y sont plus rares, mais la richesse vasculaire est à peu près la même que celle de la vésicule. Les valvules du canal cystique ne sont, à proprement parler, que des plis lamelleux plus volumineux et permanents de la muqueuse, bien que le tissu conjonctif assez dense qui constitue leur charpente renferme quelques éléments musculaires lisses (fig. 456). D'après Hendrickson, seules les fibres longitudinales pénètrent dans la valvule de Heister, dont la base est entourée circulairement par quelques fibres transversales.

b) **Tunique fibro-musculeuse.** — La tunique externe ou fibro-musculeuse est composée de lames conjonctives entre lesquelles se montrent quelques éléments élastiques et des faisceaux musculaires. Pour Hendrickson, la disposition des fibres lisses rappelle celle qu'on observe dans la vésicule biliaire; pour Znaniecki, au contraire, de toutes les voies biliaires, le canal cystique est le plus pauvre en éléments musculaires. C'est cette dernière opinion qui nous paraît la plus vraisemblable, car sur le canal cystique d'un enfant de 2 ans, les fibres musculaires nous ont paru assez rares; elles étaient surtout groupées en petits faisceaux à direction circulaire. Ajoutons encore que Tobien (1853) a décrit à l'origine du canal cystique un anneau de fibres lisses qui constituerait un sphincter à la vésicule biliaire. Cet anneau, probablement inconstant, ne paraît pas avoir été retrouvé depuis, car il n'est signalé par aucun auteur; pour Stoïanoff (1900), seule la présence des valvules permet de reconnaître le col de la vésicule et le début du canal cystique.

Dans la portion initiale du canal cystique, les glandes sont peu nombreuses et affectent les mêmes caractères que celles de la vésicule biliaire; dans la moitié inférieure, au contraire, elles sont plus abondantes et ne diffèrent en rien des glandes du canal hépatique. La richesse en nerfs et en vaisseaux du canal cystique égale presque celle la vésicule biliaire.

Au niveau de l'union des conduits hépatique et cystique, chaque canal conserve ses caractères propres; les formations glandulaires sont sensiblement plus nombreuses dans le canal hépatique, les franges villeuses et les dépressions en forme de cryptes plus abondantes du côté du canal cystique. Les deux conduits sont séparés par un éperon à peu près uniquement formé par la muqueuse à la partie profonde de laquelle on retrouve quelques fibres musculaires provenant du canal cystique et disposées circulairement.

4° **Canal cholédoque.** — La structure du canal cholédoque varie sensiblement selon que l'on examine la partie située en dehors des parois du

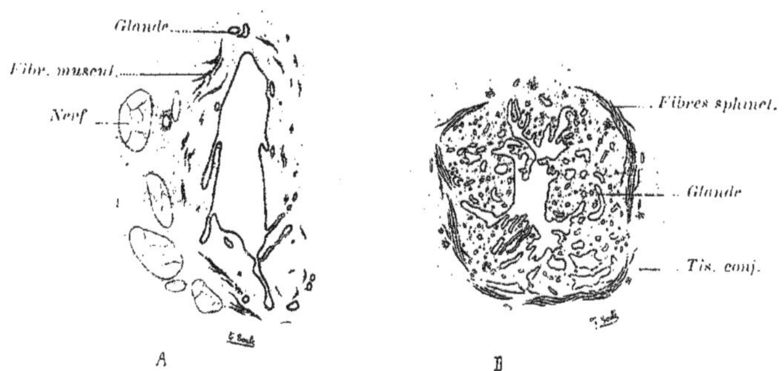

Fig. 457. — Canal cholédoque.

Coupe transversale. — A, région supérieure sur un enfant de 2 ans, grossissement 18 diamètres; B, région de l'ampoule de Vater sur une femme adulte, grossissement 7 diamètres.

duodénum ou extra-pariétale, ou bien celle qui chemine dans les parois de l'intestin, partie intra-pariétale.

a) **Partie extra-pariétale.** — La moitié supérieure du cholédoque offre un type de transition ménagée entre les conduits hépatique et cystique, et la région voisine de l'ampoule de Vater.

Le derme de la muqueuse, revêtu de l'épithélium commun à toutes les voies biliaires, est divisé en deux couches distinctes. La couche interne, richement vascularisée, se distingue par l'abondance de la matière amorphe et des éléments cellulaires. La couche externe, plus pauvre en éléments cellulaires, laisse voir un assez grand nombre de fibres élastiques et se continue graduellement avec la tunique externe ou fibro-musculeuse. Celle-ci, formée d'un assez grand nombre de lames conjonctives juxtaposées, renferme des faisceaux de fibres musculaires longitudinales et quelques faisceaux de fibres plexiformes (fig. 457). Les glandes perdent peu à peu leur caractère de glandes utriculaires simples; elles sont plus développées, plus ramifiées, et l'on peut voir apparaître dans leurs culs-de-sac sécrétants de véritables cellules muqueuses de 12 à 15 μ de hauteur.

Les plis ou crêtes qui limitent les aréoles de la muqueuse, encore assez rares à l'union des conduits cystique et hépatique, deviennent de plus en plus nombreux et s'enchevêtrent de telle sorte que, vers sa partie inférieure, le cholédoque se montre sur les coupes avec un aspect déchiqueté caractéristique.

b) **Partie intra-pariétale.** — A partir du tiers inférieur de son trajet, et surtout de la portion qui traverse la paroi du duodénum, la structure du canal cholédoque se modifie dans sa tunique fibro-musculeuse et dans sa tunique muqueuse. Les fibres lisses deviennent plus nombreuses, et on aperçoit nettement quelques faisceaux de fibres circulaires embrassant dans leur courbe les fibres longitudinales; les glandes de la muqueuse sont plus volumineuses et marquent la transition avec les glandes de la région vatérienne. Nous allons insister plus particulièrement sur la portion du cholédoque qui chemine dans les parois de l'intestin, et nous terminerons par quelques mots sur la structure de l'ampoule de Vater.

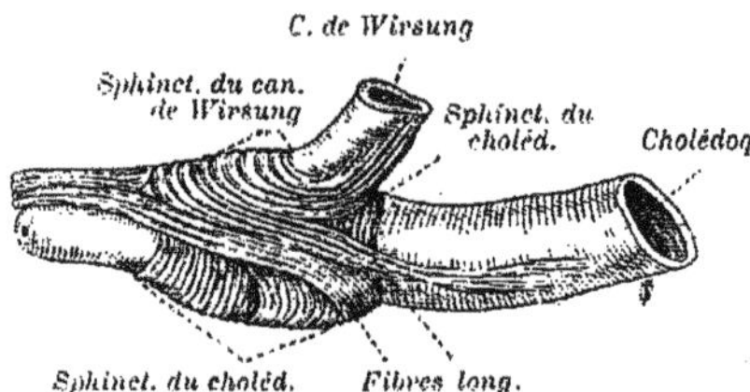

FIG. 458. — Sphincter du cholédoque chez l'homme. D'après Hendrickson.

Lorsque le canal cholédoque s'engage dans la paroi duodénale, la tunique musculaire de l'intestin présente une solution de continuité très nette. Sur les coupes (fig. 459), la couche circulaire placée au-dessus et en dedans du cholédoque s'épaissit progressivement jusqu'au point où elle se trouve interrompue et où les fibres annulaires s'enchevêtrent et semblent se continuer, par places, avec les fibres longitudinales; en dehors du cholédoque, la tunique musculeuse du duodénum conserve à peu près son épaisseur sur les deux couches, puis elle cesse brusquement un peu au-dessus du canal pancréatique. D'après Letulle et Nattan-Larrier (1898), le cholédoque et le canal de Wirsung dissocient les couches musculaires en leur empruntant quelques fibres; d'après Znaniecki au contraire, les fibres lisses de l'intestin restent distinctes de celles du cholédoque, mais elles paraissent épaissies. D'autre part, le nombre des fibres transversales du cholédoque augmente sensiblement au niveau de l'abouchement de ce conduit dans l'ampoule de Vater, au point de constituer un véritable sphincter. Ce sphincter (fig. 458), dont la présence avait été constatée, au point de vue fonctionnel, par Glisson (1681), a été démontré par Oddi (1887) sur des coupes et sur des pièces macroscopiques obtenues par macération dans un mélange d'acide nitrique, de glycérine et d'eau. Au premier abord, sur les préparations macroscopiques, on peut croire à une modification

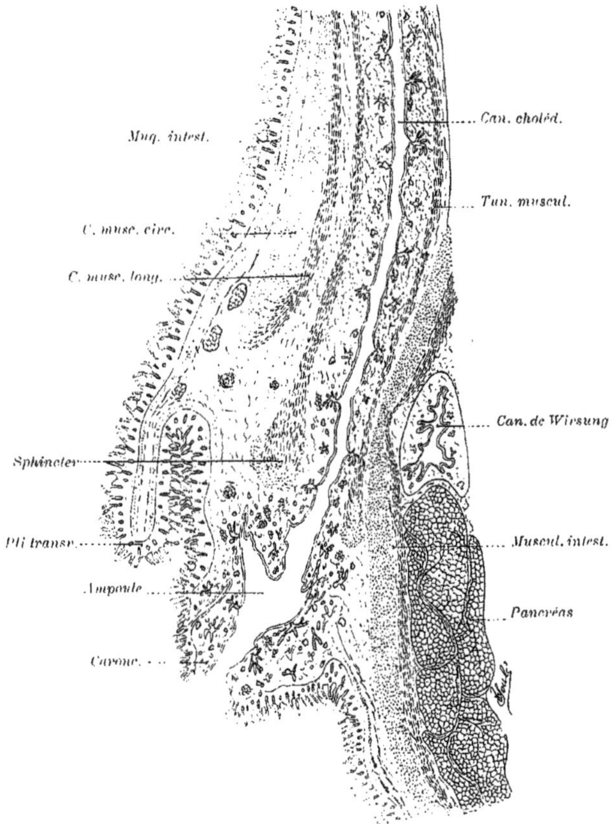

FIG. 459. — Ampoule de Vater. Gr. 4 diamètres.
Coupe longitudinale demi-schématique intéressant le canal cholédoque sur une femme adulte.

particulière des fibres circulaires de l'intestin, mais les coupes semblent montrer (fig. 459) qu'il s'agit bien d'une formation surajoutée. Oddi a conclu fermement à l'existence d'un véritable sphincter à fibres lisses, dont la fonction est de rendre intermittent l'écoulement de la bile. Les recherches ultérieures de Doyon (1893), de Znaniecki, d'Hendrickson et d'Helly ont complété la description d'Oddi. Doyon, dans son excellente thèse, a montré le rôle physiologique et le mode de fonctionnement du sphincter. Znaniecki a constaté un épaississement notable des fibres circulaires de l'intestin au voisignage du sphincter, épaississement sur lequel le sphincter prendrait point d'appui, d'après Hendrickson. Helly (1899) a confirmé ces données et a signalé en outre l'existence de fibres longitudinales dans le sphincter et dans la région ampullaire, fibres dont le rôle principal lui paraît être la rétraction de la grande caroncule. Le canal de Wirsung, à son abouchement dans l'ampoule de Vater, présente une disposition sphinctérienne analogue, et en partie indépendante de celle du cholédoque. Toutefois la description précédente ne doit pas être généralisée, car si quelques animaux possèdent une formation sphinctérienne bien différenciée, il n'en est pas de même de tous les mammifères. En effet, chez le chien d'après Stoïanoff (1900), le cholédoque, après avoir franchi par un orifice arrondi la couche des fibres longitudinales du duodénum s'engage dans la couche des fibres circulaires entre lesquelles il chemine sur une longueur de plus de 1 centimètre. Le cholédoque se trouve donc logé dans un canal musculaire dont l'ensemble peut être assimilé à un sphincter étalé en surface et ayant conservé ses connexions avec la couche circulaire dont il émane, mais il ne saurait être question d'un sphincter distinct et isolé. Nous avons remarqué, en outre, sur plusieurs préparations des modifications particulières dans la musculature intestinale au niveau de la région vatérienne, en particulier l'épaississement du tissu conjonctif de la sous-muqueuse (surtout dans le pli transversal) et la disparition de la musculaire muqueuse dans toute l'étendue de l'ampoule. D'après Helly, au contraire, les fibres de la musculaire muqueuse se perdent dans le sphincter du cholédoque.

La tunique muqueuse de la portion inférieure du cholédoque se caractérise par l'abondance des plis qui s'enchevêtrent les uns avec les autres, et entre lesquels s'ouvrent de nombreuses glandes ramifiées ayant encore le type des glandes biliaires, mais dont le volume de la partie sécrétante s'est considérablement accru. D'après Letulle et Nattan-Larrier (1898), au niveau de la terminaison du cholédoque, la muqueuse serait assez souvent lisse sur une étendue d'un centimètre environ. Le derme de la muqueuse, riche en matière amorphe et en éléments cellulaires, renferme les culs-de-sac des glandes autour desquelles se dispose un réseau capillaire serré; les plis sont également très vasculaires. L'épithélium, constitué par des cellules cylindriques de 25 à 30 μ, laisserait voir de distance en distance quelques éléments caliciformes (Kölliker, Renaut); ces cellules, dont la présence est niée par Letulle et Nattan-Larrier, existent chez la plupart des mammifères, mais elles ne se rencontraient que dans quelques-unes de nos préparations sur l'homme. La hauteur des cellules cylindriques, la facilité avec laquelle elles prennent les colorants, permettent de les différencier des cellules du canal de Wirsung qui sont plus basses (12 à 15 μ), et des cellules de l'intestin qui restent plus pâles. La transition entre l'épithélium du cholédoque, qui se poursuit dans l'ampoule, et l'épithélium intestinal nous a paru se faire au sommet de la papille.

La région de l'ampoule de Vater prend un aspect spécial dû au nombre considérable de glandes dont elle est pour ainsi dire farcie. Nous venons de dire que l'épithélium est à peu près le même que celui du cholédoque; quant au derme, c'est à peine si on peut l'apercevoir entre les innombrables culs-de-sac glandulaires. Les glandes vatériennes sont des glandes particulières qui se distinguent très nettement des glandes à type biliaire du cholédoque, des formations glandulaires à type pancréatique du canal de Wirsung, et des glandes de Brünner qui sont toujours groupées en amas. Ce sont des glandes en grappes ou en tubes très ramifiés, pourvues d'un canal excréteur dont le revêtement rappelle surtout celui du cholédoque. Quant à la partie sécrétante, elle est formée de cellules moins réfringentes que celles des glandes de Brünner; ce sont des éléments de 15 à 20 μ, les uns clairs et transparents, les autres granuleux et, parmi les granulations, on peut mettre en évidence des granulations analogues à du zymogène (Pilliet).

VAISSEAUX DES VOIES BILIAIRES

Nous étudierons : 1° les vaisseaux sanguins; 2° les vaisseaux lymphatiques.

1° **Vaisseaux sanguins.** — Les plus importants sont ceux de la vésicule biliaire; ce sont ceux que nous étudierons surtout.

a) **Artères.** — α) *Vésicule biliaire.* — La vésicule biliaire reçoit ses artères de deux sources : 1° des artères perforantes qui vont directement du foie à sa face supérieure; 2° du rameau cystique de l'artère hépatique. L'artère cystique (Voy. T. II, p. 768) naît de la branche droite de l'artère hépatique, du tronc principal ou encore de la branche du lobe carré; elle se porte d'arrière en avant sur une longueur de 2 centimètres en passant d'abord au-dessus du canal cystique, puis sur sa paroi gauche, et arrive au col de la vésicule biliaire. Là, elle se divise en deux branches, l'une droite et l'autre gauche qui longent les faces latérales du corps de la vésicule, et qui vont s'anastomoser en arcade sur le fond de cet organe (fig. 443). Siraud a signalé vers la partie moyenne du corps de la vésicule une anastomose sous-muqueuse constante. Les branches de l'artère cystique vont former un plexus entre la tunique externe et la tunique moyenne, et donnent un nombre considérable de rameaux pour la tunique interne ou muqueuse; nous avons insisté plus haut sur la richesse vasculaire des plis et des crêtes.

β) *Canaux biliaires.* — D'après J.-L. Faure, le canal cystique reçoit toujours, près de son origine, une ou deux branches que lui abandonne l'artère cystique, et qui vont s'anastomoser sur le cholédoque avec les rameaux fournis à ce canal par l'artère hépatique. Le cholédoque est irrigué dans sa partie inférieure par de fines artérioles émanées de la pancréatico-duodénale; au voisinage de l'ampoule sa circulation est solidaire de celle de la paroi intestinale dans laquelle il est inclus.

b) **Veines.** — α) *Vésicule biliaire.* — Les veines cystiques sont, comme les artères, de deux ordres : les *veines cystiques profondes*, qui, nées du fond de la face supérieure du corps, pénètrent dans la fossette cystique et forment un système de veines portes accessoires, et les *veines cystiques superficielles*, satellites des branches artérielles. Ces dernières, au nombre de deux par branche artérielle, débouchent par un ou deux troncs dans la branche droite du sinus porte (Voy. t. II, p. 1007-1010).

β) *Canaux biliaires.* — Les veines du canal cystique se jettent, celles de la portion initiale dans les veines cystiques profondes, et celles de la portion terminale dans le tronc porte (J.-L. Faure). Quant aux veines du cholédoque, elles accompagnent les artères; elles sont tributaires, dans la partie supérieure du canal, des veines cystiques superficielles ou du tronc porte, et, dans la partie inférieure, des veines pancréatico-duodénales.

2° **Vaisseaux lymphatiques.** — *a*) *Vésicule biliaire.* — Les vaisseaux lymphatiques de la vésicule sont figurés dans les atlas de Bonamy, Beau et Broca, dans celui de Sappey et dans les planches de Sudler (1901). A la face inférieure, se trouve un grand plexus sous-péritonéal dont les troncs émissaires vont, sur le bord gauche, s'unir à ceux du lobe carré avec lesquels ils se jettent soit dans un ganglion spécial à peu près constant, le *ganglion du col*, soit dans les ganglions du hile. Les troncs qui cheminent sur le bord droit, moins nombreux vont se joindre à ceux du lobe droit du foie. A la face supérieure, il n'y a que quelques fins vaisseaux, qui, nés du bord droit, croisent obliquement cette face pour aboutir aux ganglions du hile.

D'après Deutsch (1875), les lymphatiques de la muqueuse sont en connexion avec ceux de la séreuse, et ils s'unissent avec ceux du foie par des vaisseaux communs qui se trouvent au niveau du sillon transverse.

b) *Canaux biliaires.* — Les lymphatiques des conduits biliaires se comportent de la façon suivante : ceux des canaux hépatique, cystique et de la partie supérieure du cholédoque aboutissent aux ganglions du hile; quant à ceux de la portion inférieure du cholédoque et de la région vatérienne, ils se rendent très probablement aux ganglions qui avoisinent la tête du pancréas. Il y aurait là, à cause des néoplasmes spéciaux à cette région, un point très intéressant à étudier, afin de montrer les relations du système lymphatique du cholédoque avec celui du duodénum au niveau de l'ampoule de Vater.

NERFS DES VOIES BILIAIRES

Les nerfs des voies biliaires ont la même origine que ceux du parenchyme hépatique (Voy. T. III, p. 1112). Ils se détachent des plexus qui entourent la veine porte et l'artère hépatique; quelques filets cheminent le long du cholédoque à la surface duquel on les aperçoit facilement. Étudiés tout d'abord par Gerlach (1873) sur le cholédoque et sur la vésicule biliaire du cobaye, ils ont fait depuis l'objet de nouvelles recherches de la part de Ranvier (1880) sur le rat, et de Doyon (1893) sur divers animaux. Malgré l'opinion contradictoire de Variot (1882), ces auteurs ont conclu qu'ils étaient uniquement formés de fibres de Remak groupées en petits troncs, et enveloppés d'une gaine lamelleuse. Ces nerfs se rendent, pour la plupart, aux éléments musculaires des voies biliaires et sont sous la dépendance du système sympathique; Doyon a montré en effet que l'excitation du grand splanchique amenait la contraction lente et soutenue de la vésicule et des différents canaux biliaires, tandis que l'excitation du pneumogastrique (Courtade et Guyon) produit la contraction brusque de la vésicule.

L'étude de la disposition des filets et des plexus nerveux dans les voies biliaires a été faite surtout pour la vésicule. Les rameaux nerveux forment contre la couche des fibres circulaires un riche plexus désigné sous le nom de *plexus principal*; malgré son arrangement très irrégulier, on a voulu le comparer au plexus d'Auerbach. Le plexus principal renferme en ces points nodaux des éléments cellulaires appartenant à plusieurs types (Dogiel). Ces cellules, groupées par places en petits ganglions, représentent des neurones moteurs, des neurones sensitifs et des neurones d'association que l'on peut différencier par leur forme extérieure et par leurs relations; les cellules motrices rappellent les éléments multipolaires des ganglions sympathiques. Le plexus principal fournit : 1° des filets moteurs aux faisceaux musculaires de la tunique moyenne et à la paroi des vaisseaux, et 2° d'autres filets qui vont constituer dans la muqueuse un *plexus secondaire* à larges mailles. Ranvier a pu suivre certaines fibres de ce plexus secondaire jusqu'au niveau de l'épithélium, mais il n'a pas observé de terminaisons intra-épithéliales. On peut considérer très vraisemblablement ces fibres comme sensitives.

Les recherches expérimentales de Doyon ont montré que les ganglions des plexus de la vésicule biliaire fonctionnent comme un centre périphérique automoteur.

Bibliographie *des principaux mémoires récents ayant trait à l'histologie des voies biliaires.* — ODDI. D'une disposition à sphincter spéciale de l'ouverture du canal cholédoque. *Archives italiennes de biologie*, t. VIII, 1887. — T. COHN. Histologisches und Physiologisches über die grossen Gallenwege und die Leber. *Inaug. Diss., Breslau*, 1892. — DOYON. Étude analytique des organes moteurs des voies biliaires chez les vertébrés. *Th. Scienc. Paris*, 1893. — PILLIET. Sur la structure de l'ampoule de Vater. *C. R. Soc. Biol.*, 1894, p. 549. — ZNANIECKI. Beiträge zur Kenntniss der Wanderungen des Ductus cysticus, hepaticus und choledochus, nämentlich der Muskelfasern des letzteren in der Portio duodenalis. *Inaug. Diss., Greifswald*, 1894-1895. — LETULLE et NATTAN-LARRIER. L'ampoule de Vater. *Arch. des Sciences médicales*, mai-juillet 1898, et *Soc. Anat. Paris*, 1898, n° 13. — HENDRICKSON. A study of the Musculature of the entire extra-hepatic biliary System including that of the duodenal portion of the common bile-duct and of the sphincter. *Bull. of Johns Hopkins Hosp. Baltimore.* Vol. 9, n° 90-91, p. 221, 1898. — DOGIEL. Ueber den Bau der Ganglien in den Geflechten des Darmes und der Gallenblase des Menschen und der Saügethiere, *Archiv. für Anatomie*, S. 130, 1899. — K. HELLY. Die Schliessmuskulatur an den Mündungen der Gallen und der Pankreasgänge. *Archiv. für mikrosk. Anatomie*, Bd. 54, S. 614, 1899. — D. STOIANOFF. Recherches sur la structure des voies biliaires chez le chien. *Thèse Toulouse*, 1900. — M. SUDLER. The architecture of the Gall-Bladder. *Johns Hopkins Hospital Bulletin*, t. XII, p. 127, 1901. — WEBER ET FERREL. Les conduits biliaires et pancréatiques chez le canard. *Bibl. Anat.*, t. XIII, p. 164, 1903.

PANCRÉAS

CHAPITRE PREMIER

ANATOMIE

Par A. CHARPY

Définition. — Le pancréas est une glande digestive annexée au duodénum, dans lequel elle verse son produit de sécrétion. Le mot de pancréas, qui signifie tout chair, chair dans le sens de glanduleux, est déjà dans Galien. Siebold l'a aussi appelé *glande salivaire abdominale*, nom assez impropre qui s'est conservé dans la terminologie allemande.

Situation. — Il occupe la région épigastrique ; seule, la petite extrémité ou queue s'avance dans l'hypocondre gauche. Il est placé entre le duodénum et la rate, en arrière de l'estomac, en avant de la colonne vertébrale lombaire. Cette situation profonde fait que le pancréas n'est pas visible quand on a ouvert la paroi abdominale. Pour le découvrir, il y a trois moyens proposés également comme voies d'accès par les chirurgiens : ou bien abaisser l'estomac et diviser le petit épiploon ; ou relever au contraire tout à la fois l'estomac et le côlon transverse et inciser le mésocôlon ; ou enfin, et c'est pour les anatomistes comme pour les opérateurs la voie la meilleure et la plus habituelle, rejeter en haut l'estomac, en bas le côlon transverse ; on aperçoit alors toute la face antérieure de la glande à travers le péritoine qui la recouvre.

La vertèbre sur laquelle est couché transversalement le corps du pancréas est la 1re lombaire. A côté de ce type normal, l'organe peut être en position haute et couvrir la moitié inférieure de la 12e dorsale, ou plus souvent en position basse et correspondre à la 2e lombaire. Il est toutefois remarquable que, même dans les cas où, le duodénum étant très abaissé (jusqu'à la 4e ou même la 5e lombaire), la tête du pancréas l'a suivi dans cette situation, le corps reste en place, retenu à sa vertèbre normale par l'angle duodéno-jéjunal qui est fixe et invariable (Schiefferdecker).

Direction. — Le pancréas est dirigé transversalement de droite à gauche. Il est ordinairement oblique en haut et en arrière, c'est-à-dire qu'il se relève au niveau de sa queue. Il est moins fréquent de le voir exactement transversal, et encore moins que sa petite extrémité s'incline en bas.

Il est en outre courbé en arc à concavité postérieure, moulé en quelque sorte sur la colonne vertébrale ; ses deux extrémités sont sur un plan postérieur à celui de la partie centrale. Cet arc peut être sinueux, en S couché, quand l'extrémité gauche se recourbe en avant. Dans certains cas, l'axe du corps de la glande paraît avoir subi une torsion.

Forme. — Le pancréas a été comparé à une langue de chien (Winslow), à un marteau (Meckel), à un crochet (Sœmmering), à une équerre de maçon. Il est en effet composé de deux parties réunies à angle droit, l'ouverture de cet angle regardant en bas et à gauche : d'une partie verticale, renflée, ou grosse extrémité droite, appelée *tête*, et d'une partie transversale allongée, appelée *corps*, elle-même insensiblement terminée par la petite extrémité ou *queue*. A la jonction de la tête avec le corps, on remarque un léger étranglement, mieux marqué en bas à l'émergence de la veine mésentérique supérieure, qui est le *col* du pancréas.

C'est d'ailleurs, comme les glandes salivaires et comme le foie, un organe plastique, dont la substance se moule à la façon d'une cire sur les parties qui

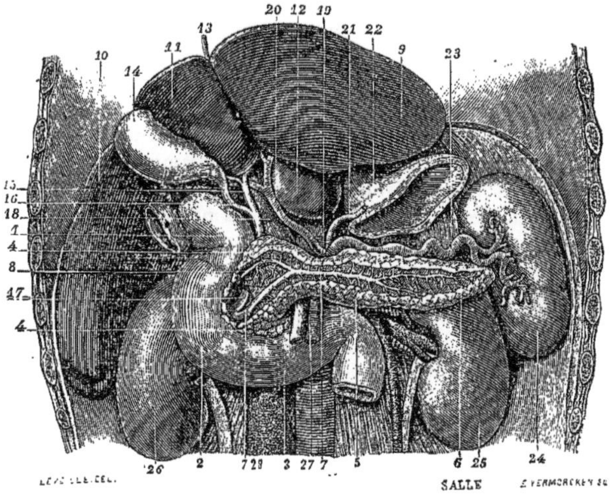

FIG. 460. — Situation et rapports du pancréas. — D'après Sappey.

1, 2 et 3. Duodénum. — 4, 5 et 6. Pancréas. — 7. Canal de Wirsung. — 8. Canal de Santorini. — 9, 10 et 11. Foie. — 12. Lobe de Spiegel. — 14. Vésic. biliaire. — 15. Canal hépatique. — 16. Canal cystique. — 17. Canal cholédoque. — 18. V. porte. — 20. Artère hépat. — 23. Artère splén. — 24. Rate. — 25 et 26. Reins. — 27. V. mesent. sup. — 28. V. cave.

l'entourent, intestin, estomac, rein, vaisseaux de tout calibre; il prend l'empreinte de tous ces organes et n'impose sa forme à aucun. De là une grande variabilité d'aspect qu'augmentent encore les différences sensibles de son volume, et qui explique les divergences dans les descriptions des auteurs classiques. Les coupes sur les sujets congelés ont montré que, dans la réplétion de l'estomac, le pancréas s'étire en sens transversal, la queue devient longue et mince, tandis qu'elle est courte et ramassée si l'estomac est vide. L'ascite, la grossesse modifient aussi la forme de la glande (Meckel).

Couleur. Consistance. — Le pancréas présente à la coupe une couleur blanc grisâtre, légèrement teintée de jaune, couleur crème si la glande est au repos, et rosée si elle est en activité.

[CHARPY.]

Il a un aspect granuleux, à gros grains, une consistance plutôt ferme. Comme le foie il se moule sur les organes voisins et porte l'empreinte des vaisseaux. Sa grande friabilité augmente encore après la mort, car il se putréfie rapidement et s'altère par des phénomènes d'auto-digestion; aussi les injections artérielles sont-elles quelquefois suivies de ruptures dans son tissu. Tous les anatomistes ont signalé des cas d'*induration* du pancréas, dont la substance blanche, sèche et très dense donne la sensation d'un squirre. Cet état scléreux, dû à une inflammation interstitielle chronique, est pathologique; il relève de causes diverses et peut être lié à l'atrophie sénile.

Poids. Volume. Dimensions. — Le *poids* du pancréas est en moyenne de 80 grammes; il équivaut au triple du poids de la parotide et à la 17e partie de celui du foie. Comme pour les glandes salivaires, il y a de grandes variations individuelles qui sont comprises ordinairement entre 60 et 110 grammes, mais peuvent atteindre les chiffres extrêmes de 30 et 200 grammes. L'âge et le sexe ont une influence. Comme le foie, la rate et d'autres viscères, le pancréas s'accroît jusqu'à l'âge de 40 ans, reste alors stationnaire, puis à partir de 50 ans commence à subir l'atrophie sénile. Son poids moyen paraît être de 70 grammes entre 20 et 30 ans; de 80 grammes entre 30 et 50 ans; de 60 grammes dans la vieillesse. La glande est plus petite chez la femme; elle pèse suivant les uns 10 grammes de moins que celle de l'homme, 4 à 5 grammes seulement en moins suivant d'autres.

Le *poids spécifique* moyen est de 1,047, très voisin de celui des glandes sous-maxillaire et sublinguale.

Le *volume* se déduit du poids et de la densité. Pour un poids de 66 à 102 grammes, le volume varie de 54 à 90 centimètres cubes (Krause).

Les *dimensions* sont les suivantes. La longueur de l'organe en place est de 15 centimètres, et varie de 12 à 22 centimètres. Si l'organe est extrait et étalé, elle atteint 20 à 22 centimètres comme chiffre moyen. La largeur est de 4 centimètres sur le corps. L'épaisseur est de 1 cm. 5 et s'élève à 2 centimètres au point le plus renflé, qui est ordinairement la partie droite du bord inférieur.

Fixité. — Le pancréas est un des organes les moins mobiles de la cavité abdominale et, par suite, un de ceux qui sont le plus rarement déplacés. Évagination du duodénum dans lequel débouchent ses deux conduits, il fait corps avec lui et le suit dans ses variations de position. Ses moyens de fixité sont : les tractus cellulo-fibreux qui l'unissent à l'intestin, l'insertion de ses conduits sur la paroi duodénale, les nombreux vaisseaux qu'il reçoit des branches du tronc cœliaque, le péritoine pariétal qui l'applique contre la colonne vertébrale et les adhérences qui rattachent sa face postérieure aux organes sous-jacents. Il faut d'ailleurs distinguer entre ses deux extrémités. La tête est enclavée dans le duodénum; or celui-ci est à peu près immobile, au moins dans ses deux dernières portions, et immobilise avec lui cette extrémité. Mais il peut se déplacer, dans l'abaissement de l'estomac notamment (Cruveilhier), et entraîner avec lui la glande. Schiefferdecker (*Arch. f. Anat.*, 1866) a vu, chez une femme dont le duodénum était descendu jusqu'à la 5e lombaire, la tête du pancréas qui avait suivi l'anse intestinale atteindre le bord supérieur de la 4e lombaire; et moi-même, sur une vieille femme présentant une entéroptose très marquée, j'ai observé que la tête de la glande entourée par le duodénum correspondait à l'ombilic.

L'extrémité gauche ou queue est, au contraire, douée d'une certaine mobilité, surtout quand elle est entourée d'un repli épiploïque. Elle se meut comme les deux organes auxquels elle est reliée, l'estomac et la rate. Verneuil fait remarquer que si l'on insuffle l'estomac, on voit la rate s'enfoncer et entraîner la queue du pancréas qui se dirige en arrière, en haut et à gauche.

Rapports. — Pour prendre une idée exacte de la forme et des rapports du pancréas, il est utile de fixer au préalable les organes par une injection intra-vasculaire à l'acide chromique ou au formol. C'est d'après des sujets ainsi

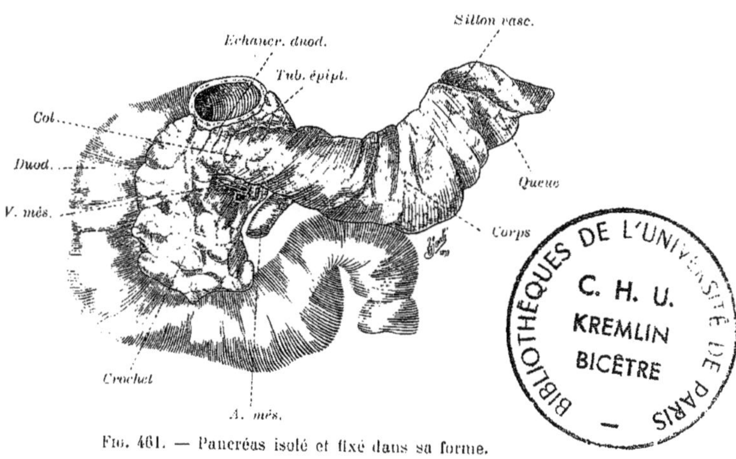

FIG. 461. — Pancréas isolé et fixé dans sa forme.

durcis que His a donné, en 1878, des moulages et des dessins qui ont modifié plusieurs des données de nos auteurs classiques.

Remarquons d'abord qu'une coupe médiane sagittale laisse le tiers de la glande à droite, les deux autres tiers à gauche; que le corps est à peu près à 8 centimètres au-dessus de l'ombilic, que la queue atteint le niveau de la 8e côte gauche; enfin que la tête est située sur le prolongement de la ligne parasternale droite et répond au 10e espace intercostal sur la continuation de la ligne axillaire (Tschaussow).

Nous étudierons séparément les rapports de chacune des parties de la glande.

1° Tête du pancréas. — Appelée encore grosse extrémité, extrémité droite, portion verticale ou duodénale. C'est la partie plate enclavée dans l'anse du duodénum à laquelle elle est fixée. Son grand axe est vertical, comme la seconde portion de cet intestin, et mesure de 5 à 7 centimètres. Sa forme, moulée sur la forme variable de l'anneau duodénal, est tantôt discoïde, tantôt quadrilatère. Elle couvre la face latérale droite de la 1re et de la 2e vertèbre lombaire; son point le plus bas atteint le disque qui sépare la 2e vertèbre de la 3e, et peut exceptionnellement s'avancer jusqu'au disque entre la 3e et la

4e vertèbre. Son extrémité supérieure est plus basse que le point le plus haut du corps de la glande et sous-jacente à *la première portion* du duodénum.

Plusieurs auteurs reconnaissent deux lobes dans l'extrémité droite : un lobe supérieur, plus petit, qui, bien accusé, donne au pancréas la forme d'un marteau ; un lobe inférieur plus large. Mais sur le plus grand nombre des pièces cette division est purement conventionnelle ; il vaut mieux distinguer deux portions que sépare une ligne horizontale prolongeant le bord inférieur du corps.

La tête du pancréas émet deux prolongements : 1° un *prolongement supérieur*, inconstant, ordinairement insignifiant, qui surmonte à droite l'extrémité de l'échancrure duodénale du col, mais qui, dans certains cas, est assez volumineux pour dépasser en haut la première portion du duodénum et se loger dans l'épiploon gastro-hépatique ; ce prolongement sus-duodénal est alors longé sur sa gauche par le canal cholédoque ou même entoure ce conduit (Wiart) ; 2° un *prolongement inférieur*, beaucoup plus considérable, appelé encore le *crochet* du pancréas (processus uncinnatus).

C'est aux dépens de la portion inférieure que se constitue le *crochet* ou volute du pancréas, connu aussi sous le nom de *petit pancréas, pancréas de Winslow*. Ce prolongement aplati en forme de languette, se détachant du bord gauche de la portion inférieure, se dirige en bas et en dedans pour passer en arrière de la veine mésentérique supérieure. En s'enroulant sur lui-même, il forme au-dessous du col du pancréas une gouttière demi-cylindrique, ouverte en avant, revêtue d'un tissu conjonctif ferme, qui reçoit la veine mésentérique supérieure et l'origine du tronc porte. Quand le petit pancréas est volumineux, il se prolonge en haut derrière le col, jusqu'à son bord supérieur (Luschka), et il s'étend à gauche le long de la portion inférieure du duodénum jusqu'à l'angle jéjunal, en arrière de l'artère mésentérique qui possède alors, elle aussi, une gouttière glandulaire. D'après Rogie, la formation du crochet est due à la torsion de l'anse ombilicale ou intestinale primitive autour de l'artère mésentérique supérieure comme axe (Voyez Frédet. Péritoine du pancréas).

La tête, étant aplatie d'avant en arrière, possède une face antérieure, une face postérieure et une circonférence.

Face antérieure. — La face antérieure est parcourue par des vaisseaux importants : en haut, par l'artère gastro-duodénale, branche de l'hépatique, et par ses deux branches de division, la pancréatico-duodénale et la gastro-épiploïque droite à son origine ; en bas, à droite, par l'artère colique supérieure droite, à gauche par la veine mésentérique supérieure qui passe en avant du crochet glandulaire et quelquefois par l'artère de même nom quand le crochet est très développé. Des veines analogues accompagnent les artères. Cette face ainsi vascularisée est tapissée par le péritoine et croisée horizontalement par l'insertion du mésocôlon transverse qui se continue sur le bord inférieur du corps. Le péritoine qui recouvre la tête est le feuillet pariétal de la séreuse. Au-dessus de la ligne d'attache du méso, ce feuillet appartient à la paroi postérieure de l'arrière-cavité des épiploons ; celle-ci pourtant, d'après Wiart, ne dépasserait pas à droite le col du pancréas et aurait pour limite l'artère gastro-duodénale. Toldt et Jonnesco ont décrit, en outre, une lame celluleuse antérieure, vestige du feuillet gauche du mésoduodénum primitif. C'est le *fascia prépancréatique*, de Frédet. (Tube digestif, 2e édition, p. 272. — Frédet. Péritoine du Pancréas).

La face antérieure de la tête du pancréas est presque entièrement recouverte par l'estomac, par sa portion pylorique qui monte obliquement à droite ; aussi l'empreinte gastro-duodénale indiquée par Zuckerkandl serait-elle mieux nommée *empreinte pylorique*. Seul l'angle inférieur et externe répond au côlon transverse.

Face postérieure. — Plane ou légèrement concave, elle porte, elle aussi, des vaisseaux, mais moins importants, branches postérieures des arcades pancréa-

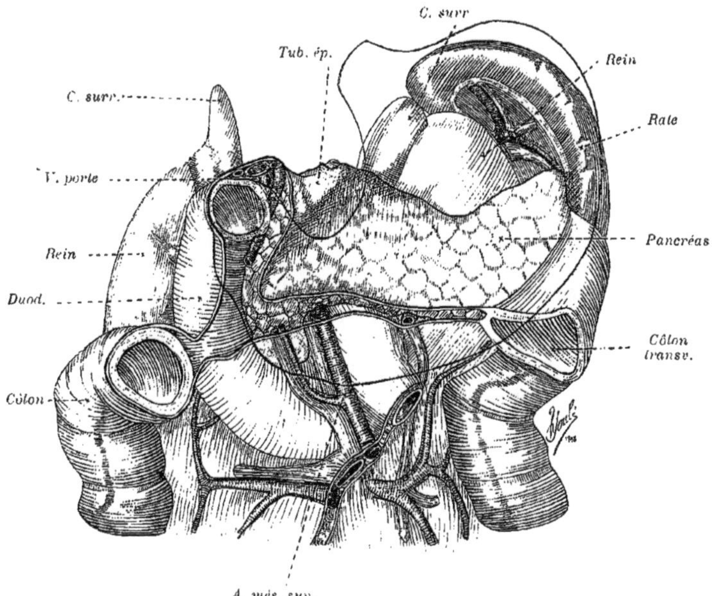

Fig. 462. — Rapports du pancréas. — D'après les moulages de His.
Le contour de l'estomac est projeté en rouge.

tico-duodénales, et le canal cholédoque. Celui-ci occupe, sur une longueur de 3 centimètres, une dépression qui, dans la majorité des cas, est une simple gouttière en haut, tandis qu'en bas elle devient un canal complet. Une lame aponévrotique nette, *lame de Treitz* ou fascia rétro-pancréatique, tapisse tous ces organes; elle s'étend sur toute la concavité de l'anse duodénale jusqu'à l'angle du jéjunum et représente le vestige ou feuillet gauche du mésoduodénum primitif soudé au péritoine pariétal. Ces deux lames, l'antérieure et celle de Treitz, formeraient ainsi, d'après Jonnesco (*loc. cit.*), une sorte de loge contenant la tête du pancréas, les vaisseaux et les nerfs de l'anneau duodénal, des ganglions lymphatiques, la veine porte et le canal cholédoque. Recouvert par ce fascia, le pancréas repose, sans y adhérer, sur la moitié droite de la colonne vertébrale (1re et 2e lombaires), que cachent le pilier droit du diaphragme et des ganglions lymphatiques. Dans le tissu cellulaire qui les sépare monte la veine cave inférieure, qui reçoit vers le milieu la veine rénale droite dont une partie confine au pancréas. En dedans et seulement en bas, l'aorte passe derrière le crochet du petit pancréas.

Circonférence. — Elle s'applique sur la circonférence intérieure de l'anse duodénale, mais d'une façon différente suivant les portions du duodénum. Tout le long de la portion verticale, le bord du pancréas est épais, excavé en gouttière ; il se moule sur le bord intestinal qu'il embrasse, comme la parotide sur la branche montante du maxillaire inférieur, et se prolonge sur les deux faces d'une quantité évaluée au tiers, au quart, à la moitié même suivant les auteurs, en tout cas plus sur la face antérieure que sur la postérieure. Il adhère au duodénum par des tractus cellulo-fibreux denses et solides, il y a presque continuité de tissu. C'est d'ailleurs de cette partie de l'intestin que la glande s'est évaginée, et elle lui reste attachée par ses deux canaux excréteurs. Chez le nouveau-né, la portion verticale du duodénum est souvent encore la seule qui soit unie à la glande (Verneuil).

Au niveau de la portion supérieure, la circonférence présente un prolongement tantôt à peine indiqué, tantôt assez développé pour dépasser la face postérieure du duodénum ; c'est le prolongement supérieur ou rétroduodénal. Sur la troisième portion, obliquement ascendante comme on le sait, le bord du pancréas, mince, ne couvre plus que la surface antérieure et lui est lâchement uni. Il arrive même, quoique assez rarement, quand le duodénum est abaissé, que le pancréas ne suive pas l'intestin et qu'entre son bord et cette troisième portion il existe un certain intervalle.

2e Col. — Reconnu et désigné par Santorini, le col est une portion étroite et mince, la plus mince de toute la glande, qui réunit la tête au corps. Long de 1 à 2 centimètres et large verticalement de 15 à 30 millimètres, il se dirige obliquement en haut, à gauche et en avant. Pour la plupart des auteurs, il est situé entre le tronc cœliaque au-dessus, l'artère mésentérique supérieure au-dessous, et c'est le passage de la glande dans ce détroit artériel qui produit son étranglement. Mais cette manière de voir ne peut s'appliquer qu'à une glande atrophiée. Sur un pancréas bien développé, c'est une autre filière vasculaire qui étire la glande; le tronc cœliaque est caché par le tubercule épiploïque, et le col est caractérisé par une double échancrure, l'une supérieure, l'autre inférieure. L'*échancrure duodénale* ou supérieure (encoche duodénale de Wiart), produite par le coude du duodénum, est un croissant à concavité supérieure, dont la corne droite est constituée par le prolongement supérieur très variable de la tête du pancréas, et la corne gauche par le tubercule épiploïque. Elle laisse passer l'artère gastro-duodénale ; on aperçoit en arrière la veine porte et l'artère hépatique. L'*échancrure inférieure* est le point d'émergence des vaisseaux mésentériques supérieurs, y compris la petite artère pancréatico-duodénale supérieure qui est la première collatérale de l'artère ; mais c'est surtout la veine qui répond à l'échancrure. Krönlein fait observer que parfois l'artère du côlon transverse, *colica media* des Allemands, naît de la mésentérique au niveau même du col, et que sa destruction dans les opérations du pancréas explique peut-être les cas assez nombreux de gangrène observés sur le côlon transverse.

Le col répond en avant au pylore ou à la portion pylorique du duodénum, et présente un sillon vertical qui contient l'artère gastro-duodénale; — en arrière au tronc porte et à la veine mésentérique supérieure qui se logent dans sa dépression.

3° Corps. — Transversalement dirigé, un peu oblique cependant en haut et à gauche, et long avec la queue de 10 à 12 centimètres, le corps est en outre convexe en avant au niveau du corps vertébral, et souvent convexe en arrière du côté gauche, à cause de la pression de l'estomac.

Il présente la forme d'un prisme triangulaire, avec trois faces et trois bords. Les trois faces sont : l'une antérieure, l'autre postérieure, la troisième inférieure.

Face antérieure. — Cette face, qui regarde un peu en haut, est nettement concave en tous sens ; au-devant de la colonne vertébrale, elle est creusée en forme de selle. Elle est entièrement tapissée par le péritoine (feuillet postérieur de l'arrière-cavité) qui l'applique contre les organes profonds et auquel elle est lâchement unie. Elle est recouverte par l'estomac auquel elle forme un véritable lit (*Ventriculi pulvinar*, Sœmmering), et sa concavité n'est autre que l'*empreinte gastrique*. La portion de l'estomac au contact est la partie descendante de la face postérieure. Ce rapport nous explique comment, dans l'ulcère de l'estomac, il se fait des adhérences intimes entre ces deux organes et comment le pancréas induré peut remplacer de grandes parties de la paroi stomacale détruite (Cruveilhier). On comprend aussi l'existence de fistules gastro-pancréatiques. A l'état normal, cette face est profonde, inexplorable ; mais dans les cas d'entéroptose avec abaissement de l'estomac et chute de l'intestin, on peut, chez les sujets amaigris, sentir directement le pancréas sous la paroi abdominale antérieure, à travers le petit épiploon ; cette sensation anormale a pu faire croire à l'existence d'une tumeur.

Entre l'estomac et le pancréas s'interpose l'arrière-cavité du péritoine ou bourse épiploïque, dont les feuillets permettent le glissement facile de l'estomac sur la glande. On connaît plusieurs cas d'épanchements sanguins dans l'arrière-cavité, à la suite de traumatismes ou de tumeurs du pancréas ; la source de l'hémorragie étant tantôt dans les artères de la face antérieure, tantôt dans le tissu glandulaire. Dans cette même cavité peut se déverser le pus des pancréatites suppurées, qui d'autres fois s'engage entre les lames du mésocôlon transverse.

Face postérieure. — C'est la seule qui ne soit pas péritonéale. Elle est creusée de deux sillons ou gouttières parallèles pour les vaisseaux spléniques. La gouttière de l'artère est au-dessus ; sa concavité regarde en haut et en arrière, et ses deux lèvres sont souvent bien accusées, surtout la supérieure, que longent des ganglions lymphatiques (Sappey). Hyrtl fait observer que, chez les enfants et dans la première partie de l'âge adulte, l'artère splénique est rectiligne ou faiblement sinueuse, comme toute autre artère ; mais chez le vieillard et souvent d'une façon précoce chez l'adulte elle devient flexueuse, disposition qu'exagèrent encore les injections; elle dépasse alors le bord supérieur de la glande par le sommet des flexuosités et perd de plus en plus contact avec le tissu glandulaire. La veine, toujours plus rectiligne, est au-dessous de l'artère ; sa gouttière peut être partiellement convertie en canal complet; elle rejoint la petite mésaraïque. Ordinairement les deux vaisseaux spléniques, artère et veine, croisent en diagonale la face postérieure du pancréas, c'est-à-dire que, partant du bord supérieur près de la queue de l'organe, ils descendent obliquement en bas et à droite pour aboutir à la partie inférieure du col ; mais il est assez fréquent de voir ces deux vaisseaux, ou la veine seule, suivre d'un bout à l'autre le bord postéro-inférieur du pancréas.

La face postérieure est unie aux organes par du tissu cellulaire, plus dense sur la partie vertébrale. Elle est en rapport successivement, de droite à gauche :

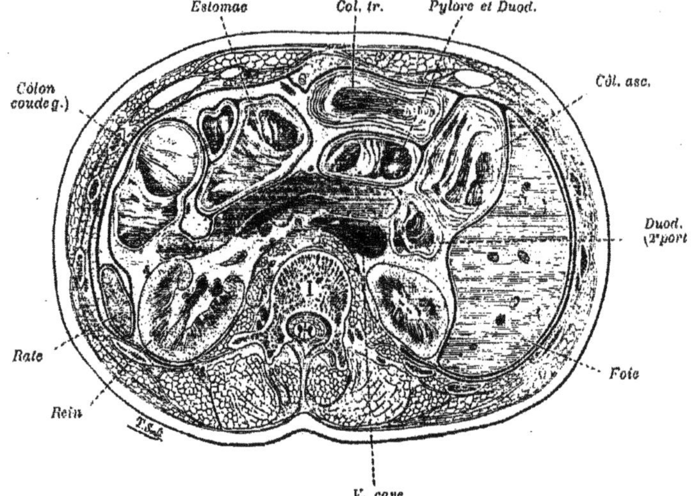

Fig. 463. — Coupe transversale du pancréas. — D'après Braune[1].
La coupe passe par la 1re vertèbre lombaire. — Le pancréas est teinté en rose.

avec l'aorte, le pilier gauche du diaphragme, la capsule surrénale et le rein gauche. Elle s'applique sur la face antérieure gauche de l'aorte, qui présente à ce niveau les origines du tronc cœliaque et de l'artère mésentérique supérieure; c'est donc à travers le pancréas qu'on sent l'aorte à l'épigastre chez les sujets amaigris (Cruveilhier). En avant de l'aorte se trouve le plexus solaire; il est probable que plusieurs des troubles constatés dans certaines affections du pancréas ou à la suite d'interventions opératoires sont dus à sa lésion. — Les rapports avec la capsule surrénale gauche et le rein gauche sont des plus étendus, et le pancréas présente pour recevoir ces organes une dépression légère. C'est tantôt la partie supérieure, tantôt la partie moyenne de la face antérieure du rein recouvert du fascia rénal, qui entre en contact avec la glande; mais toujours le pôle supérieur dépasse notablement. Par suite, la

1. Le lecteur rapprochera utilement de ce dessin les coupes représentées à propos du foie et de la rate.

veine rénale gauche, qui occupe au sortir du hile le plan antérieur du pédicule vasculaire, longe la face postérieure de l'organe dans sa moitié interne, à un niveau assez variable en hauteur; elle reçoit à angle droit la veine spermatique.

Face inférieure. — Cette face, souvent inclinée en avant, est petite, de 2 centimètres environ, et d'inégale largeur, tantôt plus grande vers la partie médiane et tantôt près de l'extrémité gauche. Elle est péritonéale, totalement ou partiellement, étant tapissée par le feuillet inférieur du mésocôlon transverse. Elle repose de droite à gauche, d'abord sur l'angle duodéno-jéjunal qui s'y creuse quelquefois une échancrure, puis sur des anses du jéjunum, et près de son extrémité sur le coude gauche du côlon transverse.

Bords. — Les trois bords du corps sont : l'un supérieur, l'autre antérieur, et le troisième postérieur.

Bord supérieur. — Le bord supérieur, irrégulier, sinueux, court transversalement au-devant de la colonne vertébrale, de la capsule surrénale et du rein gauche. Il croise presque à angle droit le grand axe longitudinal de l'estomac placé au-devant de lui, qu'il coupe à la limite du tiers moyen et du tiers inférieur. Vers son extrémité gauche, il est ordinairement échancré par les vaisseaux spléniques qui le chevauchent et passent en avant pour atteindre la rate. A son extrémité droite, il se renfle en un bourrelet épais, saillant, de forme triangulaire, qui regarde en haut et en avant, et appartient aussi à la face antérieure du corps; c'est le *tubercule épiploïque* de His (tuber omentale). Il est tantôt très volumineux, tantôt à peine indiqué. Il dépasse en avant la petite courbure de l'estomac, du moins sur l'estomac vide, et apparaît à travers le petit épiploon; c'est la seule partie du pancréas que l'on aperçoive après ouverture de la paroi abdominale, et elle mesure 2 ou 3 centimètres carrés. En arrière, il est en rapport avec le tronc cœliaque et le plexus solaire; en haut il s'affronte chez l'adulte à un tubercule semblable du lobe gauche du foie (tubercule épiploïque du foie), chez l'enfant au lobe de Spiegel.

Bord antérieur. — En même temps inférieur, ce bord, net, rectiligne, répond à la racine du mésocôlon transverse, qui s'y sépare en ses deux feuillets constitutifs.

Bord postérieur. — Inférieur également, il est profondément appliqué sur le rein et l'angle duodéno-jéjunal.

4° Queue du pancréas. — Appelée encore extrémité gauche ou splénique, petite extrémité, la queue du pancréas prolonge et termine le corps sans séparation nette, à moins qu'on ne prenne pour limite l'encoche du bord supérieur où passent, mais d'une façon inconstante, les vaisseaux spléniques. Elle est ordinairement la partie la plus haute du pancréas et c'est aussi la plus mobile. Elle se présente sous deux formes : étroite, longue et effilée, ou courte, massive, obtuse. Sa face antérieure est habituellement recouverte par les vaisseaux spléniques et le péritoine; sa face postérieure s'applique contre la partie inférieure de la face interne de la rate, en arrière du hile. Si la queue est courte, elle peut ne pas atteindre la rate; c'est surtout dans ces cas que le péritoine se dispose en un repli long de un à plusieurs centimètres, *épiploon pancréatico-splénique*, qui contient des ganglions lymphatiques et les vaisseaux de la rate, et qui suspend la rate à ce dernier organe.

CONDUITS EXCRETEURS DU PANCREAS

Le pancréas possède deux conduits excréteurs, qui sont contenus sur tout leur trajet dans l'épaisseur de la glande et viennent s'ouvrir dans l'intestin : un conduit principal, canal de Wirsung ; un conduit accessoire, canal de Santorini.

Canal de Wirsung. — Appelé encore canal pancréatique, canal principal ou direct, ce conduit, découvert en 1642 chez l'homme par l'anatomiste

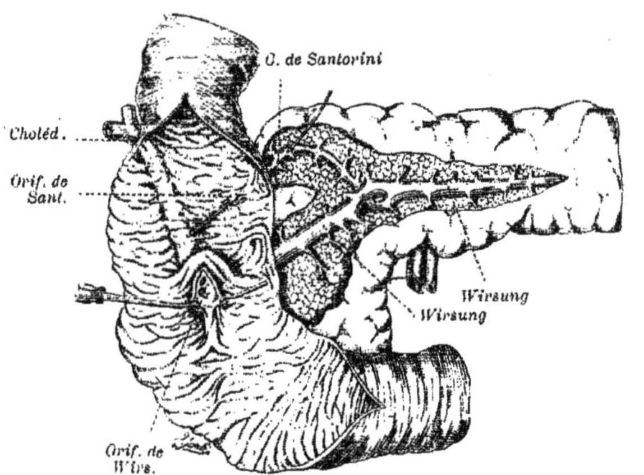

Fig. 404. — Embouchure duodénale du canal de Wirsung et du canal de Santorini. D'après Schirmer.
Le cholédoque est rejeté en dehors ; un crin est engagé dans Santorini.

bavarois Wirsüng (telle est l'orthographe de sa signature), occupe le pancréas dans toute sa longueur. Sa direction est par suite transversale comme celle de la glande ; mais d'une part il est presque toujours sinueux ou ondulé, rarement rectiligne, et d'autre part, au niveau du col, il subit une inflexion nette qui le fait descendre dans la partie inférieure de la tête. Commençant dans la partie splénique par une extrémité simple, ou quelquefois bifurquée, il suit de gauche à droite tout le corps de la glande dont il semble constituer l'axe, ordinairement plus rapproché de la face postérieure ou encore du bord inférieur, et s'accroît progressivement jusqu'au col. A ce niveau il se coude, à 45 degrés environ, et se dirigeant en bas, en arrière et à droite, plonge dans la partie inférieure de la tête, s'accole au côté gauche du canal cholédoque et s'ouvre avec lui dans l'ampoule de Vater. Le canal pancréatique possède donc une portion transversale, une portion descendante ou oblique, et un coude. La portion descendante est rarement droite ; le plus souvent elle décrit une courbure à concavité supérieure, ce qui donne à l'ensemble du conduit la forme d'un S italique, ou quelquefois un arc en sens inverse. Le rapport des deux conduits explique comment un calcul logé dans l'extrémité inférieure du canal cholédoque peut comprimer le canal de Wirsung et déterminer sa dilatation au delà de l'obstacle.

En raison de ses sinuosités et de son inflexion, le canal pancréatique est un peu plus long que la glande; si on le mesure en suivant ses contours, on voit qu'il a 2 ou 3 centimètres de plus que l'axe de cette dernière. Rempli par l'injection, il présente un diamètre extérieur de 2 mm. à l'union de la tête et de la queue, de 3 au milieu du corps, de 3,5 à 4 avant de recevoir le canal de Santorini, dont l'apport le grossit; de 4 à 5 millimètres dans l'épaisseur de la tête : chiffres qui, suivant les sujets, peuvent varier presque de moitié. En général il présente dans la tête le calibre d'une petite plume d'oie. Au moment de pénétrer dans la paroi intestinale, il se rétrécit et se termine par un orifice relativement étroit où l'on ne peut guère introduire qu'un stylet. Sur certaines pièces il montre par place des rétrécissements qui donnent aux moulages un aspect variqueux (Hyrtl).

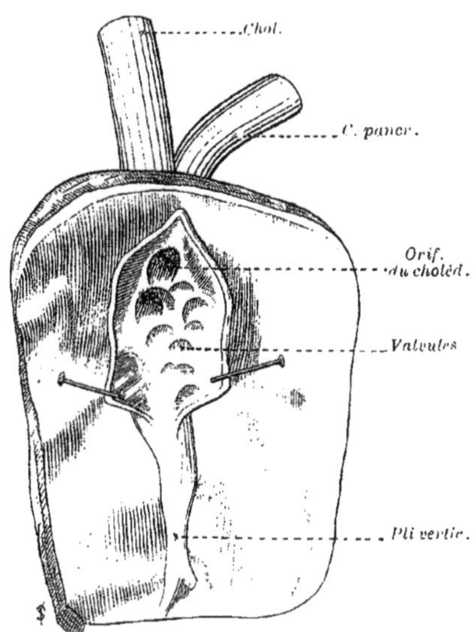

Fig. 465. — Ampoule de Vater ouverte, montrant les orifices des deux canaux et les crêtes valvulaires. — D'après Cl. Bernard.

Le tissu pancréatique accompagne le canal jusqu'au niveau de la couche musculaire externe de l'intestin, au moins chez l'adulte. Le canal perfore obliquement et de haut en bas la tunique musculaire et, se plaçant au-dessous du cholédoque, débouche dans l'ampoule. Le rapport des deux conduits est variable. Le plus souvent, tous deux s'ouvrent au fond de l'ampoule commune : le cholédoque au-dessus et en avant, toujours plus large; le canal pancréatique, au-dessous et un peu en arrière, sensiblement plus étroit et séparé du premier par une sorte d'éperon. D'autres fois un des canaux s'ouvre dans le canal voisin, ou encore tous les deux continuent leur trajet jusqu'au sommet de la grande caroncule et débouchent directement dans l'intestin; la cavité ampullaire fait alors défaut (Voy. au mot : *Cholédoque*).

Le canal pancréatique ne se divise pas dichotomiquement comme les autres conduits glandulaires. Il reçoit à angle droit sur tout son parcours des canaux de deuxième ordre qui arrivent de toute sa circonférence, de là sa ressemblance avec un mille-pattes (Cruveilhier), avec un sapin ou un peuplier effeuillé (Henle).

Le plus grand nombre sont verticaux et proviennent des bords supérieur et inférieur. Ceux du bord inférieur, qui est une véritable face, sont plus gros et plus profonds; il n'en vient presque pas de la face antérieure. Leur trajet est légèrement sinueux; dans un cas Hyrtl les a vus tordus en spirale. Leur insertion sur le canal principal se fait ordinairement sous une incidence voisine de de l'angle droit; mais toutes les directions sont possibles, et ce sont surtout les branches les plus volumineuses qui affectent un trajet oblique. Une forte branche, dite *branche inférieure*, assez constante, émane du petit pancréas où elle se distribue en éventail et monte à la partie descendante du canal de Wirsung.

La plus grosse des branches collatérales est le *canal de Santorini* qui s'abouche au niveau du col. Nous en reparlerons bientôt.

La paroi du canal pancréatique est mince, extensible, fixée aux parties voisines; sa surface, d'un blanc nacré contrastant avec la couleur jaune du canal cholédoque, est lisse comme une séreuse. Près de sa terminaison, elle présente de petites crêtes, analogues à celles de l'ampoule; entre ces crêtes et au delà sont de très petits culs-de-sac signalés par Weber, dont un certain nombre correspondent à des glandes muqueuses. Il n'y a pas de *glandules pancréatiques* dans l'ampoule même; mais Cl. Bernard en a signalé chez l'homme, chez le chien, le chat, le lapin, entre la tunique muqueuse et la tunique musculeuse. Groupées autour de l'insertion du canal de Wirsung, elles constituent de véritables pancréas disséminés; leur produit de sécrétion a les propriétés caractéristiques du suc pancréatique.

Comme pour le chodéloque, Oddi a découvert à l'extrémité du canal de Wirsung un sphincter de fibres musculaires lisses, qui a vraisemblablement pour effet de rendre la sécrétion intermittente. Ce sphincter est visible à l'œil nu sur les pièces macérées dans le liquide de Marcacci. Helly a confirmé l'existence chez l'homme de la disposition qu'Oddi a constatée chez les animaux. Il ajoute que le sphincter, d'abord commun aux deux canaux, se dédouble plus loin pour constituer un sphincter propre à chacun d'eux, et que ses fibres annulaires sont renforcées par des fibres longitudinales agissant comme rétractrices. Ainsi s'expliquent la saillie de la papille pendant l'écoulement du suc pancréatique et son effacement à l'état de vacuité. Nous avons donné plus haut un dessin d'Hendrickson, et nous renvoyons pour la Bibliographie à celle du canal cholédoque.

Canal de Santorini. — Exactement décrit et figuré chez l'homme par Santorini, en 1775, puis oublié et méconnu, il a repris son importance grâce aux travaux de Cl. Bernard. Il porte encore le nom de canal accessoire, canal récurrent. Ce n'est pas une simple branche collatérale, car il a une origine embryologique distincte, et il est encore à la naissance aussi volumineux que le canal de Wirsung; il existe seul chez quelques animaux; enfin son indépendance réapparaît dans certaines anomalies. Il est situé dans la partie supérieure de la tête du pancréas, et se dirige à gauche et en bas, en décrivant une courbe à concavité inférieure, pour se jeter dans le canal de Wirsung au niveau du col. Sa longueur est de 5 à 6 centimètres, et son calibre, qui va croissant de droite à gauche, atteint près de son embouchure 2 à 3 millimètres, quand il est injecté; en moyenne il a le tiers du calibre du canal pancréatique. Il reçoit les conduits de deuxième ou de troisième ordre de la partie supérieure de la tête; souvent son territoire est plus grand, et des branches ascendantes lui amènent le produit de sécrétion d'une partie du lobe inférieur.

Seul de tous les conduits excréteurs de l'économie, il est ouvert à ses deux extrémités et peut fonctionner dans les deux sens.

Son extrémité gauche, presque toujours la plus large, s'ouvre dans le canal de Wirsung au niveau de son coude. L'insertion se fait à angle droit sur le bord supérieur; elle peut avoir lieu d'ailleurs sur tout autre point, et il est fréquent de voir le canal accessoire croiser le canal principal en décrivant une arcade ou une crosse, et l'aborder par son bord inférieur. La jonction des deux conduits se fait de 3 à 5 centimètres de l'ampoule de Water.

Son extrémité droite ou duodénale, toujours très étroite, au point qu'on y fait pénétrer difficilement un fin stylet, s'ouvre au sommet d'une saillie qui porte le nom de *petite caroncule*, *caroncule de Santorini*, petite papille, papille supérieure (Voy. fig. 464). Cette élevure conique, longue de 2 à 4 millimètres, percée au centre d'un orifice circulaire, est située sur la muqueuse duodénale, sur la face interne de la portion descendante, au-dessus et en avant de la grande caroncule. La distance au pylore varie entre 5 et 11 centimètres et l'intervalle qui la sépare de l'ampoule de Vater est de 3 centimètres en moyenne (Schirmer). Il n'y a ici ni pli transversal, ni pli vertical, mais ordinairement un pli circulaire qui entoure la papille. La muqueuse qui recouvre celle-ci a la structure duodénale : villosités, glandes de Brunner et follicules clos.

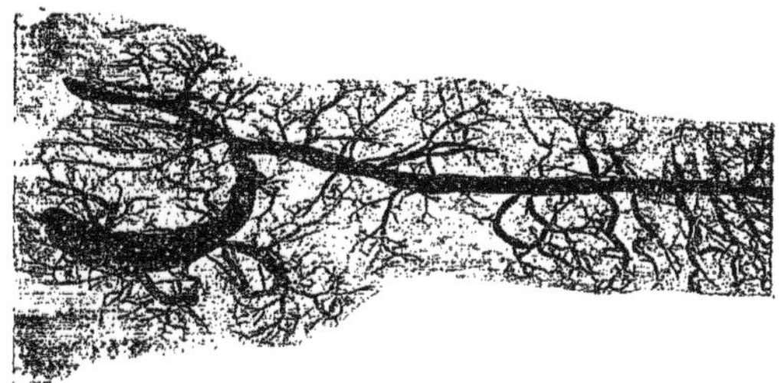

FIG. 466. — Canaux pancréatiques injectés. D'après une radiographie de Marie.
En haut, le canal de Santorini.

Pour atteindre la papille, le canal de Santorini se rétrécit et traverse obliquement la paroi duodénale; dans la papille même, il est plus souvent irrégulier dans son calibre, contourné, coudé sur lui-même, ou ramifié par place. Il débouche directement sur la face duodénale de la caroncule ou bien au fond d'un grand crypte de Lieberkuhn. Sa paroi présente dans toute cette région des crêtes en forme de valvules, que Verneuil dit être très nettes chez quelques animaux (chien, chat, cheval), et qui sont constituées par des plis de la muqueuse avec un fort squelette conjonctif. Toutes ces circonstances : crêtes valvulaires, orifice au fond d'un crypte, trajet sinueux, expliquent la grande difficulté que l'on éprouve à injecter le conduit de Santorini par sa caroncule. Enfin la portion intra-papillaire est entourée de granulations glandulaires, que Béraud comparait au groupe des glandes molaires qui longent le canal de Sténon. Helly a reconnu que ces glandes sont de deux ordres : les unes purement muqueuses, les autres pancréatiques. Ces dernières, qui s'observent dans la moitié des cas, et qui apparaissent de très bonne heure chez l'embryon, sont ou des lobules séparés du pancréas par la couche musculaire externe de l'intestin, ou un prolongement du pancréas qui a accompagné le canal sur toute sa longueur et traversé avec lui la paroi duodénale. Glandes muqueuses et glandes pancréatiques s'ouvrent par une partie de leurs conduits dans le canal de Santorini, et par d'autres directement à la surface du duodénum.

Enfin Helly (*Arch. f. microsc. Anat.*, 1889) a constaté chez l'homme et chez plusieurs animaux la présence d'un sphincter à l'orifice duodénal du conduit. Ce sphincter est composé de fibres lisses circulaires, mélangées de fibres longitudinales qui exercent sans doute un mouvement de rétraction.

A l'état habituel, le canal de Santorini fonctionne comme une branche collatérale du canal principal; le suc descend de droite à gauche et se mêle à celui du grand conduit. Ce qui le prouve, c'est que son calibre va croissant de l'intestin au canal de Wirsung, et que dans bon nombre de cas, une fois sur cinq environ, la papille de Santorini est complètement oblitérée. Mais on conçoit qu'en cas de gêne circulatoire, d'obstacle momentané ou permanent, le canal peut fonctionner comme voie de décharge et déverser le suc pancréatique par la petite papille.

Bibliographie. — Pour la forme et les rapports du Pancréas :

VERNEUIL. Mémoires sur quelques points de l'anatomie du pancréas. *Gaz. médic. de Paris* et *C. R. Société de biologie*, 1851. — W. HIS. Ueber Præparate zum Situs Viscerum. *Arch. f. Anatomie*, 1878. — ROGIE. Etude sur divers points de l'anatomie du péritoine, 1895. — KRÖNLEIN. Klinik und topogr. Anat. Beitrag z. Chirurgie des Pancreas. *Beitr. z. klin. Chirurgie*, 1895. — TSCHAUSSOW. Bemerk. über die Lagerung des Bauchspeicheldrüse. *Anat. Anzeiger*, 1895. — BIRMINGHAM. The topograph. Anatomy of the spleen, pancreas. *Journ. of Anatomy*, 1896, p. 31. — SANDRAS. Contribut. à l'étude de la topographie et de la chirurgie du pancréas. *Thèse de Lyon*, 1897. — WIART. Recherches sur la forme et les rapports du pancreas. *Journ. de l'Anatomie*, 1899. — ZUCKERKANDL. Nothnagel's specielle Pathologie, t. XVIII, 1899.

Sur les canaux pancréatiques :

CL. BERNARD. Mémoire sur le pancréas. *Supplément aux C. R. de l'Acad. des Sciences*, t. I, 1856. — SCHIRMER. Beitr. z. Geschichte und Anatomie des Pancreas. *Inaug. Dissert.* Bâle. 1893. — HELLY. Beitr. z. Anat. des Pankreas. *Arch. f. microscop. Anatomie*, 1891. — CHARPY. Variétés et anomalies des canaux pancréatiques. *Journ. de l'Anatomie*, 1898.

NOTES ADDITIONNELLES

Poids. Dimensions. — On ne possède pas de série suffisante pour bien apprécier toutes les conditions qui font varier le poids du pancréas. On a indiqué comme limites : 65 à 80 grammes (Cruveilhier); 66 à 102 ou 105 (Krause, Henle). Sœmmering l'a vu s'abaisser à 46 grammes, Cruveilhier à 32 grammes, Assman à 35 chez un homme de 49 ans atteint de cirrhose hépatique et chez un autre sujet de 60 ans, mort de carcinose diffuse. D'un autre côté, on l'a vu s'élever à 115 grammes (Assmann, chez un sujet mort avec de la stase veineuse); 131 grammes (Liebig, suicidé de 43 ans, mort en période de digestion); 162 grammes (Schirmer, femme de 63 ans ayant un pancréas long de 26 centimètres); 186 grammes (Meckel). On a cité des chiffres encore plus élevés.

Le *poids spécifique* était de 1,040 sur un pancréas étudié par C. Krause; de 1,047 pour un homme de 31 ans, de 1,046 pour une femme de 35 ans, d'après W. Krause et Fischer. Assmann a trouvé une moyenne de 1,040 d'après 7 sujets adultes qui oscillaient de 1,018 à 1,050; des variations de même ordre se rencontrent dans d'autres viscères suivant la teneur en eau, en graisse.

Voyez W. KRAUSE et FISCHER. *Zeitschr. f. rationn. Medicin*, 1866, t. 22. — ASSMANN. Zur Kenntniss des Pankreas. *Virchow's Archiv*, 1888, t. 111.

Relativement aux *dimensions*, si la largeur ou diamètre vertical du corps est uniformément estimée entre 30 et 45 millimètres, il n'en est pas de même pour la longueur. Les auteurs donnent des chiffres très différents. Il est probable que les uns ont mesuré la glande extraite et étalée qui s'allonge facilement de 5 à 6 centimètres, les autres la glande en place, et même dans ce dernier cas elle est plus grande de 1 à 2 centimètres si on suit les contours, que si on prend la longueur absolue, mesurée directement d'un bout à l'autre. A la glande *in situ* se rapportent sans doute les longueurs suivantes : 15 et 16 centimètres (Cruveilhier, Sappey); 12 à 15 (Symington); 12 à 14 (Tschaussow); à la glande extraite et isolée, les chiffres de 16 à 22 (Henle); 19 à 22 (Krause), 23 (Luschka). Schirmer qui a mesuré le pancréas isolé indique pour cela même des chiffres élevés; sur 80 glandes environ, la plus courte mesurait 13 centimètres; la plus longue avait 26 centimètres, et la moyenne se tient entre 20 et 22. En prenant dans ses tableaux 20 sujets de chaque sexe, de 20 à 50 ans, je trouve une moyenne de 20 cm. 4 pour l'homme; de 20 cm. 9 pour la femme, c'est-à-dire l'égalité.

On voit quelquefois des pancréas très longs. Schirmer en a mesuré un de 30 centimètres sur une femme de 55 ans; il était en même temps très étroit. J'en ai observé un de même dimension (il s'agit toujours de pancréas étalés). Sandras a vu sur un homme de 84 ans la queue du pancréas très grosse contourner le bord antérieur de la rate et s'avancer de 2 centimètres sur la face externe; Siraud a fait la même observation.

Rapports. — Le corps du pancréas répond à la 1re vertèbre lombaire, d'après Luschka, Braune, Schiefferdecker, Schirmer, Tschaussow, Sandras, Zuckerkandl; à la 2e, selon Cruveilhier, Sappey, Hyrtl. Wiart indique une position intermédiaire; la glande recouvre la moitié inférieure de la 1re et la moitié supérieure de la 2e lombaire, et peut atteindre ou une partie de la 12e dorsale ou le bord inférieur de la 2e lombaire. Merkel dit : la 1re lombaire et la partie supérieure de la 2e.

Voici au sujet du petit pancréas le texte aussi peu précis qu'inélégant de Winslow (Exposition anatomique de la structure du corps humain, 1732) : « J'ai trouvé, il y a plusieurs années dans l'homme, la grosse extrémité du pancréas, à l'endroit où elle est attachée à la courbure du duodénum, faire une espèce d'allongement en bas, collé sur la portion suivante de l'intestin. En l'examinant j'y ai trouvé un conduit pancréatique particulier.... J'appelle cette portion le petit pancréas. Quelquefois il s'ouvre aussi séparément dans le duodénum. »

Zuckerkandl a vu la gouttière de la veine mésentérique transformée en un canal complet par la fusion du petit pancréas avec le corps de la glande.

On a longtemps décrit le corps du pancréas comme une lame aplatie avec deux faces et deux bords; mais l'examen de glandes bien développées et convenablement fixées par des injections vasculaires montre que sa coupe est triangulaire et révèle une face inférieure méconnue, en outre des faces antérieure et postérieure. Cette disposition n'est cependant pas invariable; Luschka décrit une face antérieure, et deux faces postérieures, l'une supérieure, l'autre inférieure. J'ai vu dans un cas, au lieu de la face inférieure, une face supérieure très nette qui recevait l'estomac. Les auteurs récents signalent des variétés analogues.

La *queue* du pancréas peut prendre des formes variées : arrondie, fusiforme, triangulaire, renflée en massue. Schirmer a observé deux fois sa bifidité, disposition normale chez certaines espèces.

Dans la plupart des cas l'estomac glisse librement à la surface du pancréas dont le sépare la cavité séreuse de l'épiploon; mais d'après Zuckerkandl, il n'est pas rare d'observer des adhérences entre la face antérieure soit de la tête soit du corps du pancréas et la face postérieure de l'estomac. Ces adhérences sont ou des cordons qui cloisonnent la cavité épiploïque et la divisent en loges, ou des surfaces plus ou moins larges de véritable soudure. La mobilité de l'estomac en est naturellement diminuée. Elles ne sont point nécessairement pathologiques; elles peuvent être la conséquence du travail physiologique de soudure qui provoque la coalescence des feuillets du grand épiploon.

Franz a étudié sur 28 sujets les rapports du pancréas avec les artères voisines. 1° L'hépatique présente une grande régularité; elle est toujours plus ou moins rapprochée du bord supérieur. Trois fois elle était double ou triple. — 2° Constamment la gastro-duodénale descend sur la face antérieure de la tête pour se bifurquer en gastro-épiploïque droite et pancréatico-duodénale supérieure : le point de cette bifurcation varie entre le milieu et le bord inférieur de la tête. Dans un cas, la gastro-épiploïque envoyait une grosse anastomose à la mésentérique supérieure. — 3° L'artère splénique présentait le trajet suivant : 12 fois le long du bord supérieur du pancréas; 10 fois derrière ce même bord; 4 fois au-dessus, un peu à distance, et 2 fois en avant. — 4° L'artère colique moyenne (qui correspond aux coliques supérieures des auteurs français), artère nourricière du côlon transverse, dont l'origine habituelle est au-dessous du bord inférieur de la troisième portion du duodénum, naissait de la mésentérique supérieure : 5 fois derrière le pancréas, 3 fois sur son bord inférieur et 7 fois à 1 centimètre au moins au-dessous de ce bord; dans les 16 autres cas, entre 2 et 5 centimètres au-dessous de ce même point. Nous avons dit comment l'origine élevée de la colica media ou supérieure l'exposait à être blessée dans les opérations sur le pancréas, accident qui compromet gravement la vitalité du côlon transverse.

(FRANZ. Ueber die Configurat. der Arterien in der Umgebung des Pancreas. *Anat. Anzeig.*, 1896.)

Pancréas de l'enfant. — Le pancréas du nouveau-né mesure 30 à 35 millim. en *longueur* et a 10 millim. d'épaisseur sur la ligne médiane (Mettenheimer). J'ai noté une longueur absolue de 50 millim., et de 55 en suivant les courbures. Schirmer, qui mesure la

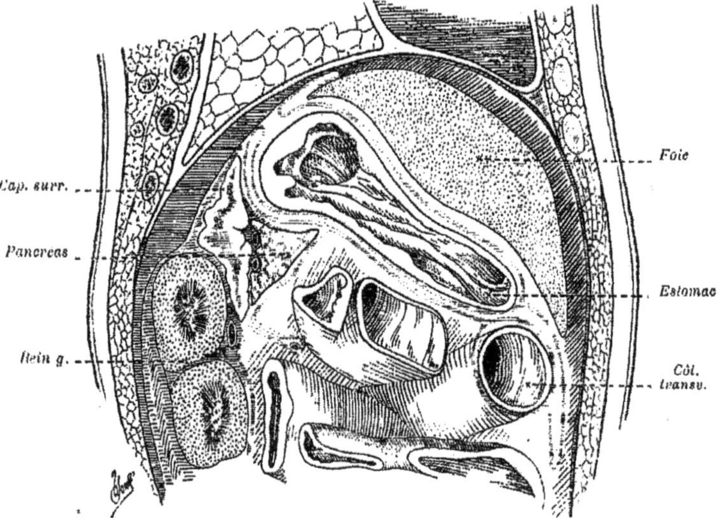

FIG. 467. — Forme et rapports du pancréas chez l'enfant.

Coupe antéro-postérieure, passant un peu à gauche de la colonne vertébrale. Sujet fixé au formol. Le péritoine est indiqué en bleu.

glande extraite et isolée, ce qui augmente la dimension, a trouvé à 3 mois une longueur de 45 millim. dans un cas, de 72 dans un autre; à 8 mois 70 millim.; à 6 ans 13 centimètres.

Le *poids* absolu était de 0 gr. 50 sur un fœtus de 6 mois; de 1 gr. 27 sur un autre de 8 mois; chez quatre nouveau-nés, de 3 gr. 5, 3 gr. 3, 4 gr., 3 gr. 59. Le pancréas pesait 36 gr. sur une fille de 5 ans bien développée; 35 gr. sur un garçon de 13 ans tuberculeux. — D'après Vierordt, le pancréas du nouveau-né étant 1, le poids du pancréas adulte est 28. — Le poids *spécifique* est plus élevé que celui de l'adulte, 1,050 au lieu de 1,040. — La glande est très riche en eau dans les premières années (Assmann).

La *forme* est la même, mais les dépressions et les saillies sont moins accentuées, ce qui est surtout sensible pour l'empreinte gastrique et le tubercule épiploïque. Trolard a indiqué que le corps tend à prendre la forme d'un cylindre aplati de haut en bas, et que la face antérieure devient en grande partie supérieure, et l'inférieure antérieure. J'ai fait une observation analogue. Sur plusieurs enfants de quelques jours, bien constitués et dont les organes avaient été fixés par le formol, le corps du pancréas était nettement triangulaire avec une face postérieure, une face supérieure excavée par le contact de l'estomac et une face antéro-inférieure. Le mésocôlon transverse partait du bord antérieur tranchant.

Quant à la *direction*, je lis dans plusieurs auteurs qu'elle est habituellement oblique à gauche et en bas, comme on le voit dans la figure de Henle reproduite dans Cruveilhier; mais Mettenheimer, Chiewitz et moi-même avons observé au contraire des directions fortement ascendantes, si bien que la glande perdait tout contact avec le rein gauche et passait de la capsule surrénale sur la rate.

Voyez : Assmann (*loc. cit.*). — Tholard. Note sur la direction de la rate et du pancréas. *C. R. Société de Biologie*, 1892. — Mettenheimer. Ein Beitrag z. topogr. Anatomie. *Morphol. Arbeiten von Schwalbe*, 1894. — Lemaire. Anatom. topogr. des organes abdominaux du fœtus. *Thèse de Lille*, 1896-97. — Chiewitz. A Research on the topogr. Anatomy.... Copenhague, 1899.

Pancréas du vieillard — Il est caractérisé par l'atrophie qui débute vers l'âge de 50 ans. Le poids diminue de 10 gr. en moyenne. La glande prend un type aplati, lamellaire, par disparition de la face inférieure; la tête est étroite, la queue effilée.

Anomalies. — Je laisse de côté les anomalies graves constatées le plus souvent, d'ailleurs, chez des fœtus monstrueux : absence de la glande, duplicité, arrêt de développement, soudure aux organes voisins. On a vu des rates accessoires dans son épaisseur et notamment au milieu de la queue renflée en boule (Klob).

Pancreas divisum. — On appelle ainsi celui dont une partie est isolée et ne tient plus au reste de la glande que par le canal excréteur. Dans un cas de Hyrtl, la tête était séparée du corps par un espace long de 11 millim. où passaient les vaisseaux mésentériques; le pédicule d'union ne comprenait que le canal de Wirsung. Dans un autre cas, la queue était semblablement séparée du corps. — Schirmer a vu la partie supérieure de la tête nettement isolée du reste par un étranglement où il n'y avait plus que la capsule. On eût dit un pancréas accessoire placé sous le pylore. Les deux caroncules étaient distantes de 75 millim. Dans un autre cas, la partie inférieure du col complètement atrophiée laissait voir par transparence le canal de Wirsung à travers la capsule.

Pancréas annulaire. — Dans cette forme, la tête de la glande entoure en cercle le duodénum dans la portion verticale et le rétrécit notablement; de là une prédisposition à la dilatation de l'estomac et, dans l'exploration, la confusion possible avec une tumeur. C'est au fond une exagération de l'état normal, le tissu glandulaire se prolongeant, comme nous l'avons vu, sur les deux faces de l'intestin.

Les cas les plus connus sont les suivants :

Ecker (*Zeitschr. f. ration. Medicin*, 1862). Dessin d'un cas typique; un canal excréteur fait tout le tour de l'anneau glandulaire et se déverse dans le canal de Wirsung. — Symington (*Journ. of Anat.*, 1885, t. XIX), a observé un anneau complet, dont la partie la plus étroite, située en dehors, mesurait 12 millim. Les conduits étaient normaux. Au niveau de l'anneau, la circonférence du duodénum n'était que de 6 centim.; elle était trois fois plus large au-dessus et au-dessous. — Genersich (*Congrès internat. de Berlin*, 1890). Sur un homme de 37 ans, le duodénum était entouré par un anneau de 3 à 4 centim. de hauteur et sa lumière laissait à peine passer le pouce; il y avait au-dessus dilatation et hypertrophie musculaire du duodénum et de l'estomac. Dans la moitié postérieure de l'anneau pénétraient les canaux cystique et hépatique qui se fusionnaient pour former le canal cholédoque. — Sandras (*Thèse de Lyon*, 1897). Sur un vieillard, anneau complet de 3 à 5 centim. de hauteur, adhérant par brides celluleuses et fusion de tissu à la portion descendante du duodénum, qui est nettement rétrécie en ce point et légèrement dilatée au-dessus. — Thacher (*Medic. Record*, 1893). Un pancréas annulaire produisant un léger rétrécissement du duodénum coïncidait avec un pancréas accessoire situé au-dessus de cette portion de l'intestin.

Pancréas accessoire. — Le pancréas accessoire consiste en une petite glande pancréatique aberrante, située plus ou moins loin de la glande principale, tantôt au-dessus dans la paroi de l'estomac, tantôt sur la partie convexe du duodénum, tantôt au-dessous sur tout le trajet de l'intestin grêle. La grosseur varie d'une lentille à un haricot. Ordinairement le conduit excréteur est bien visible et s'ouvre dans la portion voisine de l'estomac ou de l'intestin.

On a expliqué le pancréas accessoire par les évaginations embryonnaires multiples de la paroi duodénale, évaginations qui, d'abord situées près de l'ébauche normale du canal de Wirsung, sont ensuite entraînées plus ou moins loin par le fait de la croissance, ou bien par la persistance du bourgeon ventral gauche qui normalement s'atrophie et disparaît à une époque embryonnaire très précoce. Dans plusieurs cas, la glande aberrante siégeait sur un diverticule de l'iléon; mais il n'est pas prouvé qu'il s'agisse d'un diverticule vrai de Meckel, car peut-être ce cul-de-sac est-il produit par la traction mécanique de la glande s'évaginant hors de la paroi intestinale.

Observations principales : Klob (1859) découvre et nomme le pancréas secondaire : 2 cas, glande entre les tuniques de l'estomac, glande dans la paroi du jéjunum. — Zenker (*Virchow's Arch.*, 1861). 6 cas, dans le jéjunum et l'iléon. Dans tous il y avait sur l'intestin une papille perforée par laquelle on faisait soudre du mucus. — Gegenbaur (*Arch. de Reichert* 1863). Glande dans la paroi antérieure de l'estomac près de la petite courbure. — Hyrtl.

Masse de la grosseur d'une amande dans l'épiploon pancréatico-splénique. N'est peut-être qu'un cas de pancréas divisum, la queue pouvant avoir été isolée par une veine volumineuse qui passait à ce niveau. — NEUMANN (*Arch. der Heilkunde*, 1870). Sur un enfant de 10 mois, glande du volume d'un pois au sommet d'un diverticule, à 60 centimètres au-dessus de la valvule de Bauhin. — NAUWERCK, 1892. Pancréas accessoire au milieu d'un diverticule à 2 millimètres au-dessus de la fin de l'iléon, alors qu'un second diverticule sans glande existait à 1 mètre plus bas. — SCHIRMER (*Thèse de Bâle*, 1873) donne l'analyse des cas précédents; observe un cas dans la paroi antérieure de l'estomac avec papille perforée sur la muqueuse. — KATUSATA, 1896. Très petite glande dans le jéjunum. — HELLY, 1898. Lobe de 1 centimètre remplaçant l'extrémité supérieure du canal de Santorini et s'ouvrant dans la petite caroncule. — Des pancréas accessoires ont encore été observés par Apollonis, par Prudden dans le petit épiploon, par Biggs, par van Gieson, Gandy et Griffon dans la paroi du duodénum (*Medic. Record*, 1893); par Reitmann dans deux cas sur le bord supérieur du duodénum, vers l'angle jéjunal. — LETULLE (*Soc. de Biologie*, 1900) a rencontré 6 cas de pancréas surnuméraires sur 200 autopsies.

§ 0. — CONDUITS EXCRÉTEURS

Le canal pancréatique a été découvert en 1641 sur le coq par Hoffmann, qui enseigna à Padoue et à Altorf, et en 1642, sur l'homme par son élève Wirsung qui l'a fait représenter dans une planche gravée. (Voy. Hyrtl, dans son *Anatomie* et Schirmer, thèse citée.)

Pour l'injecter, on peut placer la canule dans l'ampoule de Vater même ou dans l'orifice vatérien du canal; toutefois la plupart des anatomistes l'injectent par récurrence en poussant dans le cholédoque, après avoir lié le sommet de la grande caroncule. Ce dernier procédé a l'avantage de ménager la portion terminale du canal de Wirsung.

Hyrtl a vu et figuré dans ses *Corrosions-Anatomie* un canal pancréatique tordu en spirale dans ses deux derniers centimètres, comme un canal cystique.

Sur le débouché du canal de Wirsung, les auteurs sont en désaccord. Remarquons d'abord qu'au point de vue embryologique, le canal pancréatique est une évagination du canal cholédoque. Cl. Bernard a décrit et figuré les deux dispositions qu'il a observées chez l'homme : la disposition normale où les deux conduits débouchent au fond de l'ampoule, qui forme un vestibule commun, mais avec une muqueuse nacrée bien différente de la muqueuse jaune du canal cholédoque, ce qui prouve que l'ampoule de Vater doit être considérée comme la continuation du canal pancréatique; et une forme inconnue avant lui, où le canal cholédoque se prolonge jusqu'au sommet de la caroncule, entouré par l'ampoule qui appartient exclusivement au canal pancréatique (Voy. au mot : Cholédoque). — Verneuil dit que, contrairement aux idées reçues, le canal pancréatique semble recevoir le cholédoque et arrive seul à l'extrémité de la papille; car la muqueuse de l'ampoule ressemble à celle de Wirsung. — D'après Helly, le canal de Wirsung s'ouvre tantôt directement dans le canal cholédoque, tantôt à côté de lui dans la grande caroncule. — Schirmer a soumis 47 cas à une observation attentive. 11 fois le canal pancréatique s'ouvrait dans le cholédoque; 14 fois, le cholédoque dans le canal pancréatique; 22 fois il y avait ouverture simultanée des deux conduits séparés par un petit pli transversal, et pas d'ampoule commune où les sécrétions pussent se mélanger. — Plus récemment Letulle (*Arch. des Sciences médicales*, 1898), sur 21 cas, n'a constaté d'ampoule vraie que 6 fois; sur les 15 autres sujets, 12 fois les deux canaux débouchaient ensemble à l'extérieur.

Rapport des deux caroncules. — Schirmer a trouvé entre les deux caroncules une distance moyenne de 3 centimètres avec variations de 25 à 35 millimètres et écarts maxima de 10 à 53 millimètres. Les chiffres de Letulle sont un peu différents. Sur 21 pièces fixées par le liquide de Muller, cette distance était de 18 millimètres oscillant entre 10 et 35.

Variétés du canal de Santorini. — D'après Helly, on observe trois types dans le volume de ce canal : 1° le calibre va croissant de l'extrémité duodénale à l'embouchure dans Wirsung; type le plus fréquent. 2° le diamètre est étroit aux deux extrémités et large en son milieu, qui correspond ordinairement à l'arrivée d'une grosse branche collatérale; 3° l'extrémité duodénale est la plus large; le conduit a son extrémité la plus étroite près de Wirsung avec lequel il est uni par une anastomose transversale; type le plus rare.

Schieffer a décrit et figuré un cas où le canal de Santorini, se détachant du canal principal au niveau du col, décrit une demi-circonférence à concavité inférieure et de nouveau aboutit à ce même canal, à 1 centimètre avant qu'il n'entre dans l'intestin.

L'orifice de la petite caroncule est quelquefois assez large pour qu'une injection poussée par Wirsung sorte avec un jet de plusieurs centimètres. — Elle est souvent oblitérée.

Schirmer, qui l'a éprouvée par l'insufflation d'air *a tergo*, a constaté son oblitération dans un quart des cas; moi-même par les injections et l'insufflation, je n'ai pu la franchir dans les trois quarts des cas; Helly, qui reproche à ces procédés d'exposer à des erreurs, a étudié 50 sujets en coupe histologique et a vu 10 fois la papille fermée.

Anomalies des conduits pancréatiques. — Ces anomalies sont fréquentes. On en compte environ 1 sur 10 pancréas. Pour comprendre leur genèse, il faut se rappeler le développement de la glande. On admet aujourd'hui qu'elle se développe aux dépens de trois ébauches, évaginations de la paroi intestinale : une *ébauche dorsale*, unique, impaire, la première en date chez l'embryon et chez les vertébrés, dont la cavité forme le canal de Santorini; deux *ébauches ventrales*, émanées du canal cholédoque, qui bientôt se réduisent à un seul lobe et un seul canal. canal de Wirsung, soit qu'il y ait fusion des deux ébauches, ou que le bourgeon ventral gauche ait disparu par atrophie. Les deux glandes séparées d'abord se réunissent de bonne heure en une seule, et les deux conduits s'anastomosent. Il importe de remarquer que le canal de Santorini est primitivement le plus important, qu'il occupe toute la glande, tandis que le territoire originel de Wirsung est limité à la partie inférieure de la tête, et que sa portion transversale n'est que l'ancien

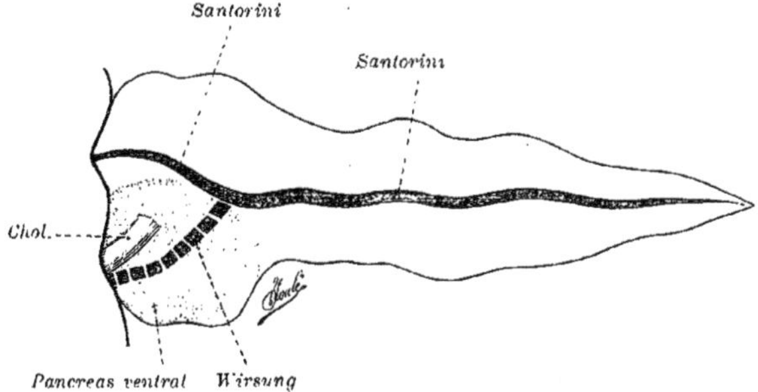

Fig. 468. — Constitution embryogénique du pancréas. Figure schématique.

canal de Santorini qu'il a détourné à son profit. C'est ce que montre la fig. 468. Ce qui caractérise le canal de Wirsung, chez les animaux comme chez l'homme, c'est qu'il débouche à côté du cholédoque dont il n'est qu'une évagination.

Ceci posé, les anomalies peuvent se répartir en trois groupes : 1° indépendance des canaux; 2° absence du canal de Santorini; 3° absence du canal de Wirsung.

I. *Indépendance des conduits pancréatiques.* — L'indépendance embryonnaire persiste; l'anastomose manque ou est rudimentaire. Cette classe comprend deux groupes : 1° les conduits sont en position normale. Le canal de Santorini, canal principal, occupe toute la glande; Wirsung est restreint au lobe inférieur de la tête. L'indépendance est complète (cas de Mathias Duval, cas de Charpy: deux autres sommairement indiqués par Helly); ou incomplète, c'est-à-dire que ces deux conduits, parallèles sur un certain trajet, Santorini plus volumineux, sont unis par des anastomoses verticales (cas de Cl. Bernard, cas de Bimar). — 2° Les conduits sont en *inversion*. Le canal de Santorini qui a traversé toute la glande débouche à la partie inférieure; le canal de Wirsung, petit, occupe la partie supérieure de la tête et va s'ouvrir avec le cholédoque plus ou moins près du pylore. Anomalie rare : un cas de Schirmer, un cas de Charpy; celui de Moyse s'y rapporte aussi, mais en diffère par la petitesse du canal de Santorini et ses anastomoses avec Wirsung qui est le canal principal.

II. *Absence du canal de Santorini.* — Normalement ce conduit subit une régression dans son bout proximal ou duodénal, qui rend cette extrémité plus petite que l'autre et transforme ce bout en une branche affluente de Wirsung. Il est assez fréquent d'observer son atrophie; le canal n'est plus qu'une branche grêle, qui ne se distingue pas d'une collatérale ordinaire. La disparition complète est rare. Je l'ai constatée une fois sur 30 pièces injectées; Schirmer 3 fois sur 104. Cet état est normal chez le mouton, le conduit du pancréas dorsal ne tardant pas à s'oblitérer et à disparaître, dès la première époque fœtale (Stoss). La petite caroncule peut alors faire défaut. Toutefois il est bon de remarquer : 1° que la papille peut persister, alors même que le canal de Santorini est atrophié ou même a disparu, ce qui s'explique par l'amas glandulaire qu'elle renferme et qui a une certaine individualité; 2° que la papille peut disparaître avec une simple oblitération du conduit (Helly, 3 fois sur 10 oblitérations de Santorini).

III. *Absence du canal de Wirsung.* — Le canal pancréatique unique (canal de Santorini) débouche dans la petite papille; le cholédoque arrive seul à la caroncule inférieure. 1 cas de Cruveilhier; 4 de Schirmer sur 104 glandes; 1 de Helly sur 50 pancréas.

Pluralité des papilles. Diverticules duodénaux. — Luschka dit avoir vu un triple orifice sur l'intestin. Dans un cas de Schirmer, il y avait trois papilles, la grande caroncule s'étant dédoublée en deux caroncules secondaires et communicantes, affectées l'une au cholédoque, l'autre au canal de Wirsung. Sur une pièce de Letulle, la caroncule accessoire était double; la plus petite de ces deux papilles, séparées par une distance de 2 millimètres, recevait le canal de Santorini.

Helly a constaté sur un embryon humain que les papilles manquent au début; elles sont une formation secondaire produite sans doute mécaniquement par la croissance des canaux dans la cavité duodénale. Un autre embryon possédait, à côté de la papille de Santorini, deux papilles accessoires dans lesquelles s'ouvraient des conduits pourvus de tissu pancréatique.

Les *diverticules* sont des culs-de-sac longs de quelques centimètres qui naissent de la paroi duodénale et se prolongent vers le pancréas. Le canal de Santorini peut déboucher au fond de leur cavité. Schirmer a vu la petite papille de Santorini s'ouvrir dans un diverticule de la grosseur d'un pois; un autre profond de 25 millimètres était situé à 22 millimètres au-dessus de la caroncule unique. Helly a vu et figuré un double diverticule, l'un au-dessus de la petite caroncule, l'autre au-dessus de la grande. J'ai décrit un cas où une poche longue de 2 centimètres, et à parois lisses, était placée sous le cholédoque et s'ouvrait à côté de lui dans l'ampoule de Vater. La genèse de ces diverticules est mal connue. Peut-être s'agit-il d'ébauches pancréatiques surnuméraires, c'est-à-dire d'évaginations embryonnaires semblables à celles d'où naissent les deux conduits excréteurs du pancréas.

Anatomie comparée. — *Pancréas d'Aselli.* Dans certaines espèces animales, chez les carnivores surtout et plus spécialement mais non exclusivement chez ceux qui ont l'intestin court, les ganglions lymphatiques les plus élevés qui occupent la racine du mésentère ne sont pas disséminés, mais réunis en un amas qui porte le nom de *Pancréas d'Aselli.*

Le pancréas vrai existe chez presque tous les vertébrés; il ne fait défaut que chez les cyclostomes. Chez les mammifères il représente 1 à 5 millièmes du poids du corps, le plus souvent 2 ou 3; chez l'homme 1,5 millième environ (Custor). Il a 20 centimètres de long chez le chien, 16 à 29 chez le porc; 17 à 28 chez le mouton, 12 sur 20 de large chez le bœuf, 41 sur 12 chez le cheval (Schirmer). Ordinairement il y a, comme chez l'homme, deux conduits anastomosés; le plus souvent le canal de Wirsung est le plus élevé et débouche avec le cholédoque dans une papille supérieure (bœuf, cheval, chat, chien). Chez le porc, le lapin, la plupart des rongeurs, il n'y a qu'un canal excréteur, qui est celui de Santorini; le cholédoque débouche seul dans sa caroncule. Le mouton est un des rares mammifères qui n'ait pas de canal de Santorini, et seulement un canal de Wirsung.

Ch. Bernard, *loc. cit.* — Schirmer, *loc. cit.* — Schieffer. Du Pancréas dans la série animale. *Thèse de Montpellier*, 1894.

CHAPITRE DEUXIÈME

STRUCTURE DU PANCRÉAS

Par E. LAGUESSE

Le Pancréas était, il y a trente ans, considéré par les anatomistes comme une simple *glande salivaire abdominale*, et les Allemands le désignent encore sous ce nom (Bauchspeicheldrüse), après Siebold, Meckel et Stannius. On tenait donc sa structure comme à peu près identique à celle des glandes salivaires, et, dans les descriptions, on renvoyait volontiers à ces organes, plus faciles à étudier. Mais les physiologistes montraient déjà qu'aux propriétés digestives de la salive (saccharification de l'amidon), le suc pancréatique joint celle d'émulsionner et dédoubler les graisses (Cl. Bernard, 1846-1856), de transformer les albuminoïdes en peptones (Corvisart et Cl. Bernard), que le pancréas, en un mot, est la glande digestive par excellence, capable de remplacer toutes les autres. A ces fonctions multiples, auxquelles Mering et Minkowsky (1889), Hédon, Gley... ont ajouté récemment la sécrétion interne, devait correspondre une structure plus complexe. C'est ce qu'a montré en effet toute une série de recherches histologiques, qui commence en 1869 avec le mémoire de Langerhans.

Le pancréas, par la disposition arborescente de ses canaux, est une glande en grappe composée. Par sa couleur gris jaunâtre, rosée lors de la congestion fonctionnelle, par sa lobulation serrée, il se rapproche des glandes salivaires. Comme elles, il est en effet décomposable par la dissection (après ébullition ou macération) en une série de lobules de volume décroissant, séparés par de minces cloisons conjonctives. Les plus petits lobules séparables mesurent de 2 à 3 millimètres dans leur plus grand diamètre; ils sont polyédriques irréguliers, souvent aplatis en forme de coins, d'où le nom de *lobules cunéiformes* que leur donne Renaut.

Les dernières branches de l'arbre ramifié formé par les canaux excréteurs portent chacune, en guise de fruit, les unes (et c'est le plus grand nombre) une *cavité sécrétante* (*acinus*), les autres un amas cellulaire plein, l'*ilot de Langerhans*, contrairement à ce qui se passe dans les glandes salivaires, dont les canaux n'aboutissent qu'à des cavités sécrétantes.

Cavités sécrétantes (Acini). — Les cavités sécrétantes du pancréas, chez les Vertébrés, sont généralement tubuleuses, plus ou moins longues, plus ou moins ramifiées. Chez l'homme, les unes sont des tubes très courts, la plupart sont simplement globuleuses, ou même se rapprochent de la forme hémisphérique (fig. 470) (acini collatéraux). La lumière centrale est excessivement étroite, filiforme. La paroi est formée, de dehors en dedans, par une membrane propre et par deux assises superposées d'éléments épithéliaux : *les cellules principales* (ou pancréatiques, ou trypsiques) et les *cellules centro-acineuses*.

La plupart des auteurs admettent l'existence d'une MEMBRANE PROPRE (propria) ou vitrée anhiste, doublée d'une assise d'éléments excessivement minces, conjonctifs, plus ou moins confondus avec elle. Pour Boll, ils sont anastomosés, mais non régulièrement organisés en corbeilles isolables comme dans les salivaires. Podwyssotski, Renaut nient ici la présence d'une vitrée et n'admettent que les *cellules basales* (Renaut), qui seraient souvent des *cellules en coin* (Podwyssotsky) s'enfonçant entre les épithéliales et envoyant des prolongements vers les centro-acineuses. Renaut plus récemment (1903) décrit (chez les Ophidiens) une vraie *propria* ou *pruna*, très mince, et en dehors d'elle une pellucide connective. Flint (1902) la considère comme étant de structure fibrillaire. Giannuzzi, Ellenberger, Harris et Gow, Carlier... n'ont pu voir la propria.

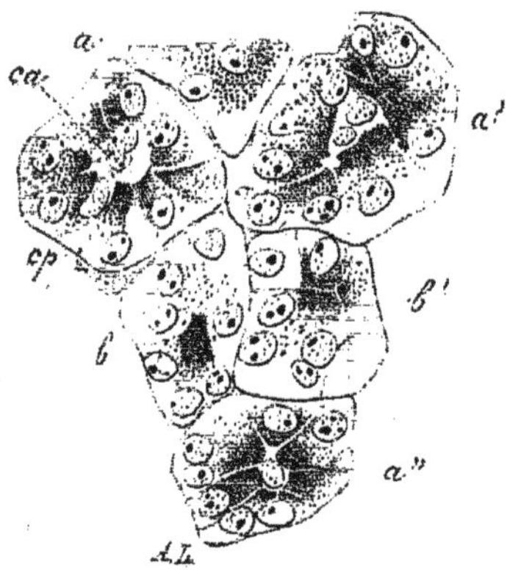

Fig. 469. — Coupe de pancréas humain (supplicié).

a, a', a'', acini coupés transversalement ou obliquement vers le milieu de leur hauteur, et montrant au centre les cellules centro-acineuses *ca*, en clair, autour les cellules principales *cp*, avec leur zone apicale remplie de grains de zymogène. — *b, b'*, acini coupés tangentiellement.

Les CELLULES PRINCIPALES constituent une assise régulière, épaisse, de gros éléments, se rapprochant par leur forme du tronc de pyramide, de la pyramide ou du prisme. Depuis Langerhans, Heidenhain, on y reconnaît *deux zones* absolument dissemblables et caractéristiques, séparées par le noyau : une zone apicale ou sommet de la cellule, une zone basale. La zone basale repose sur la propria; elle est formée d'un protoplasme très vulnérable, très colorable, strié de lignes sinueuses ascendantes (filaments basaux), et contient fréquemment quelques fines gouttelettes de graisse. La zone apicale apparaît au contraire, sur le vivant, bourrée de grains très réfringents, d'aspect graisseux et qu'on prit d'abord pour tels : granules de Cl. Bernard. Heidenhain (1875) montra qu'ils sont constitués par la substance mère du ferment, d'où le nom de *granulations zymogènes* (ζύμη, ferment; γεννάω, j'engendre).

Relativement volumineux (de 1/4 de μ, jusqu'à 3 et 4 μ chez certains animaux : poissons, reptiles...), ces grains, petites perles brillantes, sont instantanément dissous par l'acide acétique ou les alcalins dilués, lentement dans l'eau, se teignent en brun par l'acide osmique. Dissous par la plupart des fixants ordinaires (alcool notamment), ils ne laissent à leur place qu'une vacuole liquide non colorable, parfois mal limitée; fixés par les mélanges osmiés forts ou le sublimé, ils se teignent vivement par les couleurs d'aniline, particulièrement par l'éosine, la safranine, le violet de gentiane, peu ou point par l'hématoxyline ordinaire ou le carmin. D'où possibilité de deux aspects différents dans la coupe transversale d'un cul-de-sac; si les grains sont fixés et colorés, autour de la lumière souvent très fine, bordée de centro-acineuses claires, on aperçoit un large anneau, granuleux et sombre, formé par la réunion des zones apicales, entouré d'un anneau plus clair formé par l'ensemble des bases (fig. 469); si les grains sont dissous ou non colorés, c'est l'anneau interne qui se détache en clair. Heidenhain a montré que, pendant la digestion, l'anneau interne diminue peu à peu d'épaisseur, tandis que l'externe augmente à ses dépens, que les grains de la zone apicale, refoulés vers la lumière, s'y dissolvent peu à peu pour former la substance active du suc pancréatique, et plus spécialement la trypsine (période d'excrétion). Dans la phase de repos apparent qui suit (période d'élaboration), la cellule reforme son matériel de sécrétion, élabore dans sa zone apicale de nouveaux grains de zymogène. Kühne et Lea (1876-1882) ont vérifié cette loi en suivant sous le microscope les différentes phases de la sécrétion chez le lapin vivant, où le pancréas est étalé en nappe mince, « en feuille de fougère » (Cl. Bernard), entre les deux lames du mésentère. Ils ont vu, en même temps que diminuait le zymogène dans les culs-de-sac, ceux-ci revenir sur eux-mêmes et se denteler. Il y a alternance fonctionnelle entre les différents groupes d'acini, de façon qu'ils ne soient pas tous épuisés

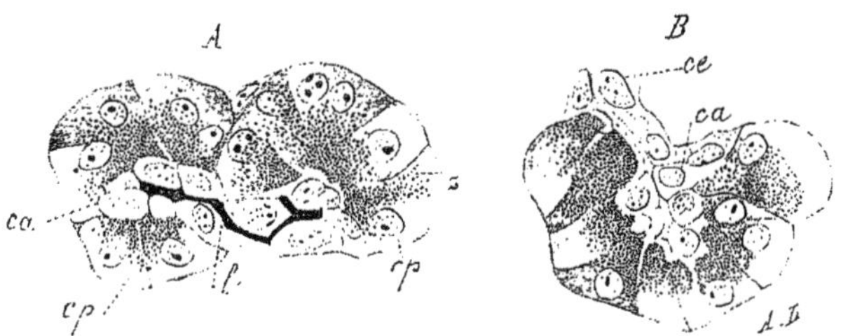

Fig. 470. — Petits acini du pancréas humain.

Coupés dans l'axe de la lumière *l*, vide en B, remplie en A de suc pancréatique coagulé et coloré; *ca*, centro-acineuses. — *ce*, canal excréteur. — *cp*, cellules principales. — *z*, zymogène.

en même temps. Ajoutons que la découverte de l'entérokinase et de la sécrétine rend nécessaire sur quelques points une nouvelle vérification des travaux d'Heidenhain.

Le *noyau*, volumineux, sphérique ou ovoïde, sépare les deux zones, se rapprochant un peu plus de la base. Il est caractérisé par la présence d'un gros nucléole central éosinophile (plasmosome d'Ogata), et de très petites granules de nucléine hématoxylinophiles (caryosomes d'Ogata), le tout supporté par un très délicat réseau de linine difficile à voir, à travées rares et rayonnantes.

Chez les vertébrés ovipares, chez les mammifères même pour plusieurs auteurs, on trouve en outre un *corpuscule paranucléaire* ou *parasome*, (on dit encore à tort *noyau accessoire*, Nebenkern), découvert par Nussbaum en 1881 (ou plusieurs). Assez généralement c'est un croissant, ou plutôt une calotte, coiffant la base du noyau. Il paraît contribuer à la formation du matériel de sécrétion (Nussbaum, Ogata, Melissinos et Nicolaïdès, Platner, Laguesse, Mouret). Ogata, Ver Eecke lui attribuent même un second rôle infiniment plus douteux : il pourrait, d'après eux, régénérer le noyau ou même la cellule entière. Pour Ogata, Platner, Laguesse...., il provient du noyau, et le nucléole semble jouer dans sa formation un rôle capital. On a du reste décrit sous le nom de noyaux accessoires des objets très différents, parfois des parasites.

A l'heure actuelle (1904) nous croyons pouvoir résumer de la façon suivante la question encore très controversée de l'élaboration. Le parasome naît du noyau par division ou bourgeonnement (Salamandre), après formation aux dépens de la nucléine d'un nouveau nucléole qui est inclus dans le bourgeon rejeté. Ce parasome représente l'apport au cytoplasme de matériaux issus de la nucléine et nécessaires à l'élaboration des grains. Il se dissout dans le cytoplasme basal pendant la digestion. Au point où il a disparu, on voit se former les filaments basaux, ou *ergastoplasme* de Ch. Garnier, Bouin, Prenant. Ces filaments s'accroissent en longueur. Dans leur substance s'élabore un chapelet de fines granulations réfringentes, qui sont mises en liberté et grossissent pour constituer les grains de Cl. Bernard.

[LAGUESSE.]

Les CELLULES CENTRO-ACINEUSES, découvertes par Langerhans, et bien développées dans le pancréas seulement, forment une seconde assise, mais généralement très mince et discontinue, bordant immédiatement la lumière. Ces éléments se retrouvent dans toutes les classes de vertébrés; ils ont le plus souvent un corps aplati ou fusiforme, allongé selon l'axe de la cavité sécrétante un noyau également allongé, riche en fines granulations de nucléine, mais privé du volumineux nucléole caractéristique des cellules principales. Du corps se détachent de très minces expansions, lamelleuses ou filiformes, qui s'insinuent entre les cellules principales et peuvent aller s'insérer jusque sur la propria. Le corps, avec le noyau, peut s'engager parfois aussi entre les cellules principales (Renaut), et même s'appuyer en s'élargissant sur la membrane propre (cellules en coin de Podwyssotski); mais c'est assez rare. Dans la plupart des espèces cette assise est incomplète. Ainsi, dans les grandes cavités sécrétantes nettement tubuleuses ramifiées du mouton, les centro-acineuses font totalement défaut vers le fond des culs-de-sac; en s'en éloignant, on les voit apparaître, éparses d'abord, ou en simple file (tige centro-acineuse : Renaut), formant plus loin un tube ajouré, puis complet, qui se continue, au col même de la cavité sécrétante, avec le dernier segment des canaux excréteurs dont il semble n'être que l'expansion. Chez l'homme, le corps des cellules n'est que peu ou point aplati (fig. 470, *ca*), assez régulièrement polyédrique ou étoilé; elles forment autour de la lumière une assise généralement continue, qui se détache en clair après fixation par les mélanges osmiés ayant dans ce cas très peu d'affinité pour les colorants.

Quand on suit le développement des cavités sécrétantes chez le mouton (fig. 474), on voit qu'en certains points, dès l'origine, leur épithélium présente une double assise de cellules, à peu près identiques. Les cellules externes, bien plus nombreuses, grossissent et se chargent de très bonne heure de zymogène (embryons de 65 mm.), les cellules internes, éparses, s'aplatissent peu à peu pour former les premières centro-acineuses. Cependant elles sont bientôt renforcées par les éléments de l'extrémité des canaux excréteurs, qui se glissent dans l'acinus, comme l'avaient pressenti Langerhans, Saviotti et Latschenberger. Ces auteurs considéraient déjà la couche de centro-acineuses comme étant de nature épithéliale et constituant la racine même du canal excréteur.

Nous devons ajouter que tous les histologistes ne sont pas encore ralliés à cette manière de voir, appuyée surtout sur les faits d'histogénie récents[1]. Toute différente, en effet, est l'opinion soutenue par von Ebner (1872), Podwyssotski (1882), Mouret (1894). Pour ces auteurs, les centro-acineuses sont des éléments conjonctifs (ou même lymphoïdes: Mouret) et anastomosés, continus d'une part avec ceux de la membrane basale, de l'autre avec ceux du tissu conjonctif intermédiaire. Nous dirons dès maintenant pour compléter, que bien avant la formation des acini, sur les premiers bourgeons pleins ramifiés de la glande, nous apercevons déjà la membrane propre avec ses cellules très aplaties, lamelleuses, et par conséquent bien distinctes dès l'origine des centro-acineuses, qui apparaîtront bien plus tardivement, en bordure de la lumière, parmi les autres éléments épithéliaux, avec une forme d'abord assez régulièrement polyédrique et un caractère franchement épithélial d'emblée (fig. 474, *ca*). Les cellules en coin, rares d'ailleurs, ont une existence réelle, mais sont pour nous des centro-acineuses, d'origine endodermique, faufilées jusqu'à la propria, insérées solidement sur elle, mais distinctes des cellules mésodermiques de celle-ci. Les centro-acineuses sont sans doute des éléments épithéliaux de soutien, mais des éléments de soutien actifs, jouant un rôle dans les transformation de la glande.

Le professeur Renaut (1879-1899) a d'abord, comme les trois auteurs plus haut cités, considéré les centro-acineuses comme des cellules conjonctives, pénétrant dans les « cordons pseudo-aciniques » pour les remanier. Depuis (1903), il a reconnu leur nature épithéliale, limitant le remaniement à ceci : c'est que de nombreuses cloisons de refend de nature conjonctive pénètrent entre les cellules principales pour venir « insérer » les centro-acineuses.

1. *Journal de l'anatomie et de la physiologie*, 1896.

Ilots endocrines ou de Langerhans. — L'existence de ces îlots pleins, constante dans toutes les classes de vertébrés, est caractéristique du tissu pancréatique. Découverts par Langerhans en 1869 chez le lapin, et désignés seulement par lui sous le nom d'*amas cellulaires* (Zellhäufchen) de signification inconnue, revus par Saviotti et von Ebner, ils ont été oubliés bientôt ou confondus avec des follicules clos. Ce sont les mêmes formations que Renaut retrouva et décrivit en 1879, chez le poulet, sous le nom de *points folliculaires*, que Podwyssotski désigna sous celui de *pseudo-follicules* (1882). Ce sont encore les *amas intertubulaires* de Kühne et Lea (1882), d'Heidenhain, les *groupes cellulaires secondaires* de Harris et Gow.

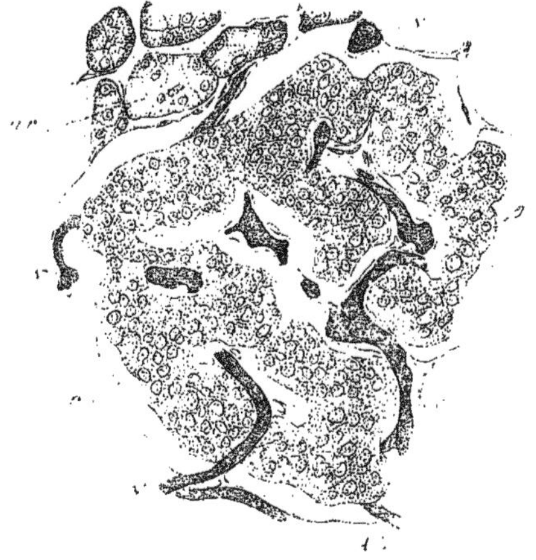

Fig. 471. — Un îlot de Langerhans chez l'homme (supplicié).

c, cordons cellulaires pleins. — v, vaisseaux capillaires dilatés, séparés ici des cordons grâce au retrait causé par l'alcool. — ac, acini normaux.

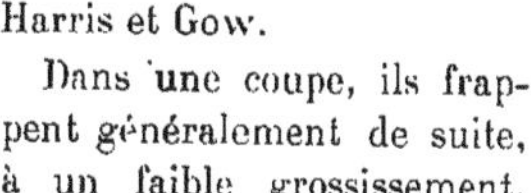

Dans une coupe, ils frappent généralement de suite, à un faible grossissement, comme des plages assez nettement limitées, ménagées en clair au milieu du tissu pancréatique, peu colorées, souvent d'un ton différent, privées de zymogène. Chez certains animaux on les distingue sur le vivant grâce à un aspect grisâtre trouble caractéristique (Kühne et Lea : lapin); chez d'autres (vipère, couleuvre), ils peuvent trancher au contraire comme des points jaunes ou blancs, absolument opaques, sur le fond translucide grisâtre de la glande. Ils sont irrégulièrement arrondis ou allongés; leur volume est très variable avec les espèces, et chez le même individu. Ils sont formés de cordons cellulaires pleins, sinueux, anastomosés, à éléments polyédriques réguliers ou prismatiques, séparés par des vaisseaux capillaires tortueux, variqueux, très dilatés, formant un système spécial d'anses glomérulées (Kühne et Lea, Gibbes, Renaut).

Chez l'homme adulte, les îlots de Langerhans sont très nombreux : on en trouve plusieurs dans chaque lobule cunéiforme : nous en comptons plus de 150 dans certaine coupe d'un centimètre carré. Dans des numérations faites sur plusieurs pancréas de suppliciés nous arrivons à une moyenne de 1 par millimètre carré. Opie a montré qu'ils sont plus abondants au niveau de la queue, mais ce rapport n'est pas absolument constant. Ils sont souvent volumineux, et mesurent généralement de 1 à 2 dixièmes de millimètre de diamètre. Ils sont constitués (fig. 471) par de larges cordons pleins formés de cellules régulièrement polyédriques en général, parfois prismatiques, plus petites que celles des acini, tassées l'une contre l'autre plusieurs de front, à limites souvent indistinctes, à noyau arrondi de taille très variable, riche en grains chromatiques, et privé du gros nucléole caractéristique des cellules principales, à protoplasme souvent parsemé de très fins granules, vivement colorables par le violet de gentiane, accumulés surtout au voisinage du vaisseau (fig. 472). Ces cordons, tortueux et variqueux, sont anastomosés entre eux partout où ils arrivent au contact, de façon à former une (plusieurs dans les gros îlots lobés) masse cellulaire unique, qui est comme caverneuse, criblée de tunnels ramifiés, anastomosés, irréguliers. Les canaux excréteurs l'abordent, mais n'y pénètrent qu'à une faible distance, et leur lumière s'efface rapidement. Par places, sur les bords de l'îlot, on voit son tissu se continuer avec celui des cavités sécrétantes voisines, ou bien des portions de celles-ci, parfois des cellules isolées encore remplies de zymogène incluses dans son tissu. Cette continuité a tout d'abord été signalée chez les oiseaux par Renaut, puis par Lewaschew chez le chien.

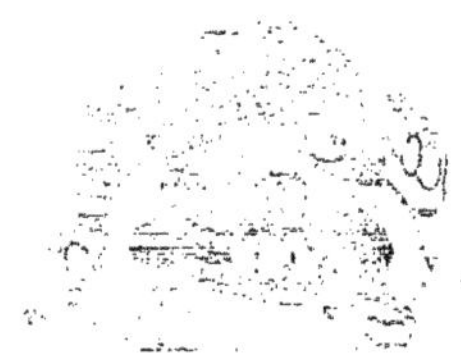

Fig. 472. — Fragment de cordon plein d'un îlot de Langerhans (supplicié) vu à un fort grossissement, c.

v, v, vaisseaux capillaires. Les cellules sont chargées de granules vivement colorables.

Un ou plusieurs vaisseaux abordent l'îlot (fig. 473) et envoient autour de lui, puis entre les cordons, une série d'anses capillaires contournées, glomérulées, très dilatées et variqueuses, avec par places des terminaisons en cæcum. D'une façon générale, les capillaires sont ici plus serrés, et surtout bien plus larges que ceux du reste de la glande, et constituent pour chaque îlot un petit système d'irrigation tout à fait caractéristique et particulier, bien que continu à sa périphérie avec le réseau capillaire normal.

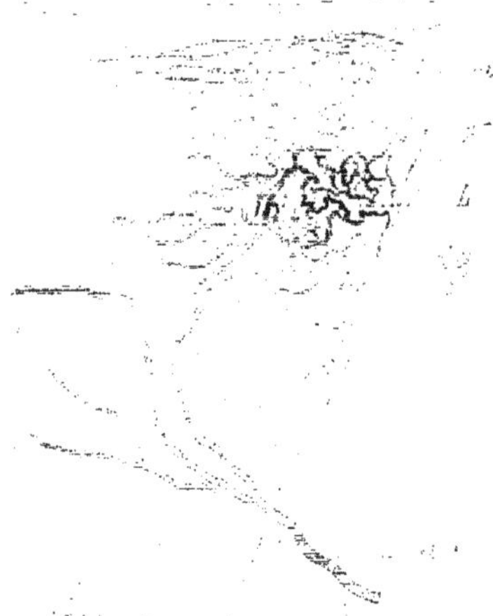

Fig. 473.— Ilot de Langerhans injecté (supplicié), *iL*.

ap, artériole afférente principale. — *ag*, anses glomérulées dilatées, tortueuses, de l'îlot, en continuité avec le réseau capillaire ordinaire *rc*.

La signification des îlots fut et est encore l'objet de vives controverses. Langerhans, Kühne et Lea, Gibbes, Mouret, Pugnat les croyaient ou les croient encore complètement distincts du tissu glandulaire. Souvent on n'y voyait que de simples follicules clos. Aujourd'hui, avec Saviotti, Renaut, Lewaschew, Harris et Gow, Dogiel, Pischinger, Giannelli et Giacomini, nous pouvons les considérer comme partie intégrante, et nous ajouterons très importante, de l'épithélium glandulaire. Mais leur rôle est très discuté. Pour les uns, ils pourraient sécréter l'un des ferments (Harris et Gow, 1893; Giannelli et Giacomini, 1896); mais nous avons vu que les canaux n'y pénètrent pas, ou y deviennent pleins et s'y terminent rapidement; en tous cas les cordons n'ont pas de lumière. Pour d'autres, ils proviennent d'acini épuisés et en voie de régénération. C'est l'opinion de Lewaschew (1886), récemment reprise par Pischinger (1895). Pour Dogiel (1893), ce sont aussi des acini épuisés, mais en voie de destruction, « des points morts » de la glande. Pour Gibbes, Giannelli (1898), ce sont des restes ancestraux sans grande importance fonctionnelle. Nous dirons plus loin l'opinion de Renaut, qui se rapproche de la nôtre.

Rien ne convainc de l'importance de ces formations, ne montre mieux leur nature et leur rôle probable que leur évolution chez l'embryon (mouton), où ils sont plus nombreux encore que chez l'adulte[1]. Sur le bourgeon pancréatique dorsal, diverticule creux de l'intestin (ainsi du reste que sur les ventraux), on voit d'abord proliférer des bourgeons secondaires pleins, qui vont se ramifiant en longs cordons variqueux, anastomosés comme ceux de Remak dans le foie : *cordons variqueux primitifs* (fig. 474, *a*). Chez l'embryon de 18 mm. 5 environ, ils commencent à se creuser, pour devenir les *tubes pancréatiques primitifs* (fig. 474, *b*). Sur ces tubes, encore indifférents, pourvus d'un simple épithélium prismatique,

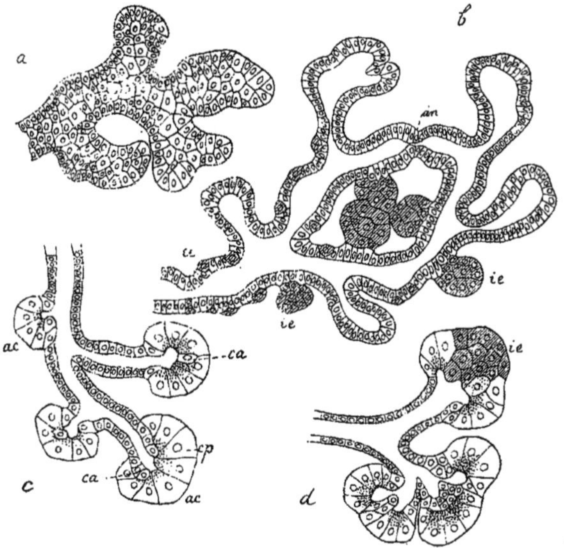

Fig. 474. — Histogénie du pancréas.

a, *b*, *c*, *d*, représentent des schémas de portions de pancréas aux quatre stades correspondants; en *a*, un cordon variqueux primitif; en *b*, un tube pancréatique primitif ramifié, anastomosé (*an*), élargi aux extrémités en *c*, formation des acini; en *d*, un acinus plurilobé en voie de division, un autre se transforme en îlot plein. — *ac*, acini. — *ca*, cellules centro-acineuses. — *cp*, cellules principales. — *ce*, cellules endocrines. — *ie*, îlots endocrines.

se développent (*b*, *c*): 1° dès l'origine, des masses globuleuses pleines qui ne sont autre chose que les premiers *îlots de Langerhans* (îlots primaires); — 2° beaucoup plus tardivement (embryon de 60 mm. et au delà), des *cavités sécrétantes*; le reste des tubes primitifs forme l'arbre des canaux excréteurs. Les îlots primaires sont d'emblée formés de grosses cellules polyédriques régulières, troubles, éosinophiles, très finement vacuolisées, ayant en un mot les mêmes caractères généraux que chez l'adulte; ils se soudent entre eux pour former d'énormes îlots composés. Les cavités sécrétantes différencient rapidement leurs deux assises cellulaires, et se chargent de zymogène. Simples vésicules d'abord, elles s'allongent, se lobent, et se compliquent par la suite. Sur l'embryon de 90 mm. environ, on commence à voir apparaître de nouveaux îlots (*d*), constitués comme les premiers, mais d'origine différente (îlots secondaires). Chacun de ceux-ci provient en effet de la métamorphose d'une ou de plusieurs cavités sécrétantes, dont la lumière disparaît, dont les cellules perdent leur zymogène et acquièrent les caractères signalés plus haut; au bout d'un temps plus ou moins long, il redevient cavité sécrétante. A partir de ce moment, et pendant toute la vie, les différentes portions de la glande peuvent ainsi, par une sorte de balancement, fonctionner alternativement comme îlots pleins ou comme acini. Chez l'embryon humain on retrouve

1. Recherches sur l'histogénie du pancréas chez le mouton. *Journal de l'Anatomie*, 1896, p. 475.

[LAGUESSE.]

des faits analogues. Renaut, Pearce, Kuster y ont vérifié également l'existence et le mode de bourgeonnement des îlots primaires.

L'abondance extrême et la prolifération rapide des îlots de Langerhans chez l'embryon avant même l'apparition des cavités sécrétantes, permet d'écarter les hypothèses de Lewaschew et de Dogiel : il ne peut s'agir ni de points de la glande fatigués par une longue sécrétion, ni de points morts. Leur précocité et leur multiplicité, leur constance sous des formes variées dans la série des Vertébrés, le développement exagéré des vaisseaux autour d'eux dès l'origine, indiquent leur grande importance fonctionnelle. Le gonflement des îlots récents, à cellules larges et richement vacuolisées, le retrait des îlots anciens, dont les cellules sont petites, mal limitées, dont les noyaux arrivent presque à se toucher, sont l'indice d'une soustraction de liquide, qui, vu le manque de communications avec des canaux excréteurs, ne saurait se faire qu'au bénéfice du sang contenu dans les capillaires, partout présents, nombreux et dilatés. Il semble donc logique d'admettre que les îlots pleins sont spécialement destinés à l'élaboration de la *sécrétion interne* et méritent le nom d'*îlots endocrines*[1]. Leur structure de glande vasculaire sanguine est toute en faveur de cette hypothèse. Enfin chez certains reptiles (vipère notamment), plus encore que chez l'homme, on trouve outre les vacuoles, dans les cellules, ici prismatiques et appuyées par leur base contre les capillaires, de nombreux et très petits granules réfringents, se rapprochant par leurs propriétés du zymogène. Ces granules sont groupés principalement à la base de l'élément, au contact du vaisseau, et semblent subir en ce point une véritable fonte. Ici en outre, on voit nettement, chez l'adulte, chaque acinus tubuleux se transformer en cordon à lumière effacée; puis les cellules perdent leur orientation autour de la lumière et s'ordonnent radiairement autour des capillaires dilatés, dont chacun devient ainsi le centre d'un véritable *acinus interverti*[2]. La cellule change de polarité, les grains de zymogène disparaissant au sommet, tandis que les fins granules de sécrétion interne apparaissent à la base. Dans le pancréas comme dans le foie, les deux sécrétions interne et externe se feraient par ses deux pôles, mais dans le foie elles sont simultanées et continues, ici elles seraient dans une certaine mesure alternantes.

Massari (1898), Diamare surtout (1899) n'admettent que les îlots primaires, et considèrent chacun d'eux comme une véritable glandule à sécrétion interne (corps épithélial de Diamare) persistante et immuable pendant toute la vie, et n'ayant plus aucun rapport avec la masse exocrine (c'est-à-dire à sécrétion externe) du pancréas. Plusieurs auteurs ont adopté cette opinion, à laquelle nous ne pouvons adhérer. Certains gros îlots primaires peuvent persister, avec des remaniements, mais on trouve toujours des îlots secondaires en continuité parfaite avec les acini, avec des transitions ménagées, et des stades intermédiaires.

Les expériences de W. Schulze, que nous avons renouvelées avec Gontier de la Roche (*Thèse, Lille* 1903), celles de Ssobolew, etc., montrant la persistance des îlots seuls après ligature du canal pancréatique et abolition de la sécrétion externe sont en faveur du rôle endocrine. Les observations anatomo-pathologiques d'Opie, Ssobolew, Weichselbaum, etc., mettent en évidence, comme nous l'avions prévu dès le début, la lésion des îlots dans le diabète maigre, et par conséquent aussi leur rôle dans les transformations intra-organiques du sucre dans l'organisme sain. (Voy. Lancereaux, *Acad. méd.*, juin 1904).

Le professeur Renaut a émis une conception qui se rapproche de la nôtre. Dès 1879, à la suite de sa description des *points folliculaires*, il voyait dans le pancréas un organe tout à fait spécial, *lympho-glandulaire*, éveillant ainsi déjà, d'une façon vague, l'idée de relations toutes particulières des cellules sécrétantes avec l'appareil circulatoire. Depuis lors, il a abandonné et le mot, et une partie de sa première description, pour garder et développer ceci : le pancréas est, comme le foie, une *glande conglobée* (1881), profondément remaniée par les vaisseaux; seulement, tandis que dans le foie les vaisseaux bouleversent toute la structure de la glande et en ordonnent les éléments par rapport à eux, dans le pancréas la transformation va moins loin (c'est un foie simplifié, 1881). Elle ne se fait complète qu'au niveau des îlots de Langerhans; ailleurs, seules des cloisons de refend conjonctives pénètrent pour venir insérer les centro-acineuses (1903). M. Renaut considère comme très vraisemblable notre hypothèse de la sécrétion interne, mais il ne la localise pas aux seuls îlots (1899). Les *points folliculaires* sont pour lui des formations épithéliales régulières, importantes, mais essentiellement fœtales, et dont la fonction est fœtale. Ils sont liés à la prolifération des « branches de végétation » de la glande. Avec Lewaschew, nous allons plus loin et sommes obligés d'admettre leur formation continue chez l'adulte, et aux dépens des cavités sécrétantes mêmes. Avec M. Renaut, d'autre part, nous admettons le remaniement de la glande par les vaisseaux, mais limité aux seuls îlots, agents essentiels, sinon uniques, de la sécrétion interne, chez l'adulte comme chez l'embryon. Dans les deux organes constituant l'appareil hépato-pancréatique, les deux sécrétions coexistent; mais dans

1. Laguesse, Comptes rendus de la Société de biologie, 29 juillet 1893.
2. C. R. de l'Association des anatomistes, 1899, p. 129.

le foie la sécrétion interne paraît prévaloir, dans le pancréas la sécrétion externe. De là vraisemblablement les différences dans la lobulation : dans le foie, les éléments s'orientent de préférence autour de la veine sus-hépatique, émissaire de la sécrétion interne; dans le pancréas ils s'orientent autour des canaux excréteurs pour former le lobule. Mais dans les portions de cet organe temporairement spécialisées pour la sécrétion interne (îlots endocrines), véritables lobules intervertis, leur disposition n'est plus régie que par les vaisseaux.

Voies de l'excrétion. — Le canal de Wirsung a une ramification particulière : il émet, tout le long de son parcours, une série de branches à angle droit, à la manière du tronc d'un sapin (Henle). La ramification ultime est très touffue, chaque rameau ne se bifurquant qu'après avoir abandonné de nombreuses collatérales de toute grosseur. Le canal de Wirsung et les branches de gros calibre sont des tubes à parois minces, blanchâtres, s'affaissant facilement. Ils sont constitués par une enveloppe fibreuse renforcée de fibres élastiques. On ne trouve que peu ou point de fibres lisses (mince couche plexiforme chez le mouton, par exemple); d'après Pischinger, quoique peu abondantes, elles seraient pourtant plus fréquentes qu'on ne le croit. On peut y rencontrer des glandules muqueuses (mouton, cobaye) ou séreuses, et parfois des glandules pancréatiques. L'épithélium est prismatique simple. On le trouve tel quel, un peu moins élevé, dans les canaux moyens; il n'y présente pas, en général, les stries caractéristiques des canaux salivaires; d'après Pischinger, la zone apicale est, en revanche, souvent bourrée de très fins granules. Plus loin l'épithélium devient cubique; puis, dans les derniers segments (pièces intercalaires ou passages de Boll : Schaltstücke), ici très minces et très développés, il n'est plus constitué que d'éléments très aplatis, fusiformes, et le conduit étroit se rapproche un peu, par son aspect, d'un capillaire sanguin. Au col de l'acinus, nous l'avons vu se continuer avec l'assise des cellules centro-acineuses. Les cellules canalaires (centro-acineuses comprises) sécrètent un liquide accessoire qui paraît surtout destiné à diluer le suc pancréatique épais fourni par les acini, lui apportant peut-être en outre les sels, et même l'amylopsine (Wertheimer et Laguesse). Comme dans les glandes salivaires, les premières voies de l'excrétion sont de fins canalicules sans paroi propre, simples diverticules piriformes de la fine lumière, qui s'enfoncent entre les zones apicales des éléments sécréteurs, et souvent même ici, semble-t-il, dans leur intérieur. Découverts par Langerhans, qui les injecta, ils ont été remis en évidence par la méthode de Golgi (Ramon y Cajal et Claudio Sala, 1891). On les voit parfaitement aussi dans de simples fixations à l'acide osmique et aux mélanges osmiés forts (ou au sublimé : Carlier, Mouret), et on peut souvent colorer dans leur intérieur, ainsi que dans la lumière, le suc pancréatique en voie de formation aussi vivement que les grains de zymogène. Contrairement à ce qu'ont prétendu, d'après des injections, Saviotti et Giannuzzi, les *canalicules radiés intercellulaires* de Langerhans ne dépassent pas la zone des grains, et ne s'anastomosent pas en un réseau péricellulaire. Renaut (1903) a mis en évidence en bordure de la lumière une mince cuticule continue formée par la fusion de sortes de plateaux des cellules et plus particulièrement des centro-acineuses.

Tissu conjonctif. — Le *tissu conjonctif interstitiel* est lâche, peu abondant, souvent chargé de graisse à la façon de celui des glandes salivaires. On y trouve beaucoup moins de vésicules adipeuses intralobulaires. A l'intérieur des lobules, Flint le voit formé presque exclusivement par ses membranes propres fibrillées.

Artères et veines. — Le pancréas ne possède pas, comme le foie, le rein, la rate, une artère et une veine spéciale, mais il dépend par ses vaisseaux des organes voisins.

Les ARTÈRES, petites, proviennent en effet de trois sources différentes :

1° De la splénique, 2° de l'hépatique, 3° de la mésentérique supérieure. La splénique, logée dans la gouttière du bord supérieur, envoie des rameaux multiples mais petits qu'on peut appeler les *artérioles pancréatiques supérieures*. Elles plongent plus ou moins obliquement dans l'intérieur de la glande et se distribuent à la partie supérieure du corps et de la queue. De l'hépatique directement, ou plus souvent de la gastro-duodénale (gastro-épiploïque droite) sa collatérale, vient la *duodéno-pancréatique droite* ou pancréatico-duodénale supérieure, qui nourrit à la fois le duodénum et la tête du pancréas, et qui s'anastomose, généralement par inosculation (double arcade duodéno-pancréatique; Voy. tome IV, fasc. 1, p. [illegible]), avec la *duodéno-pancréatique gauche* ou pancréatico-duodénale inférieure, venue de la mésentérique supérieure. Enfin la mésentérique supérieure abandonne encore, au point où elle croise le bord inférieur de la glande, une petite branche horizontale suivant ce bord de droite à gauche (Sabatier, Sappey) : c'est la *pancréatique inférieure* de Testut. Cette dernière, avec la splénique et l'arcade duodéno-pancréatique, forme autour de l'organe un véritable cercle artériel péripancréatique (Testut), d'où partent les fins rameaux qui y pénètrent.

Des anastomoses nombreuses, dans l'intérieur de la glande et à sa surface, rétablissent l'unité dans la circulation. Le *réseau capillaire* est très riche, sans être pourtant comparable à celui du foie. C'est seulement dans les îlots pleins que ces capillaires se montrent plus nombreux et plus larges, avec les dispositions spéciales signalées plus haut.

Les VEINES ont quelquefois un trajet indépendant ; la plupart suivent pourtant les artères dans leur distribution, une seule veine accompagnant chaque vaisseau artériel. Elles aboutissent à la splénique, aux deux mésaraïques, quelques-unes au tronc porte lui-même.

Lymphatiques. — On admet généralement des espaces lymphatiques (Klein) autour des cavités sécrétantes. Renaut les rejette ici. Il s'agit en réalité de simples espaces du tissu conjonctif. C'est autour des lobules seulement qu'on trouve les premiers *capillaires lymphatiques* évidents, nitratables (Sappey, Hoggan, Renaut), sous forme de vaisseaux extrêmement abondants, irréguliers, très larges, souvent sacciformes, anastomosés en réseau. De là partent les troncs valvulés. Très abondants, mais difficiles à injecter, ils se dirigent vers la surface de la glande, et particulièrement vers ses deux bords et ses deux extrémités, formant 4 groupes (Sappey) : les lymphatiques supérieurs ou ascendants, les inférieurs ou descendants, les droits, les gauches. Ils aboutissent respectivement aux 4 petits groupes de ganglions situés : au bord supérieur, sur le trajet de l'artère splénique, — autour de l'origine de la mésentérique, — au-devant de la tête et de la deuxième portion du duodénum, — dans le repli pancréatico-splénique.

Nerfs. — Les *nerfs*, formés presque exclusivement de fibres de Remak, sont considérés généralement comme émanant surtout du plexus solaire (Sappey), les uns en petit nombre, venant directement de ce plexus, les plus nombreux naissant des plexus secondaires qui accompagnent les artères : plexus splénique, plexus mésentérique supérieur et hépatique[1]. Ils pénètrent presque tous dans la glande en suivant les vaisseaux et en continuant à affecter autour d'eux une disposition plexiforme. Beaucoup d'entre eux leur sont destinés (plexus périvasculaires).

Les autres décrivent autour des lobules un premier plexus *périlobulaire*, avec de nombreux petits ganglions (Langerhans, Krause, Petrini), puis pénètrent dans leur intérieur pour y former un *plexus périacineux* très délicat (Ramon y Cajal et Claudio Sala), dont les fibres variqueuses fines s'intriquent en un filet ténu autour de chaque cavité sécrétante (nerfs excito-sécrétoires) au contact même des bases cellulaires. Pour Cajal et Sala, il en part même des ramuscules intra-épithéliaux, pénétrant entre ces bases et s'y terminant en bouton ; ils admettent aussi des cellules nerveuses interacineuses isolées. Plusieurs auteurs font des réserves sur ces deux derniers points. Les terminaisons autrefois décrites par Pflüger ne sont plus admises. Il existe aussi un certain nombre de fibres à myéline, probablement sensitives ; chez le chat en effet, où elles sont plus nombreuses, elles viennent se terminer dans des corpuscules de Pacini (Krause, Sokoloff, Petrini). Ces corpuscules abondent aussi chez le hérisson (W. Carlier).

Suc pancréatique. — Le suc pancréatique, recueilli chez le chien au moment de la digestion, au moyen d'une fistule extemporanée, est un liquide incolore et très légèrement citrin, clair, visqueux, sirupeux, de densité 1,008 à 1,010, de réaction fortement alcaline. Il ne contient pas, en général, d'éléments cellulaires. Beaucoup plus riche que la salive en parties solides, il en renferme en moyenne de 8 à 10 pour 100, dont 9 pour 100 de substance organique. Aussi se prend-il en masse par la chaleur en un coagulum blanchâtre. La substance organique est presque exclusivement représentée par la pancréatine, ferment spécial, ou plutôt ensemble de trois ferments différents isolables : la trypsine, qui transforme les albuminoïdes ; l'amylopsine, qui saccharifie l'amidon ; la stéapsine, qui dédouble les graisses. D'après Heidenhain, le ferment ne préexiste pas dans la glande, dont l'extrait glycérique, préparé extemporanément avec le pancréas encore chaud, n'agit pas sur les albuminoïdes. Les cellules ne contiennent qu'une substance zymogène, inactive par elle-même, mais capable de se transformer en ferment par l'action des acides ou de l'oxygène. Le suc pancréatique contient en outre environ 1 pour 100 de sels : chlorures de sodium et de potassium, phosphate de chaux, etc.

La sécrétion n'est rejetée en quantité notable, chez le chien, qu'au moment de la digestion, surtout vers la deuxième heure. Les dernières portions recueillies sont moins riches en parties solides, moins visqueuses. Le suc provenant des fistules permanentes a des caractères analogues : c'est un suc appauvri[2]. Le suc ne devient actif qu'après addition d'entérokinase (Delezenne).

1. Chez l'embryon de mouton, on voit pourtant en outre, du plexus myentérique, partir une chaîne de ganglions en continuité avec ceux de ce plexus dont ils dérivent. Ils remontent peu à peu le long des canaux. Une partie au moins des ganglions propres, des nerfs secrétoires, paraissent donc devoir être considérés comme une émanation, une évagination du plexus myentérique. Il n'y a d'ailleurs pas lieu de s'en étonner, le pancréas etant lui-même une émanation de l'intestin, et restant, chez certains vertébrés inférieurs (Protoptère, par ex.), contenu dans l'épaisseur même de ses parois, entre musculeuse et sereuse.

2. Pour la bibliographie complète sur la structure du pancréas, voyez l'article *Pancréas*, dans la *Revue générale d'Histologie* de Renaut et Regaud (1905). (Ajouter pour les vaisseaux et nerfs, le travail tout récent de Pensa, 1904. *Soc. médico-chir. de Pavia*).

RATE

CHAPITRE I

ANATOMIE DE LA RATE

par PICOU

La rate est un volumineux organe lymphoïde rangé par tous les anatomistes dans la catégorie des glandes vasculaires sanguines, et dont les fonc-

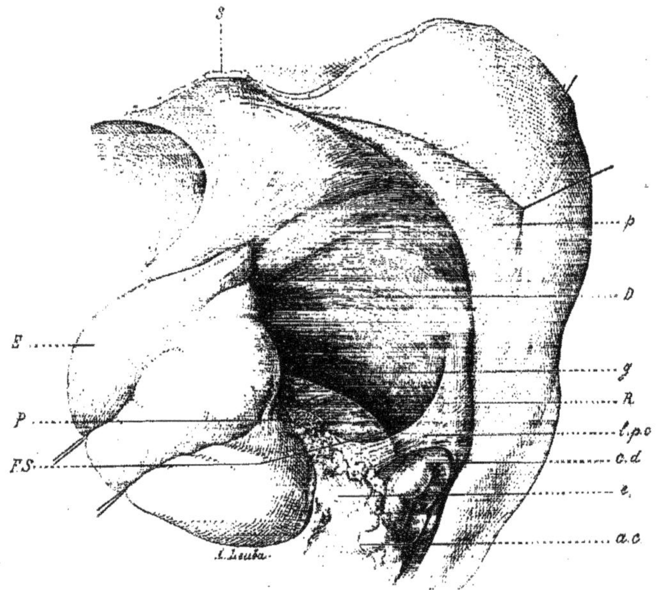

Fig. 475. — Loge splénique (Constantinesco).

E, estomac érigné à droite. — *D*, diaphragme. — *R*, extrémité supérieure du rein gauche et capsule surrénale en dedans. — *P*, coupe de la queue du pancréas. — *FS*, loge splénique. — *lpc*, ligament phréno-colique. — *ac*, angle colique attiré en bas. — *cd*, portion initiale du côlon descendant. — *S*, sternum. — *e*, épiploon. — *g*, gouttière formée par le rein et la paroi costale. — *p*, paroi thoraco-abdominale.

tions, qui paraissent surtout devoir être rattachées à l'hématopoïèse, sont encore assez peu connues. Elle n'existe guère que chez les Vertébrés, et avec des degrés très variables de développement suivant les classes et les espèces.

Situation. — D'une façon absolue, la rate occupe à gauche l'étage supérieur de la cavité abdominale, limité en haut par le diaphragme, en bas par le mésocôlon transverse. Située profondément dans l'hypocondre gauche, près de la colonne vertébrale, et appliquée contre le diaphragme, elle repose, en arrière du corps de l'estomac, sur la partie externe de la moitié supérieure du rein gauche et un peu sur la capsule surrénale qui coiffe ce rein. Elle s'étend en dehors et en bas jusqu'à l'angle gauche du côlon situé au-dessous d'elle.

Dans cette situation, elle occupe une sorte de loge que Constantinesco a fort bien décrite dans sa thèse (Paris, 1899) inspirée par Rieffel, chef des travaux anatomiques de la Faculté de médecine de Paris; loge qu'il est très facile de voir, lorsque, après avoir détaché avec précaution à l'aide des ciseaux tous les ligaments de la rate, puis enlevé cet organe, on récline à droite la grande courbure de l'estomac. On peut voir alors, tout en haut de l'hypocondre, immédiatement sous la voûte diaphragmatique, une excavation irrégulière qu'on pourrait assez bien comparer à une demi-calotte sphérique dont le pôle regarderait en arrière et un peu en dehors. Cette demi-calotte, verticalement placée, comporte naturellement trois surfaces : l'une concave et les deux autres planes; parmi ces deux dernières, l'une antéro-interne verticale, opposée au pôle de la demi-calotte, répond au demi-cercle formant la base de celle-ci; l'autre inférieure, presque horizontale, avec une légère obliquité en bas, en dehors et un peu en avant, représente le plan méridien qui a partagé en deux parties égales la calotte sphérique d'où dérive notre figure. Les trois surfaces précédentes se coupent entre elles suivant des angles dièdres; deux de ces angles sont courbes et situés : l'un à l'union de la face concave avec la surface plane verticale; l'autre à l'union de cette même face avec la surface plane horizontale. Enfin les deux surfaces planes précédentes se réunissent en bas et en dedans, en formant un angle dièdre à peu près droit; et les trois surfaces forment enfin deux angles sphériques par leur rencontre en dedans et en dehors.

Nous avons donc à décrire à la loge de la rate :

1° Une paroi postéro-externe concave, formée par cette partie de la face antéro-inférieure du diaphragme qui répond : tout en dedans, au côté gauche du rachis, et spécialement au corps de la 11e vertèbre dorsale, au disque réunissant celle-ci à la 10e, et à la partie inférieure de cette dernière; plus en arrière, à la tête de la 11e côte et à celle de la 12e au niveau de l'extrémité supérieure du rein; plus en dehors et en arrière, à la paroi costale, au niveau des 8e, 9e, 10e et 11e côtes et des 3 espaces intercostaux correspondants. Le diaphragme est appliqué directement sur les corps vertébraux et la tête des 11e et 12e côtes. On le trouve également tout à fait appliqué contre la paroi costale, à la partie moyenne et inférieure de la loge; à la partie interne et supérieure, il s'en trouve au contraire séparé par le bord inférieur du poumon. La plèvre double en dehors toute la portion du diaphragme qui entre dans la constitution de la loge splénique, de telle sorte que la rate, au moins chez l'adulte, est un organe entièrement antépleural.

2° La paroi antéro-interne n'existe pas à proprement parler; elle représente une sorte de vaste hiatus ouvert du côté de la cavité abdominale, et couvert à l'état normal par la face postérieure de l'estomac, par la queue du pancréas et tout à fait en bas par quelques anses du côlon.

3° La paroi inféro-interne ou plancher de la loge splénique est formée par la capsule surrénale, le tiers externe de la moitié supérieure de la face antéro-externe du rein gauche et la capsule adipeuse du rein. Ces organes, reposant sur la 11e côte, placée elle-même sur un plan plus antérieur que celui des côtes supérieures, contribuent à former avec celle-ci une sorte de relief de 4 à 5 centimètres de profondeur, relief à trajet presque horizontal dans la plus grande partie de son étendue, sur lequel la rate trouve son point d'appui le plus solide.

4° L'extrémité supérieure et le bord externe du rein qui font partie du relief précédent, forment avec la paroi costale, en se détachant sur cette paroi, une sorte de gouttière ou d'angle dièdre mousse qui s'étend jusqu'à la partie inférieure de la loge splénique et reçoit le bord postérieur de la rate.

5° En s'appliquant en haut et en dehors contre la paroi costale, la face postérieure de l'estomac forme avec cette paroi un angle dièdre très aigu qui reçoit le bord crénelé de la rate.

6° En bas et en dedans, cette même face de l'estomac intercepte avec la face antérieure du rein, un autre angle dièdre plus ouvert que le précédent, presque droit, dans lequel s'insinue le bord interne de la rate.

7° et 8° Des deux angles ou coins sphériques formés en dedans et en dehors par la rencontre des trois faces de la loge splénique, l'interne ou rachidien n'offre rien de particulier. L'externe au contraire représente une véritable fossette, mentionnée par Cruveilhier, Luschka (saccus lienalis), Sappey (sac séreux, nid de pigeon) et la plupart des anatomistes et formée par le *ligament phréno-colique*. Ce ligament, découvert par Phœbus (*Ueber den Leichenbefund*, Berlin, 1833) et bien décrit par Bochdalek jun. (*Archiv für Anat. und Physiol.*, 1867, p. 565), est formé par le bord gauche du grand épiploon dont la soudure avec le mésocôlon transverse se prolonge sur le péritoine pariétal gauche et y attache la portion initiale du côlon descendant. Ce ligament a une forme triangulaire; son sommet dirigé en bas et en arrière s'insinue dans la gouttière formée par le bord externe du rein en dedans et la paroi costale en dehors. La base est libre et regarde en haut et en avant. Par son côté droit, il se continue avec le péritoine qui de la paroi se jette sur la face antérieure du rein; par son côté gauche il s'insère sur le péritoine qui recouvre le diaphragme et la paroi costale, au niveau du 10ᵉ espace intercostal, à 1 ou 1 cm. 5 environ de la ligne axillaire. De ses 2 faces, l'inférieure regarde en bas et en avant; la supérieure, en haut et en arrière. Ce ligament forme la paroi antérieure d'une véritable fossette, d'une poche qui loge à l'état normal l'extrémité inféro-externe de la rate. Dans certains cas, grâce à l'étendue des insertions du ligament phréno-colique, elle acquiert la forme et les dimensions d'un véritable sac; elle constitue alors indiscutablement le plus puissant moyen de fixité de la rate (Constantinesco).

Moyens de fixité. — La plupart des anatomistes, Sappey entre autres, donnent à la rate, comme principaux moyens de fixité, les replis que forme le péritoine en passant de la surface splénique sur les parties voisines. Ces replis sont au nombre de quatre : l'épiploon gastro-splénique, le ligament phréno-splénique, le ligament pancréatico-splénique et le ligament spléno-colique. Nous reviendrons plus loin sur ces ligaments en étudiant le péritoine splénique. Pour le moment, qu'il nous suffise de dire que le rôle fixateur de ces divers ligaments est encore très contesté. La plupart des anatomistes ont considéré le ligament phréno-splénique comme étant le vrai ligament suspenseur de la rate; mais son absence a été assez souvent constatée (J. Meyer, *Charité Annalen*, II, 1874), sans qu'on eût à observer le moindre changement de situation du viscère.

Constantinesco semblerait disposé à accorder un faible rôle au ligament pancréatico-splénique, comme moyen fixateur de la rate. De même le ligament phrénico-colique, qui reçoit l'extrémité inféro-externe du viscère, peut, ainsi que nous l'avons déjà vu, lorsqu'il est très développé, constituer pour cet organe un puissant moyen de fixité; son rôle serait surtout important pendant les mouvements d'inspiration (Gerhardt, *Ueber den Stand des Diaphragmas*. Tübingen, 1860). Quant à l'épiploon gastro-splénique, il ne joue aucun rôle dans la fixation de la rate qui, par son intermédiaire, pourrait seulement exécuter, autour de la grosse tubérosité de l'estomac distendu, de simples mouvements pendulaires (J. Meyer, *loc. cit.*).

Ce n'est donc pas dans les replis péritonéaux de la rate qu'il faut chercher les vrais moyens de fixité de cet organe. Le principal rôle de fixation de ce viscère appartient au rein gauche, ainsi que nous l'avons déjà vu en étudiant la paroi inféro-interne ou plancher de la loge splénique. Si ce point d'appui très important vient à manquer, par exemple dans le rein flottant, la rate ne tardera pas elle-même, après avoir par son propre poids distendu tous ses ligaments, à devenir mobile (Greiffenhagen, *Centralbl. für Chirurgie*, t. 24, 1897).

Sur le vivant, une autre cause, également très importante, intervient pour maintenir la rate dans sa situation; nous voulons parler ici de la pression intra-abdominale positive, pression due d'une part à la présence constante de gaz et de liquides dans la portion abdominale du tube digestif, et d'autre part à la tonicité des muscles de l'abdomen. Cette pression intervient non seulement dans la fixation des organes contre la paroi de la cavité abdominale; mais encore elle détermine leur forme. Les divers moyens de fixité que nous venons de signaler n'empêchent pas la rate de subir certains déplacements physiologiques sur lesquels nous aurons l'occasion de revenir en étudiant les rapports topographiques de l'organe. Il est encore assez fréquent de rencontrer des adhérences péritonéales qui unissent la rate à la face concave du diaphragme; quelquefois même il existe une véritable symphyse entre le diaphragme et cet organe. On conçoit que ces adhérences accidentelles, de nature pathologique, contribuent dans certains cas à fixer puissamment le viscère au fond de sa loge et à rendre ainsi tous ses déplacements, même physiologiques, complètement impossibles.

Nombre. — La rate, comme tous les organes impairs est unique. Mais il existe quelques faits tendant à démontrer qu'elle peut absolument faire défaut, et des observations beaucoup plus nombreuses attestant qu'elle est parfois multiple.

L'absence totale de rate est un fait excessivement rare et qu'on n'observe guère que chez quelques fœtus monstrueux. D'après Sappey il n'y aurait guère d'authentique que le cas de Martin rapporté dans les *Bulletins de la Société Anatomique*, en 1826, et encore s'agissait-il dans ce cas d'un sujet couvert d'anomalies, chez lequel existait une transposition de l'estomac. Un fait analogue, chez un enfant de huit jours, a été observé par Valleix.

Par contre, les exemples de rates multiples abondent dans la science et il ne se passe pas d'année sans qu'il n'en soit rapporté quelques nouveaux faits. Les *rates surnuméraires* que l'on rencontre parfois dans le voisinage de l'organe principal, ne sont autre chose que de petits fragments de rate, ovoïdes ou sphéroïdes, pourvus chacun d'un pédicule vasculaire propre, et qu'on serait au premier abord tenté de prendre pour des ganglions lymphatiques. On les rencontre de préférence au niveau du hile de l'organe, dans l'épiploon gastro-splénique, et dans le ligament pancréatico-splénique. Mais on les a vues aussi, dans certains cas, dans la masse graisseuse qui entoure le rein et jusque dans le grand épiploon. Certains anatomistes ont prétendu qu'elles seraient plus fréquentes chez le fœtus que chez l'adulte. Cruveilhier n'admet point cette opinion; il croit simplement que chez l'adulte il est plus difficile de les découvrir par suite de l'accumulation plus abondante de graisse autour d'elles. Cependant si l'on tient compte de ce fait que la plupart des organes surnuméraires ont tendance à s'atrophier et à disparaître même complètement avec l'âge, on sera amené à reconnaître le bien-fondé de la première opinion.

On trouve dans tous les traités d'anatomie de nombreux exemples de rates multiples : Sappey en a observé trois; Cruveilhier en a rencontré jusqu'à sept dont les dimensions allaient régulièrement en décroissant du volume ordinaire d'une rate normale à celui d'un pois. Otto en signale jusqu'à vingt-trois sur un même sujet. Mais on peut en trouver un nombre encore beaucoup plus considérable, surtout dans le ligament gastro-splénique et principalement vers son bord inférieur. Généralement elles sont d'autant plus petites qu'elles sont plus nombreuses. Orth en a signalé jusqu'à 30 et même 40; Rokitansky (*Speciel. pathol. Anat.*) jusqu'à 20; enfin le cas le plus remarquable est celui rapporté par Albrecht (*Beiträge zur pathol. Anat. und zur allgem. Pathol.*, Iéna, 1896, p. 513) dans lequel le nombre des rates surnuméraires s'élevait à près de 400, avec un volume variant de la grosseur d'un grain de millet à celle d'une noix.

Dans ce dernier cas, la plupart des rates étaient simplement recouvertes par le péritoine, mais un grand nombre aussi possédaient un méso. On en rencontrait sur tous les points de la surface péritonéale, dans les replis péritonéaux qui s'étendent du foie aux organes voisins, et jusque dans le cul-de-sac de Douglas et le tiers supérieur du rectum sur la face péritonéale duquel on pouvait en distinguer deux, nettement pédiculées, de la grosseur d'un grain de chènevis. Quant à la rate normale, située sous le diaphragme, auquel elle adhérait complètement, un peu plus haut que d'habitude, son volume ne dépassait guère celui d'une noix; elle recevait des vaisseaux spléniques normaux, mais peu développés, et son pôle inférieur venait se perdre dans un paquet de rates accessoires de différentes grosseurs.

Le nombre des rates qu'on peut rencontrer sur un même sujet dépend de trois circonstances diverses : 1° ce nombre peut être accru par une exagération de la lobulation naturelle de l'organe, allant parfois jusqu'à sa division complète en plusieurs segments qui, juxtaposés, reproduisent la forme et le volume de la rate normale (*lien lobulatus* de Fürst [*Anat. Anz.*, 1902]). — 2° La rate peut encore se trouver dédoublée suivant un plan qui, passant par le hile, vient ressortir plus haut au niveau du bord crénelé, de manière à avoir, comme dans le cas de Konrad Helly (*Anat. Anz.*, 1903) une rate gastrique et une rate phrénique qui, d'ailleurs, intimement accolées, donnaient au premier aspect l'impression d'une rate unique : c'est le *lien succenturiatus* de Haberer (*Arch. f. Anat. u. Physiol.*, 1901), par opposition 3° au *lien accessorius* qui forme notre troisième groupe, dont le cas d'Albrecht offre le type le plus remarquable.

On peut rapprocher de ce dernier groupe les faits de rates accessoires aberrantes trouvées dans la tête (Rokitansky) et la queue (Klob) du pancréas (disposition normale chez la couleuvre et certains reptiles où pancréas et rate forment une masse unique). Laguesse donne plus loin l'explication embryologique de ces faits, que confirme d'ailleurs pleinement l'anatomie comparée. Celle-ci nous apprend en effet que chez les Vertébrés inférieurs les lobules spléniques apparus dans le mésentère dorsal peuvent entrer en connexion soit avec tous les segments de l'intestin (Protopterus, Sirene lacertina), soit seulement avec l'un des deux segments : terminal (Batraciens anoures, Tortue) ou proximal (Salamandre) de celui-ci. Chez les Monotrèmes, la rate est composée de trois lobes effilés qui s'irradient d'un point du mésentère dorsal compris entre l'estomac et l'intestin terminal : l'un, postérieur, accompagne ce dernier intestin; l'autre, antérieur, se dirige en avant vers l'estomac; le troisième, moyen, conserve une position intermédiaire à celle des deux précédents. Chez les Primates, bien que considérablement réduits et confondus en une masse unique, les trois lobes des Monotrèmes se laissent encore vaguement reconnaître. La rate humaine représente surtout la fusion intime des lobes antérieur et moyen de la rate de ces derniers, le lobe postérieur se trouvant à peine indiqué chez l'homme par la partie adjacente à l'angle basal interne (Wiedersheim).

Volume. — Le volume de la rate est assez variable. Cet organe en effet présente des dimensions qui varient non seulement d'un individu à l'autre, mais encore chez le même individu suivant l'âge, l'état de santé ou de maladie, les fonctions physiologiques de la digestion, la grossesse qui peut en doubler les dimensions (Bianchi et Leri, *Soc. biol.*, 1902), etc. En outre ce volume n'est plus le même sur le cadavre que sur le vivant, et sur le cadavre même les dimensions de la rate changent notablement suivant que ce viscère est ou n'est pas injecté.

Les dimensions moyennes indiquées par Cruveilhier et par Sappey ont été estimées de la manière suivante : longueur, 12 cm.; largeur, 8 cm.; épaisseur, 3 cm. Les chiffres légèrement supérieurs donnés par Henle (longueur, 12 à 14 cm.; largeur, 8 à 10 cm.; épaisseur, 3 à 4 cm.) et par Frerichs (longueur, 14 cm; largeur, 9 cm.; épaisseur, 2 cm. 5) doivent tenir sans doute à ce que les mensurations de ces auteurs ont porté sur des rates encore gorgées de sang. (Frerichs, *Klinik der Leberkrankheiten*, Braunschweig, 1858, I.)

Krause estime à 12,73 pouces cubiques (250 c. c.) le volume moyen de la rate.

Certains auteurs ont prétendu que la rate chez la femme présenterait des dimensions moindres que chez l'homme. En réalité il n'en est rien, car, toutes proportions gardées, les dimensions de la rate sont absolument les mêmes dans les deux sexes. Seuls l'âge, la maladie, l'acte de la digestion peuvent avoir quelque influence sur le volume de cet organe. C'est en effet chez les individus bien portants, de vingt à quarante ans, que la rate présente ses plus grandes dimensions; par contre, chez le vieillard, elle subit une atrophie des plus remarquables. Les variations de volume de la rate paraissent intéresser un peu plus son diamètre longitudinal que ses autres diamètres; aussi cet organe paraît-il relativement moins allongé chez le fœtus avant le 6e mois, et le vieillard, que chez l'adulte.

Déjà Rokitansky avait fait observer que dans les rates en voie de s'hypertrophier, tous les diamètres ne se développent pas également et que le diamètre longitudinal prend généralement un peu les devants sur les autres.

L'opinion de Bichat et de Meckel d'après laquelle la rate augmenterait de volume pendant la digestion, a été confirmée par les recherches de plusieurs auteurs et notamment par celles de Giesker (*Anatomisch-physiol. Unters. über die Milz des Menschen*, Zurich, 1835), Dittmar (*Diss. inaug.*, Giessen 1850), Schönfleld. (*Diss. inaug.*, Gröningen, 1854), Gray (*On the structure and use of the spleen*, Lond., 1854), etc. D'après ces divers auteurs cette augmentation de volume atteindrait son maximum cinq ou six heures après le repas. Il résulte de nos recherches plessimétriques à l'aide du phonendoscope que cette augmentation ne dépasserait guère, pour la largeur totale de la matité splénique, le chiffre de un centimètre à un centimètre et demi.

Poids. — Sappey évalue à 195 grammes le poids moyen de la rate chez l'adulte; en ajoutant à ce dernier poids les 30 grammes qui représentent la quantité de sang sortie de la rate après la mort, on obticnt comme poids réel ou physiologique le chiffre de 225 grammes. Pour Henle, le poids moyen de la rate peut être évalué à 8 onces 1/3 (environ 230 gr.); ce poids pourrait d'ailleurs osciller chez l'adulte entre 8 onces et 10 onces 1/2. Comme on le voit ce poids de 8 onces 1/3 (230 gr.) se rapproche beaucoup du poids physiologique de Sappey. Ce poids varie d'ailleurs comme le volume de l'organe.

Le rapport du poids de la rate à celui du corps reste à peu près stationnaire depuis la naissance jusqu'au milieu de la vie où la rate représente en moyenne de $\frac{1}{320}$ à $\frac{1}{400}$ du poids total de l'individu. Dans un âge avancé le poids absolu de la rate diminue; il en est de même du poids relatif (Gray, *loc. cit.*).

Sappey évalue à 1 054 le poids spécifique de la rate chez l'adulte. Ce chiffre est intermédiaire à ceux donnés par Sömmering (1 060) et par Schubler et Kaft (1 037).

Couleur. — Vue sur l'homme vivant, au cours d'une opération chirurgicale sur l'abdomen, la rate est d'un rouge foncé. Après la mort elle présente, en général, une couleur qui varie depuis la teinte lie-de-vin jusqu'au gris pâle en passant par le rouge brun foncé. La coloration gris pâle s'observe surtout sur des rates atrophiées. Si l'on abandonne pendant un certain temps une rate à l'air libre, sa couleur peut dans quelques cas passer du rouge brun foncé à un rouge plus vif. Enfin sur un cadavre ayant déjà subi les premiers phénomènes de décomposition, la rate, rougeâtre en certains points, apparaîtra noirâtre et livide dans la plus grande partie de sa masse. Toutes ces diverses teintes sont dues à la présence dans la pulpe splénique d'une quantité variable de sang plus ou moins altéré. Si l'on soumet le parenchyme splénique à un lavage intérieur prolongé (hydrotomie), on verra la couleur rouge de la rate s'atténuer progressivement, puis faire place à une teinte grise qui deviendra elle-même absolument blanchâtre, quand le lavage sera complet.

Consistance. — Bien qu'il soit possible, en poussant une injection dans la rate, de distendre aisément cet organe jusqu'à des limites relativement assez étendues, on ne saurait nier cependant le peu de solidité que possède son parenchyme. Ce parenchyme, remarquable par sa mollesse qui permet à la rate de mouler en quelque sorte sa forme sur le relief des organes voisins, est en effet extrêmement friable : il se laisse facilement déchirer, écraser et convertir en une sorte de bouillie, d'où la fréquence des hémorragies dans son épaisseur à la suite de certaines chutes et des traumatismes de l'abdomen. Cette friabilité excessive donne lieu même à un phénomène que les anciens anatomistes ont décrit sous le nom de *cri de l'étain*; c'est la sensation de craquement qu'éprouve le doigt en exerçant sur une rate fraîche une pression suffisante pour en déchirer le parenchyme; cette sensation disparaît peu à peu avec la décomposition cadavérique qui transforme la rate en un organe flasque et mou rempli d'un magma à moitié diffluent; cette transformation s'accomplit très rapidement, et même en hiver il suffit à peine de deux ou trois jours pour altérer le tissu splénique au point de rendre méconnaissables ses divers éléments (Huschke).

Forme. — On la décrit partout comme étant des plus variables.

Depuis Verheyen jusqu'à Haller (1609-1748) tous les auteurs assimilent la forme de la rate à celle de la langue humaine; après Haller, on la compare à un segment d'ovoïde.

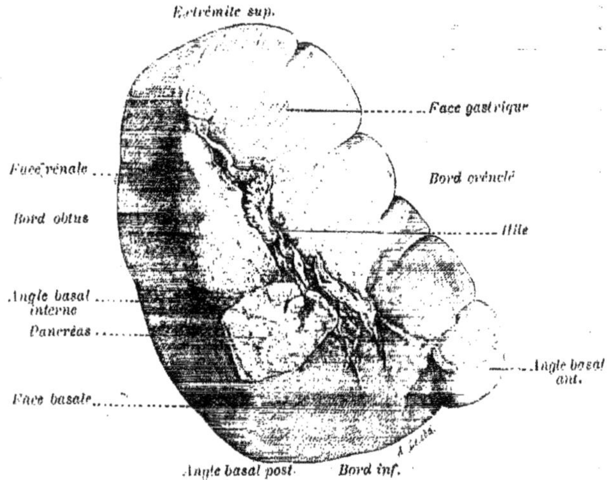

Fig. 476. — Forme de la rate vu par son côté interne (nouveau-né, d'après Cunningham).

Cloquet (1825) est le premier qui l'ait décrite comme un segment d'ellipsoïde, et depuis cet auteur, la notion qui précède est demeurée classique.

Telle n'est point cependant la vraie forme de cet organe. En 1801, Assolant dans sa thèse inaugurale sur la rate, comparait celle-ci à une pyramide triangulaire à base supérieure et lui décrivait trois faces et trois bords. Cruveilhier et plus tard Sappey considèrent cette forme comme exceptionnelle. Luschka au contraire l'accepte comme habituelle et décrit séparément chacune des trois faces (diaphragmatique, gastrique et rénale), des trois bords (crénelé, obtus et intermédiaire), et des deux extrémités. His décrit la rate comme un organe ovoïde, moins développé à sa partie inférieure qu'à sa partie supérieure, et pourvue de 2 faces limitées par deux bords; mais il signale sur la face interne une saillie longitudinale qui divise celle-ci en deux surfaces secondaires : l'une en avant pour l'estomac; l'autre en arrière pour le rein.

Quelle est donc la véritable forme de la rate? Si l'on étudie cet organe aussi frais que possible, mais sur un cadavre non injecté, on lui trouve la forme pyramidale, triangulaire admise par Assolant et Luschka, forme sur laquelle Constantinesco, après Rieffel (Cours de la Faculté de Médecine, 1898; Voy. Thèse de Constantinesco, p. 10), insiste d'une manière toute particulière. Dans ce cas la rate offre à étudier trois faces, trois bords et deux extrémités : une face diaphragmatique, une face gastro-colique et une face rénale, un bord antérieur, un bord postérieur et un bord interne, ce dernier correspondant au *margo intermedius* de Luschka; enfin une extrémité supérieure et une extrémité inférieure. Si l'on étudie au contraire la rate sur un sujet injecté avec une substance capable de fixer la forme de cet organe, avant l'ouverture de l'abdomen, on lui trouve une forme un peu différente de celle décrite par les auteurs précédents, forme qui doit incontestablement se rapprocher le plus de celle existant sur le vivant. C'est en fixant par des injections artérielles générales de 5 à 10 litres d'une solution d'acide chromique à 0,5 ou même 1 pour 100, la forme des organes *in situ*, puis en comparant les résultats obtenus par cette méthode à ceux que lui donnait la reconstruction des mêmes organes pris par sections transversales superposées sur les coupes de sujets congelés, que Cunningham (*Journ. of. Anat. and. Physiol.*, t. XXIX, p. 501, 1895) est parvenu à décrire à la rate sa véritable forme rationnelle, forme qu'on retrouve d'ailleurs sans préparation chez la plupart des Primates (Babouin, Orang, Chimpanzé).

Pour Cunningham, la rate possède la forme d'un tétraèdre irrégulier, à base inférieure et à sommet supérieur. Cependant il ne faut pas croire qu'il s'agisse d'un tétraèdre verticalement placé dans la cavité abdominale; nous verrons plus loin en effet que la rate est un peu moins oblique que les côtes et que sa direction se rapproche plus de l'horizontale que de la verticale. Il est donc faux de décrire à la rate, comme le font encore la majorité des auteurs classiques, un bord antérieur, un bord postérieur et un bord interne. Cette nomenclature paraît aussi dépourvue de logique que celle qui consisterait à désigner par exemple sous le nom de bord antérieur, le bord supérieur des côtes, et de bord postérieur, le bord inférieur de celles-ci.

Les bords de la rate doivent donc être distingués en antéro-supérieur, postéro-inférieur et interne, et sa base, telle que la décrit Cunningham, n'est pas inférieure, mais inférieure et antérieure, de même que son sommet est supérieur et interne.

En outre le tétraèdre splénique n'est pas absolument droit; mais, situé entre deux surfaces courbes qui sont d'une part la face concave du diaphragme, et d'autre part la face postérieure convexe de l'estomac, il est incurvé et en même temps légèrement tordu sur son axe, de telle sorte que la face phrénique de la rate forme avec un plan vertical parallèle à la paroi costale et tangent à son bord inférieur, un angle dièdre à sinus supérieur, beaucoup plus ouvert du côté interne que du côté externe. Cet angle, qui mesure de 23° à 29° en moyenne vers le milieu de cette face, mesure bien 36° à peu de distance de son extrémité juxtarachidienne.

L'extrémité supérieure et interne ou sommet (*apex*) ou encore tête de la rate, dirigée en haut et en dedans, se trouve incurvée en avant sur elle-même dans une certaine étendue; il n'est même pas rare de voir cette extrémité subir un commencement de torsion en dehors (Cunningham); sur 18 adultes, nous avons pu deux fois constater nous-même ce dernier détail.

Des quatre faces du tétraèdre splénique, la plus étendue est la diaphragmatique ou costale, face convexe qui s'adapte à la concavité du diaphragme, et regarde en arrière et en dehors la paroi costale. Les trois autres faces sont tournées vers la cavité de l'abdomen et sont intimement appliquées contre les viscères voisins : ces trois faces se rencontrent au niveau d'une éminence obtuse, mais ordinairement très nette qu'on pourrait appeler l'*angle basal interne*. De ce dernier comme centre divergent trois arêtes : une saillante, très nette (*margo intermedius*, Luschka), monte vers le sommet ou extrémité supérieure et interne; elle sépare la face gastrique de la face rénale; une deuxième arête, courte, aboutit en arrière et en dehors à l'*angle basal postérieur*, et sépare les deux faces basale et rénale; quant à la troisième arête, moins apparente que les deux précédentes, elle se dirige vers l'*angle basal antérieur*, séparant l'une de l'autre les deux faces basale et gastrique. Les deux dernières arêtes que nous venons de décrire forment avec le bord inférieur de l'organe une véritable aire triangulaire qu'on peut décrire à part sous le nom de *face basale* (*superficies basalis*).

La *face gastrique* (*superficies gastrica*), profondément excavée, se moule sur le corps et le fond de l'estomac. Dans l'intérieur de son aire, à 15 millimètres environ au-dessus du bord interne (*margo intermedius*), se trouve situé le *hile de la rate* : on désigne ainsi la ligne suivant laquelle pénètrent dans le viscère les artères et les nerfs et sortent les branches veineuses dont la réunion formera la veine splénique. Dans beaucoup de cas les fossettes vasculaires du hile, — dont les plus grandes (6 à 8 millimètres de diamètre), situées vers le centre de l'organe, sont comblées en partie par des lobules adipeux et pourvues de 3 à 4 orifices vasculaires, — se trouvent disposées sur une seule rangée rectiligne étendue d'une extrémité à l'autre de la face gastrique, de telle sorte que les vaisseaux qui pénètrent dans la rate et ceux qui en sortent se trouvent placés dans un même plan. On peut aussi rencontrer des cas dans lesquels le hile de la rate n'occupe seulement que la portion moyenne du grand diamètre de la face gastrique; on voit alors tout à fait séparément, à une certaine distance des fossettes vasculaires du hile proprement dit, et près de l'extrémité supéro-interne, un ou plusieurs orifices isolés destinés à livrer passage à un ou plusieurs vaisseaux spléniques, artères et veines; il existe alors entre le hile proprement dit et les vaisseaux que nous venons de signaler un large intervalle dépourvu d'orifices vasculaires (Bochdalek). D'ailleurs tous les vaisseaux de la rate ne s'arrêtent pas au hile; on en voit en effet parfois un ou deux ramper isolément au-dessous du péritoine qui revêt la face gastrique et venir s'enfoncer dans le parenchyme splénique en un point quelconque de cette face, parfois même dans une scissure du bord crénelé.

Il n'est pas rare de voir les fossettes vasculaires du hile se disposer sur deux plans : l'un antéro-supérieur, parallèle au bord crénelé; l'autre postéro-inférieur, parallèle au bord interne. Ces deux plans, se réunissant vers chaque pôle de l'organe, circonscrivent sur la face gastrique une véritable aire ovalaire allongée de 10 à 12 millimètres de largeur, qui, dépourvue d'orifices vasculaires et comblée par des pelotons adipeux, se met en rapport avec le péritoine de l'arrière-cavité des épiploons. Dans ce cas, les plus grandes fossettes vasculaires occupent la partie moyenne du bord antéro-supérieur de cette aire ovalaire, et les plus petites, de la grosseur d'une tête d'épingle, celle de son bord postéro-inférieur, au niveau de l'angle basal interne.

La *face rénale* n'est pas excavée en forme de gouttière, mais est ordinairement plane et unie; elle varie considérablement d'étendue et répond à la portion de la face antérieure du rein qui avoisine son bord externe.

La *face basale* est la plus étroite des trois faces viscérales. Elle forme avec la face gastrique un angle dièdre très obtus, ce qui l'a fait méconnaître par un grand nombre d'auteurs qui l'ont considérée comme un simple prolongement inférieur de celle-ci. Elle regarde en bas, en dedans et en avant, et se trouve en rapport avec la queue du pancréas. L'aire de contact avec le pancréas est sujette à de grandes variations et dans beaucoup de cas on peut observer sur la rate une *empreinte pancréatique* des plus manifestes. Le pancréas croise la face antérieure du rein et supporte la base de la rate à la façon d'une étagère. Mais la queue du pancréas n'offre pas un égal développement chez tous les sujets; aussi l'étendue de ses rapports avec la face basale de la rate est-elle des plus variables. La portion de cette face qui n'est pas en rapport avec le pancréas repose sur le côlon dans une étendue plus ou moins grande.

Le *bord antéro-supérieur* (*bord crénelé* de Luschka), bord convexe ordinairement mince et tranchant, présente toujours des incisures que les anatomistes ont de tout temps considérées comme un vestige de la lobulation primitive de l'organe. On peut les observer chez le fœtus dès les premiers stades de formation de la rate; mais à côté de ces incisures, qu'on peut d'ailleurs rencontrer sur tous les autres bords de l'organe (Sappey), il en est parfois de tout à fait accidentelles, telles que celles que nous avons pu observer cette année même avec Constantinesco, sur la rate d'un adulte : cette rate présentait une profonde scissure qui la divisait presque complètement en deux moitiés, et dont le fond était comblé par une forte bride épiploïque venant solidement se fixer sur le péritoine pariétal.

Le *bord postéro-inférieur* est épais, en forme de bourrelet; d'où son nom de *bord obtus*; il limite en arrière la face rénale de la rate; quant au *bord interne* qui limite en dedans la face précédente, parallèle au grand axe de la rate, il est mince et saillant, et s'unit en arrière au bord obtus; en avant, à l'angle basal interne.

Cunningham décrit en outre un *bord inférieur* bien marqué qui s'étend de l'angle basal postérieur à l'angle basal antérieur et sépare la face basale de la face diaphragmatique.

Un trait caractéristique de la forme de la rate chez l'homme est la saillie prononcée de l'angle basal antérieur (angle aigu, *spitzer Winkel* de Luschka). Cet angle est toujours plus marqué chez le fœtus que chez l'adulte.

Direction. — La rate est-elle verticale, horizontale ou oblique? Les anciens anatomistes, Vésale, Spigel, Riolan, et beaucoup plus près de nous, Huschke, Cruveilhier, Sappey, assignent à cet organe une direction verticale. C'est en effet la direction que l'on observe lorsque l'on étudie les rapports de la rate sur un cadavre dont l'abdomen a été ouvert, et la plupart des viscères, enlevés. Mais si l'on a soin, avant d'ouvrir le sujet, de fixer l'organe *in situ* au moyen de longues fiches qui le traversent de part en part en même temps que la paroi costale, et viennent finalement s'enfoncer soit dans une côte, soit dans la colonne vertébrale de manière à acquérir une immobilité aussi parfaite que possible, en ouvrant, après cette opération préliminaire, la cavité abdominale puis en mettant à découvert la rate ainsi fixée dans sa situation, on voit celle-ci offrir une direction plus ou moins oblique. C'est la direction que lui donnent actuellement la majorité des auteurs; c'est aussi celle que lui avaient reconnue certains anatomistes du dernier siècle, notamment Winslow, Sabatier, Boyer. Luschka, Pirogoff, Braune assignent également à la rate cette même direction oblique qu'ils décrivent parallèle aux côtes.

Il résulte toutefois de nos observations que la direction de la rate serait un peu moins oblique que celle des côtes inférieures correspondantes, et nous croyons pouvoir représenter cette direction sur la paroi costale par une ligne oblique en bas, en dehors et en avant, formant avec la ligne scapulaire un angle ouvert en bas de 55° à 60°. Cet angle est un peu plus ouvert que l'angle analogue formé par la direction des côtes avec cette dernière ligne; ce dernier en effet ne mesure guère plus de 52° à 55° en moyenne. Mais il y a là de grandes variations sur lesquelles nous reviendrons plus loin en étudiant les rapports de la rate, variations qui expliquent pourquoi l'axe de la rate paraît plus ou moins oblique suivant le sujet autopsié. Sur 18 adultes, nous rencontrons en effet 4 fois (1 homme et 3 femmes) la direction de la rate plus oblique que celle des côtes; 2 fois (1 homme et 1 femme), nous trouvons ces deux directions à peu près pareilles; 12 fois enfin (7 hommes et 5 femmes), la rate nous a paru moins oblique que les côtes correspondantes, et dans ces 12 derniers cas, nous en relevons 5 (4 hommes et une femme) où elle était presque horizontale. Cette dernière direction paraît être surtout l'apanage des sujets bien musclés, à poitrine élargie. Voilà pourquoi on l'observe de préférence chez l'homme.

Parmi les photographies des modèles de His (*Arch. f. Anat. und Entwick.*,

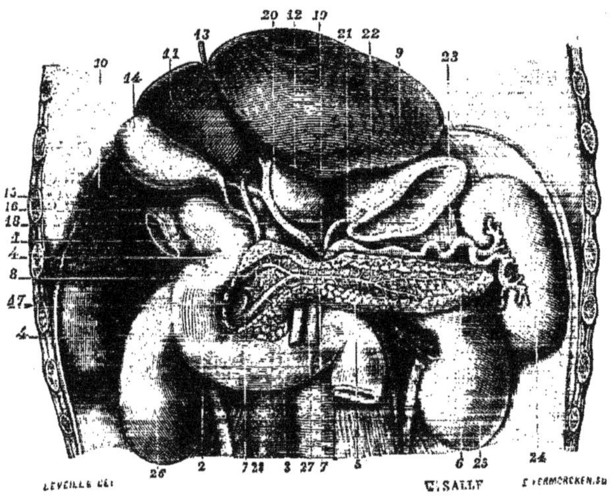

Fig. 477. — Rapports de la rate. — D'après Sappey.

1, 2 et 3. Duodénum. — 4, 5 et 6. Pancréas. — 7. Canal de Wirsung. — 8. Canal de Santorini. — 9, 10 et 11. Foie. — 12. Lobe de Spiegel. — 14. Vésic. biliaire. — 15. Canal hépatique. — 16. Canal cystique. — 17. Canal cholédoque. — 18. V. porte. — 19. Tronc cœliaque. — 20. Artère hépat. — 21. Art. coronaire stomachique. — 22. Estomac. — 23. Art. splén. — 24. Rate. — 25, 26. Reins. — 27. V. mésent. sup. — 28. V. cave.

1878) obtenus par la méthode de la reconstruction, il en est une qui, au point de vue qui nous occupe, mérite de fixer toute notre attention. C'est celle dans laquelle on voit la rate, assise en quelque sorte sur la face externe de la moitié supérieure du rein gauche, occuper par rapport à ce rein une situation presque transversale. Nos résultats concordent avec ceux de l'illustre anatomiste allemand, et l'on peut dire que si la rate n'est pas horizontale, elle se rapproche plutôt cependant de cette direction que de la verticale.

Telle est d'ailleurs l'opinion des cliniciens et il faut croire que, sur le vivant, la présence d'une quantité plus considérable de gaz dans l'intestin, jointe à la tonicité musculaire absente sur le cadavre, doit intervenir pour rapprocher encore un peu plus de l'horizontale la direction oblique de la rate.

Rapports. — *Extrémité interne de la rate.* — Placé dans l'angle interne de la loge splénique, près de la colonne vertébrale avec laquelle il entre souvent en contact (Merkel), le point culminant de l'extrémité interne de la rate occupe un niveau un peu plus bas que celui du bord inférieur du corps de la 10e vertèbre dorsale. Sa distance moyenne au rachis est de 2 centimètres, mais dans certaines circonstances elle peut s'élever jusqu'à 4 (Luschka, Braune). L'ensemble de cette extrémité répond de haut en bas à la 10e vertèbre thoracique, au disque unissant celle-ci à la 11e et enfin à cette dernière. Elle se met en rapport en haut avec la voûte diaphragmatique et, par l'intermédiaire de celle-ci, avec la cavité pleurale et la base du poumon gauche; en avant elle s'applique sur la face postérieure de l'estomac; en bas sur la capsule surrénale et l'extrémité supérieure du rein gauche.

Chez le fœtus, quelquefois aussi chez l'enfant, et plus rarement chez l'adulte (environ dans un dixième des cas), elle se trouve séparée du muscle par le lobe gauche du foie dont l'extrémité vient en quelque sorte la coiffer en se repliant sur elle. Cette disposition, rare chez l'adulte, s'observe principalement chez la femme.

Extrémité externe ou angle basal antérieur. — Cachée dans la fossette splénique formée par le ligament phréno-colique, elle occupe une situation à peu près invariable (Luschka), tout au moins en dehors des cas de distension extrême du côlon. Quand on enlève sur un cadavre la paroi abdominale antérieure, en ayant soin de bien laisser en place tous les organes de l'abdomen, elle est la seule portion de la rate qui apparaisse sur le bord gauche de la grosse tubérosité de l'estomac (Lesshaft). Elle n'est complètement cachée par cet organe que dans les cas de forte distension. Elle repose sur le côlon transverse, répond en dedans à la portion initiale du côlon descendant, et se trouve appliquée en dehors, contre la paroi costale dont la séparent le diaphragme et la plèvre.

Bord supéro-externe ou crénelé. — Ce bord, convexe et un peu moins oblique dans son ensemble que les côtes auxquelles il répond, se continue en arrière sans ligne de démarcation avec l'extrémité interne. Logé dans l'angle dièdre formé par la rencontre du diaphragme avec la face postérieure de l'estomac, il répond dans toute sa longueur à la cavité pleurale dont le sépare le muscle précédent, et, dans les deux tiers internes de son étendue, à la partie inférieure du poumon gauche qui le sépare de la paroi costale et dont l'épaisseur va en diminuant à mesure que l'on s'éloigne du rachis; cette épaisseur atteint son maximum (2 cm.7 à 3 cm.6 environ) à 5 centimètres du corps des vertèbres, pour tomber à 0, une douzaine de centimètres plus en dehors. A partir de ce dernier point qui répond au bord inférieur de la 8e côte, vers la ligne axillaire moyenne, le bord crénelé de la rate répond directement à la paroi costale dont il n'est séparé que par l'épaisseur du diaphragme et des deux feuillets pleuraux.

Bord inféro-interne, bord obtus. — Ce bord, situé dans le plan de la face rénale et légèrement convexe en arrière et en dehors, occupe la gouttière formée par l'extrémité supérieure et le bord externe du rein avec la paroi costale. Jusqu'à sa limite inférieure qui répond à l'angle basal postérieur, ce bord s'applique sur la limite la plus reculée de la face à peu près plane que présentent

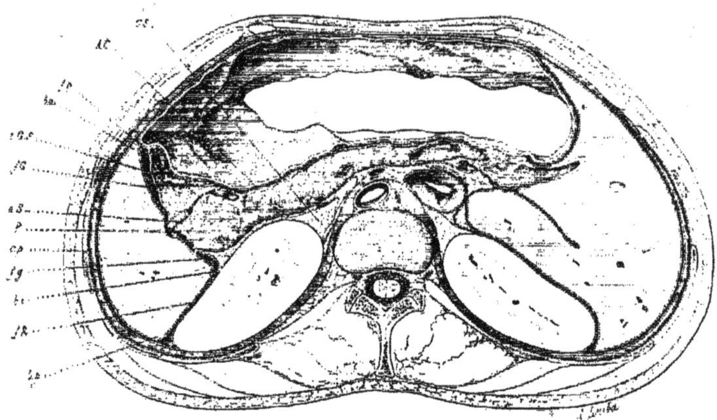

Fig. 478. — Coupe sur un sujet congelé passant par le disque intermédiaire à la 12e dorsale et à la 1re lombaire (Constantinesco).

CS, capsule surrénale. — *AC*, arrière-cavité épiploïque. — *fp*, feuillet postérieur de cette cavité. — *ba*, bord crénelé de la rate. — *bp*, bord obtus. — *bi*, bord interne. — *fG*, face gastrique. — *fg*, portion de cette face comprise entre le hile et le bord interne. — *fR*, face rénale. — *eGS*, épiploon gastro-splénique (la paroi postérieure de l'estomac a été un peu écartée en avant pour laisser voir ce ligament). — *aS*, artère splénique. — *P*, pancréas. — *cp*, cavité pleurale.

le bord externe et la face antérieure du rein pour recevoir la rate. Il offre avec la 11e côte un rapport invariable, dont la constance est due à la présence même du rein.

Le *bord inférieur*, étendu de l'angle basal postérieur à l'angle basal antérieur, et le *bord mousse* séparant la face basale de la face rénale sont en rapport avec le côlon et le ligament phréno-colique; quant au bord mousse à peine marqué séparant la face basale de la face gastrique, il se trouve en rapport avec l'arrière-cavité des épiploons, souvent aussi avec l'angle du côlon et, sur un plan plus postérieur, avec la queue du pancréas qui arrive parfois jusqu'au hile.

Bord interne, bord intermédiaire de Luschka; situé entre la face gastrique et la face rénale de la rate, ce bord saillant et rectiligne occupe l'angle dièdre ouvert en haut et en dehors que forme la face postérieure de l'estomac en s'appliquant sur le rein. Il est donc en rapport avec la partie externe de la face antérieure de ce dernier organe; vers son extrémité inféro-externe, c'est-à-dire près de sa terminaison à l'angle basal interne, il se met en rapport avec le ligament pancréatico-splénique et avec la queue du pancréas.

Face diaphragmatique. — Limitée par le bord crénelé, le bord obtus et le bord inférieur allant de l'angle basal postérieur à l'angle basal antérieur, cette face, libre dans toute son étendue, est en rapport avec le diaphragme et ne donne insertion à aucun ligament (Constantinesco). Par l'intermédiaire du diaphragme, elle est en rapport avec la plèvre et le poumon qui la séparent des 11e, 10e et 9e côtes et des 10e, 9e et 8e espaces intercostaux jusqu'au bord inférieur de la 8e côte inclusivement; celui-ci répond en effet, dans l'étendue de 2 ou 3 centimètres, à la partie externe du bord crénelé de la rate, au niveau de la ligne axillaire moyenne.

Ce dernier rapport avec la 8e côte, que nous avions déjà signalé, se trouve représenté sur les coupes de sujets congelés dans quelques atlas d'anatomie, notamment dans celui de Braune; Constantinesco y insiste également dans sa thèse. Ainsi l'étendue de l'aire splénique, projetée sur la paroi thoracique, remonterait un peu plus haut que ne l'avaient décrit jusqu'ici la plupart des auteurs classiques, notamment Cloquet, puis Luschka, qui placent la rate parallèlement aux 11e, 10e et 9e côtes, mais sans lui faire dépasser celle-ci. Nous insisterons peu sur les rapports de la rate avec le cul-de-sac inférieur de la plèvre, parce que les limites de ce cul-de-sac descendent bien au-dessous de celles de la région splénique. Par conséquent la rate est un organe entièrement antépleural, et il serait impossible d'atteindre, par la paroi costale, n'importe quel point de la rate, sans avoir à traverser la plèvre.

Nous décrirons plus en détail le trajet du bord inférieur du poumon gauche, au niveau de la région splénique. Ce trajet varie selon que l'on n'a pas ou que l'on a au contraire insufflé les poumons de manière à leur donner le volume qu'ils doivent avoir à la fin d'une forte inspiration. Dans le premier cas, suivant Merkel, le bord inférieur du poumon répond, près de la colonne vertébrale, à l'extrémité rachidienne de la 11e côte; puis, décrivant une courbe à convexité inférieure et externe, il se dirige en dehors et en haut, croisant la 9e côte sur la ligne scapulaire, la 7e sur la ligne axillaire moyenne et la 6e au point où cette dernière s'unit avec son cartilage. Dans le second cas au contraire, nous avons trouvé que le bord inférieur du poumon occupe : près des vertèbres, la partie du 10e espace adjacente à la 11e côte; sur la ligne scapulaire, il reste encore dans le 10e espace, mais se rapproche du bord inférieur de la 10e côte; au niveau de la ligne axillaire postérieure nous le trouvons dans le 9e espace: sur la ligne axillaire moyenne il croise l'axe de la 9e côte; sur la ligne axillaire antérieure, il atteint le bord supérieur de la 8e. Gerlach était arrivé à des conclusions à peu près identiques.

Il résulte de ces divers rapports topographiques que : sur le cadavre le poumon recouvre à peine le quart supéro-interne de la face diaphragmatique de la rate, et sur le vivant, à la fin d'une forte inspiration, la moitié supérieure de cette même face; dans le premier cas, le bord inférieur du poumon couperait cette face suivant une ligne oblique en haut et en dehors, et dans le second cas, suivant une ligne presque horizontale. D'après Merkel, les rapports de la face diaphragmatique avec la base du poumon gauche sont constants pour la partie de la rate située en dedans de la ligne scapulaire; ces rapports au contraire varient en étendue, avec les mouvements respiratoires, pour la portion du même organe située en dehors et en avant de cette ligne.

Face rénale. — Cette face, qui présente souvent à sa partie supérieure et interne une concavité correspondant au pôle supérieur du rein, repose sur la capsule surrénale gauche, l'extrémité supérieure et la partie supérieure et externe de la face antérieure du rein gauche, ne se trouvant séparée de ces organes que par son péritoine viscéral et le feuillet pariétal qui les recouvre.

L'étendue occupée sur la face antérieure du rein par le champ splénique, souvent indiqué par une surface plane (His), correspond environ au tiers externe de la moitié supérieure de la face antérieure de cet organe; mais cette étendue est sujette à de nombreuses variations qui dépendent non seulement de la largeur de la face rénale de la rate, mais encore du niveau occupé par le rein dans la cavité abdominale. Dans quelques cas, la surface de contact entre les deux organes ne descend pas plus bas que le tiers de la longueur du rein; mais dans deux cas, Cunningham l'a vue descendre jusqu'à l'union du tiers inférieur avec les deux tiers supérieurs de la longueur de ce dernier organe. Le pancréas, croisant l'arête mousse transversale qui occupe le milieu de la face antérieure du rein et en sépare les deux versants, forme la base d'une aire triangulaire étroite, dont les deux autres côtés sont fournis par la rate en dehors et la capsule surrénale en dedans; cette aire, qui occupe à peu près toute la hauteur du versant supérieur, et au niveau de laquelle l'estomac entre directement en rapport avec le rein, donne par les variations de son étendue l'explication des déplacements physiologiques que nous allons avoir dans un instant à décrire à la rate.

Face basale. — Cette face, avons-nous dit, repose sur la queue du pancréas en arrière et en dedans, et sur le côlon transverse en avant et en dehors. Nous connaissons déjà les empreintes déterminées par ces organes sur la rate.

La face basale se met non seulement en rapport avec l'angle gauche du côlon mais encore, par son extrémité inférieure, avec la portion initiale du côlon descendant. L'angle gauche du

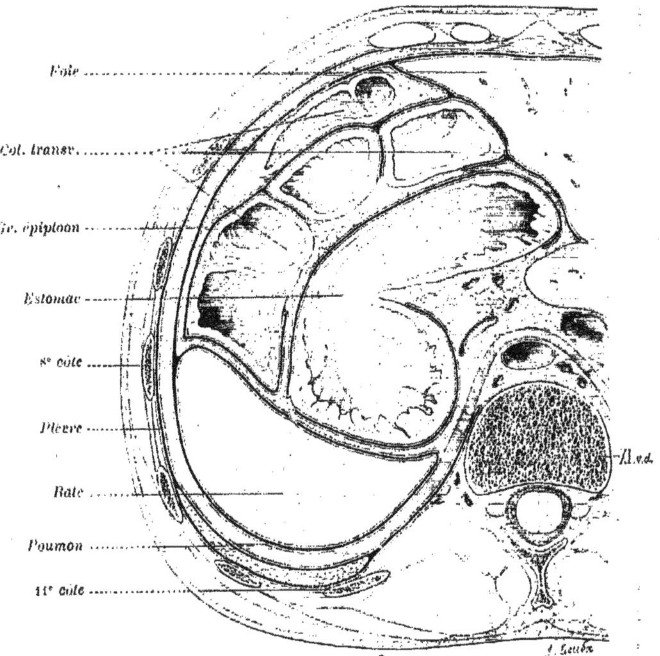

Fig. 479. — Coupe sur un sujet congelé, passant par la 11e vertèbre dorsale.

côlon ne coïncide pas avec le point du côlon qui donne insertion au ligament phréno-colique, ligament dont l'insertion sur l'intestin marque l'origine du côlon descendant. Presque toujours en effet, il y a entre le coude terminal de l'anse dont la situation est très variable, et l'origine du côlon descendant dont la situation est des plus fixes, grâce à l'insertion sur cette origine du ligament phréno-colique, 3 ou 4 centimètres de côlon transverse quelquefois un peu flexueux, mais le plus souvent fortement rétréci et descendant s'aboucher directement dans la dernière portion du gros intestin (Fromont, Th. Lille, 1890). Par son coude gauche, le côlon dépasse même souvent la face basale de la rate et vient se mettre en rapport avec la partie la plus externe et la plus inférieure de sa face gastrique.

Face gastrique. — Ainsi que son nom l'indique, cette face est en rapport avec la face postérieure et la grosse tubérosité de l'estomac. Dans la plus grande étendue de la portion située au-dessus du hile, ce rapport s'établit par l'intermédiaire du ligament gastro-splénique et de l'arrière-cavité des épiploons; dans le reste de son étendue, c'est-à-dire dans la zone voisine du bord crénelé, le rapport de la rate avec l'estomac est direct, ces deux organes n'étant là séparés que par la grande cavité péritonéale. Enfin l'estomac se met encore en rapport avec la portion de la face gastrique de la rate, comprise entre le hile et le bord interne (margo intermedius); ce dernier rapport s'établit par l'intermédiaire du ligament pancréatico-splénique et du feuillet postérieur de l'arrière-cavité des épiploons. Souvent aussi la face gastrique se met en rapport par sa portion inférieure et externe avec le coude gauche du côlon qui, après avoir formé son anse, descend en longeant la partie la plus déclive de son bord crénelé.

Les rapports de la face gastrique avec le côlon s'observent principalement dans les cas de distension extrême de ce dernier organe et de vacuité presque absolue de l'estomac. En

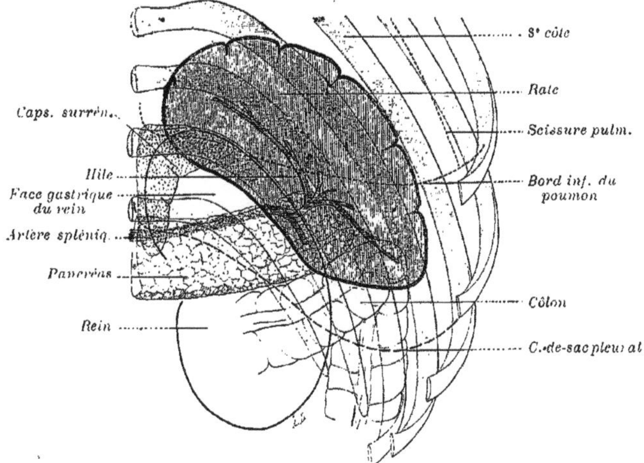

Fig. 480. — Projection de la rate sur la paroi costale (fig. schématique).

dehors de ces cas, même avec un estomac faiblement distendu, la face gastrique de la rate se trouve entièrement recouverte par ce dernier viscère. A plus forte raison, quand l'estomac est très distendu, il ne saurait être question de rapports affectés par la face gastrique de la rate avec l'angle du côlon; dans ce cas en effet l'estomac refoule en bas le côlon transverse en se plaçant au-devant de lui. Mais dans les cas au contraire où l'estomac est complètement vide, et le côlon transverse très distendu, ce dernier viscère remonte au-devant de l'estomac (Braune), et, s'élevant dans son ensemble, peut venir se mettre en rapport par son coude gauche avec la face gastrique de la rate. On peut voir cette dernière disposition sur notre figure 432 prise sur la coupe passant au-dessus du rein gauche d'un vieil adulte congelé.

Projection de la rate sur la paroi costale. — Le sommet de l'extrémité interne se trouve placé à 4 centimètres et demi environ de la crête épineuse du rachis, dans la partie supérieure du 10e espace intercostal. L'extrémité externe (angle basal antérieur), située à 7cm,5 environ de la pointe de la 10e côte, et à 4 centimètres de celle de la 11e, ne doit pas dépasser à l'état normal, chez l'adulte, une ligne tirée du sommet de la 11e côte vers l'articulation sterno-claviculaire gauche, ligne que les auteurs désignent sous le nom de *costo-articulaire* (Luschka). Nous avons trouvé dans nos recherches que la position moyenne de cette extrémité répond au bord inférieur de la 9e côte; et d'ailleurs, si l'on ajoute entre elles les largeurs moyennes du 10e espace intercostal (15 mm.), de la 10e côte (12 mm.) et du 9e espace (13 mm.) (Voir notre thèse, Paris, 1896, p. 18 et 19), on arrive, comme Luschka, au chiffre de 4 centimètres représentant la longueur de la perpendiculaire élevée du bord supérieur de la 11e côte au bord inférieur de la 9e. Le bord inférieur de cette dernière côte, entre la ligne axillaire moyenne (ligne verticale qui passe ordinairement par le sommet de la 11e côte) et la ligne costo-articulaire est donc bien la région qui correspond à l'extrémité antérieure ou externe de la rate. L'angle basal postérieur répond au bord supérieur de la 11e côte, au niveau de la ligne axillaire postérieure (verticale menée par le bord postérieur et inférieur du creux de l'aisselle, à l'origine de ce bord sur la paroi thoracique, le membre supérieur étant en abduction dans la position horizontale).

Une première ligne, légèrement convexe en bas et en avant, allant de ce dernier angle à l'extrémité externe ou antérieure de la rate d'une part, et une deuxième ligne continue avec la précédente, parallèle au trajet de la 11e côte qu'elle abandonne à 5 centimètres environ de la crête épineuse du rachis en décrivant une légère courbe à convexité inféro-interne pour remonter vers l'extrémité interne de la rate d'autre part, représentent par leur ensemble la projection sur la paroi costale du bord obtus de ce viscère. — Quant au bord crénelé, il se projette sur la paroi costale suivant une courbe à convexité supérieure qui, partant de l'extrémité interne de la rate, coupe le bord supérieur de la 10e côte à 6 centimètres environ de la crête épineuse du rachis, la 9e côte au niveau de la ligne scapulaire, le bord inférieur de la 8e côte au niveau de la ligne axillaire moyenne, après avoir traversé tout le 8e espace, et descend enfin à partir de ce dernier point presque verticalement jusqu'à l'extrémité antérieure dans laquelle il se perd en s'arrondissant en avant. — La projection du hile (10e côte, et tout à fait en dehors 9e espace) s'obtient en joignant par une ligne droite les deux extrémités de la rate.

Variations des rapports de la rate. — 1° *Variations individuelles.* — Le bord crénelé peut, dans certains cas, s'élever jusqu'au 7e espace intercostal; sur 18 adultes dont nous avions fixé la rate avant l'ouverture de l'abdomen, nous avons pu deux fois observer cette disposition (un homme et une femme). Par contre, sur ces 18 cas, le bord crénelé ne dépassait pas : dans un cas (homme) le 8e espace, et dans deux cas (femmes) la 9e côte; enfin dans un cas même, c'est à peine s'il atteignait le bord inférieur de celle-ci (femme).

2° *Variations dues à la position.* — Dans la position assise les côtes inférieures se rapprochent en avant jusqu'à se toucher et même jusqu'à chevaucher les unes sur les autres; dans le décubitus latéral droit au contraire, les espaces intercostaux s'élargissent à gauche; on conçoit fort bien que dans ces conditions les rapports de la rate avec la paroi costale se trouvent modifiés (Eichwald, *St-Petersburg Ztschr.*, 1870). Une position intermédiaire au décubitus latéral droit et au décubitus abdominal exercerait sur les rapports de la rate la même influence qu'une profonde inspiration (Gerhardt, *loc. cit.*). Sur ce même sujet voir un article de Keith paru dans le *Journ. of Anatomy and Physiol.* (vol. XXXII); les recherches de cet auteur entreprises sur des cadavres ne permettent, pour les rapports comme pour le volume de la rate, de tirer encore aucune conclusion définitive.

3° *Variations sexuelles.* — Chez la femme la rate serait un peu plus oblique et plus rapprochée par son extrémité supéro-interne du lobe gauche du foie, que chez l'homme.

4° *Variations dues à l'âge.* — Chez le fœtus et chez l'enfant, la rate, plus oblique que chez l'adulte, peut descendre souvent au-dessous du niveau du cul-de-sac pleural inférieur (Lieutaud), dispositition due au développement encore incomplet de la paroi costale. De même la distance qui sépare son extrémité interne du rachis serait un peu plus grande, par suite de l'interposition d'une capsule surrénale beaucoup plus volumineuse que chez l'adulte. La rate et la capsule surrénale arrivent même souvent, chez l'enfant, à se toucher complètement par leurs bords dans toute l'étendue du versant supérieur de la face antérieure du rein, si bien que, dans ce cas, il est impossible à l'estomac de venir se mettre en contact avec la face antérieure du rein gauche (Cunningham). Chez les vieillards, la rate très atrophiée, reposant sur un rein également lui-même très réduit de volume, peut descendre au-dessous de la 11e côte, et ne pas remonter plus haut que la 10e; son point le plus fixe étant alors au niveau du ligament phréno-colique qui n'a guère changé, l'atrophie de l'extrémité supérieure du rein tend à la rendre plus horizontale; enfin elle est aussi plus mobile que chez l'adulte. La rate est un organe qui tend donc à devenir de plus en plus horizontal avec l'âge. Grâce à sa direction plus oblique chez l'enfant, et à son atrophie chez le vieillard, on la trouve toujours, aux deux âges extrêmes de la vie, située en arrière de la ligne axillaire moyenne qu'elle ne dépasse que dans l'âge adulte (Feitelberg, *Diss. inaug.*, Dorpat, 1884).

5° *Variations dues aux changements de volume.* — Nous avons vu sur un cadavre, par la méthode de transfixion avec des crins de Florence (Picou et Ernest Coulon) pratiquée avant et après injection de l'artère splénique (l'abdomen étant encore intact, les viscères abdominaux en place et le sujet en position verticale), la rate, sous l'influence de l'injection, devenir plus oblique, en même temps que son bord crénelé s'élevait de 1 centimètre et demi environ, parallèlement à lui-même, et que son extrémité interne se rapprochait un peu plus du rachis, la situation du bord obtus restant dans ce cas absolument invariable. (*Bull. Soc. Anat.*, 1899.)

6° *Déplacements physiologiques.* — Étudiés sur le cadavre par la méthode magnétique : par une boutonnière abdominale qu'on referme immédiatement après, on va à la recherche de la rate dans laquelle on enfonce complètement un aimant flexible, autant que possible dans la direction du hile; on dilate ensuite successivement l'estomac, le côlon, les poumons; dans chaque cas particulier la rate subit de légers déplacements qu'il est facile de déterminer en cherchant sur la paroi costale, à l'aide d'une boussole un peu spéciale, la situation de chaque pôle de l'aimant enfoncé dans la rate; le nombre des oscillations exécutées par l'aiguille de la boussole au niveau de chaque pôle de cet aimant, indique en outre la profondeur de celui-ci. (*Gaz. des Hôp.*, n° 145, 1897). Pour l'estomac, His avait déjà démontré (*Archiv für Anat. und Entwick.*, 1878) que la face postérieure de ce viscère, en se dilatant, agrandit la fosse sur laquelle il repose en arrière, fosse principalement composée d'organes mobiles : foie en haut et à droite; pancréas en bas; rate en haut et à gauche, etc. Par conséquent, l'estomac en se dilatant devra également agrandir l'aire triangulaire comprise entre le pancréas, la rate et la capsule surrénale, aire dont nous avons déjà signalé la présence sur le versant supérieur de la face antérieure du rein; comme conséquence de cet agrandissement, la rate devra devenir plus oblique et tendre vers la

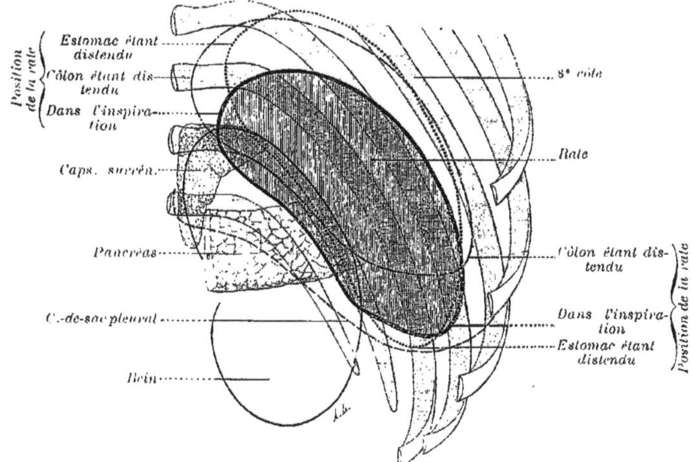

FIG. 481. — Déplacements physiologiques de la rate (fig. schématique).

direction verticale; en effet, l'estomac, en se dilatant, refoule en haut et en dehors son extrémité interne; d'autre part il refoule en bas la queue du pancréas rattachée à la portion inférieure de la rate par le ligament pancréatico-splénique qui doit ainsi attirer en bas et en dedans l'extrémité antérieure ou externe de ce dernier organe. Les deux extrémités de ce viscère se trouvant donc sollicitées chacune en sens inverse, la rate devra devenir plus oblique, en s'éloignant un peu du rachis. La méthode magnétique nous a appris en outre que, dans ce dernier cas, l'extrémité interne de la rate devenait également plus profonde par rapport à la paroi thoracique, c'est-à-dire, en un mot, plus antérieure. — Dans une inspiration profonde il se produit un peu l'inverse du phénomène que nous venons de décrire : l'extrémité supérieure du rein se porte légèrement en avant et s'abaisse de 1 centimètre; l'extrémité interne de la rate se porte aussi un peu en avant, mais s'abaisse de 1 centimètre et demi (Gerhardt); il en résulte une diminution d'étendue proportionnelle pour l'aire triangulaire comprise entre la rate, la capsule surrénale et le pancréas. Dans ce cas, l'extrémité interne de la rate s'écarte encore un peu du rachis, mais moins cependant que dans le cas de distension extrême de l'estomac; la rate s'abaisse surtout par son extrémité interne et tend à devenir horizontale, subissant, dit Gerhardt (*loc. cit.*)

un double mouvement de rotation . 1° autour de sa petite extrémité (extrémité antérieure); 2° autour de son axe longitudinal.

Distendons maintenant le gros intestin seul. Ce dernier organe s'insinuant entre la face basale de la rate et le bord externe du rein, tend à agrandir de plus en plus l'angle ouvert en dehors et en bas formé par ces deux organes; mais le rein étant peu mobile, c'est aux dépens de la rate que l'angle en question va s'agrandir. Comme conséquence, l'extrémité antérieure de la rate s'élèvera de la largeur de un ou même deux espaces intercostaux, et le grand axe de l'organe deviendra presque horizontal. C'est principalement dans ces cas de dilatation du côlon transverse que l'on voit l'extrémité interne de la rate se rapprocher de la colonne vertébrale jusqu'à se mettre en contact avec elle. Par conséquent, non seulement, en se dilatant le côlon transverse soulève la face basale de la rate et tend à donner à cet organe une position transversale, mais encore il le soulève en masse et le refoule du côté du rachis.

Dans aucun de ses mouvements la rate n'abandonne le rein.

Péritoine splénique. — Pour bien comprendre la disposition du péritoine autour de la rate, il est indispensable de posséder quelques notions embryologiques sur le développement du mésogastre postérieur qu'on trouvera fort bien décrit à l'article *Péritoine.*

Disposition du péritoine autour de la rate. — En tenant compte du développement du mésogastre postérieur, l'étude de la disposition du péritoine autour de la rate devient des plus simples. On ne saurait mieux se faire une idée de ce péritoine, tout au moins en ce qui concerne sa portion viscérale, qu'en le comparant à une bourse dont les cordons seraient liés autour du hile de la rate (Constantinesco); étirons en fente l'ouverture de cette bourse et insinuons entre les deux lèvres de la fente ainsi produite, le fond d'une poche qui ne pénètre dans l'intérieur de la bourse que jusqu'au niveau de la partie serrée par les cordons; nous aurons ainsi la représentation exacte du péritoine de la rate. La bourse représente le péritoine viscéral dérivé de la grande cavité péritonéale (péritoine externe des Allemands), et la poche, le péritoine dérivé de l'arrière-cavité des épiploons (péritoine interne des Allemands); les deux parois de la poche, en s'appliquant à la face interne de la portion de la bourse qui dépasse les cordons, représentent avec celle-ci : l'une, en avant, le ligament ou épiploon gastro-splénique; l'autre, en arrière, le ligament pancréatico-splénique.

Trajet. — Si l'on étudie le trajet du péritoine sur une coupe transversale passant au niveau du hile, en suivant d'abord d'avant en arrière la séreuse pariétale qui tapisse le diaphragme, on voit celle-ci (fig. 4[illegible]) arrivée au niveau du rein, tapisser la gouttière que forme le bord externe de cet organe avec le muscle précédent, puis la face antérieure du rein jusque vers son milieu; de là se recourbant brusquement en avant et un peu en dehors, le feuillet précédent cessant d'être pariétal, mais n'étant cependant pas encore viscéral pour la rate, vient s'appliquer sur la face postérieure de la queue du pancréas, contre le feuillet postérieur de l'arrière-cavité des épiploons et en arrière des vaisseaux spléniques qu'il accompagne jusqu'au hile, formant ainsi le feuillet postérieur du ligament *pancréatico-splénique*. Arrivé au hile, ce feuillet se réfléchissant brusquement en arrière devient pour la rate feuillet viscéral; il s'applique donc intimement, d'abord contre la portion de la face gastrique de la rate comprise entre le hile et le bord interne, puis nous le voyons tapisser successivement : le bord interne de la rate, sa face rénale, son bord obtus et sa face diaphragmatique, son bord crénelé, et toute la portion de la face gastrique située en avant et au-dessus du hile. Parvenu jusqu'au hile. il se coude brusquement en avant et en dedans, en s'appliquant contre les vaisseaux courts qui se rendent à l'estomac; puis il abandonne la rate. A partir de ce point il se continue avec le feuillet antérieur gauche de l'épiploon *gastro-splénique*, en continuité lui-même avec le péritoine viscéral qui revêt la face antérieure de l'estomac. Tel est le trajet autour de la rate du péritoine faisant partie de la grande cavité péritonéale, autrement dit du péritoine externe des auteurs allemands, péritoine qui forme pour ainsi dire la totalité du revêtement séreux de l'organe. Sur les coupes transversales de sujets congelés passant au-dessus et au-dessous du hile, le péritoine viscéral de la rate, bien que dérivé du péritoine pariétal de la région splénique, ne présente aucune connexion ni avec ce dernier ni avec le péritoine viscéral des organes voisins (estomac, côlon) : il existe alors tout autour de la rate une cavité virtuelle que rien n'interrompt sur aucun point; aussi est-ce sans la moindre difficulté qu'on enlève et qu'on remet en place le fragment de rate appartenant à une pareille coupe (Voir fig. 4[illegible].)

L'arrière-cavité des épiploons (péritoine interne des auteurs allemands) tapisse seulement le hile de la rate, et complète les deux replis péritonéaux que nous avons précédemment signalés. Le feuillet antérieur de l'arrière-cavité des épiploons, après avoir tapissé la face postérieure de l'estomac jusqu'à l'endroit où les vaisseaux courts abordent cet organe, c'est-à-dire jusqu'à son bord gauche, rencontre à ce niveau le feuillet antérieur gauche de l'épiploon gastro-splénique; s'appliquant contre ce feuillet et sur les vaisseaux courts, il se porte ainsi en dehors et en arrière jusqu'au hile de la rate, en formant le feuillet postérieur droit de l'*épiploon gastro-splénique*. — Au niveau du hile, ce feuillet se recourbe immédiatement au-devant des vaisseaux spléniques et se porte en dedans; il se continue alors avec le feuillet postérieur de l'arrière-cavité des épiploons, appliqué sur les vaisseaux spléniques, la queue du pancréas et le feuillet séreux pariétal qui s'étend de la face antérieure du rein au hile de la rate, en passant derrière le pancréas. Avec ce dernier feuillet séreux il forme le *ligament pancréatico-splénique* dont il constitue le feuillet antérieur. Au delà de cette région, en se portant toujours du côté droit, on le voit s'appliquer sur la face antérieure du pancréas et tapisser la paroi postérieure de l'arrière-cavité des épiploons.

Disposition au niveau du hile. — Quant à la disposition du péritoine splénique aux deux extrémités du hile, on pourra s'en faire une idée très exacte en étudiant avec soin la figure (4[illegible]) empruntée à la thèse de Constantinesco. Ce dessin nous montre le feuillet antérieur du ligament pancréatico-splénique, s'unissant au feuillet postérieur de l'épiploon gastro-splénique, aux deux extrémités du hile de la rate, de manière à former là deux culs-de-sac : l'un supérieur, qui se continue avec la voûte de l'arrière-cavité des épiploons, laquelle va passer plus loin, en se portant vers le côté droit, en arrière de l'estomac, puis au-dessous du foie; l'autre inférieur, qui se continue en dedans avec le plancher de cette même cavité, plancher ou plutôt gouttière qui longe le bord inférieur du pancréas, et qui originairement a occupé un niveau beaucoup plus bas, quand les deux lames du grand épiploon n'étaient pas encore soudées entre elles. Le feuillet antérieur du ligament pancréatico-splénique se continue donc avec le feuillet antérieur de la lame postérieure du grand épiploon; et le feuillet postérieur de l'épiploon gastro-splénique, avec le feuillet postérieur de la lame antérieure de ce même épiploon.

De même, le feuillet postérieur du ligament pancréatico-splénique, après avoir croisé la face postérieure du pancréas, va se continuer au-dessous de la partie inférieure du hile avec le feuillet antérieur de l'épiploon gastro-splénique. Plus en dedans ces deux feuillets se poursuivent : l'un dans le feuillet

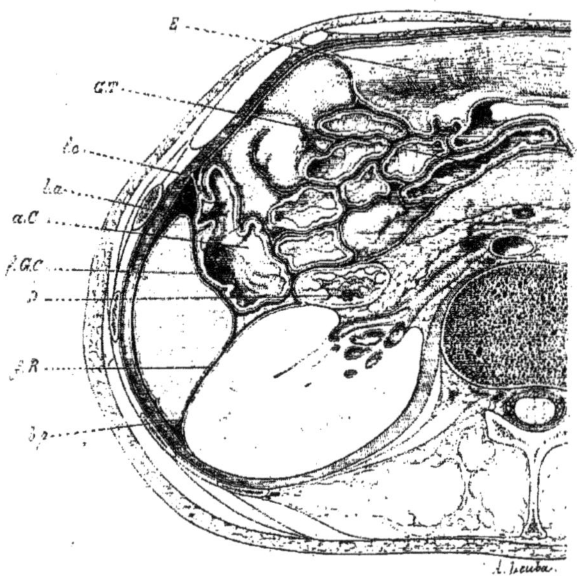

Fig. 482. — Coupe sur un sujet congelé passant par la partie inférieure de la première vertèbre lombaire (Constantinesco).

E., estomac. — *C. T.*, côlon transverse. — *l. c.*, ligament phréno-colique (partie supérieure). — *a. C.*, portion du côlon transverse comprise entre l'angle du côlon et le côlon descendant. — *D.*, duodénum. — *f. R.*, face rénale de la rate. — *b. a.*, son bord antérieur. — *b. p.*, son bord postérieur. — *f. G. C.*, sa face basale.

postérieur de la lame postérieure, et l'autre dans le feuillet antérieur de la lame antérieure du grand épiploon, se continuant encore directement l'un avec l'autre au niveau du bord inférieur de celui-ci. Comme le grand épiploon se soude chez l'adulte avec le feuillet supérieur du mésocôlon transverse, il résulte de la disposition que nous venons de décrire que le bord inférieur de l'épiploon gastro-splénique doit adhérer, à peu de distance de la rate, à la face supérieure du mésocôlon; et dans le cas où le hile atteint l'extrémité antérieure ou externe de la rate, l'adhérence se fait sur l'extrémité gauche du côlon transverse; il en résulte une petite bride épiploïque unissant directement à cet intestin l'extrémité de la rate : c'est le *ligament spléno-colique*.

Au-dessus de l'extrémité supéro-interne du hile, le feuillet antérieur gauche de l'épiploon gastro-splénique et le feuillet postérieur du ligament pancréatico-splénique se rejoignent également et se continuent l'un avec l'autre. Il en résulte une sorte de repli péritonéal qui va se perdre dans le péritoine tapissant la capsule surrénale, le diaphragme et, sur un plan plus antérieur, la face antérieure du cardia et la région immédiatement adjacente de la grosse tubérosité de l'estomac; ce repli prend à ce niveau le nom de *ligament phréno-gastrique*. En se réfléchissant en avant sur le diaphragme, vers le bord antérieur de l'orifice cardiaque de ce muscle, il forme une sorte d'angle dièdre

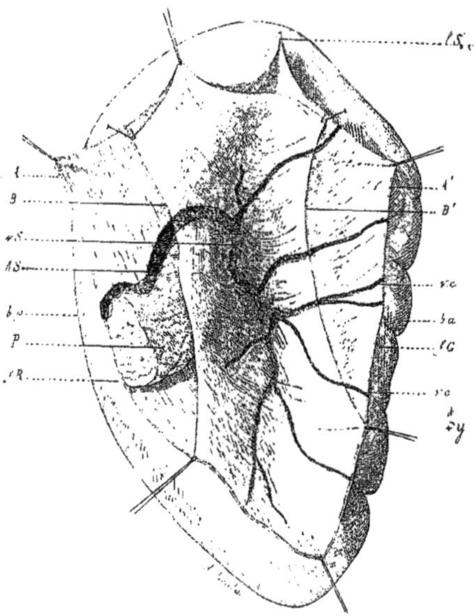

Fig. 483. — Disposition des ligaments de la rate sur sa face gastrique (Constantinesco).

A. A', feuillet péritonéal qui se continue avec le péritoine viscéral de la rate. — *B. B'*, feuillet de l'arrière-cavité des épiploons. — *v. s.*, branches de l'artère splénique *A. S.* — *P.*, queue du pancréas. — *v. c.*, vaisseaux courts. — *l. s.*, ligament suspenseur. — *f. G.*, face gastrique de la rate. — *f. R.*, sa face rénale. — *b. a.*, bord crénelé. — *b. p.*, bord obtus.

largement ouvert en avant, angle dont le niveau est bien plus élevé que celui de la voûte de l'arrière-cavité des épiploons en arrière de l'estomac.

Supposons maintenant que le hile arrive jusqu'à l'extrémité supéro-interne de la rate : le ligament phréno-gastrique s'étendra à gauche jusqu'à cette extrémité, et ainsi se trouvera formé le ligament *phréno-splénique* ou ligament suspenseur de la rate dont l'existence n'est pas constante.

Ce dernier ligament diffère du *ligament spléno-colique* en ce que celui-ci se trouve formé par le péritoine externe (terminologie allemande) et par le péritoine de l'arrière-cavité des épiploons (péritoine interne des Allemands); dans la constitution du *ligament phréno-splénique* au contraire, il n'entre exclusivement que du péritoine externe. En effet, le feuillet postérieur du ligament pancréatico-splénique en s'unissant, vers l'extrémité supéro-interne du hile, au feuillet antérieur gauche de l'épiploon gastro-splénique, forme avec celui-ci une espèce d'angle dièdre très aigu dans l'intérieur duquel s'applique la voûte de l'arrière-cavité des épiploons tout près de la rate; mais à mesure qu'on s'éloigne de ce dernier viscère pour se porter vers le côté droit, l'arête de notre angle dièdre s'écarte de plus en plus de cette voûte qui vient s'appliquer sur la face postérieure de l'estomac bien au-dessous du cardia. En même temps, l'angle dièdre précédent devient de plus en plus onvert pour cesser même complètement d'exister là où il va se continuer avec le ligament phréno-gastrique. Il en résulte que le péritoine interne (voûte de l'arrière-cavité) s'écartant de plus en plus du péritoine externe, ce dernier seul devra former le ligament phréno-splénique.

Ainsi l'ensemble de l'appareil ligamenteux de la rate inséré sur tout le pourtour du hile, pour s'étendre de là vers les organes voisins, se trouve limité en haut comme en bas par deux bords entièrement libres dans la grande cavité péritonéale; l'un supérieur se rend de l'extrémité supéro-interne du hile à la face antérieure du cardia et du diaphragme (lig. phréno-gastrique), prenant le nom, lorsque sa direction se continue avec celle du hile (rates dont le hile tient toute la longueur de la face gastrique) de *ligament phréno-splénique*; l'autre inférieur se rend de l'extrémité opposée du hile à la face supérieure du mesocôlon transverse et forme, lorsque le hile atteint l'extrémité inféro-externe de la rate, en continuant la direction de ce dernier vers le bas, le *ligament spléno-colique*.

Au niveau du hile de la rate, la portion du péritoine de l'arrière-cavité des épiploons qui forme le fond du cul-de-sac gauche de cette cavité ne s'applique pas directement sur la rate, mais en reste encore séparée par les vaisseaux spléniques et l'origine des vaisseaux courts; ceux-ci naissant habituellement à quelques millimètres du hile de la rate, soulèvent parfois en plis falciformes le péritoine de l'arrière-cavité (Bochdalek). Les intervalles compris dans l'écartement des vaisseaux précédents, dans l'espace laissé entre le fond du cul-de-sac gauche de l'arrière-cavité et la rate, sont comblés par des pelotons adipeux, quelques ganglions lymphatiques et parfois aussi de petites rates surnuméraires.

Ligaments. — Connaissant la manière dont sont formés les ligaments de la rate, nous aurons peu à insister sur leur description.

1° *Épiploon gastro-splénique.* — Constant : c'est une lame de 3 à 4 centimètres de largeur, possédant la même hauteur que le hile de la rate sur la lèvre antéro-supérieure duquel elle s'insère dans toute son étendue, pour venir d'autre part s'insérer à la portion correspondante de la grande courbure de l'estomac. Orienté, dans les cas de moyenne dilatation de l'estomac, dans le sens antéro-postérieur, il contient entre ses deux feuillets six à huit vaisseaux courts provenant de l'artère splénique avant sa pénétration dans le hile de la rate, et tout près de son bord inférieur, la gastro-épiploïque gauche, branche importante de cette même artère.

2° *Ligament pancréatico-splénique.* — Lame étendue de toute la lèvre postéro-inférieure du hile au péritoine pariétal qui recouvre de haut en bas : une portion du diaphragme située au-dessus du rein, la capsule surrénale et la face antérieure du rein gauche jusqu'à l'arête transversale de cette face répondant au bord inférieur du pancréas, c'est-à-dire jusqu'à l'insertion postérieure du mésocôlon transverse. Formé par le feuillet postérieur de l'arrière-cavité des épiploons en avant, et le feuillet du péritoine pariétal qui s'étend de la face antérieure du rein au hile de la rate en arrière, feuillets intimement accolés entre lesquels sont placés la queue du pancréas, les vaisseaux spléniques et quelques ganglions lymphatiques, il sert de pédicule vasculaire à la rate. Son étendue dans le sens transversal, entre son insertion pariétale et son insertion splénique, ne dépasse guère en moyenne 2 centimètres et demi chez l'adulte; mais il n'est pas rare de voir cette étendue atteindre 3 centimètres (Constantinesco) et même 5 ou 6 (Rogie, *Bull. Soc. anat.-chir.*, Lille, 1890). Enfin, dans un grand nombre de cas, il peut aussi faire défaut.

3° *Ligament suspenseur ou phréno-splénique.* — Inséré d'un côté à l'extrémité supéro-interne du hile, et d'un autre côté au péritoine diaphragmatique au niveau ou un peu au-dessous du cardia, ce ligament, qui manque environ 1 fois sur 2 (Constantinesco), se continue en bas avec les deux ligaments précédents. Jœssel décrit dans son épaisseur des faisceaux résistants de tissu fibreux, et Huschke y signale la présence d'un petit rameau de l'artère diaphragmatique inférieure gauche qui va se perdre dans les enveloppes de la rate.

4° *Ligament spléno-colique.* — Assez rare, il offre en général l'aspect graisseux du grand épiploon, et s'étend de l'extrémité inférieure de la rate au côlon transverse, à l'angle colique ou quelquefois au *ligament phréno-colique.*

Vaisseaux et nerfs. — 1° *Artère splénique.* — Cette artère, d'un calibre de 7 millimètres (Luschka) qui la rend comparable à l'artère humérale, est remarquable aussi par la longueur de son trajet (12 à 21 centimètres d'après Sappey); elle possède des parois très épaisses et décrit, chez les individus déjà âgés, de nombreuses flexuosités, tandis que chez l'enfant et un grand nombre d'adultes elle est ordinairement rectiligne. Née du tronc cœliaque, elle s'étend horizontalement de son origine vers le hile de la rate et occupe sur la face postérieure du pancréas une sorte de gouttière oblique en haut et en dehors. Dans cette portion de son trajet, elle abandonne de nombreuses branches au pancréas et à la face postérieure de l'estomac. Près de l'extrémité externe du pancréas, l'artère occupe le bord supérieur de ce dernier organe qu'elle franchit, pour passer sur sa face antérieure où elle se divise en gastro-épiploïque gauche et artère splénique proprement dite. Cette division se fait à 5 ou 6 millimètres du hile de la rate. La gastro-épiploïque gauche donne souvent elle-même, au moment où elle se détache de l'artère splénique, une branche importante à l'extrémité inférieure de la rate. Après avoir fourni la gastro-épiploïque gauche, l'artère, réduite de moitié environ, se partage en trois ou quatre branches volumineuses qui se dirigent vers le hile de la rate en s'écartant et se subdivisant à leur tour. De la partie moyenne de ces branches, ou de leur origine et dans certains cas plus rares du tronc même de la splénique, on voit naître des rameaux longs et grêles, au nombre ordinaire de 5 ou 6 qui les accompagnent jusqu'à la rate (Sappey), mais qui, parvenus à la scissure du viscère, se réfléchissent de dehors en dedans et viennent se loger entre les deux feuillets de l'épiploon gastro-splénique pour aller se distribuer à la grosse tubérosité de l'estomac : ce sont les *vaisseaux courts.* Dans la dernière partie de son trajet, c'est-à-dire depuis le point où l'artère croise le bord supérieur du pancréas pour passer sur sa face antérieure, jusqu'au hile de la rate, l'artère splénique et ses branches se trouvent comprises, d'abord entre la face antérieure de l'extrémité externe du pancréas et le feuillet postérieur de l'arrière-cavité des épiploons, puis entre les deux feuillets du ligament pancréatico-splénique.

Les trois ou quatre grosses branches destinées à la rate s'étant elles-mêmes subdivisées, on voit, au niveau de la scissure du viscère, pénétrer dans les fossettes vasculaires du hile, de dix à quinze branches plus petites qui se placent sur un plan antérieur à celui occupé par les veines correspondantes : les plus inférieures seules se placent quelquefois en arrière des divisions veineuses ou immédiatement au-dessus.

Nous avons déjà suffisamment insisté sur la disposition des fossettes vasculaires du hile de la rate pour n'avoir plus à y revenir maintenant.

2° *Veine splénique.* — Au niveau du hile de la rate, les rameaux veineux dont la réunion formera le tronc de la veine splénique sont en nombre égal à celui des rameaux artériels auxquels ils sont ordinairement accolés sur un plan postérieur. Entre le hile et la face antérieure de l'extrémité externe du pancréas, le tronc de la veine splénique, formé par la réunion de branches veineuses correspondant aux branches artérielles de l'artère, présente les mêmes rapports que celle-ci. Son calibre est le double de celui de l'artère, au-dessous de laquelle elle vient se placer sur la face postérieure du pancréas, en se creusant dans cette glande une gouttière sous-jacente et d'abord parallèle à celle de l'artère. En dedans artère et veine se séparent, celle-ci s'infléchissant beaucoup plus que l'artère pour venir finalement se jeter dans le tronc de la veine porte, après avoir reçu la veine mésentérique inférieure.

3° *Vaisseaux lymphatiques.* — Signalés pour la première fois par Vesling, puis injectés par Ruysch et par Mascagni, les lymphatiques de la rate se divisent en superficiels et profonds. — Les superficiels, qui ont été injectés chez l'homme par Robin et Legros, sont rares dans l'espèce humaine; ils sont, au contraire, très développés chez les ruminants et le cheval où ils forment un réseau abondant dont les troncs sont munis de valvules. Ces lymphatiques superficiels se trouvent situés entre le péritoine viscéral et la capsule fibreuse de la rate. Ils sont reliés au réseau lymphatique profond par des anastomoses qui traversent la capsule fibreuse. Les vaisseaux lymphatiques profonds sortent au niveau du hile de la rate, au nombre de 6 à 8, en accompagnant les veines. Ils cheminent avec celles-ci dans le ligament pancréatico-splénique et se jettent presque aussitôt dans les ganglions situés sur la queue du pancréas.

4° *Nerfs.* — Les nerfs de la rate, bien étudiés par Ecker, Kölliker, Langwagen, Rattone, Fusari, Téchoutkine (*Nouv. de l'Ac. méd. milit. impér.*, Saint-Pétersbourg, avril 1903), composés presque entièrement de fibrilles sans myéline, émanent du plexus solaire. Ils s'en détachent en accompagnant l'artère splénique à laquelle ils forment une gaine comparable à celle que le même plexus fournit aux autres branches de tronc cœliaque. Cette gaine, après avoir fourni de fines divisions au pancréas et à l'estomac, se divise en un certain nombre de filets qui accompagnent les branches de l'artère sans affecter de nouveau autour de celles-ci la disposition plexiforme qu'on observe autour du tronc principal. Chaque branche de l'artère splénique se trouve accompagnée d'un ou deux de ces filets nerveux qui pénètrent dans la rate en même temps que celle-ci.

Arrivés dans l'épaisseur de la rate, les rameaux nerveux se divisent et se subdivisent, les uns en suivant le trajet des vaisseaux; les autres en cheminant isolément. Au cours de leur trajet, ils s'entrecroisent diversement entre eux, de façon à former au sein de la pulpe splénique un plexus à filaments singulièrement entrelacés, mais ne présentant que rarement de véritables anastomoses (Fusari). La plus grande partie de ces filaments se distribue soit aux parois des vaisseaux, soit à la capsule de l'organe, aux cloisons interstitielles qui en émanent, ainsi qu'aux trabécules qui se détachent de celles-ci.

D'une manière générale, l'étude des nerfs de la rate chez les animaux conduit à cette conclusion qu'il existe dans cet organe « des fibres nerveuses de deux espèces : les unes destinées à innerver les éléments musculaires dans la capsule et dans les trabécules, les autres à innerver les vaisseaux sanguins ». (Téchoutkine.)

CHAPITRE II

STRUCTURE DE LA RATE

Par E. LAGUESSE

La rate est un organe qui, par sa structure, appartient plutôt à l'appareil circulatoire sanguin qu'à l'appareil digestif, auquel la rattachent ses rapports. Son enveloppe est presque lisse, légèrement chagrinée; son tissu est d'une consistance toute spéciale, à la fois très mou et très friable, d'une couleur lie de vin caractéristique, d'une structure à part : *tissu splénique*.

Dans la rate de tous les Vertébrés on retrouve cinq éléments constituants essentiels :

1° Une *capsule fibreuse* enveloppante;

2° De la *pulpe rouge*, ou pulpe splénique, dite encore boue splénique à cause de la facilité avec laquelle elle se ramollit;

3° De la *pulpe blanche*, sous forme de traînées et d'îlots;

4° Des *artères*, très abondantes;

5° Des *veines*, plus abondantes encore.

La structure, les rapports entre eux de ces divers éléments, sont choses délicates, dont il est difficile de se rendre compte d'emblée chez l'homme et les autres mammifères, où bien des points essentiels sont encore en discussion.

Pour arriver à une idée un peu nette de l'organe, il est indispensable de s'y prendre en deux temps, de l'étudier sommairement chez les Vertébrés inférieurs (poissons, amphibiens), où cette structure et ces rapports, tout en restant les mêmes dans les grandes lignes, sont au maximum de netteté, de simplicité, et mieux connus, et d'aborder seulement ensuite le tissu plus complexe de l'homme et des mammifères.

LA RATE CHEZ LES VERTÉBRÉS INFERIEURS (SELACIENS)

Prenons pour type la rate des poissons cartilagineux ou sélaciens. Nulle part, chez les Vertébrés, la rate n'est un organe fatalement unique, issu d'un seul bourgeon en un point bien limité. C'est à l'origine un simple amas de mésenchyme, dans l'épaisseur du mésogastre ou du mésoduodénum, en contact immédiat avec la veine porte ou ses branches gastro-pancréatico-duodénales. Bien qu'en général il y ait un lieu d'élection plus précis pour chaque espèce, partout où il y a de ces branches on peut voir apparaître, soit une rate unique, soit d'emblée plusieurs rates, souvent une grosse et plusieurs petites. Ce dernier cas se rencontre chez l'homme plus fréquemment encore qu'on ne le croit, mais les petites rates accessoires, du volume d'un grain de chènevis à celui d'un pois ou d'une noisette, disséminées sur les branches des vaisseaux spléniques ou des vaisseaux droits, enfouies dans la graisse, passent souvent inaperçues. On sait qu'Albrecht (V. p. 835) en a compté une fois environ 400. C'est normalement que, chez plusieurs espèces de sélaciens, la rate se présente ainsi à l'état divisé, égrenée en une infinité de petites perles rouges complètement séparées, saillantes sur le mésogastre. Chez le Carcharias glaucus on en compte près de 2000.

Le lobule splénique. — Chacune de ces sphérules (parmi les plus petites au moins) représente un véritable *lobule splénique schématique*, une unité parfaitement caractérisée, avec ses éléments disposés dans un ordre constant dont nous retrouverons trace chez tous les Vertébrés (fig. 484) : autour la capsule fibreuse, en continuité avec le tissu du mésogastre; au milieu une artériole centrale, pénétrant par le hile, et montant dans l'axe en se ramifiant. Les veines sont multiples; une centrale accompagne un certain temps l'artère; mais la plupart sont au contraire périphériques; dans la capsule même, vers sa face interne, elles forment un réseau excessivement riche qui enserre l'organe. De ce plexus veineux périphérique partent de courtes branches pénétrantes, dont les rameaux se dirigent au-devant de ceux de l'artère. L'espace intermédiaire est rempli par les deux *pulpes* : *la blanche*, centrale, forme comme une gaine très épaisse au tronc artériel et à ses branches; *la rouge* remplit tout le reste. Par places, chez d'autres espèces (Lamna), plusieurs lobules se soudent, mais restent encore distincts par la présence d'autant de mamelons superficiels, et surtout par la structure interne : c'est une transition à l'organe massif.

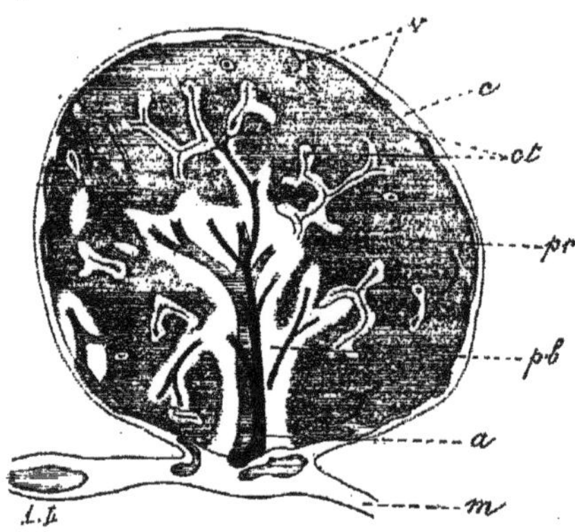

FIG. 484. — Le lobule splénique schématique chez les sélaciens (Carcharias).

m, mésogastre. — *c*, capsule. — *a*, artère. — *v*, *v*, *v*, veines. — *ct*, corps terminaux de Pouchet. — *pr*, pulpe rouge. — *pb*, pulpe blanche.

a) ***Pulpe rouge.*** — Elle est constituée par une charpente réticulée contenant dans ses mailles des éléments libres. Cette *charpente*, facile à mettre en évidence par le pinceautage ou le secouage des coupes, est une variété de *tissu conjonctif réticulé*, formée presque uniquement de cellules étoilées, très ramifiées, anastomosées entre elles. Le noyau de ces éléments peut manquer; le corps est formé, partiellement au moins, d'une substance homogène très réfringente et résistante, analogue à celles des lamelles endothéliales (rapprochement déjà fait par Kœlliker). Souvent donc on se trouve en face d'un réticulum hyalin, qui, sur de larges espaces (Acanthias), semble formé uniquement de fibrilles anastomosées. L'absence de gélatine après coction prouve que ces *trabécules* ne sont pas des fibres collagènes, des fibres conjonctives au sens ordinaire du mot. Le développement y montre chez l'embryon, à l'origine, de larges cellules granuleuses, dont on voit peu à peu les prolongements se ramifier de plus en plus, perdre leurs granules, se transformer en filaments hyalins, réfringents, le corps s'étirer et subir la même métamorphose, le noyau disparaître (Acanthias)[1]. Dans certaines trabécules pourtant, au voisinage

1. Recherches sur le développement de la rate chez les poissons. *Journal de l'anatomie et de la physiologie*, 1890.

surtout de la capsule et des vaisseaux, se développent aussi aux dépens de la cellule, mais indirectement, quelques fibres conjonctives et élastiques.

Les *éléments contenus* représentent un mélange tout à fait spécifique de globules du sang adultes, hématies et leucocytes, avec des *cellules sanguines mères* et des *hématoblastes*. Les premières sont de petites cellules rondes, constituées par un noyau à réticulum chromatique très net, entouré d'une couche protoplasmique infiniment mince, difficile à voir, souvent épaissie en calotte sur un point. Ce sont les *noyaux d'origine* de *G. Pouchet*. Bien que celui-ci ait spécifié que ce sont des cellules complètes, on confond encore souvent sa conception avec celle de *Ch. Robin*, qui les considérait comme des noyaux libres (épithélium nucléaire); nous emploierons donc de préférence l'expression de *cellules mères* (H.-F. Muller). Les *hématoblastes* ou érythroblastes (signalés par Vulpian, étudiés par Pouchet, Hayem, Malassez chez les amphibiens, par Pouchet, Phisalix chez les sélaciens, par Bizzozero, Eberth... sous le nom de plaquettes à noyaux), sont des éléments nucléés, généralement aplatis à la façon des hématies, mais incolores, moins volumineux, particulièrement remarquables par leur altérabilité spéciale, leurs propriétés adhésives, et leur rôle dans la coagulation (Hayem). Pouchet, Hayem, ont montré que les hématoblastes se transforment en hématies; Pouchet, que, dans la rate des poissons et des amphibiens, les noyaux d'origine (ou cellules mères), souche commune, deviennent les uns des leucocytes, les autres des hématoblastes, puis des hématies.

On a cru longtemps que les érythroblastes, pour devenir hématies, devaient passer fatalement par la forme en navette aplatie et à propriétés adhésives, considérée par Hayem comme le seul véritable hématoblaste. On s'est convaincu aujourd'hui que dans les rénovations rapides du sang (après saignée ou jeûne prolongé) ce n'est aucunement un stade nécessaire. Pour Dekhuysen c'est une variété de globules spéciale (thrombocytes), destinée à assurer la coagulation du sang dès qu'il quitte les vaisseaux. Pour Jolly, ce sont des hématies transformées, arrêtées dans leur évolution.

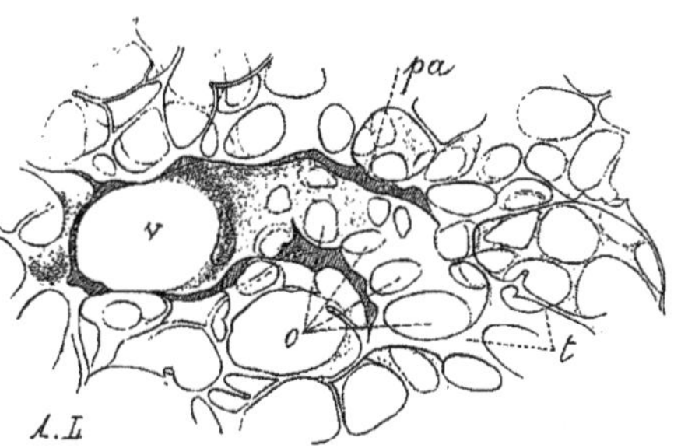

Fig. 485. — Terminaison d'une veine (*v*) dans le réticulum pulpaire chez les sélaciens (Ange). *t*, trabécules du réticulum. — *o*, orifices criblant la paroi veineuse *pa*.

b) **Pulpe blanche.** — La pulpe blanche est formée des mêmes éléments, réticulum et contenu, avec cette différence que celui-ci est réduit aux seules cellules mères, les éléments du sang ne pénétrant pas jusque-là, la transformation hématoblastique n'y ayant pas lieu davantage. Le tissu est très analogue au tissu adénoïde des follicules clos. Sur les bords il passe insensiblement à celui de la pulpe rouge, sans limite bien tranchée. Les fibres conjonctives y sont assez abondantes.

c) **Vaisseaux sanguins.** — Fait capital, une injection poussée par les vaisseaux sanguins, quels qu'ils soient, remplit le réseau de la pulpe rouge instantanément : artères et veines viennent s'y ouvrir à plein canal. Du côté des *veines*, la chose est des plus nettes. Sur les veinules de 30 à 40 μ, à tunique mince (fig. 485), on voit apparaître de petits orifices, bientôt de plus en plus nombreux et de plus en plus larges, si bien que la paroi ajourée finit par disparaître en se confondant graduellement avec le réticulum. Aux fines *artérioles* font suite des *capillaires*, qui, après un trajet assez court, s'ouvrent tout à coup dans une maille. Ils sont entourés d'un épais manchon formé par le réticulum condensé : *corps terminaux artériels de Pouchet* (sélaciens). Le sang arrive donc par l'artère centrale ; dirigé vers la périphérie par ses rameaux radiés et les capillaires qui leur font suite, il tombe dans les mailles du réseau où il se fraye passage, par traînées irrégulières, comme l'eau d'un ruisseau presque tari entre les cailloux de son lit (Frey), jusqu'aux orifices veineux périphériques, largement ouverts en entonnoir, et à parois cribriformes. L'ensemble de la pulpe rouge est un vaste sinus ou espace sanguin cloisonné, une sorte d'angiome caverneux. Cette circulation anormale du sang à travers les mailles du tissu conjonctif, la présence de deux pulpes différentes, sont des faits au moins singuliers dont seule peut nous rendre compte l'histogénie, qui nous a déjà expliqué la constitution du réseau.

d) **Histogénie.** — C'est surtout chez les poissons osseux qu'elle est démonstrative au début. La rate apparaît, chez la truite, sous forme d'une petite masse de mésenchyme uniquement constituée de cellules polyédriques serrées, au contact immédiat de la paroi de la veine porte encore réduite à un simple endothélium : c'est l'*éminence splénique*. Parmi les cellules constituantes, les unes deviennent étoilées, et s'anastomosent par leurs pointes pour constituer le *réticulum* de la pulpe. Les autres tendent à s'arrondir, et restent emprisonnées dans les mailles ainsi formées. Ce sont les *cellules mères* (noyaux d'origine), les futurs éléments libres de la pulpe, destinés à se transformer peu à peu, les uns en leucocytes, les autres en hématies, en passant par un stade hématoblaste plus ou moins net. La transformation commence dès l'apparition de l'éminence splénique, par la mise en liberté, dans les mailles voisines de la veine, de leucocytes, puis bientôt d'hématies. Ces éléments tombent dans le vaisseau d'autant plus facilement que la paroi endothéliale de celui-ci a temporairement disparu dans la région splénique. Dès son apparition, la rate est nettement un organe hématopoiétique.

La *différenciation des deux pulpes* n'a pas d'autre origine. Au début, la rate, incolore, est entièrement formée de *pulpe blanche*, dense, serrée, imperméable au sang, privée de vaisseaux. Par suite de la mise en liberté de leucocytes et d'hématies, un certain nombre de mailles se vident et se laissent envahir par le sang refluant de la veine, auquel s'ajouteront bientôt les hématies formées sur place. L'ensemble des mailles occupées par des globules du sang mélangés à des éléments en transformation n'est autre chose que la *pulpe rouge*. L'existence de celle-ci est donc connexe à la formation du sang par la rate. Elle se constitue par une sorte de processus de cavernisation, mais tout différent de celui décrit par M. Ranvier dans les ganglions lymphatiques. D'abord peu étendue, la pulpe rouge envahit rapidement la majeure partie de la rate, ne laissant chez l'adulte, autour des artères, qu'une réserve de *pulpe blanche*, c'est-à-dire de cellules mères proliférant par division directe, et indispensable à la reproduction des éléments. Cette réserve tend elle-même à disparaître chez les sujets vieux.

La *formation des veines* est un phénomène secondaire. Si l'organe restait réduit à une mince couche périveineuse, directement, des mailles du réseau, les globules blancs et rouges produits pourraient continuer à tomber dans la veine porte (ou plutôt sous-intestinale), sans que le besoin de veines propres se fît sentir. Mais il n'en est rien, la rate s'accroît de façon à former une masse volumineuse. Il est donc nécessaire qu'aux dépens de files, de séries de mailles de la pulpe rouge, s'isolant du reste par une paroi de plus en plus complète, se forment des trajets, des canaux plus réguliers, pour aller drainer les nouveaux éléments produits jusque dans les profondeurs de l'organe. C'est ainsi, en effet, que se constituent les veines, par une simple régularisation de files de mailles de la pulpe rouge, dont les trabécules limitantes s'ordonnent en une série d'anneaux, autour d'un axe commun, s'élargissent peu à peu, de filiformes deviennent membraneuses, et se fusionnent pour former la paroi veineuse. Aussi (chez le fœtus d'Acanthias surtout) pendant très longtemps les petites veines ont un parcours très irrégulier, et sont criblées de trous. Aussi retrouvons-nous jusque chez l'adulte ces trous vers l'extrémité de la veine, dont la paroi criblée devient graduellement partie intégrante du réseau.

Les *artères* se développent tardivement, bien après les veines, par des pointes d'accroissement qui viennent s'ouvrir dans certaines mailles de la pulpe, et alors seulement s'établit dans l'organe une véritable circulation.

Schéma de la rate. — La cellule endothéliale des premiers vaisseaux et le globule sanguin ayant une origine commune, nous pouvons, dans l'éminence splénique, admettre la continuité, l'équivalence de l'endothélium persistant de la veine porte avec les amas de cellules mères. L'éminence tout entière nous apparaît alors comme un amas de véritables *îlots de Wolf*, ramifiés et anastomosés dans tous les plans (non plus dans un seul comme dans l'aire vasculaire du poulet), et destinés à se dissocier complètement pour donner du sang : une réserve de ces îlots persistant jusque chez l'adulte (pulpe blanche). Le réseau qu'ils forment serait si serré qu'entre deux capillaires pleins voisins on ne trouverait plus qu'une cellule, la cellule du réseau, représentant la paroi commune, ou plutôt le tissu conjonctif interposé. Cette cellule revêt ici les caractères de l'élément endothélial qu'elle remplace, et dont elle est obligée de jouer le rôle (tous les éléments du capillaire plein s'étant transformés en globules). Elle n'en diffère que par sa forme étoilée, ramifiée. C'est du tissu conjonctif modifié, adapté à la fonction endothéliale. La figure 486, qui résume ces données, est un schéma de la rate réduite à sa plus simple expression.

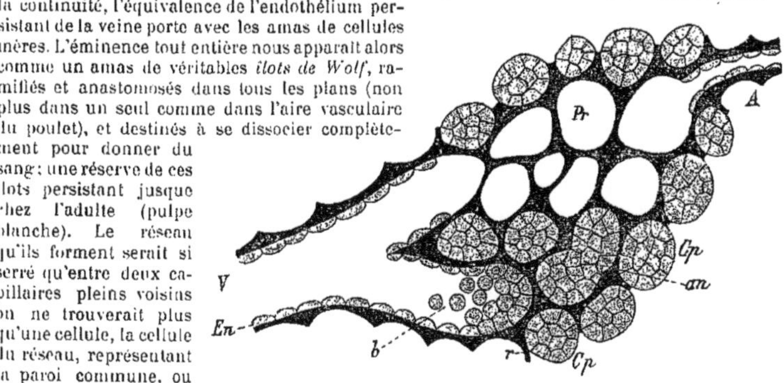

Fig. 486. — Schéma de la rate.

cp, pulpe blanche formée de capillaires pleins anastomosés (*an*), constitués par des cellules mères serrées, état primitif. — *b*, ces cellules se dissociant pour tomber dans une veine *V*. — *en*, son endothélium. — *r*, réticulum en continuité avec la paroi conjonctive de la veine. — *Pr*, mailles qui, par la chute des cellules mères et l'invasion du sang, sont devenues pulpe rouge. — *A*, artère.

LA RATE CHEZ L'HOMME

Chez l'homme et chez les autres mammifères, on retrouve facilement, sur une coupe d'ensemble, les divers éléments constituants que nous venons d'étudier : l'enveloppe, les deux pulpes, les artères et les veines. Seulement il faut ajouter de suite quelques caractères distinctifs essentiels. De la capsule émanent de nombreux tractus conjonctifs cloisonnant l'organe et formant charpente. Ces *travées* grossières, visibles à l'œil nu, sont des pièces de soutien surajoutées, et qu'il ne faut pas confondre avec les *trabécules*, éléments du réticulum splénique. La *pulpe rouge* ou boue splénique semble d'abord remplir tout l'espace laissé libre par ces travées et les vaisseaux. Pourtant, chez les sujets jeunes au moins, on aperçoit cette masse rouge violacé piquetée de points blancs, appelés depuis longtemps *corpuscules de Malpighi*, du nom de l'auteur qui attira l'attention sur eux. C'est à l'ensemble de ces corpuscules et des minces traînées qui les relient entre eux, dites *gaines lymphoïdes* ou lymphatiques des artères, qu'il convient d'appliquer ici le nom de *pulpe blanche*, parce que ces parties correspondent à la pulpe blanche abondante des Vertébrés inférieurs, et ne sont que le reste de celle de l'embryon également très développée. Enfin, les *veinules* sont infiniment plus nombreuses que chez les Vertébrés inférieurs, et forment ici un réseau serré ayant des caractères spéciaux. Reprenons successivement les différentes parties.

1. **Membrane d'enveloppe et travées grossières.** — La membrane d'enveloppe est double ici, constituée par une *capsule propre* ou *fibreuse*, et par l'*enveloppe séreuse* péritonéale. Les deux membranes, lâchement unies chez les ruminants, sont minces et très adhérentes chez l'homme, où elles se confondent presque, sauf au niveau du hile. Le péritoine a sa structure normale. La capsule propre est une tunique fibreuse, ou plutôt fibro-élastique. Les fibres lisses, très abondantes chez beaucoup d'animaux (chien notamment, contractilité très marquée par la strychnine, les courants induits), sont clairsemées chez l'homme. Au niveau du hile, la capsule se réfléchit sur les vaisseaux pour les engainer, à la façon d'un arbre creux, ramifié comme eux. La portion réfléchie est dite capsule de Malpighi, et analogue à la capsule de Glisson du foie. Chaque gaine renferme une artère et une veine, généralement accompagnées de deux lymphatiques anastomosés. Les *travées* émanent, les unes de la face interne de la capsule, les autres de la capsule réfléchie, et se rejoignent en formant un réseau de fines poutrelles. Les mailles interceptées par leurs anastomoses, et dont le diamètre varie de 1 à 5 millimètres, sont les aréoles ou cellules de la rate (Malpighi), communiquant toutes entre elles. On les met bien en évidence par l'hydrotomie suivie d'insufflation et de dessiccation. Émanées de la capsule, les *travées* ont la même structure fibreuse (Leuwenhœck) ou plutôt fibro-élastique, avec quelques fibres lisses (les travées minces et les fibres musculaires étant très abondantes chez certains animaux, le bœuf par exemple). Les *travées* diffèrent donc essentiellement des *trabécules* du réticulum : il importe de ne pas employer indifféremment ces deux termes l'un pour l'autre.

2. **Pulpe rouge (pulpe ou boue splénique).** — La pulpe splénique remplit toutes les aréoles, mais au lieu de former une masse continue, elle est ici, sur les coupes, divisée en *cordons* séparés par des veinules (fig. 490). Pour les anciens, c'était du sang en nature, ou à peine modifié. Nous y retrouvons des éléments libres contenus dans les mailles d'un réticulum formant charpente (découvert par Tigri, 1847). Celui-ci est identique à celui des Vertébrés inférieurs, mais à cellules beaucoup plus petites, avec prolongements encore plus ramifiés et anastomosés, formant un chevelu très délicat imprégnable par la méthode de Golgi (fibres grillagées d'Oppel, 1891). Chez le fœtus (mouton, homme) on le voit aussi, au début, formé de cellules granuleuses ramifiées et anastomosées, peu à peu modifiées. Billroth, Kœlliker, Robin, His, Frey, etc., ont défendu depuis longtemps cette constitution cellulaire du réseau. Il faut ajouter pourtant que Cornil et Ranvier, Siredey, Phisalix, W. Carlier,... le comprennent autrement, et lui appliquent la description générale du tissu réticulé telle qu'elle a été donnée par Ranvier dans les ganglions lymphatiques : fibres conjonctives entrecroisées avec cellules plates à la surface. Robin et Legros, Cadiat, Denys, admettent même un endothélium continu. Siegfried (1892) a montré que le tissu réticulé n'est pas constitué par des fibres collagènes mais par une substance protéique spéciale qu'il a nommée *réticuline*. La petite quantité de substance collagène qu'on retire s'explique par la présence des travées,

des vaisseaux, etc.... Les méthodes nouvelles de coloration spécifique de la fibre conjonctive (Van Gieson), et de digestion artificielle (Mall, Hœhl, 1897, Lehrell, 1903), ont permis de trouver ces fibres plus nombreuses qu'on ne le croyait, mais confirment que la plupart des trabécules du réseau ont des réactions spéciales plus ou moins différentes de celles du collagène, et aussi de celle des éléments élastiques. Quelques auteurs les considèrent comme des fibres d'une nature tout à fait particulière. Pour bien marquer qu'elles ne sont que des cellules et prolongements cellulaires transformés, densifiés, il conviendrait au moins, pour éviter toute confusion avec la fibre collagène, de les nommer cyto-fibres.

Parmi les éléments contenus dominent les *cellules mères* ou *noyaux d'origine de Pouchet* (considérées par de nombreux auteurs comme des *lymphocytes*), mélangées à des hématies et à des leucocytes mono- et polynucléaires abondants (les premiers surtout). Mais on y trouve également : 1° des cellules contenant, soit des globules rouges en voie de destruction (Kœlliker), soit des dérivés hémoglobiques (Remak, Robin, Foa); — 2° des hématoblastes de Neumann et Bizzozero, c'est-à-dire de petites cellules nucléées, jaunâtres, légèrement teintées d'hémoglobine, qui pour ces auteurs, pour Kœlliker, etc., seraient des hématies en formation; — 3° de gros éléments à noyaux bourgeonnants ou multiples; — 4° des hématoblastes de Hayem ou plaquettes sanguines, etc. Ces trois derniers éléments abondent surtout chez le fœtus et le jeune.

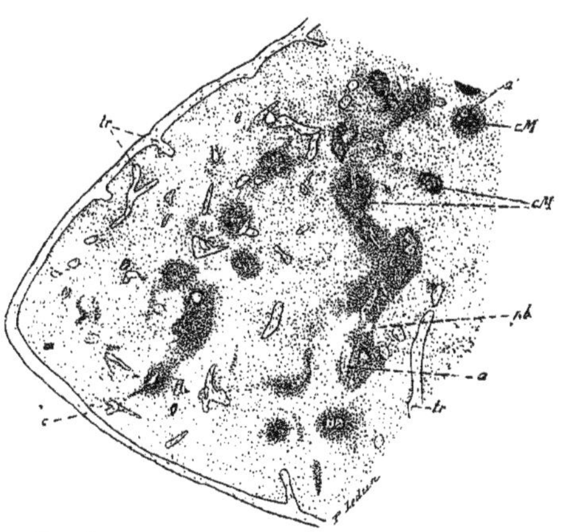

Fig. 487. — Coupe de rate humaine (supplicié), vue à un très faible grossissement.

c, capsule. — *tr*, travées : les plus grosses sont trouées d'une veine. — *a*, *a'*, artères. Sur la pulpe rouge, formant fond, se détachent d'épaisses gaines artérielles de pulpe blanche *pb*, renflées par places en corpuscules de Malpighi, *cM*. Dans la traînée principale *pb*, on revoit plusieurs fois en coupe longitudinale ou oblique la même artériole.

Leur rôle est encore mal établi, la question de l'origine du sang n'étant pas encore tranchée chez les animaux à hématies non nucléées (mammifères). On admet généralement la destruction d'hématies dans la rate; on admet généralement aussi le rôle hématopoiétique, au moins dans le jeune âge. Parmi les expériences nombreuses, celles de Picard et Malassez notamment, et de Gregorescu, montrent que toutes les fois qu'il y a ralentissement du cours du sang dans la veine splénique, ou stase, le nombre de globules rouges et blancs augmente sensiblement. Or cette stase a lieu normalement à chaque digestion, vers la 3e heure. Il est donc vraisemblable que là aussi, mais par un mode encore mal déterminé, les cellules mères peuvent, dans une certaine mesure, être la souche de globules blancs et de globules rouges. Mais la moelle des os semble en fournir bien davantage chez l'adulte. La rate est en outre un organe phagocytaire au premier chef.

A ce point de vue, Dominici (1900) appelle particulièrement l'attention sur les premiers éléments, dont la plupart seraient pour lui des *macrophages* de Metchnikoff, à protoplasme transparent, à noyau vésiculeux très clair, arrondi, uninucléolé, et dériveraient de certains grands mononucléaires. Ils sont à l'état d'activité surtout dans les veinules où ils sont bourrés de débris de globules variés et de « corps tingibles » de Flemming-Benda. Ils caractérisent le rôle destructeur de la Rate. Elle serait en outre lymphopoiétique, fabriquant des mononucléaires. Mais Dominici s'élève contre la conception d'Ehrlich, de Metchnikoff, qui opposent le ganglion lymphatique et la rate, dits de structure lymphoïde (possédant les fonctions lymphopoiétique, hémolytique et leucolytique), à la moelle des os dite de structure myéloïde, et possédant la fonction hématopoiétique proprement dite (fabrication d'hématies) et leucopoiétique. Il montre qu'on peut facilement provoquer (si toutefois elle manque totalement à l'état normal, ce dont nous doutons) la fabrication évidente d'hématies nucléées dans la rate, y faire apparaître la structure myéloïde, alors qu'on peut inversement faire devenir la moelle lymphoïde. Cela rétablit l'unité des organes hématopoiétiques simplement spécialisés chacun d'ordinaire plutôt dans telle variété d'hémopoièse que dans telle autre.

3. Pulpe blanche. — Sur les rates de vieillard, souvent même sur les rates d'adultes, on ne distingue à l'œil nu que de la pulpe rouge, et l'on a pu écrire (J. Müller, 1834) que les corpuscules de Malpighi se trouvent rarement chez l'homme. Disons simplement que, sur les rates d'autopsie, ils sont souvent absents ou atrophiés, difficiles à voir. Pourtant, chez les adultes qui n'ont pas succombé à une longue maladie, on distingue généralement sur le fond rouge violacé un piqueté blanc formé par de petites taches arrondies de un quart de millimètre à un millimètre et demi. Chez les hommes sains de dix-huit à vingt-huit ans (suppliciés), ces taches sont plus abondantes, plus larges et mieux marquées; elles le sont davantage encore chez l'enfant et chez le fœtus. Elles représentent la coupe de petits corpuscules sphériques ou ovoïdes, les *corpuscules de Malpighi*, appendus aux artérioles (Malpighi). Longtemps on les crut isolés. On avait bien vu d'autre part, autour des petites artères, une gaine adventice très développée.

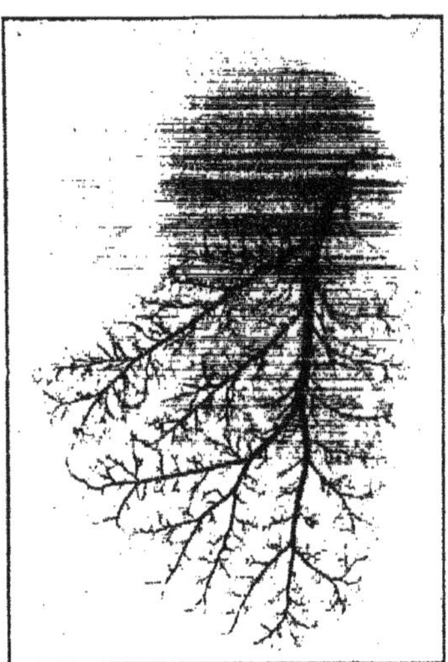

Fig. 488. — Injection artérielle d'une rate d'agneau. Radiographie de M. le professeur Charpy.

Mais c'est en 1834 seulement que Johannès Müller émit l'idée que les corpuscules sont de simples renflements de cette gaine. Cette idée fut développée surtout par Henle : l'adventice des artérioles serait une gaine lymphoïde (Leydig, Remak), siège d'infiltration, d'accumulation de cellules lymphatiques; les corpuscules ne sont que des renflements locaux de ce tissu, formant des sortes de follicules clos. Chez certains mammifères, chez la taupe et le cobaye par exemple (W. Müller, 1865), la gaine lymphoïde est très large et relie nettement entre eux les corpuscules de Malpighi, qui en représentent des points à peine renflés. On retrouve le fait avec la même netteté dans l'espèce humaine en s'adressant à de jeunes sujets (fig. 487), et surtout à l'enfant et au fœtus. Chez l'embryon (mouton, homme), la rate est à l'origine et pendant assez longtemps complètement incolore, complètement formée de pulpe blanche. Puis, à mesure que la pulpe rouge se développe, la première recule, formant aux artères une gaine, d'abord très large, analogue à la pulpe blanche des Vertébrés inférieurs, puis de plus en plus étroite, et dont il ne reste finalement que la gaine lymphoïde des auteurs avec ses renflements, les corpuscules de Malpighi, réserve chez l'adulte de tissu splénique embryonnaire, de cellules mères. Mais peu à peu cette réserve diminue et peut disparaître complètement; c'est, comme l'a établi Pilliet (1892), un des caractères de la *rate sénile*.

Les corpuscules de Malpighi ont la structure de la pulpe blanche des Vertébrés inférieurs : même réticulum très peu serré au centre, riche en fibres par places, avec, comme éléments contenus, presque uniquement des cellules mères et aussi des macrophages. Ils possèdent de fins vaisseaux capillaires (Kölliker, 1852) nés de leur artère, et qui à leur périphérie passent dans la pulpe rouge, où ils se perdent bientôt. On leur a décrit autrefois une membrane d'enveloppe ou un sinus lymphatique (Robin et Legros) à la façon des follicules clos. Ils n'ont en réalité ni l'un ni l'autre, et leur tissu se continue sans ligne de démarcation bien tranchée avec celui de la pulpe rouge. Le réticulum se resserre seulement vers la périphérie, comme comprimé, semble-t-il, par la poussée intérieure, d'où l'aspect d'une sorte de pseudo-capsule. Comme dans les follicules clos, le milieu apparaît plus clair et forme, d'après Otto Mœbius (1885), un *centre germinatif* où l'on trouve très fréquemment des caryocinèses, où prolifèrent par conséquent les cellules mères. Sur la coupe, l'artériole engainée apparaît généralement excentrique. C'est au niveau des bifurcations artérielles que les corpuscules siègent de préférence. Ils nous paraissent comparables, mais non identiques, aux folicules clos, étant formés de la variété blanche d'un tissu spécial, le *tissu splénique*, et continus avec la pulpe rouge, c'est-à-dire avec le même tissu vu à un autre stade de son évolution. Il en est de même pour les gaines artérielles très riches en fibres conjonctives, auxquelles le nom de gaines de pulpe blanche convient mieux que celui de gaines lymphoïdes. Bannwarth appelle la pulpe blanche *couche germinative*.

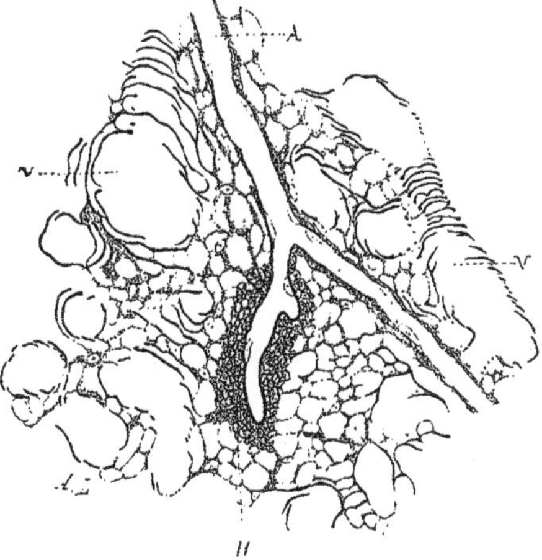

FIG. 489. — Tissu de la rate humaine à un fort grossissement.

A, artériole terminale. — H, gaine capillaire. — V, V, veinules avec les anneaux de leur paroi en continuité avec le réticulum interposé, vide ici. Emprunté à Hoyer.

4. **Artères.** — Après pénétration dans la rate au niveau du hile, les branches de l'artère splénique continuent à se ramifier à l'intérieur de l'organe (fig. 488). Mais, fait intéressant, elles ne s'anastomosent pas entre elles. De sorte que, si l'on injecte au suif une des branches pénétrantes, le liquide ne revient que par la veine correspondante, et qu'un département limité, quelquefois séparé des voisins par des scissures superficielles, se trouve seul rempli.

Cette *indépendance des territoires vasculaires* de la rate, bien mise en évidence par Assolant, explique les infarctus si nettement limités de cet organe. L'injection de chaque branche artérielle en une couleur différente fait merveilleusement ressortir cette disposition. Parvenue dans l'épaisseur du gâteau splénique, chaque artère pénétrante donne généralement (outre de nombreuses petites collatérales), deux (parfois 3, 4) branches principales qui divergent pour se diriger vers les deux bords antérieur et postérieur, où elles se terminent. De ces branches, formant avec le tronc la figure d'une ancre, et cheminant souvent à égale distance des deux faces, partent de nombreux rameaux allant directement vers celles-ci.

Chacun des gros troncs est accompagné d'une veine et entouré d'une gaine formée par la capsule réfléchie. Mais, à un certain niveau, artère et veine se séparent. L'artère, qui est généralement alors large de 2 à 4 dixièmes de millimètre, se résout en un pinceau de plus fines artérioles (artères pénicillées), plusieurs fois ramifiées à leur tour. Ce sont ces artérioles qui portent les corpuscules de Malpighi. L'infiltration de leurs gaines par les cellules mères et les leucocytes commence généralement au point même où elles se séparent des veines (Wilhelm Müller). On trouve dans ces gaines de nombreuses fibres conjonctives. Elles se poursuivent jusque sur les capillaires, autour desquels elles peuvent s'épaissir (W. Müller), mais en se modifiant considérablement ; ce sont les *gaines ou manchons capillaires* de Schweigger-Seidel, Hoyer (Capillarhülsen), les capsules terminales de W. Müller, analogues des corps terminaux de Pouchet, mais moins développées.

5. **Veines.** — Les grosses et moyennes veines sont très larges. Elles ont une paroi mince et intimement adhérente au tissu de celles des travées qui leur forment gaine, alors que les artères en restent séparées par une adventice lâche (Merkel, Bannwarth). Après avoir quitté les artères, les petites continuent à cheminer un certain temps dans l'épaisseur des travées, puis, après plusieurs divisions, elles pénètrent à leur tour dans la pulpe, et bientôt s'y résolvent en un plexus extraordinairement riche de très fines veinules (réseau caverneux de la rate). Ces *veinules capillaires de Billroth* (signalées d'abord par J. Müller), qui n'existaient pas chez les poissons, et sont relativement rares encore chez les carnivores, sont si nombreuses, si larges, si richement anastomosées chez les rongeurs et chez l'homme (Hoyer), que sur une coupe elles morcellent la pulpe rouge en une série de cordons, décrits par la plupart des auteurs comme de véritables petites unités sous le nom de cordons intervasculaires (Billroth) ou *cordons de la pulpe*. L'aspect d'une coupe

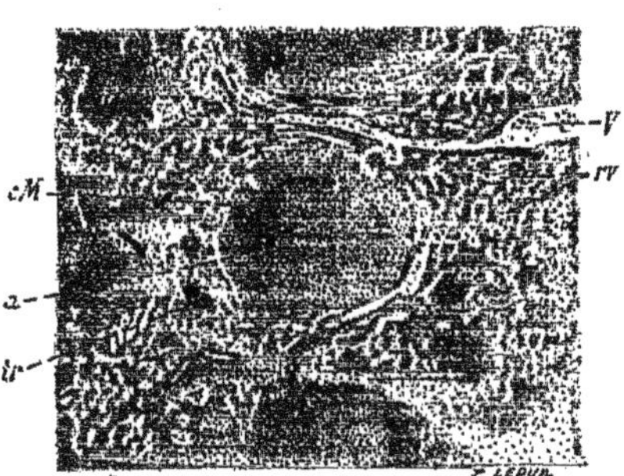

Fig. 400. — Coupe de rate humaine (supplicié).

En *cM*, un corpuscule de Malpighi avec son artériole *a* ; quatre autres fragments de corpuscules à la périphérie. Entre eux la pulpe rouge dissociée en minces *cordons* par son riche réseau de veinules *rv*. — *V*, petit tronc veineux. — *tr*, travée.

mince où ces veinules sont bien remplies par l'injection naturelle (rate congestionnée), ou au contraire complètement vides, est tout à fait caractéristique (fig. 490). Leur paroi est excessivement mince et de structure toute particulière. Les trabécules du réseau s'orientent pour la constituer, en une série d'anneaux reliés par des anastomoses (Henle, Frey). Pour von Ebner (1899), ces anneaux, qui ont en effet une épaisseur et une réfringence toutes particulières, seraient des fibres élastiques, reliées entre elles par une très fine membrane continue dont elles représenteraient des épaississements; mais Hœhl, Hoyer, Lehrell, ont montré que, tout en se rapprochant par certains caractères du tissu élastique, elles en restent bien distinctes : ce sont de simples travées du réseau un peu spécialement différenciées. En dedans de cette paroi propre (Henle, 1866), on ne trouve qu'un endothélium, également caractéristique, à cellules fusiformes allongées selon l'axe du vaisseau, rubanées, aplaties, portant très souvent une véritable gibbosité, qui fait saillie dans la lumière et contient un noyau arrondi (Hlasek), Ces éléments semblent ne pas adhérer entre eux.

Cours du sang. — Chez les mammifères, les relations des vaisseaux avec la pulpe sont bien plus difficiles à établir que chez les Vertébrés inférieurs, et encore très discutées. Pour Billroth, Schweigger-Seidel, Kölliker, Paulesco, Thoma, von Ebner, Helly (1901), Janosik (1903)..., les capillaires artériels vont directement (ou par l'intermédiaire d'un réseau spécial : Axel Key) s'aboucher avec les veinules. Pour Stieda, Wilhelm Müller, Frey, et pour la majorité des auteurs aujourd'hui (notamment Hoyer, Bannwarth, 1891, Kultchisky, 1895, Weidenreich, 1901), les capillaires artériels viennent s'ouvrir dans les mailles de la pulpe rouge, et là le sang se fraye une voie vers les veinules, partout abondantes. Pour W. Müller, celles-ci prennent naissance par des radicules criblées d'orifices, comme chez les poissons. Mais l'existence de ces racines est assez difficile à vérifier, et beaucoup pensent que les veinules communiquent facilement avec la pulpe grâce à la porosité de leur paroi. Pour Sokoloff (1888), leurs cellules endothéliales, lâchement juxtaposées, laisseraient entre elles des fentes par lesquelles, dans le plus léger degré d'hyperhémie, le sang pourrait s'épancher dans la pulpe, permettant également une communication facile en sens inverse. Mall (1898) montre que dans les injections veineuses ces ouvertures sont assez larges pour laisser passer facilement les grains de cinabre, difficilement ceux d'outremer, infranchissables à ceux de jaune de chrome. Enfin divers modes de communication entre artères et veines peuvent exister simultanément. Ce qui est bien certain, c'est qu'une injection complètement liquide, poussée avec les plus grands ménagements par les artères ou par les veines, se répand instantanément et avec la plus grande facilité dans toute la pulpe rouge,

Weidenreich (1901) a donné récemment une nouvelle preuve expérimentale de la communication des artères avec la pulpe. Du sang de poulet défibriné étant injecté dans la jugulaire d'un lapin vivant, 2 minutes 1/2 après on trouve en pleine pulpe de ce dernier des traînées d'hématies de poulet, bien reconnaissables à leur forme elliptique et à leur noyau. Pour Weidenreich, le plus grand nombre des capillaires artériels se terminent dans les mailles de la pulpe, mais il en a vu quelques-uns pourtant déboucher directement dans les veinules.

[*LAGUESSE.*]

Le lobule splénique. — Si le lobule splénique, si net à l'état isolé chez le Carcharias, le Lamna, est déjà bien difficile à limiter chez les sélaciens à rate massive, il l'est encore plus chez les mammifères. On en trouve pourtant les principaux linéaments. Comme chez le Carcharias, son pourtour est dessiné par de nombreuses veines périphériques, son centre par une artère ramifiée autour de laquelle se ramasse la pulpe blanche, ici sous forme de gaine plus mince, avec corpuscules de Malpighi. Le pédicule est évidemment au point où se séparent l'artériole et la veinule. L'artère reste centrale et commence alors seulement à s'entourer de pulpe blanche. Les rameaux de la veine s'en écartent de plus en plus; ils restent longtemps adhérents aux travées, dont les unes contribuent avec eux à limiter le lobule, tandis que d'autres y pénètrent pour le cloisonner. Paulesco (1897) décrit de même le lobule avec une assez grande netteté (lapin, chien, homme) et insiste sur la position respective des veines et des artères. F. P. Mall a récemment (1898) essayé de donner un schéma plus serré. Pour lui le lobule, constitué sur le même plan, a environ 1 millimètre de diamètre (chien), et une seule artériole centrale donnant environ dix branches, destinées à autant de compartiments, limités par les travées intérieures. Ce nous semble être plutôt un segment de lobule, restant ouvert vers le centre, que le lobule entier, dont le pédicule ne peut guère être qu'au point indiqué plus haut. Seulement, à partir de ce point l'artère se ramifiant, pulpe blanche, pulpe rouge, veines, s'ordonnent autour de chacun de ses rameaux en une série de couches concentriques formant autant de cordons ou de lobulins, ramifiés à leur tour; l'extrémité de chacun d'eux correspond au lobule de Mall.

Lymphatiques. — On a vu que les vaisseaux lymphatiques de la rate sont les uns profonds, les autres superficiels, formant un réseau sous-séreux d'autant plus riche que le tissu conjonctif sous-séreux est plus abondant, rares par conséquent chez l'homme. Les profonds, ou lymphatiques propres, sont très peu développés. On trouve assez généralement deux petits troncs, accompagnant chaque artère, et s'anastomosant entre eux (Tomsa, W. Müller). Leurs origines, encore douteuses, semblent se perdre dans les gaines artérielles. Tomsa, Kyber, admettent pourtant que des capillaires ou des fentes lymphatiques peuvent pénétrer non seulement dans les corpuscules de Malpighi, mais encore jusque dans la pulpe rouge. D'après Hewson, la lymphe des vaisseaux profonds est souvent rougeâtre, mais surtout après congestion ou contusion : elle contient alors un certain nombre d'hématies (Tecker, Kölliker). Pour Paulesco (1897), le réseau spongieux formé par les mailles de la pulpe rouge, qui serait sans communication avec les vaisseaux, appartient au système lymphatique et non au système sanguin, et constitue l'origine des lymphatiques de la rate. Il est évident qu'entre ces deux systèmes, dans le parenchyme splénique, une ligne de démarcation nette n'a encore jamais pu être établie. Mais par son développement ontogénique et phylogénique la rate appartient avant tout au système vasculaire sanguin; les lymphatiques y pénètrent tardivement, et restent petits et peu nombreux.

Nerfs. — Les nerfs de la rate, assez nombreux, mais fins, sont des troncules périvasculaires, composés en majorité de fibres de Remak et destinés presque exclusivement aux parois des vaisseaux. Ils ne paraissent point porter de ganglions (Billroth, Kölliker, Remak, Robin et Legros, Retzius). Retzius (1892), par la méthode de Golgi, retrouve les nerfs nombreux chez le lapin jeune; les troncules sont contenus dans la gaine de pulpe blanche, à quelque distance du vaisseau : de là partent des rameaux formant un fin plexus entourant l'artère d'un véritable filet, avec des terminaisons libres, variqueuses, en boutons. Par places, quelques rameaux, fins et rares, semblent aller se perdre, en buissons, jusque dans la pulpe rouge. Fusari (1893), Kölliker (1893), arrivent à des résultats analogues. Le dernier met en évidence des fibres à myéline qui seraient sensitives.

LE PÉRITOINE

par Pierre FREDET

GÉNÉRALITÉS

On décrit habituellement le *péritoine*[1] comme un *sac membraneux* dont la cavité (*cavité péritonéale*), lisse, tapissée d'endothélium, est virtuelle. La surface extérieure de ce sac adhère soit aux parois de la cavité abdominale, soit aux organes qui s'y trouvent directement appliqués, ou appendus par leurs pédicules vasculaires. Le péritoine voile les organes pariétaux, se replie sur les organes pédiculisés. Aussi répète-t-on depuis Bichat, qu'il se comporte, vis-à-vis des organes, comme un bonnet de coton enfoncé sur la tête; ou plus exactement avec Baraban, que « les viscères abdominaux sont, dans la cavité péritonéale, comme plusieurs têtes enfoncées dans un même bonnet, à des degrés divers et en des points différents ». Cette conception a le mérite de la simplicité, mais elle n'est que sensiblement vraie. Prise à la lettre, elle conduirait à admettre une indépendance complète des organes et du péritoine. Ainsi, on pensait jadis que les viscères pouvaient, en se développant, glisser au-dessous de la séreuse, écarter les deux feuillets adossés des lames péritonéales qui les unissent à la paroi. La *théorie du glissement* expliquait la variation des rapports entre les organes et la séreuse aux diverses phases de la vie.

Farabeuf et Ranvier ont considéré la séreuse comme un vernis souple revêtant les parois de l'abdomen, les organes et leurs pédicules pariétaux. Cette manière de présenter les choses est très près de la vérité, mais elle laisserait croire à l'existence préalable d'un substratum, pour soutenir le vernis péritonéal. Or, les mésos sont d'abord des lames épithéliales. La trame conjonctive n'apparaît que secondairement à leur intérieur, par différenciation des cellules centrales; et même en quelques régions, il n'apparaît jamais de trame, la lame reste entièrement épithéliale (certaines zones de l'épiploon, par exemple).

L'embryologie montre que le péritoine forme bien, à l'origine, un feuillet membraneux qui s'applique sur les organes, mais la membrane ne reste pas partout indépendante. En quelques points, elle se fusionne aux organes, de façon à ne pouvoir en être séparée; en d'autres régions, où elle s'adosse à elle-même, les deux feuillets théoriquement juxtaposés se confondent en une lame, homogène et absolument indédoublable.

La disposition de la séreuse reproduisant dans ses grandes lignes celle des

1. Lat. : Peritonaeum (BNA); grec : περιτόναιον, de περί, autour, et τείνειν, tendre; all. : Bauchfell; angl. : peritoneum : ital : peritoneo.

viscères et de leurs pédicules, son étude implique une connaissance approfondie de la forme et de la situation des viscères et de leurs vaisseaux.

Consulter : BICHAT (X.). *Traité des membranes.* Paris, 1802, § 3, p. 77-78. — BARABAN. *Dict. encycl. des sciences méd.* Art. Péritoine. Paris, 1887, p. 235-288, v. 237. — VELPEAU (A.). Recherches anatomiques, physiologiques et pathologiques sur les cavités closes naturelles ou accidentelles de l'économie animale. *Ann. de la chir. française et étrangère.* Paris, 1843, 1er mém., t. 7, p. 151-191 ; 2e mém., t. 7, p. 204-340, 401-459 ; t. 8, p. 15-68. — FARABEUF (L.-H.). *Le système séreux.* Th. d'agrég. Paris, 1876, p. 52.

SIGNIFICATION MORPHOLOGIQUE DU PÉRITOINE

§ 1. CŒLOME

Des notions sommaires sur le développement du péritoine ont été déjà données dans le cours de cet ouvrage. Il est néanmoins utile de rappeler, d'une façon tout à fait *générale* et *schématique*, quelques détails, dont la méconnaissance ou l'oubli rendrait notre description inintelligible aux débutants.

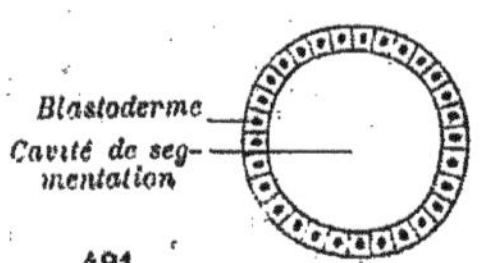

A une période très reculée du développement, l'embryon a l'aspect d'une sphère creuse ou *blas-*

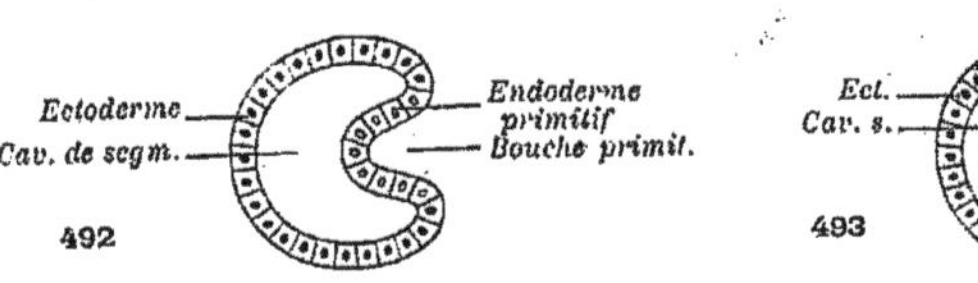

FIG. 491. — Schéma de l'embryon au stade de blastula. — 492 et 493. Transformation de la blastula en gastrula. Coupes par le blastopore, suivant le grand axe de l'embryon.

La flèche verticale qui fend la fig. 493 indique l'axe de la coupe représentée fig. 494.

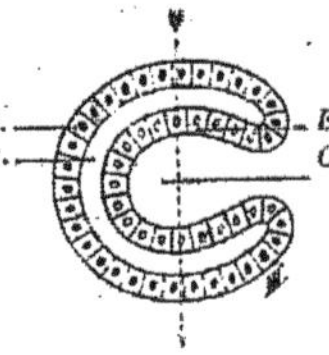

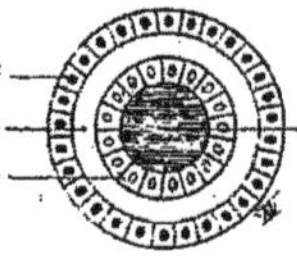

tula (fig. 491), dont la coque est formée de cellules juxtaposées, constituant une *membrane germinative*, le *blastoderme*. La cavité circonscrite par le blastoderme porte le nom de *cavité de segmentation*.

Ectoderme
Cav. de segment.
Endod. primit.
Cav. d'invagin.

FIG. 494. — Embryon au stade de gastrula. Coupe schématique perpendiculaire au grand axe, suivant la direction de la flèche de la fig. 493.

La cavité de segmentation apparaît comme un anneau, entre l'ectoderme et l'endoderme primitif.

Dans une seconde phase de l'évolution (fig. 492 et 493), le blastoderme s'invagine en un point, dans la cavité de segmentation. La sphère blastodermique se transforme en un sac à double paroi ou *gastrula*. Sa paroi interne limite une *cavité d'invagination* ; la portion invaginée du blastoderme qui la constitue est le *feuillet interne*, ou *endoderme primitif*. La partie non invaginée du blastoderme, prend le nom de *feuillet externe* ou *ectoderme*.

La cavité de segmentation se déforme nécessairement, lors de la transformation de la blastula en gastrula. Sur une coupe transversale de l'embryon, elle apparaît comme un anneau, entre l'ectoderme et l'endoderme primitif (fig. 494). Sa lumière diminue progressivement, tandis que le feuillet interne se rapproche du feuillet externe, et elle finit par se réduire à une fente.

Au stade suivant se forme le troisième feuillet germinatif ou *mésoderme*, origine du péritoine, circonscrivant une cavité (*cœlome*) qui s'interpose de chaque côté de la ligne médiane entre l'ectoderme et l'endoderme, c'est-à-dire entre la paroi du corps et les viscères.

Les figures 495-498 rappellent que le mésoderme dérive de l'endoderme

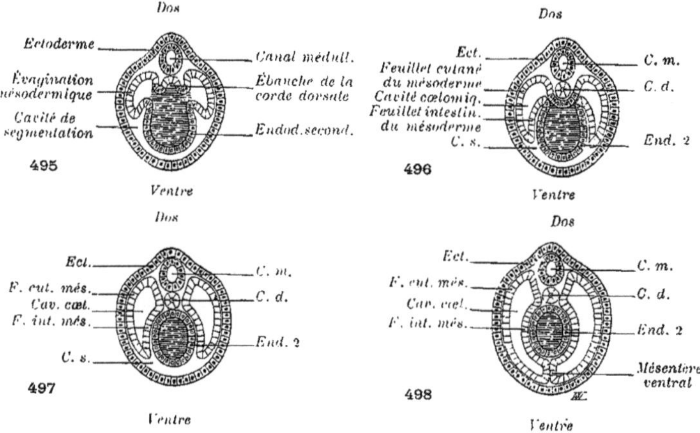

FIG. 495-498. — Coupes transversales d'un embryon schématique, montrant la formation du mésoderme et des cavités cœlomiques.

495. — Les bourgeons cœlomiques, issus de l'endoderme primitif, poussent dans la cavité de segmentation.
496. — Les sacs cœlomiques ne communiquent plus avec la cavité de l'intestin que par une fente.
497. — La fente de communication s'oblitère. Les deux sacs, indépendants de l'intestin, s'interposent entre celui-ci et l'ectoderme, tendent à le pédiculiser du côté du dos et du côté du ventre.
498. — L'adossement des culs-de-sac, en avant et en arrière du tube digestif, crée le mésentère dorsal et le mésentère ventral. Les deux cavités cœlomiques restent séparées l'une de l'autre.

primitif par l'intermédiaire de deux évaginations latérales (*sacs cœlomiques*), parties de la zone dorsale de l'embryon (fig. 495). Elles pénètrent dans la cavité de segmentation, de chaque côté, l'envahissent et la refoulent peu à peu vers le ventre de l'embryon (fig. 496) jusqu'à la faire disparaître. Les deux sacs cœlomiques cessent vite de communiquer avec la cavité d'invagination ou intestin primitif. La fente de communication s'oblitère et ils s'isolent (fig. 497). Sur une coupe transversale de l'embryon, ils se présentent donc avec deux culs-de-sac, un du côté du dos, un du côté du ventre.

§ 2. MÉSENTÈRE DORSAL ET MÉSENTÈRE VENTRAL CAVITÉ PLEURO-PÉRITONÉALE

Les culs-de-sac dorsaux des sacs cœlomiques droit et gauche se rapprochent; par leur adossement ils pédiculisent l'intestin du côté du dos (fig. 498). Les

[P. FREDET.]

culs-de-sac ventraux, en progressant vers le ventre, arrivent à se toucher aussi et pédiculisent l'intestin du côté du ventre.

Les cavités des deux sacs cœlomiques, symétriques et indépendantes, formeront les *cavités pleurale* et *péritonéale*; leurs parois constitueront les *séreuses pleurale* et *péritonéale*. La membrane est dite *pariétale* dans la zone qui répond à la paroi du corps, *viscérale* là où elle tapisse l'intestin. Les portions adossées des deux sacs, qui pédiculisent l'intestin du côté du dos et du côté du ventre, établissent la continuité entre la séreuse pariétale et la séreuse viscérale. Ce sont les *mésos*. Le tube intestinal est donc appendu dans le sens sagittal par deux mésos, l'un dorsal ou *mésentère dorsal*, l'autre ventral ou *mésentère ventral*. Les faces latérales de l'intestin se voient dans les cavités pleuro-péritonéales au-dessous de la séreuse viscérale.

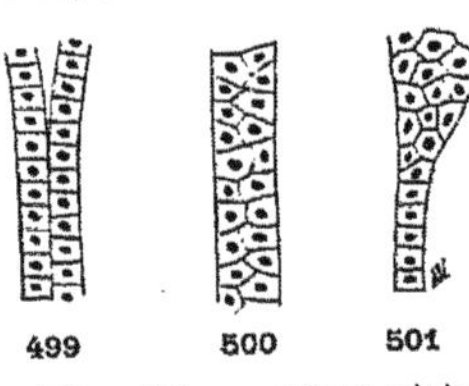

Fig. 499. — Méso constitué originellement par deux feuillets épithéliaux juxtaposés. (Schéma.)

Fig. 500. — Intrication consécutive des cellules, rendant la lame homogène et indédoublable.

Fig. 501. — Multiplication des cellules en certains points, laissant apparaître plusieurs strates. Disposition des cellules en une seule couche en d'autres points.

En conséquence, les mésos devraient apparaître comme des *lames à deux feuillets*, formés chacun d'une couche épithéliale (fig. 499); il serait théoriquement possible d'extraire l'intestin du corps de l'embryon sans ouvrir ni l'une ni l'autre des deux cavités pleuro-péritonéales. Mais, en se multipliant, les cellules épithéliales des mésos s'intriquent de façon à former une *lame indédoublable* (fig. 500). En quelques régions (certaines parties des épiploons), on ne trouve qu'une couche de cellules (fig. 501); d'une façon générale, on en voit plusieurs (mésentères), mais il est impossible de reconnaître deux lames séparables. Toldt s'est particulièrement attaché à cette démonstration. Il a ainsi prouvé que les prétendus feuillets des mésos ne sauraient se disjoindre et glisser l'un sur l'autre, comme le soutenaient les théories anciennes.

Le *mésenchyme*, origine des *tissus de substance conjonctive* et des vaisseaux sanguins, apparaît tardivement; il s'interpose entre les feuillets germinatifs, notamment au centre de la lame épithéliale des mésos à plusieurs couches cellulaires. Mais il prend ordinairement, dans ces organes une importance prépondérante. Sur chaque face de l'axe conjonctivo-vasculaire (*membrana mesenterii propria*, *B.N.A.*), les cellules épithéliales du mésoderme constituent une nappe corticale, intimement adhérente, comparable à une couche de peinture revêtant les deux faces d'une planche. Puis les cellules superficielles, primitivement cubiques, s'aplatissent de manière à constituer un endothélium. Les cellules profondes perdent le caractère épithélial et se disposent en strates réguliers. On peut alors séparer de l'axe conjonctif du méso, ou de la couche conjonctive sous-péritonéale de la paroi, une lame membraneuse comprenant plusieurs rangées cellulaires dont la plus superficielle, libre, est aplatie du côté de la cavité péritonéale et d'aspect endothélial. C'est la *membrane péritonéale* de Bichat. On parvient à l'isoler de la paroi abdominale, de quelques mésos et de quelques organes. Au niveau de la rate, du foie, du testicule, etc., elle reste tout à fait inséparable de la coque conjonctive de l'organe. En quelques points des épiploons, il n'existe qu'une couche de cellules épithéliales. Enfin, au niveau de l'ovaire, l'épithélium mésodermique conserve ses caractères primordiaux d'épithélium à cellules cubiques. La glande génitale, elle-même, n'est que le résultat de la prolifération de bourgeons cellulaires issus de la couche mésodermique dans le mésenchyme sous-jacent.

Les *troncs vasculaires* sont au contact des parois dorsale et ventrale de l'embryon. Les branches qui vont des troncs à l'intestin ou réciproquement parcourent un certain trajet pariéto-viscéral; elles occupent l'un des mésos dont elles sont la partie la plus importante. Les mésos se présentent donc comme des organes porte-vaisseaux, épais au niveau des vaisseaux, là où le tissu mésenchymateux s'est abondamment développé, minces dans leur intervalle, avec des zones même où le tissu conjonctif est absent.

Les deux cavités cœlomiques s'étendent de l'extrémité céphalique à l'extrémité caudale de l'embryon. La cloison sagittale qui les sépare comprend successivement du dos vers le ventre : 1° le mésentère dorsal, résultat de l'adossement des culs-de-sac dorsaux des poches cœlomiques; formé d'un axe conjonctif et vasculaire, enduit sur ses deux faces d'une couche de cellules dont les plus superficielles revêtent le caractère endothélial; 2° l'intestin; 3° le mésentère ventral, ayant une disposition analogue à celle du mésentère dorsal. L'intestin semble inclus dans un dédoublement de l'axe conjonctivo-vasculaire des mésos; ses deux faces latérales sont tapissées par la séreuse.

Chez les *vertébrés* sauf chez l'amphioxus, les choses sont en général plus compliquées : 1° *Les sacs cœlomiques ne dérivent pas d'évaginations creuses issues de l'endoderme*

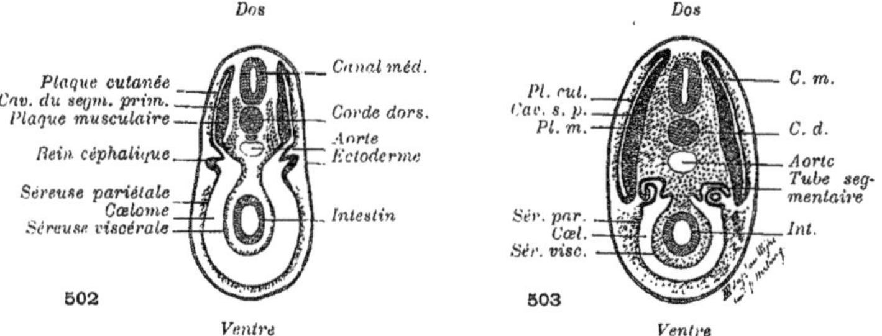

Fig. 502-503. — Coupes transversales d'embryons de sélaciens, montrant que le cœlome n'entre pas tout entier dans la constitution de la séreuse pleuro-péritonéale (d'après van Wijhe).

502. — Chacune des cavités cœlomiques se sépare en deux portions répondant, l'une au cul-de-sac dorsal, l'autre au cul-de-sac ventral (ici les deux culs-de-sac ventraux s'ouvrent l'un dans l'autre, car le mésentère ventral est incomplet). Ces deux portions communiquent par une étroite fente longitudinale, qui s'oblitère par rapprochement des lèvres, comme on le voit dans la fig. 503.

503. — La partie du mésoderme qui répond au cul-de-sac dorsal s'isole alors en un sac fermé, ou segment primordial, dont les parois s'épaississent. La partie ventrale du mésoderme constitue seule la cavité pleuro-péritonéale.

Remarquez, en passant, que les tubes du rein céphalique s'ouvrent dans la cavité pleuro-péritonéale.

primitif, mais ce sont des bourgeons cellulaires pleins, au centre desquels une cavité cœlomique apparaît secondairement (Voy. *Histologie*).

2° *Le mésoderme n'entre pas tout entier dans la constitution de la séreuse pleuro-péritonéale.* Chacun des sacs cœlomiques subit un étranglement dans le plan frontal et se divise en deux portions, ventrale et dorsale (fig. 502 et 503). La partie dorsale (*plaque protovertébrale ou des segments primordiaux*), qui avoisine le canal médullaire et la corde dorsale, s'isole de la partie ventrale. La portion ventrale (*plaque latérale*) forme seule la séreuse pleuro-péritonéale.

3° *Chez l'embryon, les sacs cœlomiques se prolongent jusque dans la tête et le cou; chez l'adulte, ils ne répondent plus qu'à la région du thorax et de l'abdomen.*

Chez beaucoup de vertébrés inférieurs, les deux cavités cœlomiques restent isolées l'une de l'autre, car les mésentères dorsal et ventral sont ininterrompus.

Chez les vertébrés supérieurs, le mésentère ventral fait défaut sur une grande étendue de l'intestin. Il en résulte que les deux cavités communiquent largement au niveau de la solution de continuité. Mais, bien que dans ces animaux la formation de l'intestin soit plus compliquée que chez les animaux inférieurs, il n'y a pas de raison péremptoire pour que le mésentère ventral soit absent.

Toute la masse de l'embryon des reptiles, des oiseaux et des mammifères ne sert pas à la formation de l'animal définitif. Déjà, chez les *poissons*, la gastrula s'étrangle dans le sens frontal, comme une gourde, se partageant en une *portion embryonnaire* et une *portion extra-embryonnaire* (fig. 504).

En conséquence, le sac intestinal se subdivise en deux sacs secondaires, réunis par un canal de communication (*canal vitellin*). Celui qui est contenu dans la portion embryon-

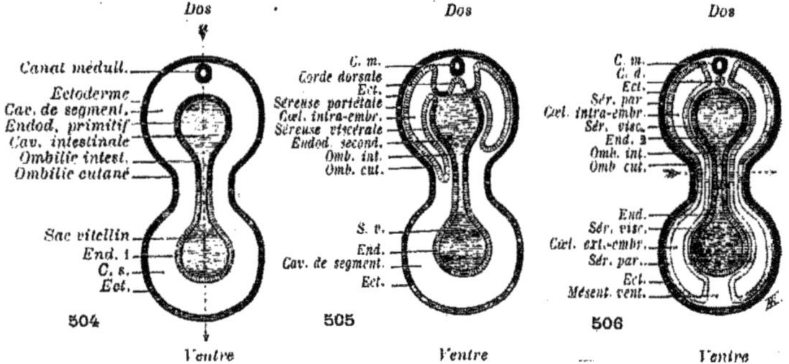

Fig. 504-506. — Coupes transversales d'embryons schématiques de vertébrés supérieurs. Le segment de teinte foncée, situé au-dessus de l'étranglement, correspond à la portion embryonnaire proprement dite; la portion de teinte claire, située au-dessous de l'étranglement, répond à la partie extra-embryonnaire.

504. — Étranglement frontal de la gastrula. — La flèche indique l'axe de la coupe représentée fig. 508.

505. — Formation des sacs cœlomiques, évaginations de l'endoderme primitif dans la cavité de segmentation. Le sac du côté gauche s'engage dans la zone étranglée et va pénétrer dans la partie extra-embryonnaire de la cavité de segmentation.

506. — Les deux sacs cœlomiques se sont séparés de la cavité digestive. Ils occupent tout l'intervalle compris entre l'ectoderme et l'endoderme, en dehors de la ligne médiane. — Leur adossement du côté dorsal crée un mésentère dorsal intra-embryonnaire. — Du côté ventral, ils ne peuvent s'adosser l'un à l'autre qu'en dehors de l'embryon proprement dit. — La flèche indique l'axe des coupes représentées fig. 507 et 509.

naire formera seul l'intestin définitif; celui qui se trouve dans la portion extra-embryonnaire est un réservoir alimentaire (*sac vitellin*). L'orifice rétréci qui laisse communiquer ce qui sera l'intestin avec le canal vitellin prend le nom d'*ombilic intestinal*.

L'enveloppe ectodermique de la gastrula s'étrangle comme le sac intestinal, sur lequel elle se moule. Cela a pour effet de délimiter latéralement une paroi ventrale à l'embryon. La ligne suivant laquelle la paroi ventrale de l'embryon se continue avec le pédicule de la portion extra-embryonnaire s'appelle *ombilic cutané*. La cavité de segmentation comprise entre le sac ectodermique et le sac endodermique existe évidemment dans la portion embryonnaire, dans la portion extra-embryonnaire et dans le pédicule qui les unit.

Lors donc que les sacs cœlomiques se développent, ils envahissent successivement la cavité de segmentation de la portion embryonnaire, puis celle du pédicule étranglé, enfin celle de la portion extra-embryonnaire (fig. 505 et 506). Les deux culs-de-sac ventraux tendent à se rapprocher, mais *en dehors du corps de l'embryon proprement dit.* S'il se

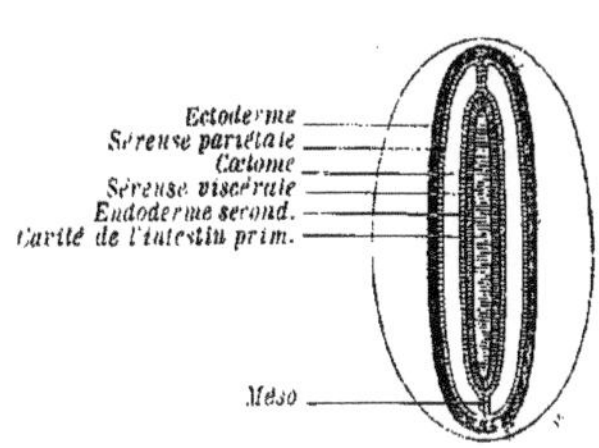

Fig. 507. — Coupe frontale (suivant la flèche des fig. 506 et 508) passant au niveau de l'ombilic d'un embryon, qui n'aurait subi d'étranglement que dans le sens frontal.

L'embryon est vu par le côté ventral. — L'intestin resterait ouvert en gouttière dans toute son étendue, la paroi ventrale manquerait du côté céphalique et du côté caudal; le mésentère ventral ne pourrait donc se former dans l'embryon proprement dit.

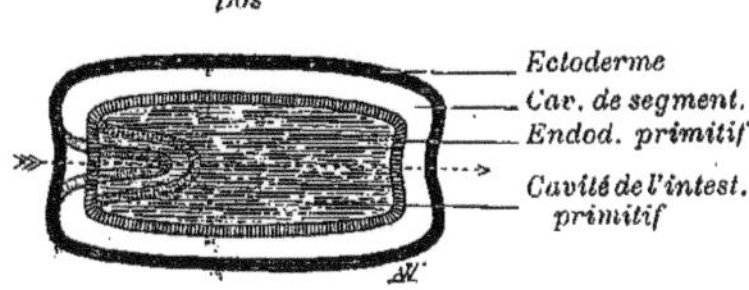

Fig. 508. — Coupe sagittale et médiane d'un embryon schématique de vertébré supérieur (suivant la flèche de la fig. 504) passant par l'ombilic cutané et l'ombilic intestinal.

En suivant le trait extérieur de l'ectoderme et de l'endoderme, on voit que l'embryon, étranglé frontalement est dépourvu de paroi ventrale du côté céphalique et du côté caudal; l'intestin reste ouvert, d'où impossibilité d'existence pour un mésentère ventral.

L'étranglement longitudinal, figuré du côté gauche, explique la production d'une paroi ventrale et la réduction des dimensions de l'ombilic cutané et de l'ombilic intestinal.

La flèche indique l'axe des coupes représentées fig. 507 et 509.

forme un mésentère ventral, ce mésentère sous-tend le sac vitellin (fig. 506). Il ne saurait réunir l'intestin à la paroi ventrale de l'embryon, car l'intestin est une gouttière ouverte du côté ventral, et à ce niveau il n'existe pas de paroi ventrale.

Si l'étranglement de l'embryon avait lieu seulement dans le sens frontal (fig. 504-506 et 508), l'ombilic cutané se présenterait sous forme de fente longitudinale (fig. 507). Il en serait de même de l'ombilic intestinal. Dans sa partie embryonnaire, le jeune animal ne posséderait aucun mésentère ventral, car l'intestin resterait une gouttière. Il n'en est pas ainsi. L'étranglement se produit à la fois dans le sens frontal et dans le sens longitudinal (fig. 508 et 509), ce qui a pour résultat de donner à l'embryon une paroi thoraco-abdominale, de permettre la fermeture de l'intestin en avant et en arrière de l'ombilic. Au niveau de ces deux régions par conséquent, il existe un mésentère ventral vrai. Il cesse, là où persiste la gouttière intestinale et où la paroi abdominale fait défaut.

Chez les *mammifères*, et l'homme en particulier, le canal vitellin ne tarde pas à s'oblitérer; il se sépare de l'intestin, au niveau de l'ombilic abdominal. Le prolongement envoyé par le cœlome embryonnaire dans le cordon ombilical disparaît aussi, à brève distance de l'ombilic cutané, par suite de la fusion des séreuses viscérale et pariétale juxtaposées. L'ombilic cutané se ferme. Le mésentère ventral pourrait se parachever vers le 3e mois de la vie intra-utérine, époque où la paroi ventrale est complète et l'intestin tout entier fermé.

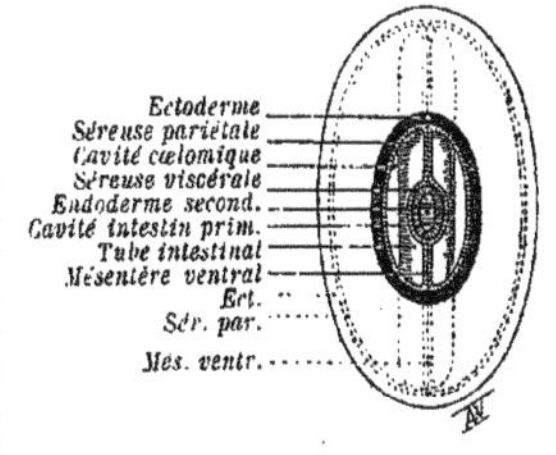

Fig. 509. — Coupe frontale schématique (suivant la flèche des fig. 506 et 508), passant au niveau de l'ombilic d'un embryon ayant subi l'étranglement dans le sens frontal et dans le sens longitudinal.

L'embryon est vu par son côté ventral. — Un tel embryon possède une paroi ventrale complète du côté de la tête et du côté de la queue. L'intestin se ferme dans ces régions; il peut donc être uni à la paroi ventrale par un mésentère ventral, intra-embryonnaire, sauf au niveau de l'ombilic cutané.

Les recherches de Ravn semblent démontrer que le mésentère ventral se forme effectivement sur toute la longueur de l'intestin, même chez les animaux supérieurs, mais son existence est éphémère dans presque toute la région qui correspond à l'intestin proprement dit de l'adulte.

Le *cœlome extra-embryonnaire* est un diverticule normal, mais temporaire, de la cavité pleuro-péritonéale de l'embryon. L'intestin proprement dit, flottant autour du seul mésentère dorsal, s'y loge en partie, jusqu'au 3e mois, époque à laquelle il réintègre la cavité abdominale. L'orifice de communication ou ombilic cutané peut persister anormalement et livrer passage aux viscères herniés d'une façon définitive (*hernies ombilicales embryonnaires*). L'ombilic fermé reste un point faible de l'abdomen. Il se laisse forcer secondairement par les hernies acquises (du fœtus ou de l'adulte).

En résumé, le mésoderme dont dérive la séreuse pleuro-péritonéale forme primitivement deux sacs indépendants, lesquels communiquent du côté du ventre chez les animaux supérieurs, quand la gouttière intestinale se ferme. Ils s'interposent entre la paroi du corps et la paroi intestinale, tapissent l'une et l'autre; pédiculisent l'intestin de bout en bout du côté dorsal, et en partie seulement du côté ventral. Chez l'homme notamment, l'œsophage, l'estomac et la portion initiale du duodénum possèdent seuls un mésentère ventral; le reste de l'intestin en est dépourvu.

§ 3. DIFFÉRENCIATION DU PÉRITOINE ET DE LA CAVITÉ PÉRITONÉALE D'AVEC LA PLÈVRE ET LA CAVITÉ PLEURO-PÉRICARDIQUE

La partie de l'intestin primitif pourvue d'un mésentère ventral, qui répond au segment céphalique de l'embryon, donne naissance aux poumons (fig. 510).

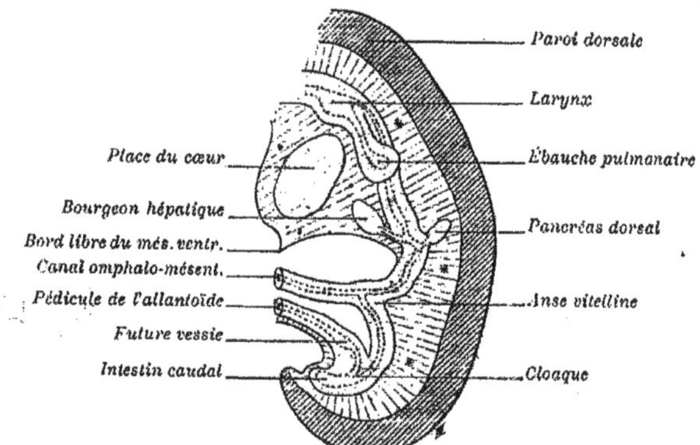

FIG. 510. — Coupe sagittale d'un embryon, passant un peu à gauche de la ligne médiane, pour montrer la grande cavité pleuro-péritonéale, l'intestin, ses diverticules et les mésos (schéma d'après les données de His).

*** mésentère dorsal général. — ••• mésentère ventral.

Les deux cavités pleurales sont séparées l'une de l'autre dans le plan sagittal, par le mésentère ventral et le mésentère dorsal. Elles communiquent l'une avec l'autre, au niveau du bord libre du mésentère ventral et chacune d'elles s'ouvre largement dans la cavité péritonéale unique.

Les deux bourgeons pulmonaires s'évaginent de l'intestin et du mésentère ventral en refoulant la séreuse. Chacun d'eux se développe dans la partie supérieure de la cavité pleuro-péritonéale qui lui correspond. Le sac mésodermique prend à ce niveau le nom de *plèvre*, nom qui s'applique à la séreuse qui tapisse la paroi, comme à celle qui constitue les mésos et revêt les évaginations pulmonaires de l'intestin. Les portions correspondantes des cavités cœlomiques sont les *cavités pleurales* ou plus exactement *pleuro-péricardiques*. Il y en a deux, droite et gauche, séparées par l'intestin et ses deux mésos. Elles communiquent, l'une et l'autre, avec la cavité qui loge les organes digestifs ou cavité abdominale.

La partie du sac mésodermique qui tapisse la cavité abdominale et les organes qu'elle contient s'appelle *péritoine*. On distingue un péritoine *pariétal* et un péritoine *viscéral*, continus au niveau et par l'intermédiaire des mésos. La séreuse péritonéale fait suite à la séreuse pleurale sans interruption.

Chez beaucoup d'animaux, même supérieurs, une communication large persiste toute la vie entre la cavité péritonéale et les cavités pleurales. Chez les

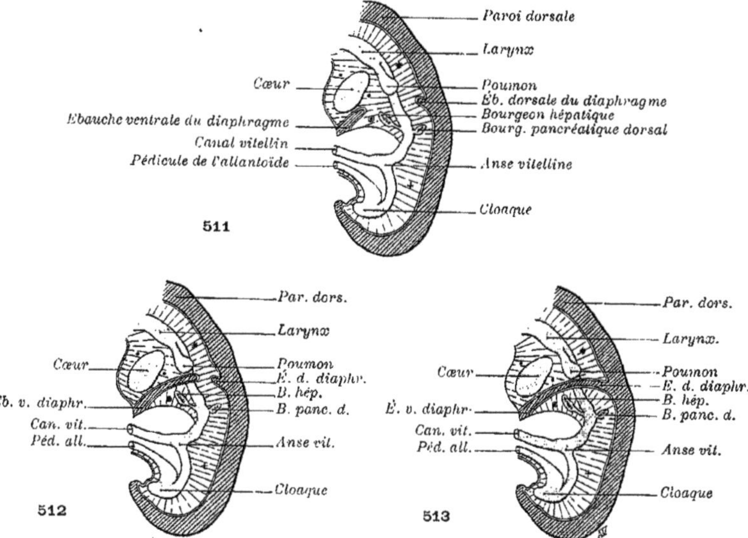

Fig. 511-513. — Coupes schématiques sagittales, à gauche de la ligne médiane, montrant la formation du diaphragme et la séparation des cavités pleuro-péricardiques d'avec la cavité péritonéale.

* portion sus-diaphragmatique du mésentère dorsal, + portion sous-diaphragmatique.
• • portion sus-diaphragmatique du mésentère ventral, ◉ portion sous-diaphragmatique.

511. — Bourgeon ventral et bourgeon dorsal du diaphragme, encore éloignés;

512. — Le rapprochement des bourgeons phréniques ne laisse plus communiquer chacune des cavités pleurales avec la cavité péritonéale que par un étroit pertuis.

513. — Fusion des deux bourgeons. Isolement des cavités pleurales d'avec la cavité péritonéale.

mammifères en général, et l'homme en particulier, une telle communication disparaît grâce à la formation du diaphragme (fig. 511-513).

On peut dire, d'une façon *très schématique*, que le diaphragme résulte du rapprochement, dans le sens dorso-ventral, de deux bourgeons pariétaux (fig. 511). Ces bourgeons poussent à l'encontre l'un de l'autre, dans la région de l'intestin pourvue d'un mésentère ventral et d'un mésentère dorsal, au-dessous du cœur et des poumons; ils refoulent la séreuse qui tapisse la paroi, plèvre du côté des poumons, péritoine du côté de l'abdomen.

Pendant quelque temps, chacune des cavités pleuro-péricardiques droite et gauche s'abouche dans la cavité abdominale, de part et d'autre du mésentère dorsal. Puis les orifices de communication se rétrécissent (fig. 512) et finissent par s'oblitérer (fig. 513). Dès lors, les cavités pleuro-péricardiques sont nettement isolées : une *cavité péritonéale* autonome est définitivement constituée, le *péritoine* définitivement séparé de la plèvre. A partir de ce moment, on donne le nom de *mésentère dorsal général primitif* au méso sagittal et médian, qui attache le tube digestif à la colonne, au-dessous du diaphragme.

Le *mésentère ventral* unit de même, au-dessous du diaphragme, le bord ventral de l'œsophage abdominal, de l'estomac et de la première portion du duodénum, aux muscles de la paroi abdominale antérieure, sans toutefois dépasser l'ombilic.

La communication de la cavité péritonéale avec chacune des cavités pleuro-péricardiques, normale mais transitoire, persiste dans certains cas tératologiques. Par l'orifice diaphragmatique, les viscères de l'abdomen se hernient parfois dans la cavité pleuro-péricardique (*hernies diaphragmatiques*).

Consulter : Uskow (N.). Ueber die Entwickelung des Zwerchfells, des Pericardiums und des Cœloms. *Archiv. f. mikrosk. Anat.*, 1883, t. 22, p. 143-219, Pl. 3-6. — Mall (F). Development of the lesser peritoneal cavity in birds and mammals. *J. of Morphology*. Boston, 1891, t. 5, p. 165-179. — Uskow (N.). Bemerkungen zur Entwickelungsgeschichte der Leber und der Lungen. *Archiv. f. mikrosk. Anat.*, 1883, t. 22, p. 219-227, Pl. 7-8. — Brachet (A.). Recherches sur le développement du diaphragme et du foie chez le lapin. *J. de l'Anat.*, 1895, t. 31, p. 511-593, Pl. 14-16. — Swaen (A.). Recherches sur le développement du foie, etc. *J. de l'Anat.*, 1896, t. 32, p. 1-84, Pl. 1-3; 1897, t. 33, p. 32-99, 222-258, 525-585, Pl. 1, 2, 7, 16 et 17. — Brachet (A.). Recherches sur l'évolution de la portion céphalique des cavités pleurales, etc. *J. de l'Anat.*, 1897, t. 33, p. 421-460, Pl. 12 et 13. — Id. Die Entwickelung der grossen Körperhöhlen und ihre Trennung von einander, etc. *Ergebnisse d. Anat.*, 1897, t. 7, p. 886-936. — Mall (F.). Development of the human cœlom. *J. of Morphology*, 1897, t. 12, p. 395-433, — Id. Development of the ventral abdominal walls in man., *ibid.*, 1898, t. 14, p. 347-366.

Définitions. — On donne le nom générique de *mésos* (μέσος, qui est au milieu) aux pédicules vasculo-conjonctifs, tapissés sur leurs deux faces par la séreuse, qui unissent à la paroi un organe flottant dans la cavité péritonéale.

Les glandes annexées à l'intestin, foie, pancréas, résultent du développement de bourgeons qui partent de l'intestin et se logent dans le mésentère dorsal ou le mésentère ventral (fig. 510 à 514). Il arrive qu'un segment de méso persiste en tant que lame péritonéale entre un organe et la paroi ou un autre organe. On donne chez l'adulte le nom d'*épiploons* (ἐπὶ, sur; πλεῖν, flotter) aux segments de mésos compris entre deux viscères. On décrit par exemple un épiploon gastro-hépatique, entre le foie et l'estomac (fig. 514). En fait, tous les épiploons dérivent des lames péritonéales qui unissent l'estomac à la paroi et au foie.

On appelle *ligaments*, quelquefois d'une façon abusive au sens physiologique du mot, des portions de mésos comprises entre un viscère et la paroi abdominale. Ainsi, on nomme ligament falciforme, ligament coronaire, la partie du mésentère ventral qui subsiste entre le foie d'une part, la paroi abdominale et la face inférieure du diaphragme d'autre part. On donne plus abusivement encore le nom de ligament à certaines portions déterminées de mésos. Ainsi, le bord libre de l'épiploon gastro-hépatique, qui contient dans son épaisseur le pédicule épithélial du foie (canal cholédoque), et son pédicule vasculaire spécial (artère hépatique et veine porte), est souvent nommé ligament duodéno-hépatique. Le terme de ligament s'applique enfin aux connexions péritonéales de certains organes entre eux, connexions de valeur morphologique très diverse (exemple : lig. duodéno-rénal ; lig. phrénico-colique, etc.).

Afin d'éviter toute équivoque, nous appellerons longueur *d'un méso, l'étendue de sa ligne d'attache à la paroi;* hauteur, *la distance qui sépare sa racine pariétale de son bord viscéral (ou ses deux racines viscérales, s'il s'agit d'un épiploon);* épaisseur, *l'intervalle compris entre les faces séreuses. L'épaisseur d'un méso correspond sensiblement à celle de son axe conjonctivo-vasculaire.*

En un mot, à moins de désignation plus explicite, un méso sera dit long *ou* court, haut *ou* bas, épais *ou* mince.

Nous emploierons autant que possible la *Nomenclature anatomique*, adoptée par le Congrès de Bâle (*Baseler Nomina anatomica, BNA*), spécialement les termes relatifs à la situation et à la direction des organes, car ils ne prêtent pas à l'erreur.

Dans une première partie, de beaucoup la plus importante, nous allons étudier la morphogénèse du péritoine, afin d'expliquer la signification, les modalités, les anomalies des diverses formations, et les fascias péritonéaux.

Puis, descendant du général au particulier, nous examinerons quelques formations péritonéales de l'adulte sur lesquelles il est indispensable d'avoir des données pratiques. Cette seconde partie ne peut être lue utilement que quand on possédera bien la première.

[*P. FREDET.*]

PREMIÈRE PARTIE

MORPHOGENÈSE DU PÉRITOINE

FASCIAS D'ACCOLEMENT. — ANOMALIES PÉRITONÉALES RÉSULTANT D'UN VICE OU D'UN ARRÊT DE DÉVELOPPEMENT

Les formations péritonéales peuvent être classées en deux groupes correspondant aux *organes digestifs* et aux *organes génito-urinaires*.

ORGANES DIGESTIFS

NOTIONS PRÉLIMINAIRES

§ 1. — LES SEGMENTS DE L'INTESTIN DIGESTIF ET DE SES MÉSOS

L'intestin digestif de l'embryon très jeune constitue un tube rectiligne, tendu du diaphragme, où il fait suite à l'œsophage, au périnée, où s'ouvrira l'anus. Il est attaché dans toute sa longueur à la colonne vertébrale, comme nous l'avons indiqué, par un *mésentère dorsal, médian* et *sagittal*.

Le *mésentère ventral* n'existe que dans la partie initiale de l'intestin digestif, c'est-à-dire dans celle qui deviendra l'œsophage abdominal, l'estomac et la première partie du duodénum. Il se termine par un bord libre, étendu comme une faux, de l'ombilic à la première portion du duodénum. Au delà, on voit partir de l'intestin, le canal vitellin ou omphalo-mésentérique, qui relie le tube digestif proprement dit au sac vitellin, en passant par l'ombilic cutané.

D'une façon très précoce, le *tube digestif* se différencie en divers segments (fig. 514). Un peu au-dessous du diaphragme, il se dilate en une poche stomacale aplatie transversalement. L'ESTOMAC possède donc un bord dorsal, fixé par le mésentère dorsal, un bord ventral, fixé par le mésentère ventral, une face droite et une face gauche, l'une et l'autre recouvertes par le péritoine. En outre les deux bords s'incurvent, surtout le bord dorsal, et ils dirigent tous deux leur convexité vers la colonne vertébrale.

Nous verrons ultérieurement que l'estomac change doublement d'orientation. Il tourne pour ainsi dire autour d'un axe longitudinal, ce qui rend dorsale sa face droite, ventrale sa face gauche; droit son bord ventral ou *petite courbure*, gauche son bord dorsal ou *grande courbure* (fig. 515). On peut admettre aussi qu'il tourne autour d'un axe antéro-postérieur, évolution qui fait regarder la petite courbure en haut en même temps qu'à droite; la grande courbure en bas en même temps qu'à gauche (fig. 517).

La courte portion d'intestin comprise entre le diaphragme et l'estomac constitue l'ŒSOPHAGE ABDOMINAL (fig. 514).

Le segment qui fait suite à la poche stomacale décrit une courbe à convexité ventrale : c'est la COURBURE OU ANSE DUODÉNALE; puis vient une seconde cour-

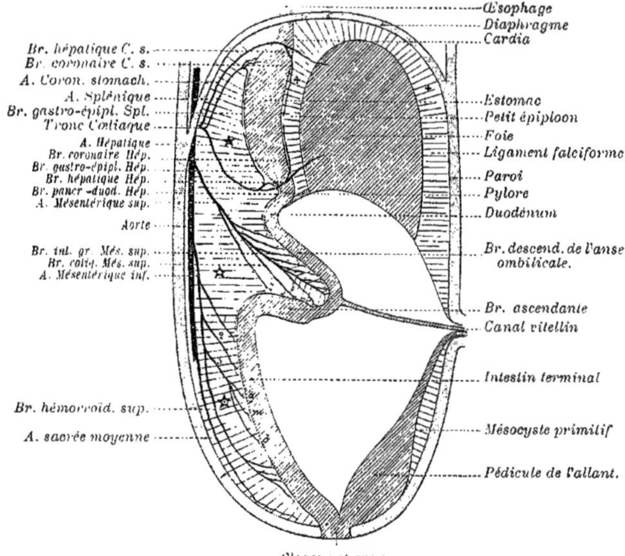

FIG. 514. — Coupe d'un embryon schématique, sur lequel les segments du tube digestif sont différenciés. La section est faite dans le sens antéro-postérieur et passe à droite de la ligne médiane. Elle laisse donc voir la face droite du *mésentère dorsal général* et le *mésentère ventral* (le foie est supposé isolé de la paroi ventrale et du diaphragme).

★ Territoire de l'artère Cœliaque. ☆ Territoire de l'artère Mésentérique supérieure. ☆ Territoire de l'artère Mésentérique inférieure. — 1, 2, 3 artères coliques. — *g, m, d*, artères sigmoïdes droite, moyenne et gauche. + Mésentère ventral.

bure, convexe aussi en avant, dite ANSE INTESTINALE, OMBILICALE OU VITELLINE. Le sommet de cette anse reçoit l'abouchement du canal vitellin.

L'anse intestinale augmente vite de dimensions et peut être décomposée en deux branches. La *branche supérieure* ou *descendante* (Toldt), *proximale* (Brœsike), se continue avec la courbure duodénale en formant un angle obtus (*angle, courbure* ou *flexure duodéno-jéjunale*) et finit au canal vitellin. La *branche inférieure* ou *ascendante* (Toldt), *distale* (Brœsike), partie du canal vitellin, se prolonge dans le segment sous-jacent de l'intestin en formant un angle aigu (*angle, courbure* ou *flexure colico-splénique*).

La branche descendante de l'anse intestinale devient l'*intestin grêle*; la branche ascendante sera la *fin de l'intestin grêle*, le *cæcum*, le *colon ascendant* et le *colon transverse* (Voy. note, p. 912).

Le reste de l'intestin, depuis la courbure colico-splénique jusqu'à l'anus,

[P. FREDET.]

sensiblement rectiligne, a reçu de Jonnesco le nom d'INTESTIN TERMINAL. Il représente le *colon descendant*, le *colon iliaque*, le *colon pelvien* et le *rectum*.

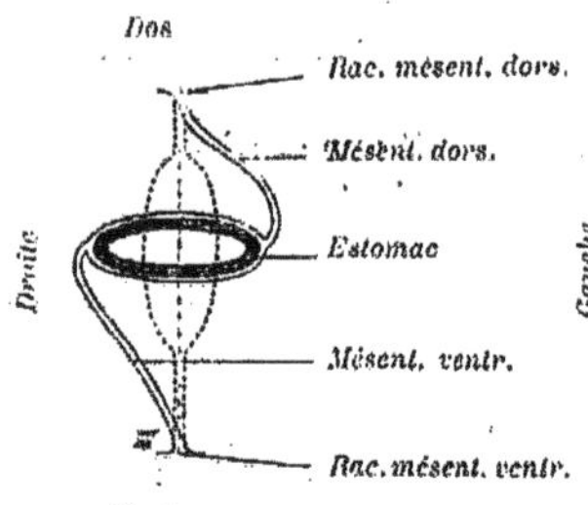

FIG. 515. — Coupe schématique transversale passant au niveau de l'estomac.

En pointillé, l'estomac dans sa *position sagittale primitive*, présentant un bord ventral et un bord dorsal, une face droite et une face gauche. — En traits pleins, l'estomac après *rotation autour d'un axe longitudinal* : bord ventral devenu droit ; bord dorsal devenu gauche ; face droite, dorsale ; face gauche, ventrale.

Pour simplifier, le mésentère dorsal et le mésentère ventral ont été figurés minces.

Le *mésentère dorsal général*, continu, peut être subdivisé pour la commodité de la description en une série de segments correspondant à ceux de l'intestin.

Nous engloberons momentanément sous le nom de *mésogastre postérieur* la portion du mésentère commun primitif qui répond à l'œsophage et à l'estomac. (On verra plus loin, p. 943, que le mésoœsophage et le mésogastre vrais, c'est-à-dire les mésos dorsaux propres à ces deux organes, ne représentent pas le mésentère dorsal général primitif dans toute son épaisseur).

Le duodénum possède un *mésoduodénum*. L'anse est pourvue d'un méso dit *mesenterium commune*, car il est commun aux deux branches de l'anse intestinale ; l'intestin terminal a un *mésentère terminal*.

Quant au *mésentère ventral*, il est inutile de le subdiviser, en raison de ses rapports presque exclusifs avec l'estomac.

Le mésentère ventral contient le bourgeon épithélial du *foie*, issu du duodénum. Il sert de voie aux veines omphalo-mésentériques pour aller au cœur,

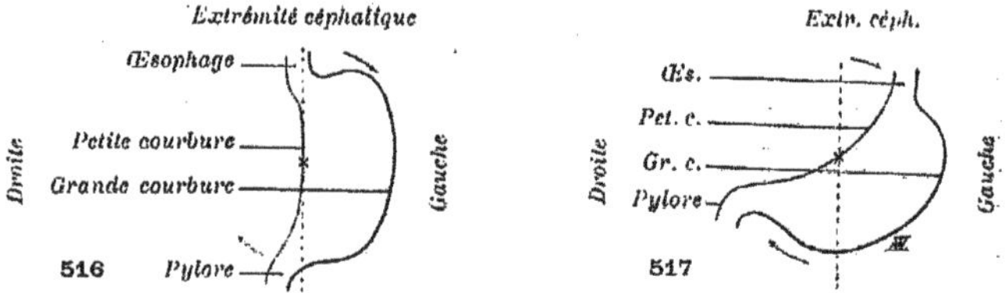

FIG. 516 et 517. — Schémas montrant le résultat de la *rotation de l'estomac autour d'un axe antéro-postérieur*.

516. — L'estomac a déjà tourné, par hypothèse, autour d'un axe longitudinal (pointillé). Il présente en avant sa face primitivement gauche. Il va maintenant tourner (suivant la direction des flèches) autour d'un axe antéro-postérieur (indiqué par une croix).

517. — Disposition de l'estomac après la double rotation : petite courbure en haut et à droite, grande courbure en bas et à gauche, etc.

lequel se développe dans la partie du méso restée au-dessus du diaphragme, dans la cavité thoracique (fig. 510 à 513).

On croyait autrefois que le *pancréas* naît du duodénum par un bourgeon épithélial, qui s'engage dans le mésentère dorsal à l'opposé du bourgeon hépatique. Ce bourgeon ne constitue qu'une partie du pancréas, mais nous pouvons admettre, provisoirement, qu'il donne toute la glande.

§ 2. — DISPOSITION DES VAISSEAUX REPÈRES DU PÉRITOINE INTESTINAL

Il y a des rapports très étroits entre la disposition des vaisseaux et celle du péritoine. Nous n'oserions soutenir que c'est une disposition primordiale des vaisseaux qui commande celle du péritoine, pas plus que c'est une disposition préexistante du péritoine qui détermine celle des artères. Mais, abstraction faite d'un rapport de cause à effet, il est certain qu'il existe une harmonie entre les formations péritonéales et la situation des vaisseaux de l'intestin.

Les vaisseaux sont comme des cordes, unissant le tube digestif à la paroi. Ils semblent se développer moins vite que les portions de mésos comprises dans leur intervalle et les soutenir comme un squelette. Les déplacements de l'intestin, au cours de la vie embryonnaire, sont donc subordonnés jusqu'à un certain point à l'allongement de ces cordes, dont les attaches pariétale et viscérale ne changent pas. De plus, certains organes perdent en apparence le méso qu'ils possédaient à l'origine, mais les vaisseaux demeurent comme témoins des connexions primitives. Étant donnée la disposition relativement très simple des vaisseaux, on peut logiquement en déduire celle du péritoine qui est beaucoup plus compliquée. C'est pour cela que nous appelons ces vaisseaux, *directeurs du péritoine*, et que nous attirons l'attention sur leur valeur comme *repères*.

Toutes les artères du tube digestif partent de l'aorte, placée en arrière, sur la ligne médiane, le long de la colonne vertébrale, dans la racine du grand mésentère général. Elles se portent à l'intestin et aux glandes qui en dérivent par l'intermédiaire du mésentère dorsal (fig. 514). *Chez l'homme*, il y a trois territoires artériels échelonnés de haut en bas :

1. Le territoire de l'**artère Cœliaque**, correspondant à *l'estomac* et à une partie du *duodénum* ;
2. Celui de la ***Mésentérique supérieure***, artère de l'*anse intestinale* ;
3. Celui de la ***Mésentérique inférieure***, artère de l'*intestin terminal*.

1. ***Tronc Cœliaque***. — Aussitôt après avoir traversé le diaphragme, l'aorte fournit à l'estomac trois artères, nées d'un tronc assez court. Ce sont : la CORONAIRE STOMACHIQUE, la SPLÉNIQUE et l'HÉPATIQUE.

Elles atteignent le bord dorsal de l'estomac, les deux premières vers l'extrémité cardiaque, la troisième près de l'extrémité pylorique.

α) La CORONAIRE STOMACHIQUE ou *petite gastro-hépatique* donne fréquemment une branche hépatique ; il faut donc qu'elle pénètre dans le mésentère ventral où se trouve le foie. L'artère, ayant touché au bord postérieur de l'estomac (fig. 514 et 518), doit nécessairement croiser une de ses faces, avant d'atteindre le mésentère ventral. Elle croise la face *droite*. Quant à la branche gastrique qui continue le tronc de la Coronaire, elle suit le bord antérieur de l'estomac, en se dirigeant vers le pylore, dans l'épaisseur du mésentère ventral.

Deux faits sont à retenir au sujet de cette artère : 1° elle croise et bride la face droite de l'estomac, autrement dit *l'estomac est à gauche du tronc de l'artère* ; 2° *elle ne donne pas de branches au bord dorsal de l'estomac* ou grande courbure; ses divisions occupent le mésentère ventral. Par conséquent *l'estomac peut tourner autour d'un axe longitudinal et orienter à gauche sa grande courbure sans entraîner l'artère* (fig. 514, 518 et 580, p. 945). En fait, le grand cul-de-sac de l'estomac se développe à gauche de la Coronaire; il provient, au moins en majeure partie, d'une dilatation de la face gauche de l'estomac.

β) La **splénique** ou *pancréatico-spléno-gastrique* va de l'aorte au bord postérieur de l'estomac (fig. 514 et 519). Elle émet des branches gastriques, pour les deux faces de l'organe, voisines du bord dorsal (*vaisseaux courts*). Ensuite, elle s'infléchit, descend le long de la grande courbure, en se dirigeant

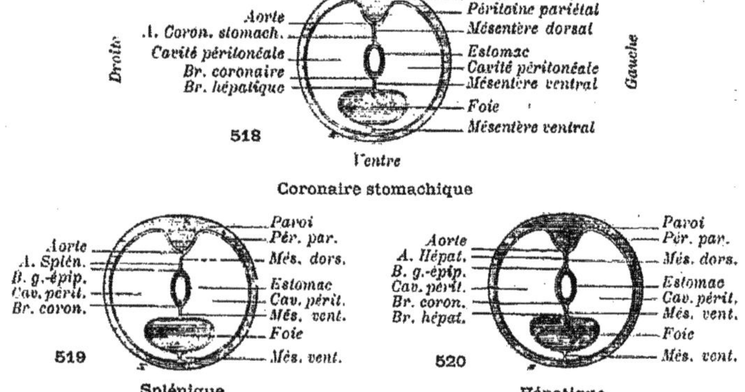

Fig. 518-520. — Disposition relative des divisions du tronc Cœliaque, par rapport à l'estomac. Coupes transversales schématiques passant par l'estomac, avant qu'il ait tourné autour d'un axe longitudinal.

(Segments inférieurs des coupes.)

518. — *A. Coronaire stomachique.* Elle croise la face droite de l'estomac, pénètre dans le mésentère ventral et s'implante sur le bord ventral de la poche gastrique.

519. — *A. Splénique.* Elle s'attache au bord dorsal de l'estomac.

520. — *A. Hépatique.* Le tronc croise la face droite de l'estomac et pénètre dans le mésentère ventral. L'Hépatique s'implante par sa branche coronaire sur le bord ventral de l'estomac, *comme la Coronaire stomachique*; mais elle s'attache au bord dorsal de l'estomac par sa branche gastro-épiploïque, *comme la Splénique*.

vers le pylore (*gastro-épiploïque gauche*) toujours dans le mésentère dorsal, et finit par s'aboucher avec une artère analogue, venue en sens inverse de l'Hépatique.

La Splénique prend donc racine sur le bord postérieur de l'estomac, et l'enchaîne à la paroi. L'évolution admise de ce bord vers la gauche n'est possible que si la Splénique s'y prête, en se laissant entraîner et en s'allongeant (fig. 521).

γ) L'**hépatique** (fig. 514 et 520), *pancréatico-gastro-hépatique* (ou grande gastro-hépatique de Farabeuf, par opposition avec la Coronaire stomachique), se comporte, au point de vue de la distribution, comme la Splénique et la Coronaire stomachique tout ensemble.

Arrivée au bord postérieur de l'estomac, elle fournit une branche *gastro-*

duodénale. Celle-ci donne une *gastro-épiploïque* (*droite*) qui se coude et, restant dans le mésentère dorsal, monte s'unir le long de la grande courbure à la *gastro-épiploïque* (*gauche*) de la Splénique. La corde, constituée par le tronc de l'Hépatique et sa branche gastro-épiploïque, enchaîne donc le bord postérieur de l'estomac à la paroi.

Après avoir émis la gastro-duodénale, l'Hépatique fait comme la Coronaire stomachique. Elle croise la face *droite* de l'estomac et atteint le mésentère ventral. Elle y émet une division principale qui va directement au foie, *branche hépatique proprement dite*, et une branche *pylorique* ou *coronaire droite* qui suit la petite courbure pour s'unir à la *coronaire gauche* ou coronaire proprement dite.

En un mot, *l'Hépatique est solidaire de la grande courbure de l'estomac, par sa branche gastro-duodénale, comme la Splénique à laquelle elle fait*

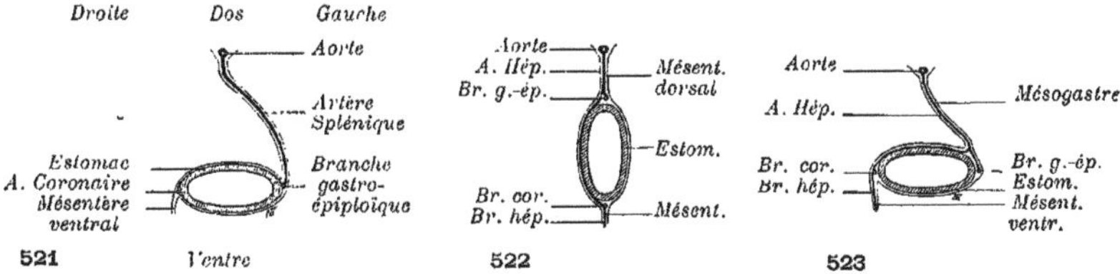

Fig. 521-523. — Comparaison des déplacements de l'artère Splénique et de l'artère Hépatique, corrélatifs de la rotation de l'estomac autour d'un axe longitudinal.

Coupes transversales schématiques de l'estomac (segment inférieur des coupes).

521. — La *Splénique*, solidaire du bord dorsal, est entraînée à gauche, quand ce bord devient gauche.

522. — Estomac avant la rotation autour de l'axe longitudinal. — *L'Hépatique*, par sa branche gastro-épiploïque, est solidaire du bord dorsal et doit suivre ce bord vers la gauche, malgré qu'elle croise la face droite de l'estomac.

523. — Estomac ayant subi la rotation autour d'un axe sagittal. — Grâce à la longueur de la gastro-épiploïque, l'Hépatique n'est pas obligée de suivre complètement le bord dorsal vers la gauche.

pendant (fig. 522). *La grande courbure évoluant vers la gauche doit donc entraîner l'Hépatique avec elle.*

En fait (fig. 523), grâce à la longueur ou à l'allongement de la gastro-duodénale, le tronc de l'Hépatique ne suit pas complètement le bord dorsal de l'estomac dans son évolution vers la gauche. L'artère, fixée à la fois à la petite et à la grande courbure, prend un moyen terme : elle va de la paroi au milieu de la face postérieure du pylore. Là, elle se bifurque, envoyant à gauche la branche satellite de la grande courbure, à droite, la branche tributaire de la petite courbure et du foie.

Cercles vasculaires de l'estomac. — Si nous examinons maintenant la disposition des branches du tronc Cœliaque dans une vue d'ensemble, nous constatons que ces artères forment deux cercles, attachés l'un et l'autre à l'aorte, c'est-à-dire à la paroi abdominale, en arrière (fig. 524). Le plus grand, constitué par la *Coronaire stomachique* et sa *branche coronaire*, la *branche coronaire* puis le *tronc de l'Hépatique*, *se fixe* en avant, au bord ventral ou *petite courbure* de l'estomac. Il *croise* donc, en haut et en bas, la *face droite* de ce viscère. Il est, pour ainsi dire, maintenu dans le plan du mésentère ven-

[P. FREDET.]

tral par les branches hépatiques de la Coronaire et de l'Hépatique proprement dite, disposées comme des cordes unissant au foie les extrémités d'un diamètre.

Le second cercle, plus petit, est contenu dans l'aire du précédent et tangent à lui. Représenté par la *Splénique* et sa *branche gastro-épiploïque* (*gauche*), la *branche gastro-épiploïque* (*droite*), le *tronc gastro-duodénal*, puis le tronc de l'*Hépatique*, il *s'attache* en avant au *bord dorsal* ou *grande courbure* de l'estomac. Ce petit cercle est tout entier dans le mésogastre. Si l'on n'attribue pas au mot cercle un sens rigoureusement géométrique, on peut dire qu'il se confond avec le grand cercle dans une certaine étendue de sa circonférence (arc qui correspond au tronc de l'Hépatique avant l'émission de la gastro-duodénale). Il tient solidement à la grande courbure de l'estomac, non seulement par les branches de distribution des *gastro-épiploïques*, mais encore par les *vaisseaux courts*, près de l'extrémité cardiaque et par l'artère *pancréatico-duodénale* (branche de division de la gastro-duodénale), vers l'extrémité pylorique.

Si l'estomac restait sagittal, les deux cercles demeureraient dans le même

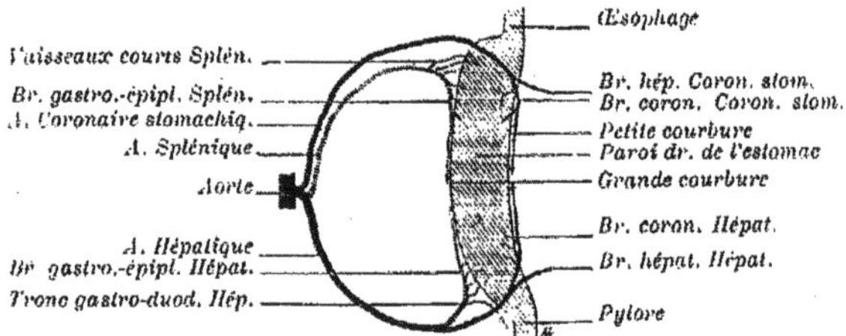

Fig. 524. — Les cercles vasculaires de l'estomac (schéma).

L'estomac, supposé en position sagittale et considérablement réduit pour simplifier la figure, est vu par sa face droite.
Le *cercle des coronaires* (trait plein) croise la face droite de l'estomac et enchaîne la petite courbure.
Le *cercle des gastro-épiploïques* (trait haché) reste dans le mésentère dorsal et enchaîne la grande courbure.

plan, tangents et concentriques. Mais si l'estomac devient frontal, les deux cercles cessent de se trouver dans le même plan. Entre la Coronaire et la Splénique, ils s'écartent de la largeur de l'estomac (fig. 579, 580; p. 945), puisque la Splénique accompagne le bord postérieur dans son évolution vers la gauche. En bas, ils ne peuvent se séparer, confondus qu'ils sont dans le tronc Hépatique, de la paroi à l'estomac (fig. 524). L'écart des deux plans forme un angle dièdre dont l'arête répond à la partie commune des deux cercles. Cette disposition artérielle, déjà signalée par Rogie, a une importance capitale pour la compréhension de la bourse mésogastrique, du grand épiploon, etc., comme on le verra par la suite.

Le *mésoduodénum* n'a pas de vaisseau propre. Le segment intestinal correspondant reçoit son sang d'une artère du mésogastre, l'*Hépatique*, et de l'artère de l'anse intestinale, la *Mésentérique supérieure* (fig. 514).

Le tronc *gastro-duodénal* de l'Hépatique se divise effectivement en deux branches divergentes, la gastro-épiploïque gauche, que nous avons étudiée, et la *pancréatico-duodénale*. Cette dernière se partage en deux rameaux qui suivent le bord de l'intestin. La Mésentérique supérieure donne, elle aussi, une branche *pancréatico-duodénale*, laquelle se décompose en deux rameaux disposés comme ceux de la pancréatico-duodénale de l'Hépatique, mais remontant en sens inverse, dans le mésentère dorsal, le long de l'intestin, pour s'aboucher avec eux, en formant une double arcade artérielle.

2. ***L'artère Mésentérique supérieure***, destinée à l'anse intestinale, naît au-dessous du tronc Cœliaque (fig. 514). Logée dans le *mesenterium commune*, elle se dirige de l'aorte vers le sommet de l'anse, et marque avec le canal vitellin l'axe de celle-ci.

L'artère donne des divisions par chacun des bords qui regardent l'intestin. Un grand nombre se détachent du tronc mésentérique, comme les arêtes de la colonne vertébrale d'un poisson, et se portent vers la branche supérieure de l'anse, c'est-à-dire au jéjunum et à l'iléon (ARTÈRES DE L'INTESTIN GRÊLE). Toutes ces divisions s'anastomosent en arcades, l'une avec l'autre, dans l'épaisseur du mésentère, le long de l'intestin. La première née est précisément l'artère *pancréatico-duodénale*, qui unit le système de la Mésentérique à celui de l'Hépatique.

La Mésentérique supérieure émet pour la branche inférieure de l'anse (c'est-à-dire pour la fin de l'iléon, le cæcum, le colon ascendant et le colon transverse) et par le bord qui lui correspond trois ARTÈRES COLIQUES (futures coliques DROITES). Chacune d'elles se divise et s'anastomose le long de l'intestin avec les artères voisines. La colique née le plus près de l'origine de la Mésentérique (artère *colique supérieure droite*, dite quelquefois *moyenne*), destinée principalement au colon transverse, s'anastomose avec une colique (supérieure gauche) fournie au segment du colon transverse, voisin du colon descendant par la Mésentérique inférieure.

3. ***L'artère Mésentérique inférieure*** occupe le méso de l'intestin terminal, chemine près de sa racine et descend jusqu'au rectum où elle finit sous le nom d'HÉMORROÏDALE SUPÉRIEURE. Elle émet typiquement par un tronc commun trois branches coliques (ARTÈRES COLIQUES GAUCHES) pour le segment gauche du futur colon transverse, le colon descendant et le colon pelvien (fig. 514).

Chacune des coliques de la Mésentérique inférieure se comporte comme celles de la Mésentérique supérieure. La première née (*colique supérieure gauche*) s'anastomose en arcade le long du colon transverse avec la première colique de la Mésentérique supérieure. La dernière colique se divise, bien avant d'atteindre l'intestin, en trois *artères sigmoïdes* : supérieure ou gauche, moyenne et inférieure ou droite. Chaque artère sigmoïde se comporte comme une colique. La supérieure s'anastomose avec la deuxième colique de la Mésentérique inférieure (dite artère colique gauche inférieure ou artère du colon iliaque); l'inférieure avec la fin de la Mésentérique elle-même ou hémorroïdale supérieure. Les trois artères sigmoïdes correspondent au futur colon pelvien.

En résumé, toutes les artères gastriques et intestinales venant de l'aorte atteignent l'intestin par son bord dorsal (ou ce qui lui équivaut, — le bord antérieur de la branche inférieure de l'anse intestinale ne devenant antérieur que par suite de l'allongement de l'anse, — fig. 525-527). Seules, les artères

Coronaire stomachique et Hépatique croisent une des faces — la face droite

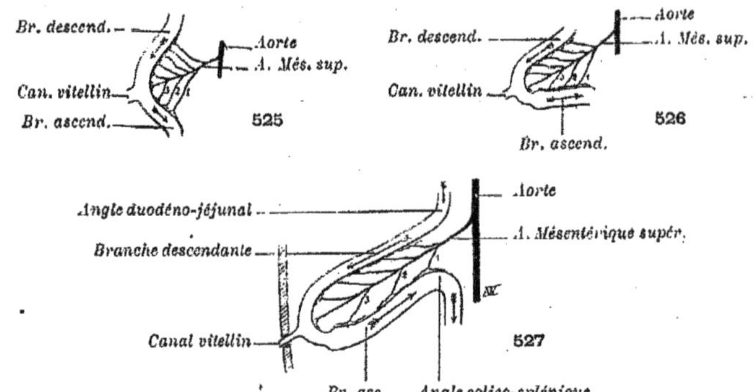

FIG. 525-527. — Schémas, représentant l'*anse intestinale* à des étapes successives du développement et montrant que le bord antérieur de la branche inférieure ou ascendante a la valeur d'un bord dorsal.

525. — Anse peu développée. — Les deux branches (dont l'axe est indiqué par des flèches) se continuent presque directement. Elles reçoivent l'une et l'autre les vaisseaux par leur bord dorsal. — 1, 2, 3, artères coliques (droites) de la Mésentérique supérieure.

526. — L'anse s'allonge. — Le hile vasculaire de la branche ascendante regarde *en haut et non plus en arrière.*

527. — Anse très allongée. — Le hile vasculaire regarde maintenant *en haut* et *en avant.*

— du segment correspondant d'intestin, pour gagner le mésentère ventral dans lequel elles fournissent des branches.

§ 3. — LOIS DE L'ÉVOLUTION MORPHOLOGIQUE DU PÉRITOINE.

FASCIAS D'ACCOLEMENT.

Le tube digestif est constitué vers la sixième semaine de la vie embryonnaire, comme nous l'avons indiqué au § 1. Il est tout entier *appendu* à la colonne vertébrale, par un *méso dorsal général, médian* et *sagittal, contenant l'aorte dans sa racine*, et il est *mobile* autour de cette racine. On constate chez l'adulte des modifications profondes dans la *disposition relative des segments de l'intestin* et dans leur *mode d'attache à la paroi.* Ainsi, le duodénum, primitivement arqué et flottant, forme un anneau presque complet et se fixe à la paroi abdominale postérieure ; l'artère Mésentérique supérieure, qui passait au-dessous du duodénum, chemine au-devant de la portion initiale, fixée, de l'intestin grêle ; l'intestin grêle possède un méso propre, dont la racine, ni médiane, ni sagittale, contient l'artère Mésentérique supérieure ; le gros intestin cesse d'être flottant dans une grande partie de son étendue, etc.

Deux causes principales président à ces transformations : l'*accroissement non proportionnel*[1] *des viscères* et la *soudure des surfaces séreuses* au contact.

1. On exprime le plus souvent ce phénomène en disant qu'il s'agit d'un *accroissement inégal*, mais le terme est vicieux et prête à l'erreur.

1° *La situation topographique des viscères dérive de la situation primitive, par suite de l'*ACCROISSEMENT NON PROPORTIONNEL *de ces organes, et de leur* ACCOMMODATION *à la capacité de l'abdomen.*

Si toutes les parties de l'embryon croissaient d'une façon régulière, les rapports primordiaux subsisteraient. Mais, les divers segments de l'intestin et les glandes annexes, le foie en particulier, ne subissent pas un développement proportionnel. Les viscères s'accommodent exactement à l'espace qui leur est offert par l'augmentation concomitante de la capacité de l'abdomen. C'est pourquoi les organes à développement rapide occupent un espace relativement plus grand; ils refoulent en apparence les organes à croissance lente, et les déforment eux et leurs mésos.

Quant au tube digestif proprement dit, *tant qu'il reste flottant*, il *s'accroît plus vite en longueur que le tronc.* Il faut donc que le bord viscéral de son méso devienne plus long que la racine pariétale. Ce résultat est obtenu : soit par allongement périphérique du méso et formation de plis analogues aux volants d'une jupe (mésentère de l'intestin grêle), soit par augmentation de la hauteur de sa portion moyenne, grâce à laquelle le bord viscéral, prend une forme arquée et s'allonge en conséquence (mésoduodénum par exemple). Les deux processus se combinent d'ailleurs.

Les déplacements dus à l'accroissement non proportionnel se produisent pendant les trois premiers mois de la vie embryonnaire, environ. Après cette époque, les organes ont à peu près acquis leur forme et leur situation topographique définitive.

Le premier exemple d'un déplacement dû à l'accroissement non proportionnel nous sera fourni par l'étude de la torsion de l'anse intestinale.

2° Dans une seconde phase de la vie embryonnaire, la disposition topographique *se fixe* par un processus très simple, entrevu par Langer, mis en évidence par Toldt. C'est le processus de l'ACCOLEMENT OU COALESCENCE dont nous allons trouver un type dans la fixation du duodénum.

Les surfaces péritonéales des mésos et des organes, qui se trouvent en contact, d'une façon permanente, avec d'autres surfaces séreuses appartenant à la paroi, à un méso ou à un organe, et qui ne sont pas mobiles sur elles, se soudent à celles-ci. Les deux épithéliums juxtaposés disparaissent en tant qu'épithéliums. Les nappes conjonctives, sous-jacentes à chacun d'eux, se fusionnent en une lame unique qui, lorsqu'elle présente une certaine importance, mérite le nom de *fascia d'accolement.* Le fascia, plus ou moins nettement délimité dans le tissu ambiant, demeure parfois longtemps dédoublable (fascias d'accolement des mésocolons ascendant et descendant par exemple), fournissant ainsi la preuve de son origine.

Un certain nombre d'organes se fixent de cette manière à la paroi : dès lors ils s'accroissent proportionnellement à la paroi ou à peu près. Ils cessent d'être appendus à la colonne par un segment du mésentère dorsal commun primitif. Ils peuvent devenir complètement *sessiles*, donnant l'apparence d'organes pariétaux sous-péritonéaux, ou demeurer unis à la paroi par un reste du méso primitif. Celui-ci leur constitue un méso définitif dont la racine (*secondaire*) correspond à la limite de la fusion du méso primitif avec la paroi. Les *mésos secondaires*, propres à chaque organe, diffèrent du grand méso commun primitif en ce que leur racine ne s'implante pas sur la ligne médiane, mais en dehors d'elle.

Consulter : His (W.). *Anatomie menschlicher Embryonen*. Leipzig, 1880-1885. — Langer (C.). Die Peritoneal-Taschen am Cœcum. *Zeitschr. d. k. k. Gesells. d. Aerzte in Wien*, 1862, t. 18, p. 120-131.

Les travaux capitaux sur la morphogénèse du péritoine intestinal sont dus à Toldt et à Rogie. Nous ne saurions trop recommander au lecteur français de se reporter aux mémoires de Rogie et de ses élèves, et aux figures si démonstratives qu'il a données.

Voici la liste des principales publications de ces deux auteurs, que nous aurons occasion de citer à chaque page, au cours de cet article. Afin d'éviter les répétitions inutiles, nous nous bornerons dans la suite à indiquer la date du travail auquel nous ferons allusion.

Toldt (C.). Bau und Wachsthumsveränderungen der Gekröse des menschlichen Darmcanales. *Denksch. d. k. Akad. d. Wiss., Math.-nat. Cl.*, Wien, 1879, t. 41, Abth. 2, p. 1-56, Pl. 1-2. — Die Darmgekröse und Netze im gesetzmassigen und in gesetzwidrigen Zustand. *Ibid.*, 1889, t. 56, Abth. 1, p. 1-46, Pl. 1-8. — Ueber die massgebenden Gesichtspunkte in der Anatomie des Bauchfells und der Gekröse. *Ibid.*, 1893, t. 60, p. 63-88, Pl. 1-2. — Ueber die Geschichte der Mesenterien. *Anat. Anzeiger*, 1893, p. 12-40. — Bauchfell und Gekröse. *Ergebnisse der Anat. u. Entwick.*, 1893-1894, t. 3, p. 203-273.

Rogie (C. E.). Note sur l'évolution de la portion infra-duodénale du tube digestif et de son mésentère. *Bull. Soc. anat.-clin. Lille*, 1889, p. 80-110. — Id. Étude sur la fossette intersigmoïde. *Ibid.*, 1891, p. 259-288. — Rogie et Pérignon. Anomalie d'évolution du péritoine (persistance du mésoduodénum et du mésentère commun primitif chez un fœtus de 7 mois 1/2. *Ibid.*, 1891, p. 288-355. — Pérignon (L.). Étude sur le développement du péritoine dans ses rapports avec l'évolution du tube digestif et de ses annexes. *Th. Paris*, 1892, n° 4. — Rogie. Notes sur divers points de l'anatomie du péritoine, etc. *Bull. Soc. anat.-clin. Lille*, 1894, p. 292-368, Pl. 1-5; et Paris, 1895 (travail didactique du plus grand intérêt).

CHAPITRE I

PÉRITOINE DE L'INTESTIN PROPREMENT DIT

Le mésentère de l'intestin proprement dit comprend deux grandes régions correspondant aux territoires des artères *Mésentérique supérieure* et *Mésentérique inférieure*. La Mésentérique supérieure se distribue à l'*anse ombilicale primitive*, dont le méso porte le nom de *mesenterium commune* (*B.N.A.*). Au territoire de la Mésentérique inférieure appartient l'*intestin terminal* et le *mésentère terminal*.

Le *duodénum* reçoit ses vaisseaux de la Mésentérique supérieure et du tronc Cœliaque. Nous avons trouvé commode pour l'exposé de certains faits de rattacher son étude à celle du péritoine de l'anse ombilicale.

ARTICLE I

TERRITOIRE DE L'ARTÈRE MÉSENTÉRIQUE SUPÉRIEURE

§ 1. — TORSION DE L'ANSE INTESTINALE

Bien que ce phénomène ne soit pas le premier en date, au cours des transformations subies par le péritoine embryonnaire, nous le décrirons tout d'abord.

L'anse intestinale prend vite un développement assez considérable et, ne pouvant trouver place dans l'abdomen, en sort par l'ombilic cutané pour se loger à l'extérieur. Elle subit un mouvement de torsion autour d'un axe antéro-postérieur passant par l'ombilic. Nous admettons, pour simplifier, que l'axe de torsion est sensiblement marqué par le tronc de la Mésentérique supérieure[1].

Toldt a merveilleusement démontré la cause et le mécanisme de cette sorte de torsion. Elle résulte de l'accroissement en longueur de l'intestin, plus rapide que celle du tronc de l'embryon. L'intestin étant fixé à ses deux extrémités,

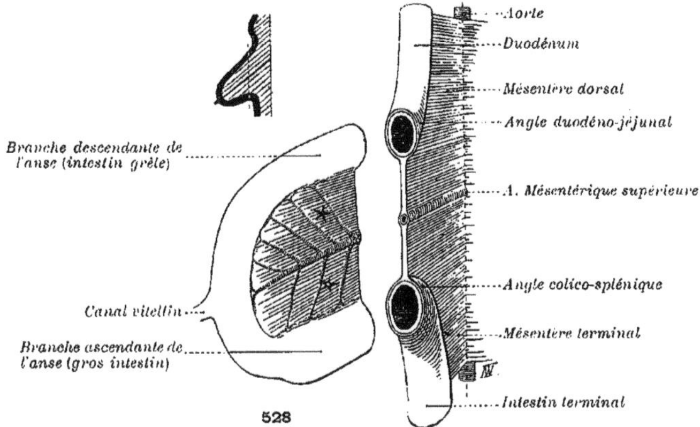

FIG. 528 à 531. — Torsion de l'anse intestinale.

Ces quatre schémas montrent les phases successives de la torsion de l'anse ombilicale. Sur chacune des grandes figures, on voit l'anse et son méso, *coupés près de la base*, selon la direction des traits pointillés tracés sur les petites figures. Les *deux tranches* ont été *écartées*, pour mettre en évidence la situation de l'anse dans l'espace et les rapports de la Mésentérique avec chacune des branches de l'anse. Il suffirait de ramener les deux tranches au contact pour reconstituer l'état indiqué par les petites figures.

Les *étoiles noires* sont supposées sur la *face gauche* du *mesenterium commune*; ✱ du côté de la Mésentérique qui regarde la *branche descendante* (intestin grêle); ✡ du côté de la Mésentérique qui regarde la *branche ascendante* (gros intestin). Sur les figures 530 et 531, le *mesenterium commune* ne montre plus que sa *face primitivement droite*. Les *étoiles* ne sont donc visibles que par *transparence* à travers le méso : c'est pour cela qu'elles ont été figurées *en gris*.

Afin de rendre les dessins plus intelligibles, l'intestin grêle a été représenté plus petit que le gros intestin. C'est une *convention*, qui ne correspond pas à la réalité, à l'époque où se fait la torsion intestinale.

528. — *Disposition primitive de l'anse intestinale, avant la torsion.*

L'anse ombilicale et le mésentère dorsal général sont vus par leur face latérale gauche.

L'anse est dans le plan *sagittal, intestin grêle en haut, gros intestin en bas.* Le mesenterium commune a une face droite et une face gauche. L'anse va tourner *en sens inverse des aiguilles d'une montre*, autour de *l'axe* représenté par le *tronc de la Mésentérique supérieure.*

œsophagienne et rectale, grâce à la faible hauteur du mésentère dorsal, le segment situé au-dessous de l'anse intestinale pousse de bas en haut en s'allongeant; le segment situé au-dessus de l'anse intestinale pousse de haut en bas. L'anse intestinale fixée à l'aorte par la Mésentérique supérieure comme par un pivot, recevant à ses deux extrémités une poussée en sens inverse, se prête à

1. Voy. de belles reconstructions de l'intestin pendant les premières phases de la torsion, dans le dernier mémoire de Mall (F.P.). Ueber die Entwickelung des menschlichen Darmes, etc. *Archiv. f. Anat.*, 1897. Suppl. Bd., p. 403-434, Pl. 19-28. Voy. fig. B. C, D. et pl. 20-23.

l'allongement des segments sus et sous-jacents de l'intestin en tournant autour de son axe.

Primitivement, avant la rotation, le mésentère et l'anse intestinale sont disposés dans le plan médian sagittal (fig. 528). La Mésentérique supérieure, comprise entre les deux branches de l'anse, donne par son bord supérieur des divisions à la branche descendante (artères de l'intestin grêle); par son bord inférieur, des divisions à la branche ascendante (artères coliques). La

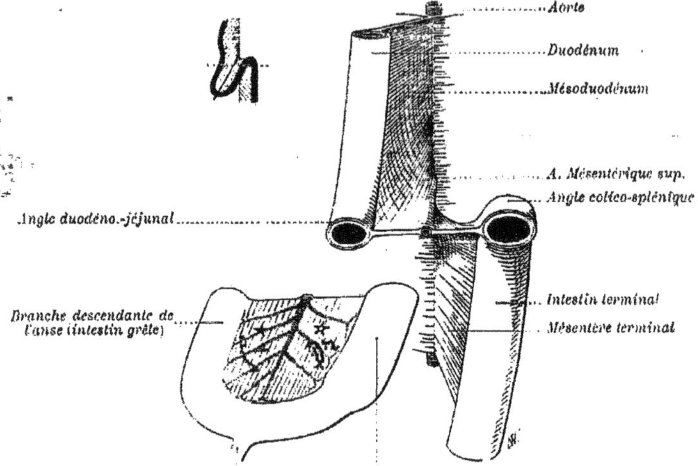

Fig. 529. — *Disposition de l'anse intestinale après une torsion de 90°.*

L'anse et son méso sont vus d'avant, de haut et de gauche. — La rotation provoquée par l'allongement et la poussée de haut en bas du segment d'intestin situé au-dessus de la branche descendante de l'anse d'une part; l'allongement et la poussée de bas en haut du segment d'intestin situé au-dessous de la branche ascendante de l'anse d'autre part, se combine :

1° Au renversement du premier segment à droite de la ligne médiane.

2° Au renversement du second segment à gauche de la ligne médiane.

Le *mesenterium commune* se dispose *transversalement*. La *face primitivement droite* regarde *en bas*, la *face primitivement gauche* regarde *en haut*. *L'intestin grêle* est *à droite* de la Mésentérique, le *gros intestin à gauche*.

rotation qui va se produire *autour de la Mésentérique supérieure comme axe*, se fait *en sens inverse des aiguilles d'une montre*, l'embryon vu d'avant.

1° Dans une première phase, correspondant à une rotation de 90° (fig. 529), l'allongement de l'intestin terminal *élève* et porte *à gauche l'angle colico-splénique*; l'allongement de la portion d'intestin située au-dessus de l'anse fait pivoter en sens inverse l'*angle duodéno-jéjunal*, *l'abaisse* et le porte *à droite*.

L'anse se dispose transversalement, l'angle duodéno-jéjunal et l'angle splénique du colon étant à peu près amenés au même niveau, l'un par élévation, l'autre par abaissement.

La face péritonéale *primitivement gauche* du mesenterium commune se trouve regarder *en haut*. Elle fait un angle ouvert en haut et à gauche avec la face gauche du segment sus-jacent du mésentère. La face *primitivement droite* du méso de l'anse se tourne *en bas*. Elle fait un angle ouvert en bas et à droite avec la face droite du mésentère terminal qui la continue.

L'artère Mésentérique supérieure envoie ses branches grêles à droite, et non plus en haut; ses branches coliques à gauche, et non plus en bas.

2° Dans une seconde phase (fig. 530), les segments d'intestin adjacents à l'anse continuant à s'allonger, la coudure splénique s'élève encore et décrit autour de la Mésentérique un arc inférieur à 90° (45° env. seulement). Cette

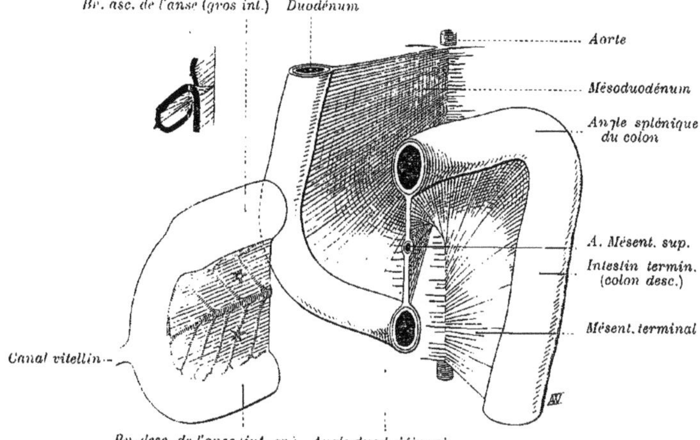

FIG. 530. — *Disposition de l'anse intestinale après une torsion de 180°.*

L'anse et son méso sont vus d'avant et de gauche. — La rotation, se poursuivant sous l'influence des mêmes causes que précédemment, ramène le *mesenterium commune* dans le *plan sagittal*, mais la *face qui regarde à gauche* est celle qui fait suite à la *face droite du mésentère dorsal général primitif* et *vice-versa*.

L'*artère Mésentérique* est *croisée* dans le plan sagittal par le duodénum et le gros intestin; l'*intestin grêle* est *en bas*, le *gros intestin*, *en haut*.

coudure atteint son élévation maxima au moment où elle rencontre le foie qui l'arrête. La coudure duodéno-jéjunale se déplace en tournant autour de la Mésentérique; elle se rapproche de la ligne médiane en s'abaissant.

Si l'on schématise encore un peu, on admettra que cette nouvelle rotation de l'anse est de 90°, de telle sorte que l'anse et son méso reviennent dans le plan sagittal. Mais, la face *primitivement gauche* du mesenterium commune regarde maintenant *à droite*; la face *primitivement droite* regarde *à gauche*. L'artère Mésentérique supérieure donne les branches coliques par son bord supérieur, les branches grêles par son bord inférieur; la séreuse qui couvre son flanc gauche fait suite à la face droite du mésentère dorsal général primitif; celle qui revêt son flanc droit continue la face gauche du mésentère dorsal général. La Mésentérique supérieure regarde, à gauche, l'intestin terminal rejeté à gauche de la ligne médiane, et la face droite de son méso; elle regarde, à droite, le duodénum rejeté à droite de la ligne médiane, et la face gauche de son méso.

3° Dans une dernière phase, l'accroissement en longueur du duodénum se poursuivant, la coudure duodéno-jéjunale décrit encore un arc de 90° (fig. 531). Elle franchit donc la ligne médiane, au-dessous de la Mésentérique, passe à

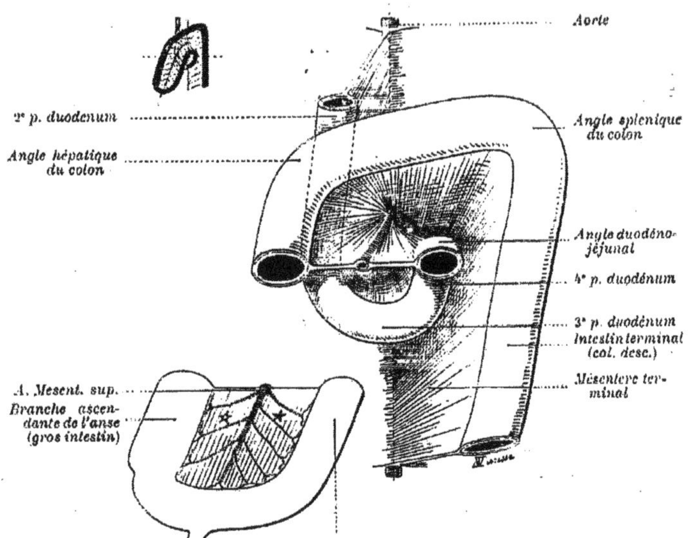

Fig. 531. — *Torsion de l'anse intestinale achevée.*

L'anse et son méso sont vus d'avant, de haut et de gauche.

Toujours sous l'influence des mêmes causes, l'anse intestinale et le *mesenterium commune* ont acquis leur situation transversale définitive.

La *face qui regarde en haut* fait suite à la *face droite du mésoduodénum et du mésentère terminal* et *vice-versa*. L'*intestin grêle* est *à gauche* du tronc de la Mésentérique, le *gros intestin à droite*. L'*artère* est *croisée* par le duodénum qui passe au-dessous, et le *colon oblique* qui passe au-dessus.

Le duodénum a pris sa forme annulaire définitive.

gauche de la ligne médiane et de l'artère. Elle entraine à sa suite le duodénum et son méso, les enroule sous le tronc de la Mésentérique après une évolution qui atteint maintenant 270°, c'est-à-dire un arc de 3/4 de cercle.

L'angle colico-splénique ne se comporte pas tout à fait de même. A l'étape précédente, il parvient à son point culminant (après une rotation de 90° + 45° env., soit 135°). Il ne se déplace plus comme l'angle duodéno-jéjunal; mais la branche de l'anse qui lui correspond est entraînée néanmoins par la rotation. Elle s'étale obliquement (colon oblique), attirée qu'elle est en bas et à droite; elle croise la ligne médiane en passant au-dessus du tronc de la Mésentérique supérieure (fig. 532).

La plus grande partie de l'anse est amenée avec son méso en situation transversale, presque frontale. Mais la surface péritonéale qui regarde *en haut* fait suite à la *face droite du mésentère dorsal général*, la surface qui regarde *en bas* fait suite à la *face gauche de ce mésentère dorsal*. Le croisement de l'anse grêle par le gros intestin, qui était réalisé dans le plan sagittal à l'étape précédente (fig. 530), est accompli maintenant dans le plan transversal (fig. 531 et 532). L'artère Mésentérique, comprise entre les deux anses croisées, regardait par son flanc droit le duodénum, par son flanc gauche le gros intestin. Ses flancs étant devenus l'un antérieur, l'autre postérieur, elle se trouve passer au-devant de ce qui est devenu la paroi antérieure du duodénum (3e portion), en arrière et au-dessous du colon oblique. Les divisions coliques partent de son bord droit et se dirigent en haut; les divisions grêles partent de son bord gauche.

En résumé, la torsion de l'anse intestinale explique :

1° La *forme* presque circulaire du *duodénum* adulte; le *croisement* de la *ligne médiane* et de l'*aorte* par la 3e *portion* ou portion transversale; la *situation* de la 4e *portion* ou portion ascendante à *gauche de la ligne médiane*;

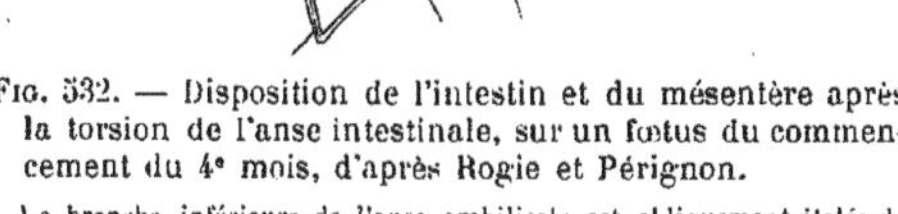

FIG. 532. — Disposition de l'intestin et du mésentère après la torsion de l'anse intestinale, sur un fœtus du commencement du 4e mois, d'après Rogie et Pérignon.

La branche inférieure de l'anse ombilicale est obliquement étalée de haut en bas et de gauche à droite, croisant la 2e portion du duodénum. Le *cæcum* occupe la région de l'hypochondre droit. Le *colon oblique* n'est pas encore différencié en un colon ascendant et un colon transverse.

2° Le *croisement* de la face antérieure de la 3e *portion du duodénum* par l'artère *Mésentérique supérieure*;

3° Le *croisement de la* 2e *portion*, descendante ou droite, *du duodénum*, par le *colon*. — Le déplacement de l'angle colico-splénique, moindre que celui de l'angle duodéno-jéjunal, et l'étalement de la branche inférieure de l'anse détermine l'*obliquité* primitive du colon, de haut en bas et de gauche à droite, et la *situation élevée du cæcum*, à l'origine;

4° La *disposition relative du gros intestin* (colon ascendant) et de l'*intestin grêle*, placés l'un à *droite*, l'autre *à gauche* du *tronc de l'artère Mésentérique*.

Tout vice, ou arrêt, dans l'évolution de ce phénomène entraîne donc nécessairement une anomalie dans la forme ou la disposition de ces divers organes.

Époque de la torsion. — La torsion s'ébauche dès la 6e semaine de la vie intra-utérine, d'après Toldt. Elle est précédée par la rotation de l'estomac autour de son axe longitudinal, rotation que His a observée chez des embryons de 7 mm. et de 7 mm. 5.

Cause de la torsion. — Nous n'insisterons pas sur toutes les théories émises pour expliquer le phénomène. Celles de Farabeuf, Hartmann, Jaboulay, etc., ont été soumises à une critique serrée dans la remarquable thèse de Pérignon (*l. c.*, p. 906, 1892, voy. p. 47 et suiv.). Les théories plus récentes d'Endres et de Klaatsch sont exposées et critiquées dans un mémoire de Toldt (*l. c.*, p. 906, 1893; voy. p. 63); et dans le traité de Prenant (*Éléments d'embryologie de l'homme et des vertébrés*, t. 2. Paris, 1896, p. 777).

On doit admettre, avec Toldt, que la torsion de l'intestin ne saurait être un « phénomène autonome ou actif ». En effet la torsion de l'anse intestinale est corrélative : 1° *du renversement du duodénum et de son méso à droite de la ligne médiane; du renversement en sens inverse de l'intestin terminal et de son méso;* 2° *de l'allongement de ces deux segments d'intestin.*

[*P. FREDET.*]

L'intestin se tord parce qu'il s'allonge; mais cette condition ne suffit pas, puisque l'intestin s'allonge chez tous les animaux, et ne se tord que chez quelques-uns. L'absence de torsion peut s'observer, chez l'homme avec un intestin de longueur normale.

La poussée du duodénum vers le bas, et de l'intestin terminal vers le haut, produisent la torsion dans le *sens normal*, *à condition* que celle-ci soit *amorcée* par le renversement à droite du duodénum, généralement complémentaire de la double rotation de l'estomac. Mais, cela est encore insuffisant pour assurer la torsion dans *toute son étendue normale*. Pérignon a bien exprimé l'opinion de Toldt et ses conclusions propres, en disant que : « le plus grand rôle revient à l'accroissement du segment terminal du gros intestin. La future flexure splénique possédant une attache mésentérique assez longue (c'est-à-dire haute, dans notre terminologie), rien ne s'oppose à son ascension, et elle entraîne forcément avec elle la portion ascendante de l'anse ombilicale, lui faisant croiser la portion descendante. Puis, celle-ci à son tour, se développant en circonvolutions, se développe par en bas et accentue le mouvement de torsion, entraînant derrière l'artère Mésentérique supérieure la portion terminale du duodénum et de la flexure duodéno-jéjunale. Pourquoi la portion ascendante de l'anse croise-t-elle le côté gauche de la portion descendante et non son côté droit? Il est probable que la présence de l'anse duodénale et le plus gros volume du foie à droite gêneraient l'évolution de ce côté, et qu'elle se fait de préférence à gauche, où les mêmes obstacles n'existent pas ». (Pérignon, *l. c.*, p. 46.)

Une pareille théorie explique admirablement que l'*inversion d'un viscère de l'abdomen accompagne* ou *cause* presque fatalement l'inversion de tous les autres.

Angles duodéno-jéjunal et colico-splénique. — Nous avons implicitement admis que l'*angle duodéno-jéjunal* est un point invariable, compris entre l'anse duodénale et l'anse intestinale. Cette hypothèse simplifiait notre exposé. Toutefois elle est discutable, et a été discutée, notamment par His.

Nous admettons, avec His et Toldt, que la *courbure splénique* de l'embryon correspond à la courbure splénique ou gauche du colon transverse de l'adulte. C'est dire que la branche inférieure de l'anse intestinale donne, en même temps que le colon ascendant, le colon transverse tout entier.

Cette manière de voir n'est pas acceptée par tous les anatomistes. Se fondant sur la disposition des vaisseaux du colon transverse, fournis mi-partie par la Mésentérique supérieure et la Mésentérique inférieure, Cleland et Young pensent que l'angle splénique de l'embryon tourne de 180° environ, de sorte que la moitié gauche du colon transverse dériverait de l'intestin terminal. Flower admet la réalité d'une torsion des deux branches de l'anse intestinale de trois fois 90°. Tout le colon transverse résulterait d'un entraînement de l'intestin terminal; la branche inférieure de l'anse intestinale ne fournirait que le cæcum et le colon ascendant. Si cette hypothèse était vraie, le cæcum occuperait la fosse iliaque, dès la fin de la torsion intestinale; les deux branches descendraient parallèlement à droite et à gauche de la ligne médiane; or cela n'est pas (fig. 532).

Indication des travaux cités. — Cleland. On an abnormal arrangement of the peritoneum, with remarks on the development of the mesocolon. *J. of Anat.*, 1868, t. 2, p. 201-206. — Young (R. Bruce). An abnormal disposition of the colon. *J. of Anat.*, 1885, t. 19, p. 98-108. Pl. vi a. — Flower (W.-H.), Lectures on the comparative anatomy of the organs of digestion of the mammalia (2e partie). *Med. Times and Gazette.* London, 1872, t. I, p. 291.

Anomalies de la torsion intestinale.

a) ***Absence de torsion.*** — La torsion fait normalement défaut *chez un grand nombre de mammifères*. (V. fig. 533, un exemple pris sur la roussette).

Il existe des cas analogues *chez l'homme* (fig. 534), mais ils sont rares. Tels les suivants :

1) Farabeuf (L.-H.). *Progrès méd.*, 1885, t. 2, p. 411-413, fig. 102 et 107. — 2) Broca (A.). *Bull. Soc. anat.* Paris, 1887, p. 791-813. — 3) Rogie et Pérignon, *l. c.*, p. 906; 1891, p. 309. — 4) Jayle. *Bull. Soc. anat.*, Paris, 1894, p. 2-4.

b) ***Torsion incomplète.***

α) Arrêt de la torsion, après rotation de 90°. — Ce qu'on décrit généralement sous le nom d'absence de torsion correspond à l'arrêt du phénomène à son premier stade (celui représenté fig. 529), après une rotation de 90°. A cette phase, le méso de l'anse s'étale dans le plan frontal; la branche descendante, c'est-à-dire l'intestin grêle, est à droite, la branche ascendante répondant au gros intestin, à gauche. Dans les observations anciennes où le mot torsion n'est pas prononcé, on peut reconnaître à ce critérium qu'il s'agissait effectivement d'un arrêt à la première phase.

Voici quelques cas d'anomalies de ce genre (fig. 535) : 1 et 2) REID (J.). *Edinburgh med. and surg. J.*, 1836, t. 46, p, 70-74. — 3) SIMPSON (J.). *Ibid.*, 1839, t. 52, p. 17-36 (cas 29,

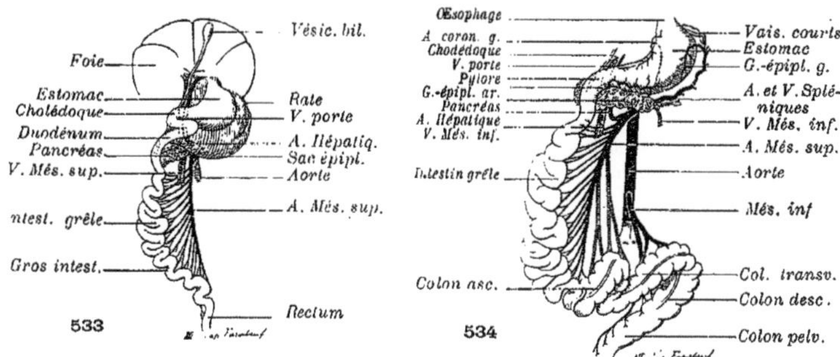

FIG. 533. — Absence normale de torsion de l'anse intestinale chez la chauve-souris roussette, d'après Farabeuf.

« Il n'existe qu'une artère Mésentérique qui dessert toute la longueur de l'intestin. Le colon ne présente ni cæcum, ni bosselures; on n'aperçoit aucune ligne de démarcation entre l'intestin grêle et le gros. » — Comparez au schéma 528 p. 907.

FIG. 534. — Absence de torsion de l'anse ombilicale chez l'homme (cas de Farabeuf).

L'artère Hépatique provient de la Mésentérique supérieure. — L'anse intestinale flotte au-devant de la paroi abdominale postérieure, de part et d'autre du tronc de la Mésentérique, intestin grêle à droite, gros intestin à gauche.

Le duodénum n'a pas acquis sa forme normale, le pancréas est incomplet, la Mésentérique ne croise pas l'intestin grêle, le gros intestin ne croise pas le duodénum.

p. 26). — 4) NEUGEBAUER (*Casper's Wochenschrift*, 1850, n°s 38 et 39), cité par TREITZ (W.). *Hernia retro-peritonealis*. Prag, 1857, p. 135. — 5, 6, 7, 8) TREITZ. *L. c.*, 1857. Cas A, B,

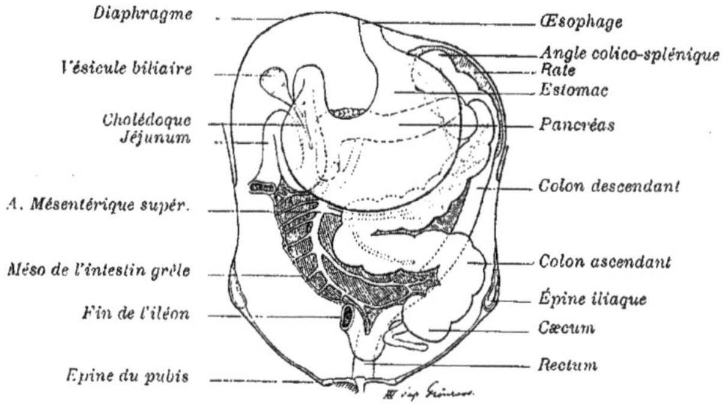

FIG. 535. — Arrêt de la torsion à sa première phase (cas de Grönross).

L'anse intestinale et son méso sont dans le plan frontal : intestin grêle à droite, colon à gauche, de part et d'autre du tronc de la Mésentérique supérieure.

L'arrêt de la torsion fait que le duodénum reste couché à droite de la ligne médiane. Il n'a pas acquis sa forme annulaire habituelle, car l'angle duodéno-jéjunal n'a pas franchi la ligne médiane, ne s'est pas engagé au-dessous de la Mésentérique supérieure. Le pancréas duodénal est incomplet pour la même raison (il manque le crochet sous-mésentérique, petit pancréas de Winslow, *processus uncinatus BNA*).

Comparez cette figure au schéma 529, p. 908.

C, D, p. 127-130. — 9) TURNER (W.). *Edinburgh med. J.*, 1863, t. 9, 1re part., p. 110-116. — 10) CHIENE (J.). *J. of Anat.*, 1868, t. 2, p. 13-18. — 11) YOUNG (R.-B.). *Ibid.*, 1885, t. 19,

[P. FREDET.]

p. 98-108, pl. vi a. — 12) Jaboulay. *Progrès méd.*, 1891, t. 14, p. 57-60, voy. fig. 20, p. 59. — 13) Grönroos (H.) (fig. 535), *Anat. Anzeiger*, 1893, t. 9, p. 94-103.

A côté de ces cas, dont quelques-uns douteux, il faut en placer de plus douteux, tels que ceux de : Cruveilhier (J.). *Dict. de méd. et de chir. prat.*, art. « Abdomen ». Paris, 1829, t. 1, p. 67. — His (W.). *Anatomie menschlicher Embryonen*, III. Leipzig, 1885, p. 21 (note). — Toldt. *L. c.*, p. 906, 1889, cas 1, p. 2-6, fig. 1-5; cas 3 et 4, p. 8-9; et les 3 suivants que nous n'avons pu vérifier : Moser. *Zeitung f. Zoologie, Zootomie und Palæozoologie*, 1848 ; d'après Toldt (1889. cas 11). — Wilks. 2 cas, 1882; d'après Rogie et Pérignon, *l. c.*, 1891, p. 315.

Ces cas sont peu nombreux. Il est probable qu'il en existe d'autres, mais la plupart des documents publiés manquent presque entièrement de valeur faute de dessins et de données précises. *L'étude complète d'un cas d'absence ou d'arrêt de torsion suppose, en effet, un examen approfondi de la forme et de la situation du duodénum, de l'intestin grêle et du gros intestin; l'examen de la forme et de la disposition du pancréas (dont on comprendra ultérieurement toute l'importance); l'examen des rapports des vaisseaux, et en particulier de la situation relative de l'artère et de la veine Mésentériques. Or, il n'existe actuellement pas un seul fait dans lequel tous ces éléments aient été envisagés.*

β) *Arrêt de la torsion après rotation de plus de 90°.* — Sans atteindre la normale, la rotation peut être poussée au delà de 90°. 2 observations de ce genre ont été publiées par Jaboulay (*Province méd.*, Lyon, 1891, p. 512-514). Le cas de Raybaud (*Marseille médical*, 1900, p. 270), se rapporte probablement à une anomalie du même genre.

c) **Torsion dans le sens des aiguilles d'une montre.** — *Situs inversus total et partiel.* — Il est difficile d'admettre que la torsion puisse se produire en sens inverse de la normale, c'est-à-dire dans le sens des aiguilles d'une montre, sans que le colon ascendant se trouve transposé à droite et le duodénum à gauche de la ligne médiane. D'après Pérignon, une pareille situation résulterait probablement du développement du foie à gauche et conséquemment de l'estomac à droite (situs inversus total des organes de l'abdomen). Les cas publiés de transposition complète sont nombreux. Mais on observe rarement une transposition partielle des branches de l'anse intestinale, sans situs inversus de l'estomac et du foie; ou réciproquement, l'inversion de l'estomac et du duodénum sans inversion de l'intestin, comme dans le cas publié par Toldt (*l. c.*, 1889, cas 5).

§ 2. — ÉVOLUTION DU MÉSODUODÉNUM — FIXATION DU DUODÉNUM

Nous avons vu que l'anse duodénale et son méso, tout d'abord disposés dans le plan médian et sagittal, comme le reste de l'intestin digestif (fig. 528 et 536), se renversent très tôt contre la paroi abdominale postérieure, à droite de la ligne médiane (fig. 529). Puis le duodénum acquiert sa forme définitive tandis que la torsion de l'anse intestinale s'achève; il se fixe enfin à la paroi.

A. **Évolution de la forme et des rapports.** — Au cours de la torsion de l'anse intestinale, le duodénum s'allonge, l'angle duodéno-jéjunal se déplace progressivement, en décrivant un arc de 270° env. (3/4 de la circonférence) autour du point d'origine de la Mésentérique supérieure sur l'aorte, et en sens inverse des aiguilles d'une montre (l'embryon étant examiné d'avant).

Le *duodénum* prend ainsi une forme presque annulaire : il franchit la ligne médiane, s'engage au-dessous du tronc de la Mésentérique supérieure, et vient finir à gauche de la ligne médiane, contre la face droite du méso de l'intestin terminal, qui se couche lui-même sur la paroi, à gauche de la ligne médiane (fig. 531 et 537).

Une notable portion du duodénum descend donc au-dessous de la ligne d'attache pariétale de son méso. Elle entraîne avec elle et étale ce méso, l'enroule contre le tronc de la Mésentérique supérieure, à droite, au-dessous et même à gauche.

Le *mésoduodénum* se déploie à la façon d'un éventail qui serait fixé suivant un de ses rayons (racine sagittale du mésoduodénum), avec le centre de rota-

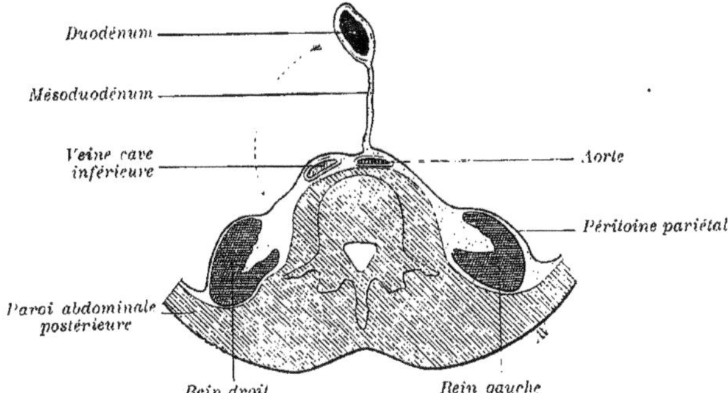

Fig. 536. — Disposition primitive du duodénum et de son méso dans le plan médian sagittal.

Nota : Les figures de ce genre sont la schématisation de coupes exécutées sur des *sujets adultes, fixés* par injection vasculaire de formaline chromique, et sur lesquels *les mésos soudés à la paroi ont été décollés*, de manière à reconstituer la disposition primitive. — D'une façon générale, le sujet est supposé couché sur le dos ; l'observateur placé aux pieds regarde le segment supérieur du tronc.

Le mésoduodénum a été figuré mince, sans tenir compte de l'existence du pancréas dans son épaisseur.

La flèche pointillée indique le sens du renversement que subit le duodénum et son méso.

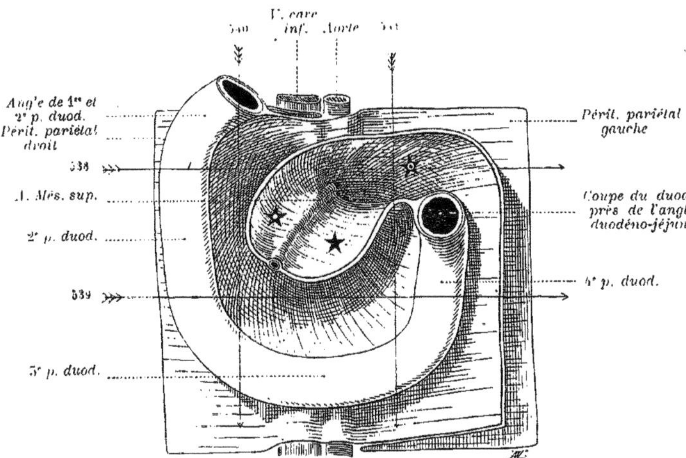

Fig. 537. — Schéma montrant le duodénum et son méso vus de face, après *renversement du mésoduodénum* à droite de la ligne médiane et *torsion de l'anse intestinale.*

L'angle duodéno-jéjunal, et le duodénum à sa suite (en s'allongeant), a franchi la ligne médiane au-dessous de la Mésentérique supérieure, est venu à gauche, au-devant du mésentère terminal. (Le duodénum est coupé près de l'angle de la 1re avec la 2e portion et au niveau de l'angle duodéno-jéjunal ; le mesenterium commune et le mésentère terminal entre leur racine et l'intestin).

Cette figure est destinée à faire comprendre la superposition des plans et la continuité du mésoduodénum, du mesenterium commune et du mésentere terminal, malgré la torsion.

★ mesenterium commune, partie qui deviendra le mésentère proprement dit. — ☆ mesenterium commune, partie correspondant au gros intestin. — ✫ mesenterium commune, partie qui se confondra avec le mésocolon descendant.

Les flèches rouges indiquent la direction des coupes figurées plus bas.

[P. FREDET.]

tion en bas (origine de la Mésentérique à l'aorte) et qu'on ouvrirait, en entraî-

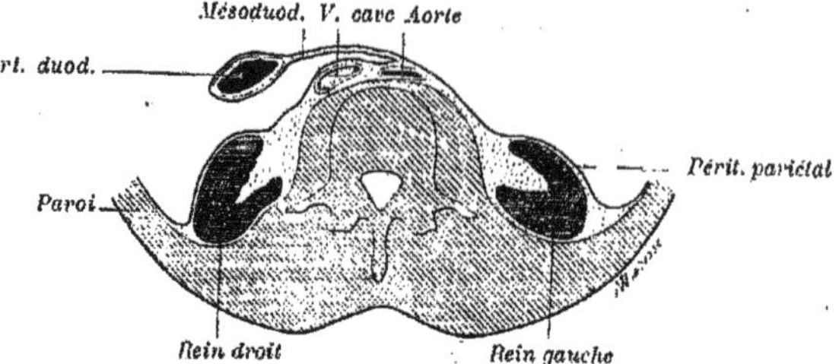

FIG. 538. — *Coupe transversale* schématique par le *mésoduodénum, au-dessus de l'origine de la Mésentérique sur l'aorte*, suivant flèche 538 de fig. 537. Segment supérieur de la coupe.

Le duodénum (2e portion, descendante) et son méso s'appliquent par leur face primitivement droite, contre la paroi, à droite de la ligne médiane. Le pancréas, inclus dans le mésoduodénum, n'a pas été dessiné, pour ne pas compliquer la figure. — On trouvera, fig. 628, p. 977, une représentation plus exacte de la réalité.

nant le rayon libre à droite de la branche fixée, puis au-dessous du pivot et enfin à gauche de lui.

L'orientation secondaire des faces du mésoduodénum fait que celle qui

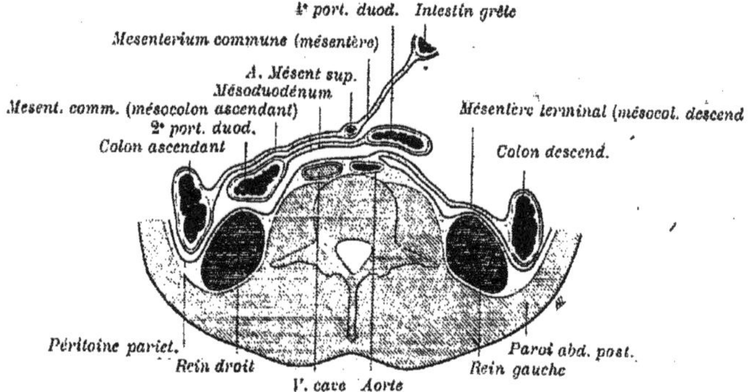

FIG. 539. — *Coupe transversale* schématique par le *mésoduodénum, au-dessous de l'origine de la Mésentérique supérieure*, suivant flèche 539 de fig. 537.

L'intestin grêle et le gros intestin, qui ont été enlevés sur le schéma 537 pour plus de clarté, sont ici représentés.

Le duodénum est coupé deux fois : au niveau de la 2e portion ou descendante, à droite de la ligne médiane et du tronc de la Mésentérique; au niveau de la 4e portion ou ascendante, à gauche de la ligne médiane et du tronc de la Mésentérique.

Le mésoduodénum s'applique par sa face primitivement droite, directement contre la paroi abdominale postérieure, à droite de la ligne médiane; contre le mésentère terminal qui le sépare de la paroi abdominale postérieure, à gauche de la ligne médiane. Sa face antérieure, primitivement gauche, est coupée par la Mésentérique supérieure et recouverte par le mesenterium commune, que la torsion intestinale a disposé sur un plan plus superficiel.

Pour ne pas compliquer la figure, le pancréas, inclus dans le mésoduodénum, n'a pas été dessiné. Voy. fig. 632, p. 978, une représentation plus exacte de la réalité.

regardait primitivement à droite, devient postérieure; la face tournée à gauche devient antérieure (fig. 537). Il en est de même des faces de l'intestin.

En résumé, grâce à cette double modification : 1° d'*orientation*, qui fait passer le mésoduodénum du plan sagittal dans le plan frontal; 2° *de forme et de rapports* (déploiement de l'éventail mésoduodénal); la face péritonéale désormais postérieure du mésoduodénum s'applique :

1° *A droite de la ligne médiane* : contre le péritoine pariétal (fig. 537, 538,

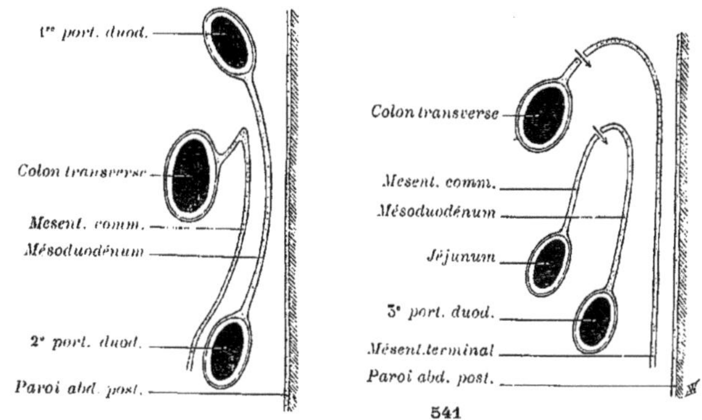

FIG. 540. — *Coupe sagittale* schématique, passant par le *mésoduodénum, à droite de la ligne médiane et du tronc de la Mésentérique supérieure*, suivant flèche 540 de fig. 537 — tranche droite de la coupe.

Le colon qui a été détaché sur le schéma 537 est ici représenté.

Le duodénum est coupé deux fois : au niveau de la 1re portion, au-dessus de l'origine de la Mésentérique supérieure ; au niveau de la 4e portion, au-dessous de l'origine de la Mésentérique.

Le mésoduodénum s'applique directement à la paroi abdominale postérieure du côté droit, par sa face primitivement droite. La face antérieure, primitivement gauche, est croisée transversalement par l'arc du colon, et recouverte, au-dessous de celui-ci, par le segment du mesenterium commune qui répond à la partie droite du colon transverse et au colon ascendant.

Ici encore le pancréas n'est pas représenté. Voy. fig. 634, p. 979 un schéma plus complet.

FIG. 541. — *Coupe sagittale* schématique, passant par le *mésoduodénum, à gauche de la ligne médiane et du tronc de la Mésentérique supérieure*, suivant la flèche 541 de fig. 537, — tranche droite de la coupe.

Le colon et l'intestin grêle qui ont été détachés sur le schéma 537, avec une portion de leur méso (au niveau des flèches de la figure 541) sont ici représentés.

Le duodénum est coupé au niveau de sa 3e portion, au-dessous de l'origine de la Mésentérique ; son méso se continue dans celui de l'intestin grêle, situé sur un plan plus antérieur. La face antérieure du mésoduodénum, primitivement gauche, est donc recouverte par la face postérieure (primitivement gauche aussi) du méso de l'intestin grêle.

La face postérieure du mésoduodénum, primitivement droite, repose au-devant de la face antérieure (primitivement droite) du mésentère terminal, lequel est en continuité avec le mesenterium commune et sépare le duodénum et son méso, de la paroi abdominale postérieure, à gauche de la ligne médiane.

Le pancréas n'a pas été représenté dans l'épaisseur du mésoduodénum. Voy. fig. 638, p. 980, un dessin plus complet.

539 et 540), et les organes pariétaux sous-péritonéaux (rein droit et veine cave inférieure).

2° *A gauche de la ligne médiane* : contre la face antérieure du méso de l'intestin terminal (fig. 537, 539, 541).

3° *Sur la ligne médiane et au-dessous du tronc de la Mésentérique* : au-devant de l'aorte et de la racine du mésentère de l'intestin terminal (fig. 537 et 539).

B. **Fixation**. — Typiquement, les deux surfaces péritonéales au contact se soudent, ce qui fixe le duodénum et son méso : du côté droit, à la paroi

[P. FREDET.]

abdominale ; du côté gauche, au mésentère terminal. Nous verrons ultérieurement que la face postérieure du méso de l'intestin terminal se fusionne elle-même avec le péritoine pariétal (fig. 537, p. 930 et 561, p. 932), et qu'ainsi le duodénum est fixé par son intermédiaire à la paroi abdominale, à gauche de la ligne médiane.

A dater de ce moment, le péritoine pariétal droit semble passer directement sur la face antérieure du duodénum et se continuer sans interruption avec le péritoine pariétal gauche. Le duodénum prend donc les caractères d'un organe sessile, sous-péritonéal. Le méso ne réapparaît qu'aux deux extrémités de cet intestin, aux points de continuité avec l'estomac et avec le jéjunum.

Nous laissons de côté, pour l'instant, les organes contenus dans le mésoduodénum (pancréas, veine porte, etc.). Ils évoluent rigoureusement comme le méso qui les loge, se modèlent, s'orientent, et se fixent comme lui (voy. p. 970).

Le *rein droit* et la *v. cave inférieure* sont primitivement recouverts, par le péritoine pariétal qui se réfléchit sur la face droite du mésoduodénum. Secondairement, le duodénum et son méso s'appliquent au-devant de ces organes. En se soudant à la paroi, le mésoduodénum concourt donc à fixer le rein droit. Le péritoine qui passe en définitive du pôle supérieur du rein sur le bord supérieur de la 1re portion du duodénum et l'angle de la 1re avec la 2e, forme quelquefois un pli sans importance qu'on a décrit sous le nom de *ligament duodéno-rénal*.

Du côté *gauche*, le duodénum reste à distance du bord médial du rein. Il ne pourrait d'ailleurs être en contact direct avec lui, séparé qu'il en est par le mésentère terminal, couché à gauche de la ligne médiane, au contact du péritoine prérénal et pariétal (fig. 539). Cependant, par suite d'accolements que nous étudierons plus loin, le péritoine qui couvre chez l'adulte la face antérieure du rein gauche, passe directement sur le bord gauche et la face antérieure de la 4e portion du duodénum.

***Fascia d'accolement du mésoduodénum à la paroi* (*fascia de Treitz*).** — L'existence du mésoduodénum et la soudure de sa face postérieure aux plans péritonéaux sous-jacents, s'accuse par la formation et la persistance d'une couche conjonctive disposée en fascia. Ce fascia a été découvert en 1853 par Treitz, derrière la face profonde de la tête du pancréas (car la tête du pancréas est incluse dans le mésoduodénum) (voy. p. 976 et fig. 626 à 639). Toldt en a démontré l'origine.

Consulter : TREITZ. Ueber einen neuen Muskel am Duodenum, etc. *Vierteljahrschrift. f. d. pract. Heilkunde.* Prag. 1853, t. 37, p. 113-144. Pl. 2. — TOLDT. *L. c.*, p. 906, 1879, v. p. 20.

Cause du renversement de l'anse duodénale, à droite de la ligne médiane. — Ce renversement est sans doute la conséquence de la double rotation de l'estomac, phénomène qui résulte lui-même de l'envahissement de la partie droite de l'abdomen par le foie.

Pérignon attribue le renversement de l'anse duodénale à une traction exercée par le foie sur le duodénum, par l'intermédiaire de l'épiploon gastro-hépatique, lorsque le lobe droit prend un développement prépondérant.

Mécanisme de la fixation du mésoduodénum. — La fixation du duodénum à la paroi abdominale, est un phénomène d'accolement, comme Toldt l'a démontré. Il y a peu d'années, on croyait que, le duodénum et son méso une fois renversés à droite de la ligne médiane, le cul-de-sac péritonéal compris entre la paroi et la face postérieure du méso se réduisait par déplissement. Une pareille théorie n'est plus admise aujourd'hui, d'une façon générale, et en particulier pour le duodénum. On trouvera dans le livre de Prenant (*l. c.*, p. 911, 1896, voy. p. 234), et dans la Thèse de Pérignon (*l. c.*, p. 906, 1891, v. p. 79) une critique de la théorie ancienne et des opinions connexes de Flower, Zürner, Trèves et Jonnesco (jadis).

Quant à la cause efficiente des accolements et de celui du mésoduodénum, elle n'a été expliquée jusqu'à ce jour que par des hypothèses.

Époque et mode de la fixation. — D'après Toldt, au début du 4e mois de la vie embryonnaire, le duodénum et son méso sont encore indépendants de la paroi abdominale postérieure, sauf au niveau du point le plus déclive du duodénum, qui correspond au hile du rein droit. Au 6ᵉ mois, l'accolement est entièrement réalisé, excepté au niveau de la partie du duodénum contiguë au pylore. Mais, d'après Pérignon (*l. c.*, p. 82-83), la fusion progresse d'une façon tout à fait irrégulière.

Anomalies de fixation. — La soudure du mésoduodénum à la paroi fait défaut chez un grand nombre de mammifères. D'après Toldt, le duodénum ne se fixe que chez l'homme et la plupart des singes. Chez l'homme, l'accolement peut être *incomplet* ou *manquer* entièrement (fig. 542 et 543). Dans ces conditions, le duodénum reste flottant et son méso demeure indépendant, en tout ou en partie.

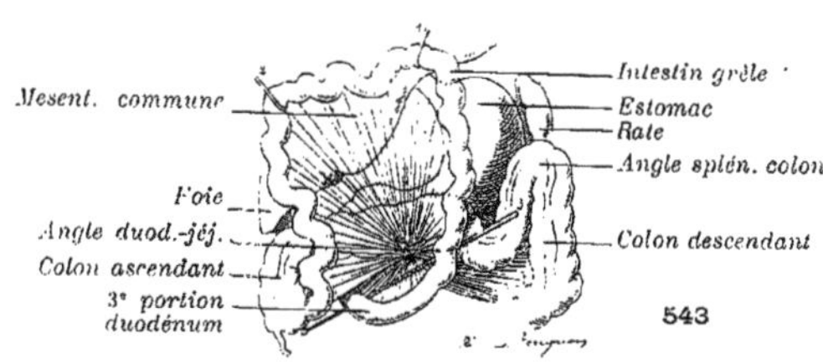

Fig. 542-543. — Cas de mésoduodénum persistant, d'après Rogie et Pérignon.

Sur ce sujet, le mesenterium commune était aussi flottant. Dans la figure 542, le crochet 1 peut donc relever vers la gauche l'anse ombilicale détordue et laisser voir le mésoduodénum que le crochet 2 attire vers la gauche. On constate que la face postérieure du mésoduodénum est indépendante de la paroi abdominale postérieure, à droite de la ligne médiane.

Dans la figure 543, les crochets 1 et 2 relèvent vers le haut l'intestin grêle. On aperçoit la face antérieure du mésoduodénum. Le stylet 3 engagé derrière le mésoduodénum, au-devant de la colonne vertébrale et du mésocolon descendant, montre l'indépendance de la face postérieure, au-dessous de l'origine de la Mésentérique supérieure.

α. *Duodénum flottant.* — Rogie a collationné 18 observations de cette anomalie, en 1891, (*l. c.*, p. 304-310), et plus récemment 4 nouvelles (*l. c.*, 1894, p. 358). (Cas de Cruveilhier, Neugebauer, Treitz, Wenzel Gruber (3), Chiene, Ogston, Young, His, Farabeuf, Schifferdecker (3), Born, Toldt (3), Rogie (3), Rogie et Pérignon, Brœsike, Grönross. — On peut y ajouter les cas de Jayle (*l. c.*, p. 912); d'Ombrédanne (*Bull. Soc. anat.*, Paris, 1901, p. 288-289), etc.

Roger et Pérignon pensent que la persistance du mésoduodénum n'est pas une anomalie très rare car :

1° le duodénum reste flottant dans la majorité des cas d'*absence de torsion de l'anse ombilicale*;

2° il est difficile d'expliquer l'issue du duodénum à travers l'orifice d'une *hernie diaphragmatique* ou d'une *hernie ombilicale congénitale*, sans admettre la persistance d'un mésoduodénum libre;

3° si des *recherches suivies* étaient faites, sur des adultes normaux, on trouverait probablement plus d'un cas de mésoduodénum persistant. Schiefferdecker, qui a examiné 200 sujets, a rencontré à lui seul 3 cas de mésoduodénum plus ou moins indépendant.

β. *Accolement incomplet.* — Jonnesco a décrit, sous le nom de **fossette rétro-duodénale**, une formation péritonéale qui semble provenir d'un accolement incomplet de la face postérieure du mésoduodénum aux surfaces séreuses sous-jacentes (fig. 544). Dans les deux cas publiés par cet auteur, il y avait un cul-de-sac profond entre la portion horizontale et la portion ascendante du duodénum en avant; la paroi et l'aorte en arrière. Le duodénum semblait s'être fixé au niveau du bord gauche de la 4ᵉ portion et de la partie droite de la 3ᵉ. Dans l'intervalle, l'accolement du mésoduodénum avait fait défaut.

[*P. FREDET.*]

Jonnesco. t. 4, v. p. 269. — Poisson (F.). Les fossettes péri-duodénales, *Th. Paris*, 1895, nº 537, v. p. 31.

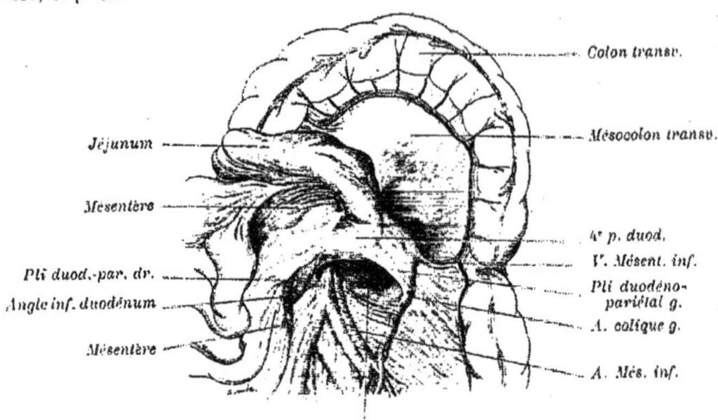

Fig. 544. — Fossette rétro-duodénale (d'après Jonnesco).

§ 3. ÉVOLUTION DU MÉSO DE L'ANSE INTESTINALE (MESENTERIUM COMMUNE. BNA)

1. Méso de l'intestin grêle ou mésentère proprement dit. 2. Fixation du colon ascendant. — 3. Péritoine cæcal et appendiculaire. — 4. Mésocolon transverse.

La torsion de l'anse intestinale amène *à peu près* l'intestin grêle et le gros intestin dans la position qu'ils doivent occuper chez l'adulte (fig. 545 et 553). Ce phénomène achevé, le *mésentère commun* aux deux branches de l'anse ombilicale, flotte librement dans le plan frontal au-devant du duodénum et de la paroi abdominale postérieure (fig. 537 et 547), mais son indépendance complète ne persiste pas chez l'homme. Le *mesenterium commune* se fixe, en premier lieu, suivant la ligne qui correspond au tronc de l'artère Mésentérique supérieure, par soudure entre la face postérieure du *méso* et le péritoine sous-jacent (fig. 548). Ainsi, le méso primitif, *commun* aux deux branches de l'anse (fig. 551 et 552), se subdivise en deux mésos secondaires, *propres* à chacune des branches de l'anse, mais à racine commune. L'un flotte à droite et au-dessus du tronc de la Mésentérique soudée à la paroi : il répond au colon. L'autre flotte à gauche et au-dessous du tronc de l'artère : c'est le méso de l'intestin grêle ou mésentère proprement dit.

La racine commune aux deux mésos, longuement implantée sur la paroi abdominale, est absolument différente, nous ne saurions trop le répéter, de la racine courte du méso primitif de l'anse intestinale, laquelle s'attache sur la ligne médiane, contient l'aorte à sa base, fait suite d'une part au mésoduodénum, d'autre part au mésentère terminal (fig. 551).

La *racine secondaire* des mésos de l'anse commence en haut sur la ligne médiane, au niveau de l'origine de la Mésentérique supérieure (fig. 552 et 557).

Elle finit en bas et à droite, dans la fosse iliaque. Elle se branche à droite sur la racine médiane du mésentère général primitif, formant avec elle un angle

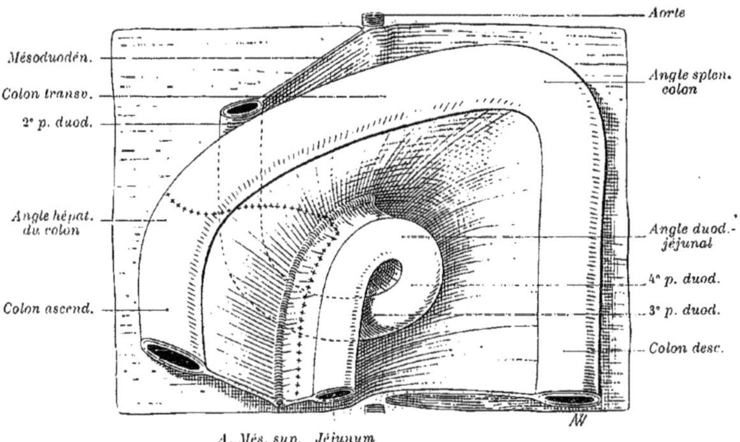

FIG. 545. — Rapports du *mesenterium commune* avec le *mésoduodénum* et le *mésentère terminal*, *arc du colon relevé* (schéma).

Comparez à fig. 537, p. 915, qui représente à peu près les mêmes organes, mais dans laquelle le colon et le jejunum ont été détachés de leur méso. La ligne pointillée est la trace d'une section transversale et d'une section longitudinale exécutées sur le mesenterium commune, pour montrer la superposition des plans (fig. 546).

aigu ouvert en bas et à droite. Elle coupe successivement de haut en bas :

1° La face antérieure du *mésoduodénum*. — Le mésoduodénum adhérant à la paroi par l'intermédiaire de sa face postérieure accolée, fixe indirectement l'artère Mésentérique supérieure à la paroi (fig. 557).

2° La face antérieure de la 3ᵉ portion ou portion transversale du *duodénum*. — La face postérieure du duodénum étant soudée à la paroi, fixe aussi indirectement la Mésentérique.

3° Enfin la *paroi abdominale* postérieure, à droite de la ligne médiane, et les organes directement appliqués à la paroi.

1. Mésentère proprement dit, ou méso de l'intestin grêle.

Le segment du *mesenterium commune* qui correspond à l'intestin grêle, celui qui après torsion normale s'étale à gauche et au-dessous du tronc de la Mésentérique supérieure, reste presque entièrement indépendant de la paroi (fig. 547-550). C'est le *mésentère* proprement dit de l'adulte (*mesenterium BNA*). Il flotte autour de l'axe créé par la fixation de l'artère Mésentérique et contient les branches fournies par ce vaisseau à tout l'intestin grêle. Cependant, en haut, la face gauche du méso de l'intestin grêle s'applique contre la face antérieure du mésoduodénum (fig. 557), et les deux séreuses au contact s'accolent sans doute depuis la Mésentérique jusqu'à l'angle duodéno-jéjunal, car le cul-de-sac disparaît. Aussi, la *racine définitive du mésentère* ne commence-t-elle pas, en haut, exactement sur la ligne médiane, mais un peu à gauche. La hauteur du méso est très minime au début du jéjunum, parfois nulle, de sorte qu'à ce niveau le jéjunum semble un organe pariétal, sous-péritonéal, comme le duodénum.

La racine du mésentère coupant la 3e portion du duodénum, celle-ci se trouve

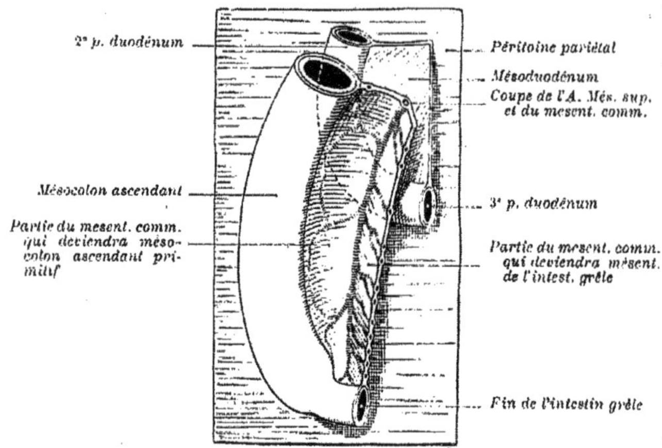

FIG. 546. — Coupe schématique à travers le *mesenterium commune* et le *mésoduodénum*, suivant le pointillé de la figure 545, pour montrer la superposition des plans et les rapports des organes.

pincée pour ainsi dire entre l'aorte en arrière, les vaisseaux Mésentériques supérieurs en avant (fig. 557 et 633, p. 978). La partie gauche de la 3e portion du duodénum et la 4e tout entière, restent à gauche de la ligne d'implantation du mésentère.

La face droite du mésentère définitif est en continuité réelle avec la face postérieure (anciennement droite) du mésoduodénum, laquelle est soudée à la paroi jusqu'au niveau de l'angle duodéno-jéjunal. La face gauche est en continuité réelle avec la face antérieure du mésoduodénum (face primitivement gauche) (fig. 537, 545, 552, 553, 557).

Au cours du développement, l'intestin grêle augmente notablement en longueur. La racine pariétale de son méso s'étend en même temps que le tronc de l'embryon, mais cet accroissement n'est pas en rapport avec l'allongement de l'intestin. La zone juxta-intestinale du mésentère s'accroît dans la proportion nécessaire. Le bord intestinal devenant beaucoup plus long que la racine pariétale, le méso se godronne et l'intestin se plie en circonvolutions (v. p. 1047, description du mésentère de l'adulte).

Consulter : HARMANN (N. B.). The duodeno-jejunal flexure : its variations and their significance. *J. of Anat.*, 1901, t. 32, p. 665-673.

2. Fixation du colon ascendant.

Le segment du *mesenterium commune* correspondant aux branches coliques de la Mésentérique supérieure (branches qui partent maintenant du bord droit de l'artère), ne reste pas entièrement flottant. Nous avons admis que cette portion du *mesenterium commune* appendait le futur colon ascendant et le futur colon transverse (v. p. 912). Au moment de la fixation de la Mésentérique supérieure, le colon ascendant et le colon transverse (*colon oblique*) acquièrent donc un méso commun dont la racine est angulaire et formée de deux branches (fig. 552) :

1° L'une courte, *primitive*, médiane et sagittale : c'est le segment de la racine primitive du *mesenterium commune*, compris entre le point d'origine de la Mésentérique supérieure et celui où commence le mésentère terminal.

2° L'autre longue, *secondaire*, formant un angle de plus de 180° avec la précédente et répondant précisément à la ligne de fixation de la Mésentérique supérieure.

On ne peut parler d'un *mésocolon ascendant* distinct, qu'à dater de l'époque où le *méso* du *colon oblique* commence à se fixer par l'intermédiaire de sa face péritonéale postérieure,

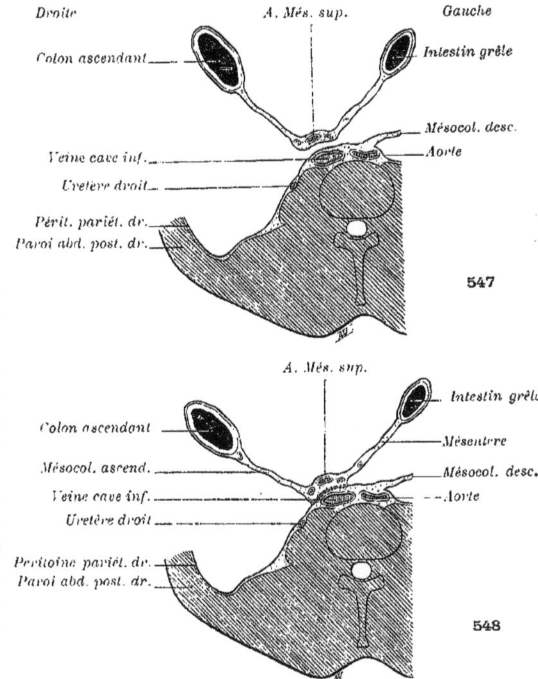

FIG. 547-550. — Accolement d'une partie du *mesenterium commune*. — Formation du méso de l'intestin grêle. — Fixation du colon ascendant à la paroi.

Coupes *transversales* schématiques, passant *par le mesenterium commune, au-dessous du duodénum*. — Segment supérieur des coupes (Voy. note, fig. 536).

547. — *Disposition primitive*. — Après la torsion de l'anse ombilicale, le *mesenterium commune* s'étale au-devant de la paroi abdominale postérieure, mais en reste indépendant. L'intestin grêle est à gauche du tronc de la Mésentérique supérieure ; le colon ascendant, à droite.

La persistance de cette disposition constitue l'anomalie décrite sous le nom de *persistance du mesenterium commune*, ou de *mesenterium commune flottant*.

548. — *Fixation du mesenterium commune* à la paroi, *suivant la ligne de la Mésentérique*.

Le méso, *commun avec deux branches* de l'anse ombilicale, est ainsi subdivisé en 2 *mésos, propres à chacune des deux branches*. Les deux mésos ont une racine commune, implantée sur la paroi, à droite de la ligne médiane, contenant l'artère Mésentérique supérieure (racine secondaire).

La partie du mesenterium commune située à gauche de la Mésentérique reste flottante et constitue le méso de l'intestin grêle ou *mésentère* proprement dit.

La partie du mesenterium commune située à droite de la Mésentérique constitue à ce niveau un *mésocolon ascendant* flottant. Une telle disposition peut persister anormalement (*mésocolon ascendant persistant ou flottant*.)

[P. FREDET.]

suivant une surface triangulaire dont les sommets sont marqués par l'origine de la Mésentérique à l'aorte, l'angle hépatique du colon, et le point où le colon croise la 2e portion du duodénum.

Cette surface d'adhérence répond successivement (fig. 557) à la face antérieure du *mésoduodénum*, de la 2e portion du *duodénum* et du *rein droit*. La portion du *mesenterium commune* qui reste au-dessus de la surface d'adhérence entre dans la constitution du mésocolon transverse définitif. Celle qui reste au-dessous est le *mésocolon ascendant primitif*.

Normalement, la face postérieure du mésocolon ascendant primitif se fusionne avec le péritoine sous-jacent dans toute son étendue.

La fixation se produit dans le *sens longitudinal* : depuis la ligne unissant l'origine de la Mésentérique au point où le colon transverse croise la deuxième portion du duodénum, jusqu'à la région iléo-colique (fig. 552 et 557); dans le *sens transversal* depuis le tronc de la Mésentérique supérieure, jusqu'au bord libre du gros intestin (fig. 550, 552, 557).

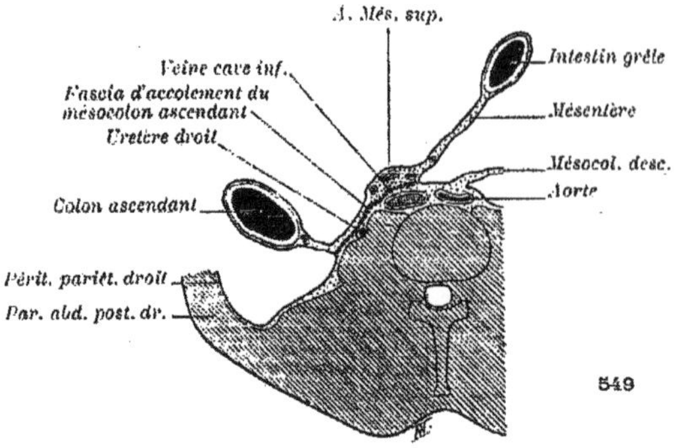

549. — *Soudure du mésocolon ascendant primitif à la paroi abdominale.* — L'accolement se poursuit de la Mésentérique vers le flanc, dans le sens transversal. — La *hauteur* du méso flottant, qui attache le colon à la paroi, *diminue* donc progressivement aussi, à mesure que sa *racine se déplace vers la droite.*

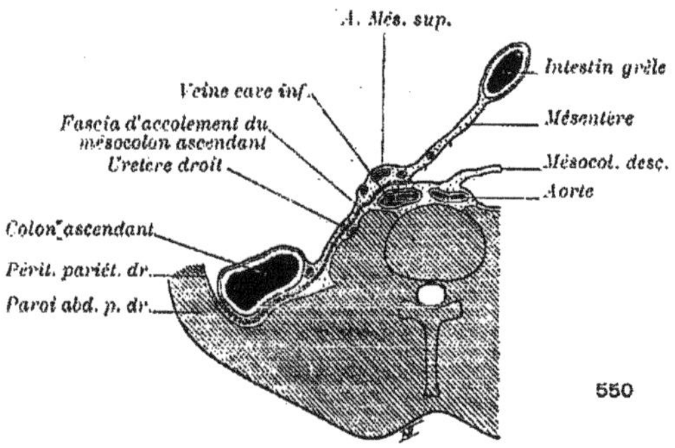

La surface *séreuse antérieure* de la portion soudée du mésocolon ascendant devient *topographiquement péritoine pariétal* définitif.

L'accolement s'accompagne de la production d'un *fascia*, en arrière de l'axe conjonctivo-vasculaire du mésocolon ascendant, en arrière des vaisseaux coliques droits en particulier (2 sont figurés en coupe dans le méso). Quand l'état représenté sur ce schéma persiste, le colon ascendant est pourvu d'un véritable méso, plus ou moins haut, dit *mésocolon ascendant définitif.*

550. — *Soudure de tout le mésocolon primitif et du colon ascendant à la paroi* (*Disposition normale chez l'adulte*). — L'accolement, en voie d'évolution dans la figure précédente, est achevé. Le *colon est sessile*, le péritoine pariétal latéral se continue, sans ligne de démarcation, avec la séreuse de la paroi latérale et antérieure du colon, et avec la séreuse antérieure du mésocolon, devenue péritoine pariétal définitif.

En arrière du gros intestin et de ses vaisseaux, on voit le fascia d'accolement du mésocolon ascendant primitif. Il s'étend dans le sens transversal : depuis le cul-de-sac de réflexion du péritoine pariétal sur le bord latéral du colon ascendant, jusqu'au cul-de-sac de réflexion de la séreuse gauche du mésentère, dans la séreuse située à gauche de la racine mésentérique.

La fusion se fait par étapes. Elle progresse de *haut en bas* et de la *ligne médiane vers le côté droit.*

Aussi la ligne d'implantation apparente du méso, autour de laquelle flotte le colon ascendant, se déplace-t-elle de plus en plus vers le flanc; la hauteur de ce méso, c'est-à-dire la distance qui sépare sa racine de son attache à l'intestin, diminue en proportion (fig. 549). Plus de 80 fois sur 100 (voy. p. 1052), l'accolement se poursuit jusqu'au bord droit de l'intestin (fig. 550); moins de 20 fois sur 100, l'accolement n'atteint pas cette extrême limite et le colon ascendant reste pourvu d'un méso bas. Il est donc normal que la soudure porte sur le péritoine qui tapisse la paroi postérieure du colon, que cet intestin devienne sessile, présente l'aspect d'un organe sous-péritonéal, et que les artères l'atteignent par son bord gauche. Quand on suit

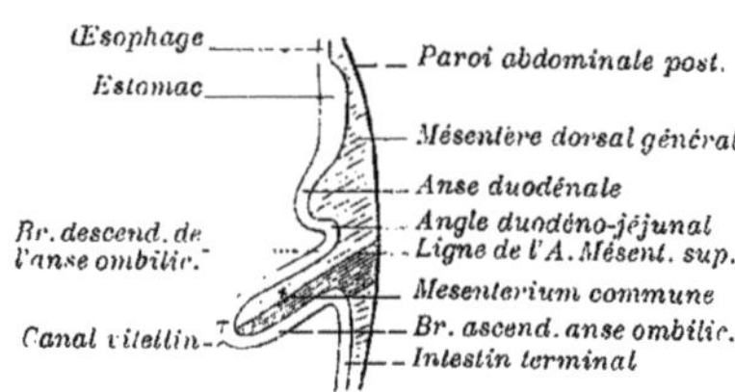

Fig. 551. — L'anse intestinale et le mesenterium commune avant la torsion.

Figure destinée à montrer la racine primitive, médiane et sagittale, du *mesenterium commune*. La partie du *mesenterium commune* qui correspond *sensiblement* à l'intestin grêle est laissée en blanc. La partie qui répond *sensiblement* au gros intestin est teintée en gris.

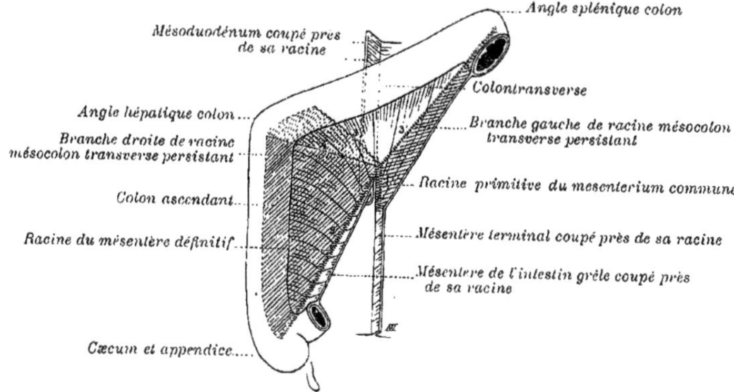

Fig. 552. — Schéma représentant la partie du *mesenterium commune* qui répond au gros intestin, lorsque la torsion est achevée. Cette figure montre la situation de la racine secondaire du mésentère et du mésocolon oblique, la racine du mésocolon transverse persistant, etc.

Le mésoduodénum, le mésentère de l'intestin grêle et le mésentère terminal sont coupés près de leur racine. Les surfaces grisées du *mesenterium commune* sont celles qui s'accolent à la paroi.

1. Segment sous-mésentérique de la racine primitive, médiane et sagittale, du *mesenterium commune*.

2. Racine secondaire, commune au mésentère de l'intestin grêle d'une part, au méso commun au colon ascendant et au colon transverse (*colon oblique*) d'autre part. Elle correspond au tronc de la Mésentérique supérieure et se branche obliquement sur la racine primitive du *mesenterium commune*, à droite de la ligne médiane.

3. (Côté droit) ligne indiquant la limite de la soudure du *mesenterium commune* à la paroi. Cette ligne se dirige de l'origine de la Mésentérique supérieure vers le bord médial de la 2ᵉ portion duodénum : c'est la branche droite de la racine du mésocolon transverse persistant.

3. (Côté gauche) ligne indiquant la limite de la soudure du *mesenterium commune*. Cette ligne va de l'origine de la Mésentérique supérieure à l'angle splénique du colon. C'est la branche gauche de la racine du mésocolon transverse persistant.

4. Ligne séparant les portions du mésocolon oblique, ressortissant au colon transverse et au colon descendant.

[*P. FREDET.*]

le péritoine, du flanc droit vers la ligne médiane, on passe, plus ou moins directement, de la paroi sur la face antérieure du colon, puis au-devant des artères coliques, et l'on va ainsi jusqu'à la racine du mésentère. Mais, il ne faut pas oublier que la séreuse qui recouvre les artères coliques droites et qui topographiquement appartient au péritoine pariétal définitif, formait la surface antérieure du mésocolon ascendant primitif. Elle fait suite à la séreuse de la face droite du mésentère définitif de l'intestin grêle et a la même valeur morphologique.

L'accolement peut être aisément détruit chez l'adulte, et le colon ascendant libéré de son adhérence à la paroi et au duodénum. Wiart a proposé de procéder ainsi pour accéder à la

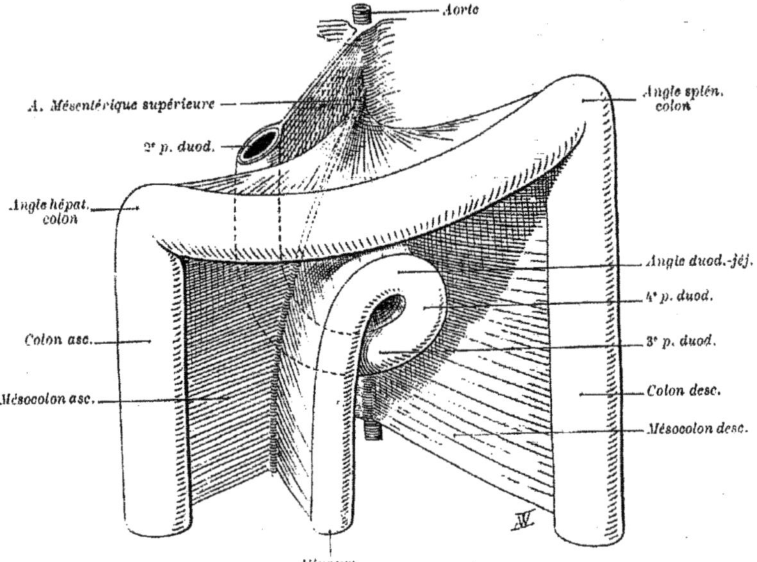

Fig. 553. — Le mésocolon transverse rabattu (schéma). Comparez à fig. 545 qui montre l'arc du colon relevé.

On saisit nettement la continuité du mésocolon transverse, avec le mésentère terminal à gauche, avec le mésocolon ascendant à droite. La hotte mésocolique a son sommet exactement au point d'origine de la Mésentérique à l'aorte; elle retombe au-devant du duodénum et de l'intestin grêle.

2e portion du duodénum, la décoller elle-même de la paroi et atteindre le segment rétro-pancréatique du cholédoque.

Consulter : Treves (F.). Lectures on the anatomy of the intestinal canal and peritoneum in man. *Brit. med. J.*, 1885, t. 1, p. 415-419, 470-474, 527-530, 580-583. Voy. p. 580-581. — Fromont (H.P.). Contribution à l'anatomie topographique de la portion sous-diaphragmatique du tube digestif. *Th. Lille*, 1890, n° 84, p. 20. — Allingham (H. W.). *Colotomy, etc.*, London, 1892, voy. p. 20-41 et 151-153. — Ducatte (G.). Les ptoses du gros intestin, etc. *Th. Paris*, 1899, n° 11, voy. p. 6. — Wiart (P.). Recherches sur l'anatomie topographique et les voies d'accès du cholédoque. *Th. Paris*, 1899, n° 197, voy. p. 55-56. — Addison (C.). On the topographical anatomy of abdominal viscera in man, especially the gastro-intestinal canal. — 3e partie. *J. of Anat.*, 1901, t. 35, p. 166-204, voy. p. 199. — Buy (J.). Anatomie du colon transverse. *Th. Toulouse*, 1901, n° 411, voy. p. 44 et suiv.

Fascia d'accolement du mésocolon ascendant primitif. — L'existence du mésocolon ascendant primitif et la soudure de sa face postérieure avec le péritoine sous-jacent sont démontrées par la production d'un *fascia* dans l'aire de ce méso (fig. 550, 552, 557), limitée : à droite par le bord libre du colon ; à gauche par l'artère Mésentérique supérieure ; en haut par la ligne d'adhérences, allant de l'origine de la Mésentérique vers le croisement du duodénum par le colon. On trouve donc le fascia :

1° Au-devant de la partie inférieure de la *tête du pancréas* (tête qui est incluse dans l'épaisseur du mésoduodénum) et au-devant, du segment, correspondant des 2e et 3e portions du duodénum (fig. 633, p. 978). Devant la tête du pancréas il y a donc un fascia analogue à celui que Treitz a décrit en arrière.

2° Au-devant du pôle inférieur du *rein droit* (fig. 633). Le fascia a été démontré à ce niveau et interprété par Zuckerkandl[1].

3° Au-dessous du duodénum et du rein, au-devant de la *paroi abdominale* postérieure et des organes fixés à cette paroi (*uretère* par exemple), en arrière des vaisseaux coliques droits (fig. 550).

3. Péritoine cæcal et appendiculaire.

Le cæcum, avec l'appendice, doit être considéré comme un diverticule du gros intestin, au-dessous de son abouchement avec l'iléon. La séreuse qui revêt à l'origine les faces et le bord libre du colon ascendant se continue donc sur la boursouflure cæco-appendiculaire et l'enveloppe en totalité.

Lorsque le colon ascendant se couche contre la paroi abdominale, à droite de la ligne de fixation de la Mésentérique, la face droite du cæcum devient postérieure, sa face gauche antérieure ; le bord qui fait suite au bord libre du colon devient droit, etc. Mais, tandis que le colon ascendant se fixe, le cæcum échappe presque toujours à l'accolement et reste entièrement libre (94 fois sur 100 *au moins* d'après Berry).

Le péritoine qui tapisse la face postérieure du cæcum se réfléchit sur le péritoine pariétal de la fosse iliaque, à la limite de la soudure du colon ascendant (fig. 554).

Fosse cæcale. — Quand on soulève le cæcum, on voit le péritoine former un cul-de-sac en arrière de lui (fig. 554). Le fond de cette *fosse rétro-cæcale* (*fossa cæcalis BNA*) répond à la limite de la soudure du colon ascendant à la paroi ; latéralement elle est bornée par deux plis compris entre les bords du colon et la paroi. Ces plis que la traction met en évidence sont nommés *pli pariéto-cæcal* (*plica cæcalis BNA*), à droite ; *pli mésentérico-pariétal*, à gauche.

Consulter : Bardeleben. Ueber die Lage des Blinddarms beim Menschen. *Archiv. f. path. Anat.*, 1849, t. 2, p. 583-586. — Luschka. Ueber die peritoneale Umhüllung des Blinddarmes und über die Fossa iliocæcalis. *Arch. f. path. Anat.*, 1861, t. 21, p. 285-288, pl. 4, fig. 3. — Langer (C.). *L. c.*, p. 906, 1862. — Treves. *L. c.*, p. 926, v. p. 472-474 et 527-530. — Mériot de Treigny. Étude sur les hernies du gros intestin, etc. *Th. Paris*, 1887, n° 143. — Tuffier. Étude sur le cæcum et ses hernies. *Arch. gén. de méd.*, 1887, t. 19, p. 641-666. — Legueu (F.). La situation du cæcum chez l'enfant. *Bull. Soc. Anat.*, Paris, 1892, p. 55-69. — Pérignon. *L. c.*, p. 906, 1892, p. 103-108. — Berry (R.). The anatomy of the Cæcum. *Anat. Anzeiger*, 1895, t. 10, p. 401-409, v. p. 407-408.

1. Zuckerkandl (E.). Ueber den Fixations-Apparat der Nieren. *Medic. Jahrbücher*. Wien, 1883, p. 59-67. Voy. p. 66-67 et pl. 1.

[*P. FREDET*.]

Pli mésentérico-cæcal et recessus iléo-cæcal antérieur. — La séreuse de la face antérieure du cæcum se continue à gauche, avec celle qui revêt la face droite du mésentère. Elle

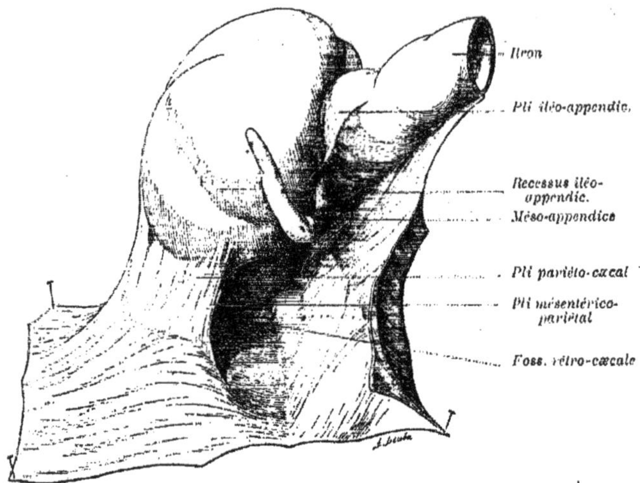

Fig. 554. — Fosse rétro-cæcale, d'après Jonnesco.

présente un pli plus ou moins saillant, étendu du mésentère au cæcum, soulevé par l'*artère cæcale antérieure* (fig. 555). Ce vaisseau naît en effet de l'iléo-colique ou colique inférieure droite, logée dans le *mesenterium commune*; il chemine sous la séreuse antérieure de ce méso, et doit croiser l'intestin grêle au niveau de l'angle iléo-colique pour arriver à destination.

Le péritoine forme une *fossette iléo-cæcale antérieure* (*recessus ileo-cæcalis superior BNA*) entre la face postérieure de ce repli et la face antérieure de l'iléon (fig. 555).

Voy. Jonnesco, t. 4, p. 323-324; et Hernies internes rétropéritonéales, p. 110-132, Paris, 1890.

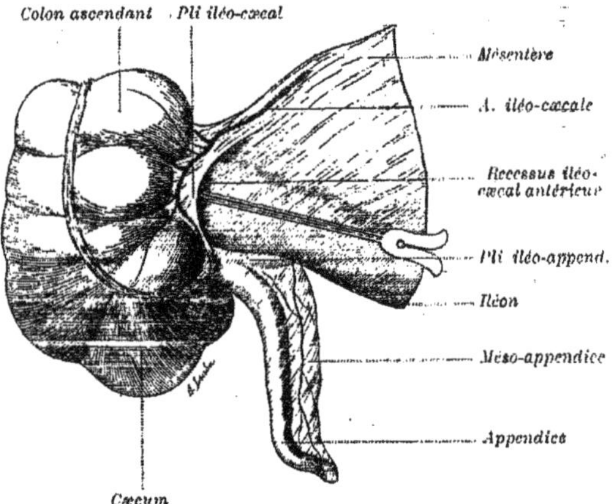

Fig. 555. — Pli et recessus iléo-cæcal antérieur (d'après Jonnesco).

Méso-appendice. (*Mesenteriolum processus vermiformis BNA*). Le méso-appendice, annexé à l'*artère appendiculaire*, est absolument comparable à la faux de l'artère cæcale antérieure. L'artère appendiculaire, née de l'artère iléo-colique, soulève la séreuse de la face postérieure du *mesen-*

terium commune pour atteindre l'appendice, après avoir croisé la face postérieure de la fin de l'iléon. Lorsque la partie correspondante du *mesenterium commune* s'est soudée à la paroi, le méso-appendice semble se détacher de celle-ci au-dessous de la racine du mésentère. Il forme une lame triangulaire, dont le bord libre, orienté vers la gauche, correspond à l'artère appendiculaire.

Il arrive exceptionnellement que l'artère appendiculaire, au lieu de croiser la face postérieure de l'iléon et de soulever la séreuse de la face postérieure du *mesenterium commune*, passe au-devant de l'iléon, et soulève la séreuse antérieure du *mesenterium*. Sa disposition est analogue à celle que nous venons de décrire, sauf la situation du méso-appendice par rapport à l'iléon et au repli iléo-appendiculaire dont nous allons parler.

Consulter : Pérignon. *L. c.*, p. 906, 1892, voy. p. 110-111 ; 115-116. — Jonnesco et Juvara. Anatomie des ligaments de l'appendice vermiculaire et de la fossette iléo-appendiculaire. *Progrès méd.*, 1894, t. 19, p. 273, 303, 321, 353 et 369. (Bibliographie, belles figures.) — Berry (R). The Anatomy of the vermiform appendix. *Anat. Anzeiger*, 1895, t. 10, p. 761-769.

Pli iléo-appendiculaire (*plica ileocæcalis* B.N.A). — Ce pli occupe l'angle compris entre l'appendice et l'iléon, et tourne son bord libre en bas et à gauche (fig. 556). Il ne semble pas avoir la valeur d'un pli vasculaire quoiqu'il loge une branche récurrente iléale, provenant de l'artère appendiculaire, bien vue par Bochdalek et niée à tort par Treves. L'abondance des fibres lisses qu'il contient le font considérer par Toldt (*l. c.*, p. 906, 1879, voy. p. 33-34) et par Pérignon (*l. c.*, p. 906, 1892, voy, p. 112), comme un segment détaché du revêtement péritonéal de l'intestin, ayant entraîné avec lui une partie des tuniques musculaires.

Un recessus iléo-appendiculaire (*recessus ileocæcalis inferior* B.N.A) se développe entre la face postérieure du pli iléo-appendiculaire en avant, la face antérieure du méso-appendice en arrière. Son fond est au niveau de l'angle iléo-cæcal; le bord droit correspond à

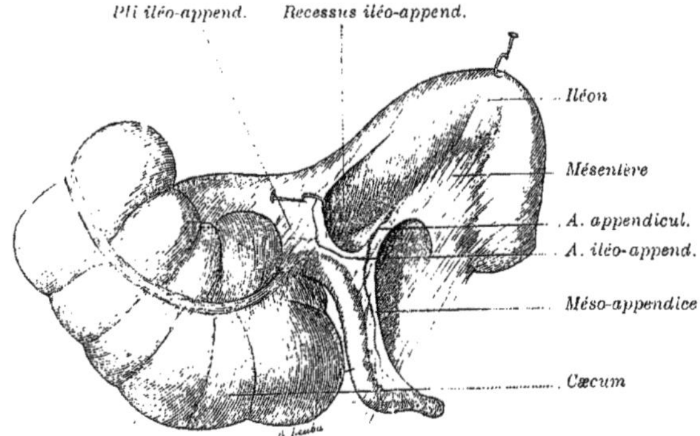

Fig. 556. — Méso-appendice, pli et recessus iléo-appendiculaire (d'après Jonnesco).

l'appendice et au cæcum, entre les racines superposées du méso-appendice et du repli iléo-appendiculaire; son bord supérieur, à l'iléon entre les racines du méso-appendice et du repli iléo-appendiculaire.

4. Mésocolon transverse.

L'évolution du mésocolon transverse comprend une série de phases qui en rendent l'exposé particulièrement délicat. Nous rappelons que :

1° Le colon transverse dérivant, comme le colon ascendant, de la branche inférieure de l'*anse intestinale* (v. p. 912) est d'abord appendu à la colonne vertébrale, dans le *plan sagittal*, par le *mesenterium commune* (fig. 551). Quand la torsion de l'anse intestinale est achevée, le colon ascendant et le colon transverse, confondus en un *colon oblique*, s'étalent dans le *plan frontal* (fig. 532, p. 911, 558).

2° La fixation de la Mésentérique supérieure à la paroi délimite un *méso, propre au colon oblique*, continu avec le mésentère terminal, et pourvu d'une racine angulaire (v. p. 923 et fig. 552 et 559).

4° Puis, le colon oblique se décompose en colon ascendant et colon transverse, grâce à la soudure, à la paroi, de toute la portion du mésocolon

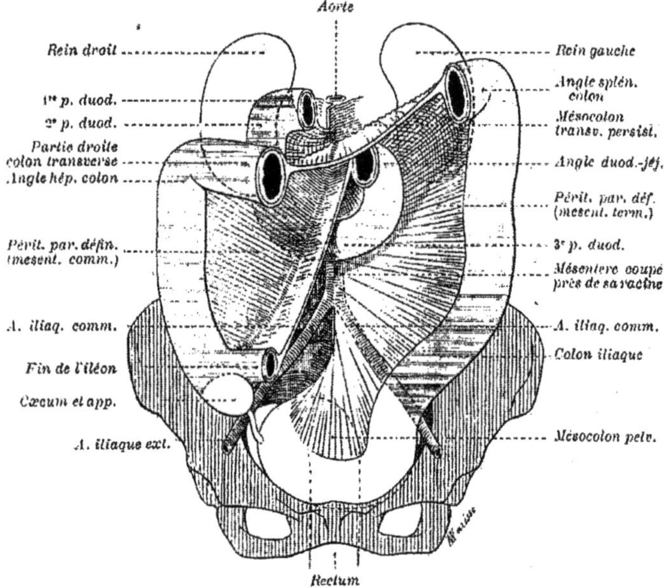

Fig. 557. — Disposition définitive de l'intestin après la torsion intestinale et les accolements (schéma).

Les surfaces accolées sont teintées en gris. Le mésentère de l'intestin grêle, flottant, a été détaché près de sa racine, avec les anses intestinales, depuis le début du jéjunum jusqu'à la fin de l'iléon. Le mésocolon transverse persistant a été coupé près de sa racine et détaché avec l'arc du colon.

oblique qui répond au futur colon ascendant (fig. 552, 557 et 560). Le segment du *mesenterium commune* resté flottant, mérite d'être considéré comme un *mésocolon transverse autonome*.

Toutefois, l'accolement qui se produit sur la face postérieure du *mésocolon oblique* n'est pas borné par une ligne allant de l'origine de la Mésentérique supérieure à l'angle hépatique du colon. Buy (*l. c.*, p. 926) a très bien montré que la soudure dépasse les limites du colon ascendant : elle s'étend sur le méso propre au colon transverse, jusqu'au point où ce colon croise le bord gauche du duodénum (2e portion). Il en résulte que la partie initiale du colon transverse, depuis l'angle hépatique du colon jusqu'au bord gauche du duodénum (*partie droite du colon transverse*) devient sessile, chez le nouveau-né, comme le colon ascendant. Le reste du colon transverse, depuis le duodénum jusqu'à l'angle splénique (*partie gauche du colon transverse*), conserve sa mobilité. A cette période le méso possède une racine coudée (fig. 552 et 560), mais moins obtuse que celle du mésocolon oblique. Une de ses branches correspond encore à la racine *primitive*, médiane et sagittale, du *mesenterium commune*, au-dessous de l'origine de la Mésentérique supérieure. L'autre répond à la ligne d'adhérences *secondaires*, presque transversale, partant de l'origine de la

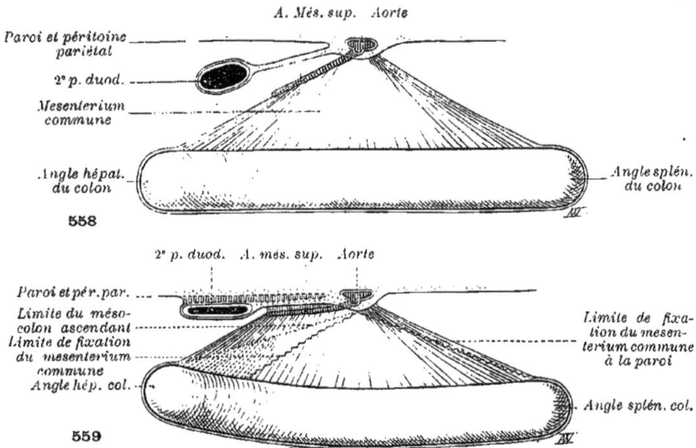

FIG. 558-561. — Schéma de la formation du mésocolon transverse. Vue à pic de l'arc du colon et de son méso, représentés de face fig. 553.

Dans la fig. 553, le *mesenterium commune* n'a été conservé qu'en partie, ainsi que le tronc de l'artère Mésentérique supérieure. Ici les mêmes organes sont vus de haut.

558. — *Disposition primitive après la torsion intestinale.* — L'arc du colon est suspendu par un *méso flottant, commun à l'intestin grêle*, au *colon ascendant* et au *colon transverse*. A droite de la ligne médiane, le méso commun est au-devant du mésoduodénum ; à gauche il se continue directement avec le mésentère terminal.

559. — *1re phase de la fixation du mesenterium commune.* — Le mésoduodénum est supposé accolé à la paroi. Le *mesenterium commune* se fixe au mésoduodénum et à la paroi suivant la ligne de la Mésentérique. Ce qui reste du mesenterium commune au-dessus de la Mésentérique, se continue directement avec le mésentère terminal. C'est un méso, à racine angulaire, commun au colon ascendant et au colon transverse (*méso du colon oblique*).

Mésentérique pour atteindre le duodénum. Cette dernière ligne marque sensiblement la *partie droite* de la *racine* du *mésocolon transverse persistant.*

4° La région du *mesenterium commune*, voisine du mésentère terminal, se fusionne comme celui-ci, par sa face postérieure, avec le péritoine pariétal sous-jacent. La limite de la soudure correspond à une ligne joignant l'origine de la Mésentérique supérieure à l'angle splénique du colon. Ainsi se forme la *partie gauche* de la racine du *mésocolon transverse persistant* (fig. 552, 557, 561).

En résumé, la *racine* du *mésocolon transverse persistant* comprend deux segments (fig. 557) : un droit, étendu de la naissance de la Mésentérique au duodénum ; un gauche, étendu de la naissance de la Mésentérique à l'angle gauche du colon. Elle croise donc superficiellement, de droite à gauche : la portion descendante du *duodénum*, la face antérieure du *mésoduodénum* et la *tête du pancréas* développée dans ce méso, la face antérieure du *rein gauche*; profondément la *veine cave inférieure* et l'*aorte*. Au-dessous d'elle, on trouve la plus grande partie du duodénum et l'intestin grêle; au-dessus, il y a l'estomac, la 1re portion du duodénum et une partie de la 2e (fig. 603, p. 960). Contrairement à ce qu'on voit pour les mésos à racine primitive, ou

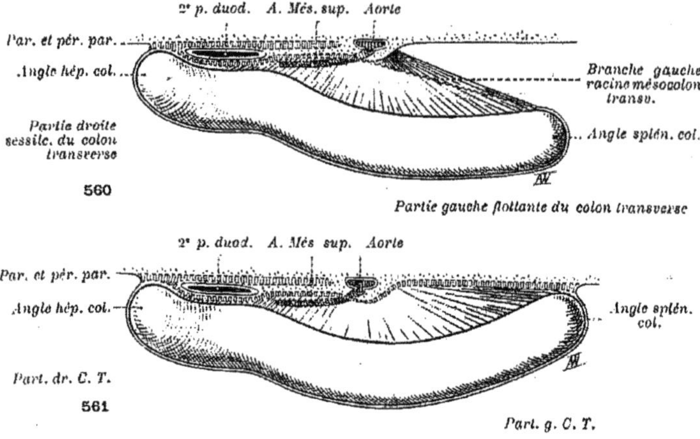

560. — 2e *phase de la fixation du mesenterium commune.* — Toute la partie du mésocolon oblique, qui est comprise entre le tronc de la Mésentérique et une ligne allant de l'origine de la Mésentérique au point de croisement avec le bord gauche du duodénum, se fixe à la paroi et au-devant du duodénum et de son méso. La partie droite du colon transverse devient sessile; la partie gauche flotte autour d'un méso continu avec le mésentère terminal.

561. — 3e *phase de la fixation du mesenterium commune.* — La partie du *mesenterium commune* qui se continue avec le mésentère terminal, se fixe à la paroi comme celui-ci, jusqu'au niveau d'une ligne étendue de l'origine de la Mésentérique à l'angle splénique du colon.

Le mésocolon transverse possède désormais une racine dessinant un angle dont le sommet est situé au niveau de l'origine de la Mésentérique à l'aorte, angle dont la branche droite se termine au bord gauche du duodénum, et dont la branche gauche finit au niveau de la coudure splénique du colon.

les mésos à racine secondaire de l'intestin grêle et du colon oblique, elle ne contient pas un axe vasculaire.

Le mésocolon transverse flotte et retombe au-dessous de sa racine avec la *partie gauche du colon*, qu'il suspend (fig. 553). Il forme ainsi une sorte de hotte à ouverture inférieure, au-devant de la paroi abdominale postérieure et au-dessus de l'intestin grêle.

Sa hauteur, nulle aux deux extrémités de la racine, croît à mesure qu'on se rapproche de la ligne médiane. Elle est en rapport avec le développement que prend en longueur le colon transverse. Le bord libre du méso décrit comme l'arc transverse, une courbe marquée, à convexité antérieure et inférieure.

La surface définitivement postérieure du mésocolon transverse se réfléchit dans le péritoine pariétal. Mais, ce péritoine dérive génétiquement : à droite de la face antérieure du mésocolon ascendant primitif; à gauche de la séreuse antérieure du mésocolon descendant primitif.

Il ne faut pas oublier non plus que la surface définitivement antérieure était

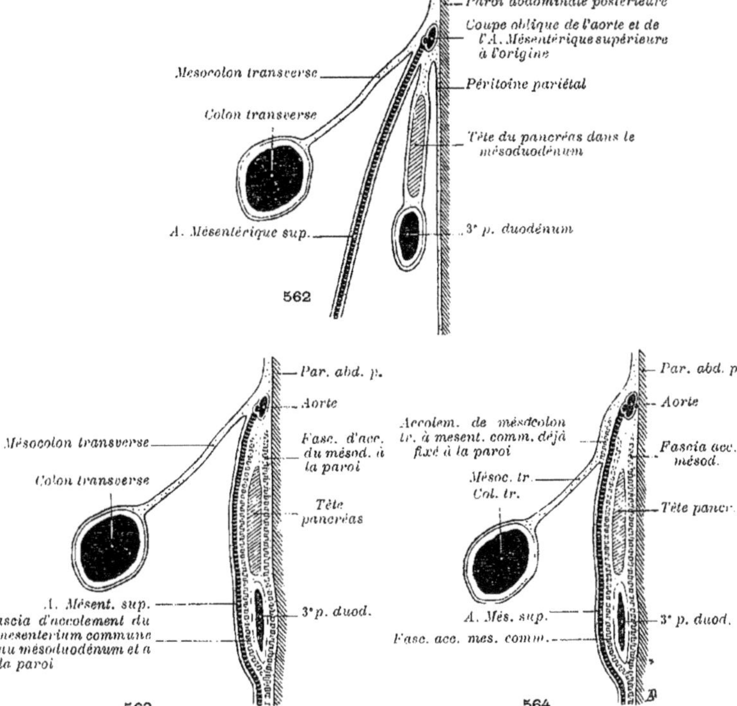

Fig. 562-564. — Coupes schématiques exécutées suivant le tronc de la Mésentérique supérieure, pour montrer le mécanisme de l'abaissement de la racine du mésocolon transverse persistant.

562. — *Disposition primitive.* (Comparez au schéma 553). Du point où la Mésentérique supérieure se détache de l'aorte, semblent irradier 3 mésos : un posterieur, c'est le mésoduodénum contenant la tête du pancréas; un moyen, contenant le tronc de l'artère Mésentérique (il correspond au mésocolon ascendant primitif et au mésentère de l'intestin grêle); un antérieur, le mésocolon transverse.

Le sommet de la hotte mésentérique se trouve exactement au niveau de l'origine de la Mésentérique à l'aorte.

563. — *Disposition temporaire.* Le mésoduodénum est soudé à la paroi, au-dessous de l'origine de la Mésentérique supérieure; le *mesenterium commune* est soudé au mésoduodénum et plus bas à la paroi, au-dessous de l'origine de la Mésentérique.

Le sommet de la hotte mésocolique compris entre la face postérieure du mésocolon et la face antérieure du *mesenterium commune* devenu péritoine pariétal définitif, répond toujours à l'origine de l'artère Mésentérique supérieure.

564. — *Disposition définitive.* Abaissement du sommet de la hotte mésocolique consécutive à la soudure des surfaces séreuses qui tapissent le fond de cette hotte. — Le sommet descend notablement au-dessous de l'origine de l'artère Mésentérique supérieure. En apparence le mésocolon s'attache au-dessous de ce point : une certaine étendue du tronc de la Mesentérique se montre donc, sous le péritoine topographiquement pariétal, au-dessus de la racine abaissée du mésocolon.

originellement en continuité avec les surfaces postérieures des mésocolons ascendant et descendant primitifs, qui se sont soudées à la paroi.

Ultérieurement, la ligne d'implantation du *mésocolon transverse persistant*

[P. FREDET.]

s'abaisse (fig. 562-564). En effet, le péritoine postérieur du méso, appliqué au niveau du fond de la hotte, contre le péritoine qui tapisse la paroi et les organes, s'accole à cette surface séreuse, progressivement de haut en bas. En conséquence la partie initiale de la *Mésentérique supérieure* se dégage au-dessus de la racine du mésocolon ; l'étendue de la portion descendante du duodénum qu'on aperçoit au-dessous de la racine se restreint. Il arrive parfois qu'il ne reste rien de la tête du pancréas au-dessous de la ligne d'attache définitive du mésocolon. L'abaissement peut mettre l'angle duodéno-jéjunal au contact du mésocolon; le coude intestinal se creuse quelquefois une fossette dans le méso (*fossette mésocolique*), ou lui adhère. En ce cas, l'angle duodéno-jéjunal semble pénétrer dans le mésocolon.

Le mésocolon transverse a, dans son ensemble, la forme d'un segment de cercle. Les deux rayons correspondant aux segments droit et gauche de la racine sont quelquefois indiqués par le tronc des artères coliques supérieures droite et gauche, qui viennent s'anastomoser sur la ligne médiane.

Le mésocolon transverse de l'adulte n'est constitué qu'après fusion de la lame directe du *grand épiploon* avec le mésocolon transverse vrai, dérivé du *mesenterium commune*. L'étude de cette transformation est faite avec le péritoine gastrique, p. 963.

Anomalies dans la fixation du mesenterium commune.

A. *Absence de fixation.* — Le méso commun à l'intestin grêle, au colon ascendant et au colon transverse, peut rester complètement indépendant de la paroi abdominale postérieure, auquel cas ces trois segments intestinaux flottent, chez l'adulte, comme ils flottaient chez le fœtus, et comme ils flottent toute la vie chez la plupart des mammifères (chien par exemple). On dit alors qu'il y a *absence de fixation* ou *persistance du mesenterium commune.*

La cause de la fixation habituelle reste inconnue; elle manque chez le plus grand nombre des animaux. Il y a peut-être un rapport entre l'attitude bipède, qui détermine l'application du *mesenterium commune* contre la paroi, et l'accolement d'une partie de ce méso au péritoine pariétal. Pour une raison analogue, on conçoit que l'absence de fixation soit fatale dans le cas de hernie du *mesenterium commune* et de l'intestin qu'il suspend (hernie diaphragmatique, hernie ombilicale congénitale, etc.). L'absence de torsion de l'anse ombilicale ou la transposition des viscères, qui accompagnent assez fréquemment le défaut de fixation, ne semblent pas prédisposer *a priori* à cette anomalie.

α. *Absence de fixation, avec torsion normale de l'anse.* — En ce cas, l'intestin grêle est à gauche de la Mésentérique sup., le colon ascendant à droite, comme dans la normale. La face péritonéale du méso de l'anse qui regarde la paroi sans entrer en coalescence avec elle, correspond à la face gauche du mésentère général primitif.

β. *Absence de fixation, avec absence de torsion.* — L'intestin grêle se trouve à droite du tronc de la Mésentérique et le gros intestin à gauche. La face du méso de l'anse, qui regarde la paroi sans contracter d'union avec elle, correspond à la face droite du mésentère dorsal général primitif.

Rogie et Pérignon ont récemment collationné 53 cas de *mesenterium commune* persistant (*l. c.*, p. 906, 1891, voy. p. 313-317) auxquels il faut joindre le cas de Jonnesco (*Hernies internes rétro-péritonéales*. Paris, 1890, p. 108, fig. 26) et de Grönross (*l. c.*, p. 914, 1893). Ces cas peuvent être classés de la façon suivante :

I. — *Persistance du mesenterium commune, avec anse intestinale normalement tordue* : Cas de Turner, Wenzel Gruber (9), Walsham, Young (2), Rogie (2), Rogie et Pérignon, Jonnesco. — II. *Persistance du mesenterium commune avec absence de torsion intestinale* : Cas de Moser, Treitz (4), Turner, Roth, Wilks (2), His, Young, Grönross. — III. *Cas publiés sans indications relatives à la torsion, et dans lesquels la description ne permet pas d'affirmer qu'il y eût torsion ou absence de torsion* : Cas de Mascorel, Wenzel Gruber (3), Tscherning, Treves (2), Tuffier (2), Schiefferdecker, Augier, Rogie (3), Toldt (5), Wardrup (2). — IV. *Per-*

sistance du mesenterium commune avec hernie de l'anse : Cas de Rogie et de Wenzel Gruber. — V. *Persistance du mesenterium commune accompagnée de transposition des viscères* : Cas de Valleix, Wenzel Gruber, Wardrup.

B. ***Fixation topographiquement vicieuse (anse n'ayant pas subi la torsion).*** — Le *mesenterium commune* peut s'accoler, malgré l'absence de torsion. La fixation est vicieuse, en ce sens qu'elle porte sur une surface péritonéale, correspondant à la face droite du mésentère général primitif et non à la face gauche. En outre, la situation du colon ascendant, à gauche du tronc de la Mésentérique, fait que cet intestin se fixe sur la partie droite du corps, s'accolant à la face antérieure du méso de l'intestin terminal.

Une telle anomalie n'est pas très rare. La plupart des vieilles observations d'absence de torsion de l'anse intestinale sont décrites comme cas de situation gauche du colon ascendant et du cæcum. En pareil cas, l'intestin grêle peut être pourvu d'un *mésentère* bien constitué, ayant dans sa racine la Mésenterique supérieure. Mais la racine s'implante à gauche de la colonne vertébrale.

C. ***Fixation régulière, dans une étendue inférieure à la normale.*** — L'anse intestinale, ayant ou n'ayant pas subi la torsion normale, la fixation du mésocolon ascendant primitif peut ne pas s'étendre de la racine du mésentère définitif jusqu'au bord libre du colon. En pareil cas, le colon ascendant flotte autour de la ligne d'attache d'un méso propre, ligne différente de la racine du mésentère proprement dit, et située, en cas de torsion normale, à droite de la racine du méso de l'intestin grêle. La hauteur de ce méso est susceptible de présenter toute la variabilité possible.

D. ***Fixation irrégulière.*** — α. *Dans le sens tranversal.* Recessus paracoliques. — L'accolement de la face postérieure du mésocolon ascendant avec le péritoine pariétal peut être incomplet et irrégulier dans le *sens transversal*, laissant par exemple des portions de mésocolon libres en arrière. Cette évolution vicieuse s'accuse fréquemment, à un faible degré, par l'existence de recessus peu profonds (*rec. paracolici B.N.A*), s'ouvrant le long du bord droit du colon ascendant et se développant en arrière de la petite portion de mésocolon ascendant restée indépendante de la paroi. Les recessus paracoliques seraient capables de former le sac de hernies rétro-péritonéales.

β. *Dans le sens longitudinal.* — Parfois la fixation est incomplète et irrégulière dans le *sens longitudinal.* Rogie estime que l'accolement peut n'intéresser que la face postérieure du colon ascendant, couché contre la paroi. On observe alors une absence de fixation complète ou partielle, suivant la ligne qui va de l'angle hépatique du colon à l'origine de la Mésentérique supérieure et l'indépendance de la face postérieure du mésocolon ascendant primitif, entre la racine du mésentère définitif de l'intestin grêle et la ligne de fixation du colon ascendant.

En ce cas, existe un profond recessus analogue au recessus intersigmoïde, mais ouvert en haut, entre l'angle droit du colon et l'origine de la Mésentérique supérieure.

ARTICLE II

TERRITOIRE DE L'ARTÈRE MÉSENTÉRIQUE INFÉRIEURE

ÉVOLUTION DU MESO DE L'INTESTIN TERMINAL

1. Fixation du colon descendant et du colon iliaque. — 2. Mésocolon pelvien. — 3. Recessus intersigmoïde.

On désigne, sous le nom d'*intestin terminal*, le segment du tube digestif étendu de l'angle colico-splénique, où il fait suite à la branche inférieure de l'*anse ombilicale* jusqu'à l'anus (fig. 514). Jonnesco a nommé *mésentère terminal* la fin du grand mésentère dorsal général qui suspend cette portion ultime de l'intestin. La hauteur du méso diminue à mesure que l'on descend et devient nulle au niveau du rectum. La mobilité de l'intestin est donc nulle aussi à ce niveau, mais elle est assez grande près de l'angle splénique.

L'intestin terminal, vascularisé par la Mésentérique inférieure et ses bran-

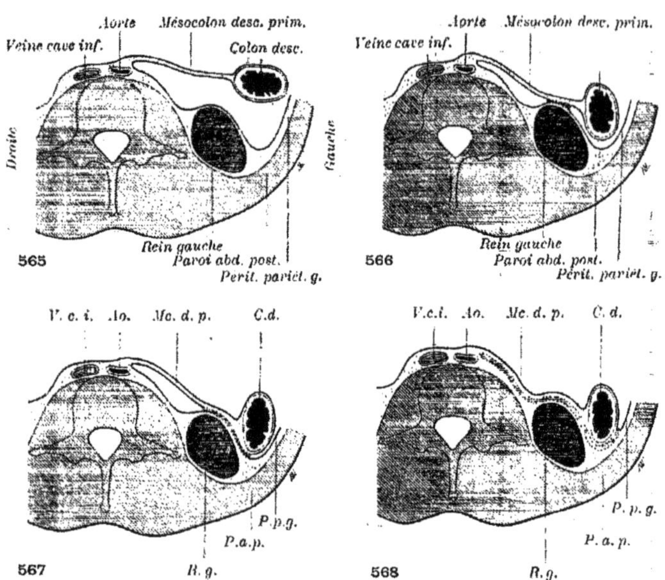

Fig. 565-568. — Évolution du *mésocolon descendant primitif. Coupes transversales* schématiques, passant *au niveau du rein*. Segment supérieur des coupes (Voy. note, fig. 530, p. 915).

565. — *Mésocolon descendant primitif, renversé contre la paroi* abdominale, *à gauche* de la ligne médiane, mais *indépendant* de cette paroi. — Une telle disposition peut persister anormalement chez l'adulte, constituant ce qu'on nomme *mésocolon descendant flottant*.

566. — Le rein faisant saillie sous le péritoine pariétal, à gauche de la ligne médiane, le mésocolon descendant primitif se met au contact du *péritoine prérénal* et entre en *coalescence* avec lui. — A cette période, la partie du méso comprise entre la colonne et le rein, reste indépendante; elle contribue à limiter (en avant) un recessus dit *intersigmoïde*. — Le colon flotte, mais son méso a perdu beaucoup de hauteur; il cesse de s'attacher, comme primitivement, sur la ligne médiane, il acquiert une *racine secondaire, gauche*. La disposition ici figurée peut persister chez l'adulte.

567. — L'*accolement* de la face postérieure du mésocolon au péritoine pariétal se poursuit vers la gauche. Elle détermine le *déplacement progressif de la racine du mésocolon vers la gauche* et la *réduction corrélative de sa hauteur*. — Le colon adhère actuellement à la paroi, par une portion de sa circonférence. On peut dire, à la rigueur, qu'il est muni d'un méso très épais et très bas.

568. — L'*accolement* est effectué *jusqu'au bord externe du colon*, complètement *sessile*.

Le mésocolon descendant primitif qui plafonnait la gouttière comprise entre la colonne vertébrale et le rein, s'est soudé au péritoine pariétal qui tapisse cette gouttière. Le *recessus intersigmoïde* a disparu.— Le péritoine pariétal gauche se continue, au niveau du bord gauche du colon, avec celui qui revêt la paroi antérieure du colon et la *face antérieure du mésocolon descendant primitif*. Cette dernière séreuse est devenue topographiquement *péritoine pariétal, lombaire gauche, définitif*.

L'*accolement* de la *séreuse postérieure* du mésocolon au péritoine pariétal s'accompagne de la formation d'un *fascia en arrière* de l'axe conjonctivo-vasculaire du méso (*artères coliques gauches*) *au-devant* du *rein*, de ses *vaisseaux* et de l'*uretère*. Ce fascia s'étend *transversalement de la ligne médiane* au *bord latéral du colon*.

ches, forme chez l'adulte : le *colon descendant* ou *lombaire gauche*; le *colon iliaque*; le *colon pelvien* et le *rectum* proprement dit, pour employer la nomenclature de Jonnesco.

Dans une *période primitive*, l'intestin terminal est rectiligne et son méso disposé *dans le plan sagittal*. Puis au moment où se fait la torsion de l'intestin — laquelle résulte, pour une part, de l'accroissement en longueur de l'intestin terminal et de sa poussée de bas en haut — *l'intestin terminal et son méso, se couchent* contre la paroi abdominale postérieure, *à gauche* de la ligne médiane (fig. 531, p. 910). Le développement de l'anse ombilicale, dont la masse remplit la partie droite de l'abdomen et déborde à gauche, contribue à déterminer ce renversement.

Le mésentère terminal se place donc *dans le plan frontal* (fig. 565). Sa *face primitivement droite* devient *antérieure* ; sa *face primitivement gauche* devient *postérieure* et s'applique, dans la région lombaire et iliaque, contre le péritoine pariétal et les organes sous-péritonéaux. Aussi, les artères coliques issues de la Mésentérique inférieure, deviennent-elles gauches par rapport à la ligne médiane, comme l'intestin auquel elles se distribuent. De là le nom de *coliques gauches*, qu'on leur a donné chez l'adulte, par opposition aux coliques droites de la Mésentérique supérieure.

L'intestin terminal, couché contre la paroi, reste à un *stade indifférent*, jusque vers la moitié du 3e mois, c'est-à-dire que les segments n'en sont pas encore distincts.

A un *stade de différenciation*, on voit se former, au niveau de la fosse iliaque en particulier, une anse qui représente le futur colon pelvien (fig. 532, p. 911). La partie située au-dessus sera le colon descendant et le colon iliaque; la partie située au-dessous deviendra le rectum intra-pelvien.

Consulter : Jonnesco (Th.). Le colon pelvien pendant la vie intra-utérine. *Th. Paris*, 1892, n° 125. — Id. Le colon pelvien chez l'embryon et le nouveau-né. Paris, 1892.

1. Fixation du colon descendant et du colon iliaque.

Dans une période dite *transitoire*, l'intestin terminal et son méso commencent à s'accoler par leur face postérieure avec le péritoine pariétal. La fixation débute au niveau de la partie supérieure qui recouvre le rein (fig. 566) (2e moitié du 4e mois; Toldt, Jonnesco). Puis elle progresse vers le bas, atteint le pôle inférieur du rein et la fosse iliaque (7e mois). Mais la soudure n'intéresse pas immédiatement toute l'étendue du méso.

Il y a en effet, entre la saillie du rein et de la colonne vertébrale, une gouttière longitudinale assez profonde, sur laquelle le mésentère terminal fait un pont. La face postérieure du méso n'entre tout d'abord en coalescence qu'avec les surfaces pariétales avec lesquelles elle se trouve en contact. En dehors de la gouttière, depuis l'angle colico-splénique jusqu'au niveau de la crête iliaque, le méso et le colon se fixent à la *région lombaire* (fig. 567). Ultérieurement la partie du mésocolon qui ponte la fosse comprise entre le rein et la colonne, se déprime, arrive au contact de la séreuse qui en revêt le fond et se soude avec elle (fig. 568). Mais cet accolement est inconstant et tardif.

Dans une période *définitive*, le segment du colon et celui du mésocolon qui reposent dans la *fosse iliaque gauche*, se fixent au péritoine pariétal, depuis la crête iliaque jusqu'au bord médial du psoas (fig. 557) (fixation vers le 8e mois, ou à 8 mois 1/2).

[*P. FREDET.*]

Quand l'accolement se poursuit jusqu'au bord gauche, le *colon descendant* et le *colon iliaque* paraissent directement fixés à la paroi, comme le colon ascendant, à la suite d'un processus analogue. Alors le péritoine du flanc gauche peut être suivi sur la face antérieure du colon, puis au-devant des vaisseaux coliques gauches jusqu'à la ligne médiane. Ces vaisseaux atteignent l'intestin par le bord droit, après un long trajet transversal sous le péritoine pariétal définitif. Mais il ne faut pas oublier, qu'en cette région, le péritoine topographiquement pariétal correspond génétiquement à la séreuse antérieure du *mésentère terminal*. La face antérieure du mésocolon descendant primitif reste libre, excepté à la partie supérieure, en dedans du rein, où la 4e portion du duodénum se soude à elle.

Si le processus de soudure ménage une petite bande du mésentère terminal, au voisinage du colon, celui-ci est pourvu d'un méso (*mésocolon définitif, lombaire gauche et iliaque*) plus ou moins bas et à racine implantée loin de la ligne médiane. Une telle racine, *secondaire*, ne possède pas un axe vasculaire, comme la racine *primitive* du mésentère terminal.

Le colon descendant est habituellement sessile chez l'adulte. L'existence d'un mésocolon descendant ne s'observe pas dans 25 °/₀ des cas (voy. p. 1052).

Le colon iliaque est habituellement pourvu d'un méso (plus de 65 fois °/₀) (voy. p. 1057).

Comme le colon ascendant, les colons descendant et iliaque peuvent être isolés de la paroi et rendus flottants chez l'adulte, sans blesser les vaisseaux nourriciers et sans aucune rupture des vaisseaux pariétaux. Cette opération est proposée par Duval pour permettre la résection de portions étendues du colon et le rapprochement des bouts conservés.

Consulter : Bibliographie p. 920 et Pérignon (*l. c.*, p. 906, 1892, voy. p. 143). — Toldt (*l. c.*, p. 906, 1879, voy. p. 37). — Lesshaft (P.). Die Lumbalgegend in anatomisch-chirurgischer Hinsicht. *Archiv. f. Anat*, 1870, p. 264-299, v. p. 285. — Mauras (F.). Le colon terminal et la fossette intersigmoïde chez l'enfant. *Th. Bordeaux*, 1895, n° 4. — Duval (P.). Traitement chirurgical du cancer du colon pelvien. *Th. Paris*, 1903, p. 25.

Fascia d'accolement du mésocolon descendant primitif. — La fusion du mésocolon descendant primitif avec le péritoine pariétal sous-jacent est tardive. L'accolement laisse comme trace un *fascia sous-péritonéal*, qui recouvre et fixe le rein gauche et l'uretère. Il s'étend de la ligne médiane, jusqu'au bord du colon lombo-iliaque, *en arrière des vaisseaux coliques gauches* (fig. 568 et 678, p. 1011).

Ce fascia a été signalé et interprété par Zuckerkandl. Voy. *Péritoine des organes urinaires*, p. 1010.

Il est hors de doute que la disparition des mésocolons descendant et iliaque primitifs est le résultat d'un accolement au péritoine pariétal. C'est à Toldt (*l. c.*, p. 906, 1879) qu'on doit cette démonstration, confirmée depuis par les travaux de Rogie (*l. c.* p. 906, 1889, v. p. 80-110; 1891, p. 259-288) et de Jonnesco (*l. c.*, p. 937, 1892).

D'autres théories ont été admises autrefois. Treitz, par exemple, soutenait que la disposition du mésocolon descendant définitif était le résultat du développement inégal de la paroi et du péritoine. La paroi, en s'accroissant, déplisserait le mésocolon descendant pour s'habiller de son feuillet gauche.

D'après Waldeyer, le mésocolon descendant primitif se transformerait en mésocolon descendant secondaire ou définitif par le fait du développement du rein. Celui-ci emploierait les deux lames de ce méso pour s'en couvrir.

Ces théories n'ont plus qu'un intérêt historique. Pour détails complémentaires, voy. Jonnesco, *l. c.*, p. 9, fig. 9-14.

Persistance anormale du mésocolon descendant primitif. — *Fixation incomplète et irrégulière.* — La persistance du mésocolon descendant primitif, à racine médiane et sagittale, flottant avec le colon descendant, est rarement signalée par les auteurs. Elle ne serait pourtant pas très rare. Rogie (*l. c.*, 1889, p. 208. — ROGIE et PÉRIGNON, *l. c.*, 1891, p. 320-321) a rapporté de cette anomalie un certain nombre de cas, soit personnels, soit appartenant à d'autres observateurs. — La soudure peut s'arrêter avant d'atteindre le bord du colon lombaire et iliaque; se faire irrégulièrement et déterminer la formation de RECESSUS PARACOLIQUES (*rec. paracolici BNA*) comme au niveau du colon ascendant.

2. Mésocolon pelvien.

Le segment d'intestin compris entre la fin du colon iliaque et le commencement du rectum, c'est-à-dire le colon pelvien, reste flottant (fig. 557, p. 930),

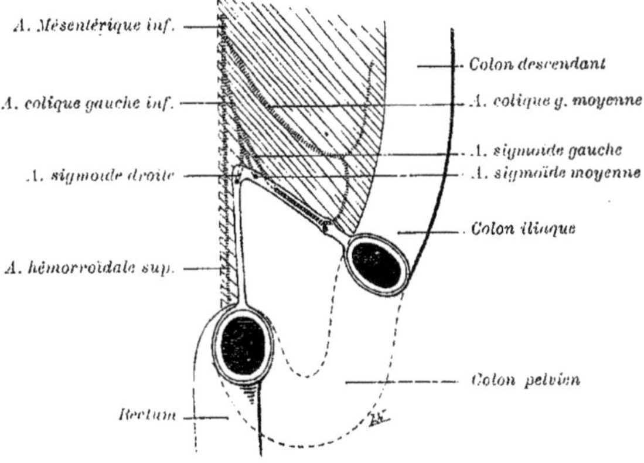

FIG. 569. — Mésocolon pelvien (schéma).

L'anse du colon pelvien, représentée par une ligne pointillée, dans sa position normale, a été détachée avec le mésocolon pelvien pour montrer les deux racines de ce dernier. — La *racine primitive, médiane*, contient l'hémorroïdale supérieure, fin de la Mésentérique inférieure. L'artère sigmoïde droite, branche de division de la colique inférieure gauche, chemine dans le méso, près de la racine, parallèlement à l'hémorroïdale. — La *racine secondaire, gauche*, loge l'artère sigmoïde gauche. — On aperçoit entre les deux sigmoïdes, gauche et droite, la coupe de la sigmoïde moyenne.

grâce à la persistance de la dernière partie du mésentère terminal, à racine médiane et sagittale. A cette *racine primitive* du mésocolon pelvien s'adjoint une *racine secondaire*, branchée obliquement, à gauche de la ligne médiane, et correspondant à la limite de la soudure du mésocolon iliaque primitif avec le péritoine pariétal (fig. 569 et 570). La racine secondaire suit le trajet des vaisseaux iliaques communs et externes, longe le bord médial du psoas, croisant superficiellement l'uretère et les vaisseaux spermatiques gauches. Elle s'abaisse dans le bassin, quand une partie de l'anse descendante du colon pelvien et de son méso se soude à la paroi pelvienne. En résumé, le mésocolon pelvien possède une racine définitive angulaire et a la forme d'un segment de cercle, dont la circonférence est marquée par l'intestin. Il contient dans son épaisseur les trois artères sigmoïdes, divisions de la colique gauche inférieure, qui se portent vers l'intestin, en divergeant comme trois nervures

[*P. FREDET.*]

de la feuille mésocolique. L'artère sigmoïde supérieure ou gauche répond généralement à la racine secondaire (gauche) du mésocolon pelvien (fig. 569

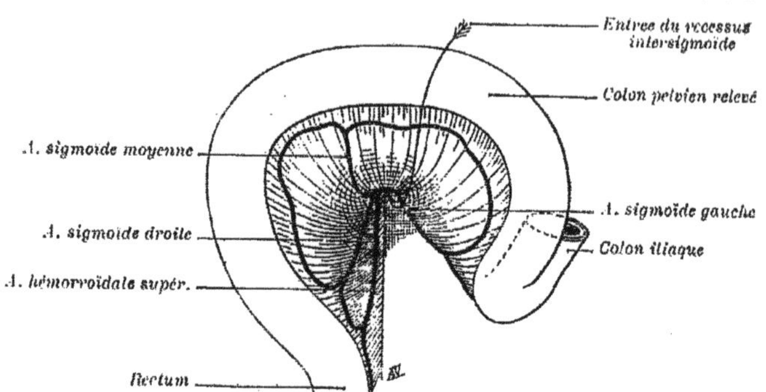

Fig. 570. — Mésocolon pelvien relevé (schéma).

Cette figure montre la *face postéro-inférieure* du *mésocolon pelvien*. On aperçoit par transparence les artères *sigmoïdes* et l'*hémorroïdale* supérieure qui sont contenues dans le méso. L'hémorroïdale supérieure, chemine près de la *racine primitive, médiane*; la sigmoïde gauche répond à la *racine secondaire, gauche*, obliquement branchée sur la racine primitive.

La flèche empennée conduit dans l'orifice du *recessus intersigmoïde*, compris entre la paroi, à gauche de la racine du mésocolon descendant et iliaque primitif, et la face postérieure de ce méso, dans l'étendue où il ne s'accole pas à la paroi.

et 570). L'artère sigmoïde droite chemine près de la racine primitive parallèlement à la fin de la Mésentérique inférieure. Le mésocolon pelvien, fixé : à son sommet, sur la ligne médiane; par ses deux racines, à la margelle du bassin et sur la ligne médiane du sacrum, se présente, vu d'avant, comme une hotte qui recouvre l'excavation pelvienne et y descend. L'artère sigmoïde moyenne occupe la partie flottante du méso.

3. **Recessus intersigmoïde.**

Nous avons vu que le mésocolon descendant primitif, renversé à gauche sur la paroi lombaire, était soulevé, en dehors de la ligne médiane, par la saillie du rein et qu'il s'étalait d'abord comme un pont au-devant de la gouttière comprise entre la colonne vertébrale et le rein (fig. 566, 567). Il conserve fréquemment son indépendance dans cette région, même chez l'adulte. On observe alors une véritable poche, entre sa face postérieure en avant, et le péritoine pariétal en arrière. La poche est limitée du côté de la ligne médiane, par la réflexion de la séreuse postérieure du mésocolon dans le péritoine pariétal, au niveau de la racine du mésentère terminal. Latéralement elle est bornée par la ligne où débute l'accolement du mésocolon descendant au péritoine pariétal. Ce diverticule de la cavité péritonéale porte le nom de *fossette* ou mieux de *recessus intersigmoïde* (*recessus intersigmoideus* B.N.A.). En haut il peut se prolonger jusqu'au niveau de l'origine de la Mésentérique, derrière la 4e portion du duodénum; en bas, il s'ouvre par un orifice généralement rétréci, compris entre la ligne médiane et le point où finit l'accolement du mésocolon iliaque primitif, sur le bord du psoas et l'artère iliaque commune. Il faut s'engager au-dessous des artères sigmoïdes et de la gauche en particulier, pour pénétrer dans le recessus (fig. 570). On aperçoit d'ordinaire son orifice en relevant le colon pelvien; l'uretère apparaît sous la séreuse pariétale qui limite le recessus en arrière.

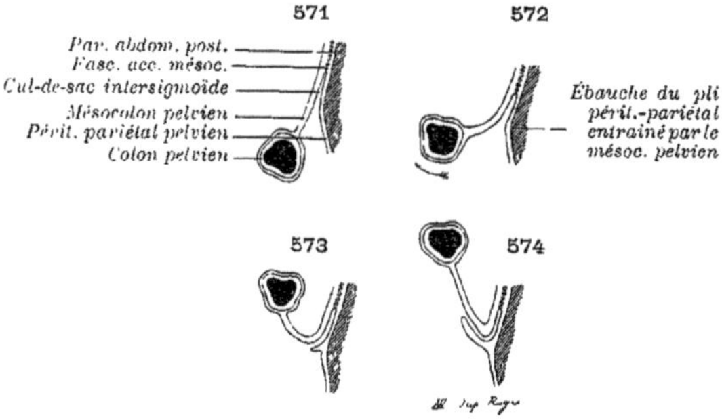

FIG. 571-574. — Coupes sagittales, schématiques, par le recessus intersigmoïde, d'après Rogie. Vue des tranches droites.

571. — On constate que le recessus est compris entre la paroi et le mésocolon.

572. — La traction, exercée par le mésocolon pelvien, entraîne le péritoine pariétal au-dessous de la ligne de coalescence et tend à le plisser.

573 et 574. — Le pli formé en 573 s'est exagéré en 574. Quand on relève le colon pelvien, le pli pariétal limite en bas et en arrière l'entrée du recessus. On pourrait croire que celui-ci est développé dans l'épaisseur du mésocolon pelvien, par suite d'une sorte d'invagination de la séreuse postéro-inférieure, à ce niveau.

Le recessus intersigmoïde fait défaut quand l'accolement des mésocolons descendant et iliaque est complet. Il aurait été découvert par Hensing et Roser, d'après Waldeyer (HENSING (F. W.). De peritoneo. *Diss. inaug.* Giessæ, 1742, *in* HALLER. *Disput. anat.* Gottingae, 1750, t. 1, p. 371, § 28). Il a été revu par Treitz et interprété par Toldt, dont Rogie et Jonnesco confirment les conclusions.

Rogie (*l. c.*, p. 906, 1891. v. p. 267), a expliqué la cause de l'erreur dans laquelle étaient tombés plusieurs anatomistes qui croyaient le recessus intersigmoïde développé dans l'épaisseur du mésocolon descendant ou du mésocolon iliaque. L'illusion provient de l'existence d'un pli péritonéal, en arrière de l'orifice de la poche, lequel est dû à la traction exercée par le colon pelvien sur le péritoine pariétal, par l'intermédiaire de son méso. Celui-ci entraîne le péritoine pariétal et le plisse. L'examen des figures de Rogie (fig. 571-574), démontre très nettement ce mécanisme.

On peut se demander pourquoi le mésocolon ascendant se soude immédiatement à la paroi lombaire sans former, comme le colon descendant, un pont au-devant de la gouttière comprise entre la colonne vertébrale et la saillie du rein droit. D'abord, l'angle hépatique n'atteint que le pôle inférieur du rein droit, tandis que l'angle splénique remonte très haut devant le rein gauche. Puis, et surtout, la gouttière est comblée du côté droit par la portion descendante du duodénum. C'est ce que l'on constate avec évidence sur les coupes transversales de sujets bien fixés (fig. 530, p. 916).

Péritoine rectal.

On comprendra mieux sa disposition après l'étude du péritoine génito-urinaire. Il suffira de dire ici que la face postérieure de l'intestin se rapproche progressivement de la paroi du bassin à mesure qu'on descend vers l'anus. Le rectum devient sessile, par suite de l'écartement des faces droite et gauche de son méso. L'aorte, obligée de se diviser en deux branches pour contourner l'anus, n'est plus comprise entre la colonne et l'intestin. Tout au plus trouve-t-on à ce niveau l'artère sacrée moyenne et la fin de la Mésentérique inférieure.

Les hémorroïdales moyennes, branches des hypogastiques, ne peuvent atteindre le rectum que par ses parties latérales, après un trajet transversal sur la paroi et au-dessous du péritoine, puisque les troncs dont elles dérivent sont devenus latéraux.

Voy. détails plus complets, p. 1003, 1024, 1032, 1062, 1069.

[P. FREDET.]

CHAPITRE II

PÉRITOINE DE LA RÉGION GASTRIQUE
(TERRITOIRE DE L'ARTÈRE CŒLIAQUE)

ARTICLE I

LA BOURSE MÉSOGASTRIQUE[1]

§ 1. FORMATION DU MÉSOGASTRE ET DE LA BOURSE MÉSOGASTRIQUE

Le segment du tube digestif correspondant à l'œsophage abdominal et à l'estomac, possède un *mésentère dorsal* et un *mésentère ventral*. Mais, vu l'épaisseur de ces deux mésos chez l'embryon très jeune, il est plus juste de dire que l'estomac, sagittal, est logé au centre d'une véritable cloison mésentérique dorso-ventrale. Et comme le foie, en se développant dans la partie du mésentère ventral qui touche la paroi abdominale, se substitue en quelque sorte au méso, la *cloison mésentérique* restante mérite le nom de *dorso-hépatique* pour employer les termes de l'école de Liège.

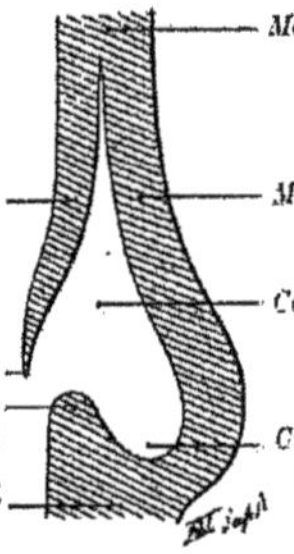

FIG. 575. — Coupe frontale schématique, passant en arrière de l'estomac par le *méso latéral* et le *mésogastre*. Elle montre comment se dédouble la *cloison mésentérique dorso-hépatique*, grâce à la formation de la *cavité hépato-entérique*. — Vue de la tranche postérieure ou dorsale (d'après A. Brachet).

L'évolution première du péritoine gastrique est corrélative de la formation de l'*arrière-cavité des épiploons*[2] ou *cavité hépato-entérique*, et cela grâce à une série de phénomènes extrêmement compliqués dont voici la succession :

α) Une fissure se produit dans l'épaisse cloison dorso-hépatique, et la dédouble dans le sens sagittal en deux cloisons droite et gauche. L'estomac reste dans la cloison gauche.

β) L'estomac tourne au centre de sa cloison et oriente sa face droite en arrière, son bord dorsal à gauche.

γ) Une fissure pousse transversalement de droite à gauche et tend à isoler la face postérieure de l'estomac, depuis la petite jusqu'à la grande courbure.

1. Synonymie : *Recessus inferior omentalis* (*BNA*), *bursa omenti majoris* (Huschke).
2. Syn. : *bursa omentalis BNA*.

Reprenons en détail chacune des phases de cette évolution :

α) Formation de la cavité hépato-entérique, par dédoublement sagittal de la cloison mésentérique dorso-hépatique, contenant le tube digestif. — Différenciation du mésogastre et du méso hépato-cave.

Le mésogastre se délimite par un processus qu'ont élucidé Brachet et Swaen, à la suite des observations de Stoss, de Ravn, de Hochstetter et de Klaatsch.

Fig. 576 et 577. — Coupes transversales d'un embryon de lapin de 10 jours 1/2, d'après A. Swaen. Segments inférieurs des coupes.

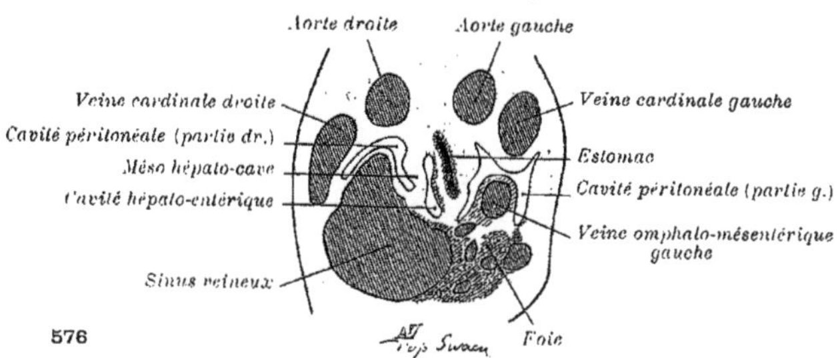

Coupe passant par la *cavité hépato-entérique* complète.
Le *méso latéral* s'étend du dos au foie

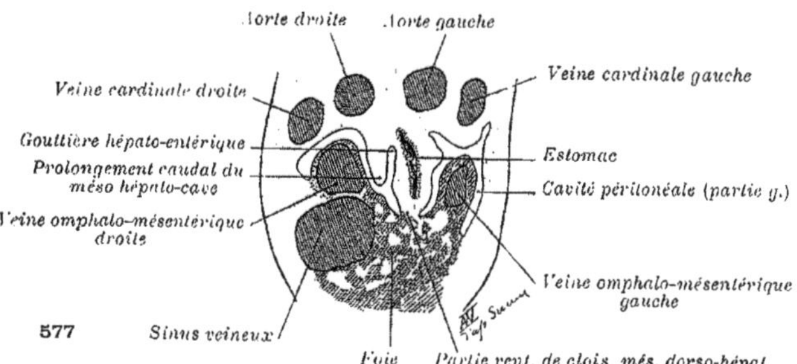

Coupe passant au niveau de l'orifice de pénétration dans la *cavité hépato-entérique*.
Le *méso latéral* ne s'étend plus du dos au foie. Il présente un bord libre regardant en avant; il ne délimite plus une cavité hépato-entérique, mais seulement une *gouttière hépato-entérique*.

L'épithélium cœlomique qui revêt la face droite de l'épaisse *cloison dorso-hépatique* se déprime en un cul-de-sac qui pénètre dans la cloison, de droite à gauche, de bas en haut, et d'avant en arrière (ces termes étant pris dans le sens qu'on leur donne chez l'adulte). La cloison est ainsi subdivisée en deux lames sagittales (fig. 575 à 578).

1. La *lame gauche* loge dans son épaisseur l'œsophage, l'estomac et la partie initiale du duodénum (fig. 576 à 578). La portion comprise entre la paroi abdominale postérieure d'une part, le bord dorsal du tube digestif d'autre part, constitue le ***mésogastre*** (*mesogastrium B.N.A*). Celui-ci se continue, en bas, dans le mésoduodénum formé par le mésentère dorsal *en sa totalité* (fig. 575). La portion située au-devant de l'estomac unit le bord ventral de cet organe

au foie : c'est le *ligament hépato-entérique* ou **petit épiploon** (*omentum minus BN.A*).

2. La *lame droite* (fig. 575, 576, 578), *méso latéral* de Brachet, présente un bord libre, qui regarde en bas et en avant, et dont la corne postérieure et inférieure se perd sur la paroi, à droite de la ligne médiane (*prolongement caudal du méso latéral*) (fig. 575 et 577). Ce bord marque l'entrée du cul-de-sac péritonéal, qui dédouble *la cloison dorso-hépatique*. Le méso latéral se fixe en arrière à la colonne, à droite de la racine du mésogastre; il s'attache en avant au foie (fig. 576, 578), d'où le nom de *ligament dorsal du foie*

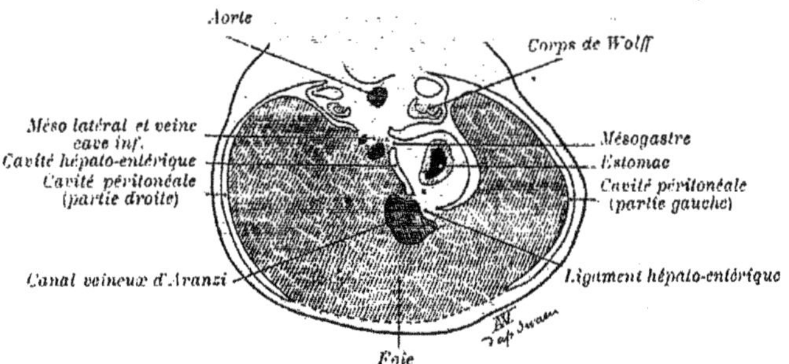

Fig. 578. — Coupe transversale d'un embryon humain de 9 mm. de long, d'après A. Swaen.

Segment inférieur de la coupe. — La section passe au niveau de la partie supérieure de la *cavité hépato-entérique* : la cavité est disposée dans le plan sagittal. Le *méso latéral* unit le foie au dos et contient la veine cave. Le *mésogastre* résulte d'un dédoublement sagittal de la cloison mésentérique dorso-ventrale, étendue du dos au foie et contenant le tube digestif.

(Klaatsch). A partir d'une certaine époque, il contient la veine cave (fig. 578), ce qui l'a fait nommer encore **méso hépato-cave** (Ravn, Hochstetter).

Le cul-de-sac compris entre la *face droite* du *mésogastre*, de l'*estomac* et du *ligament hépato-entérique* d'une part, et la *face gauche* du *méso hépato-cave* d'autre part, s'arrête au diaphragme chez l'adulte, au niveau du point où la veine sus-hépatique sort du foie. En avant, il est limité par la face postérieure du foie : c'est la *cavité hépato-entérique*. La cavité hépato-entérique s'ouvre à droite dans la grande cavité du cœlome, sous l'arc libre du méso hépato-cave.

Le mésogastre ne représente donc pas tout le mésentère dorsal, puisqu'il en dérive grâce à un véritable dédoublement. Sa racine est médiane comme l'aorte; il est à peu près sagittal, de sorte que si on le coupait parallèlement à sa racine, on devrait trouver sur la tranche les surfaces de section des trois artères de l'estomac : Coronaire, Splénique et Hépatique, étagées de haut en bas.

β) *Rotation de l'estomac au centre de son méso dorso-hépatique.*

L'estomac ne conserve pas une position sagittale. Il tourne *au centre* de la cloison dorso-hépatique qui le contient, de façon à orienter en arrière sa face droite, à gauche son bord dorsal. Le méso est encore trop épais pour être dévié par l'estomac. Que le lecteur veuille bien se rappeler la disposition des artères de l'estomac (voy. p. 901, et fig. 524). Il comprendra, qu'au cours de cette évolution, les artères Coronaire stomachique et Hépatique, indépendantes de la grande courbure, peuvent rester sous la face droite du mésogastre, mais que la Splénique attachée à la grande courbure est nécessairement entraînée vers la gauche (fig. 579 et 580). Supposez en effet que le grand cercle des coronaires constitue un anneau rigide, placé *à droite de l'estomac*, fixé *en arrière* à la colonne par le court tronc Cœliaque; attaché aux régions *cardiaque* et *pylorique* et maintenu en état de tension en ces deux points par les branches émises dans le petit épiploon, notamment par les branches hépatiques. Le

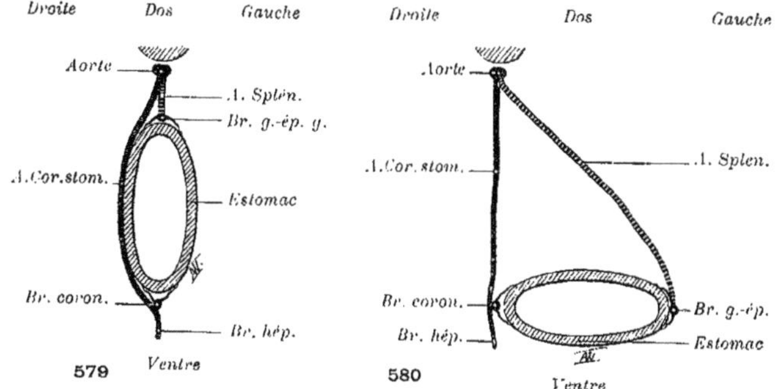

Coupes transversales schématiques de l'estomac, pour montrer la disposition des artères Coronaire stomachique et Splénique, avant et après la rotation de l'estomac autour d'un axe longitudinal.

FIG. 579. — Estomac dans le plan sagittal. — L'*artère Coronaire* croise le bord dorsal (grande courbure) et la face droite, sans leur donner de branches. Au niveau du bord ventral (petite courbure), elle se divise en branches gastrique et hépatique. La branche gastrique la rend solidaire de la petite courbure.

L'*artère Splénique* va directement de l'aorte à la grande courbure et s'y implante par les *vaisseaux courts* et la *gastro-épiploïque (gauche)*. Elle est donc solidaire de la grande courbure.

FIG. 580. — L'estomac a tourné autour d'un axe longitudinal. — La face droite et la grande courbure ont quitté le contact de la *Coronaire*. Au contraire, la *Splénique* a dû suivre la grande courbure vers la gauche et s'allonger en conséquence.

Les deux cercles artériels de l'estomac, primitivement situés dans le même plan sagittal, se sont donc séparés en avant et écartés dans une étendue égale à la largeur de l'estomac.

cercle artériel permet l'évolution du bord dorsal de l'estomac vers la gauche, sans se laisser entraîner par lui, puisqu'il n'est pas enchaîné à ce bord par des branches de distribution. Il perd simplement le contact de la face droite de l'estomac tandis que la corde Splénique s'allonge dans la mesure nécessaire.

Revoyez p. 901 et fig. 522 et 523 les conditions particulières à l'Hépatique.

γ) *Formation du diverticule frontal de la cavité hépato-entérique*[1] *(bourse mésogastrique).*

La rotation de l'estomac étant effectuée, la cavité hépato-entérique pousse une expansion transversale, de droite à gauche, dans la portion de l'épais mésogastre qui correspond au cercle des coronaires. Ce cul-de-sac pénètre au contact de la paroi déjà postérieure de l'estomac et délimite, en arrière d'elle, une face antérieure au mésogastre (fig. 581). La partie de celui-ci, qui répond à l'aire

1. Syn. : *recessus inferior omentalis* BNA.

du cercle des coronaires et qui contient la Splénique, s'oriente donc dans le plan frontal, de la ligne médiane vers la gauche, de la paroi vers la grande

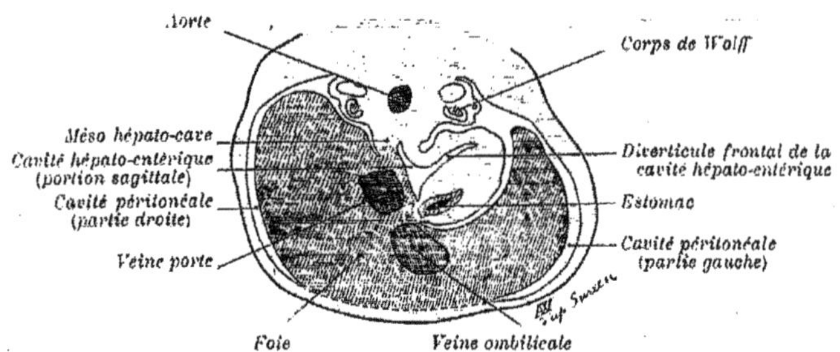

FIG. 581. — Coupe transversale d'un embryon humain de 9 mm. de long, d'après A. Swaen.

Segment inférieur de la coupe. — La section porte sur la partie inférieure de l'estomac qui a déjà tourné au centre de son méso.

La *cavité hépato-entérique*, sagittale, envoie un *diverticule frontal* en arrière de l'estomac et délimite ainsi une *bourse mésogastrique*, comprise entre la paroi postérieure de l'estomac et la face antérieure du mésogastre devenu transversal.

courbure. *A dater de ce moment, le mésogastre aminci va subir l'influence des déplacements de la grande courbure.*

Ainsi s'ébauche la *bourse mésogastrique*, fermée en avant par l'estomac, en arrière par le mésogastre. Son ouverture est dans le plan sagittal (fig. 584-588) et regarde à droite; son fond répond à l'insertion du mésogastre sur l'estomac. Le reste du méso, en arrière du cercle des coronaires, au-dessus de la Coronaire et au-dessous de l'Hépatique, conserve sa disposition première dans le plan sagittal et continue à s'insérer suivant l'axe longitudinal de la colonne vertébrale.

L'invagination péritonéale qui crée la bourse mésogastrique est limitée en

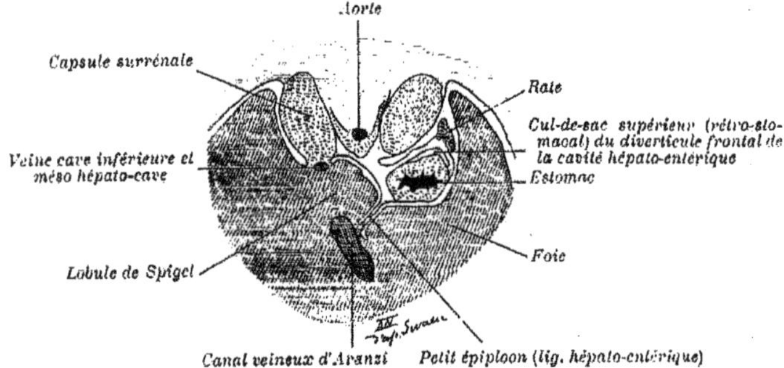

FIG. 582. — Coupe transversale d'un embryon humain de 45 mm. de long, d'après A. Swaen.

Segment inférieur de la coupe. — On voit le *cul-de-sac supérieur, rétro-stomacal, de la bourse mésogastrique* et on constate que ce cul-de-sac s'élève plus haut que l'orifice d'entrée de la poche.

haut par l'arc de la Coronaire, en bas par l'arc de l'Hépatique. Mais, en haut, elle ne tarde pas à remonter à gauche de la Coronaire, derrière l'estomac (fig. 582), et elle tend à isoler l'artère dans une sorte de faux détachée de la

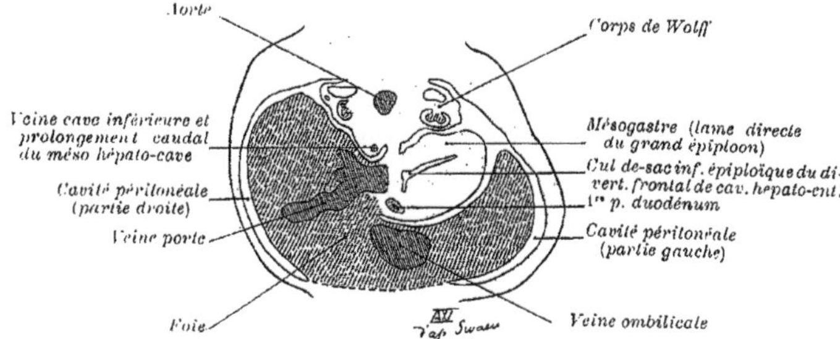

Fig. 583. — Coupe transversale d'un embryon humain de 9 mm. de long, d'après A. Swaen. Segment inférieur de la coupe. — On voit le *cul-de-sac inférieur, épiploïque, de la bourse mésogastrique* et on constate que ce cul-de-sac descend plus bas que l'orifice d'entrée de la poche.

face droite du mésogastre (fig. 585-586). En bas, l'invagination contourne de même l'arc de l'Hépatique, qui indique la limite supérieure du mésoduodénum; elle pousse en bas et à gauche dans un épaississement du mésogastre formé le long de la grande courbure de l'estomac et saillant du côté gauche (*bourrelet épiploïque*) (fig. 583; 585 et 586).

En un mot, le mésogastre paraît se déprimer dans l'aire du grand cercle des coronaires pour former une bourse ouverte à droite et dont les coronaires constituent les cordons. Mais la bourse s'élargit plus que son orifice, car elle remonte davantage et descend beaucoup plus bas.

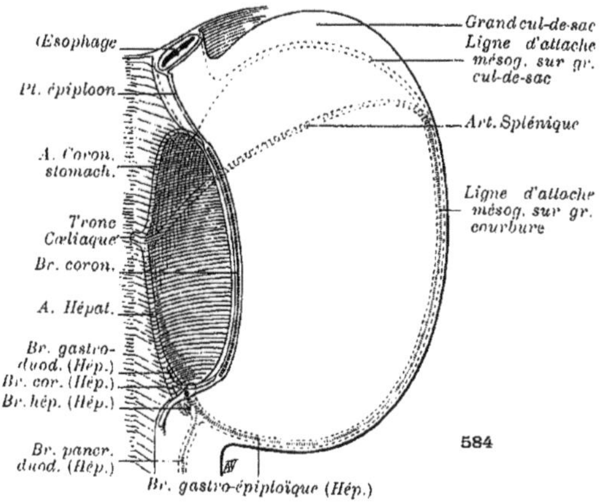

Grand cul-de-sac
Ligne d'attache mésog. sur gr. cul-de-sac
Œsophage
Pt. épiploon
Art. Splénique
A. Coron. stomach.
Ligne d'attache mésog. sur gr. courbure
Tronc Cœliaque
Br. coron.
A. Hépat.
Br. gastro-duod. (Hép.)
Br. cor. (Hép.)
Br. hép. (Hép.)
584
Br. pancr. duod. (Hép.)
Br. gastro-épiploïque (Hép.)

Fig. 584 à 588. — Formation de la bourse mésogastrique, par entraînement *supposé* du mésogastre vers la gauche, et plicature imposée à ce mésogastre sur le cercle rigide des coronaires, quand l'estomac tourne autour d'un axe longitudinal. — Pour ne pas compliquer les schémas, le pancréas n'a pas été représenté et les mésos ont été figurés minces.

584. — Le mésogastre reste tendu dans le sens antéro-postérieur, en dehors du cercle des coronaires; mais, dans l'aire de ce cercle, il a été entraîné, ainsi que l'artère Splénique, par la grande courbure de l'estomac. Le grand cercle des coronaires marque donc l'orifice de la bourse mésogastrique, développée en arrière de l'estomac. Cet orifice est dans le plan sagittal.

Quand on est arrivé à cette phase du développement, il semble que les choses se soient passées *comme si* l'estomac avait entraîné à gauche, par l'intermédiaire de sa grande courbure, le mésogastre qui s'y attache (ou se fixe à son voisinage), en lui imposant une plicature brusque sur un anneau rigide constitué par le grand cercle des coronaires. Désirant faire comprendre la disposition du péritoine de l'adulte, plutôt qu'exposer son mode de développement, nous *supposerons* dans la suite que ce processus répond à la réalité, *abstraction faite de la nature du phénomène, élucidée par Brachet et Swaen.*

La série des figures 584 à 588 fait comprendre ce mécanisme théorique.

La plupart des anatomistes admettent, avec Toldt, que la bourse mésogastrique résulte purement et simplement de l'entraînement du mésogastre, par suite de la rotation de l'estomac autour d'un axe longitudinal.

Brachet et Swaen ont montré que le diverticule sagittal du cœlome apparaît *avant toute rotation de l'estomac*; puis que la déviation de l'estomac se fait « dans l'épaisseur du mésentère, sans que celui-ci soit entraîné dans le même sens ».

Plus tard, quand la paroi postérieure de l'estomac a été libérée, grâce à la pénétration transversale du cul-de-sac hépato-entérique en arrière d'elle, et grâce à la différenciation d'un mésogastre frontal, la *rotation de l'estomac et l'accroissement de la grande courbure* semblent avoir une *action réelle* sur le développement et le parachèvement de la bourse mésogastrique.

Consulter : Brachet (A.). Recherches sur le développement de la cavité hépato-entérique de l'axolotl et l'arrière-cavité du péritoine des mammifères. *Arch. de Biologie*, 1895, t. 13, p. 559-618, Pl. 24-27. — Id. Recherches sur le développement du diaphragme et du foie chez le lapin. *J. de l'Anat.*, 1895, t. 31, p. 511-595, Pl. 14-16. — Swaen (A.). Recherches sur le développement du foie, du tube digestif et de l'arrière-cavité du péritoine et du mésentère. *J. de l'Anat.*, 1896, t. 32, p. 1-84, Pl. 1-3; 1897, t. 33, p. 32-99, 222-258, 525-585, Pl. 1, 2, 7, 16 et 17. — Brachet (A.). Recherches sur l'évolution de la portion céphalique des cavités pleurales et sur le développement de la membrane pleuro-péricardique. *J. de l'Anat.*, 1897, t. 33, p. 421-460, Pl. 12 et 13. — Brouha (M.). Recherches sur le développement du foie, du pancréas, de la cloison mésentérique et des cavités hépato-entériques chez les oiseaux. *J. de l'Anat.*, 1898, t. 34, p. 305-363, Pl. 7-9. — Swaen (A.). Note sur la topographie des organes abdominaux et sur les dispositions du péritoine. *Bibl. anat.*, 1899, t. 7, p. 153-189.

§ 2. ORIENTATION DE L'OUVERTURE DE LA BOURSE MÉSOGASTRIQUE EN POSITION OBLIQUE

Ainsi, les deux arcs artériels de la Coronaire stomachique, de l'Hépatique et de sa branche coronaire, bordent l'entrée de la bourse mésogastrique. Jusqu'à présent, nous avons admis que ces arcs sont dans le plan sagittal (fig. 584 et 585), car nous n'avons envisagé qu'un des déplacements de l'estomac, rotation autour d'un axe longitudinal, dont les charnières correspondent aux points où la Coronaire stomachique et l'Hépatique prennent attache sur le tube digestif. Mais si l'on peut expliquer, *à partir d'un certain moment*, la *formation* de la bourse mésogastrique, par la *rotation de l'estomac autour d'un axe longitudinal*, l'*orientation* définitive de son ouverture est la conséquence de la *rotation de l'estomac autour d'un axe antéro-postérieur*. A vrai dire, ces deux ordres de déplacement sont simultanés, et la poche s'oriente en même temps qu'elle se forme. Nous avons supposé qu'ils se produisent successivement, pour simplifier.

L'estomac tourne autour d'un axe sagittal, passant à peu près par l'origine aortique du tronc Cœliaque. Ce mouvement porte vers le haut le bord droit ou petite courbure (ancien bord ventral); vers le bas, le bord gauche ou grande courbure (ancien bord dorsal). Les extrémités cardiaque et pylorique vont, en sens inverse, l'une vers la droite, l'autre vers la gauche (fig. 589 et 590).

Une telle évolution n'est possible que si le méso stomacal le permet. Or, la portion du mésogastre dilatée en poche, dans l'aire du cercle des coronaires, peut se prêter à tous les déplacements. Mais les deux arcs vasculaires qui limitent l'entrée de la bourse et s'attachent aux extrémités de l'estomac, doivent nécessairement se déplacer dans le même sens que les extrémités de l'estomac.

Ainsi, le *cardia*, se portant de la ligne médiane vers la gauche, entraîne le segment de méso sagittal contenant la Coronaire. Ce segment cesse donc d'être sagittal. Il tend à se coucher par sa face *gauche*, contre la paroi abdominale postérieure, à gauche de la ligne médiane, à gauche de sa racine. L'artère qui borde le côté libre de ce triangle a tendance à se disposer dans le plan horizontal : elle se met obliquement en position intermédiaire. Par suite, l'arc de la Coronaire peut être décomposé en trois portions : l'une, juxtapariétale, obliquement ascen-

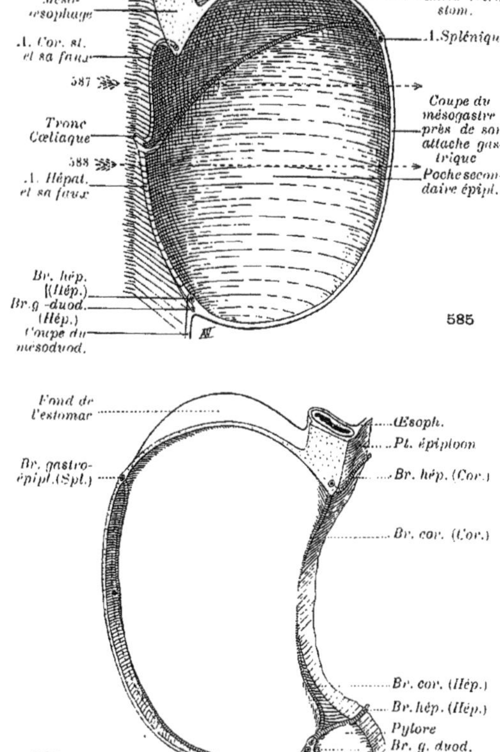

Fig. 585-586. — Parois de la bourse mésogastrique. — Ces schémas représentent les deux tranches d'une coupe frontale, passant par l'orifice de la bourse mésogastrique, entre la colonne vertébrale et la paroi postérieure de l'estomac.

585. — *Paroi postérieure.* — Elle est formée par la partie entraînée du mésogastre, plié sur l'arc de la Coronaire et de l'Hépatique.

Le méso-œsophage, le mésogastre et le mésoduodénum ne se continuent pas en ligne droite. Le mésogastre décrit un arc à convexité gauche, à peu près superposable à celui de la grande courbure.

L'intervalle qui sépare le point culminant et le point infime de la bourse est plus considérable que l'écart des faux de la Coronaire stomachique, et de l'Hépatique.

Les flèches 587 et 588 indiquent l'axe des coupes transversales figurées plus bas.

586. — *Paroi antérieure.* — Elle est formée par la face postérieure de l'estomac. Mais le fond de l'estomac reste au-dessus de la ligne d'implantation du mésogastre. L'Hépatique atteint aussi la région pylorique par sa face postérieure et non au niveau de son bord inférieur gauche. Cependant, dans l'intervalle des artères Hépatique et Splénique, le mésogastre s'attache sensiblement à la grande courbure.

[P. FREDET.]

dante vers la gauche; la seconde, correspondant à la partie culminante de l'arceau, va de la paroi abdominale au bord droit du cardia; la troisième, ou gastrique, descend obliquement vers la droite, le long de la petite courbure (fig. 589 et 590).

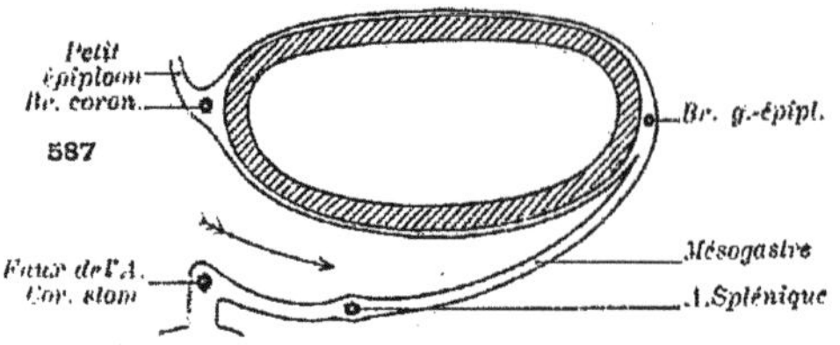

Coupes transversales schématiques passant par l'estomac et la bourse mésogastrique. Segments supérieurs des coupes.

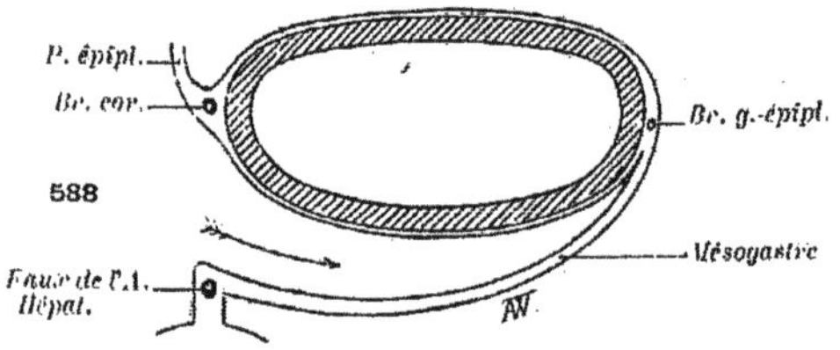

Fig. 587. — *Au-dessus du tronc Cœliaque*, suivant la flèche 587 de la figure 585. — On voit la plicature du mésogastre sur l'arc de la Coronaire. Le mésogastre contient la Splénique qui apparaît en coupe.

Fig. 588. — *Au-dessous du tronc Cœliaque*, suivant la flèche 588 de la figure 585. — Montre la plicature du mésogastre sur l'arc de l'Hépatique.

Le *pylore* et le *duodénum* évoluent de la ligne médiane vers la droite. Ils entraînent avec eux le segment de méso sagittal qui contient le tronc de l'Hépatique. Ce segment cesse, lui aussi, d'être sagittal. Il se couche par sa face *droite* contre la paroi abdominale postérieure, à droite de la ligne médiane, à droite de sa racine, et l'artère tend à se disposer dans le plan horizontal (fig. 589 et 590). Son arc s'oriente en position intermédiaire, oblique, et peut être décomposé en trois parties : la première, juxta-pariétale, descend obliquement vers la droite; la seconde, correspondant au point le plus déclive, va de la paroi à la face postérieure du duodénum; la troisième, ou gastrique, monte obliquement vers la gauche, le long de la petite courbure de l'estomac, et s'unit à la Coronaire proprement dite.

Les deux arcs de la Coronaire et de l'Hépatique continuent à border l'orifice de la bourse mésogastrique, mais l'ouverture n'est plus orientée directement à droite : elle regarde en haut et à droite comme le plan du grand cercle artériel.

La traction exercée par l'estomac sur les deux artères, et la résistance qu'elles opposent, a vraisemblablement pour résultat de détacher de l'estomac le segment anastomotique des coronaires (ou du moins c'est une façon d'expliquer le fait). Ces vaisseaux quittent, en effet, le petit épiploon (fig. 590, 601) et soulèvent en arrière de lui le péritoine, constituant deux petites faux, plus ou moins marquées selon les sujets, qui limitent du côté de l'estomac l'ouverture de la bourse mésogastrique et tendent à la rétrécir encore.

Chez l'embryon très jeune, l'orifice de la bourse mésogastrique est une simple fente, située en arrière de l'estomac. Plus tard, il devient circulaire ou ovalaire; le lobe de Spigel du foie s'engage dans cet orifice comme un bouchon conique.

La *faux de la Coronaire* a été vue depuis longtemps, mais point ou mal interprétée.

Huschke en donne une excellente description, sous le nom de *ligament gastro-pancréatique*, parce que, le segment juxta-pariétal de la Coronaire longe le bord supérieur du pancréas et que la faux semble naître de cet organe. Il en fait aussi un *septum bursarum*

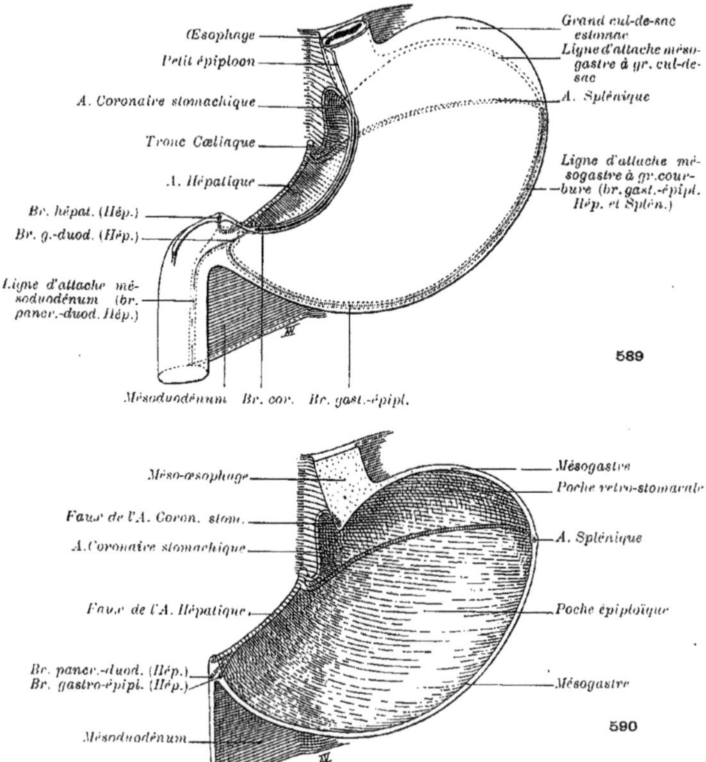

Fig. 589. — Orientation de l'orifice de la bourse mésogastrique en position oblique. après rotation de l'estomac autour d'un axe antéro-postérieur.

Le *cardia* se porte à *gauche* de la ligne médiane; il entraîne vers la gauche la faux de la Coronaire et tend à la coucher obliquement contre la paroi.

Le *pylore* se porte à *droite* de la ligne médiane, en sens inverse du cardia. Il entraîne vers la droite la faux de l'Hépatique et tend à la coucher obliquement contre la paroi. Comparez à fig. 584 dans laquelle on voit la bourse mésogastrique formée, mais non orientée dans la direction normale.

Fig. 590. — *Coupe frontale*, passant *par l'orifice de la bourse mésogastrique*, entre la paroi et l'estomac, après orientation de l'orifice de la bourse en position oblique.

Tranche postérieure, correspondant à la paroi postérieure de la bourse mésogastrique. — Comparez à fig. 585. On voit les mêmes éléments, mais dans une situation différente. — Pour ne pas compliquer les figures, le pancréas n'a pas été représenté, les mésos ont été supposés minces.

omentalium, parce que la faux s'interpose entre la bourse mésogastrique, qu'il appelle bourse du grand épiploon (*bursa omenti majoris*), et ce qu'il nomme bourse du petit épiploon (*bursa omenti minoris*). Il a vu que la faux se prolongeait en arrière du petit épiploon, le long de la petite courbure jusqu'au voisinage du pylore.

Jonnesco décrit la faux de la Coronaire comme un *ligament profond de l'estomac*. Jadis, il en faisait un *ligament profond postérieur du pylore* ou *pyloro-pancréatique*. Cette dénomination s'explique par l'extrême développement que prend parfois la faux de la Coronaire, mais elle nous semble impropre. Quand la faux de la Coronaire s'accroît ainsi, au point d'obturer presque entièrement l'orifice de la bourse mésogastrique, son bord libre ne contient plus la Coronaire stomachique. L'artère en reste plus ou moins distante. C'est le cas ordinaire chez l'adulte, comme Durand le fait remarquer.

La BNA conserve à la faux de la Coronaire le nom de *plica gastropancreatica*.

Consulter : Huschke (E.). Traité de splanchnologie, trad. Jourdan. Paris, 1845 (t. 5 de l'*Encyclop. anat.*), v. p. 188, 193, 194. — Jonnesco. Technique opératoire des gastrectomies pour cancer. *Gaz. des hôp.*, 1891, p. 553-561. — Durand. Disposition du péritoine sur l'estomac et particulièrement au niveau du cardia. *Gaz. heb. de méd. et de chir.*, 1894, t. 31, p. 233-238.

§ 3. — FIXATION A LA PAROI DES SEGMENTS JUXTA-PARIÉTAUX DE L'HÉPATIQUE ET DE LA CORONAIRE, EN POSITION OBLIQUE

α) Hépatique. — Le segment de méso sagittal, que la rotation de l'estomac autour de l'axe antéro-postérieur a couché à droite de la ligne médiane, contre la paroi, et qui contient l'arc libre de l'Hépatique, se fixe. Sa face péritonéale postérieure (anciennement droite), continue avec celle du mésoduodénum, se fusionne avec le péritoine pariétal, au-devant de la veine cave. Le tronc et la portion descendante de l'artère Hépatique cheminent désormais au contact de la paroi. Dans la moitié inférieure du grand cercle des coronaires, le mésogastre postérieur se réfléchissant au niveau de l'arc de l'Hépatique pour former le sac mésogastrique, la ligne de réflexion se trouve ainsi fixée à la paroi.

La portion correspondante du mésogastre, resté flottant, perd donc sa racine sagittale primitive et acquiert une *racine secondaire*, oblique de haut en bas *à droite de la ligne médiane*, suivant la ligne de fixation de l'Hépatique. Au-dessous de cette racine commence le mésoduodénum, dont la séreuse antérieure se réfléchit dans la séreuse postérieure du mésogastre, au niveau de sa racine secondaire.

β) Coronaire. — Du côté de la Coronaire, les choses sont un peu plus complexes, car il existe, à gauche de la partie haute de la faux de la Coronaire (fig. 590), un cul-de-sac qui s'étend en arrière de l'estomac. La partie ascendante de la faux se fixe à la paroi à gauche de la ligne médiane. Mais, le segment qui va de la paroi à la petite courbure de l'estomac, séparé du péritoine pariétal par le cul-de-sac rétro-stomacal développé à sa gauche, reste indépendant; s'il se fixe, ce n'est que dans sa partie initiale et grâce à la coalescence de la face postérieure de la lame mésogastrique avec le péritoine pariétal, puis de la face gauche de la faux de la Coronaire avec la face antérieure de la lame mésogastrique. Abstraction faite de cette petite complication, la Coronaire se soude à la paroi comme l'Hépatique. En conséquence, la portion du mésogastre postérieur qui se réfléchit sur le segment ascendant de la Coronaire, pour entrer dans la formation de la bourse, cesse de prendre racine sur la ligne médiane. Elle acquiert une *insertion secondaire* sur la paroi, à *gauche de la ligne médiane*, suivant la ligne, obliquement ascendante vers la gauche, de la première partie de la Coronaire.

En résumé, à cette phase, il ne subsiste de mésogastre flottant que la partie qui constitue la poche mésogastrique. Il s'implante sur la paroi postérieure de l'abdomen, selon une ligne oblique de haut en bas et de gauche à droite, croisant la ligne médiane à 45° environ. La racine secondaire contient les troncs divergents de la Coronaire et de l'Hépatique.

ARTICLE II

ACCROISSEMENT ET ÉVOLUTION DE LA BOURSE MÉSOGASTRIQUE

La bourse mésogastrique prend un développement considérable dans tous les sens. Mais l'artère Splénique, qui chemine dans la partie du méso restée flottante, et qu'encadre le grand cercle des coronaires, s'accroît moins vite que le péritoine. Elle impose donc à la bourse qui se dilate de plus en plus, une bilobation. Ainsi se forment *deux poches secondaires* (fig. 590 et 603). L'une, *rétro-stomacale*, se développe au-dessus de la Splénique, *entre* la corde de *la Splénique* et celle de *la Coronaire stomachique*; l'autre, *épiploïque* proprement dite, s'étend *dans l'aire du petit cercle des gastro-épiploïques* (Splénique et sa branche gastro-épiploïque; gastro-épiploïque, gastro-duodénale et tronc de l'Hépatique). La double rotation de l'estomac a orienté la Splénique dans un plan sensiblement horizontal. Il en est presque de même pour l'Hépatique, de sorte que l'orifice du diverticule répondant au petit cercle artériel est à peu près horizontal. Plus exactement, son aire regarde en haut et en avant, car les gastro-épiploïques sont situées plus bas que leurs troncs d'origine (fig. 606 et 613). De la *poche rétro-stomacale* dérive le ligament *phrénico-gastrique*; de la *poche épiploïque*, le *grand épiploon*.

§ 1. — POCHE SECONDAIRE RÉTRO-STOMACALE[1]

Nous avons vu que la grande courbure de l'estomac dépasse par en haut le point culminant de l'arc de la Coronaire, et que le cul-de-sac péritonéal développé en arrière de l'estomac remontait à gauche de la faux de cette artère. De là résulte que le mésogastre semble se réfléchir à angle aigu sur la Coronaire pour constituer la bourse mésogastrique.

La poche rétro-stomacale peut avoir une étendue considérable. Mais, à aucune période de la vie, on n'y voit la face postérieure de l'estomac tout entière. En effet, depuis l'œsophage jusqu'au point où la Splénique atteint l'estomac, l'attache viscérale du mésogastre se fait, non sur la grande courbure, mais sur la face postérieure du viscère (fig. 586). Au-dessous de la Splénique et jusqu'au voisinage du pylore, l'insertion a lieu, au contraire, sur la grande circonférence de l'estomac.

La façon dont se creuse réellement la cavité de la bourse mésogastrique étant connue, ce fait n'a rien d'étonnant. La fissure qui pénètre transversalement, de droite à gauche, dans l'épaisseur du mésogastre, alors que l'estomac a déjà tourné, ne progresse pas jusqu'à la

1. Syn. : *recessus lienalis* B.N.A.

grande courbure. La limite du cul-de-sac répond à la ligne d'attache du mésogastre à l'estomac. Cette ligne est d'emblée sur la paroi postérieure de l'estomac.

Il est par conséquent inutile, pour expliquer une telle disposition, de supposer l'oblitération, par accolement, d'un cul-de-sac péritonéal allant primitivement jusqu'à la grande courbure.

En outre, il faut savoir que le grand cul-de-sac de l'estomac se développe partiellement

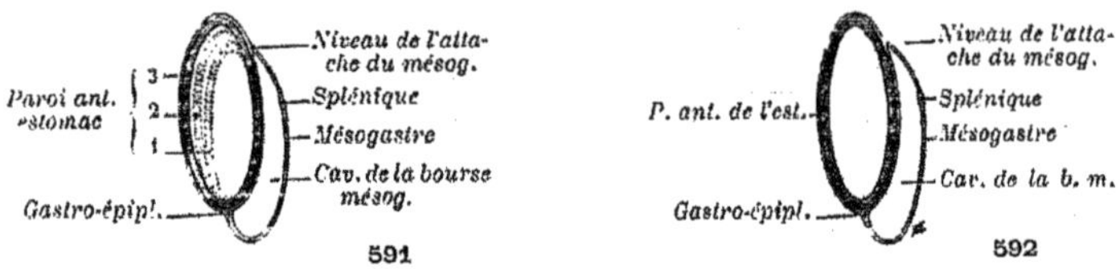

Fig. 591-592. — Coupes sagittales schématiques, passant par l'estomac et la bourse mésogastrique. Elles montrent que l'accroissement du grand cul-de-sac de l'estomac aux dépens de la paroi antérieure peut déplacer en apparence la ligne d'attache du mésogastre et la rejeter sur la paroi postérieure.

591. — Phases successives du développement de l'estomac, 1, 2, 3. — 592. — Etat définitif.

aux dépens de la paroi antérieure de l'organe. Il laisse au-dessous et en arrière de lui le bord dorsal vrai, sur lequel se fixe le mésogastre. La grande circonférence de l'estomac, ne correspond pas entièrement au bord dorsal (fig. 591 et 592).

Le cul-de-sac séreux rétro-stomacal n'atteint donc pas la partie la plus élevée de l'estomac, Il semble d'ailleurs, par la suite, diminuer réellement d'étendue,

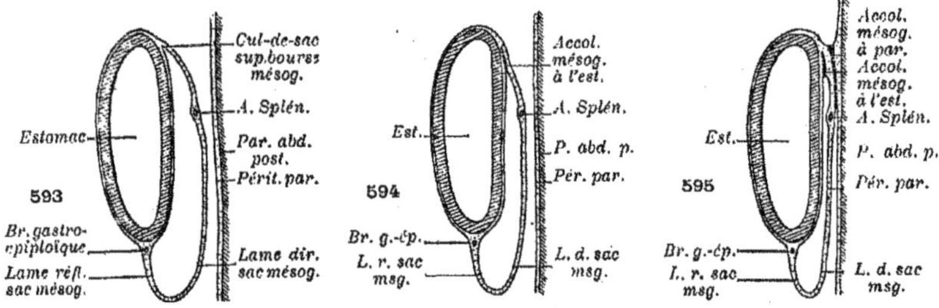

Fig. 593-595. — Coupes verticales schématiques, passant par l'estomac et la bourse mésogastrique.

593. — Phase de début, le mésogastre s'attache près de la grande courbure de l'estomac.

594. — L'accolement du mésogastre à la paroi postérieure de l'estomac abaisse le niveau de sa ligne d'implantation sur ce viscère.

595. — Grâce à la fixation du mésogastre à la paroi abdominale postérieure, le fond de l'estomac se met au contact de celle-ci. Dans cette région, l'estomac paraît muni d'un méso très épais et sans hauteur.

grâce à la soudure partielle de la séreuse qui recouvre la paroi postérieure de l'estomac avec la face antérieure du mésogastre, au-dessous de la ligne d'attache viscérale de celui-ci (fig. 593, 594). L'accolement des surfaces au contact détermine un abaissement appréciable de la ligne d'implantation du mésogastre sur la paroi postérieure de l'estomac, et cette paroi se double de son méso, au-dessus de la racine secondaire.

A Fixation du mésogastre dans l'aire de la poche rétro-stomacale. Ligament phrénico-gastrique.

La face postérieure du mésogastre se fusionne avec le péritoine pariétal auquel elle est juxtaposée (fig. 595-597).

L'accolement débute au niveau de la racine secondaire (ligne marquée par la portion juxta-pariétale de la Coronaire stomachique déjà fixée) (fig. 596) et le long de la Splénique (c'est-à-dire le long du pancréas) (fig. 597). Il progresse

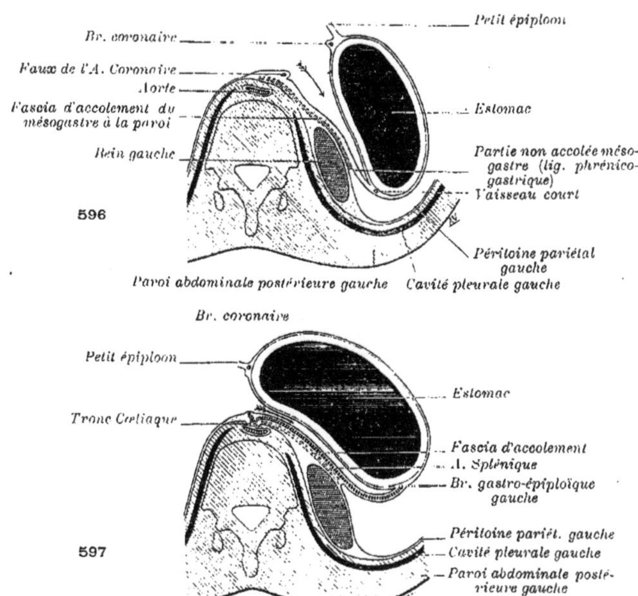

Coupes transversales schématiques, montrant l'accolement du mésogastre à la paroi :

Segment supérieur des coupes. — La flèche indique sur chacune d'elles l'entrée de la bourse mésogastrique et le sens de la progression de l'accolement.

Fig. 596 *au-dessus de la Splénique.* — Coupe passant par la Coronaire stomachique suivant la flèche 596 de fig. 603. La racine du mésogastre s'est déplacée en apparence vers la gauche; la partie du méso restée flottante constitue le *ligament phrénico-gastrique.*

Fig. 597 *au niveau de la Splénique.* — Fixation de la Splénique à la paroi.

vers le haut et vers la gauche. La partie flottante du mésogastre se réduit de plus en plus; la racine qui répond à la limite de l'accolement des séreuses au contact se déplace en même temps vers le haut et vers la gauche. En dernière analyse, le segment du mésogastre qui conserve son indépendance paraît donc s'implanter sur le diaphragme, très loin de la ligne médiane. L'estomac est dès lors attaché par un méso peu élevé, presque perpendiculaire à la paroi, auquel on donne le nom de *ligament phrénico-gastrique.*

[P. FREDET.]

Les faces droite et gauche du *ligament phrénico-gastrique* correspondent respectivement aux faces antérieure et postérieure du mésogastre. La séreuse du côté gauche se continue, après réflexion au niveau de la racine, avec le péritoine pariétal situé à gauche de la ligne de soudure. La séreuse du côté droit se prolonge dans le péritoine qui, à droite de la racine, tapisse la paroi abdominale postérieure, en arrière de l'estomac. Cette séreuse, *topographiquement* pariétale, appartient *génétiquement* à la face antérieure du mésogastre.

La disposition du péritoine se complique *au niveau du fond de l'estomac*, car, en cette région, le mésogastre s'accole :

1° En avant, à la paroi postérieure de l'estomac, dans une notable étendue au-dessous de sa ligne d'attache primitive (fig. 594);

2° En arrière, à la paroi abdominale, au-dessous de la même ligne (fig. 595).

Grâce à ce double processus de coalescence, une partie du fond de l'estomac est doublée du mésogastre, mais fixée par lui directement à la paroi. Sur une coupe sagittale, l'organe se montre uni à la paroi par un méso bas, à très épaisse racine, et qui fait suite topographiquement au ligament phrénico-gastrique. Le méso semble réellement un organe à deux feuillets très éloignés (fig. 598); l'un, inférieur, correspond au fond du cul-de-sac rétro-stomacal définitif, c'est-à-dire à la réflexion du péritoine stomacal dans le péritoine pariétal définitif (séreuse antérieure du mésogastre); l'autre, supérieur, à la réflexion de la séreuse postérieure du mésogastre dans le péritoine pariétal sus-jacent, à la limite de l'accolement de la face postérieure du mésogastre à la séreuse pariétale. Malgré la continuité de la surface séreuse de ses feuillets inférieur et supérieur avec celle des faces droite et gauche du ligament phrénico-gastrique, on ne saurait le considérer comme un élargissement vrai de ce dernier.

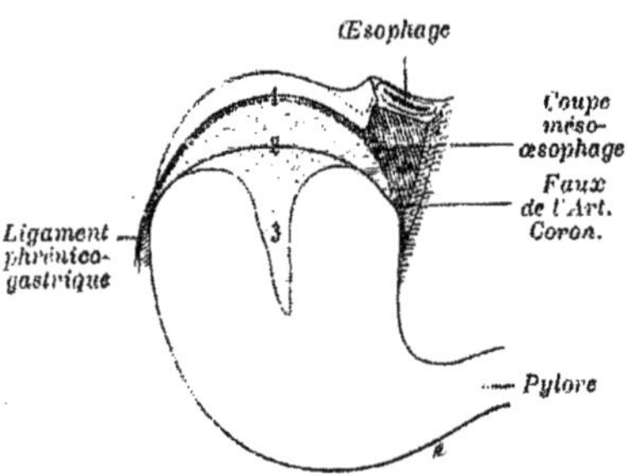

Fig. 598. — Vue postérieure de l'estomac. Portion du fond en contact immédiat avec la paroi.

1 est la ligne primitive d'attache du mésogastre. — Le cul-de-sac de réflexion de la séreuse antérieure du mésogastre, sur la paroi postérieure de l'estomac s'abaisse au niveau de la ligne 2 par suite de l'accolement des séreuses juxtaposées de l'estomac et du mésogastre.

L'accolement de la face postérieure du mésogastre au péritoine pariétal fait que toute la zone comprise entre 1 et 2 est dépourvue de péritoine et au contact immédiat de la paroi. L'accolement de la séreuse postérieure de l'estomac à la séreuse antérieure du mésogastre (péritoine pariétal définitif) se poursuit fréquemment au-dessous de la ligne 2, dans l'étendue de la surface 3. Le cul-de-sac situé derrière l'estomac, à gauche de la faux de la Coronaire est ainsi subdivisé en deux parties dans le sens longitudinal.

Du côté de l'œsophage, la séreuse du feuillet supérieur du méso complexe du fond de l'estomac se continue avec celle de la face gauche du méso-œsophage; celle du feuillet inférieur se prolonge dans celle de la face droite du méso-œsophage après avoir contourné l'arc de la Coronaire (fig. 598).

L'absence de péritoine derrière le fond de l'estomac a été signalée pour la première fois par Bochdalek jun. (Ueber den Peritonealüberzug der Milz und das Ligamentum pleurocolicum. *Archiv. f. Anat.*, 1867, p. 565-614, v. p. 582). Pérignon (*l. c.* p. 906, v. p. 75) dit l'avoir constatée sur 3 sujets dont il avait ouvert la bourse mésogastrique par derrière. Jonnesco décrit cette disposition comme normale (t. 4, p. 217), et en représente un cas fort net fig. 88.

Nous avons observé le plus souvent, chez l'adulte, que la zone d'adhérence n'était pas aussi étendue qu'on pourrait le croire et qu'elle était parfois insignifiante. En pareil cas le cul-de-sac rétro-stomacal est profond : soit que le mésogastre s'insère près de la grande courbure; soit que, en se développant au-dessus de sa ligne d'attache viscérale, il ait dépassé celle-ci en haut et à gauche et qu'une partie de sa face postérieure ait échappé à l'accolement avec le péritoine pariétal. Le lig. phrénico-gastrique conserve alors de la minceur, à ce niveau, malgré sa faible hauteur pariéto-gastrique.

Il arrive fréquemment aussi que le fond du cul-de-sac péritonéal ne décrive pas une courbe régulière (fig. 598). Il n'est pas rare de constater la subdivision du cul-de-sac rétro-stomacal en deux culs-de-sac, séparés par une sorte de faux dont le bord tranchant regarde en bas. La faux peut descendre très bas et masquer, à un examen superficiel, le reste du cul-de-sac situé à sa gauche. On voit parfois son bord libre, opposé à celui de la faux de la pylorique, oblitérer presque entièrement l'entrée de la bourse mésogastrique. La production de cette faux résulte d'un accolement du péritoine postérieur de l'estomac avec la face antérieure du mésogastre, accolement très étendu dans le sens longitudinal, au niveau du milieu du cul-de-sac.

B. **Méso-œsophage ou ligament phrénico-œsophagien postérieur.**

La disposition du péritoine au niveau de l'œsophage passe pour très compliquée. Elle est assez simple, lorsqu'on l'examine à la lumière de l'embryologie.

Quand le mésogastre s'est formé, suivant le processus que nous avons indiqué, il unit l'œsophage à la paroi abdominale postérieure. Mais il est *bas* et *très épais*, de sorte que l'œsophage est réellement logé à son centre. La séreuse du côté droit, partie de la paroi, couvre *à distance* la face droite de l'œsophage. Elle se continue, en avant de lui, avec la séreuse droite du petit épiploon, compris entre le bord ventral de l'œsophage et de l'estomac et le foie. La séreuse du côté gauche se comporte de façon analogue.

Lorsque l'estomac tourne autour d'un axe longitudinal et oriente sa grande courbure à gauche, l'œsophage tourne lui aussi dans son méso, *sans le déplacer* (Brachet et Swaen). La face œsophagienne primitivement gauche tend à devenir antérieure (fig. 599 et 600), et inversement ; le bord ventral, droit, et vice-versa. La séreuse, partie de la paroi abdominale postérieure à gauche de la ligne médiane, ne cesse pas de tapisser la face gauche déviée, et de se prolonger, au niveau du bord ventral devenu droit, dans celle de la face gauche du petit épiploon. En haut, elle se réfléchit sous la face abdominale du diaphragme; en bas, elle se continue avec la séreuse de la face postérieure du mésogastre, qui s'est déprimé dans l'aire du grand cercle des coronaires, pour former la bourse mésogastrique.

Du côté droit, la séreuse ne peut plus recouvrir la paroi droite de l'œsophage, car celle-ci est devenue postérieure et s'applique contre le diaphragme, dans l'intervalle des deux faces péritonéales de l'épais méso-œsophage. La séreuse va donc presque directement, de la paroi au bord ventral ou droit de l'œsophage, n'habillant plus qu'une minime étendue de la face droite, près du bord ventral. A ce niveau, elle se réfléchit dans celle qui couvre la face droite et postérieure du petit épiploon, en formant un angle net. En haut, elle se réfléchit sous la face abdominale du diaphragme, comme à gauche. En bas, elle se continue jusqu'à l'arc de la Coronaire, se prolongeant sans démarcation dans la face droite de la faux de la Coronaire, face qui regarde aussi en haut, par suite de la rotation de l'estomac autour d'un axe antéro-postérieur.

Au-dessous de l'artère Coronaire, la séreuse, qui recouvrait primitivement la face droite du mésogastre, s'est invaginée en cul-de-sac, comme nous l'avons montré, et a poussé transversalement à gauche, en arrière de la paroi postérieure de l'estomac. Ce cul-de-sac remonte à gauche de l'arc de la Coronaire, achève de pédiculiser l'artère et rejoint vers la gauche, la face droite et antérieure du mésogastre, lequel forme la paroi postérieure de la bourse mésogastrique (fig. 599). Il semble, en un mot, que le mésogastre se soit coudé à angle aigu sur la corde de l'artère. Si cette coudure n'apparaît pas immédiatement, c'est que la portion du mésogastre située au-dessus de la plicature est restée très épaisse, tandis que celle qui s'étend au-dessous est devenue mince. Pour la même raison, la faux de la Coronaire semble une expansion droite du méso-œsophage, très obliquement branchée sur celui-ci.

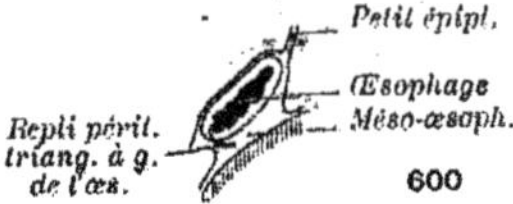

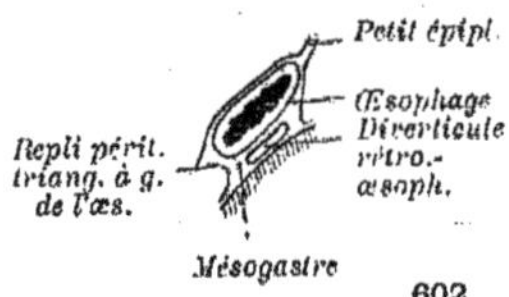

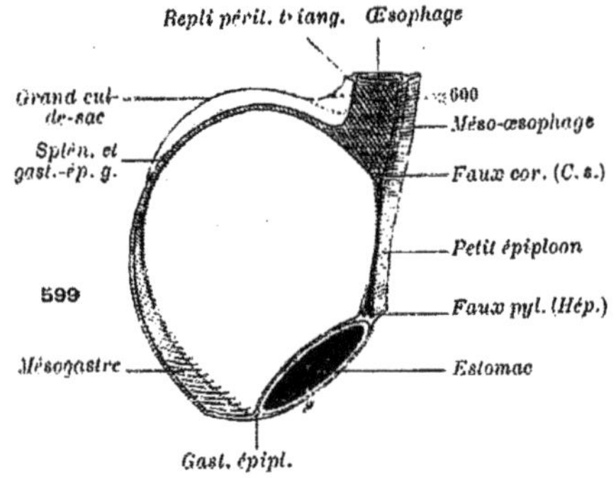

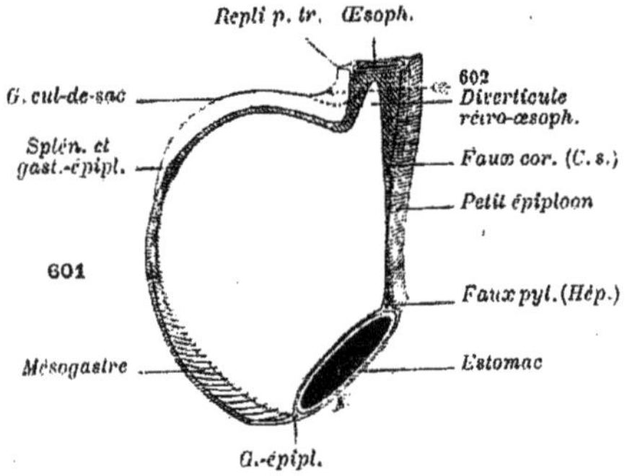

Repli périt. triang.
Œsophage
Grand cul-de-sac
Splén. et gast.-ép. g.
600
Méso-œsophage
Faux cor. (C. s.)
Petit épiploon
Faux pyl. (Hép.)
599
Mésogastre
Estomac
Gast. épipl.

Petit épipl.
Œsophage
Méso-œsoph.
Repli périt. triang. à g. de l'œs.
600

Repli p. tr.
Œsoph.
G. cul-de-sac
602
Diverticule rétro-œsoph.
Splén. et gast.-épipl.
Faux cor. (C. s.)
Petit épiploon
601
Faux pyl. (Hép.)
Mésogastre
Estomac
G.-épipl.

Petit épipl.
Œsophage
Diverticule rétro-œsoph.
Repli périt. triang. à g. de l'œs.
Mésogastre
602

Fig. 599, 601. — Schémas montrant la face postérieure de l'estomac, la disposition du méso-œsophage et sa continuité avec le mésogastre.

Fig. 600 et 602. — Coupes transversales de l'œsophage et de son méso, suivant les flèches des fig. 599 et 601.

599, 600 : Disposition normale. — 601, 602 : Disposition rare (diverticule rétro-œsophagien de la poche rétro-stomacale).

Il arrive parfois, mais très rarement, que le cul-de-sac développé à gauche de la Coronaire remonte haut, en arrière de la paroi postérieure de l'estomac, jusqu'à l'œsophage, dans la racine même du méso-œsophage (fig. 601). En pareille occurrence, une coupe pratiquée au niveau du cul-de-sac rétro-œsophagien, montre l'œsophage uni à la paroi par un double méso (fig. 602).

Quelques auteurs décrivent sous le nom de *lig. phrénico-œsophagien* le feuillet droit du méso-œsophage. Ils stipulent que ce ligament ne possède qu'un feuillet, c'est-à-dire qu'une face péritonéale. La notion du méso-œsophage, dont l'existence est nécessaire, disparaît ainsi, d'autant qu'ils ont soin d'opposer leur lig. phrénico-œsophagien, à un seul feuillet, au lig. phrénico-gastrique auquel ils décrivent deux feuillets.

On ajoute généralement que le lig. phrénico-œsophagien comprend une autre portion, à deux feuillets celle-là, de forme triangulaire (fig. 599-602), fixée : au bord gauche de l'œsophage ; à la grande courbure de l'estomac, depuis l'angle compris entre celle-ci et l'œsophage, jusqu'à une distance variable vers la gauche ; présentant un angle supérieur, émoussé et attaché au diaphragme à gauche de l'œsophage ; un bord libre, arqué, allant du diaphragme à gauche de l'œsophage, à l'angle inférieur gauche sur la grande courbure. Les deux feuillets du ligament se réfléchissent l'un dans l'autre au niveau du bord tranchant. L'antérieur est en continuité avec la séreuse qui revêt la face antérieure de l'œsophage et de l'estomac ; le postérieur, plié en arrière du précédent, par réflexion sur le bord libre, se prolonge : en arrière puis à gauche, dans le péritoine pariétal ; en haut, au niveau de l'angle émoussé, sur le diaphragme ; en bas, sur le grand cul-de-sac et la couche séreuse supérieure gauche du lig. phrénico-gastrique, puis sur le péritoine pariétal. On peut expliquer simplement cette formation, en la décrivant comme un pli de la couche péritonéale gauche du méso de l'œsophage, déterminé par la traction qu'exerce à ce niveau le grand cul-de-sac de l'estomac, dans son développement rapide et considérable vers la gauche.

§ 2. — POCHE SECONDAIRE ÉPIPLOÏQUE

Farabeuf a bien montré que la portion du mésogastre, comprise dans l'aire du petit cercle artériel formé par la Splénique, sa branche gastro-épiploïque (gauche), la gastro-épiploïque (droite) et le tronc de l'Hépatique, se déprimait en une bulle secondaire qui atteint vite de grandes dimensions (fig. 590, p. 951). Elle ne tarde pas à dépasser la grande courbure de l'estomac par en bas et vers la gauche. Toute la portion exubérante du mésogastre qui retombe au-devant de la paroi, du colon transverse et de son méso, prend plus particulièrement le nom de *sac épiploïque* ou de *grand épiploon* (fig. 603).

A l'origine, le grand épiploon peut donc être considéré comme résultant de l'allongement et de la plicature du mésogastre. Il est classique de lui décrire une *lame directe* ou *descendante*, juxtaposée à la paroi, et une *lame réfléchie* ou *ascendante*, qui remonte en avant de la précédente pour s'attacher à la grande courbure de l'estomac (fig. 606).

Chacune des lames est tapissée d'épithélium sur ses deux faces, mais *absolument indécomposable en feuillets*. Il y a même des points où les épithéliums qui tapissent les faces opposées sont en contact direct. Cela n'empêche pas le sac épiploïque de présenter au total quatre surfaces séreuses. Deux correspondent à l'intérieur de la bourse : elles se regardent et se continuent l'une dans l'autre au niveau du fond ; elles dérivent de la face primitivement antérieure du mésogastre. Deux tapissent l'extérieur de la bourse et se font suite au niveau du fond : elles appartiennent à la face primitivement postérieure du mésogastre.

Le sac épiploïque se dilate largement dans le sens transversal, au-dessous de la grande courbure de l'estomac. Il dépasse très notablement les limites de son orifice propre (cercle des gastro-épiploïques) et plus encore celles de la bourse mésogastrique (cercle des coronaires). Nous aurons à envisager le sort des deux diverticules droit et gauche qu'il présente au niveau des angles correspondants du colon transverse (fig. 613, p. 965).

Chez l'homme, le sac épiploïque subit au cours de son évolution, trois modifications caractéristiques.

1° La *lame directe se soude*, dans une grande étendue, aux plans péritonéaux sous-jacents ;

2° La *cavité disparaît* en partie par fusion des surfaces séreuses qui la revêtent ;

3° Il se produit en certains points de la lame épiploïque une *fenestration*, par *résorption* des tissus.

I. FUSION DE LA LAME DIRECTE DU GRAND ÉPIPLOON AVEC LES PLANS SOUS-JACENTS

La partie du sac épiploïque comprise au-dessous de la Splénique s'étale

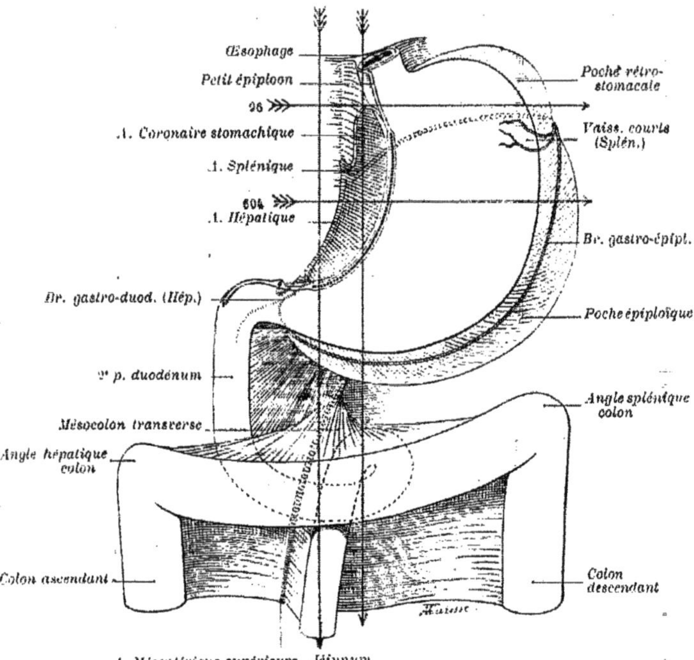

FIG. 603. — Vue schématique de l'estomac et de la bourse mésogastrique dans ses rapports avec le duodénum et les colons.

Cette figure, où les dimensions relatives des organes ne sont pas respectées, montre que le sac épiploïque, en se développant au-dessous de la grande courbure, dans le sens longitudinal et dans le sens transversal, va s'étaler au-devant du mésoduodénum et de la paroi, puis au-devant du mésocolon transverse. (Évolution achevée fig. 613, p. 965).
Flèches : axes des coupes portant les mêmes numéros.

au-devant de la paroi abdominale postérieure, à gauche de la ligne médiane ; la partie étendue au-dessous de l'Hépatique descend devant le mésoduodénum. Plus bas, le fond du sac se déploie au-dessus du mésocolon transverse (fig. 603). Avec les progrès de l'âge il s'abaisse au-devant du mésocolon (fig. 606), atteint son bord intestinal, puis le dépasse (fig. 607 à 612).

A. *Soudure à la paroi et au mésoduodénum. — Fixation du corps pancréatique. — Fascia d'accolement de la lame directe du grand épiploon (fascia de Toldt).*

La lame directe du sac épiploïque s'accole à la paroi et au mésoduodénum. La fusion *commence à droite*, au niveau de la ligne de l'Hépatique ; elle *se propage vers la gauche*, le long de la Splénique, *et vers le bas* (fig. 605). Ainsi, la ligne d'implantation du mésogastre qui répondait secondairement, dans

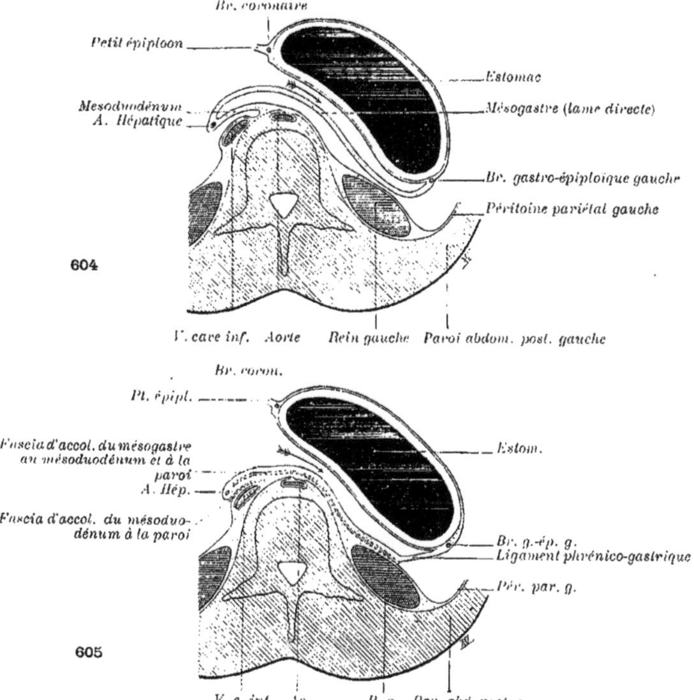

FIG. 604 et 605. — Coupes transversales schématiques, passant par l'estomac et le sac épiploïque au niveau de l'arc de l'Hépatique (suivant flèche 604 de fig. 603). — Segment supérieur des coupes.

604. — *Avant la fixation* : du mésoduodénum et de l'arc de l'Hépatique, à la paroi; de la lame directe du grand épiploon, au mésoduodénum et à la paroi (le pancréas n'est pas représenté. Voy. fig. 627 plus exacte, p. 976).

605. — *Après la fixation*. La flèche indique l'entrée de la bourse mésogastrique et le sens de la progression de l'accolement du mésogastre.

son ensemble, aux segments pariétaux fixés de l'Hépatique et de la Coronaire, se déplace peu à peu en bas et à gauche.

La progression de la soudure vers la gauche fait que l'*artère Splénique*, contenue dans le mésogastre, cesse de flotter avec celui-ci, dans la plus grande

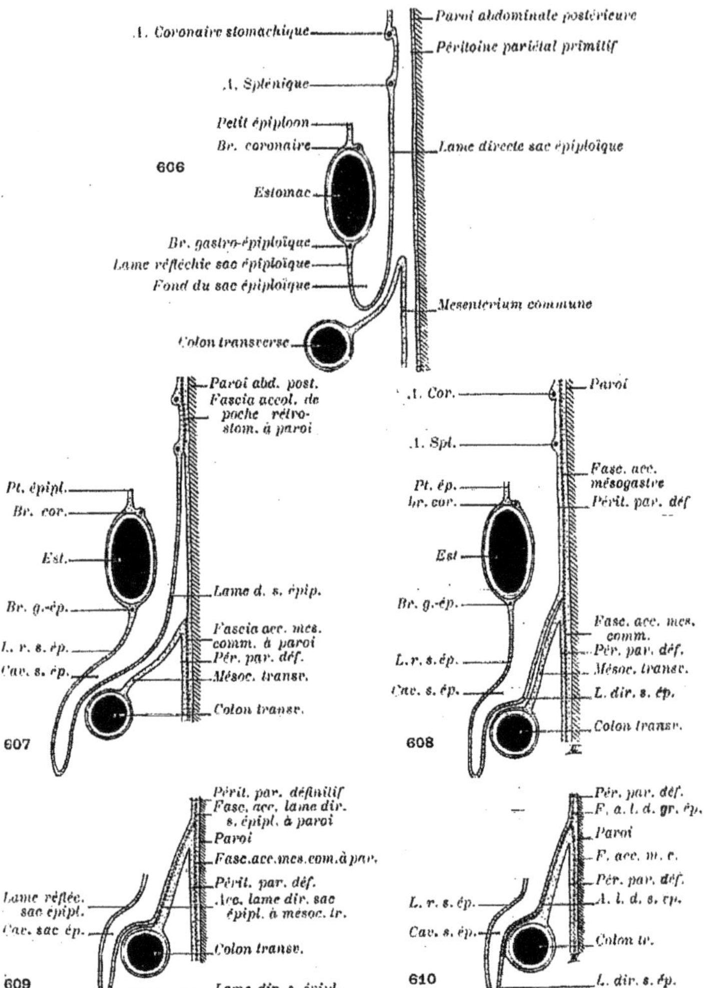

Fig. 606-610. — Rapports et fixation du sac épiploïque dans le sens longitudinal. — Coupes schématiques, passant *à gauche de la ligne médiane* (suivant flèche 606 de fig. 603). Le pancréas n'est pas figuré (voy. fig. 640-641, p. 981, schémas plus complets).

606. — Indépendance primitive du mésogastre. Le fond du sac épiploïque touche le mésocolon transverse mais ne déborde pas l'arc du colon.

607. — Le mesenterium commune est fixé à la paroi ; le mésogastre aussi, dans la région de la poche rétro-stomacale. La lame directe du sac épiploïque s'étale sur le mésocolon, mais en reste indépendante.

608. — L'accolement de la lame directe du mésogastre à la paroi s'est étendu jusqu'au niveau de la racine du mésocolon transverse.

609. — La lame directe de l'épiploon se fusionne avec le mésocolon, jusqu'au voisinage du colon.

610. — La coalescence a atteint ses limites normales. Le grand épiploon semble se détacher de l'arc du colon, mais la racine épiploïque n'est pas diamétralement opposée à la ligne d'implantation du mésocolon sur le gros intestin.

partie de son trajet transversal (fig. 597, p. 955). Le tronc artériel se fixe à la paroi et chemine désormais sous le péritoine pariétal, avant de s'engager dans un méso indépendant, de plus en plus bas, qui le conduit à la grande courbure. Mais le péritoine pariétal définitif, qui recouvre l'artère, répond en réalité à la séreuse antérieure de la lame directe du mésogastre.

L'accolement de cette lame épiploïque entraîne la production d'un fascia nettement différencié, au-dessous de la ligne de la Splénique. Le corps du pancréas est logé dans l'épaisseur du mésogastre à ce niveau; il est donc fixé à la paroi, consécutivement à la soudure de la lame directe, et c'est en arrière du corps pancréatique qu'on trouve le fascia. Il est juste de donner à cet organe le nom de Toldt, qui en a expliqué la genèse.

Voyez à l'article *Péritoine pancréatique* les figures relatives au fascia de Toldt (fig. 627, p. 976; 637-643).

B. *Accolement de la lame directe du grand épiploon au mésocolon transverse. — Ligament gastro-colique.*

Dans le sens longitudinal la fusion se propageant vers le bas rapproche peu à peu la racine du mésogastre de la racine du mésocolon transverse persistant (fig. 607). Il arrive un moment où elles se touchent (fig. 608). A cette phase, la lame directe du grand épiploon repose directement, par sa face postérieure, sur la face supérieure du mésocolon transverse; les deux séreuses au contact semblent se réfléchir l'une dans l'autre.

En second lieu, les surfaces péritonéales juxtaposées se fusionnent elles-mêmes, depuis la racine du mésocolon transverse persistant jusqu'au bord libre du colon (fig. 609-612). Il en résulte un déplacement tout particulier de la racine du sac épiploïque. La lame directe naît désormais, non plus de la paroi, mais du colon transverse, et on dirait, à première vue, qu'elle fait suite au mésocolon. Cette apparence a été longtemps prise pour une réalité et décrite comme telle. De là même le nom de grand épiploon, puisqu'on appelle épiploons les portions de méso qui unissent deux viscères, et que le grand épiploon attache en définitive l'estomac au colon. De là aussi le nom de *ligament gastro-colique* (*lig. gastrocolicum BNA*).

Les premières données sur la formation du grand épiploon ont été fournies par J.-F. Meckel, et surtout par J. Müller, dans un mémoire célèbre, duquel datent les idées modernes sur le péritoine. Sans élucider entièrement l'histoire du mésogastre qu'il découvrait, Müller a montré l'indépendance primitive de l'épiploon et du mésocolon transverse. Mais, c'est à Toldt qu'est due la démonstration définitive du processus évolutif de l'épiploon. Müller avait bien constaté la migration apparente de la racine pariétale du mésogastre vers le bas et vers la gauche, mais il croyait qu'il s'agissait d'un déplacement vrai, provoqué par la traction de l'estomac sur son méso, lors du développement du grand cul-de-sac vers la gauche.

Chez *la plupart des mammifères*, l'indépendance de la poche épiploïque persiste. Peut-être est-elle en rapport avec l'attitude quadrupède. L'accolement de la lame directe ne s'observe que chez l'homme et les singes anthropomorphes (Toldt): chez *l'embryon humain*, l'indépendance se constate nettement, et quand l'accolement est produit, on peut le détruire et « rétablir les choses dans l'état primitif ».

L'étude de l'adulte permet également de démontrer l'indépendance primitive de l'épiploon. En effet, la soudure peut *manquer entièrement* comme chez les animaux; elle est parfois *incomplète*; le grand épiploon est quelquefois *décollable* du mésocolon dans une petite

[P. FREDET.]

étendue; la ligne de fixation a l'*irrégularité* des surfaces d'accolement. L'insertion de l'épiploon sur le colon transverse n'est pas diamétralement opposée à celle du mésocolon, comme cela aurait lieu si le colon était inclus dans l'épaisseur d'une lame continue méso-

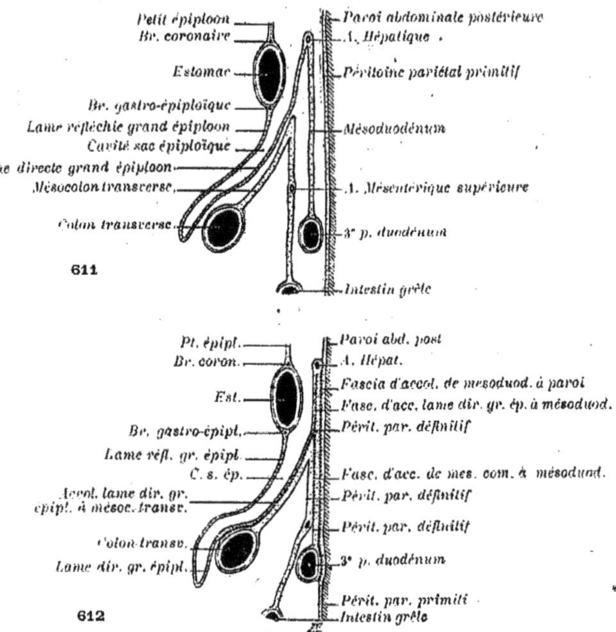

FIG. 611-612. — Rapports et fixation du sac épiploïque dans le sens longitudinal. — Coupes schématiques, passant *à droite de la ligne médiane* (suivant flèche 611 de fig. 603). Le pancréas n'est pas représenté; les fig. 636-637, p. 979, sont plus complètes.

Ces coupes rencontrent l'arc de l'Hépatique et le mésoduodénum.

611. — Disposition des organes *avant les accolements*. — On saisit la continuité du mésoduodénum et du mésogastre au niveau de l'arc de l'Hépatique.

La lame directe de l'épiploon s'étale au-devant du mésoduodénum, avant de rencontrer le mésocolon transverse.

612. — *Fixation* : du mésoduodénum, à la paroi ; de la portion du mesenterium commune répondant au colon ascendant, à la face antérieure du mésoduodénum ; de la lame directe de l'épiploon, à la face antérieure du mésoduodénum, au-dessus de la racine du mésocolon transverse, et à la face antéro-supérieure de ce mésocolon.

colo-épiploïque; on la trouve au contraire sur la face supérieure de l'intestin. Toutefois, cette disposition serait explicable par un accroissement irrégulier de la circonférence du colon transverse. Enfin, les vaisseaux de l'épiploon et ceux du mesocolon sont indépendants, ce qui prouve bien qu'il s'agit de deux organes distincts et incomplètement fusionnés.

L'accolement de la lame directe du grand épiploon et du mésocolon transverse est très *précoce* et très *rapide* : précoce, car il débute au milieu du 3e mois (Toldt et Pérignon); rapide, car Pérignon l'a vu complet sur 4 embryons du commencement du 5e mois et que Chiene l'a constaté chez des fœtus de la 12e à la 18e semaine.

Consulter : MECKEL (J.-F.). Bildungsgeschichte des Darmcanals der Saügthiere und namentlich des Menschen. *Deutsch. Archiv. f. d. Phys.*, 1817, t. 3, p. 1-84, v. p. 83. — MUELLER (J.). Ueber den Ursprung der Netze und ihr Verhältniss zum Peritonealsacke beim Menschen, aus anatomischen Untersuchungen an Embryonen. *Archiv f. Anat.*, 1830, p. 395-411, pl. 11. — CHIENE (J.). Case in which the innominate veins opened separately into the right auricle, and which the intestines were misplaced, etc. *J. of. Anat.*, 1868, vol. 2,

p. 13-18. — LOCKWOOD (C. B.). The development of the great omentum and transverse mesocolon, *J. of. Anat.*, 1884, vol. 18, p. 257-264, v. fig. 5, p. 261 et 6, p. 262. — TOLDT, *l. c.*, p. 906, 1889, v. p. 19-28, fig. 9, pl. 6. — PÉRIGNON, *l. c.*, p. 906, 1892, v. p. 122. — BUY, *l. c.*, p. 926, 1901, p. 78-82. — ROBINSON (B.). The mesogastrium. The omentum majus. etc., Chicago, 1904.

Anomalies de fixation de la lame directe du grand épiploon. — La coalescence de la lame directe du grand épiploon avec le mésocolon transverse *manque* rarement chez l'homme adulte présentant une disposition normale de l'intestin.

Hensing (De omento atque intestino colo. Giessæ, 1745, in HALLER, *Disp. anat.*, vol. 1, 1750, p. 408-409) rapporte une observation d'indépendance persistante du grand épiploon. Toldt (*l. c.*, 1889) a publié quelques cas de cette anomalie (cas 1, p. 2; cas 2, p. 6).

D'autres fois l'indépendance n'est que *partielle* : Cas de Virchow (*Arch. f. path. Anat.*, 1861, t. 22, p. 426-433) et de Wenzel Gruber (*ibid.*, 1869, t. 47, p. 382-399, pl. 14-15).

Cette anomalie se combine généralement avec d'autres, telles que la *persistance du mesenterium commune* (TOLDT, 3 cas, *l. c.*, p. 21), le *situs inversus* : cas de Pers (*Lehrbuch der allgem. Path.*, Aufl. 2, 1886, p. 951).

Quand la *torsion intestinale* fait défaut, le grand épiploon ne saurait évidemment affecter de rapports normaux avec le gros intestin. Il a néanmoins tendance à s'accoler avec les organes situés au-dessous de lui, d'une façon complète ou partielle : cas de Wenzel Gruber (*Archiv. f. Anat.*, 1862, p. 588-611, pl. 14, B.); cas de Chiene (*J. of Anat.*, 1868, p. 13); cas de B. Young (*J. of Anat.*, 1884, p. 232).

C. *Diverticule gauche du sac épiploïque. — Ligament phrénico-colique ou colique gauche.*

Le sac épiploïque possède un diverticule gauche qui dépasse l'angle splé-

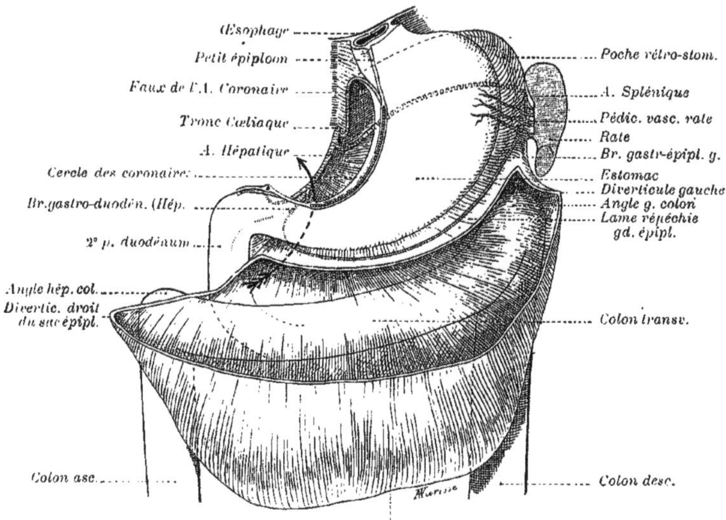

FIG. 613. — Le sac épiploïque dans son entier développement. (Schéma). Diverticule droit et diverticule gauche.

La lame directe et la lame réfléchie sont supposées indépendantes jusqu'au fond du sac.

La lame directe s'étale au-devant du mésoduodénum, de la paroi, du mésocolon transverse, de l'arc du colon et même au-devant du colon ascendant et du colon descendant.

Ce schéma représente le stade qui fait suite à celui qu'on observe fig. 603, p. 960. Mêmes remarques sur les dimensions relatives des organes, notamment sur celles de l'estomac qui est très rétracté.

[P. FREDET.]

nique du colon et atteint, en arrière et à gauche de lui, la paroi abdominale (fig. 613). Il est l'origine du *ligament phrénico-colique* (*lig. phrenicocolicum BNA*).

L'accolement de la lame directe de ce diverticule avec l'angle du colon et la paroi, combiné à celui des surfaces séreuses intérieures, contribue dans une certaine mesure à fixer l'angle colique gauche. Sur ce ligament repose l'extrémité antéro-inférieure de la rate, libre ou fusionnée elle-même avec le ligament phrénico-colique (fig. 614), d'où le nom de *sustentaculum lienis* qu'on donne quelquefois au ligament colique gauche.

On attribue la découverte du *diverticule gauche du sac épiploïque* à Bochdalek jun. (*l. c.* p. 956, 1867). Il se forme au 5e mois, d'après Toldt. La cavité de sa pointe s'oblitère généralement vers la fin de la vie intra-utérine.

Le *lig. phrénico-colique* a été vu par Winslow, puis par Garengeot, décrit par Phöbus (Ueber Leichenbefund in der asiatischen Cholera. Berlin, 1833, p. 161) sous le nom de *pleuro-colique*. Toldt s'appelle *phrénico-colique*. Buy, qui en a donné récemment une bonne étude (*l. c.* p. 926, 1901, p. 69) le nomme *lig. colique gauche*.

Il ne faut pas confondre le lig. phrénico-colique, formation mésogastrique, avec d'autres plis, qui fixent le colon descendant à la paroi, au-dessous de lui (*lig. colique gauche supérieur de Hensing*), ou du moins on admet généralement que le ligament décrit par Hensing (De peritonæo. *Diss. inaug.* Giessæ, 1742, in HALLER. *Disp. anat.* Gottingæ, 1750, vol. I, § 10, p. 305) sous le nom de *lig. colicum sinistrum superius*, ne correspond pas au lig. pleuro-colique de Phöbus.

D. *Diverticule droit du sac épiploïque. — Ligament colique droit.*

Du côté droit, la poche épiploïque s'étend sur la face antérieure du *méso-duodénum*, libre *au-dessus du colon transverse* (fig. 613) et jusque sur

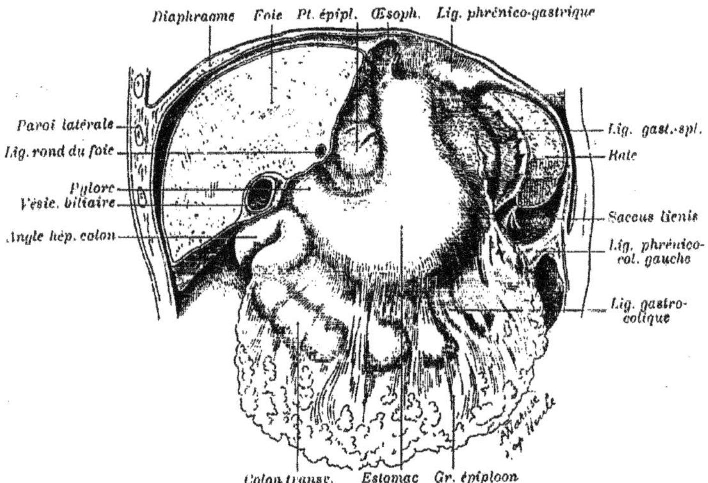

FIG. 614. — Le grand épiploon et le ligament phrénico-colique, d'après Henle.
Bel exemple de sustentaculum lienis.

la *deuxième portion du duodénum*; plus bas, elle atteint l'*angle hépatique du colon* et la *paroi*, comme du côté gauche, et se prolonge, plus ou moins bas, au-devant du colon ascendant, voire même du cæcum.

Ce diverticule anciennement connu (*épiploon colique de Haller*) persiste un certain temps à l'état d'expansion communiquant avec la cavité du sac épiploïque. Mais la lame postérieure ou directe du diverticule s'accole vite aux surfaces péritonéales sous-jacentes. Elle s'unit au *mésoduodénum* et au *duo-*

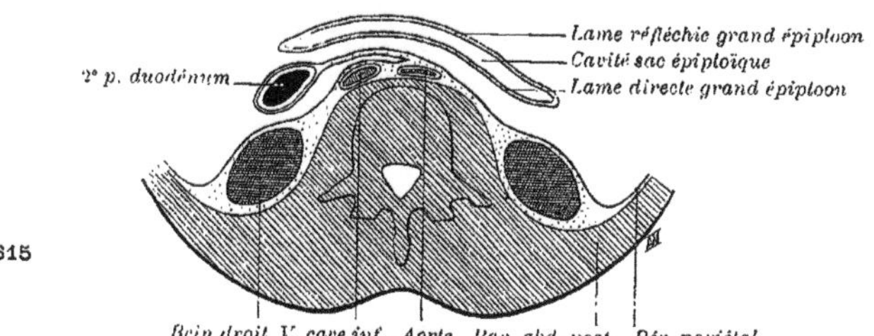

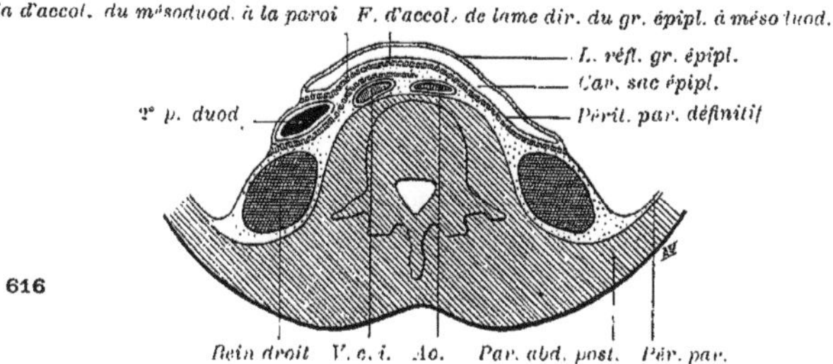

Fig. 615-616. — Coupe transversale schématique, par le sac épiploïque, au-dessous de l'estomac et au-dessus de l'origine de la Mésentérique supérieure.

Segment supérieur de la coupe. Le pancréas n'est pas représenté (il l'est dans fig. 628-629, p. 977). — La coupe rencontre la 2° portion du duodénum.

615. — Avant l'accolement : du mésoduodénum, à la paroi; de la lame directe de l'épiploon, à la face antérieure du mésoduodénum à droite, à la paroi à gauche. — 616. — Les accolements sont réalisés.

dénum, au-dessus du colon transverse (fig. 612, 616); à l'*angle hépatique du colon* et à droite de lui à la *paroi de l'abdomen*. Ainsi se constitue du côté droit, comme du côté gauche, un *ligament colique* d'origine épiploïque.

Le diverticule droit de l'épiploon se développe au 7° mois d'après Toldt (1879). Mais Pérignon l'a observé dès le 5° mois (*l. c.*, p. 126); Ancel et Sencert, au 6° mois (*Bb. anat.*, 1903, p. 105). Le lig. colique droit se parachève après la naissance, lorsque la cavité diverticulaire s'efface par coalescence des surfaces séreuses intérieures.

Treves ayant remarqué qu'en certains cas, l'angle inférieur du foie vient au contact du lig. colique droit, et semble s'y appuyer, a donné à cette formation le nom de *sustentaculum hepatis*. Charpy l'appelle *lig. abdomino-colique*; Buy le désigne sous le nom encore plus simple et suffisamment explicite de *lig. colique droit* (*l. c.*, p. 47-51); plusieurs auteurs confondent à tort ce ligament avec le *lig. hépato-colique*.

Voy. à l'article Péritoine hépatique (p. 993 et 1042) les renseignements sur le lig. hépato-duodéno-épiploïque.

L'accolement subi par la lame directe du grand épiploon fait que la racine de celui-ci au-dessous de l'artère Hépatique semble à un moment donné, s'implanter longitudinalement sur la portion descendante du duodénum (fig. 616), au-dessus de l'arc du colon. Elle atteint à droite comme à gauche la paroi latérale de l'abdomen en dépassant les angles du colon transverse. Par conséquent, lorsqu'on ouvre le sac épiploïque, en incisant sa paroi antérieure (lame réfléchie), on aperçoit par transparence sous la séreuse qui limite en arrière la cavité du sac (séreuse antérieure de la lame directe), la face supérieure du mésocolon transverse et celle du colon transverse jusqu'aux angles (fig. 613), une partie du duodénum et du mésoduodénum (tête du pancréas).

L'abaissement de la racine du mésocolon transverse persistant (v. p. 933 et fig. 562-564), ayant eu pour résultat de laisser apparaître, au-dessus d'elle, le segment originel du tronc Mésentérique supérieur, on peut aussi apercevoir cette artère par l'intérieur du sac (v. fig. 643, p. 981).

II. OBLITÉRATION DU CUL-DE-SAC ÉPIPLOÏQUE PAR ACCOLEMENT DES SURFACES PÉRITONÉALES AU CONTACT

Au début, le sac épiploïque est perméable jusqu'à son extrême limite. Plus tard, la cavité se réduit par suite de la soudure des surfaces séreuses intérieures.

L'étendue de l'accolement est différent dans la *partie droite* et dans la *partie gauche* de la poche épiploïque.

A droite de la ligne médiane : dans le sens longitudinal, le sac s'oblitère ordinairement depuis le fond jusqu'au voisinage du pylore, dans le sens transversal, depuis l'extrémité du diverticule droit jusqu'au delà du bord médial de la 2ᵉ portion du duodénum. Quand on ouvre la poche, on n'aperçoit donc plus le duodénum et la partie droite du colon transverse sous sa séreuse postérieure. Le fond du cul-de-sac est bien au-dessus du colon.

A gauche de la ligne médiane : l'oblitération ne se produit guère qu'au niveau du fond du sac et de la pointe du diverticule gauche. Lorsqu'on ouvre le sac de ce côté, on aperçoit donc par transparence le mésocolon et la partie gauche du colon transverse. Le fond du cul-de-sac reste le plus souvent au-dessous du colon.

III. FENESTRATION DE L'ÉPIPLOON

Chez le fœtus et chez le jeune, le grand épiploon est constitué par une lame homogène, sans solution de continuité. Le sac épiploïque peut être insufflé et distendu par l'orifice de la bourse mésogastrique. Une série de bosselures apparaissent dans l'intervalle des branches qui descendent longitudinalement de la Splénique et des gastro-épiploïques et s'anastomosent au fond du sac. En effet, le tissu du méso est plus extensible que les artères qui le soutiennent et s'accroît d'ailleurs plus vite qu'elles. La lame présente, ultérieurement, un grand nombre de trous et l'insufflation devient impossible. Cette disposition est particulièrement remarquable chez les rongeurs où l'on observe le type des épiploons fenêtrés.

On n'est pas d'accord sur la cause de la fenestration. Zörner l'explique par la rapidité du développement de l'épiploon. L'épithélium qui tapisse les deux faces de l'axe conjonctif ne se développerait pas assez vite pour suffire à l'ampliation des travées conjonctives et se romprait dans leur intervalle. La même cause présiderait à l'accolement des lames directe et réfléchie au niveau du cul-de-sac. Les surfaces soudées seraient les surfaces conjonctives dépouillées d'endothélium. Mais cette dernière hypothèse, au moins, est inadmissible, car l'*accolement précède la fenestration*, et la fenestration existe sur d'autres formations péritonéales, telles que le petit épiploon, qui ne subissent pas d'accolement.

Ranvier, se fondant sur la disposition des cellules endothéliales au niveau des trous, et la situation de ceux-ci dans les parties avasculaires de l'épiploon, c'est-à-dire aux points où il présente le moins de résistance, attribue la formation des trous à une perforation mécanique, produite par les cellules lymphatiques au cours de leur migration. Celles-ci traversent la membrane indifféremment, soit entre les cellules endothéliales, soit au travers des cellules endothéliales. Mais un pareil processus ne suffit pas à expliquer la transformation de la lame épiploïque en un épiploon réticulé. Il se passe à ce niveau des phénomènes de régression complexes qui ne sont pas encore entièrement élucidés. (Voy. Histologie.)

CHAPITRE III

LE PÉRITOINE ET LES GLANDES ANNEXÉES AU TUBE DIGESTIF

PANCRÉAS — RATE — FOIE

ARRIÈRE-CAVITÉ DES ÉPIPLOONS

ARTICLE I

PANCRÉAS

Les rapports du pancréas avec le péritoine subissent de grandes variations au cours de la vie intra-utérine; leur étude est liée à celle de l'évolution morphologique de la glande.

On admettait autrefois que le pancréas provient d'un bourgeon épithélial unique, envoyé par le duodénum dans le mésoduodénum et dans le mésogastre (fig. 510, p. 892). Il est démontré aujourd'hui qu'il s'adjoint à l'ébauche dorsale une ou deux ébauches ventrales. De toutes façons, à un moment donné, le mésentère dorsal contient le pancréas tout entier.

Dans notre exposé méthodique du péritoine, allant du simple au compliqué, nous nous sommes borné jusqu'ici à faire allusion à la présence du pancréas dans le *mésoduodénum* et le *mésogastre*. Il était indispensable de bien connaître ces organes puisque la forme définitive et les rapports du pancréas sont la conséquence :

1° de la *production de la bourse mésogastrique*, qui détermine la plicature du pancréas et différencie la tête d'avec le corps;

[P. FREDET.]

2° du *renversement du duodénum* contre la paroi, qui dispose la tête dans un plan frontal;

3° de la *torsion intestinale*, qui modèle la tête et la fait passer, avec le duodénum, sous les vaisseaux Mésentériques supérieurs;

4° de l'*accolement du mésoduodénum* à la paroi, qui fixe la tête du pancréas à celle-ci;

5° du *développement de la poche épiploïque* et de l'*abaissement* du sommet *de la racine du mésocolon transverse persistant*, qui permet au corps de se mettre en position frontale au-devant de l'origine de la Mésentérique supérieure;

6° de l'*accolement de la lame directe de la poche épiploïque*, qui fixe le corps à la paroi, juste au-dessus de la racine du mésocolon transverse, etc., etc.

L'obscurité, qui régnait jadis au sujet de ces questions préjudicielles, se répandait sur celle du péritoine pancréatique; mais les remarquables travaux de Toldt, de His et de Rogie, en particulier, l'ont presque entièrement dissipée.

Consulter : His (W.). Ueber Präparate zum Situs Viscerum, mit besonderen Bemerkungen über die Form der Leber, des Pankreas, etc. *Archiv. f. Anat.*, 1878, p. 53-82, pl. 1-3. V. en part. Pankreas, p. 67-69, ainsi que le dessin des magnifiques moulages qui figurent aujourd'hui dans tous les musées. M. Charpy a reproduit un de ces moulages dans son article sur le pancréas auquel on se reportera avec fruit. — Toldt, *l. c.* p. 906, 1879, v. p. 891. — Rogie, *l. c.*, p. 906, 1894 et 1895, v. p. 891; en part. Pancréas, p. 332-336 et les figures si démonstratives des pl. 1, 2 et 4. — Cunningham (D. J.). On the form of the spleen and the kidneys. *J. of. Anat.*, 1895, t. 29, p. 501-517; v. fig. 4, p. 511. — Birmingham. The topographical anatomy of the spleen, pancreas, duodenum, kidneys, etc. *J. of Anat.*, 1897, t. 31, p. 95-113; v. en part. fig. 1, p. 97, beau moulage des viscères fixés *in situ*; pancréas, p. 106-108. — Id. Some points in the anatomy of the digestive system. *Ibid.*, 1901, t. 35, p. 33-66; v. p. 64. — Wiart (P.). Recherches sur la forme et les rapports du pancréas. *J. de l'Anat.*, 1899, t. 35, p. 91-113. — Addison (C.). On the topographical anatomy of abdominal viscera in man; especially the gastro-intestinal canal. *J. of Anat.*, 1899, 1900, 1901, v. en part.: 2e part., 1900, t. 34, pl. 54, fig. 1; 3e part., 1901, t. 35, p. 166-204, pl. 31, 33 et 34. — Au sujet des bourgeons pancréatiques, voy.: Prenant. *Eléments d'embryologie*. t. 2, 1896 p. 281-284; 789-798 et 809; et surtout le travail plus récent de Weber (J. A.). L'origine des glandes annexes de l'intestin moyen chez les vertébrés. *Th. Nancy*, 1903, n° 16.

§ 1. ÉVOLUTION DE LA FORME ET DES RAPPORTS DU PANCRÉAS, CORRÉLATIVE DE L'ÉVOLUTION DES MÉSOS QUI LE CONTIENNENT

Le pancréas, *inclus dans le mésoduodénum* (fig. 617-619) *logé dans la concavité de l'anse duodénale*, se développe sous forme d'une languette qui *pénètre dans le mésogastre*, lequel fait suite au mésoduodénum. *Supposons* que la glande soit primitivement étalée dans le plan sagittal, comme le mésentère dorsal qui la contient. La languette pancréatique *croisera* en premier lieu l'*artère Hépatique* et *sa branche gastro-duodénale*. Les deux vaisseaux resteront sur la *face droite* du pancréas, immédiatement au-dessous de la couche séreuse qui la revêt (fig. 617 et 618). Plus loin le pancréas s'engagera dans l'aire du petit cercle artériel de l'estomac (Splénique, gastro-épiploïques, Hépatique); il s'allongera en *suivant le bord ventral de la Splénique*. Il finira par dépasser légèrement l'arc de cette artère: la Splénique croisera la face droite de la queue du pancréas.

Au cours du développement, la lame pancréatique suivra nécessairement les déplacements des divers segments du mésentère dont elle fait partie, se pliant

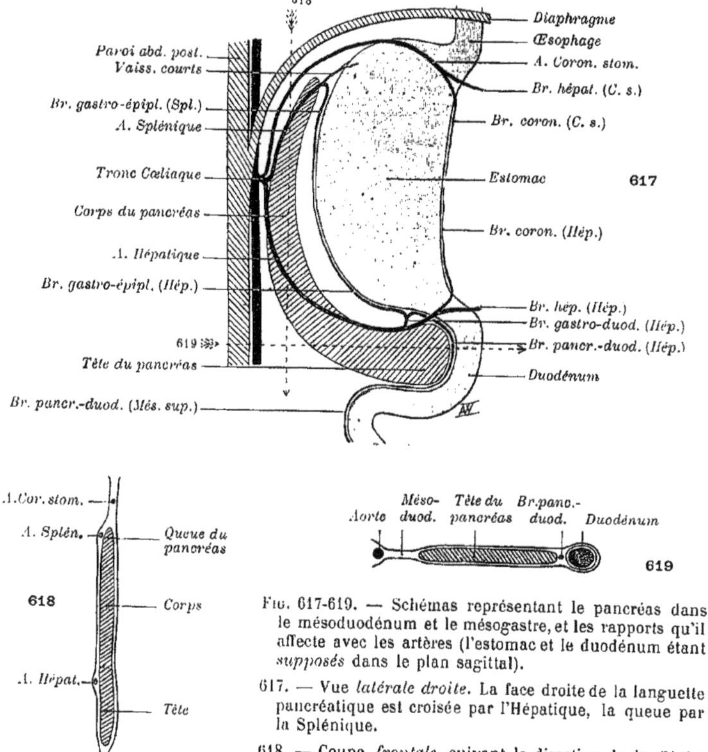

FIG. 617-619. — Schémas représentant le pancréas dans le mésoduodénum et le mésogastre, et les rapports qu'il affecte avec les artères (l'estomac et le duodénum étant *supposés* dans le plan sagittal).

617. — Vue *latérale droite*. La face droite de la languette pancréatique est croisée par l'Hépatique, la queue par la Splénique.

618. — Coupe *frontale*, suivant la direction de la flèche 618 de fig. 617. Segment dorsal de la coupe.

619. — Coupe *transversale*, suivant flèche 619 de fig. 617.

et s'allongeant comme eux. La clé de la disposition du pancréas est dans cette formule.

a) Plicature du pancréas, sous la ligne de l'Hépatique. Différenciation de la tête et du corps.

Ainsi, quand la bourse mésogastrique se forme, par suite de l'entraînement *apparent* du mésogastre vers la gauche et de sa plicature sur le cercle des coronaires (fig. 620 et 621), la portion de languette pancréatique, contenue dans l'aire de ce cercle, se coude avec le mésogastre, le long du tronc de l'artère Hépatique. La partie repliée entre dans la constitution de la paroi postérieure du sac mésogastrique; elle constitue le *corps* et la *queue*, désormais situés à gauche du tronc de l'Hépatique; l'*extrémité supérieure* devient *gauche*; la *face droite, supérieure*; la *face gauche, inférieure*. La portion restée au-dessous de l'Hépatique, dans le mésoduodénum, constitue la *tête*. L'*isthme* unissant la tête au corps, répond au niveau de la plicature.

b) Disposition du pancréas plié, dans le plan frontal.

1. **Tête.** — En second lieu, le duodénum et son méso se couchent contre la paroi abdominale, à *droite de la ligne médiane*, au-devant de la *veine cave inférieure* et du *bord médial du rein droit*. La tête du pancréas suit cette évolution qui la dispose dans un plan frontal et la met en rapport par sa *face droite*, devenue *postérieure*, avec la veine cave. L'obliquité prise par le tronc de l'artère Hépatique impose une obliquité correspondante, de haut en bas et

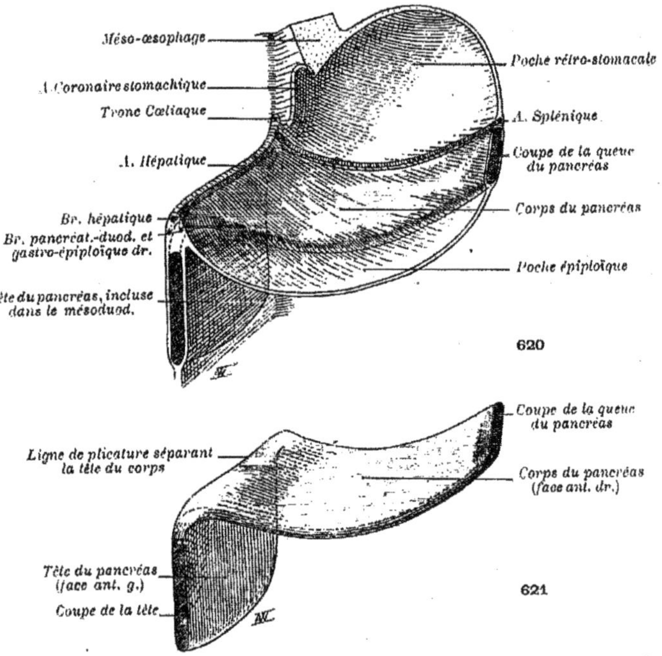

Fig. 620 et 621. — Plicature du pancréas sous l'arc de l'Hépatique, corrélative de la formation de la bourse mésogastrique. Différenciation de la *tête* (portion *mésoduodénale*) et du *corps* (portion *mésogastrique*). Disposition de chacun des segments dans le *plan frontal*. Comparez fig. 620 à fig. 590, p. 951. — La fig. 621 représente le pancréas isolé.

de gauche à droite, au bord supérieur de la tête, qui correspond à la ligne de plicature. Aussi la partie la plus élevée de cette tête dépasse-t-elle la petite courbure de l'estomac (*tuber omentale BNA*).

2. **Corps.** — Lorsque le sac secondaire épiploïque se développe, la lame postérieure de celui-ci, qui contient le corps et la queue du pancréas, descend

parallèlement à la paroi abdominale postérieure. Par conséquent, le corps et la queue se disposent comme la tête dans le plan frontal, au-dessous de la ligne de la Splénique, et à gauche du tronc de l'Hépatique (fig. 620). La *face* qui regardait à *droite* regarde désormais *en avant*. La *face* qui regardait à *gauche* est dirigée *en arrière* : elle s'applique, à droite de la ligne médiane, contre *une partie de la face antérieure de la tête, croise la veine cave et l'aorte*; se met, à gauche, en contact avec le *péritoine pariétal* jusqu'au niveau *du rein gauche*. Le corps et la queue ont un *bord supérieur* (anciennement *dorsal*) et un *bord* (vraie face) *inférieur* (anciennement *ventral*).

c) **Torsion de la tête du pancréas, autour du point d'origine de l'artère Mésentérique supérieure. — Processus uncinatus.**

Enfin, la torsion intestinale (fig. 622 et 623) entraîne l'angle duodéno-jéjunal au-dessous, puis à gauche de la Mésentérique supérieure. La tête du pancréas

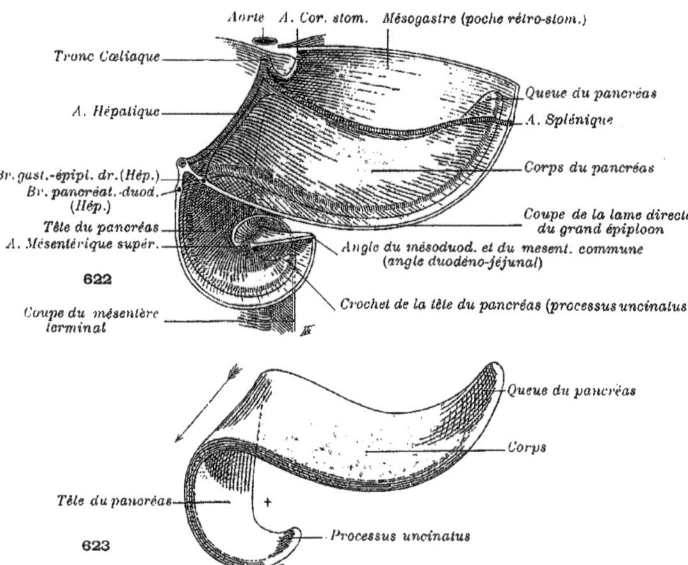

FIG. 622 et 623. — Torsion de la tête du pancréas et formation du crochet sous-mésentérique, au moment de la torsion de l'anse intestinale. — Comparez aux fig. 531, p. 910, et 537, p. 915. La fig. 623 représente le pancréas isolé. La flèche indique l'axe de plicature du corps sur la tête (ligne de l'Hépatique); la croix, l'axe de torsion de la tête (point d'origine de la Mésentérique supérieure).

subit comme le mésoduodénum une élongation et un enroulement sous le tronc de l'artère. Elle acquiert ainsi un prolongement, incurvé en crochet (*petit pancréas de Winslow, processus uncinatus BNA*), qui passe *au-dessous* et *en arrière* des *vaisseaux Mésentériques supérieurs* et de la *racine du mésentère*, comme la 3e portion du duodénum. L'artère Mésentérique est pincée, pour ainsi dire, entre le prolongement de la tête du pancréas qui passe au-

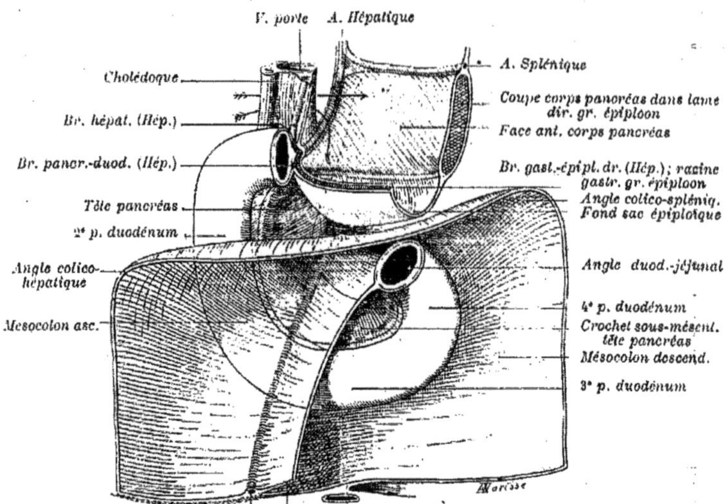

Fig. 624. — Schéma indiquant les rapports de la *tête du pancréas* avec le *mesenterium commune* et ceux du *corps* avec la *poche épiploïque* et le *mésocolon transverse*. — Comparez à fig. 603, p. 960.

Les colons ascendant, transverse et descendant ont été détachés; les portions correspondantes du mésentère ont été conservées. L'intestin grêle a été enlevé avec son mésentère, coupé près de la racine; l'estomac, séparé du duodénum et de la lame réfléchie du grand épiploon (la section a été exécutée suivant la ligne de la gastro-épiploïque droite). Une coupe sagittale a permis d'amputer la partie gauche de la poche épiploïque et de montrer une tranche de l'épiploon, contenant le corps du pancréas dans sa lame directe.

La flèche horizontale supérieure pénètre dans la bourse mésogastrique, en arrière du petit épiploon et au-dessus de l'arc de l'Hépatique : la flèche inférieure descend dans la poche épiploïque.

dessous d'elle et le corps du pancréas, inclus dans la lame directe du grand épiploon, qui s'étale au-dessus et au-devant d'elle (fig. 642-643).

La torsion intestinale fait aussi que la *tête du pancréas est croisée par le gros intestin* au niveau du milieu de la 2e portion du duodénum (fig. 624). Le segment de la tête, demeuré au-dessous du colon transverse, est recouvert par le méso qui suspend le colon ascendant et le colon

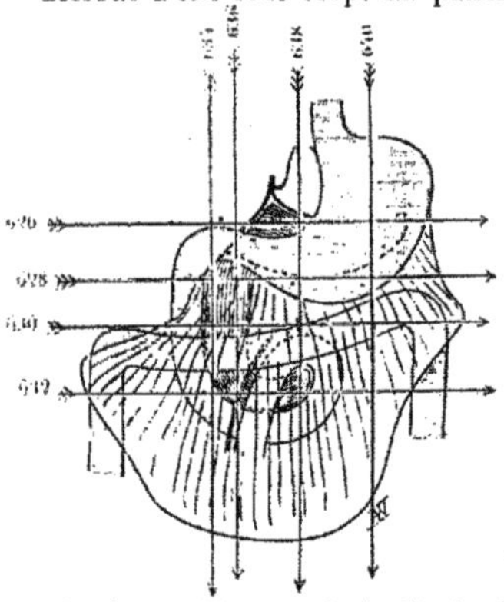

Fig. 625. — Schéma indiquant l'axe des coupes transversales 626-633 et des coupes sagittales 634-641, destinées à montrer les rapports du pancréas *avant* et *après* les accolements.

Dans ce schéma les divers organes n'ont pas leurs dimensions relatives exactes.

Les figures 626 à 641 sont la simplification de dessins pris sur les coupes de sujets adultes fixés par la formaline chromique.

transverse, jusqu'à la ligne de la Mésentérique supérieure. Quant au corps et à la queue, inclus dans la lame postérieure du grand épiploon, ils restent au-dessus du colon transverse et de son méso (v. les coupes 636 à 643).

En résumé : 1° le pancréas, *supposé* primitivement en forme de languette sagittale, se plie le long et au-dessous de l'Hépatique.

2° La tête ne reste pas sagittale ; elle se couche contre la paroi, à droite de la ligne médiane.

3° Le corps ne reste pas horizontal : il se couche contre la paroi, se met dans le même plan que la tête, de sorte que l'angle de plicature s'efface.

4° La tête se tord et envoie un prolongement à gauche de la ligne médiane, sous l'artère Mésentérique supérieure.

Ces modifications de forme et de rapports se font *en même temps* et *par le même mécanisme* que les déplacements des segments de l'intestin et du mésentère qui correspondent au pancréas ; elles *en suivent les vicissitudes*. Ainsi, l'absence de torsion intestinale s'accompagne de l'absence du prolongement de la tête qui passe sous les vaisseaux mésentériques (voy. fig. 534-535, p. 913, cas d'absence de torsion de l'intestin), etc.

§ 2. FIXATION DU PANCRÉAS A LA PAROI. FASCIAS D'ACCOLEMENT RÉTRO-PANCRÉATIQUES.

Le pancréas, ainsi modelé, est d'abord flottant comme le mésoduodénum et la lame directe du sac épiploïque qui le contiennent. Chez l'homme, il se fixe presque entièrement à la paroi abdominale postérieure et offre une surface d'attache aux lames péritonéales situées au-devant de lui.

A. Fixation de la tête.

La *tête*, comprise dans l'anneau duodénal, est tapissée en arrière par la séreuse postérieure (anciennement droite) du mésoduodénum. Elle se fixe, lorsque cette séreuse entre en coalescence avec le péritoine qui recouvre la *veine cave*, à *droite* de la ligne médiane ; la *veine cave* et l'*aorte*, au-dessous de l'origine de la Mésentérique supérieure ; la face antérieure du *mésocolon descendant primitif* (lui-même soudé à la paroi par sa face postérieure), à *gauche* de la ligne médiane. La limite de l'accolement est marquée, en haut et à droite, par la ligne oblique de l'artère Hépatique. En haut et à gauche, elle correspond à une ligne unissant l'origine de la Mésentérique supérieure à l'angle duodéno-jéjunal (v. les coupes 626 à 633 ; 634 à 639).

Fascia de Treitz. — L'accolement des séreuses laisse comme trace un *fascia rétro-pancréatique* décrit et représenté pour la première fois par Treitz (v. p. 918), nettement revu depuis par tous ceux qui ont examiné la région avec soin.

Dans le *sens longitudinal*, le *fascia de Treitz* va des lignes limites de fixation du mésoduodénum jusqu'à la 3e portion du duodénum (fig. 635, 637, 639).

Dans le *sens transversal*, il s'étend de la portion descendante (2e) à la portion ascendante (4e) du duodénum. Il passe en arrière du cholédoque qui est englobé dans le pancréas ou à son contact immédiat (fig. 627, 629, 631, 633).

La forme du fascia de Treitz est donc celle d'un segment de cercle d'environ 270°, ayant, comme centre, le point d'origine de la Mésentérique supérieure, et pour circonférence la partie fixée de l'Hépatique et le bord des trois dernières portions du duodénum.

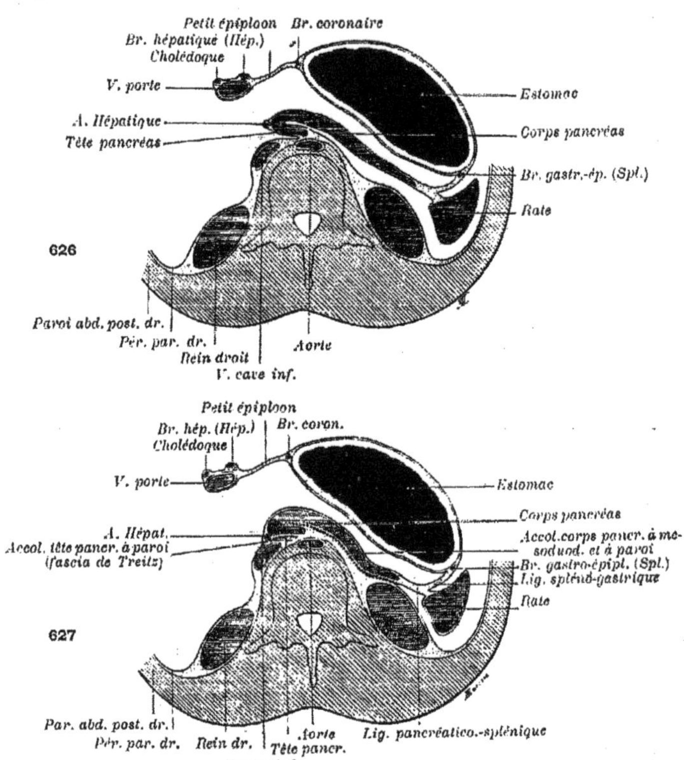

Fig. 626-633. — Coupes transversales. — *Série paire*. Les accolements ont été détruits et les *mésos* ramenés à leur *indépendance primitive*. — *Série impaire*. État adulte. *Fascias d'accolement*. (Segments supérieurs des coupes.)

Fig. 626. — Coupe passant *par l'arc de l'Hépatique*, au-dessus du pylore, c'est-à-dire par le *corps* et la *tête du pancréas*. On voit la plicature du pancréas au-dessous et à gauche de l'Hépatique.

La *tête* est renversée à droite de la ligne médiane, contre la paroi et la veine cave, comme le *mésoduodénum* qui la contient. Le *corps* et la *queue*, inclus dans la *lame directe du grand épiploon*, s'appliquent : au-devant de la tête, à droite; au-devant de la paroi abdominale, à gauche.

En 627, on reconnaît les *fascias d'accolement rétro-pancréatiques* (le fascia de Treitz derrière la tête, le fascia de Toldt derrière le corps).

B. Fixation du corps.

Le corps et *la queue* du pancréas, tapissés en arrière par la séreuse postérieure de la lame directe du grand épiploon, se fixent aussi aux plans sous-

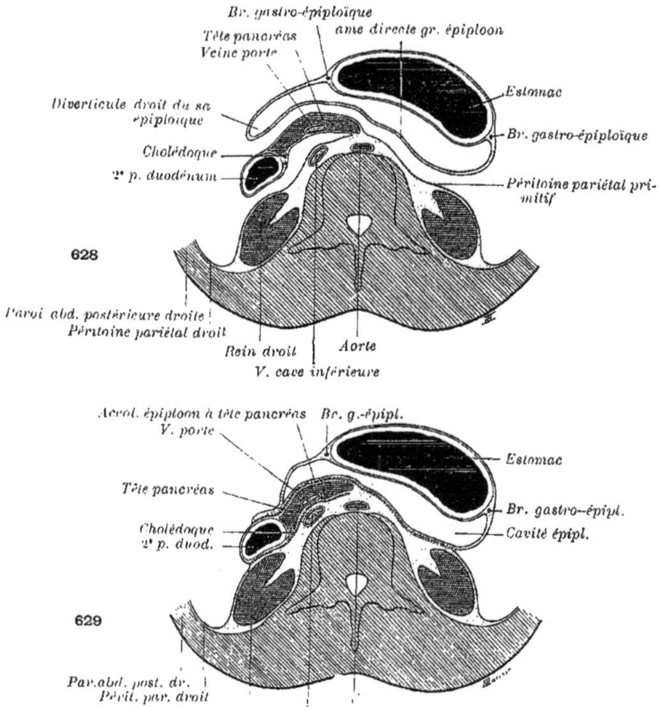

FIG. 628. — Coupe passant par la *tête du pancréas* et la 2° portion du duodénum, *au-dessous du bord inférieur du corps du pancréas, et au-dessus de l'origine de la Mésentérique supérieure.*

La *tête* est renversée à droite de la ligne médiane, contre la paroi et la veine cave. La veine Mésentérique supérieure, déjà grossie de la petite mésentérique, se loge dans une gouttière de la face postérieure de la tête. La lame directe du grand épiploon s'étale au-devant de la tête.

En 629, on reconnait le *fascia rétro-pancréatique de Treitz* (derrière la tête) et un fascia, situé au-devant de la tête, en continuité avec celui qu'on voit dans la figure précédente, en arrière du corps.

jacents, recouverts de péritoine, grâce au processus d'accolement que nous avons déjà signalé à propos du mésogastre. La languette pancréatique épouse les reliefs et les dépressions de la paroi à laquelle elle se soude.

L'accolement se fait progressivement de haut en bas et de droite à gauche.

Ainsi, *dans le sens transversal*, la face postérieure (anciennement gauche) du corps pancréatique se soude d'abord, au-dessous et à gauche de l'artère Hépatique, à la face antérieure (anciennement gauche) de la *tête du pancréas*

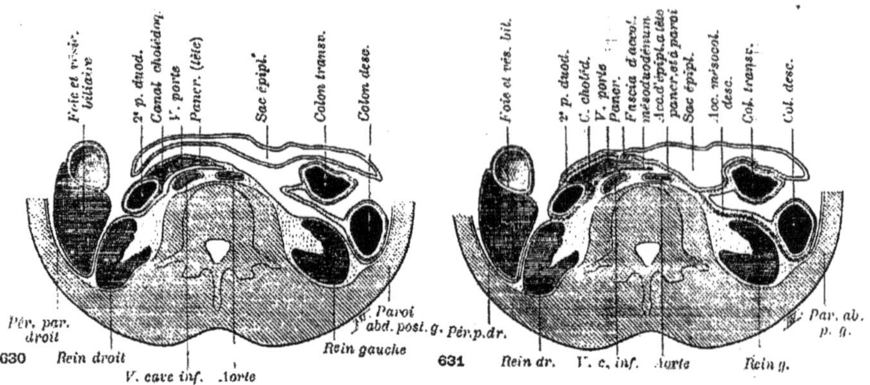

Fig. 630. — Coupe passant par la *tête du pancréas* et la 2e portion du duodénum, *au-dessus de l'origine de la Mésentérique supérieure.*

Elle rencontre le colon transverse et le colon descendant près de l'angle gauche, et le grand épiploon sur un plan plus superficiel. — Mêmes remarques que pour les figures 628 et 629.

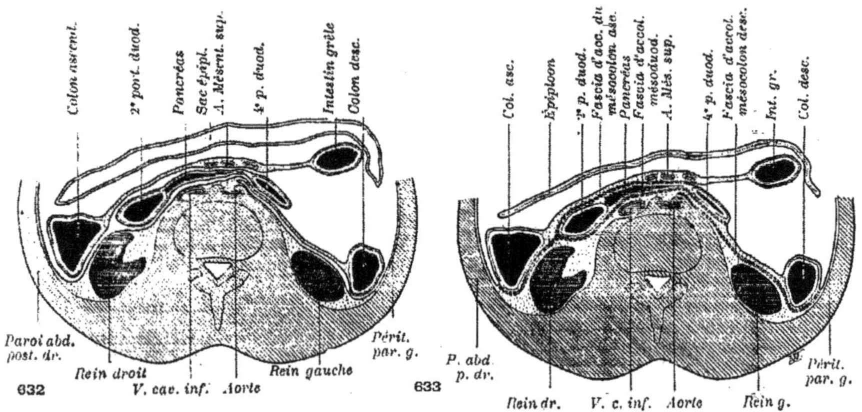

Fig. 632. — Coupe passant *au-dessous de l'origine de la Mésentérique supérieure.*

La coupe rencontre la *tête du pancréas* et son crochet sous-mésentérique (*petit pancréas* de Winslow) qui se dirige vers la gauche et franchit la ligne médiane.

Sur un plan plus antérieur s'étale le *mesenterium commune*, et superficiellement la poche épiploïque.

En 633, on voit le *fascia rétro-pancréatique de Treitz*. Au-devant de la tête existe un fascia résultant de la soudure du mésocolon ascendant *primitif*. Ce *fascia prépancréatique sous-mésocolique* diffère absolument, par son origine, du fascia prépancréatique sus-mésocolique, représenté figures 627, 629 et 631.

(fig. 627). Puis, en allant vers la gauche, aux *gros vaisseaux prévertébraux*, à la *paroi lombaire gauche* et quelquefois à la face antérieure du *rein gauche* dans une certaine étendue.

Épiploon pancréatico-gastrique. — A mesure que la racine du méso-

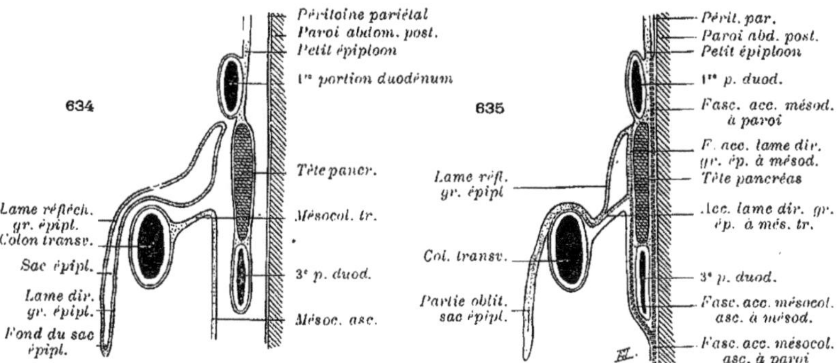

FIG. 634-641. — Coupes sagittales. — *Série paire.* Accolements détruits, *mésos* ramenés à leur *indépendance primitive.* — *Série impaire.* État adulte, *fascia d'accolement.* — Vue des tranches droites.

634. — Coupe passant *à droite de la ligne médiane*, par la *tête du pancréas*, près du bord duodénal (2e portion).

La *tête* est au-devant de la paroi. En avant, elle est recouverte par la *lame directe du grand épiploon* dans la partie haute (segment sus-mésocolique), par le *mésocolon ascendant primitif* dans la partie basse (segment sous-mésocolique).

En 635, on voit le fascia d'accolement mésoduodénal, rétropancréatique (fascia de Treitz). En avant, la tête est coupée transversalement par la racine du mésocolon transverse. Deux fascias prépancréatiques la recouvrent : le fascia sus-mésocolique, résultant de l'accolement du mésogastre au mésoduodénum ; le sous-mésocolique, provenant de l'accolement du *mesenterium commune* au mésoduodénum.

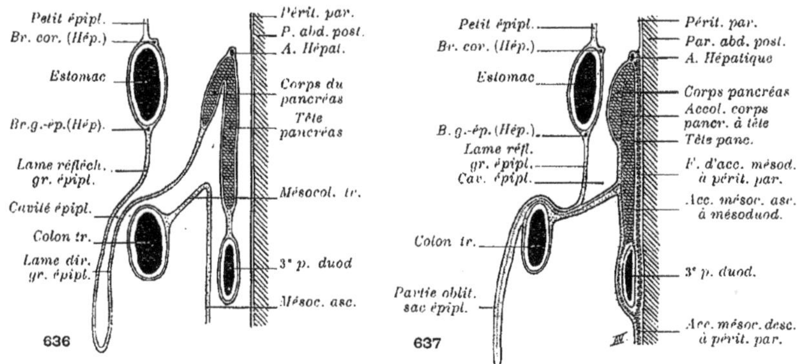

636. — Coupe passant *à droite de la ligne* médiane, *par l'arc de l'Hépatique*, la *tête* et le *corps du pancréas*.

On observe la plicature du pancréas, sous l'arc de l'Hépatique, et on saisit la continuité du pancréas mésoduodénal (*tête*), étalé au-devant de la paroi, avec le pancréas mésogastrique (*corps*), appliqué à ce niveau au-devant de la tête. Au-dessous du bord inférieur du corps, la tête est recouverte, comme dans la figure 634, par le *mésocolon ascendant primitif*.

En 637, on voit le fascia rétro-pancréatique mésoduodénal (fascia de Treitz) derrière la tête, comme sur la figure 635, en avant, la racine du mésocolon transverse et les deux fascias situés au-devant de la tête, comme sur 635. Le fascia sus-mésocolique, mésogastrique, se prolonge derrière le corps jusqu'à l'angle rentrant de plicature.

gastre se déplace vers la gauche, par suite de la coalescence des surfaces

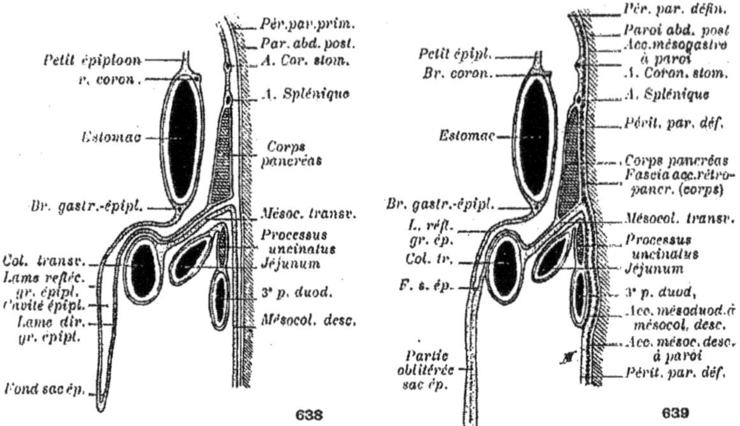

638. — Coupe passant *à gauche de la ligne médiane*, par la *Splénique*, *le corps du pancréas* et le *prolongement en crochet de la tête* (*processus uncinatus*.)

Le *corps*, contenu dans la lame directe du grand épiploon, s'étale au-devant de la paroi ; son bord inférieur s'élargit en une vraie face au contact du mésocolon transverse. Le crochet sous-mésentérique de la tête, inclus dans le mésoduodénum, s'applique au-devant du mésocolon descendant, au-dessous du mésocolon transverse.

En 639, on voit le *fascia rétro-pancréatique mésogastrique, sus-mésocolique*, en arrière du corps (fascia de Toldt). Sur la coupe précédente, on l'apercevait au-devant de la tête, dans sa portion sus-mésocolique. Le *fascia mésoduodénal*, situé derrière le *processus uncinatus*, fait suite au fascia de Treitz.

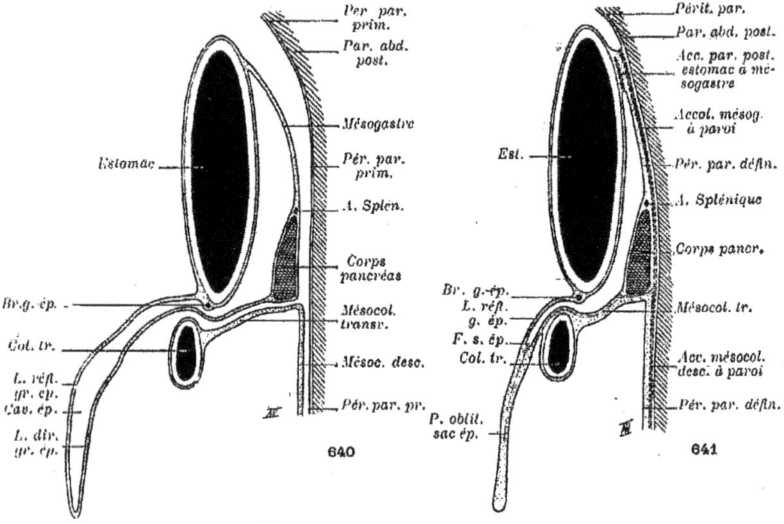

640. — Coupe passant *à gauche de la ligne médiane*, par la *Splénique*, *le corps du pancréas* près de la queue et *à gauche du duodénum* et *du processus uncinatus*.

Figure analogue à 638 pour le corps du pancréas.

séreuses au contact, l'étendue de languette pancréatique, flottant entre la paroi du tronc et la grande courbure de l'estomac, diminue. Il est fréquent de voir l'accolement se poursuivre jusqu'à l'extrémité du pancréas. Il ne reste plus alors, entre la queue de l'organe et la grande courbure, qu'un minime segment de mésogastre indépendant : on le désigne sous le nom d'*épiploon*

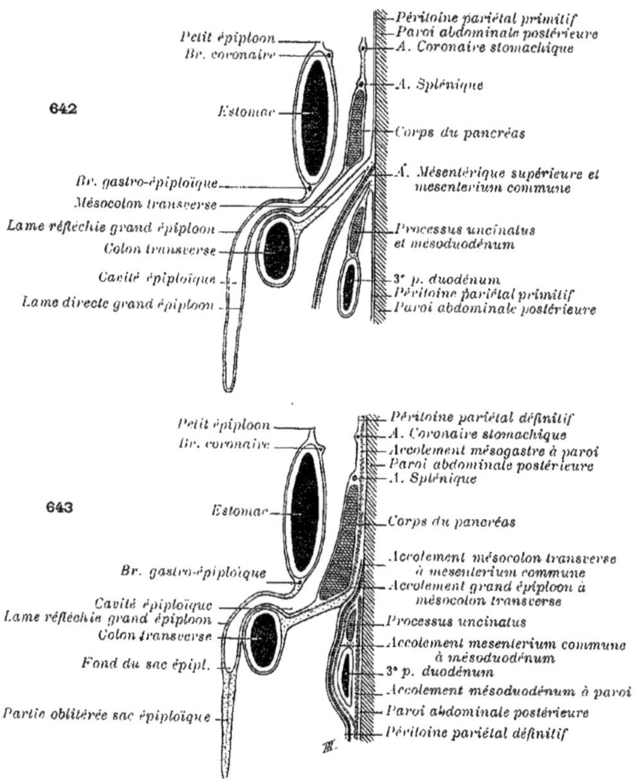

FIG. 642-643. — Coupe schématique *suivant l'axe de la Mésentérique supérieure.* Vue de la tranche droite.

642. — *Avant les accolements.* — Le *sommet du mésocolon transverse* répond au *point d'origine de la Mésentérique* supérieure ; le bord inférieur (face) du corps du pancréas est donc au-dessus de ce point.
643. — *Après les accolements.* — Comparez à fig. 564, p. 933. La racine du mésocolon transverse s'est abaissée, par suite de l'accolement de sa face postérieure à la face antérieure du *mesenterium commune.*

La *Mésentérique* supérieure semble donc naître *au-dessus de la racine du mésocolon transverse.* En s'allongeant de haut en bas, le corps pancréatique vient reposer par son bord inférieur (face) sur la face antéro-supérieure du mésocolon, mais il recouvre le segment initial de l'artère Mésentérique supérieure.

pancréatico-gastrique (fig. 627 et 644). Parfois cependant, l'épiploon pancréatico-gastrique contient dans son épaisseur une petite portion du pancréas.

Wiart croit que l'existence d'une partie de pancréas, flottant dans l'épiploon pancréatico-gastrique, n'est pas la règle chez l'adulte (*l. c.*, p. 112). Le fait s'observe néanmoins assez

[P. FREDET.]

fréquemment et la partie demeurée libre peut atteindre de grandes dimensions, témoins les cas de Rogie (*l. c.* p. 906, 1891, v. p. 120) et de Pérignon (*l. c.*, p. 906, v. p. 73).

Le ligament pancréatico-gastrique n'est évidemment qu'*une région du ligament phrénico-gastrique*; il conduit à l'estomac l'artère Splénique et ses branches. La rate se développe à mi-chemin entre la queue du pancréas et l'estomac, de sorte que l'épiploon pancréatico-gastrique doit être subdivisé en un segment postérieur ou *pancréatico-splénique* et un segment antérieur ou *spléno-gastrique*.

Dans le sens longitudinal, la face postérieure du corps pancréatique s'accole d'abord à la paroi, jusqu'au niveau de la racine du mésocolon transverse (fig. 639 et 641), racine dont le point culminant est marqué par l'origine de la *Mésentérique supérieure* à l'aorte (fig. 553, p. 926). Mais nous avons vu que la racine du *mésocolon transverse persistant* s'abaisse au-dessous du point de départ de la Mésentérique. Le bord inférieur du pancréas empiète donc sur l'artère (fig. 643); la face postérieure en recouvre la portion initiale. Le bord inférieur vient reposer sur la face supérieure du *mésocolon transverse*, s'élargit à son contact en une véritable *face* (*BNA*). Par suite de l'accolement de la lame directe du grand épiploon avec la face supérieure du mésocolon transverse, ce bord épais du pancréas adhère au mésocolon. On l'aperçoit, par transparence, à travers la séreuse de la face postérieure de celui-ci, quand on relève le colon transverse. Le mésocolon de l'adulte semble se détacher au niveau de l'angle inférieur et antérieur du corps pancréatique, inclus dans sa racine.

Fascia de Toldt. — L'accolement de la séreuse qui revêt en arrière le corps du pancréas, avec les surfaces péritonéales sous-jacentes, s'accuse par la formation d'un *fascia* dont Toldt a établi l'existence et la genèse (v. p. 961).

Ainsi se fixent à la paroi la tête et le corps du pancréas; ainsi se forme, en arrière de chacune de ces parties de la glande, un fascia d'accolement répondant à toute l'étendue des surfaces fixées; ainsi s'explique l'union intime de la tête et du corps du pancréas, soudés au-dessous de la plicature, dans l'étendue où les deux segments de l'organe sont au contact.

3. FIXATION DU MESENTERIUM COMMUNE ET DE LA LAME DIRECTE DU GRAND ÉPIPLOON A LA FACE ANTÉRIEURE DE LA TÊTE DU PANCRÉAS. FASCIAS D'ACCOLEMENT PRÉPANCRÉATIQUES

Le colon transverse, croisant la 2e portion du duodénum, coupe transversalement la tête du pancréas dont une partie se voit au-dessus, l'autre au-dessous du colon (fig. 624, coupes 634 à 638).

a) ***Région sous-mésocolique***. — La région sous-mésocolique, recouverte par le *mesenterium commune*, est subdivisée par le tronc de l'artère Mésentérique, c'est-à-dire par la racine du mésentère proprement dit, en un segment droit et un segment gauche (fig. 624 et coupe 632).

Le segment gauche n'est tapissé en avant, jusqu'à la racine du mésentère, que par la *séreuse antérieure du mésoduodénum*.

Fascia prépancréatique sous-mésocolique. — Le *mesenterium commune* répondant aux colons transverse et ascendant, contenant leurs vaisseaux, appliqué au-devant du *segment droit*, ne reste pas indépendant. Nous rappelons qu'il se soude à la face antérieure du mésoduodénum, à droite de la Mésentérique supérieure, et jusqu'à une ligne unissant l'origine de l'artère à la 2e portion du duodénum. Cette ligne représente la partie droite de la racine du mésocolon transverse persistant. Il existe, par suite, un *fascia d'accolement prépancréatique, sous-mésocolique*, correspondant à la surface angulaire du *mesenterium commune* qui se fixe au-devant de la tête du pancréas (fig. 624 et 632 à 635).

L'abaissement de la racine du mésocolon transverse persistant réduit l'étendue de la tête pancréatique, visible au-dessous de cette racine. Quand l'abaissement est très marqué, il peut ne rien rester de la tête du pancréas au-dessous d'elle.

b) **Région sus-mésocolique.** — La partie de la tête, située au-dessus de la racine du mésocolon transverse persistant, est d'abord recouverte par la seule séreuse antérieure du mésoduodénum. Mais, lorsque l'*épiploon* dépasse la grande courbure de l'estomac, en bas et à droite, pour s'étaler sur la face antérieure du mésocolon transverse (fig. 624) puis se fusionner avec lui (fig. 628-631 ; 634-637), la lame directe se déploie au préalable devant la portion sus-mésocolique de la tête du pancréas et s'accole à celle-ci. Dès lors, quand on ouvre le sac épiploïque par devant, la tête du pancréas est visible sous la séreuse qui limite le sac en arrière et qui fait partie topographiquement du péritoine pariétal définitif (il s'agit, en réalité, de la séreuse antérieure de la lame directe qui revêt sans interruption la face antérieure du corps et de la queue). Mais, tandis que cette couche existe seule au-devant du corps et de la queue (la couche postérieure passant en arrière du corps et de la queue et s'accolant au péritoine pariétal), il y a, en réalité, trois plans séreux au-devant de la portion sus-mésocolique de la tête, comme au-devant de la partie sous-mésocolique.

Fascia prépancréatique sus-mésocolique. — L'accolement de la lame directe de l'épiploon à la surface mésoduodénale est l'origine d'un *fascia prépancréatique sus-mésocolique*. Ce fascia est en continuité avec celui qu'on trouve en arrière du corps et de la queue, il dépend du *mésogastre*, tandis que le *fascia prépancréatique sous-mésocolique* dérive du *mesenterium commune*.

En résumé, la *tête du pancréas* est entièrement recouverte en avant comme en arrière par un fascia d'accolement. Ce fascia a été décrit par Toldt, en 1879. Jonnesco l'a constaté plusieurs fois (*Splanchnologie*, t. 4, p. 272).

Quant au *corps* et à la *queue*, ils ne sont recouverts en avant que d'un seul plan péritonéal (génétiquement : séreuse antérieure de la lame directe du mésogastre; topographiquement : péritoine pariétal définitif au-dessus du pancréas, séreuse antérieure du mésocolon transverse de l'adulte, au-dessous du pancréas).

Voy. fig. 731 et p. 1074 : Péritoine pancréatique de l'adulte.

[P. FREDET.]

ARTICLE II

RATE

La rate se développe dans le *mésogastre*, entre l'extrémité gauche ou *queue du pancréas* et la *grande courbure de l'estomac*, au niveau de l'arc de la *Splénique*. Cette artère s'épanouit près de la rate en plusieurs branches gastriques qui vont en divergeant vers la grande courbure. La plus basse, fin de la Splénique, est la *gastro-épiploïque gauche*; les autres, *vaisseaux courts*, se portent au grand cul-de-sac. Les vaisseaux courts émettent à gauche, pour la rate, des divisions dont l'ensemble forme un pédicule allongé comme le grand axe de l'organe. Lorsque la circulation de la rate devient prépondérante, les rameaux spléniques deviennent plus volumineux que les rameaux gastriques. Ceux-ci semblent alors naître des branches spléniques, d'où le nom imposé à l'artère mère, qui est cependant au point de vue morphologique surtout un vaisseau gastrique.

La rate *s'évagine* très rapidement *du mésogastre en soulevant sa séreuse postérieure et gauche*. Elle se pédiculise en entraînant ses vaisseaux. Le pédicule est aplati d'avant en arrière et assez bas; il permet à la rate de flotter sur la partie gauche du sac mésogastrique (fig. 613, p. 965, et 626, p. 976).

Ligaments phrénico-splénique et spléno-gastrique. — La rate *flotte* d'ailleurs *avec l'ensemble du mésogastre*, tant que celui-ci conserve son indépendance. Quand la lame directe du mésogastre s'accole au péritoine pariétal (fig. 627) jusqu'à la queue du pancréas, elle reste *mobile* sur le *lig. phrénico-gastrique* et le *lig. pancréatico-gastrique* formés par la partie non soudée du mésogastre (fig. 644 à 647).

La position de la rate et de son pédicule permet de subdiviser ces ligaments en deux segments secondaires. L'un, juxtapariétal, situé derrière le pédicule splénique, est appelé *phrénico-splénique* (*lig. phrenicolienale BNA*) au-dessus du pancréas, *pancréatico-splénique* au niveau du pancréas. Il loge l'artère Splénique et ses premières divisions. L'autre juxta-stomacal, situé au-devant du pédicule splénique, se nomme *épiploon* ou ligament *gastro-splénique* (*lig. gastrolienale BNA*). Il contient la gastro-épiploïque gauche et les vaisseaux courts. L'ensemble des ligaments phrénico-splénique et gastro-splénique constitue le lig. *phrénico-spléno-gastrique*, dit plus particulièrement *pancréatico-spléno-gastrique* au niveau de la queue du pancréas. Le lig. phrénico-spléno-gastrique répondant à la région de la Splénique, à l'union des deux poches, rétro-stomacale et épiploïque, de la grande bourse mésogastrique, se continue naturellement en haut avec le lig. phrénico-gastrique, en bas avec le grand épiploon (fig. 658 et 659, p. 998).

Selon le développement pris par le pancréas, la queue est loin (fig. 644, 645) ou près (fig. 646, 647) du hile de la rate; suivant l'étendue de l'accolement du mésogastre avec le péritoine pariétal, le lig. phrénico-splénique est haut (fig. 644, 646) ou bas (fig. 645, 647), contient ou ne contient pas la queue du pancréas, empiète plus ou moins sur la face antérieure du rein gauche.

On sait que la rate se moule sur les organes adjacents. La coupe perpendiculaire au grand axe a la forme d'un triangle présentant des *faces diaphragmatique, rénale* et *gastrique*; des bords : antéro-supérieur (tranchant), postéro-inférieur (obtus), et intermédiaire. Le hile est situé sur la face gastrique, un peu au-devant du bord intermédiaire.

La *séreuse gauche du lig. phrénico-splénique* semble naître d'une réflexion du péritoine pariétal gauche, au niveau de la limite de l'accolement du méso-

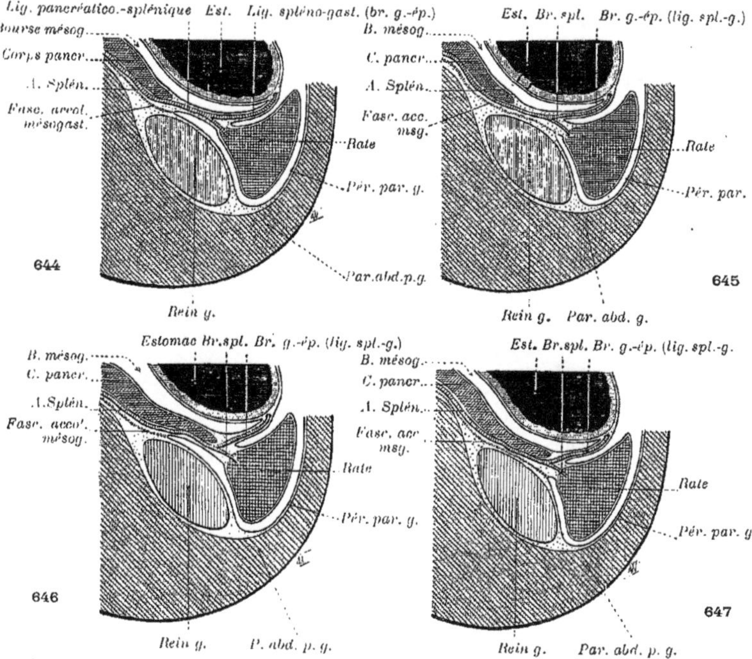

Coupes transversales schématiques, passant par le *hile de la rate*, le *pancréas*, l'*artère splénique*, la *gastro-épiploïque* et une artère de la rate. (Segment supérieur des coupes.)

FIG. 644 et 645. — *Pancréas court*, restant loin du hile de la rate.

FIG. 646 et 647. — *Pancréas long*, arrivant près du hile de la rate.

Sur 644 et 646, le mésogastre ne s'accole pas dans une grande étendue transversale à la paroi, aussi le *lig. pancréatico-splénique* est-il *haut*. En cas de pancréas long (fig. 646), ce ligament contient la queue du pancréas qui est flottante.

Sur 645 et 647, la coalescence s'est propagée, au contraire, loin vers la gauche; le *lig. pancréatico-splénique* est *bas* et même, en cas de pancréas long, la queue n'est pas flottante.

gastre à la paroi (fig. 644-647). Elle se porte en arrière des vaisseaux de la rate, tapisse le pédicule qu'ils forment, atteint le hile, revient sur le bord intermédiaire et la face rénale, contourne le bord épais, revêt la face diaphragmatique, se réfléchit sur le bord tranchant, couvre la face gastrique, jusqu'au hile, passe au-devant des vaisseaux spléniques, et se réfléchit enfin devant le pédicule vasculaire, pour devenir séreuse gauche du ligament gas-

[P. FREDET.]

tro-splénique et se continuer avec la séreuse de la paroi antérieure de l'estomac.

La *séreuse droite du lig. phrénico-splénique* fait suite au péritoine pariétal définitif (face antérieure de la lame directe du mésogastre.) Elle va directement de la paroi abdominale à l'estomac en tapissant la concavité de l'arc de la Splénique et de ses branches gastriques (v. coupes et fig. 658, p. 998).

Telle est la disposition type figurée par Braune.

Variétés. — Diverses modifications peuvent survenir dans la disposition du péritoine au niveau de la rate, par suite d'accolements nouveaux.

Fréquemment le ligament pancréatico et phrénico-gastrique se fixe à la paroi par sa face gauche, jusqu'au niveau du hile de la rate et la face rénale de cet organe s'accole

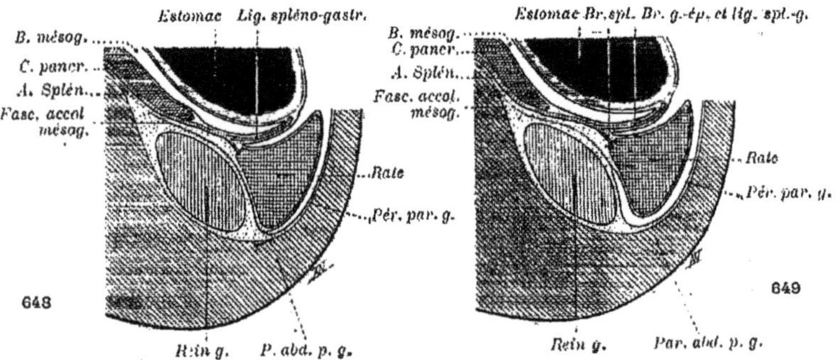

FIG. 648 et 649. — Accolement complet (648), et partiel (649), de la face rénale de la rate, au péritoine prérénal. — Cul-de-sac de réflexion du péritoine pariétal gauche sur la rate, situé loin du hile.

au péritoine prérénal. Le péritoine pariétal gauche paraît alors se réfléchir directement sur la face diaphragmatique de la rate, au niveau du bord convexe (fig. 648), ou un peu à droite de lui sur la face rénale, comme le représente Luschka (fig. 649). Le cul-de-sac de réflexion reste loin du hile; la rate est implantée sur la paroi par une large surface et perd sa mobilité. Il est généralement assez facile de décoller la face rénale et de reconstituer la disposition habituelle.

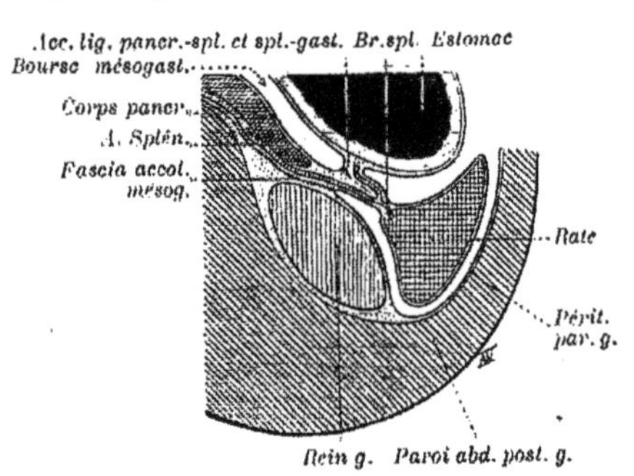

Une autre disposition, décrite comme ordinaire par Barabon, diffère du type, en ce que la face gauche du lig. phrénico-splénique s'accole dans une certaine étendue à la face rénale de la rate. Les vaisseaux cheminent contre cette face, sous la séreuse droite du lig. phrénico-splénique. La mobilité est moindre que dans la normale, mais plus grande que dans le cas précédent.

FIG. 650. — Accolement des lig. pancréatico-splénique et gastro-splénique par leurs faces droites, continues l'une dans l'autre. — Production d'un pédicule haut pour la rate.

L'accolement peut aussi se produire entre les faces droites du lig. phrénico-splénique et du lig. gastro-splénique, c'est-à-dire dans l'angle plus ou moins aigu que forment ces deux ligaments en se continuant l'un dans l'autre, d'arrière en avant, du côté de la bourse méso-gastrique (fig. 650). Il en résulte un allongement notable du pédicule qui unit la rate au sac mésogastrique et qui est d'ordinaire assez bas. De là aussi une disposition qui a longtemps égaré ceux qui n'ont vu que l'extérieur du mésogastre et n'ont pas saisi le processus d'accolement survenu dans son intérieur : l'artère Splénique et les vaisseaux spléniques semblent cheminer dans l'épiploon gastro-splénique, de l'estomac vers la rate. Cette apparence sera plus trompeuse encore, si le ligament pancréatico-splénique vrai est bas et surtout si la face rénale de la rate est accolée à la paroi. Bochdalek jun. a donné l'interprétation exacte et aujourd'hui classique de cette disposition.

Coupée suivant son grand axe, la rate a grossièrement la forme d'un demi-ovoïde dont la convexité gauche se moule sur le diaphragme et dont le bord droit reçoit le pédicule vasculaire.

La *séreuse gauche du lig. phrénico-gastrique* situé au-dessus du hile de la rate, se réfléchit sur le bord supérieur du pédicule vasculaire jusqu'au hile, remonte sur le pôle supérieur, ou juxta-rachidien, passe sur le bord convexe, contourne le pôle inférieur ou colique, atteint le bord inférieur du pédicule et se continue après double réflexion dans la séreuse extérieure du grand épiploon (fig. 658 et 659).

Le *pôle supérieur de la rate* soulève parfois la séreuse gauche du lig. phrénico-gastrique en un repli qui paraît suspendre la glande au diaphragme et qu'on a décrit sous le nom de *lig. phrénico-splénique supérieur*. Il n'est pas rare non plus de voir le *lig. coronaire gauche du foie* se prolonger jusqu'au pôle supérieur de la rate et le fixer au diaphragme.

Ce qu'on désigne sous le nom de *lig. spléno-colique* ou *spléno-mésocolique* correspond à un pli saillant formé par le mésogastre, dans l'intervalle compris entre la partie inférieure du hile de la rate et le mésocolon transverse persistant, ou bien l'angle gauche du colon. C'est un organe inconstant, distinct du lig. phrénico-colique gauche, mais dérivant de la même formation péritonéale.

Consulter : Luschka (H.). *Die Anatomie des Menschen*, t. 2, part. 1. Tübingen, 1863, v. fig. 15, p. 160. — Bochdalek jun. *L. c.*, p. 956, 1867, v. pl. 17 a. — Braune (W.) Topographisch-anat. Atlas, nach Durschnittenan gefroren en Cadavern. Leipzig, 1875. — His. *L. c.*, p. 970, 1878, v. p. 69 et pl. 2 et 3. — Barauan. *L. c.*, p. 886, 1887, v. p. 256. — Toldt. *L. c.*, p. 906, 1889, v. p. 28-30 et pl. 8. — Cunningham (D. J.). *L. c.*, p. 970, 1895. — Birmingham. *L. c.*, p. 970, 1897, v. fig. 1 et p. 104. — Constantinesco (C.). Anatomie de la rate. Recherches sur sa forme, ses rapports, ses ligaments et ses moyens de fixité. *Th. Paris*, 1899, n° 63. — Addison. *L. c.*, p. 970, 1901, Pl. 23 et 24 et p. 298). — Shepherd (R. K.). The form of the human spleen. *J. of. Anat.*, 1903, t. 37, p. 50-69.

ARTICLE III

FOIE

Le foie provient de bourgeons épithéliaux partis de la face ventrale du duodénum et développés dans le mésentère ventral (fig. 511, p. 893). A ce niveau, le mésentère ventral présente un épaississement considérable, de sorte qu'il apparaît comme une cloison transversale (*septum transversum*) placée dans la grande cavité pleuro-péritonéale : au-devant du tube digestif, entre les parois latérales du corps (fig. 576 et 577, p. 943), au-dessous du cœur et des poumons (les mots, au-dessus, au-dessous, en avant, en arrière, etc., sont pris, dans tout le cours de cet article, avec la signification qu'on leur donne chez l'adulte). En envahissant le septum transversum, l'ébauche hépatique arrive donc jusqu'à la *paroi abdominale antérieure* et se met en contact intime avec elle, elle touche les *parois abdominales latérales*; elle atteint la limite inférieure du septum transversum, qui répond au *bord libre du mésentère ventral*; elle se place au-dessous du cœur où aboutissent ses vaisseaux efférents (veine sus-hépatique) par l'intermédiaire du sinus veineux.

La portion ventrale du diaphragme se forme dans la région supérieure du septum transversum, entre le foie et le cœur. Par suite, le foie est en rapport direct avec la *concavité diaphragmatique*, au-dessous du cœur (fig. 651).

Nous avons indiqué en étudiant le péritoine gastrique (p. 942) que le foie est uni à la colonne vertébrale par une épaisse cloison sagittale contenant à son centre le tube digestif (fig. 576). Le segment de cloison, situé entre la colonne et le tube digestif, répond au *mésentère dorsal général primitif*; le segment qui va du bord ventral de l'intestin au foie fait partie du *mésentère ventral*, car la glande n'envahit pas ce méso dans toute son étendue antéro-postérieure. La cloison dans son ensemble porte le nom de *cloison mésentérique dorso-ventrale* ou *dorso-hépatique*. Elle est beaucoup moins épaisse que le septum transversum qui la continue; le foie la déborde donc de chaque côté et ses lobes apparaissent ainsi sous la séreuse postérieure du septum.

§. 1. *Vaisseaux directeurs du péritoine hépatique.*

La disposition des vaisseaux afférents et efférents du foie commande celle du péritoine à son niveau, plus nettement encore que pour les autres organes. Elle permet de comprendre aisément comment l'état primitif, que nous venons d'exposer, se modifie pour aboutir à celui qu'on observe chez l'adulte.

a) *Veines omphalo-mésentériques et veine porte.* — Les *v. omphalo-mésentériques*, ou *vitellines*, arrivent dans la cavité abdominale avec le canal vitellin (fig. 651) qui les conduit à l'intestin. Les v. vitellines s'anastomosent en avant et en arrière du tube digestif et l'entourent ainsi d'un premier cercle (fig. 651-653). De la partie postérieure de cet anneau se détachent deux branches qui reviennent en avant, s'unissent et décrivent ainsi autour du duodénum un second cercle vasculaire. Après ce double système d'anastomoses circum-duodénales, les v. omphalo-mésentériques traversent le foie et confluent dans le sinus veineux. Grâce à un processus dont nous n'avons pas à étudier le mécanisme, les portions moyennes des veines, logées dans le foie, s'y capillarisent. Leurs extrémités cardiaques deviennent v. efférentes du réseau capillaire et en se fusionnant sur la ligne médiane elles constituent la grande veine sus-hépatique.

D'autre part, les veines de l'intestin (mésentériques) débouchent dans la partie latérale gauche de l'anneau circumduodénal inférieur. Le sang qu'elles apportent passe dans l'anneau supérieur et par son intermédiaire dans le foie. Or, la demi-circonférence latérale droite de l'anneau inférieur s'atrophie (fig. 652) en même temps que la demi-circonférence latérale gauche de l'anneau supérieur. Les restes des deux anneaux forment un tronc collecteur des veines de l'intestin, qui décrit une demi-spire autour du duodénum, et prend le nom de *veine porte*. Le tronc de la v. porte naît à gauche du duodénum, passe en arrière de lui, contourne sa face droite, et pénètre dans le mésentère ventral (petit épiploon) pour aller au foie, en longeant son canal excréteur.

b) Veines ombilicales. — Les v. ombilicales pénètrent dans l'embryon au niveau de l'ombilic (fig. 651). Elles cheminent latéralement dans les parois du corps, de chaque côté de l'ébauche hépatique incluse dans le septum transversum. Arrivées au-dessus du foie, chacune d'elles se recourbe transversalement vers la ligne

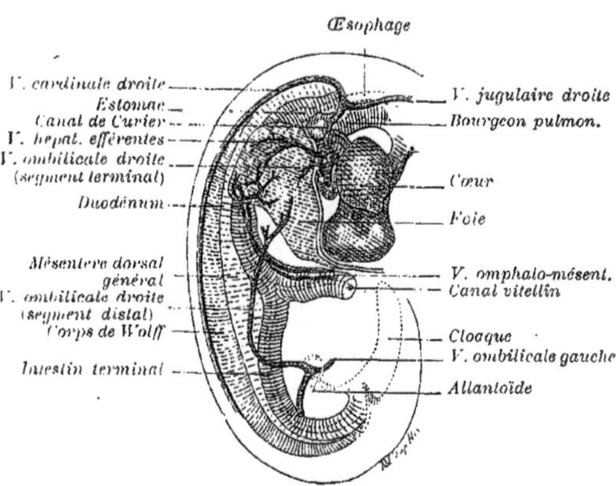

FIG. 651. — Vue latérale droite d'un embryon de 4 mm. 25 reconstruit (W. His).

Elle montre la situation des *v. omphalo-mésentériques*, leurs anneaux anastomotiques autour du duodénum et les *v. afférentes* du foie qui en partent.

Les *v. efférentes* confluent en un tronc qui se jette dans le sinus veineux du cœur, situé plus haut.

La *v. ombilicale droite*, logée dans la paroi de l'embryon, est atrophiée dans sa partie moyenne. Il n'en reste que la portion proximale située dans le septum transversum. La portion distale deviendra, d'après His, une v. épigastrique.

On voit également le *canal de Cuvier* pariétal et transversal, né de la confluence des v. cardinale et jugulaire, et qui, après avoir contourné la paroi thoracique, vient s'aboucher avec la v. sus-hépatique pour former le sinus veineux.

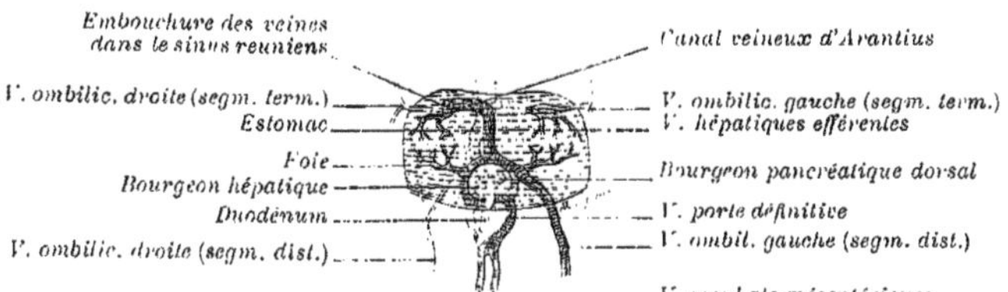

FIG. 652. — Schéma d'après un embryon de 5 mm. reconstruit (W. His).

Il montre la formation du tronc de la *v. porte définitive*, par atrophie de la moitié gauche de l'anneau supérieur et de la moitié droite de l'anneau inférieur constitués par les anastomoses des v. omphalo-mesentériques autour du duodénum.

Le segment terminal des v. omphalo-mésentériques et ombilicales est largement en rapport avec la zone du foie orientée vers le cœur. C'est là que persistera une adhérence étendue avec le diaphragme (*ligament coronaire*).

Le segment distal de la *v. ombilicale droite* devient une veine de la paroi abdominale. Le segment distal de la *v. ombilicale gauche* envoie, au-dessous du foie, une puissante anastomose, qui s'abouche dans la branche gauche de la v. porte définitive et se prolonge, par le *canal d'Arantius*, jusqu'à la veine efférente du foie.

médiane et débouche dans le segment terminal de la v. omphalo-mésentérique correspondante. Le tronc commun ainsi formé s'ouvre dans le sinus veineux; il reçoit le canal de Cuvier.

[*P. FREDET.*]

Les v. ombilicales s'atrophient partiellement (fig. 651-653.) Il ne persiste de la *v. ombilicale droite* que la portion terminale, transversale. Lorsque le diaphragme est formé, cette portion est logée au-dessous du diaphragme, entre le muscle et le foie. Elle collecte des v. hépatiques et diaphragmatiques.

La *v. ombilicale gauche* s'atrophie dans sa partie moyenne. Le segment terminal persiste et se comporte comme celui de la v. ombilicale droite. Quant

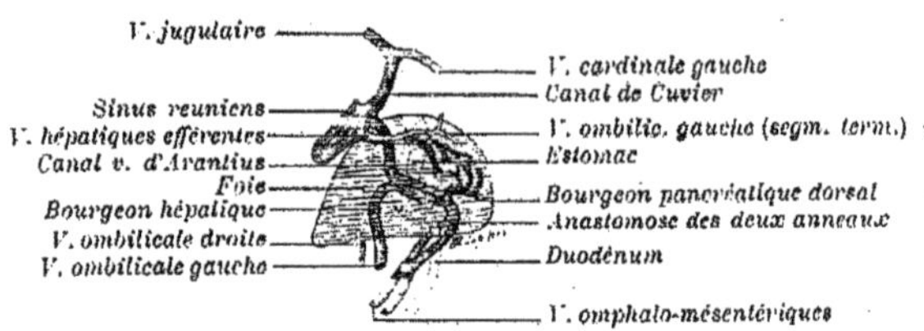

Fig. 653. — Vue latérale gauche du foie et des veines d'un embryon de 5 mm. reconstruit (W. His).

au segment distal, il s'engage au-dessous du foie et débouche dans l'extrémité gauche de l'anneau circumduodénal supérieur, c'est-à-dire dans la v. porte. Plus tard, le sang amené au foie par la v. ombilicale gauche devient surabondant. Il est dérivé, par un canal de nouvelle formation, *canal veineux d'Aranzi* (fig. 654), lequel prolonge la v. ombilicale gauche depuis le point où elle atteint la v. porte jusqu'au niveau de la sortie des veines efférentes hépatiques, en cheminant dans la racine hépatique de la *cloison mésentérique dorso-ventrale*.

c) *Veine cave inférieure.* — Enfin, à une certaine période du développement, la v. cave inférieure apparaît. Son ébauche part du sinus veineux, et chez l'homme précisément au niveau du point où la v. efférente hépatique sort du foie. La v. cave pousse en bas et à droite dans l'épaisseur de la cloison mésentérique dorso-ventrale (fig. 578, p. 944), et vient se placer sur la partie droite de la colonne.

Consulter : His (W.). *Anatomie menschlicher Embryonen* : I. Embryonen des ersten Monats. Leipzig, 1880; voy. en particulier : Leber, p. 61-65, etc. — III. Zur Geschichte der Organe. Leipzig, 1885 : voy. en particulier : Von der Umbildung der zum Herzen führenden grossen Venenstämme, p. 200-210.

§ 2. — *Ligaments du foie.*

Le point où la v. sus-hépatique sort du foie et conflue avec la v. cave est le centre d'où rayonnent les ligaments de l'adulte (fig. 654) au nombre de cinq :

1 *antérieur*, à peu près sagittal (*ligament falciforme*);

2 *transversaux* (*partie droite* et *partie gauche* du *ligament coronaire*);

2 *postérieurs* : l'un à gauche, presque sagittal (*petit épiploon* ou *ligament hépato-entérique*); l'autre à droite oblique (*méso hépato-cave*).

Tous ces ligaments se continuent les uns dans les autres.

A. Ligament falciforme et ligament coronaire.

1° ***Ligament falciforme.*** — Au devant de l'émergence de la veine sus-hépatique, la large adhérence primitive (fig. 576 et 577) de la face convexe du foie avec le diaphragme et avec la paroi abdominale antérieure disparaît. De chaque côté, le cul-de-sac péritonéal, qui répond au point où la séreuse pariétale se réfléchit sur la face postérieure du septum transversum, pousse transversalement vers la ligne médiane (fig. 578, 581, 583). Le rapprochement des culs-de-sac droit et gauche pédiculise progressivement le foie. Un tel décollement du foie d'avec le diaphragme et la paroi est possible, puisque dans cette région aucun vaisseau n'établit de connexions entre la face convexe de la glande hépatique, le diaphragme et la paroi.

Ainsi se forme un mince ligament, à deux feuillets séparables, qui unit dans le sens sagittal, la convexité du foie à la concavité du diaphragme et de la paroi, depuis l'ombilic jusqu'à la veine sus-hépatique (fig. 657, 655). Il présente en bas un bord libre, répondant au bord libre du mésentère ventral (d'où le nom de *lig. falciforme hepatis BNA*) ou de *grande faux du péritoine*). Il contient à ce niveau la veine ombilicale gauche, perméable chez l'embryon et le fœtus, oblitérée chez l'adulte (*lig. teres hepatis BNA*), et la conduit jusqu'au bord tranchant du foie, au-dessous duquel elle s'engage, pour gagner directement la branche gauche de la veine porte (fig. 656). Le ligament falciforme peut être considéré à ce point de vue comme le méso de la veine ombilicale gauche, et être appelé *faux de la veine ombilicale*.

2° ***Ligament coronaire.*** — Au niveau de la ligne transversale passant par la jonction des veines cave et sus-hépatique, les culs-de-sac péritonéaux ne peuvent s'insinuer vers la ligne médiane et réduire les dimensions transversales de l'adhérence du foie au diaphragme. En effet, les extrémités cardiaques des v. ombilicales persistent (fig. 652) et reçoivent des affluents du diaphragme et du foie; elles forment ainsi de chaque côté de la v. sus-hépatique, une sorte de cloison frontale qui unit le foie au diaphragme. Par conséquent, si chez l'adulte le foie est attaché au diaphragme et à la paroi, au-devant de la v. sus-hépatique, par un mince méso sagittal (lig. falciforme), il demeure largement adhérent au diaphragme dans le sens transversal, au niveau même de l'embouchure de la v. sus-hépatique.

Cette zone d'adhérence présente une étendue antéro-postérieure, d'autant plus considérable qu'on se rapproche de la v. sus-hépatique qui en marque le centre. Dans son ensemble elle porte le nom de *ligament coronaire* (*lig. coronarium hepatis BNA*). Ses extrémités droite et gauche, minces, sont appelées *ligaments triangulaires* (*lig. triangulare dextrum et sinistrum BNA*). On dirait que pour former le lig. coronaire, le lig. falciforme s'est élargi brusquement (fig. 655). Le feuillet droit et le feuillet gauche disjoints se portent respectivement, à droite et à gauche, jusqu'aux limites latérales du foie, puis ils se réfléchissent en arrière, à angle très aigu, et reviennent vers la ligne médiane pour se continuer, le gauche avec la face gauche de la cloison dorso-hépatique, (face gauche du petit épiploon), le droit avec la face droite de la cloison dorso-hépatique (face droite du méso hépato-cave).

[*P. FREDET.*]

Chez l'adulte, la hauteur du lig. coronaire sensiblement nulle au niveau de l'émergence de la v. sus-hépatique, augmente sensiblement à mesure qu'on se rapproche des extrémités latérales du ligament. Cet accroissement progressif de hauteur semble en rapport avec la fixité relative de la forme de la convexité du foie et la variabilité de la concavité diaphragmatique, qui se modifie à chaque inspiration. Quand le diaphragme se contracte, le rayon de courbure de sa concavité augmente, particulièrement sur les parties latérales. Le diaphragme s'écarte du foie à ce niveau, ce qui est possible grâce à la hauteur réelle des lig. triangulaires.

En outre il se produit au cours de l'évolution des « *phénomènes régressifs* dans certaines régions hépatiques, avec disparition du tissu glandulaire et effacement des lumières vasculaires; les voies excrétrices du foie résistent le plus longtemps à l'atrophie et persistent en formant ce qu'on appelle dans l'organisme adulte, les *vasa aberrantia* (Toldt et Zuckerkandl, S. Mayer et Czerny) ». La régression a lieu « de préférence dans les portions du parenchyme hépatique qui avoisinent les divers ligaments, le lig. triangulaire gauche en particulier (fig. 655-657). De là résulte que ces ligaments s'agrandissent « en hauteur par l'adjonction du péritoine qui recouvrait les régions hépatiques atrophiées ».

L'irrégularité de cette régression est peut-être la cause de l'irrégularité de la ligne d'attache des lig. triangulaires sur le foie, et de la formation d'une série de petites faux, unissant le foie au diaphragme, faux dans l'intervalle desquelles le péritoine pénètre pour former des logettes. On observe ces logettes surtout du côté de la face antérieure de la partie droite du lig. coronaire et de la face postérieure de sa partie gauche. Elles ont été découvertes par von Brunn qui les nomme *bourses phrénico-hépatiques* (RECESSUS PHRENICOHEPATICI BNA). C. Gegenbaur les signale. J.-L. Faure les décrit et les représente dans sa thèse.

Consulter : BRUNN (A. VON). Die Bursæ phrenico-hepatica anterior und posterior. *Zeitsch. f. Anat. u. Entwick.*, 1876, t. 1, p. 205-212. Pl. 7. — GEGENBAUR (C.). *Traité d'anatomie humaine*, trad. Ch. Julin. Paris, 1889, p. 606. — FAURE (J.-L.). L'appareil suspenseur du foie, etc. *Th. Paris*, 1892, n° 124, v. p. 22, fig. 4 et 5. — PRENANT (A.). *l. c.*, p. 911, liv. 2. Paris, 1896, v. p. 205.

B. Petit épiploon et méso hépato-cave.

Nous avons vu, en étudiant le péritoine stomacal, que l'épaisse cloison mésentérique dorso-ventrale, étendue de la colonne au foie et contenant le tube digestif, se dédoublait dans le sens sagittal (p. 942, fig. 575 à 578). Le dédoublement résulte de la formation d'un diverticule de la cavité péritonéale, qui pénètre dans la face droite de la cloison mésentérique, *au-dessus du bord libre du mésentère ventral*, et pousse en haut et en arrière (*cavité hépato-entérique*). La cavité hépato-entérique et la gouttière qui la prolonge en bas et en arrière (*gouttière hépato-entérique*) subdivisent la cloison dorso-vertébrale en deux cloisons secondaires : l'une droite, *méso hépato-cave*; l'autre gauche.

1° ***Petit épiploon***. — La cloison gauche contient à son centre le tube digestif, ce qui permet de la décomposer dans le sens antéro-postérieur en trois zones (fig. 576-578) : une moyenne qui répond à l'*œsophage*, à l'*estomac* et au *duodénum*; une postérieure, *mésogastre* proprement dit, en continuité avec le reste du mésentère dorsal du tube digestif; une antérieure, qui s'arrête en bas au niveau du bord libre du mésentère ventral. Cette dernière partie unit le bord ventral de l'œsophage, de l'estomac et du duodénum à la face dorsale du foie; c'est un *ligament hépato-entérique*. On le nomme *petit épiploon* (*omentum minus BNA*). Il loge dans sa racine hépatique le canal veineux d'Aranzi, les divisions de la veine porte, de l'artère hépatique et du canal cholédoque. Son bord libre contient le tronc de la veine porte, l'artère hépatique, le canal cholédoque, dans leur trajet de l'intestin au foie (fig. 654-656).

Il ne faut pas oublier que la portion du petit épiploon adjacente au bord libre représente le mésentère ventral duodéno-hépatique dans toute son épaisseur, car le cul-de-sac hépato-entérique qui différencie le petit épiploon du méso hépato-cave ne pénètre dans la cloison mésentérique dorso-ventrale, qu'à une certaine distance du bord libre du mésentère ventral. Le reste du petit épiploon équivaut à un dédoublement du mésentère ventral.

Le bord libre du *petit épiploon* et celui du *lig. falciforme* sont des parties du bord libre du mésentère ventral. Le bord du lig. falciforme, contenant la v. ombilicale gauche, appartient au segment voisin de la paroi abdominale; le bord du petit épiploon, contenant la v. porte, l'artère Hépatique et le canal excréteur du foie, représente le segment voisin de l'intestin. Ces deux segments devraient donc se continuer directement l'un dans l'autre, précisément au point où la v. ombilicale gauche se jette dans la v. porte.

Une telle disposition ne persiste pas chez l'homme, par suite d'un accroissement irrégulier du foie, dont la partie droite prend un développement

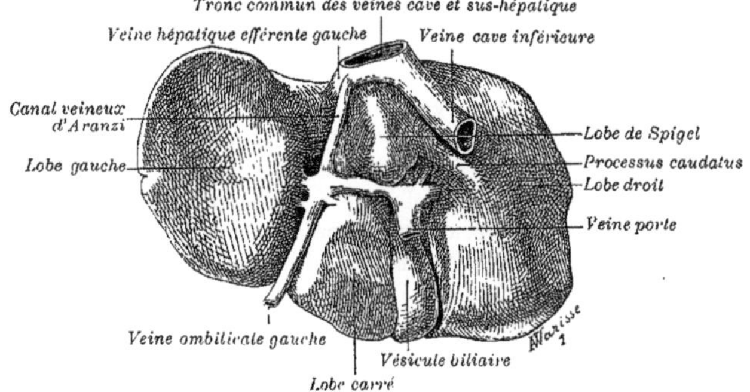

Fig. 654. — Vaisseaux directeurs du péritoine hépatique, vus sur la face postérieure du foie d'un fœtus de 8 mois.

Les mésos irradient, comme les vaisseaux, du confluent de la v. cave et des v. efférentes hépatiques : à droite, la *v. cave* (méso hépato-cave); à gauche, le *canal veineux d'Aranzi* branché sur la v. porte (petit épiploon). La *v. ombilicale* conduit le ligament falciforme et fait qu'il se continue avec le petit épiploon.

prépondérant. Le bord libre du petit épiploon avec la vésicule biliaire se trouve entraîné vers la droite; la v. porte s'étale transversalement sous le foie (fig. 654), de sorte que la v. ombilicale débouche dans sa branche de division gauche. Ce phénomène, combiné à la rotation de l'estomac et au renversement du duodénum à droite de la ligne médiane, fait que toute une partie du petit épiploon s'oriente dans le plan frontal, à droite de la v. ombilicale et du canal veineux d'Aranzi; que son bord libre regarde en définitive à droite et non en avant, et qu'il n'est plus en continuité directe avec le bord libre de la faux de la v. ombilicale.

Ligament hépato-duodéno-épiploïque. — Ancel et Sencert désignent sous ce nom un organe inconstant, incomplètement connu avant eux, mais déjà décrit par Huschke comme *lig. hépato-colique* et par Bricon comme *lig. cystico-colique*.

Quand ce ligament existe, le petit épiploon au lieu de s'arrêter au niveau de l'a. Hépatique, de la veine porte et des canaux excréteurs du foie, s'étend vers la droite au delà du col de la vésicule biliaire (fig. 717, p. 1043) et de l'angle des deux premières portions du duodénum; il se prolonge jusqu'au colon transverse. Fait remarquable, il se continue avec le grand épiploon. La continuité ne résulte pas, comme l'avait cru Bricon, de la fusion d'un ligament cystico-colique vrai avec le diverticule droit du grand épiploon, mais il s'agit d'une continuité réelle et primitive (Ancel et Sencert).

Supposez qu'on puisse plisser le péritoine sur la paroi antérieure de la première portion du duodénum et l'entraîner vers la droite, au-devant du colon transverse, avec le feuillet antérieur du petit et du grand épiploon. Admettez ensuite que le pli se soude au colon transverse, devant lequel il a été attiré, et vous aurez réalisé un ligament, hépato-duodéno-épiploïque par sa disposition primitive, et secondairement hépato-colique.

Mais, s'il est facile de faire comprendre cet organe, il est malaisé d'expliquer son mode de formation réel. Ancel et Sencert l'attribuent à un développement exagéré de la crête, épiploïque. Cette hypothèse n'est pas démontrée mais elle est vraisemblable, puisqu'il y a somme toute continuité du grand et du petit épiploon, entre lesquels, s'interpose seulement la 1re portion du duodénum.

Consulter au sujet du lig. hépato-duodéno-épiploïque : HUSCHKE (E.). *L. c.*, p. 952, 1845, v. p. 200. — BRICON. De l'épiploon cystico-colique. *Progrès méd.*, 1888, t. 7, p. 27-28. — BUY (J.). *L. c.*, p. 926, 1901, p. 53-62. — ANCEL (P.) et SENCERT (L.). Morphologie du péritoine. Les ligaments hépatiques accessoires chez l'homme. *J. de l'Anat.*, 1903, t. 39, p. 353 389, pl. 10-12. — ID., Sur le petit épiploon. Le ligament hépato-duodéno-épiploïque. *Bibliog. anat.*, 1903, t. 12, p. 1-12. — BUY (J.). Au sujet du ligament cystico-colique. *Ibid.*, p. 65-67. — ANCEL (P.) et SENCERT (L.). Nouvelles recherches sur le ligament cystico-duodéno-épiploïque. *Ibid.*, p. 102-107. — TRIPIER (R.) et PAVIOT (J.). A propos du ligament cystico-colique. *Ibid.*, p. 130-142.

2° ***Méso hépato-cave.*** — La subdivision droite de la cloison mésentérique dorso-hépatique (fig. 576-578; 581-583) a reçu le nom de *méso latéral* ou *méso dorsal hépato-cave*. Il contient, en effet, la veine cave et unit directement la face postérieure du foie à la colonne, à droite du mésogastre; il se termine inférieurement par un bord arqué (fig. 575, 577, 583), dont la corne postérieure se prolonge en bas et à droite sur la paroi dorsale et limite la gouttière hépato-entérique qui fait suite à la cavité hépato-entérique. Ce bord libre est dit *prolongement caudal*.

La v. cave montant obliquement (fig. 654) de la partie droite de la colonne vertébrale vers le point où elle conflue avec la v. sus-hépatique, la large racine hépatique du méso hépato-cave rencontre à angle aigu celle du petit épiploon, au niveau de l'embouchure de la v. efférente du foie (fig. 655 et 656).

La région du foie située à droite du méso hépato-cave prend le nom de lobe droit.

Au début, la cavité hépato-entérique étant une simple fente sagittale, le méso hépato-cave et la subdivision gauche de la cloison mésentérique dorso-hépatique, sont contigus. Plus tard les *racines hépatiques* juxtaposées du *méso hépato-cave* et du *petit épiploon* s'écartent transversalement, par suite de la formation du *lobe de Spigel* (fig. 582).

La *racine dorsale* du *méso hépato-cave* est aussi, à l'origine très voisine de celle du *mésogastre* et du *mésoduodénum*.

Le bord libre du méso hépato-cave s'abaisse dans la suite du développement, tandis que la cavité hépato-entérique s'allonge par le bas. La crête du prolongement caudal du méso latéral apparaît librement au-dessus du duodénum. Elle se continue au-dessous, mais pour l'apercevoir, il faut relever le duodénum et son méso.

Lorsque le mésoduodénum se fixe à la paroi, à droite de la ligne médiane, au-devant de la veine cave, on ne peut plus voir que le segment du prolongement caudal compris entre le foie et le bord supérieur du duodénum. (Voy. p. 1000).

Le foie a tendance à se développer dans le méso hépato-cave et à englober la v. cave inférieure. Généralement la veine se trouve logée, chez l'homme adulte, dans un profond sillon du foie (*partie supérieure* du *sillon longitudinal droit*), étendu de l'embouchure de la v. sus-hépatique au prolongement caudé du lobe de Spigel, en face de l'extrémité libre du petit épiploon (fig. 655, 656). La formation de la gouttière hépatique, où chemine la v. cave, fait disparaître

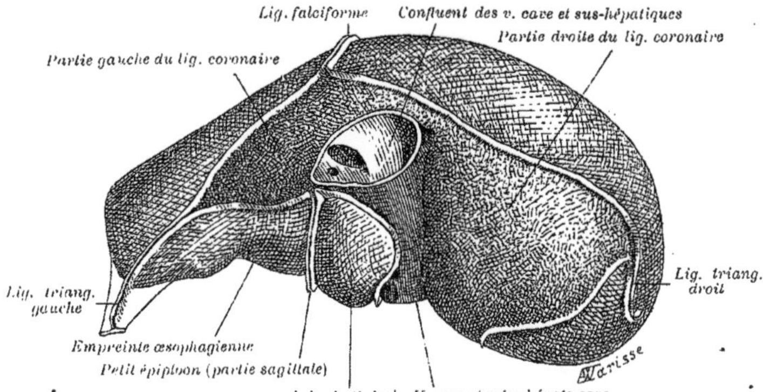

FIG. 655. — La convexité du foie vue de haut et d'arrière.

En avant du confluent de la veine cave et de la veine sus-hépatique, le *lig. falciforme*; de chaque côté de ce centre, le *lig. coronaire* et ses extrémités *triangulaires* droite et gauche; en arrière et à gauche, le *petit épiploon*, mince; en arrière et à droite, le *méso hépato-cave*, épais.

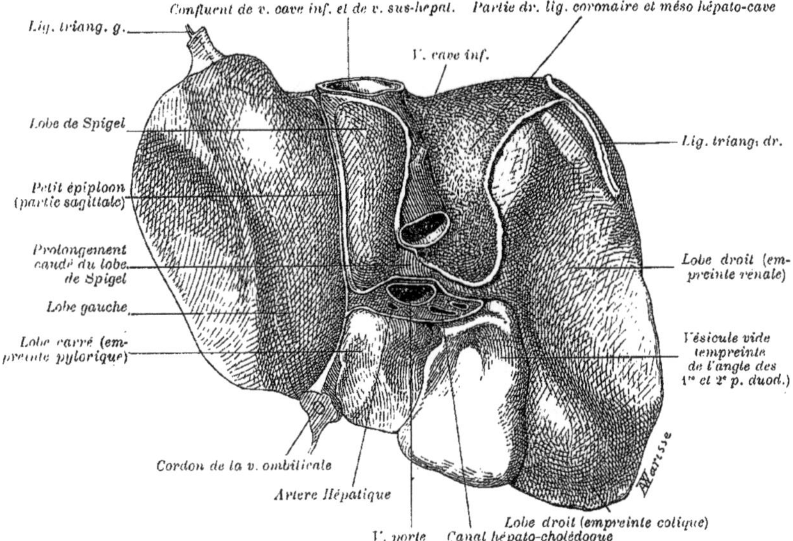

FIG. 656. — Face postéro-inférieure du foie.

Méso hépato-cave — *petit épiploon* (partie sagittale dans le segment supérieur du sillon longitudinal gauche; partie transversale, dans le sillon transverse) — *faux de la v. ombilicale* (dans le segment inférieur du sillon longitudinal gauche).

Le méso hépato-cave et le petit épiploon sont séparés par le lobe de Spigel, par son prolongement caudé en particulier, au niveau de l'hiatus de Winslow, entre la v. cave et la v. porte.

la hauteur du méso hépato-cave en même temps qu'elle exagère son épaisseur.

[*P. FREDET.*]

Le foie peut entourer complètement la v. cave, mais d'habitude la couche glandulaire développée en arrière du vaisseau s'atrophie et laisse comme trace un réseau de vasa aberrantia.

Le méso hépato-cave a été méconnu des anciens anatomistes, qui ignoraient le mode de formation de la cavité hépato-entérique et le développement de la

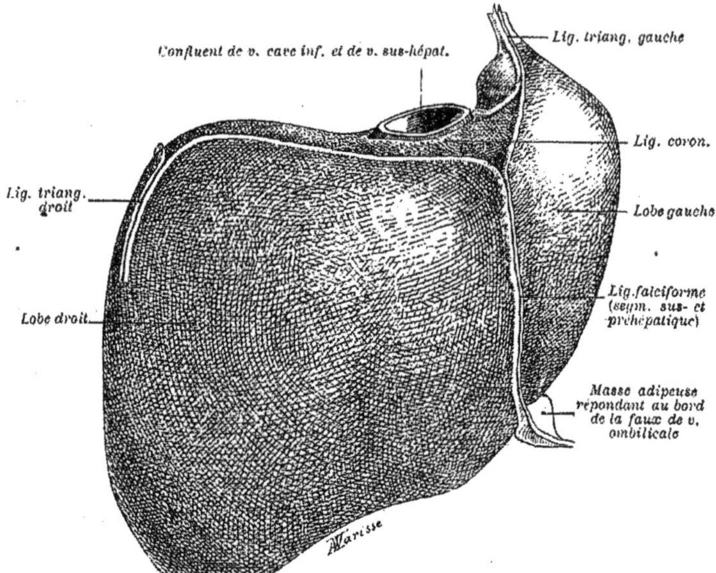

FIG. 657. — Convexité antéro-postérieure du foie, vue de droite et de haut. *Lig. falciforme*; sa continuité avec le *lig. coronaire*.

v. cave inférieure. Ils le confondaient avec le lig. coronaire et le décrivaient comme une expansion de sa partie droite. De là, les dimensions antéro-postérieures excessives que quelques anatomistes attribuent au lig. coronaire (5, 6, 8, 10, 12 cm. et davantage). Une pareille interprétation ne peut être acceptée aujourd'hui, en présence des données de l'embryologie et de l'anatomie comparée. L'individualité du lig. hépato-cave se manifeste en effet chez un certain nombre de primates, avec plus de netteté que chez l'homme : on en aura la preuve en examinant les figures si démonstratives de Ruge.

Historique. — Le lig. dorsal du foie a été signalé d'abord chez les Amphibiens par Götte. Hochstetter a démontré le *méso de la veine cave inférieure* chez les Amphibiens, les Reptiles et les Oiseaux. M. Duval l'a figuré, ainsi que Toldt et que His. Ravn l'a étudié chez les Mammifères. Klaatsch l'a nommé *lig. dorsal du foie*. Mais Hochstetter et Ravn, de même que ceux qui les ont précédés, ont cru que la v. cave était primitivement indépendante du foie, qu'elle soulevait un repli péritonéal oblique, à droite du mésentère général primitif et que le repli se soudait secondairement à la face dorsale du foie. Brachet et Swaen ont établi qu'il n'en était pas ainsi. Ils désignent ce méso sous le nom de *méso latéral*. Ruge le nomme *lig. hepato-cavo-phrenicum*.

Le méso hépato-cave affecte des rapports importants avec l'aile pulmonaire droite, c'est-à-dire avec la saillie péritonéale déterminée par l'évagination intestinale qui donne naissance au poumon droit. Ces rapports ont été indiqués tout d'abord par Ravn.

Consulter : GÖTTE. *Entwickelungsgeschichte der Unke*. Leipzig, 1875. — TOLDT (C.). *L. c.*, p. 906, 1879. — HIS (W.). *Anatomie menschlicher Embryonen*, 1880-1885. Atlas. I. Embryonen des ersten Monats. Pl. 2, fig. 37-39 et Pl. 5, fig. 72-77. — HOCHSTETTER (F.). Ueber die Bildung der hinteren Hohlvene bei den Saügetieren. *Anat. Anzeiger*, 1887, t. 2, p. 517-520. — HOCHSTETTER (F.). Beiträge zur vergleichenden Anatomie und Entwickelungsgeschichte des Venensystems der Amphibien und Fische. *Morph. Jahrbuch*, 1887, t. 13, p. 119-172, Pl. 2-4. — HOCHSTETTER (F.). Beiträge zur Entwickelungsgeschichte des Venensystems der Amnioten. *Morph. Jahrbuch*, 1887, t. 13, p. 575-585. Pl. 24; 1893, t. 19, p. 428-501, Pl. 15-17; t. 20, p. 543-648, Pl. 21-23. — HOCHSTETTER (F.). Ueber das Gekröse der hinteren Hohlvene. *Anat. Anzeiger*, 1888, t. 3, p. 965-974. — RAVN (E.). Vorlaüfige Mitteilung über die Richtung der Scheidewand zwischen Brust- und Bauchhöhle in Saügetierembryonen. *Biol. Centralblatt*. 1888, t. 7, p. 425-427. — DUVAL (M.). *Atlas d'Embryologie*. Paris, 1889. Pl. 37, fig. 587-588, — RAVN (E.). Ueber die Bildung der Scheidewand zwischen Brust- und Bauchhöhle in Saügethierembryonen. *Archiv. f. Anat.*, 1889, p. 123-154. Pl. 9 et 10. — RAVN (E.). Studien über die Entwickelung des Zwerchfells und der benachbarten Organe bei den Wirbelthieren. *Archiv. f. Anat.*, 1889. Suppl. Bd., p, 270-279. Pl. 10. — FAURE (J.-L.). *L. c.*, p. 992, 1892. v. p. 21. — KLAATSCH (H.). Zur Morphologie der Mesenterialbildungen am Darmcanal der Wirbelthiere. *Morph. Jahrbuch*, 1892, t. 18, p. 385-430, Pl. 12 et 609-716, Pl. 22-23. — KLAATSCH (H.). Über die Persistenz des Ligamentum hepatocavoduodenale beim erwachsenen Menschen, in Fällen von Hemmungsbildungen des situs peritonei. *Morph. Jahrbuch*, 1895, t. 23, p. 218-231, Pl. 17. — BRACHET (A.) et SWAEN (A.). Voir les diverses publications signalées, p. 948 en part. Swaen. *J. de l'Anat.*, 1897, p. 32-49, 65-66 (note); 76 et 89-90. — RUGE (G.). Die äusseren Formverhältnisse der Leber bei den Primaten. *Morph. Jahrbuch*, 1901, t. 29, p. 450-552, v. fig. 5, 25. *Ibid.*, 1902, t. 30, p. 42-84. Voir en part. les fig. 1 à 5, p. 56 où l'on suit tous les intermédiaires entre la disposition simple des prosimiens et la disposition plus complexe de l'homme.

Comme conclusion de cette étude des ligaments du foie, voici une formule simple qui en explique la genèse :

Le **ligament falciforme** résulte de la *réduction transversale de la large adhérence du foie au diaphragme et à la paroi ventrale*;

Le **ligament coronaire** reste comme un témoin de cette *adhérence*. Son existence est liée à celle de vaisseaux transversaux, en rapport avec le diaphragme et le foie.

Le **méso hépato-cave** et le **petit épiploon** se confondent à l'origine dans la *cloison mésentérique dorso-ventrale*. Ils se différencient au moment où apparaît la *cavité hépato-entérique*.

ARTICLE IV

ÉVOLUTION DE LA CAVITÉ HÉPATO-ENTÉRIQUE.

ARRIÈRE-CAVITÉ DES ÉPIPLOONS (BURSA OMENTALIS BNA).

En étudiant le péritoine stomacal (p. 942) et le péritoine hépatique (p. 988), nous avons expliqué en détail comment apparaissait la *cavité hépato-entérique* (*bursa omentalis BNA*), par dédoublement sagittal de la *cloison mésentérique dorso-hépatique*. Un *diverticule sagittal* de la cavité péritonéale sépare tout d'abord le *méso hépato-cave*, d'une part, d'avec le *mésogastre*, la face droite du *tube digestif* (c'est-à-dire la fin de l'œsophage, l'estomac, la partie initiale du duodénum) et le *petit épiploon*, d'autre part. L'orifice d'entrée regarde en bas et à droite; il est encadré de ce côté par le bord libre du méso hépato-cave, bord arqué dont la corne postérieure se prolonge loin sur la paroi, le long de la colonne (*prolongement caudal du méso hépato-cave*).

[P. FREDET.]

Plus tard, la cavité hépato-entérique émet vers la gauche un *diverticule frontal* qui crée la *bourse mésogastrique* (RECESSUS INFERIOR OMENTALIS BNA). Celle-ci s'étend plus que son orifice d'entrée, dépassant cet orifice en haut et en bas (poches secondaires rétro-stomacale et épiploïque). La bourse mésogastrique ne s'ouvre donc pas directement dans la grande cavité péritonéale, mais dans la fissure primitive sagittale.

La fissure primitive ne tarde pas à s'élargir considérablement dans le plan frontal sous l'influence de plusieurs causes :

1° Quand le lobe de Spigel se développe, la racine hépatique du petit épiploon tend à s'écarter de la racine hépatique du méso hépato-cave.

2° La rotation de l'estomac, autour d'un axe antéro-postérieur passant par

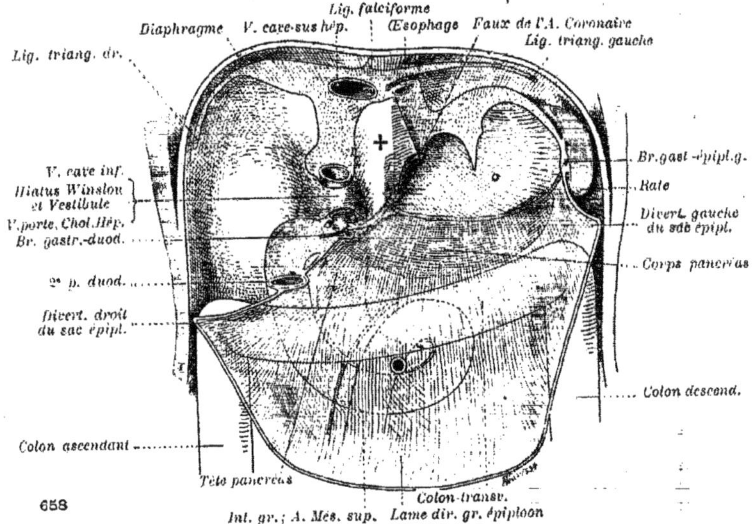

FIG. 658 et 659. — Coupes frontales schématiques, passant par l'arrière-cavité des épiploons et l'hiatus de Winslow.

On a sectionné successivement :

1° Les mésos de l'estomac et du foie, près de leur attache pariétale; 2° la veine-cave et l'œsophage, au ras du diaphragme; 3° la veine-cave, au-dessous du point où elle pénètre dans le foie; 4° la 2e portion du duodénum, au-dessus du diverticule droit du grand épiploon; 5° le sac épiploïque, suivant ses limites latérales et inférieure (on a supposé que les lames directe et réfléchie sont indépendantes jusqu'au niveau du fond).

On a pu ainsi détacher en masse : le foie, le petit épiploon, l'estomac, une partie de la rate et de l'anse duodénale, la lame antérieure du grand épiploon.

La figure 658, qui est le segment postérieur de la coupe, correspond : à la paroi abdominale postérieure, aux organes pariétaux ou devenus tels par suite d'accolements, et aux organes flottants compris en arrière de la lame directe du sac mésogastrique (intestin grêle, gros intestin). Elle montre *la paroi postérieure de l'arrière-cavité des épiploons, vue d'avant.* — ✚ *recessus supérieur.* — ○ portion *rétro-stomacale*, ◉ portion *épiploïque* de la *bourse mésogastrique* ou *recessus inférieur.* — La figure 659, qui est le segment antérieur de la coupe, représente la *paroi antérieure de l'arrière-cavité des épiploons*, vue d'arrière.

le tronc Cœliaque, détermine l'entraînement vers la gauche de la portion du mésogastre située au-dessus du tronc Cœliaque. Ce méso semble ne plus s'implanter à côté du méso hépato-cave, mais à distance de lui, suivant la ligne obliquement ascendante de la Coronaire.

3° Le mouvement de rotation entraîne aussi vers la gauche toute la partie du petit épiploon adjacente au cardia.

4° Le même mouvement, en portant le pylore et le duodénum vers la droite, amène de ce côté la partie droite du petit épiploon. Celui-ci, avec la première portion du duodénum et le mésoduodénum vient s'appliquer au-devant du *prolongement caudal du méso hépato-cave*; il recouvre la gouttière hépato-entérique comprise entre le *prolongement caudal* et la racine sagittale du mésoduodénum.

Dès lors, la fissure hépato-entérique forme une poche nettement frontale (RECESSUS SUPERIOR OMENTALIS BNA). En arrière (fig. 658), elle s'étend : transversalement, du méso latéral au méso œsophage et à l'arc de la Coronaire sto-

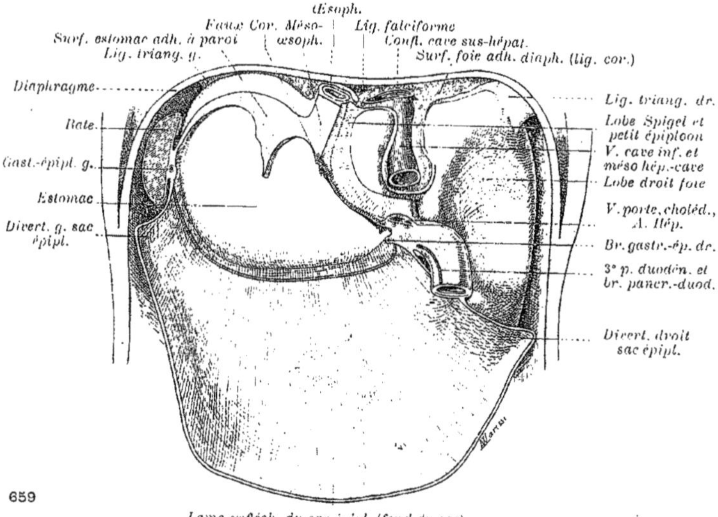

659

Lame réfléch. du sac épipl. (fond du sac)

machique; longitudinalement, depuis le diaphragme, au niveau du trou de la veine cave inférieure, jusqu'à la ligne obliquement ascendante du segment pariétal de la Coronaire. A droite du tronc cœliaque, elle se continue sans démarcation dans la gouttière hépato-entérique.

En avant (fig. 659), le recessus supérieur est fermé de haut en bas par le lobe de Spigel et le petit épiploon. Cette paroi est limitée à gauche par la petite courbure de l'estomac; à droite elle se prolonge au devant de la gouttière hépato-entérique, jusqu'au bord libre de l'épiploon gastro-hépatique.

L'orifice de la bourse mésogastrique s'ouvre toujours dans le diverticule primitif devenu frontal, mais il ne regarde plus directement à droite, il est orienté en haut et à droite. La bourse mésogastrique devient inférieure par rapport à la fissure primitive, ce qui justifie les noms de recessus inférieur et supérieur attribués à ces deux parties de la grande cavité des épiploons. Pour pénétrer dans la bourse mésogastrique, il suffit de suivre la gouttière comprise

[P. FREDET.]

entre la paroi et le mésoduodénum et de franchir l'arc libre de l'Hépatique (*foramen embryonale*, voy. fig. 542, p. 919). Une telle disposition persiste indéfiniment en cas d'absence de fixation du mésoduodénum.

Formation du vestibule et de l'hiatus de Winslow.

Enfin, le mésoduodénum se fixe à la paroi jusqu'à la ligne de l'Hépatique (fig. 658). L'accolement se poursuit sur la face postérieure du duodénum jusqu'au voisinage de l'attache du petit épiploon. La soudure fait disparaître la plus grande partie de la gouttière hépato-entérique. Il n'en subsiste que la zone comprise entre le foie et la ligne limitante de l'accolement du duodénum, en arrière du petit épiploon. On ne peut plus pénétrer dans le recessus supérieur de la cavité épiploïque que par un étroit orifice, l'HIATUS DE WINSLOW (*foramen epiploïcum Winslowi BNA*) limité :

En arrière, par le *bord libre* du *prolongement caudal du méso hépato-cave*.

En avant, par le *bord libre* du *petit épiploon* ou *ligament hépato-duodénal* (*lig. hepatoduodenale BNA*).

En haut, par le *prolongement caudé du lobe de Spigel*, qui s'interpose entre le méso hépato-cave et le petit épiploon, c'est-à-dire entre la veine cave et la veine porte.

En bas, par la ligne de réflexion du péritoine pariétal sur la face postérieure du petit épiploon.

A l'hiatus de Winslow fait suite un couloir ou VESTIBULE (*vestibulum bursæ omentalis BNA*) allant jusqu'à l'arc de l'Hépatique, qui s'est soudé à la paroi. Le seuil du vestibule étant marqué par la faux de l'Hépatique, et cette artère cerclant aussi l'ouverture de la bourse mésogastrique, on comprend qu'il suffit de franchir le seuil du vestibule pour tomber dans le recessus inférieur et rencontrer presque aussitôt la saillie de la gastro-duodénale, c'est-à-dire l'orifice de la poche secondaire épiploïque (fig. 658).

Si l'on suit, au contraire, le plafond du vestibule, on pénètre dans le recessus supérieur. On peut remonter au contact de la face gauche du méso hépato-cave, atteindre la voûte diaphragmatique au point culminant du recessus, parvenir à la face droite du mésoœsophage. Si l'on redescend ensuite sur le plan incliné constitué par la faux de la Coronaire, on arrivera au niveau de son bord libre, sur l'orifice de la bourse mésogastrique. En franchissant ce bord libre et en remontant sur l'autre face, on sera conduit dans la poche secondaire rétro-stomacale (*recessus lienalis BNA*).

L'évolution du recessus inférieur a été étudiée en détail p. 959 et suiv. La soudure des faces en regard du sac mésogastrique relève le fond de l'arrière-cavité du côté droit, bien au-dessus du colon transverse; à gauche, il reste encore au-dessous du colon (V. p. 968).

Transversalement, la cavité arrive à droite près du bord médial de la 2e p. du duodénum, quelquefois sur ce bord; à gauche, elle atteint la paroi abdominale au-dessus de l'angle du colon, au niveau du diverticule gauche.

Tel est le mode de formation de *l'arrière-cavité des épiploons*. Pour qui a bien compris l'évolution du péritoine gastrique et du péritoine hépatique, il paraîtra assez simple. Ce qui jette de l'obscurité sur cette question, c'est le nombre des termes employés par les anatomistes qui ont étudié la région, et la signification différente attribuée aux mêmes expressions. Nous avons cru devoir substituer, dans cette nouvelle édition, les termes adoptés par l'anatomische Nomenclatur à ceux de Huschke, qui figuraient dans l'édition précédente. Il faut donc savoir que Huschke confond le vestibule et le recessus supérieur de la cavité des épiploons sous le nom de *bursa omenti minoris*. Il appelle le recessus inférieur, *bursa omenti majoris*; l'hiatus de Winslow, *foramen omenti minoris*; l'ouverture bordée par le cercle des coronaires, *foramen omenti majoris* et le cercle lui-même *septum bursarum omentalium seu. lig. gastropancreaticum*.

Il est habituel que la face postérieure du petit épiploon échappe à l'accolement avec la paroi au niveau de l'hiatus de Winslow. En ce cas, le péritoine passe du prolongement caudal du méso hépato-cave sur la face postérieure de la Ire portion du duodénum, et en tapisse une petite étendue avant de se continuer avec la face postérieure du petit épiploon (70 p. 0/0 des cas d'ap. Wiart).

Il n'est pas rare (30 p. 0/0) que la soudure intéresse une certaine étendue de la face postérieure du petit épiploon. Dans ces conditions la réflexion du péritoine pariétal sur la séreuse postérieure du petit épiploon se fait au-dessus du duodénum.

Enfin, sur des sujets adultes, parfaitement sains, on peut observer exceptionnellement (Brœsike) des cas où l'hiatus de Winslow est complètement oblitéré. L'accolement s'est alors étendu à toute la paroi postérieure du petit épiploon.

Lorsque le petit épiploon se prolonge plus que de coutume vers la droite, sous forme de *lig. hépato-duodéno-épiploïque*, l'hiatus de Winslow est précédé d'un véritable entonnoir (ENTONNOIR PRÉVESTIBULAIRE d'Ancel et Sencert, v. p. 1042).

Récemment Klaatsch a donné une interprétation tout à fait spéciale de l'hiatus de Winslow. (V. *Bibliog.*, p. 997; ou le premier travail de Brachet (cf. p. 948) et le *Traité d'embryologie* de Prenant (liv. 2, p. 780-781 et 784-785). — Ses théories ont été réfutées par Toldt (*l. c.*, p. 906, *Akad. Wiss. Wien.*, 1893, p. 63), et par Brachet et Swaen.

Consulter : WINSLOW. Exposition anatomique de la structure du corps humain. Traité du bas-ventre. Paris, éd. 1766, t. 3, § 359 et 360, p. 186-187. — HUSCHKE, *l. c.* p. 932, 1845, v. p. 192-194. — BRŒSIKE. Ueber intra-abdominale (retro-peritoneale). Hernien und Bauchfelltaschen. — HIS (W.). Die anatomische Nomenclatur. *Arch. f. Anat.*, 1895. Supp. Bd, p. 65 et 143-144. — QUÉNU. Note sur l'Anatomie du cholédoque, etc. *Rev. de chir.*, 1895, t. 15, p. 368-376. — WIART, *l. c.* p. 926, 1899, v. p. 20.

ORGANES GÉNITO-URINAIRES

Le développement de l'appareil urinaire est si étroitement lié à celui de l'appareil génital, qu'il est impossible de séparer l'étude des premières phases du développement du péritoine de ces deux groupes d'organes.

PEDICULE DE L'ALLANTOÏDE.

Cul-de-sac péritonéal entéro-allantoïdien.

L'emplacement de l'*anus* est indiqué, sur le dos de l'embryon, avant qu'il se soit incurvé pour acquérir sa forme définitive, en un point de la gouttière intestinale où l'endoderme et l'ectoderme se trouvent directement au contact.

Cette zone, d'emblée didermique, est la *membrane anale primitive* (fig. 660). En arrière d'elle, l'intestin comprend une partie *post-anale* ou *caudale* et se termine par un diverticule en cul-de-sac, ébauche de *l'allantoïde* (fig. 661).

Quand l'embryon s'incurve, l'allantoïde qui représente la partie ultime de l'intestin, s'infléchit sur l'intestin postérieur, puis au-devant de lui (fig. 662, 663). L'intestin postérieur reste dorsal, l'allantoïde devient ventrale. Les deux organes ne se continuent plus en ligne droite, mais à angle très aigu. Par conséquent, lorsque la gouttière intestinale se ferme par rapprochement de ses bords, un *cul-de-sac péritonéal* s'interpose entre la paroi de l'intestin postérieur qui regarde le ventre, et la paroi de l'allantoïde continue avec cette dernière, mais qui regarde le dos. Le fond du cul-de-sac répond au point d'inflexion brusque. Dès lors, l'intestin postérieur et l'allantoïde semblent déboucher en commun dans un carrefour nommé *cloaque*, séparé de l'extérieur par la membrane *anale primitive* ou *cloacale*.

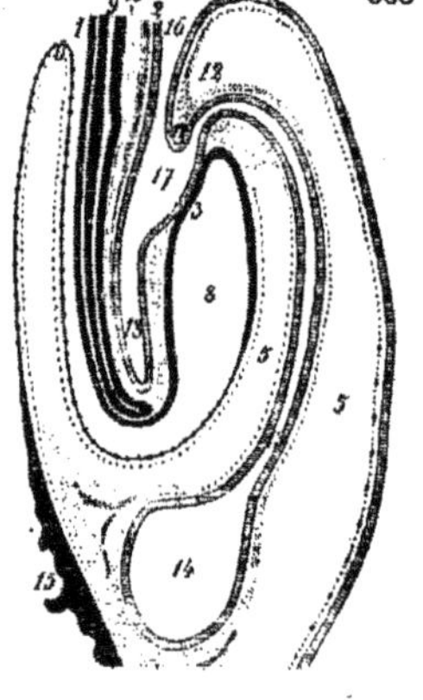

Ultérieurement, le cul-de-sac péritonéal s'abaisse peu à peu, suivant un mécanisme encore discuté. L'éperon conjonctif qui le contient (*éperon périnéal* ou *repli cloacal moyen*), interrompt la communication entre l'intestin postérieur et le système allantoïdien, en se fusionnant avec la membrane anale primitive. A partir de ce moment, les deux appareils pourront s'ouvrir isolément à l'extérieur, l'un au-devant de l'autre.

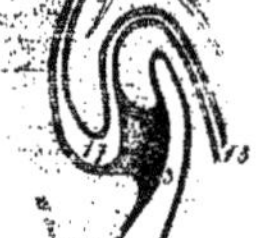

FIG. 660-664. — Développement de l'allantoïde, observé sur des coupes longitudinales. — 660 à 663 embryons de lapin à des stades successifs du développement, 664 embryon humain de 8 mm., d'après Tourneux.

1, ectoderme. — 2, endoderme. — 3, membrane anale primitive. — 4, bourrelet allantoïdien. — 5, cœlome extra-embryonnaire. — 6, repli caudal de l'amnios. — 7, repli allantoïdien délimitant le cul-de-sac allantoïdien. — 8, cavité amniotique. — 9, tube médullaire. — 10, corde dorsale. — 11, éperon périnéal. — 12, cul-de-sac péritonéal interposé entre l'allantoïde et l'intestin. — 13, pédicule allantoïdien. — 14, vésicule allantoïdienne. — 15, ectoplacenta. — 16, intestin. — 17, cloaque. — 18, intestin caudal.

Ligament large.
Subdivision du cul-de-sac entéro-allantoïdien en culs-de-sac génito-vésical et génito-rectal.

Le pédicule de l'allantoïde reçoit, près du cloaque, les *canaux de Wolff* et *de Müller* en rapport avec les glandes génitales et les canaux excréteurs du rein définitif ou *uretères*, qui dérivent eux-mêmes des canaux de Wolff (fig. 665). Ces conduits atteignent le pédicule allantoïdien, en arrière et latéralement dans la région nommée *sinus uro-génital*. Pour éviter toute équivoque, Tourneux désigne sous le nom de *conduit uro-génital* la région du pédicule allantoïdien située au-dessous de l'abouchement des canaux de Wolff (canal vulvaire de la femme; portion prostatique de l'urètre masculin au-dessous des canaux éjaculateurs et portions membraneuse et bulbeuse). Le segment allantoïdien situé au-dessus de l'embouchure des canaux de Wolff est dit *urétro-vésical*. Il fournira : la vessie et l'urètre tout entier, chez la femme; la vessie et la portion prostatique de l'urètre sus-jacente aux éjaculateurs, chez le mâle.

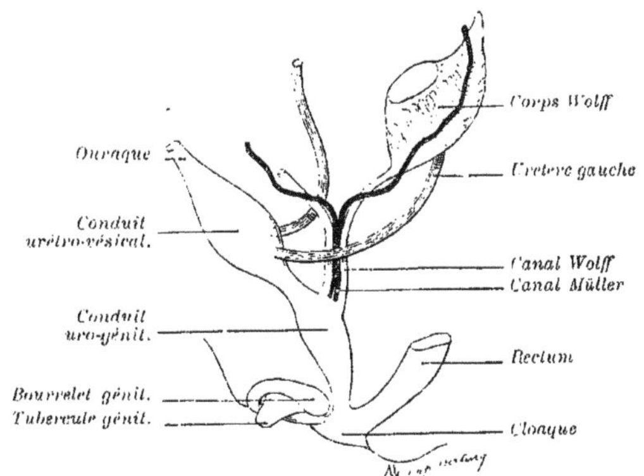

Fig. 665. — Le pédicule de l'allantoïde, les canaux excréteurs génito-urinaires et l'intestin terminal, vus du côté gauche et un peu d'avant. Schéma d'Allen Thompson.

On voit la continuité de l'intestin avec le pédicule de l'allantoïde au niveau du cloaque. On conçoit donc qu'un profond cul-de-sac péritonéal puisse s'interposer entre les deux organes et descendre jusqu'au niveau du cloaque.

Les canaux de Wolff et de Müller débouchent en commun, dans la partie inférieure du pédicule de l'allantoïde, cloisonnant transversalement le cul-de-sac entéro-allantoïdien. Un cul-de-sac secondaire, génito-vésical, s'engage entre la vessie primitive et la masse commune des canaux de Wolff et de Müller. Son point le plus déclive ne peut descendre au-dessous de l'abouchement des canaux de Wolff et de Müller dans le sinus uro-génital.

Le *cul-de-sac péritonéal entéro-allantoïdien* descend donc, plus ou moins bas, au contact du *conduit uro-génital.*

Dans tout leur trajet, les canaux de Wolff et de Müller soulèvent le péritoine pariétal. Au niveau du bassin, ils ébauchent une cloison transversale entre l'intestin, en arrière, le conduit urétro-vésical en avant (fig. 666). L'ébauche se complète aussi bien chez l'homme que chez la femme, au moment de la fusion des canaux de Müller (formation de l'utérus et du vagin, chez la femme; de l'utricule prostatique, chez l'homme). Chez la femme, la cloison s'appelle *ligament large*, dénomination applicable au mâle par homologie. Nous parlerons donc d'un ligament large masculin et d'un ligament large féminin.

[*P. FREDET.*]

Quand le ligament large est constitué, le cul-de-sac entéro-allantoïdien est subdivisé dans le sens antéro-postérieur en deux culs-de-sac :

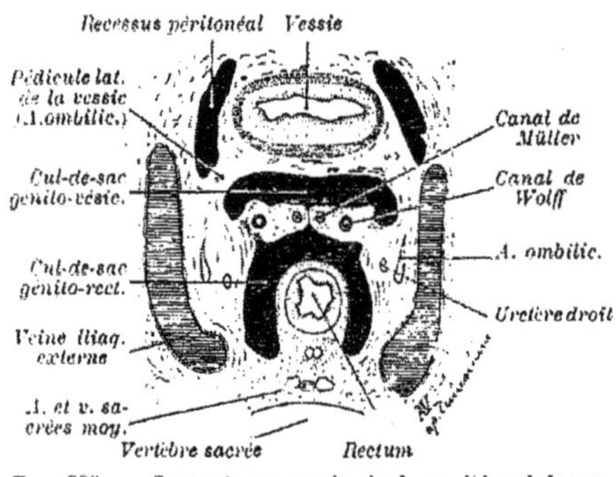

Fig. 666. — Coupe transversale de la cavité pelvienne, intéressant la partie basse de la vessie (embryon mâle de 45 mm., d'après Cunéo et Veau).

La vessie est largement adhérente par sa face antérieure. Les bords sont prolongés par les plis que soulèvent les artères ombilicales. Il existe un cul-de-sac péritonéal entre la face antéro-latérale de chacun de ces plis et la paroi abdominale.

Les canaux de Wolff et de Müller soulèvent, entre la vessie et le rectum, une cloison transversale qui subdivise le cul-de-sac *entéro-allantoïdien* en un cul-de-sac *génito-vésical* et un cul-de-sac *génito-rectal*.

Un antérieur, *génito-vésical*, entre la face antérieure du ligament large et la face postérieure du conduit uréto-vésical;

Un postérieur, *génito-rectal*, entre la face postérieure du ligament large et du conduit uro-génital, d'une part, et la fin de l'intestin, en arrière. Ce dernier cul-de-sac descend évidemment plus bas que le cul-de-sac génito-vésical.

Consulter : Tourneux (F.) et Legay (Ch). Mémoire sur le développement de l'utérus et du vagin, envisagé principalement chez le fœtus humain. *J. de l'Anat.*, 1884, t. 20, p. 330-386, pl. 20-25. — Tourneux (F.). Sur les premiers développements du cloaque, du tubercule génital et de l'anus, chez l'embryon de mouton. *Ibid.*, 1888, t. 24, p. 503-517, pl. 14-16, v. en part. pl. 14, fig. 1 à 5, pl. 15, fig. 7, 9, 10, belles figures sur l'éperon périnéal. — Id. Sur le développement et l'évolution du tubercule génital chez le fœtus humain, dans les deux sexes, etc. *Ibid.*, 1889, t. 25, p. 229-263, pl. 8-13, v. en part. pl. 9, fig. 13 à 16 (porc) et 16 (homme). — Retterer (Ed.). Sur l'origine et l'évolution de la région ano-génitale des mammifères, 1re partie. *Ibid.*, 1890, t. 26, p. 126-151, pl. 5 et 6. — Tourneux (F.). *Atlas d'embryologie.* Développement des organes génito-urinaires chez l'homme. Lille, 1892. — Keibel (F.). Zur Entwickelungsgeschichte des menschlichen Urogenitalapparates. *Archiv. f. Anat.*, 1896, p. 55-156, pl. 3-7. (Travail des plus importants. Très belles reconstructions. v. en part. pl. 4, fig. 9). — Prenant. *L. c.*, p. 911; 1896, p. 71 et 89. — Tourneux (F.). *Précis d'embryologie humaine.* Paris, 1898, p. 81, 100-106, 253-261. — Dixon (F.) et Birmingham (A.). The peritoneum of the pelvic cavity. *J. of Anat.*, 1902, t. 36, p. 127-141, pl. 5-7.

CHAPITRE I

ORGANES URINAIRES

ARTICLE I

VESSIE ET LIGAMENTS OMBILICAUX

Le pédicule de l'allantoïde, en continuité avec le tube digestif, devrait être attaché à la paroi antérieure du corps, par un méso sagittal, faisant suite au mésentère dorsal commun, et contenant dans sa racine le segment ultime de l'aorte. Mais la formation de la *membrane anale primitive*, sur la ligne médiane, et *l'ouverture* du *cloaque* font disparaître pour ainsi dire le méso, dans la région cloacale. Les deux feuillets du mésentère terminal s'écartent, à tel point, qu'en réalité le segment terminal du rectum et le segment initial du pédicule allantoïdien sont largement adhérents aux parois du corps, et soulèvent seulement le péritoine; cependant, un méso réapparaît au niveau du segment distal du pédicule allantoïdien.

La disposition des vaisseaux est aussi profondément modifiée par l'existence du cloaque. Le tronc artériel ne peut plus rester unique et médian. Il doit se diviser en deux branches, capables de cheminer sur les côtés du cloaque : l'aorte se partage donc en deux artères, qui émigrent jusqu'au contact de la paroi pelvienne latérale, puis se rapprochent des bords du pédicule allantoïdien et les suivent jusqu'au niveau de l'ombilic. Ces artères correspondent aux iliaques communes, à la portion initiale des hypogastriques et aux ombilicales de l'adulte. Chez ce dernier, les ombilicales, considérablement diminuées, ne sont plus que des collatérales des hypogastriques, perméables seulement dans la portion qui longe la vessie.

Les artères ombilicales donnent par leur bord médial des branches pour la face antérieure et surtout la face postérieure du pédicule allantoïdien.

Dans la partie répondant à la paroi abdominale, les artères ombilicales soulèvent le péritoine. Chez les jeunes embryons, un cul-de-sac séreux pousse de chaque côté, vers la ligne médiane, entre la paroi de l'abdomen et l'artère ombilicale correspondante, jusqu'à ce que le cul-de-sac droit touchant le cul-de-sac gauche, le système allantoïdien soit pédiculisé.

Sur une coupe transversale (fig. 667), on voit en arrière le méso se décomposer en trois ailerons plus ou moins nets, suivant la profondeur du cul-de-sac interposé aux faces latérales du pédicule allantoïdien et aux bords en regard des artères ombilicales.

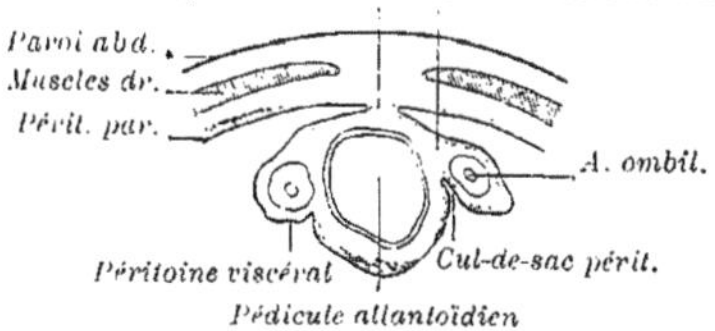

FIG. 667.

Il existe donc un recessus péritonéal, de chaque côté du pied du méso, entre la paroi abdominale et l'aileron de l'artère ombilicale. Il s'étend en hauteur, du voisinage de l'ombilic jusque près du pubis. La poche est limitée en haut par un pli à concavité inférieure, unissant l'aileron de l'artère ombilicale à la paroi (fig. 668). Quelquefois un pli analogue, disposé en sens inverse au-dessus de l'orifice profond du trajet inguinal, encadre en bas l'entrée de la poche, mais celle-ci descend fréquemment un peu plus bas. Sa limite normale répond au croisement de l'artère ombilicale par le canal déférent ou le ligament rond.

Ainsi s'ébauche, chez le *fœtus humain* une pédiculisation de la vessie. Elle se produit aussi chez la plupart des mammifères domestiques, s'y parachève et persiste. Mais, chez l'homme adulte, il n'en est pas de même.

D'abord, la partie inférieure du canal urétro-vésical se transforme seule en vessie. La partie supérieure, depuis l'ombilic jusqu'au voisinage du pubis, se métamorphose en un cordon ne communiquant plus avec la vessie (*ouraque*), abusivement nommé *ligament ombilical médian* (*lig. umbilicale medium*

BNA). Les artères ombilicales s'oblitèrent aussi et deviennent des cordons fibreux ou *lig. ombilicaux latéraux*. Ces cordons se dissocient presque constamment en fibrilles, au moins près de l'ombilic, et leur disposition relative, bien étudiée par Ch. Robin, est des plus variables.

Ancel a constamment trouvé l'ouraque et les artères ombilicales pourvus d'un méso chez les embryons de moins de 50 mm. Il a examiné 100 sujets adultes pour voir si ces mésos persistaient.

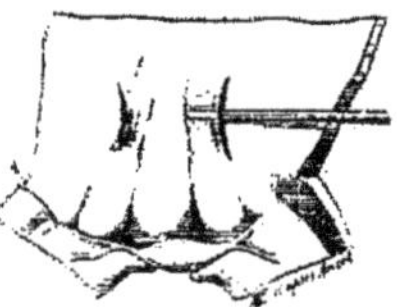

Fig. 668. — Poches comprises entre la paroi abdominale et les mésos des artères ombilicales sur un embryon féminin de 15 cm., d'après Ancel.

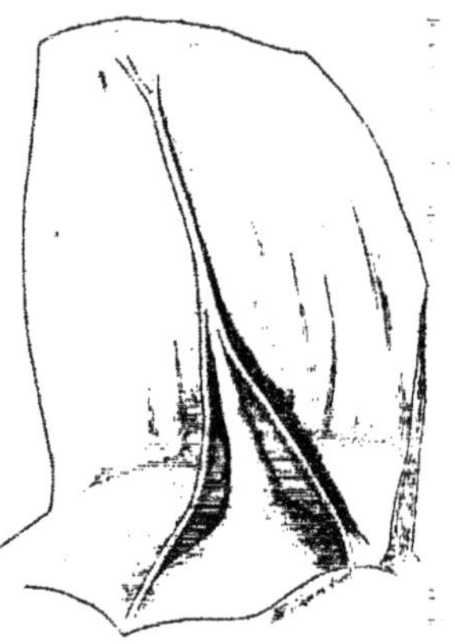

Fig. 669. — Homme adulte (42 ans) d'après Ancel. Point de réunion du cordon ouraqual et des cordons ombilicaux situé très bas. Poches complètes au-dessous, méso unique au-dessus.

1° Dans 1/4 des cas à peine (22 %, presque tous des hommes), le *méso persiste* avec ses deux ailerons ombilicaux (fig. 669). Ainsi se réalise la disposition signalée pour la première fois par Max Flesch (fig. 670). Une poche ou recessus, existe de chaque côté entre la paroi et l'aileron correspondant; de chaque côté se dessinent deux fossettes inguinales situées de part et d'autre du pli soulevé par l'artère épigastrique; la fossette médiale correspond au recessus. L'ouraque est quelquefois pourvu d'un petit aileron médian (fig. 672), souvent il en est dépourvu (fig. 670) ou logé dans un des ailerons ombilicaux (fig. 671) d'une façon asymétrique.

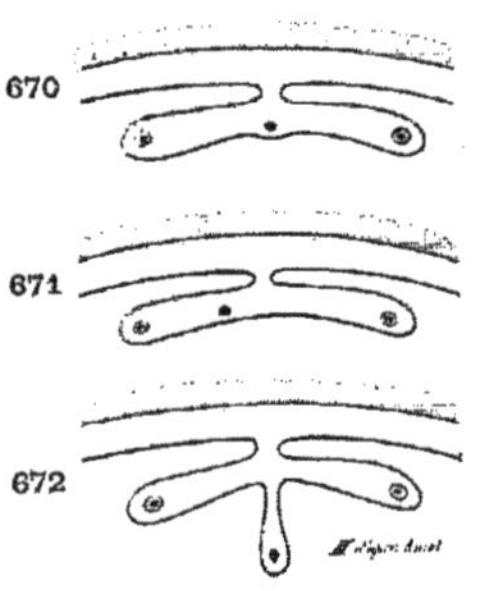

Fig. 670-672.

2° 33 fois %, les artères ombilicales se bornent à soulever un *pli péritonéal latéral* (fig. 673), et il n'y a plus de recessus.

3° Dans 1/4 des cas (femmes surtout), le méso disparaît sans laisser aucune trace; il n'y a *pas même un soulèvement* provoqué par les vestiges de l'ouraque et des artères ombilicales.

4° Les 20 cas restants se rapportent à des dispositions asymétriques (méso complet d'un côté, incomplet de l'autre ou absent; méso incomplet d'un côté, absent de l'autre).

Le méso-ouraque est plus rare que les mésos artériels; jamais il n'existe seul.

En dernière analyse le péritoine semble descendre de la paroi abdominale sur la face postérieure de la vessie et la tapisser jusqu'au cul-de-sac génito-vésical.

Il forme constamment, dans les premières années de la vie au moins, un pli de réserve pour l'ampliation de la vessie. Ce *pli vésical transverse* (*plica vesi-*

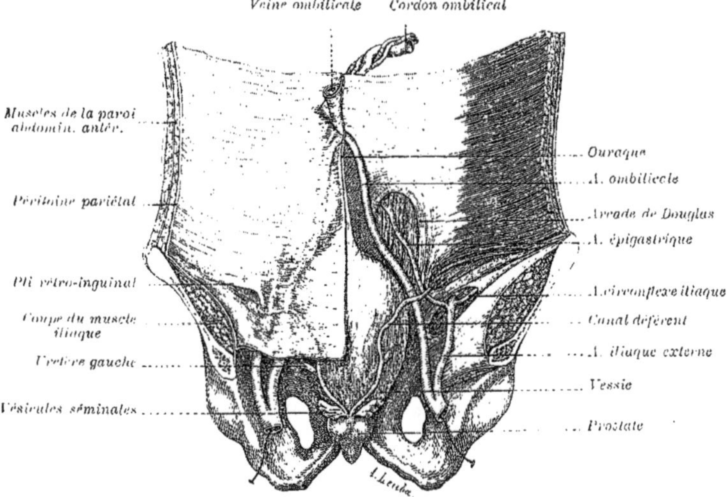

Fig. 673. — Région hypogastrique d'un sujet nouveau-né, d'après Luschka.

Du côté droit, le péritoine est enlevé : on voit à nu l'arc de l'épigastrique, l'artère ombilicale, le dôme vésical et l'ouraque, le canal déférent. Du côté gauche, le péritoine pariétal tapisse ces divers organes sans interruption. L'épigastrique, l'ombilicale et l'ouraque soulèvent des plis péritonéaux pariétaux.

calis transversa BN.A) (fig. 713, p. 1029 et 729, p. 1065) connu depuis longtemps, s'étend entre les orifices profonds des trajets inguinaux.

Latéralement, la séreuse abandonne la vessie au niveau des bords et remonte sur les parois du bassin.

Consulter : Robin (Ch.). Mémoire sur la rétraction, la cicatrisation et l'inflammation des vaisseaux ombilicaux et sur le système ligamenteux qui leur succède. *Mém. de l'Acad. imp. de Méd.* Paris, 1860, t. 24, p. 391-446, pl. 2-6. — Flesch (M.). Bemerkungen über die Beziehungen des Bauchfelles zur vorderen Wand der Harnblase. *Anat. Anzeiger*, 1888, t. 3, p. 337-341, v. en part. fig. 2. — Cunéo (B.) et Veau (V.). De la signification morphologique des aponévroses périvésicales. *J. de l'Anat.*, 1899, t. 35, p. 235-245. — Ancel (P.). Contribution à l'étude du péritoine dans ses rapports avec les artères ombilicales et l'ouraque. *Th. Nancy*, 1899, n° 14.

Cul-de-sac génito-vésical. — Nous rappelons que le péritoine peut originellement descendre entre le conduit urétro-vésical et le ligament large (voir p. 1003) jusqu'au point d'abouchement des canaux de Wolff et de Müller dans le sinus uro-génital.

Ce cul-de-sac disparaît en partie, mais il en reste un vestige aisément reconnaissable. L'étude en est faite avec celle du péritoine génital de l'homme et de la femme, p. 1023 et 1031.

Fascia prévésical. — Il existe chez l'adulte un fascia étendu au-devant de la vessie, de l'ombilic au plancher pelvien et transversalement d'une artère ombilicale à l'autre. Cunéo et Veau pensent que le fascia prévésical a son ébauche dans une formation péritonéale. On constate en effet chez l'embryon, un tassement des tissus : 1° Sous l'endothélium du péritoine pariétal en regard des ailerons du méso de l'appareil allantoïdien; 2° sous l'endothélium du péritoine de ce méso, au-devant des artères ombilicales et du pédicule de l'allantoïde.

Un point reste en litige : celui de savoir comment disparaissent les culs-de-sac situés de part et d'autre du pied du méso-allantoïdien, quand ils disparaissent. Cunéo et Veau croient qu'il s'agit d'*accolement*; Ancel invoque le *déplissement* et son opinion est corroborée par Budde et Merkel.

Consulter : Cunéo et Veau. *L. c.*, p. 1007, 1899, v. p. 238. — Ancel. *L. c.*, p. 1007, 1899, v. p. 38. — Id. Étude sur le développement de l'aponévrose ombilico-prévésicale. *Bibliog. anat.*, 1902, t. 10, p. 138-151. — Budde (M.). Untersuchungen über die Lagebeziehungen und die Form der Harnblase beim menschlichen Foetus. *Inaug. Dissert.* Marburg., 1901, v. p. 48-51. — Merkel (Fr.). *Handbuch der topog. Anat.*, Bd. 3. Lief. 1, 1903, v. p. 198.

ARTICLE II

REINS

Pendant les premiers mois de la vie intra-utérine, les reins, coiffés de la capsule surrénale qui leur est intimement unie, couchés de chaque côté de la colonne vertébrale sur la paroi lombaire, sont recouverts seulement par le péritoine pariétal primitif. La séreuse, partie du flanc, arrive au bord latéral du rein (fig. 674), tapisse sa face antérieure, atteint le bord médial et se continue jusqu'à la colonne, où elle se réfléchit brusquement sur la face correspondante du mésentère dorsal général primitif. Le rein est donc sessile. Aucun anatomiste n'a vu, sur l'embryon humain, le péritoine s'enfoncer entre la paroi et le rein, au niveau de son bord latéral, et former un cul-de-sac rétro-rénal.

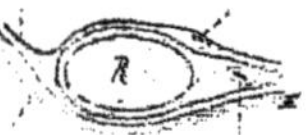

Fig. 674. — Schéma montrant l'indépendance primitive de la capsule périrénale (embryon de 6 centimètres, pôle inférieur du rein).

Les rapports précis que la couche péritonéale affecte avec les capsules du rein, ne peuvent être déterminés que sur des embryons. Le rein se montre d'abord entouré d'une *capsule propre*, adhérente au parenchyme, et d'une *capsule périrénale* séparée de la précédente par un tissu lâche qu'envahira ultérieurement la graisse (*capsule adipeuse*). La *capsule périrénale* est primitivement indépendante des fascias qui tapissent les muscles de la paroi (*fascia prépariétal*) et de la couche condensée sous-séreuse du péritoine qui existe à ce niveau (*fascia péritonéal*) (fig. 674). Plus tard, la capsule périrénale refoulée par le rein, arrive au contact du *fascia prépariétal* et du *fascia péritonéal*; elle se fusionne avec ces deux organes, dans l'étendue où elle les touche. Ainsi s'explique l'attache de la portion postérieure de la capsule, dite *fascia rétro-rénal*, sur les plans fibreux près de la colonne vertébrale, et l'union de la

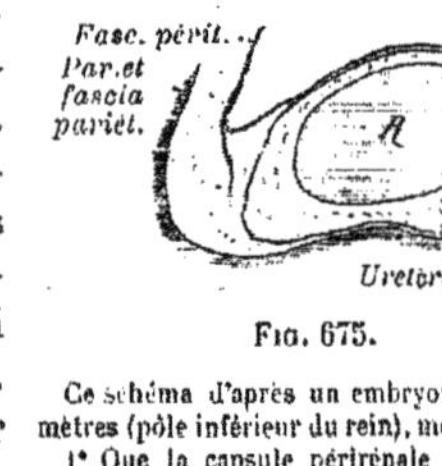

Fig. 675.

Ce schéma d'après un embryon de 9 centimètres (pôle inférieur du rein), montre :

1° Que la capsule périrénale se fusionne avec le fascia péritonéal et le fascia prépariétal.

2° Que le fascia péritonéal, près du bord latéral du rein, envoie quelques-unes de ses fibres profondes en arrière, comme pour envelopper le rein.

partie antérieure de la capsule avec le *fascia péritonéal*, depuis le bord latéral du rein, jusqu'à son bord médial (fig. 675).

Le *fascia rétro-rénal*, communément désigné sous le nom de *fascia de Zuckerkandl*, ne résulte donc pas d'un dédoublement du fascia péritonéal, comme l'ont pensé Sappey et Gerota. Il n'est pas non plus un fascia d'accolement, contrairement à l'opinion d'Ombrédanne. Ces interprétations résultent d'une illusion, dont la cause est facile à saisir sur les coupes. Quand le fascia péritonéal venant de la paroi, atteint le bord latéral du rein, toutes ses fibres ne passent pas au-devant de l'organe. Quelques-unes des fibres profondes tendent à s'engager derrière lui (fig. 675); elles s'appliquent à la partie latérale de la capsule périrénale, mais elles ne vont pas plus loin. A première vue, on a l'idée d'un dédoublement du fascia péritonéal, mais ce dédoublement est manifestement insuffisant pour envelopper le rein; la formation péritonéale ne fait que se surajouter à la capsule périrénale autonome.

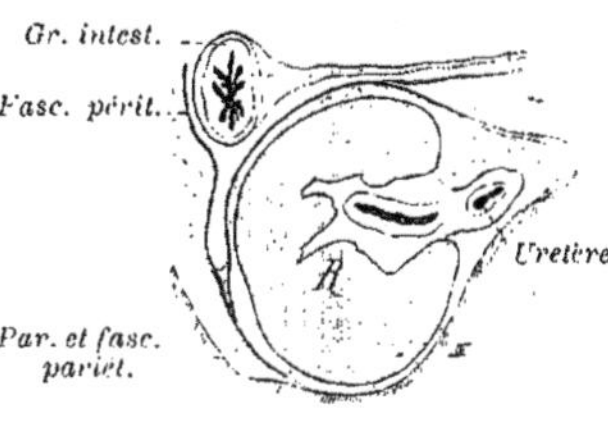

Fig. 676. — Schéma d'après un embryon de 9 centimètres (partie moyenne du rein).

Ce sont encore ces fibres, issues du péritoine et engagées derrière le rein, qui, dans la région moyenne de l'organe, font croire à une continuité du fascia rétrorénal et du fascia péritonéal qui tapisse la paroi (fig. 676). En effet, par suite du grand développement pris par le rein d'avant en arrière, le cul-de-sac pariéto-rénal devient profond, et l'angle de réflexion du péritoine se réduit presque à zéro. Les fibres du fascia péritonéal qui tendent a pénétrer derrière le rein, s'appliquent à la capsule périrénale parallèlement à sa surface et semblent en continuité directe avec la partie postérieure de cette capsule. Ainsi s'explique la disposition signalée par Zuckerkandl et qu'on a voulu considérer comme l'indice d'un accolement.

Glantenay et Gosset ont raison de dire que le fascia rétro-rénal n'est pas une formation péritonéale, cependant il est en connexions intimes avec le fascia péritonéal.

Consulter *:* Sappey (Ph. C.). Anatomie descriptive, 3ᵉ édit., Paris, 1879, t. 4, p. 518-519. — Zuckerkandl (E.). *L. c.*, p. 927, 1883, v. p. 59-67, pl. 1. — Gerota. Beiträge zur Kenntniss des Befestigungsapparates der Niere. *Archiv. f. Anat.*, 1895, p. 265-285, pl. 8 et 9. — Glantenay et Gosset. Le fascia périrénal. *Ann. des mal. des org. génito-urin.*, Paris, 1898, t. 16, p. 113-139. — Ombrédanne (L.). Les lames vasculaires dans l'abdomen, le bassin et le périnée. *Th. Paris*, 1900, nᵒ 161, p. 48. — Id. Absence de coalescence du mésocolon ascendant et d'une partie du mésoduodénum. Cul-de-sac péritonéal rétro-rénal et fascia de Zuckerkandl, etc. *Bull. et Mém. Soc. Anat.*, Paris, 1901, p. 288-289. — Fredet (P.). Note sur la formation des capsules du rein chez l'homme. *J. de l'Anat.*, 1904, t. 40, p. 590-609, pl. 15-16. — Fredet (P.). Documents sur la formation des capsules du rein chez l'embryon humain. *Bull. et Mém. Soc. Anat.*, Paris, 1904, p. 285-288.

ACCOLEMENTS PRÉRÉNAUX

Au cours de la vie embryonnaire, la face antérieure, péritonéale, des reins prend contact avec les portions de l'intestin qui s'appliquent contre la paroi, à droite et à gauche de la ligne médiane, et avec leurs mésos. Des accolements se produisent entre ceux-ci et le péritoine prérénal, d'où la formation des *fascias prérénaux*, un peu différents pour le rein droit et le rein gauche.

Rein droit. — La portion descendante du *duodénum*, s'applique au-devant du bord médial du rein droit, mais n'empiète guère sur la face antérieure. Le *colon transverse* plus superficiel croise la face antérieure du duodénum et du rein; il recouvre ordinairement le tiers inférieur de ce dernier (fig. 557, p. 930).

La plus grande partie du rein droit se trouve donc revêtue seulement du péritoine pariétal primitif, au-dessus du colon et à droite du duodénum (fig. 627, 629, 631, p. 976 et suiv.). En haut, la séreuse se réfléchit sur la face

[P. FREDET.]

postérieure du lobe droit du foie, situé au-devant du rein, à un niveau qui répond généralement à la partie moyenne de la capsule surrénale.

Le péritoine, en passant du bord supérieur du duodénum sur le rein, forme souvent un pli à concavité regardant en haut et en avant, auquel on donne le nom impropre de **ligament duodéno-rénal** (*lig. duodenorenale BNA*).
Voy. p. 1043 l'étude des formations décrites sous le nom de **lig. hépato-rénal antérieur et postérieur.**

Quand le colon transverse remonte haut, la face antérieure du rein droit est couverte dans une certaine étendue par le *mesenterium commune*. Le péritoine prérénal et la séreuse postérieure du *mesenterium* se fusionnent, donnant naissance à un *fascia d'accolement prérénal droit*, démontré et expliqué par Zuckerkandl (fig. 633, p. 978). Dans ces conditions, le pôle inférieur du rein apparaît au-dessous du colon transverse, entre le colon ascendant et la 2e portion du duodénum (fig. 720, p. 1054). Il est revêtu par la séreuse antérieure du *mesenterium* commune, devenue *topographiquement* péritoine pariétal.

Rein gauche. — Il est de règle que la face antérieure, péritonéale, du rein gauche soit recouverte dans une grande étendue par le *mésentère terminal* (fig. 557, p. 930). Celui-ci s'accole au péritoine prérénal, de sorte que le péritoine *topographiquement* pariétal qui passe au-devant du rein gauche et se prolonge sur le colon descendant fixé, répond en réalité à la séreuse antérieure du *mésentère* terminal (fig. 631, 633, p. 978). Le processus de coalescence entraîne la formation d'un *fascia d'accolement prérénal gauche*, que Zuckerkandl a bien étudié et dont il a montré l'origine.

Ce fascia disparaît au-dessus de la racine du mésocolon transverse persistant. Mais, le pôle supérieur du rein est généralement recouvert à ce niveau par la lame directe du mésogastre, qui contient la queue du pancréas (fig. 627, 629). On n'a pas oublié que la lame directe s'accole au péritoine sous-jacent et que la partie restée libre constitue le ligament phrénico-spléno-gastrique, plus particulièrement dénommé *pancréatico-spléno-gastrique* au niveau de la queue du pancréas. Si l'accolement du mésogastre ne s'étend pas jusqu'au bord médial du rein gauche, la racine du ligament pancréatico-splénique reste en deçà de lui ; si l'accolement dépasse le bord du rein, ce ligament prend racine sur le pôle supérieur de la glande (rev. à l'article *Rate*, les dispositions possibles du péritoine dans la région réno-liénique, p. 985 et fig. 644-647).

ARTICLE III

URETÈRES

Quand le tube digestif flotte autour d'un mésentère dorsal général, les uretères, étendus du hile du rein au bas-fond de la vessie, cheminent sous le péritoine pariétal primitif (fig. 677).

Ces rapports si simples se compliquent par suite du renversement et de la fixation du duodénum au-devant de l'uretère droit ; de l'étalement du *mesenterium commune* (colon ascendant) contre la paroi, à droite ; du mésocolon descendant primitif, à gauche, et de l'accolement de ces mésos.

L'***uretère droit*** est d'abord recouvert par la deuxième portion du *duodénum*; plus bas et dans une minime étendue par le *fascia d'accolement du mésocolon ascendant primitif*, dont la séreuse antérieure devient péritoine pariétal définitif (fig. 678).

Au-dessous de la racine du mésentère proprement dit, l'uretère droit se dégage et n'est plus revêtu que du péritoine pariétal primitif.

L'***uretère gauche*** occupe, comme le droit, le fond de la gouttière comprise entre la colonne et le bord du rein correspondant. Tout d'abord le *mésocolon*

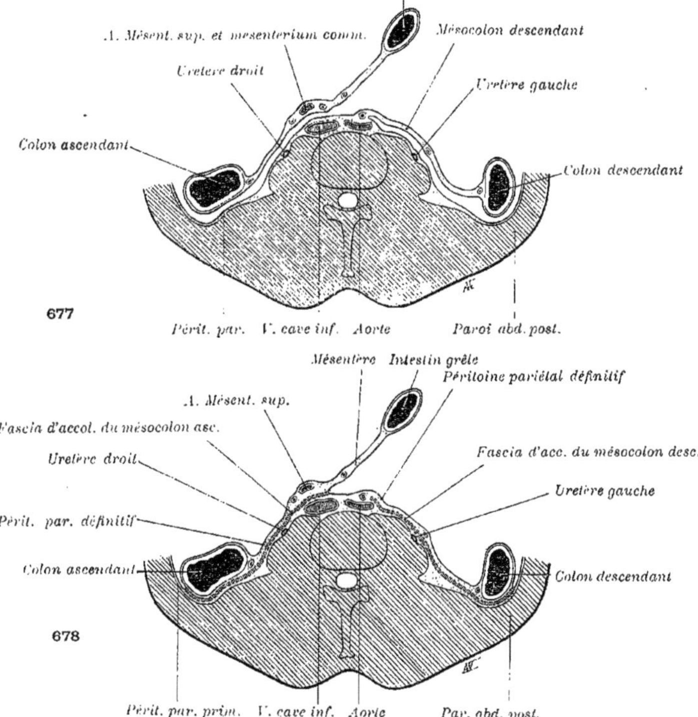

Coupe transversale schématisée passant par les uretères, au-dessous de la 3e portion du duodénum. Segment supérieur des coupes.

677. — Rapports des uretères avec le péritoine pariétal et les mésocolons avant les accolements.
678. — Rapports définitifs, fascias d'accolement pré-uretéraux.

descendant primitif passe au-devant de la gouttière sans s'y accoler (fig. 677). L'uretère chemine sous la paroi séreuse postérieure du recessus intersigmoïde et se dégage au-dessous de l'entrée de cette poche. Les rapports demeurent tels, si le recessus persiste jusqu'au niveau du rein. Mais la fixation du mésocolon se produit d'ordinaire dans une certaine étendue au-dessous du rein. Par conséquent l'uretère gauche est recouvert par le fascia d'accolement du mésocolon

[P. FREDET.]

descendant primitif, qui le sépare des vaisseaux coliques (fig. 678). Le péritoine pariétal définitif, qui se trouve sur un plan plus superficiel, n'est en réalité que la séreuse antérieure du mésentère terminal.

CHAPITRE II

APPAREIL GÉNITAL

PREMIÈRE PARTIE

PÉRITOINE GÉNITAL DE L'HOMME

GÉNÉRALITÉS

A. Le testicule formé aux dépens du corps de Wolff, occupe d'abord la région lombaire. Le péritoine pariétal passe au-devant de lui[1] et le pédiculise. Il existe donc, de chaque côté de la ligne médiane, un *mesorchium* (*BNA*) sagittal, fixant le bord postérieur du testicule à la paroi. Les vaisseaux spermatiques cheminent transversalement sous le péritoine pariétal, de la ligne médiane jusqu'au *mesorchium*, avant de s'engager dans ce dernier.

Le *mesorchium* est prolongé au-dessous du testicule par un pli, qui unit le pôle inférieur de la glande sexuelle à la région inguinale (*ligament inguinal* de Kölliker). Les fibres lisses qu'il contient (*gubernaculum testis* de Hunter) pénètrent dans le trajet inguinal et s'attachent à la face profonde du tendon aponévrotique du grand oblique, en un point aminci, qui répond au futur orifice extérieur du canal inguinal (Bramann).

Le canal de Wolff persiste, sous le nom de canal déférent. Il chemine sous le péritoine lombaire, s'engage dans le bassin en surcroisant les vaisseaux iliaques et l'uretère, et se jette dans le sinus uro-génital (fig. 665, p. 1003).

Nous avons vu qu'au niveau du bassin, il soulève un véritable méso entre la vessie et le rectum, et que le repli droit tend à s'unir au repli gauche, pour subdiviser transversalement le grand cul-de-sac entéro-allantoïdien en un cul-de-sac génito-vésical et un cul-de-sac génito-rectal (fig. 666).

B. Les rapports topographiques du testicule sont entièrement modifiés, et ceux du canal déférent partiellement changés, à la suite de la *migration du testicule* (*descensus testis BNA*). La glande génitale quitte la région lombaire, traverse la fosse iliaque, pénètre dans le trajet inguinal et atteint le fond des bourses à la naissance. Elle entraîne avec elle son canal excréteur.

Le déplacement assez complexe comprend deux temps principaux. Dans une première période, la migration est *passive*. Elle paraît résulter de l'*inégal accroissement du tronc* et du *ligament inguinal*, qui enchaîne le testicule à la paroi abdominale. En s'allongeant, le tronc glisse en arrière du testi-

1. Cette formule est sensiblement vraie, bien que l'épithélium présente au niveau du testicule des caractères particuliers. V. Frankl (O.). Einiges über die Involution des Scheidenfortsatzes und die Hüllen des Hodens *Archiv. f. Anat.*, 1895, p. 339-360, pl. 11, v. p. 349 et fig. 10 et 12.

cule. Les modifications de rapports qui en sont la conséquence donnent l'illusion d'une migration intra-abdominale, active, de la glande sexuelle.

Dans la seconde période, au contraire, *le gubernaculum et le testicule sont entraînés activement à travers la paroi abdominale* et *jusqu'au fond des bourses*.

Au cours de son déplacement, le testicule garde ses connexions péritonéales; il conserve un *mesorchium*. Quant aux vaisseaux spermatiques, leur point d'origine s'élève avec le tronc, et leur trajet sous-péritonéal, de la ligne médiane à la racine du *mesorchium*, cesse d'être transversal pour devenir oblique.

Entouré par le péritoine dans le ventre, le testicule est encore entouré par lui, hors du ventre. Il se loge dans un diverticule de la grande cavité ou *processus vaginal du péritoine* (*proc. vaginalis peritonaei BNA*), dont il occupe le fond. Son méso l'unit en définitive à la paroi postérieure des bourses, au lieu de l'attacher à la paroi lombaire.

D'ordinaire, le canal de communication entre la cavité péritonéale proprement dite et le fond du *processus vaginal* s'oblitère. Chez l'adulte, le testicule est donc contenu dans une cavité close ou *vaginale*, à la façon de l'intestin dans la grande cavité péritonéale (V. article *Testicule*, t. 5, p. 236).

ARTICLE I

PROCESSUS VAGINAL DU PÉRITOINE

Ce diverticule de la cavité péritonéale apparaît dans les deux sexes. Il est constant, et chez l'adulte on en retrouve toujours des traces, même à un âge avancé (Cloquet, Engel). Il naît au niveau de la *fossette inguinale latérale* et pénètre dans la paroi abdominale, au-dessus de l'arc décrit par le segment initial de l'épigastrique, suit le trajet inguinal (portion *inguinale* ou *intra-pariétale*) et en sort au niveau de l'orifice inguinal superficiel. Là il se coude, descend jusqu'au fond de la bourse correspondante et se dilate en un cul-de-sac terminal (*portions funiculaire* et *vaginale* ou *scrotale*). Son étude est d'une grande importance pratique, à cause des productions pathologiques liées à sa persistance complète ou partielle chez l'adulte.

Consulter principalement : Camper (P.). Sämmtliche kleinere Schriften im deutsch. ber. v. J. F. M. Herbell. Leipzig, 1785, t. 2, p. 41-78 (Abhandlung über die Ursachen der mannichfaltigen Brüche bei neugebohrnen Kindern. — Engel (J.). Einige Bemerkungen über Lageverhältnisse der Baucheingeweide im gesunden Zustande. *Wien. med. Woch.*, 1857, p. 707. — Zuckerkandl (E.). Ueber den Scheidenforsatz des Bauchfelles, etc. *Archiv. f. klin. Chir.*, 1877, t. 20, p. 215-226, pl. 3, fig. 2. — Féré (Ch.). Études sur les orifices herniaires et sur les hernies abdominales des nouveau-nés et des enfants à la mamelle, 2e partie. *Rev. mens. de Méd. et de Chir.*, 1879, p. 551-573. — Ramonède (L.). Le canal vagino-peritonéal et la hernie péritonéo-vaginale étranglée chez l'adulte. *Th. Paris*, 1883, no 101. — Bramann (F.). Beitrag zur Lehre von dem Descensus testiculorum und dem Gubernaculum Hunteri des Menschen. *Arch. f. Anat.*, 1884, p. 310-336, pl. 15. — Weil (C.). Ueber den Descensus Testiculorum, nebst Bemerkungen über die Entwickelung der Scheidenhäute und des Scrotum. Leipzig, 1885. — Sachs (H.). Untersuchungen über den processus vaginalis peritonei, etc. *Archiv. f. klin. Chir.*, 1887, t. 35, p. 321-372, pl. 4. —

[P. FREDET.]

Roy (J.). La tunique vaginale préexiste-t-elle au testicule dans le scrotum. *Écho médical. Toulouse*, 1889, p. 313-316; 325-329. — Bramann (F.). Der processus vaginalis und sein Verhalten bei Strörungen des Descensus testiculorum. *Archiv. f. klin. Chir.*, 1890, t. 40, p. 137-168, pl. 4. — Klaatsch (H.). Uber den Descensus testiculorum. *Morphol. Jahrbuch.*, 1890, t. 16, p. 587-646, pl. 22-23. — Soulié (A.-H.). Recherches sur la migration des testicules dans les principaux groupes de mammifères. *Th. Toulouse*, 1895, n° 63. — Frankl (O.). *L. c.*, p. 1012, 1895. — Sébileau (P.). *Les enveloppes des testicules.* Paris, 1897, p. 79-96.

§ I. — FORMATION DU PROCESSUS VAGINAL

Les recherches modernes s'accordent pour montrer que chez l'homme :

1° *le processus vaginal n'existe pas avant que le testicule soit descendu dans les bourses;*

2° *il se forme au cours de la migration extra-abdominale de la glande;*

3° *la migration du testicule à travers la paroi et la formation du processus vaginal, phénomènes simultanés et non successifs, semblent être provoqués par un même agent.*

Telles sont les conclusions qui se dégagent des travaux de Bramann, de Weil, de Hugo-Sachs; de Klaatsch, de Roy, de Rogie, de Sébileau, de Soulié, etc.

Voici les faits d'observation, d'après Bramann. Tout d'abord apparaît une petite dépression péritonéale, au point où le gubernaculum sort de l'abdomen (fig. 679). Au commencement du 7e mois, le fond de cette fossette touche le tendon aponévrotique du grand oblique. Puis le testicule commence sa migration à travers la paroi abdominale. Il est précédé du cul-de-sac péritonéal, toujours plus avancé dans sa descente que le pôle inférieur de la glande sexuelle, mais séparé de celui-ci par un très faible intervalle. Le canal s'allonge à mesure que le testicule descend (fig. 680-682).

Bramann et Hugo-Sachs affirment que le diverticule péritonéal est indiqué avant que le testicule commence à traverser la paroi, et que le *processus vaginal* ne peut être considéré comme résultant d'un refoulement du péritoine pariétal par le testicule.

Mais, *chez l'homme*, le testicule et l'ébauche du *processus* n'évoluent point l'un sans l'autre, à travers la paroi et hors de l'abdomen. La cause qui abaisse le testicule au fond des bourses attire en même temps le petit cul-de-sac, situé au-devant de lui. Le moteur commun entraîne, si l'on peut ainsi parler, un train formé de *deux organes, invariablement liés* par une *remorque courte* : en effet, s'il cesse d'exercer son action, le cul-de-sac et le testicule sont arrêtés dans leur descente. Un obstacle, qui empêche le testicule de continuer sa route, arrête aussi la progression du cul-de-sac, à moins que l'attache des deux organes se rompe, ce qui pourrait permettre à celui qui tient la tête de continuer sa marche isolément.

Soulié a montré les conditions qui règlent l'évolution simultanée du testicule et du *processus vaginal*. Il a constaté l'existence d'un *cordon cellulaire plein*, se détachant de la face profonde du péritoine, au niveau de l'orifice abdominal du trajet inguinal et occupant d'emblée toute la longueur de ce trajet (Soulié désigne ce cordon sous le nom de processus péritonéo-vaginal. *Remarquez pour éviter toute équivoque*, qu'il n'applique pas cette dénomination au diverticule péritonéal, comme on doit le faire, et comme nous le faisons). Ce cordon est l'agent de l'entraînement de la séreuse, à travers la paroi abdominale, jusqu'au fond des bourses (fig. 679-682).

Le lig. inguinal ou gubernaculum se perd dans la masse cellulaire, au niveau de l'orifice abdominal du trajet inguinal. Si le cordon cellulaire et le gubernaculum conservent une longueur invariable, « alors que les parties voisines se développent, l'allongement inégal des organes, invoqué par les auteurs, pourra modifier les rapports du testicule avec le rein qui s'élève, mais ne rapprochera en aucune façon le testicule du trajet inguinal ».

Par contre, le cordon cellulaire « à un moment donné, variable suivant les genres, entraîne avec lui le ligament inguinal ainsi que le péritoine adhérent à la base de ce ligament ».

Il en résulte : 1° la production d'une fossette, puis d'un canal péritonéal; 2° l'entraînement de l'épididyme et du testicule par l'intermédiaire du gubernaculum.

Si la *longueur du gubernaculum, depuis le pôle inférieur du testicule jusqu'au point où il se confond avec le cordon cellulaire*, est plus courte que la *distance de l'orifice abdominal du trajet inguinal au fond des bourses*, c'est-à-dire que l'abaissement réalisable par le fait du cordon cellulaire, le testicule pénètre dans le trajet inguinal et descend dans le scrotum à mesure que le *processus vaginal* s'allonge.

Si la longueur du gubernaculum, depuis le pôle inférieur du testicule jusqu'au point où il se fusionne avec le cordon cellulaire, est ou devient plus grande que la distance de l'orifice abdominal du trajet inguinal au fond des bourses, c'est-à-dire que l'abaissement réalisable par le fait du cordon cellulaire, le *processus vaginal* se forme tout entier, avant que le testicule ait atteint l'orifice abdominal du trajet inguinal. Le cordon cellulaire ayant épuisé son action, l'organe sexuel restera dans le ventre, à moins que son gubernaculum, attaché maintenant au fond des bourses, ne détermine à lui seul une descente complémentaire.

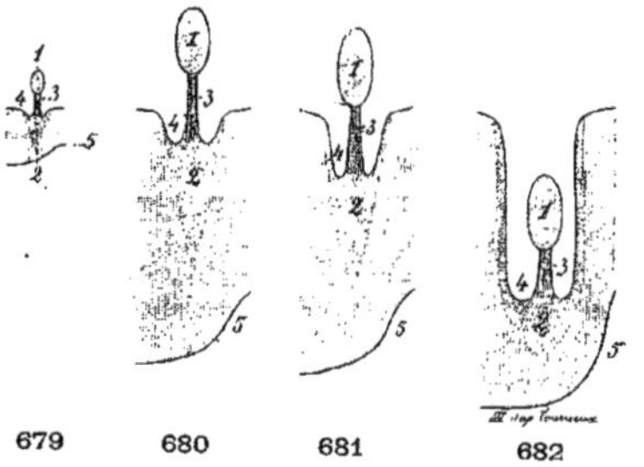

Soulié a constaté, chez un grand nombre d'animaux à testicules abdominaux permanents, l'absence du gubernaculum, par conséquent l'absence d'une attache susceptible de rendre le testicule solidaire de la migration de l'ébauche diverticulaire. Ainsi s'explique encore la formation d'un *processus vaginal*, sans migration extra-abdominale de la glande sexuelle.

679 680 681 682

Fig. 679-682. — Quatre stades successifs de la migration du testicule et de l'évolution du processus vaginal du péritoine chez le fœtus humain, d'après Tourneux.

679. Fœtus de 7/9,5 cm. — 680. 19/30,5 cm. — 681. 22,5/35 cm. 682. 24/36 cm.

1. Testicule. — 2. Cordon cellulaire. — 3. Gubernaculum. — 4. Processus vaginal. — 5. Paroi des bourses.

On voit donc que la *production du processus vaginal* obéit à un *mécanisme univoque* chez l'*homme*, chez la *femme* et chez les *animaux*. L'*existence* ou l'*absence* d'un *ligament inguinal: sa longueur, au moment où débute l'action du cordon cellulaire*, permet d'interpréter toutes les modalités du phénomène suivant les sexes ou les espèces.

Les théories anciennes sur la formation du *processus vaginal* n'ont plus qu'un intérêt historique.

Hunter pensait que la glande mâle, en se déplaçant sous l'influence du gubernaculum, entraînait avec elle le péritoine circonvoisin et conservait, durant toute sa migration, ses connexions primitives avec la séreuse. Cette idée répond en partie à celle qu'on se fait aujourd'hui du phénomène.

Hyrtl admet que *le testicule refoule au-devant de lui la paroi abdominale et le péritoine pariétal*, de sorte que la production du *processus vaginal* est la conséquence immédiate de la migration du testicule.

Une thèse diamétralement opposée a été soutenue par Kölliker, Henle, Hoffmann, etc. Ces anatomistes, auxquels il faut joindre des chirurgiens tels que Broca, Tuffier, Bazy, Bezançon, etc., croient que la formation du *processus vaginal* est *indépendante de la migration testiculaire, et que le processus préexiste à cette migration*. On doit trouver par conséquent le *processus* développé même en cas d'ectopie testiculaire. En effet, chez certains cryptorchides, il existe un diverticule péritonéal au-dessous du testicule arrêté à l'anneau. Mais, les faits publiés par Zuckerkandl, Grüber, Follin, Ramonède, Hugo Sachs et d'autres ne sont pas démonstratifs. Un seul cas authentique, celui de Rogie et Lemière pourrait être fourni à l'appui de la théorie de la préformation du *processus* et de l'indépendance de la migration testiculaire et encore ces auteurs n'osent-ils conclure.

[P. FREDET.]

Indication des travaux cités. — Henle (J.). *Handbuch der system. Anat. des Menschen*, t. 2, 2e éd. Braunschweig, 1873, p. 443. — Hoffmann (C.-E.-E.). *Lehrbuch der Anatomie des Menschen*. Erlangen, 1877. t. 1, Abth. 2, p. 635. — Hyrtl (J.). *Handbuch der topog. Anat.* Wien, 1882, 7e éd., t. 1, p. 836-837. — Kölliker (A.). *Embryologie*. Trad. fr. 2e éd. allem. par A. Schneider. Paris, 1882, p. 1034. — Broca (A.). Hernie inguinale avec position inconnue du testicule, etc. *Bull. Soc. anat.* Paris, 1887, p. 232-244. — Bazy (P.). *Ibid.*, p. 244-245. — Rogie. La tunique vaginale précède-t-elle le testicule dans le scrotum? *Bull. Soc. anat.-clin.* Lille, 1891, p. 47-49. — Bezançon (P.). Étude sur l'ectopie testiculaire du jeune âge. *Th. Paris*, 1892, n° 231.

§ 2. — OBLITÉRATION DU PROCESSUS VAGINAL

Les portions *inguinale* et *funiculaire* du *processus* s'oblitèrent généralement à la naissance. Le cul-de-sac *scrotal* persiste et forme la vaginale testiculaire.

Cause. — Les recherches histologiques de Pellacani, confirmées par H. Sachs, ont montré la nature du phénomène. L'oblitération résulte d'un phénomène d'accolement.

Les théories les plus étranges ont été soutenues sur la cause de l'oblitération (Voy. Féré, *l. c.*, p. 554. Th. de Hévin, Bell, Hunter). Mais, à dire vrai, nous ignorons la cause efficiente de l'accolement qui se produit dans cette région, comme en d'autres. Il est peut-être en rapport avec l'attitude bipède, car le *processus* reste ouvert chez les singes qui marchent à quatre pattes. D'après P. Broca, les anthropoïdes auraient un canal fermé, à l'exemple de l'homme. Cependant Owen dit que le chimpanzé possède seul cette particularité. La persistance du *processus* devrait être considérée, suivant Féré et Zuckerkandl, comme une anomalie réversive.

Point de début. Sens de la progression. — Les modernes s'accordent à faire débuter l'oblitération *dans la partie moyenne*. Tel est l'avis de Jarjavay, de Féré, pour lequel l'oblitération se fait tout d'abord au niveau de l'anneau inguinal extérieur et s'étend de là dans les deux sens; de Sachs, qui soutient que la zone primitivement oblitérée répond au tiers moyen de la portion funiculaire et que l'accolement progresse de là vers l'orifice abdominal et vers le testicule. La divergence d'opinions de ces trois observateurs est donc minime.

Frankl pense que le canal s'oblitère simultanément au niveau de l'anneau inguinal profond et dans le milieu de la portion funiculaire, mais que le phénomène débute plus tôt et plus souvent au niveau de l'anneau.

Époque. — Le *processus* s'oblitère *plus tôt* et *plus fréquemment du côté gauche* que du côté droit, ce qui serait en rapport avec la descente plus tardive du testicule droit dans les bourses. L'oblitération a lieu *de préférence, entre le 10e et le 20e jour de la vie extra-utérine* (Sachs, p. 345).

Débris de la portion oblitérée du processus vaginal chez l'adulte. — Quand l'oblitération est complète, il ne reste d'autres traces du *processus* dans sa portion inguinale et funiculaire, qu'un cordon fibreux blanchâtre, décrit par Brugnone et Cloquet; il est logé au centre du cordon et s'étend de la face profonde du péritoine inguinal à la vaginale testiculaire, ou même se perd avant d'y arriver (V. t. 5, fig. 237, p. 305, d'ap. Cloquet).

Consulter : Cloquet (J.). Recherches anatomiques sur les hernies de l'abdomen. *Th. Paris*,

1817, n° 129, p. 39 et 40 (note). pl. 4, fig. 1-3. — JARJAVAY (J.-F.). *Traité d'Anatomie chirurgicale*, t. I, Paris, 1852, p. 274. — FÉRÉ. *L. c.*, p. 1013, v. p. 554 et 555. — PELLACANI (P.). Der Bau des menschlichen Samenstranges. *Arch. f. mikrosk. Anat.*, 1884, t. 23. p. 305-335, pl. 15 et 16. — SACHS (H.). *L. c.*, p. 1013, v. p. 337-338 et 339. — FRANKL. *L. c.*, p. 1012, 1895, v. p. 345-348.

§ 3. — PERSISTANCE COMPLÈTE OU PARTIELLE DU PROCESSUS VAGINAL CHEZ L'ENFANT ET CHEZ L'ADULTE

A. — FRÉQUENCE. — La persistance complète ou partielle du *processus vaginal* n'est *pas rare chez l'adulte*. Elle est *commune chez l'enfant*.

Camper (*l. c.*, p. 1013, v. p. 52), qui a accusé la persistance du processus vaginal, d'être la cause de hernies chez les enfants, a examiné 17 *nouveau-nés*, 11 avaient un canal ouvert des deux côtés; 3 du côté droit, 2 du côté gauche, 1 seul présentait une fermeture bilatérale; 3 possédaient un canal oblitéré du côté droit, et 3 du côté gauche.

Engel (*l. c.*, p. 1013. v. p. 707) constate qu'*après la naissance*, 10 p. $^0/_0$ des enfants ont un *processus* complètement oblitéré; 14 *jour après*, 30 p. $^0/_0$ ont un canal oblitéré, 60 p. $^0/_0$ conservent les deux canaux ouverts. Chez les *adultes de 20 à 64 ans*, 31 p. $^0/_0$ possèdent soit un canal ouvert, soit des traces du canal. L'anomalie est bilatérale dans 37,5 p. $^0/_0$ de ces cas, droite dans 62,5 p. $^0/_0$.

Zuckerkandl (*l. c.*, p. 1013, v. p. 219) a examiné 100 *enfants de la 1re à la 12e semaine*. Il a trouvé 37 fois un *processus* ouvert. 20 fois l'anomalie était bilatérale, 12 fois elle siégeait à droite, 5 fois à gauche. Une seule fois le canal persistant contenait une hernie, 15 *enfants plus âgés* présentaient 3 canaux ouverts ou rudiments de canaux.

Féré (*l. c.*, p. 1013, v. p. 552-553) a étudié 188 *enfants de 1 mois à 9 ans*. L'oblitération était complète des deux côtés 122 fois, du côté droit 14, du côté gauche 22; incomplète des deux côtés 11 fois, à droite 16, à gauche 14. La perméabilité complète existait : des deux côtés 8 fois, à droite 5 fois, à gauche 5 fois (il indique l'âge de tous les sujets examinés).

Sachs (*l. c.*, p. 1013, v. p. 342 et suiv.) a étendu ses recherches sur 155 sujets, 144 de 1 *jour à 4 mois*; 13 de 4 *à* 11 *mois*. Les enfants des 4 premiers mois présentaient une oblitération dans 41 p. $^0/_0$ des cas; l'ouverture abdominale persistait dans 29 p. $^0/_0$; la perméabilité était complète dans 30 p. $^0/_0$. Après le 4e mois, l'oblitération s'observe 69 fois p. $^0/_0$; la persistance de l'embouchure abdominale 29 p. $^0/_0$, la perméabilité complète 4 p. $^0/_0$. Ces résultats concordent avec ceux de Féré.

Enfin Ramonède (*l. c.*, p. 1013, v. p. 24) s'est préoccupé plus spécialement de la *persistance du processus vaginal chez l'adulte*. Il a examiné 215 *sujets de 15 à 80 ans*. 183 étaient normaux, 32, c'est-à-dire 15 p. $^0/_0$, présentaient des anomalies de divers degrés. (Voy. plus loin.)

B — CARACTÈRES ANATOMIQUES. — La disposition du *processus vaginal* persistant en partie ou en entier, et les rapports de ses parois avec les éléments du cordon ont été étudiés par Ramonède et par Sachs. Nous allons examiner, d'après ces auteurs, l'anomalie du plus haut degré, celle qui consiste dans la perméabilité complète du canal, depuis l'embouchure abdominale, jusqu'au cul-de-sac scrotal (fig. 685).

1. ***Embouchure abdominale; pli rétro-pariétal, vestibule rétro-pariétal.*** — L'embouchure du *processus vaginal* se trouve au niveau de la fosse iliaque, au-dessous de l'arcade crurale et de l'orifice intérieur du trajet inguinal (fig. 683). La distance qui la sépare de l'arcade crurale peut excéder un centimètre.

L'orifice, orienté en bas, en arrière et latéralement, conduit dans un infundibulum (*portion rétro-inguinale* ou *abdominale* de Ramonède) compris entre la paroi abdominale en avant, et une valvule de forme triangulaire en arrière (valvule ou *pli rétro-pariétal*). Le sommet de ce triangle répond au point culminant de l'infundibulum ; les côtés adjacents à la base, fixés à la paroi, marquent ses limites latérales ; la base, libre, contribue à circonscrire son embouchure abdominale.

Le pli rétro-pariétal, déjà connu de Camper et de Engel, a été comparé par Zuckerkandl à la valvule de Thébésius du cœur. Le bord libre est tranchant et résistant. Il est soulevé à ses deux extrémités : en dedans, par le canal déférent ; en dehors, par les vaisseaux spermatiques, qui convergent vers le trajet inguinal en cheminant sous le péritoine. La hauteur de la valvule varie de 5

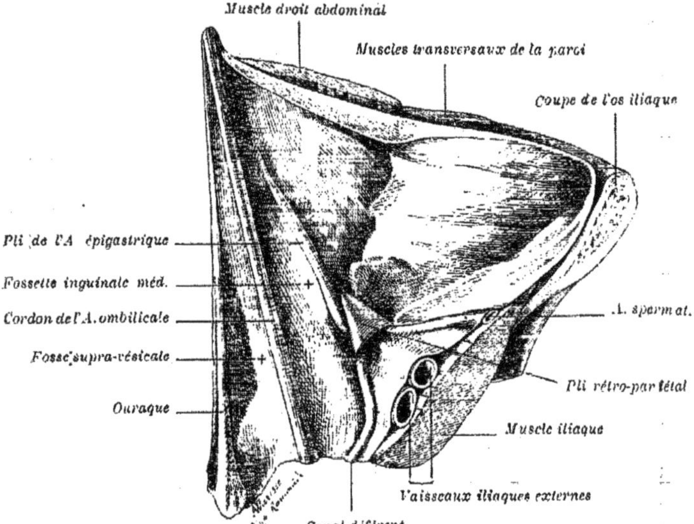

Fig. 683. — Embouchure abdominale du *processus vaginal*, persistant sur un homme de 35 ans, d'après Ramonède.

Le tronc a été sectionné suivant le plan frontal. La région inguinale droite est vue par derrière. — Pli rétro-inguinal, infundibulum rétro-pariétal.

à 15 mm. Elle est d'autant plus considérable que l'anomalie dont le sujet est porteur est plus complète.

Sachs dit que le soulèvement péritonéal déterminé par les vaisseaux spermatiques prolonge le bord correspondant de la valvule par un pli qui s'étend : à droite jusqu'au colon ascendant (plus exactement qui atteint le mésentère de la fin de l'iléon) ; à gauche jusqu'au mésocolon pelvien. Ces plis avaient déjà été constatés par Engel, qui nomme l'un *plica inguino-colica*, l'autre *ileo-inguinalis*.

La description de la valvule rétro-pariétale donnée par Sachs diffère un peu de celle de Ramonède. Le premier soutient (*l. c.*, p. 331) que le canal s'ouvre toujours dans l'abdomen *au-dessus* de l'arcade de Fallope. Il est vrai qu'il a étudié l'enfant et non l'adulte. Cependant les dissections de A. Broca confirment chez l'enfant la description de Ramonède relative à l'adulte (*Dict. encycl. Sciences méd.* Paris, 1889, art. Hernie inguinale, p. 791).

2. *Coudures.* — La portion du *processus* qui occupe le trajet inguinal est donc précédée d'un *vestibule rétro-pariétal*, qu'on décrit comme 1er segment du canal. La paroi antérieure de ce recessus présente un trou arrondi qui

fait pénétrer dans le 2e segment ou *segment inguinal*, au-dessus de l'arc de l'épigastrique (fig. 684). Une sonde, introduite dans l'infundibulum, de bas en haut, doit donc changer de direction pour s'engager dans la portion inguinale. Le bec franchit l'arc de l'épigastrique, décrit un coude au-dessus de lui et se dirige obliquement vers la ligne médiane, de haut en bas jusqu'à l'orifice extérieur du trajet inguinal (fig. 685). A ce niveau, le canal change une troisième fois de direction : il descend, presque en droite ligne, jusqu'au fond des bourses (*segments funiculaire et vaginal*).

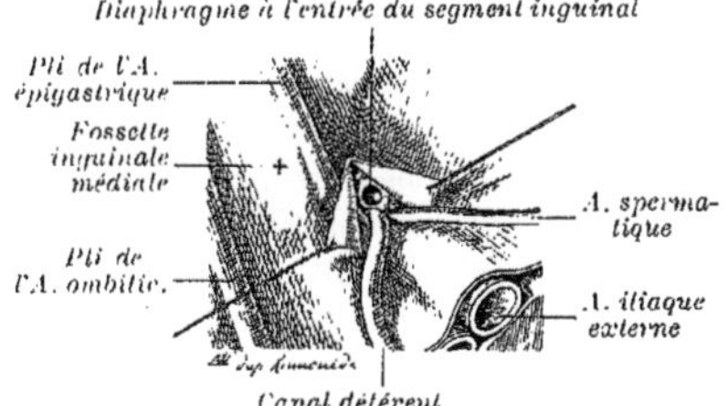

FIG. 684. — Rétrécissement valvulaire, compris entre la portion abdominale du *processus vaginal* et le segment inguinal, d'après Ramonède.

C'est la même pièce que celle représentée figure 683, mais le pli rétro-inguinal a été fendu, de la base au sommet, et les deux segments écartés latéralement.

Rapports de l'artère spermatique et du canal déférent avec l'arc de l'épigastrique et le *processus vaginal*.

Au total, le *processus* possède *deux coudures* : une entre la portion abdominale et la portion inguinale, coudure à angle aigu sur l'arc de l'épigastrique; l'autre, à angle obtus, entre la portion inguinale et la portion funiculaire. La première se trouve à l'entrée du trajet inguinal, la seconde à la sortie.

3. **Calibre.** — Il n'est pas uniforme. Les segments rétro-pariétal, inguinal, funiculaire et vaginal constituent des parties dilatées. Chaque segment communique avec les voisins par des points rétrécis (fig. 685-687).

Points rétrécis. — Le 1er rétrécissement correspond au bord libre de la valvule rétro-pariétale et marque l'entrée du canal (fig. 683).

Le 2e rétrécissement est situé à l'orifice profond du trajet inguinal. A ce niveau, le canal est cloisonné transversalement par un véritable diaphragme, percé d'un trou circulaire, petit et à contour rigide (fig. 684). Une telle disposition est caractéristique; elle explique qu'une hernie inguinale, se faisant dans un canal ouvert, puisse s'étrangler au moment même où elle se produit.

Le 3e rétrécissement siège à l'union de la portion inguinale et de la portion funiculaire (fig. 685), c'est-à-dire au niveau de l'orifice extérieur du trajet inguinal. Il est quelquefois constitué par un diaphragme, comme le second rétrécissement, mais pas d'une façon constante. Un pareil anneau peut être un agent d'étranglement aigu.

Ramonède n'a pas constaté personnellement de diaphragme, au niveau du 3e rétrécissement; mais certaines observations pathologiques en fournissent des exemples très nets (BIDARD. Hernie vaginale funiculaire étranglée. *Bull. Soc. anat.*, Paris, 1853, p. 327-330, v.. p. 329 et RAMONÈDE, p. 671).

Le 4e rétrécissement, compris entre la portion funiculaire et la portion vaginale (fig. 685), consiste en un diaphragme semblable aux précédents, et à ce titre il peut être cause d'étranglement aigu.

En un mot, il y a dans le *processus vaginal* une série de rétrécissements valvulaires que certains auteurs ont considérés comme les *indices d'une oblité-*

ration en voie d'évolution. Cette manière de voir est en contradiction avec l'existence de rétrécissements analogues dans le processus persistant toute la vie, de beaucoup de mammifères (Ramonède, *l. c.*, p. 17).

En outre, bien que deux des rétrécissements correspondent aux anneaux qui marquent l'entrée et la sortie du trajet inguinal, ils en sont absolument indépendants. Le processus, même rempli et distendu par une masse injectée dans sa cavité, joue librement dans les anneaux inguinaux. *Les anneaux n'exercent aucune constriction sur le canal*; ils n'en déterminent donc pas le rétrécissement. Ce fait montre bien que, dans les hernies à canal ouvert, l'agent de l'étranglement est dans le canal lui-même et non dans les anneaux.

Points élargis. — Le processus présente des dilatations dans l'intervalle des points rétrécis. Les moules obtenus par Ramonède sont très démonstratifs (fig. 685 et 686).

Le *segment rétro-pariétal*, situé en avant du pli rétro-inguinal, est infundibuliforme.

Ramonède ne pense pas qu'il puisse devenir, à lui seul, le réceptacle d'une hernie étranglée. Néanmoins, l'opinion contraire est défendue par un certain nombre de chirurgiens. On admet aussi qu'une fausse réduction de hernie peut se faire dans une telle cavité.

La *portion inguinale* est dilatée en forme de fuseau, placé dans l'axe du trajet inguinal et ayant même longueur. Le fuseau inguinal est croisé à angle très aigu par le bord inférieur des muscles transverse et petit oblique. Quand on distend ce segment du canal, en le remplissant d'une masse solidifiable, le bord des muscles marque son empreinte sur la paroi supérieure. Ils sanglent le moule contre l'arcade crurale, de sorte que la théorie ancienne des étranglements spasmodiques n'est pas sans fondement anatomique.

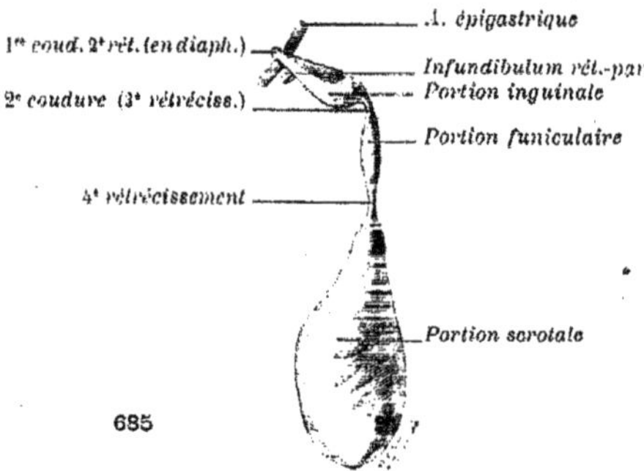

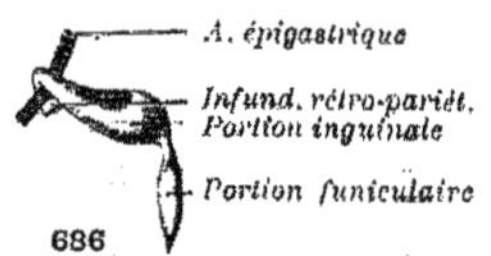

FIG. 685-686. — Moules du *processus vaginal*, persistant chez un sujet de 28 ans, d'après Ramonède.

La fig. 685 représente le côté gauche (persistance complète); la fig. 686 qui correspondait au côté droit (persistance partielle) a été retournée pour rendre la comparaison plus facile.

La *portion funiculaire* a aussi la forme de fuseau. Enfin, la *portion testiculaire* est piriforme, à grosse extrémité dirigée en bas.

4. **Rapports des parois du processus avec les éléments du cordon.** — Le *processus vaginal* est contenu dans le cordon spermatique (Voy. *Cordon spermatique*, t. 5, p. 302), mais il importe de préciser ses rapports avec le *canal déférent* et les *vaisseaux spermatiques*. Cette étude a été faite par Ramonède, Sachs, Pellacani et Frankl.

Ramonède a montré que le canal déférent et les vaisseaux spermatiques cheminent sous le péritoine pariétal, et convergent vers l'arc de l'épigastrique, dans la région du vestibule rétropariétal (fig. 683).

Au niveau de l'orifice abdominal du trajet inguinal, ils sont placés au-dessous du processus. Dans le trajet inguinal, ils restent au-dessous et en arrière, dans la portion funiculaire ils sont en arrière, et un peu médiaux.

Sachs et Frankl décrivent des rapports analogues, mais ils spécifient que la disposition relative des organes est variable. Tantôt les vaisseaux et le canal déférent demeurent au voisinage l'un de l'autre, tantôt ils s'écartent. Ils sont intimement en contact avec la séreuse du processus ou en restent éloignés. Parfois le canal déférent fait saillie dans la cavité même du canal, grâce à un refoulement de sa paroi qui lui constitue un véritable méso.

Sachs indique l'existence constante d'une couche de *fibres lisses* (crémaster interne) contre la paroi du *processus vaginal*. Les fibres sont disposées en faisceaux longitudinaux, en arrière et du côté externe (*l. c.*, p. 365, pl. 4, fig. 5 à 8).

C. — DIVERS TYPES D'ANOMALIES RÉSULTANT DE LA PERSISTANCE COMPLÈTE OU PARTIELLE DU PROCESSUS VAGINAL

1. ***Perméabilité complète.*** — Lorsque le processus reste perméable dans toute son étendue, il constitue un *sac à collets multiples* (fig. 687) où l'intestin peut s'engager et s'étrangler sur les rétrécissements valvulaires, étroits et tranchants. Les *hernies* de ce genre sont dites *congénitales* (car le sac dans lequel elles pénètrent est préformé congénitalement), et mieux hernies *péritonéo-vaginales* ou *à canal ouvert*. Les organes herniés ne vont pas nécessairement jusqu'au fond du cul-de-sac, mais ils le peuvent (hernies péritonéo-vaginales testiculaires).

Si le *processus* persistant est rempli de liquide, on a une *hydrocèle congénitale* ou mieux *p.-v.* Une telle collection peut être réduite dans la cavité abdominale.

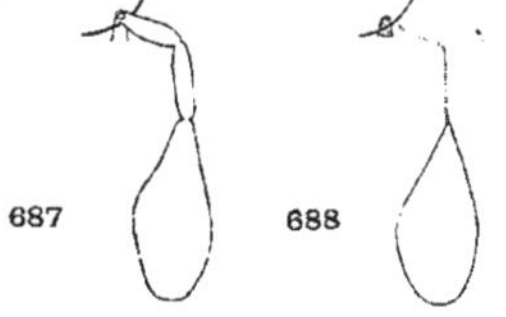

Fig. 687-688. — Coupe schématique, suivant l'axe d'un processus vaginal 687, persistant en totalité. — *Disposition normale primitive.* — 688. Oblitération des segments rétropariétal, inguinal et funiculaire. Persistance du segment scrotal ou vaginal. *Disposition normale définitive.*

La flèche, sur laquelle se coude le processus, indique la situation de l'arc de l'épigastrique, intermédiaire à la portion abdominale et à la portion inguinale.

2. ***Perméabilité d'une portion du processus ouverte dans l'abdomen.*** — Quand l'oblitération se produit seulement entre le segment funiculaire et le segment vaginal (fig. 689), la portion du canal, restée en communication avec l'abdomen, est un sac préformé de hernie, susceptible de conduire les viscères jusqu'à la vaginale (*hernie p.-v. funiculaire*). En cas d'hydrocèle vaginale, le sac herniaire est capable de s'invaginer pour ainsi dire dans la vaginale, la hernie est appelée *enkystée de la vaginale* (fig. 690).

L'oblitération portant sur le segment funiculaire, le sac préformé occupe seulement le trajet inguinal (*hernie p.-v.. inguino-interstitielle*) (fig. 691).

Enfin l'oblitération s'étendant aux segments funiculaire et inguinal, le vestibule prépariétal persiste (fig. 692). On a en ce cas, sinon un sac de *hernie propéritonéale*, du moins une amorce congénitale pour une hernie acquise, pendant la vie adulte, par refoulement et distension du péritoine pariétal.

3. ***Perméabilité d'un segment du processus ouvert dans la vaginale.*** — La persistance du segment funiculaire ou des segments funiculaire et inguinal, explique la disposition de certaines hydrocèles envoyant un prolongement dans le trajet inguinal (fig. 693, 694).

De telles anomalies peuvent coïncider avec la persistance d'un segment du canal débouchant dans l'abdomen, de sorte que l'hydrocèle se complique d'une hernie p.-v., et que le sac de l'hydrocèle est à distance ou au contact même du sac herniaire, suivant que l'oblitération s'est faite sur un point seulement ou sur une étendue appréciable (fig. 695, 696).

[*P. FREDET.*]

Si la valvule rétro-pariétale se soude à la paroi abdominale, au niveau de son bord libre, le sac ainsi constitué possède deux poches : une abdominale et une scrotale, commu-

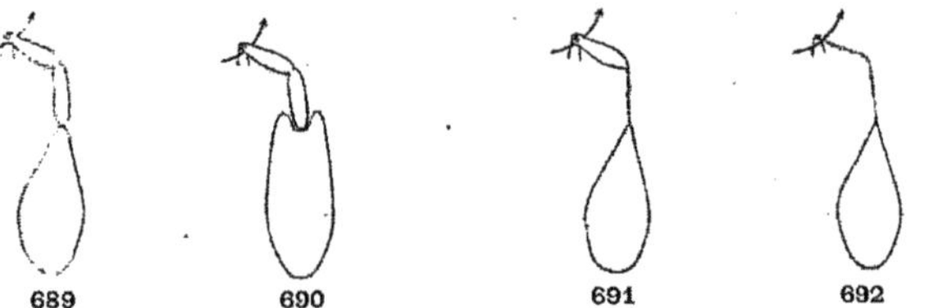

689 690 691 692

niquant par un canal intermédiaire, logé dans le trajet inguinal (fig. 697). Telle est vraisemblablement la cause de la disposition des *hydrocèles en bissac* ou de Dupuytren. Les cas en sont d'ailleurs tout à fait rares, une trentaine à peine. — *Consulter :* Bazy (P.). De l'hydrocèle vaginale à prolongement abdominal, etc. *Arch. gén. de méd.*, 1887, t. 20,

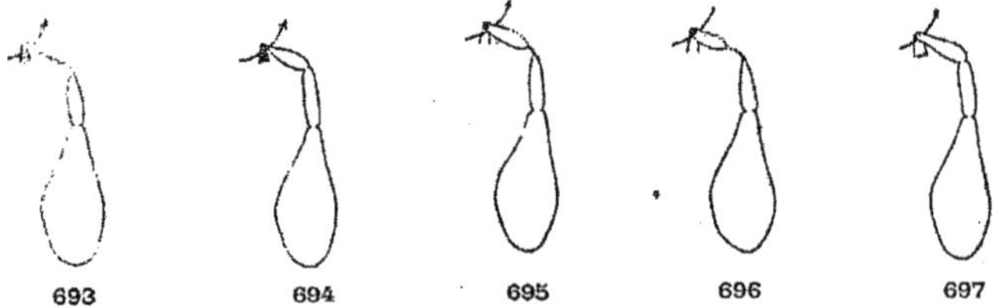

693 694 695 696 697

p. 553-556 et 663-678. — Delbet (P.). Des variétés de l'hydrocèle biloculaire. *Presse méd.*, 1896, p. 421-422. — Buyck (E.). Quelques considérations sur l'hydrocèle en bissac de Dupuytren, etc. *Th. Paris*, 1896-97, n° 402 (bibliographie). — Soubeyran et Martin. Hydrocèle en bissac. *Bull. et mém. Soc. anat.*, Paris, 1903, p. 306-308.

4. ***Perméabilité d'un segment du processus, isolé de la cavité abdominale et de la vaginale.*** — Une portion du processus peut rester perméable entre l'embouchure abdo-

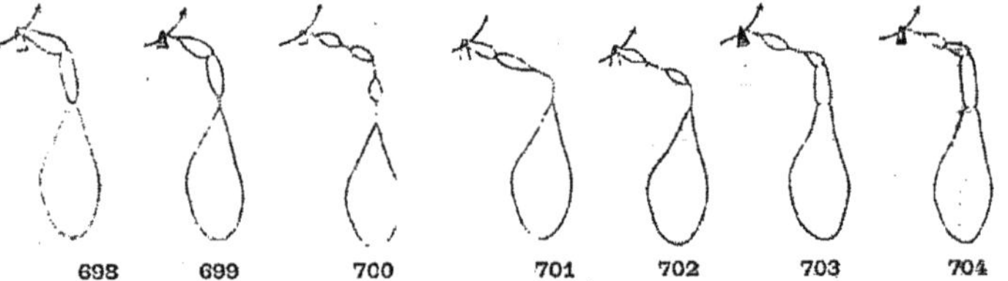

698 699 700 701 702 703 704

minale fermée et la vaginale fermée. L'accumulation de liquide séreux dans sa cavité donnera naissance à un *kyste du cordon* (fig. 698). Généralement, la portion perméable est segmentée en une série de poches qui forment un chapelet de kystes (fig. 699, 700), disposition signalée déjà par Cloquet (*l. c.*, p. 40, pl. 4, fig. 3). Les rapports des kystes avec le canal déférent et les vaisseaux spermatiques sont ceux du processus lui-même.

Un kyste du cordon peut coexister avec un sac de hernie p.-v. ; adhérer au fond du sac (fig. 701) ou demeurer à distance (fig. 702), suivant que la portion oblitérée de vaginale, entre les deux débris persistants, est de minime ou de grande étendue. Des connexions analogues peuvent s'observer entre un kyste du cordon et une hydrocèle vagino-funiculaire (fig. 703 et 704).

5. ***Cloisonnement longitudinal du processus vaginal.*** — Sachs et Frankl décrivent une disposition du *processus* telle, qu'il présente un calibre irrégulier et envoie des diverticules latéraux entre le canal déférent, les vaisseaux spermatiques, etc. Si la communication des diverticules latéraux avec la lumière du *processus vaginal* s'oblitère, ils peuvent donner naissance à une série de kystes. Leur situation relativement aux éléments du cordon, empêcherait au premier abord de les localiser dans des débris du processus.

A. Broca a signalé des faits analogues. A la faveur d'un véritable *cloisonnement longitudinal* du processus, il peut se former des « culs-de-sacs plus ou moins longs, étroits et cylindriques, parallèles au cordon », qui s'ouvrent sous des valvules, à la « paroi postérieure d'un conduit p.-v. anormalement persistant, en partie ou en totalité » (*Notes de chirurgie*. Paris, 1892, p. 71-75).

ARTICLE II

RAPPORT DU CANAL DÉFÉRENT ET DES VÉSICULES SÉMINALES AVEC LE PÉRITOINE

§ 1. — Ligament large masculin.

Le ligament large masculin résulte de la fusion sur la ligne médiane, des deux mésos frontaux, que soulèvent les conduits de Wolff et de Müller dans

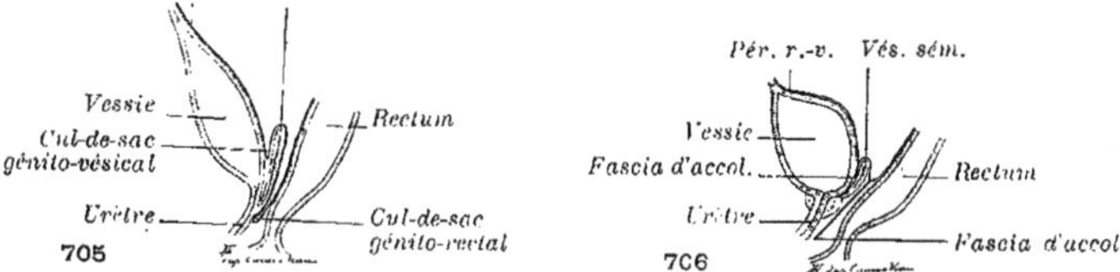

FIG. 705-706. — Coupes sagittales schématiques, passant par la vessie, le ligament large masculin et le rectum, d'après Cunéo et Veau.

705. — Culs-de-sac génito-vésical et génito-rectal primitifs.
706. — Les deux lames de l'aponévrose prostato-péritonéale.

leur trajet pelvien (fig. 666, p. 1004). Les segments terminaux des canaux de Müller, placés dans l'intervalle des canaux de Wolff s'unissent pour former l'*utricule* prostatique. Le canal de Wolff devient le *canal déférent*; lors de la migration du testicule, il est entraîné au fond des bourses, croise l'uretère et l'artère ombilicale en soulevant le péritoine et disparaît dans le trajet inguinal. Latéralement, la vésicule séminale se développe entre le canal déférent et la paroi, de sorte que le ligament large masculin contient au centre l'*utricule prostatique*, latéralement les *canaux déférents* et les *vésicules*.

§ 2. — Cul-de-sac génito-vésical.

CUL-DE-SAC PRIMITIF. — Chez l'homme, la prostate constitue une sorte de virole autour du sinus urogénital. Elle englobe l'utricule prostatique et la fin des canaux déférents (canaux éjaculateurs); elle atteint le segment du canal urétro-vésical qui forme la vessie. La prostate correspond au sommet de l'angle compris entre la paroi postérieure de la vessie, et la face antérieure des vésicules et des canaux déférents. Le cul-de-sac génito-vésical primitif descend donc jusqu'au niveau de la prostate.

CUL-DE-SAC GÉNITO-VÉSICAL DE L'ADULTE. — Dans le cours du développement, le fond du cul-de-sac génito-vésical s'élève (fig. 705, 706); le ligament large ne forme plus en arrière de la vessie qu'une saillie assez minime. Néanmoins cet organe a été vu depuis longtemps chez l'adulte par Mercier, et interprété exactement par Luschka et Henle. Mais les classiques n'en n'ont guère tenu compte. Aussi, dit-on généralement que le péritoine vésical se réfléchit sur le rectum, soit directement, soit après avoir tapissé dans quelque étendue la face postérieure des vésicules séminales. Il suffit d'examiner des pièces bien fixées pour reconnaître entre les vésicules séminales et la vessie un *cul-de-sac* dont la profondeur est d'ailleurs variable suivant *l'âge* et *les sujets* (fig. 728, p. 1063; 729, p. 1063).

Cunéo et Veau pensent que le cul-de-sac génito-vésical primitif se réduit par le mécanisme de l'accolement.

Consulter : Luschka (H.). *Die Anatomie des Menschen*, t. 2, 2ᵉ part. Tübingen, 1864, p. 201-202. — Henle (J.). *L. c.*, p. 1016, t. 2, 2ᵉ éd. 1873, v. p. 911. — Delbet (Paul). Anatomie chirurgicale de la vessie. *Th. Paris*, 1895, nº 107, p. 263-264. — Cunéo et Veau. *L. c.*, p. 1027, 1899, p. 242-244. — Waldeyer (W.). Das Becken. *Bonn*. 1899, v. p. 235, 260. — Dixon (F.) et Birmingham (A.). *L. c.*, p. 1004, 1002 (les fig. 728-730 sont la reproduction, à peine modifiée, des planches de ce mémoire).

§ 3. — Cul-de-sac génito-rectal.

Cul-de-sac primitif. — Un très profond cul-de-sac existe primitivement en arrière du ligament large masculin. Le péritoine descend en effet dans l'éperon périnéal moyen, jusqu'au niveau du cloaque, plus bas par conséquent que le point où les canaux de Wolff et de Müller s'abouchent dans le sinus uro-génital.

Cul-de-sac génito-rectal de l'adulte. — Mais le niveau du point le plus déclive s'élève rapidement avec l'âge. Disse par exemple a constaté chez un nouveau-né que le péritoine tapissait la moitié supérieure de la prostate; Merkel dit que le fond du cul-de-sac atteint la prostate chez les nouveau-nés. Chez l'adulte, le péritoine remonte jusqu'au bord supérieur des vésicules séminales (fig. 706) cessant de recouvrir la face postérieure de la prostate et des vésicules, ainsi que la face antérieure du rectum. Sur les sujets bien fixés on reconnaît cependant l'existence d'un petit cul-de-sac *vésiculo-rectal* (fig. 728, p. 1063).

En pratique, la séreuse, qui tapisse la paroi postéro-supérieure de la vessie, se réfléchit, par-dessus le bord supérieur des vésicules, dans celle qui recouvre la face antérieure du rectum. Dans le sexe masculin, aux deux culs-de-sac génito-vésical et génito-rectal, se substitue un cul-de-sac unique, beaucoup moins profond, *recto-vésical* (*excavatio rectovesicalis BNA*).

On peut observer chez l'adulte, à titre d'anomalie, la persistance d'un cul-de-sac génito-rectal descendant jusqu'au plancher pelvien. Tel le cas publié par Træger. Cet arrêt de développement est peut-être la cause première de certaines hernies périnéales. On trouvera dans le travail de Træger une étude complète de la question et la bibliographie.

Merkel dit avoir observé plusieurs bassins dans lesquels le péritoine descendait jusque sur la prostate.

Le cul-de-sac génito-rectal primitif s'oblitère vraisemblablement par accolement comme l'ont soutenu Zuckerkandl, Cunéo et Veau. L'existence d'une zone facilement décollable signalée par Hartmann et par Proust, immédiatement au-dessus du plancher pelvien, entre la face postérieure de la prostate et le rectum, répondrait à la ligne de coalescence des surfaces péritonéales.

Consulter : Zuckerkandl (O.). Beiträge zur Lehre von den Brüchen im Bereiche des Douglas'chen Raumes. *Deutsch. Zeitsch. f. Chir.*, 1891, t. 31, p. 590-608. — DISSE (J.). Untersuchungen über die Lage der menschlichen Harnblase und ihre Veränderung im Laufe des Wachsthums, *Anat. Hefte*, t. 1, 1892, p. 1-76, pl. 1-8, v. p. 54, pl. 5-6, fig. 6. — TREGER (F.-P.). Ueber abnormen Tiefstand des Bauchfelles im Douglas'schen Raume beim Manne. *Archiv. f. Anat.*, 1897, p. 316-324, pl. 15. — HARTMANN. Ablation abdomino-périnéale du rectum (rapport). *Bull. et Mém. Soc. Chir.*, Paris, 1902, t. 28, p. 879-881. — PROUST (R.). Technique de l'incision prérectale, etc. *Presse méd.*, 1902, t. 2, p. 987-991. — DIXON (A.) et BIRMINGHAM (A.). *L. c.*, p. 1004, 1902. — MERKEL. *L. c.* p. 1008, t. 3, fasc. 1, 1903, v. p. 169 et 176.

Aponévrose prostato-péritonéale. — Cunéo et Veau (*l. c.*, p. 1007, 1899, v. p. 241-245) pensent non seulement que les culs-de-sac génito-vésical et génito-rectal disparaissent par coalescence, mais que les accolements s'accompagnent de la production de fascias, en avant et en arrière des vésicules et des canaux déférents. La forme et la situation de ces fascias, leurs connexions avec le fond du cul-de-sac vésico-rectal répondent aux caractères de l'organe décrit sous le nom d'*aponévrose prostato-péritonéale* de Denonvilliers.

DEUXIÈME PARTIE

PÉRITOINE GÉNITAL DE LA FEMME

La disposition du péritoine génital de la femme ne peut être comprise qu'en faisant appel au développement et à l'anatomie comparée.

L'ovaire apparaît comme le testicule dans la région lombaire sur la partie médiale du *corps de Wolff*; les *canaux de Müller*, qui deviendront les *trompes*, l'*utérus* et le *vagin* naissent sur la partie latérale.

Un faisceau de fibres lisses sous-péritonéales unit l'extrémité supérieur du corps de Wolff à la face abdominale du diaphragme, soulevant le pli séreux longitudinal que Kölliker a nommé *ligament diaphragmatique* (fig. 707 et 708). L'extrémité inférieure est attachée à la région inguinale par un pli semblable le *ligament inguinal* (*de Kölliker*), organe homologue du *gubernaculum testis* masculin.

ARTICLE I

LIGAMENT LARGE

§ 1. — Ligament large primitif.

Le segment supérieur du canal de Müller (future trompe) occupe une situation latérale par rapport à l'ovaire et au ligament inguinal; il chemine sur la paroi lombo-iliaque en soulevant un méso peu élevé. Puis le canal pénètre dans le bassin, croise l'artère ombilicale et l'uretère, et va se terminer dans le sinus uro-génital, à côté de son congénère (fig. 665, p. 1003).

Dans cette seconde partie, qui formera l'utérus et le vagin, le canal de Müller détache de la paroi pelvienne latérale un méso épais et élevé. Aussi les deux canaux peuvent-ils se rapprocher et ébaucher, comme chez l'homme, une cloison transversale entre la vessie et le rectum (*ligament large primitif*) (fig. 666).

Le corps de Wolff et les plis péritonéaux qui prolongent sa saillie jusqu'au diaphragme et jusqu'à la région inguinale soulève un méso longitudinal con-

[*P. FREDET.*]

tinu, dont le bord libre regarde en avant, dont les faces sont orientées l'une vers la ligne médiane, l'autre vers le flanc (fig. 707, 709).

Ce grand méso croise la direction du canal de Müller, quand celui-ci quitte la paroi lombo-iliaque pour se porter vers la ligne médiane, dans le bassin. A ce niveau, le ligament inguinal passe au-dessous du canal de Müller.

Plusieurs détails sont à retenir dans la disposition du canal de Müller.

1° Les fibres lisses du *lig. diaphragmatique* se dispersent à la fois sur le pôle supérieur de l'ovaire et sur l'extrémité supérieure du canal de Müller (fig. 708).

2° Au point où le canal de Müller surcroise le *lig. inguinal*, une adhérence intime s'établit entre le canal et le lig. inguinal[1]. Wieger a montré que ce point correspond à la future corne utérine; que le segment du lig. inguinal, compris entre l'ovaire et le point d'adhérence au canal de Müller, forme le *ligament de l'ovaire* (*lig. ovarii proprium BNA*); que le segment étendu du canal de Müller à la région inguinale devient le *ligament rond* (*lig. teres uteri BNA*) (fig. 709, 711).

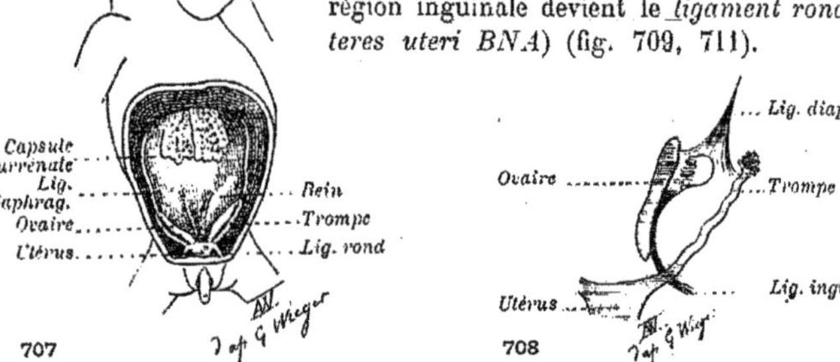

FIG. 707 et 708. — Ligaments diaphragmatique et inguinal, d'après Wieger.

3° Le méso qui unit le canal de Müller à la paroi latérale du bassin croise l'artère ombilicale. Au niveau du croisement, l'ombilicale émet une *artère utérine*, qui se porte immédiatement de la paroi au bord correspondant du canal de Müller et remonte, le long de lui, dans le ligament large primitif.

4° Les *vaisseaux de l'ovaire et de l'extrémité supérieure du canal de Müller* (pavillon de la trompe) naissent ou se terminent dans la région lombaire près de la ligne médiane. Ils cheminent *transversalement* sous le péritoine, depuis la ligne médiane jusqu'à la racine du méso de l'ovaire et du canal de Müller, pour atteindre ces organes.

Consulter : WIEGER (G.). Ueber die Entstehung und Entwickelung der Bänder des weiblichen Genitalapparates beim Menschen. *Arch. f. Anat.*, 1885, p. 349-360. — BLUMBERG (M.) et HEYMANN (B.). Ueber den Ursprung, den Verlauf und die Bedeutung der glatten Musculatur in den Ligamenta lata beim Menschen und bei den Säugethieren. *Arch. f. Anat.*, 1898, p. 263-287, pl. 12-14.

1. Par l'intermédiaire du canal de Wolff, auquel adhère directement le ligament inguinal. A ce niveau, le canal de Wolff se place latéralement au canal de Müller, et plus tard est englobé dans la paroi utérine.

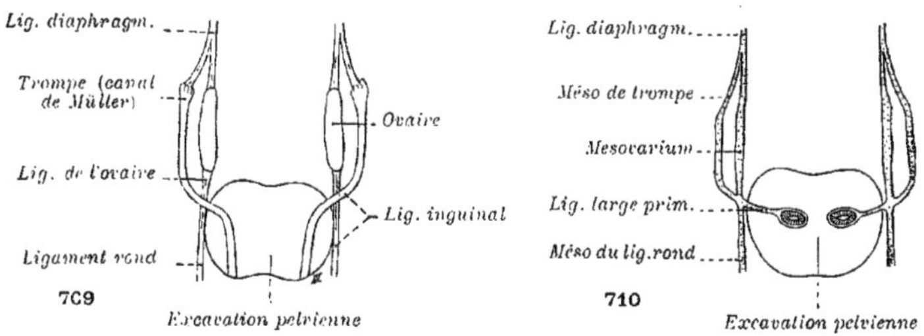

Fig. 709 et 710. — Schéma du ligament large primitif (d'après un embryon de 3 cm. 5).

709. — Croisement du canal de Müller par le grand méso longitudinal, tendu du diaphragme à la région inguinale, de chaque côté de la cavité pelvienne, et formé par le *ligament diaphragmatique*, le *mesovarium* et le *ligament inguinal*.

710. — Coupe parallèle à la région lombaire et au plan du détroit supérieur. Le méso du *segment tubaire du canal de Müller* (partie latérale au croisement par le *ligament inguinal*) est tranché parallèlement à sa racine; le méso du *segment utérin* (partie médiale par rapport au point de croisement) est coupé perpendiculairement à sa racine.

Le méso du *ligament rond* (au-dessous du croisement), le méso du *ligament de l'ovaire* et de l'*ovaire* (au-dessus) sont coupés parallèlement à leur racine. Ils sont encore, comme le méso de la trompe, sur la paroi lombo-iliaque, au-dessus et en dehors de l'excavation pelvienne, mais ils sont branchés sur le méso du canal de Müller. Quand les deux canaux de Müller vont se rapprocher, ils entraîneront dans le bassin, avec le méso de la trompe, ces deux autres éléments de la tête du ligament large.

§ 2. — Ligament large secondaire.

Cette disposition primitive conduit à la disposition embryonnaire et fœtale grâce :

1°, à la *migration apparente des ovaires* qui descendent de la région lombaire dans le petit bassin;

2°, à la *migration apparente des canaux de Müller* qui semblent à la fois *se rapprocher* l'un de l'autre et *descendre* dans le bassin. Chez la femme, les canaux de Müller se fusionnent depuis leur abouchement dans le sinus uro-génital, jusqu'au croisement par le ligament inguinal.

Il est à peu près certain que la descente du système génital de la femme et le rapprochement de sa portion droite et de sa portion gauche, auxquels nous faisons allusion, résulte en majeure partie, comme la migration apparente du testicule, d'un processus d'accroissement en longueur et en largeur non proportionnel, du corps de l'embryon et de son système uro-génital. En parlant de descente et de rapprochement des canaux de Müller, nous n'entendons pas dire qu'il s'agisse d'un phénomène réellement actif.

Le méso frontal qui attache à la paroi pelvienne le segment du canal de Müller sous-jacent au point de croisement par le ligament inguinal, représente une partie du lig. large de l'adulte, le *mesometrium* (*BNA*). Il se continue sur la paroi lombo-iliaque avec le méso du segment tubaire, méso sur lequel se branchent, comme nous l'avons vu : le méso du ligament rond, en bas et en avant; le méso du ligament de l'ovaire et le mesovarium, en haut et en arrière. Aussi peut-on passer sans interruption : de la face postérieure du lig. large primitif sur la face médiale du méso du lig. de l'ovaire et du lig. diaphragmatique; de la face antérieure du lig. large primitif sur la face médiale du méso du lig. rond.

Supposez maintenant que les segments des canaux de Müller, destinés à former l'utérus, se rapprochent l'un de l'autre pour se souder sur la ligne médiane et descendent dans le bassin (fig. 711 et 712). Ils vont nécessairement entraîner les trompes. Les lig. inguinaux enchaînés aux canaux de Müller, au niveau des points qui s'abaissent et se portent en dedans, doivent suivre ce mouvement, se plier au niveau de la zone d'adhérence et quitter, dans une certaine étendue, la fosse iliaque et la région lombaire sur lesquelles ils s'attachaient. Au-dessus du point adhérent au canal de Müller, la face *médiale* du ligament inguinal, continue avec la face postérieure du ligament large primitif, se réfléchissait sur le flanc et la fosse iliaque : elle perd pied sur cette fosse iliaque et devient flottante entre la paroi pelvienne latérale et l'utérus ; elle forme la *face postérieure de l'aileron du lig. de l'ovaire et du mesovarium*. Au-dessous du point adhérent au canal de Müller, la face *médiale* du lig. inguinal, continue avec la face antérieure du lig. large primitif, se réfléchissait sur la fosse iliaque : elle perd pied sur cette fosse iliaque et devient flottante entre la paroi pelvienne latérale et l'utérus; elle forme la *face antérieure de l'aileron du ligament rond*. Le ligament de l'ovaire et le ligament rond se continuaient en ligne droite : ils forment désormais un angle très aigu.

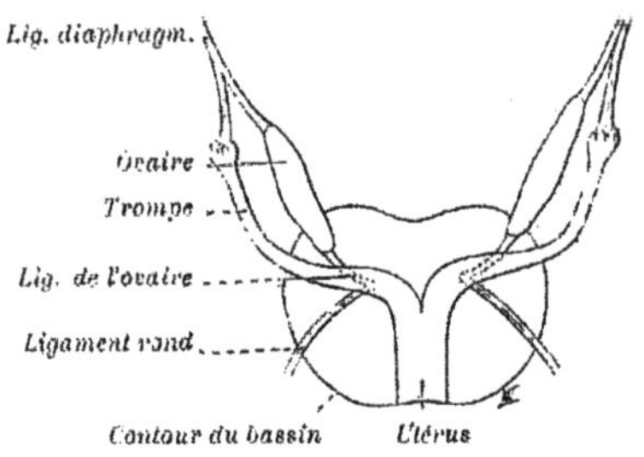

Fig. 711. — Schéma de la formation du ligament large secondaire.

Le méso du lig. rond, le méso de la trompe, le méso du lig. de l'ovaire et de l'ovaire, continus avec le ligament large primitif, au point où le canal de Müller croise le lig. inguinal, sont entraînés dans le bassin par suite du *rapprochement apparent* et de la *soudure des canaux de Müller*. — Formation de la tête, à trois ailerons, du ligament large secondaire.

La surface péritonéale *latérale* du lig. inguinal, ainsi que le méso de la trompe, sont entraînés vers la ligne médiane. Tout cela perd pied sur la fosse iliaque, se déprime dans l'angle déterminé par la plicature du méso longitudinal. La face *latérale* du segment correspondant au lig. rond devient *face postérieure de l'aileron du lig. rond*. La face *latérale* du segment correspondant au lig. de l'ovaire et à l'ovaire devient *face antérieure de l'aileron du lig. de l'ovaire et de l'ovaire*. Le méso de la trompe devient l'aileron de la trompe (*mesosalpinx BNA*). La face antérieure (*latérale*) se continue avec la face postérieure de l'aileron du lig. rond, sa face postérieure (*médiale*) se continue avec la face antérieure de l'aileron de l'ovaire.

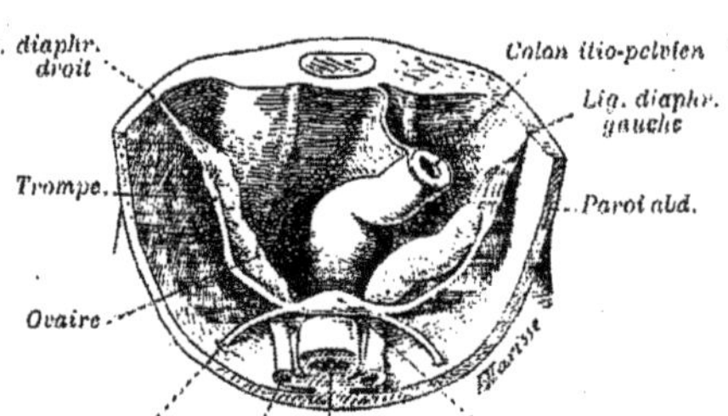

Fig. 712. — Le ligament large sur un embryon de 6 cm. 5.

Le grand ligament longitudinal a été plié et entraîné vers la ligne médiane par les canaux de Müller.

Les ailerons du ligament large secondaire commencent à quitter la région lombo-iliaque pour flotter dans le bassin, entre la corne utérine et la paroi latérale.

Mais les extrémités du méso longitudinal, fixées au diaphragme et à la région inguinale, restent en place. Le lig. rond et le lig. diaphragmatique remontent sur le plateau qui domine l'excavation pelvienne, amarrent comme des cordes l'angle de l'utérus et témoignent, par leur situation, de celle qu'occupait auparavant le grand méso longitudinal.

Ainsi se forme le *ligament large secondaire* et sa tête à trois ailerons, convergents vers la corne utérine, divergents sur la fosse iliaque, vers le diaphragme et vers le trajet inguinal. A cette phase, par conséquent, le lig. large n'est plus une simple *lame* frontale unissant le bord de l'utérus à la paroi pelvienne. C'est un véritable *coin* à base pelvienne, à sommet utérin, plus

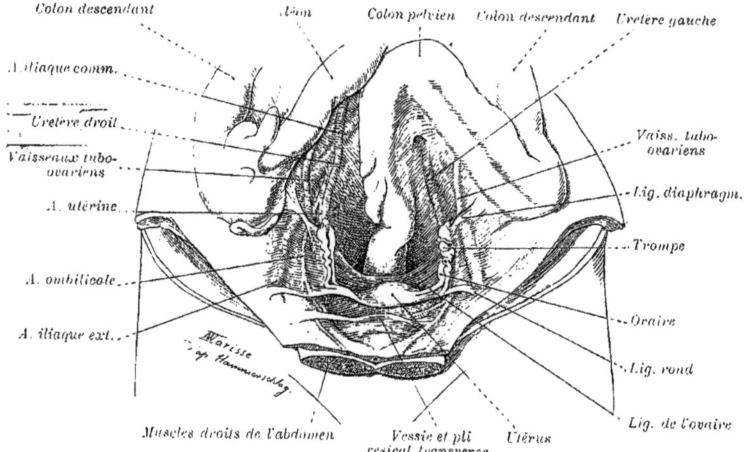

FIG. 713. — Le ligament large chez l'enfant (ligament large secondaire), d'après Hammerschlag.

large à sa tête qu'à sa base, et dont les faces divergentes regardent obliquement en avant et en arrière (fig. 713).

La face antérieure est presque transversale. La limite supérieure est marquée par la saillie du lig. rond. Le péritoine, parti du bord de l'utérus, arrive à la paroi pelvienne et se réfléchit en avant, tandis que le lig. rond, sa ligne de faîte, remonte, comme pour le tendre, sur la fosse iliaque jusqu'à l'orifice abdominal du trajet inguinal.

La paroi postérieure est plus oblique. Sa limite supérieure est indiquée par le lig. de l'ovaire, l'ovaire et le cordon de fibres lisses, reste du lig. diaphragmatique qui aboutit au pôle supéro-externe de l'ovaire et au pavillon de la trompe. En remontant sur la fosse iliaque, ce faisceau soulève et fronce le péritoine.

L'espace triangulaire, compris entre le lig. rond, en avant; le lig. de l'ovaire, l'ovaire et son cordon de fibres lisses, en arrière, présente une base évasée. Le péritoine qui le tapisse se prolonge médialement, sur le fond de l'utérus; latéralement, sur la fosse iliaque; en avant et en arrière, dans le péri-

[P. FREDET.]

toine des faces divergentes du coin, après réflexion à angle presque droit sur leur ligne de faîte. La trompe se détache de cette surface, en entraînant son méso propre.

§ 3. — Ligament large, définitif.

Le *ligament large définitif* dérive assez simplement du ligament large secondaire :

1° *L'artère utérine* avec sa gaine conjonctive *cesse*, depuis son origine sur

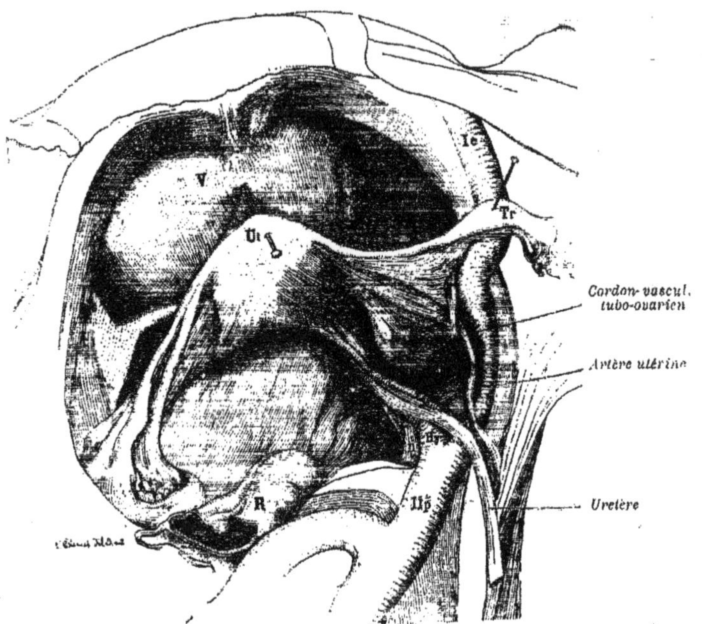

Fig. 714. — Uterus, ligament large définitif et fossette ovarienne, vus d'arrière et de haut. (P. Fredet.)

V, vessie. — *Ut*, utérus. — *R*, colon pelvien et rectum. — *Ilp*, iliaque primitive ou commune. — *Hy*, hypogastrique. — *Ie*, iliaque externe. — *D*, repli de Douglas.

La trompe droite Tr. est attirée en haut et en avant. — L'ovaire, mobile sur son aileron comme autour d'une charnière, est retombé en arrière, dans la fossette ovarienne, qui est ici particulièrement développée. Le pédicule vasculaire utéro-vaginal et l'uretère soulèvent une saillie en arrière du ligament large. V. détails, p. 1068.

la paroi jusqu'au point où elle atteint l'utérus, *d'être incluse dans l'épaisseur du ligament large*. Une dépression se produit dans la paroi postérieure du lig. large secondaire, au-dessus et au-devant de l'arc pariéto-viscéral de l'utérine. Cette fossette loge l'ovaire qui retombe en arrière du lig. large (fig. 714), mais elle n'est pas toujours bien marquée.

La formation de *la fossette ovarienne* a pour résultat de déplacer la ligne de réflexion de la séreuse postérieure du lig. large, sur la paroi pelvienne latérale et sur le plancher pelvien. La ligne se porte en avant de l'arc de l'utérine et décrit une courbe à concavité postérieure. Le péritoine du lig. large se réfléchit donc sur la paroi et la tapisse dans une certaine étendue, puis revêt une petite portion du versant antérieur du pédicule vasculaire utéro-vaginal, avant de couvrir la crête de celui-ci et de passer sur son versant postérieur.

2° *Les vaisseaux tubo-ovariens* ont été déplacés par la migration intrapelvienne de la trompe et de l'ovaire. Ils vont en *direction presque longitudinale* de la ligne médiane (2e-3e vertèbre lombaire) aux annexes. Entourés de fibres lisses, ils constituent un cordon qui soulève le péritoine de la fosse iliaque en arrière du lig. diaphragmatique, puis le péritoine de la face postérieure du lig. large. Chez l'adulte, la ligne de faîte de la paroi postérieure du lig. large n'est plus marquée par le lig. diaphragmatique, entre l'ovaire et la paroi, mais par le *cordon vasculaire tubo-ovarien* (fig. 714), toujours net et puissant (*lig. suspensorium ovarii BNA*).

Les restes du lig. diaphragmatique forment un pli bien apparent chez le fœtus et chez l'enfant, au-devant du cordon vasculaire, sorte de lig. ilio-ovarien et tubaire, dont la direction se rapproche de la transversale (fig. 713). C'est lui qui correspond sans doute à ce qu'on a nommé *ligament infundibulo-pelvien*; il représente la crête du lig. diaphragmatique primitif. Les vaisseaux tubo-ovariens se pédiculisent, en réalité, aux dépens du péritoine pariétal et de la séreuse *médiale* du lig. diaphragmatique; leur direction, perpendiculaire à celle du lig. diaphragmatique, quand l'ovaire occupe la région lombaire, lui devient presque parallèle quand l'ovaire et la trompe sont descendus dans le petit bassin.

3° La surface péritonéale triangulaire, comprise dans l'angle de plicature du lig. inguinal, ne reste pas étalée dans le plan du détroit supérieur, entre le ligament rond d'une part, le ligament de l'ovaire, l'ovaire et le cordon vasculaire tubo-ovarien, d'autre part. On observe une *élévation relative des annexes et de leur cordon vasculaire* et un *abaissement concomitant du ligament rond*.

Le champ péritonéal est attiré pour ainsi dire à la fois, vers le bas par le lig. rond et vers le haut par les annexes. Le feuillet postérieur de l'aileron du lig. rond se confond avec le feuillet antérieur de l'aileron de la trompe, sans cul-de-sac intermédiaire. Du même coup, l'épaisseur du lig. large s'efface au niveau de sa tête : les deux extrémités de la base évasée se rapprochent. Cette transformation est liée peut-être à la production de la fossette ovarienne de l'adulte.

Consulter : Hasse (C.). Beobachtungen über die Lage der Eingeweide im weiblichen Beckeneingange. *Arch. f. Gyn.*, 1875, t. 8, p. 402, pl. 10. — Hammerschlag. Die Lage des Eierstocks. *Zeitsch. f. Geb. u. Gyn.*, 1897, t. 37, p. 462-479. — Waldeyer (W.). Das Becken 1899. — Fredet (P.). *Recherches sur les artères de l'utérus. Th.* Paris, 1899, n° 240, p. 8-31.

§ 4. — Culs-de-sac génito-vésical et génito-rectal.

Il existe, chez la femme comme chez l'homme, un cul-de-sac entre la vessie, l'utérus et le ligament large. Ce ***cul-de-sac génito-vésical*** peut théoriquement descendre jusqu'au sinus uro-génital, mais il s'en faut qu'il atteigne cette extrême limite. Disse a constaté chez la fille nouveau-née que le fond du cul-de-sac génito-vésical peut être au contact de la partie la plus élevée du vagin. Chez l'adulte, le péritoine passe directement, de la face postéro-supérieure de la vessie sur la face antérieure de l'utérus, à l'union du col et du corps.

Nous n'avons pas de renseignements suffisants sur le processus qui amène le déplacement du fond du cul-de-sac primitif, mais il est peu vraisemblable qu'un accolement se produise à ce niveau.

Kölliker a le premier attiré l'attention sur la grande profondeur du *cul-de-sac génito-rectal* embryonnaire. L'existence d'un cul-de-sac descendant jusqu'au niveau de l'abouchement du canal utéro-vaginal dans le sinus uro-génital est essentiellement transitoire chez l'embryon. Cependant, il est légitime de dire avec Zuckerkandl que pendant un certain temps, le péritoine va jusqu'aux limites du bassin et tapisse toute la paroi vaginale postérieure. Chez l'adulte, le cul-de-sac remonte jusqu'au tiers supérieur du vagin.

Zuckerkandl s'appuyant sur certains faits observés par Ziegenspeck admet que le cul-de-sac primitif se réduit par le processus de l'accolement. Quoique vraisemblable, cette hypothèse ne nous paraît pas scientifiquement démontrée. La zone décollable signalée par Hartmann et Proust entre le rectum et la paroi vaginale, au-dessus du plancher pelvien correspondrait à la ligne de soudure des surfaces péritonéales.

Chez l'adulte, le cul-de-sac peut persister avec toute sa profondeur, à titre d'anomalie. Cette malformation a été invoquée pour expliquer la pathogénie des *hernies périnéales* de la femme. Zuckerkandl pense aussi que des portions de cul-de-sac primitif peuvent échapper à l'accolement et devenir l'origine d'une variété spéciale de *kystes*, développés entre le vagin et le rectum.

Freund a signalé dans cette région l'existence fréquente de diverticules péritonéaux en doigt de gant, très minimes, qui pénètrent dans la paroi vagino-utérine, et peuvent s'y inclure après avoir perdu toute connexion avec la grande cavité péritonéale. Ce fait a sans doute quelque importance au point de vue de l'anatomie pathologique.

Consulter : Kölliker (A.). Ueber die Lage der weiblichen inneren Geschlechtsorgane. *Beiträge zur Anat. und. Embryol. als Festgabe J. Henle.* Bonn, 1882, p. 53-68, pl. 6-8, v. p. 64. — Ziegenspeck (R.). Ueber normale und pathologische Anheftungen der Gebärmütter, etc. *Arch. f. Gyn.*, 1887, t. 31, p. 1-55, pl. 1-6, v. p. 25. — Zuckerkandl (O.). *L. c.*, p. 1024, 1891, v. p. 601-603. — Disse, *l. c.*, p. 1024, 1892, v. p. 45. — Freund (W.-A.). Zur Anatomie, Physiologie und Pathologie des Douglas-Tasche, etc. *Beitr. z. Geb. u. Gyn.*, 1899, t. 2, p. 323-359, pl. 7 et 8. — Proust. La bandelette recto-vaginale. *Bull. et Mém. Soc. Anat.*, Paris, 1902, p. 936. — Fredet (P.). Étude anatomique sur l'origine des kystes du vagin. *Ann. de Gyn. et d'Obst.*, 1904, t. 1, p. 129-155, v. p. 149-152.

ARTICLE II

PROCESSUS VAGINAL DU PERITOINE (CANAL DE NUCK)

Le *ligament inguinal* de la femme, attaché à la face profonde du tendon aponévrotique du grand oblique chez l'embryon, se termine dans la grande lèvre où il disperse ses fibres, chez l'adulte. L'entraînement de l'extrémité inguinale de ce ligament, s'accompagne de la formation d'un diverticule de la cavité péritonéale, analogue au *processus vaginal* de l'homme.

Le *processus vaginal* de la femme commence au niveau de l'orifice profond du trajet inguinal, occupe le trajet inguinal et finit dans la grande lèvre. Il affecte la même disposition topographique que dans le sexe masculin. Son orifice abdominal est marqué par une valvule rétro-pariétale, en forme de croissant, dont le bord libre regarde en bas et en arrière. Étroitement juxtaposée à la paroi, elle masque comme un clapet l'entrée du canal et rend sa découverte difficile (SACHS, *l. c.*, p. 1013, v. p. 340). C'est sans doute ce qui a fait méconnaître l'existence du canal de Nuck à quelques observateurs.

Le diamètre de l'embouchure abdominale est à peu près le même à droite et à gauche.

Le processus vaginal de la femme a été découvert par Nuck, connu de Swammerdam, Méry, Wrisberg, Camper, Cloquet, H. Meyer, etc. Son existence temporaire est aujourd'hui indéniable et paraît constante.

Sa formation paraît due à une cause identique à celle qui produit le *processus vaginal* de l'homme, malgré les différences apparentes. Nous ne pourrions donc que répéter à ce propos ce que nous avons dit au sujet de l'homme (p. 1014-1015, petit texte).

En règle générale, le canal de Nuck s'oblitère au cours de la vie intra-utérine et ne persiste pas chez l'adulte. Voici les conclusions que Sachs a tirés de l'examen de 150 sujets de 1 à 335 jours.

La *persistance* du canal de Nuck après la naissance est beaucoup plus *rare* que celle du processus vaginal de l'homme, puisque sur les filles examinées 75 p. 0/0 avaient leur canal oblitéré des deux côtés. Dans le plus grand nombre des cas, l'*oblitération* est réalisée *au moment de la naissance*. Si elle n'est pas effectuée à cette époque, elle semble n'avoir *pas tendance à se produire ultérieurement*. En effet, la proportion des canaux ouverts est à peu près la même à la naissance et sur les sujets plus âgés.

La *persistance* du canal est *très rare du côté gauche*, bien plus rare encore que la persistance du processus vaginal gauche de l'homme.

La descente de l'ovaire paraît être en relation avec l'oblitération du diverticule. La *perméabilité anormale* est trois fois *plus fréquente* sur les sujets dont *l'ovaire n'est pas complètement descendu*, que sur ceux chez qui la migration s'est faite normalement.

Féré (*l. c.* p. 1013, v. p. 537-538) a étudié 158 filles de 1 mois à 13 ans. Il a constaté la perméabilité complète du canal de Nuck : 1 fois des deux côtés (enfant de 1 à 2 ans), 1 fois à droite (sujet de 1 mois) et 3 fois à gauche (enfants de 1 mois, 1 à 2 mois, 18 mois à 2 ans); ce dernier fait est en discordance avec les observations de Sachs.

La persistance du canal de Nuck crée un sac préformé pour une hernie inguinale ou pour une hydrocèle communiquant avec la cavité abdominale. L'oblitération incomplète revêt diverses modalités comme chez l'homme. Elle peut avoir pour conséquence la production de sacs de hernies, de kystes du cordon ou de la grande lèvre. La disposition des kystes, en chapelet, comme chez l'homme, est assez fréquente.

Consulter : NUCK (A.). *Adenographia curiosa*, etc. Lugd. Batav., 1692 : Cap. 10. De peritonæi diverticulis novis, p. 138, fig. 39 et 40. — CLOQUET (J.). *L. c.*, p. 1016. — CRUVEILHIER (J.). *Traité d'anatomie descriptive*, 3ᵉ édit., Paris, 1852, t. 33, p. 710. — LEGENDRE, in BALLEY (F.). Quelques considérations sur la hernie congénitale. *Th. Paris*, 1854, n° 282, p. 12. — DUPLAY (S.). Des collections séreuses et hydatiques de l'aine. *Th. Paris*, 1865, n° 55, p. 18 et 19. — PUECH (A.). *Des ovaires et de leurs anomalies*. Paris, 1873, p. 54. — SAPPEY (P.-C.). *Traité d'anatomie descriptive*, 3ᵉ éd., Paris, 1879, t. 4, p. 747.

P. FREDET.

DEUXIÈME PARTIE

ÉTUDE DE QUELQUES FORMATIONS PÉRITONÉALES DE L'ADULTE

L'étude du péritoine viscéral est faite dans cet ouvrage à propos des divers organes. Le lecteur est prié de s'y reporter. Afin d'éviter les redites, nous n'examinerons ici que quelques formations péritonéales dont la description demande à être faite à part et dont nous n'avons pu montrer tous les détails dans la partie consacrée à la morphogénèse.

Nous envisagerons d'abord les *mésos et ligaments des organes pédiculisés de la grande cavité abdominale*, puis le *péritoine* de la *paroi*, des *organes sessiles de la grande cavité*, et de la *cavité pelvienne*.

CHAPITRE I

MÉSOS ET LIGAMENTS DES ORGANES PÉDICULISÉS DE LA GRANDE CAVITÉ ABDOMINALE

ARTICLE I

LES MÉSOS ET LIGAMENTS DU FOIE

Les ligaments du foie, au nombre de 5 rayonnent du point où la veine sus-hépatique sort du foie. Ce sont : en avant, le *lig. falciforme* ; transversalement la *partie droite* et la *partie gauche* du *lig. coronaire* et leurs extrémités *triangulaires* ; en arrière le *méso hépato-cave* à droite ; le *petit épiploon* à gauche.

Ligament falciforme[1].

(*Lig. falciforme hepatis BNA*).

Le lig. falciforme unit, dans le sens sagittal, la convexité hépatique à la paroi abdominale, et conduit, sous le foie, le lig. rond, reste de la veine ombilicale oblitérée.

Son bord libre, correspond à celui du *mésentère ventral*, entre le foie et la paroi ; le reste du ligament se délimite par *réduction transversale de l'adhérence* étendue qui existe d'abord *entre le foie et la paroi* abdominale antérieure (V. p. 991).

1. Le nom de *lig. suspenseur*, physiologiquement inexact, est généralement abandonné.

Sauf au niveau du bord libre, c'est une lame mince à deux feuillets séparables, disposée non dans le plan sagittal, mais très obliquement de la paroi à la convexité du foie, et de gauche à droite (fig. 655, p. 995; 657, p. 996). La *face gauche* du ligament est donc en contact avec la convexité *hépatique* et regarde *en arrière*; la *face droite* se met en rapport avec la paroi *abdominale* antérieure et le diaphragme, et regarde *en avant*.

La *racine pariétale* s'attache, sur la *paroi abdominale* et le *diaphragme*, depuis l'ombilic jusqu'au-devant du trou de la veine cave inférieure dans le centre aponévrotique. Elle est à peu près médiane, légèrement déviée à droite, concave dans le sens antéro-postérieur, comme la surface sur laquelle elle s'insère.

La *racine hépatique* doit être subdivisée en deux parties :

L'une s'implante sur la face inférieure du foie (fig. 656, p. 995), dans la portion de la *gouttière longitudinale gauche* qui loge la v. ombilicale, c'est-à-dire, depuis l'encoche ombilicale du bord tranchant, jusqu'au point où la v. ombilicale atteint la branche gauche de la v. porte. Elle continue en direction, la partie de la racine du petit épiploon qui s'attache dans le reste de la gouttière ombilicale gauche; de même, le cordon veineux d'Aranzi prolonge le cordon de la v. ombilicale.

L'autre partie de la racine se fixe à la *face convexe* du foie (fig. 657), depuis l'encoche du bord tranchant (où elle se continue avec le segment précédent) jusqu'au-devant de l'embouchure de la v. sus-hépatique. Elle marque la limite du lobe droit et du lobe gauche (fig. 732, p. 1072). Rectiligne vue d'avant; elle décrit une courbe dans le plan sagittal, comme la surface du foie. Sappey a signalé à son niveau la présence de *vasa aberrantia*.

Le *bord supérieur* (fig. 657) perpendiculaire aux racines pariétale et hépatique, répond au point où les deux feuillets semblent se séparer brusquement, pour former le lig. coronaire. Chacun des feuillets s'écarte à angle obtus de la face correspondante du lig. falciforme.

Le *bord inférieur, libre*, est beaucoup plus long que le bord supérieur. Il est épais, car il contient un cordon plein, vestige de la v. ombilicale gauche (*lig. rond du foie*), noyé dans une masse adipeuse. Il s'étend, comme la v. ombilicale, depuis le pourtour inférieur de l'ombilic jusqu'à la gouttière transverse du foie; il fait un angle très aigu avec la paroi, d'où l'aspect falciforme du ligament et son nom.

La portion du *lig. rond* qui s'engage sous le foie peut affecter des rapports variables avec cet organe. Parfois, le cordon est appendu à la gouttière longitudinale gauche par un méso mince et de faible hauteur, de sorte qu'il flotte sous le foie. Ordinairement, le méso est bas et épais, le cordon est au contact direct du foie, caché souvent dans un sillon profond, ou même englobé dans un canal résultant de la soudure des bords de la gouttière. Cette disposition, fréquente chez l'enfant, peut masquer la continuité du lig. falciforme avec le petit épiploon.

Au niveau de son bord libre, le lig. falciforme contient, avec le cordon oblitéré de l'ombilicale, une petite *artère* née de l'*Hépatique*, signalée par Sappey et de Lignerolles. Ce vaisseau anastomose le système de l'Hépatique à celui des artères de la paroi abdominale sur le pourtour de l'ombilic. Un groupe de *veines portes accessoires*, issues de la région sus-ombilicale de la paroi et de la concavité du diaphragme, vont au foie, par l'intermédiaire du lig. falciforme. Celles qui font réseau sur le cordon oblitéré de la v. ombilicale constituent anormalement une voie de décharge pour le foie (V. sur cette intéressante question des v. du lig. falciforme : Charpy. *Angéiologie*, t. 2, p. 1009, 1010, 1018-1021 et fig. 540 d'après Sappey).

Enfin des *lymphatiques* très grêles, courant le long du cordon de la v. ombilicale, établissent des communications entre les réseaux lymphatiques du foie et de l'ombilic. (V. Poirier et Cunéo, t. 2, p. 1191 et fig. 582).

Consulter : SAPPEY (Ph.-C.). Sur un point d'anatomie pathologique relatif à l'histoire de la cirrhose. *Mém. Acad. impér. de Méd.*, Paris, 1859, t. 23, p. 269-278. — LEGUELINEL DE LIGNEROLLES. Quelques recherches sur la région de l'ombilic, etc. *Th. Paris*, 1869, n° 6, p. 31-35.

Ligaments coronaire et triangulaires.

(*Lig. coronarium hepatis; lig. triangulare, dextrum et sinistrum BNA*).

La surface d'union du foie au diaphragme, correspondant au lig. coronaire, est très étendue dans le sens transversal et dans le sens antéro-postérieur. L'espace qui sépare le foie du diaphragme est si minime, au milieu du ligament, qu'il semble plus exact de parler d'une surface d'adhérence que de décrire un méso, en cette région. L'étendue de cette zone, dans le sens antéro-postérieur, diminue à mesure qu'on se rapproche des extrémités du ligament (fig. 655, p. 995). En même temps, la hauteur de celui-ci augmente, à tel point qu'au niveau des extrémités, il s'agit bien d'un ligament à deux feuillets séparables mais juxtaposés, de forme triangulaire, à base libre et latérale, à sommet médial, avec un bord hépatique, et un bord diaphragmatique (lig. triangulaires). C'est sans doute à cette disposition que le lig. coronaire doit son nom car il surmonte le foie, à la façon des couronnes héraldiques dont on coiffe les blasons.

Quand on tranche le lig. coronaire au ras du foie, on reconnaît que la surface hépatique dépourvue de péritoine dessine un losange à grand axe transversal. Les deux angles aigus, libres, répondent aux bords des lig. triangulaires; l'angle antérieur se prolonge dans le lig. falciforme; l'angle postérieur, moins net, se perd dans le méso hépato-cave et dans le petit épiploon.

(V. p. 991, détails sur mode de formation de ce ligament, la présence de *vasa aberrantia*, et l'existence des *recessus phrénico-hépatiques*, etc.).

(V. aussi Charpy, t. 4, p. 708 et 769.)

Méso hépato-cave.

Ce méso, aussi remarquable par son origine que par son rôle physiologique, unit les faces postérieure et inférieure du foie à la paroi abdominale. Il contient la *veine cave inférieure* et un riche réseau de *vasa aberrantia*, représentant chez l'homme le tissu hépatique qui sépare la v. cave de la paroi, chez un grand nombre d'animaux. Il résulte d'un dédoublement de l'épaisse cloison qui rattache primitivement le foie à la région dorsale (V. p. 994).

La v. cave se loge dans une profonde dépression de la gouttière sagittale droite du foie (fig. 655, 656, p. 995) : il en résulte que si le ligament présente une notable épaisseur, sa hauteur est très minime. On peut cependant lui décrire une *racine pariétale* et une *racine hépatique*; un *bord supérieur* branché sur la face postérieure du lig. coronaire et un *bord inférieur* libre.

L'épaisse *racine pariétale* située à droite de la colonne vertébrale se dirige obliquement en haut et vers la ligne médiane, comme la v. cave (fig. 658, p. 998). Elle commence au moment où la veine apparaît au-dessus de la première portion du duodénum et finit en se confondant avec le lig. coronaire, un peu en arrière et au-dessous du trou de la v. cave dans le diaphragme.

La *racine hépatique* répond à la *fosse de la v. cave* depuis le prolongement caudé du lobe de Spigel jusqu'au point où la v. sus-hépatique conflue avec la v. cave (fig. 655, 656).

Le *bord libre* obliquement ascendant d'arrière en avant est marqué par le court segment de la face ventrale de la v. cave, qui se montre librement entre la première portion du duodénum et la gouttière hépatique, au niveau de l'*hiatus de Winslow* et du *vestibule de l'arrière-cavité*.

Le *feuillet droit* du méso se détache de la paroi près du bord médial du rein droit au-dessus du duodénum, il se porte en avant, sur le flanc droit de la v. cave et se réfléchit sur le lobe droit du foie latéralement au bord homonyme de la gouttière de la v. cave (fig. 659, p. 999 et 734, p. 1078).

Le *feuillet gauche* naît sur le flanc droit de la colonne vertébrale, il se porte en avant sur le flanc gauche de la v. cave et se réfléchit sur le lobe de Spigel au niveau du bord correspondant de la gouttière de la v. cave (fig. 658 et 659).

Pour tapisser le bord libre, les deux feuillets séreux se réunissent l'un à l'autre au-devant de la face ventrale de la v. cave.

Le méso hépato-cave et le lig. coronaire constituent le moyen de fixité principal du foie, grâce à l'étendue et à l'étroitesse des connexions qu'ils établissent entre cet organe, le diaphragme et la paroi abdominale postérieure. C'est la conclusion principale qu'il convient de tirer des expériences de L. Landau, de Symington et de J.-L. Faure.

Consulter : LANDAU (L.). *Die Wanderleber und der Hängebauch der Frauen.* Berlin, 1885. *Id.* Ueber Dislocation der Leber. *Deutsch. med. Woch.*, 1885, t. 11, p. 734-736. — SYMINGTON (J.). On certain physiological variations in the shape and position of the liver. *Edinburgh med. J.*, 1888, vol. 33, Part. II, p. 724-736, pl. 1-4. — JONNESCO. *Anatomie topographique du duodénum*, etc. Paris, 1889, p. 85. — FAURE (J.-L.). L'appareil suspenseur du foie, etc. *Th. Paris*, 1892, n° 124.

Petit épiploon ou épiploon gastro-hépatique.

(*Omentum minus B.N.A.*)

Le petit épiploon est une lame quadrilatère comprise entre : les faces postérieure et inférieure du foie, d'une part; l'œsophage abdominal, la petite courbure de l'estomac et la portion initiale du duodénum, d'autre part. Dans l'intervalle de ces deux groupes d'organes, il s'attache au diaphragme en haut et à gauche; il se termine en bas et à droite par un bord libre.

Génétiquement, le bord libre correspond à celui du mésentère ventral depuis le foie jusqu'au duodénum; dans le reste de son étendue, le petit épiploon

[P. FREDET.]

représente un dédoublement de la cloison primitive qui s'étend entre le bord ventral du tube digestif et le foie (v. p. 992).

La *racine hépatique* s'insère : dans la *gouttière du canal veineux d'Aranzi*, depuis la v. sus-hépatique jusqu'à la branche gauche de la v. porte; ensuite dans la *gouttière transverse* jusqu'à son extrémité droite, c'est-à-dire jusqu'au col de la vésicule biliaire (fig. 656, p. 995). La racine est donc coudée à angle droit au niveau du point où le *lig. veineux d'Aranzi* et le *lig. rond* s'unissent à la v. porte. Elle circonscrit à gauche, puis en bas et en avant le *lobe de Spigel*. Mince au niveau de la gouttière du canal veineux, elle s'épaissit beaucoup au niveau de la gouttière transverse, car elle loge entre ses lames les nombreux organes du hile (branches de la v. porte en arrière; branches de l'artère hépatique, les trois racines du canal hépato-cholédoque, le canal cystique, en avant; plus quelques ganglions lymphatiques et des nerfs; v. *Foie*, p. 719).

La *racine gastro-duodénale* présente une concavité régulière regardant en haut et à droite. Elle s'attache au *bord ventral de l'œsophage* (fig. 659, p. 999), puis à la *petite courbure de l'estomac* et à la 1re *portion du duodénum* (face postérieure et non bord supérieur). Cette racine contient les vaisseaux de la petite courbure de l'estomac (coronaire stomachique et pylorique) qui lui sont amenés par les faux péritonéales correspondantes. Le long de la coronaire et même de la pylorique existent un certain nombre de ganglions lymphatiques dont la chaîne se prolonge dans les faux de la Coronaire et de l'Hépatique (v. *Angéiologie*, t. 2, p. 1184-1185).

La *racine diaphragmatique*, ou *sommet*, très courte, va du bord ventral de l'œsophage à la v. sus-hépatique.

Le bord *libre* ou *droit*, souvent nommé *ligament hépato-duodénal* (lig. *hepatoduodenale BNA*), marque l'entrée de l'arrière-cavité des épiploons (*hiatus de Winslow*). Il est épaissi par les vaisseaux afférents et les canaux excréteurs du foie, dont la disposition et les rapports offrent à ce niveau un intérêt tout particulier (fig. 715).

La *veine porte* est située entre l'artère hépatique et le canal hépato-cholédoque et en arrière de ces deux organes. L'*artère hépatique*, qui vient de l'aorte, c'est-à-dire de la ligne médiane, et qui fournit des artères à l'estomac, est d'abord à gauche de la v. porte, puis elle se place sur un plan plus superficiel. L'artère contourne la veine, en hélice, du dos vers le ventre.

Le *canal hépato-cholédoque* qui va déboucher à droite, dans la 2e portion du duodénum, est d'abord à droite et au-devant de la v. porte. En descendant, il s'applique progressivement sur son flanc droit en décrivant une ellipse. Le *canal cystique* chemine à droite du canal hépato-cholédoque et ne s'unit à celui-ci qu'en arrière du duodénum, comme l'a montré Wiart. Le bord libre du petit épiploon contient donc en général deux canaux : le canal cystique et le canal hépatique proprement dit, mais point le cholédoque.

Si l'on engage un doigt par l'hiatus de Winslow, derrière le bord libre du petit épiploon, ces différents organes peuvent être pincés et explorés. Vautrin assure qu'en pareil cas, sur le vivant, l'énorme v. porte est susceptible d'être déplacée par une traction un peu forte et amenée superficiellement à droite des canaux de la bile.

Il faut enfin signaler le long du canal hépato-cholédoque un lacis veineux des plus importants, de nombreux nerfs, des lymphatiques et des ganglions disposés en deux chaînes : l'une, le long de l'a. Hépatique et sur le flanc gauche

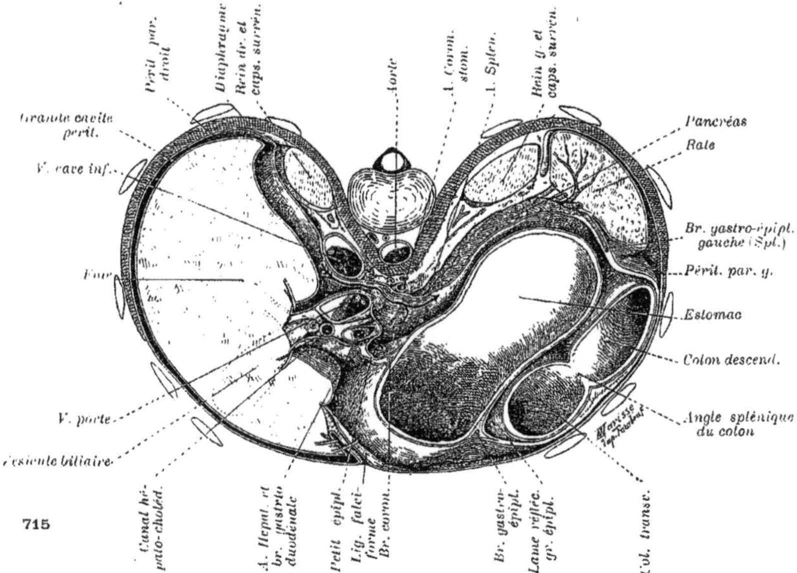

FIG. 715. — Coupe transversale de l'abdomen, par l'hiatus de Winslow, et le vestibule de l'arrière-cavité des épiploons, avec vue perspective des organes sous-jacents (dessin de L.-H. Farabeuf). La disposition de l'estomac relativement au colon est expliquée par le schéma 716.

La flèche pénètre dans le *vestibule* par l'*hiatus de Winslow*, entre la v. cave et la v. porte. Elle passe dans le *diverticule supérieur* de l'arrière-cavité, réduit à bien peu de chose à ce niveau, puis elle franchit l'arc de l'Hépatique et celui de la Coronaire, et entre dans le *diverticule inférieur*. Une de ses branches va derrière l'estomac, l'autre se dirige vers le fond de la poche épiploïque.

de la v. porte ; l'autre, le long du bord droit ou sur la face postérieure des canaux excréteurs de la bile (V. *Angéiologie*, t. II, p. 1185-1187).

Étant donnée la disposition des racines hépatique et gastro-duodénale, on voit que le petit épiploon présente dans son ensemble la forme d'une lame coudée à angle droit et dont la hauteur s'accroît à mesure qu'on approche du bord libre (fig. 659). On peut donc lui décrire deux portions : une postérieure et presque sagittale, qui sépare le lobe gauche du foie du

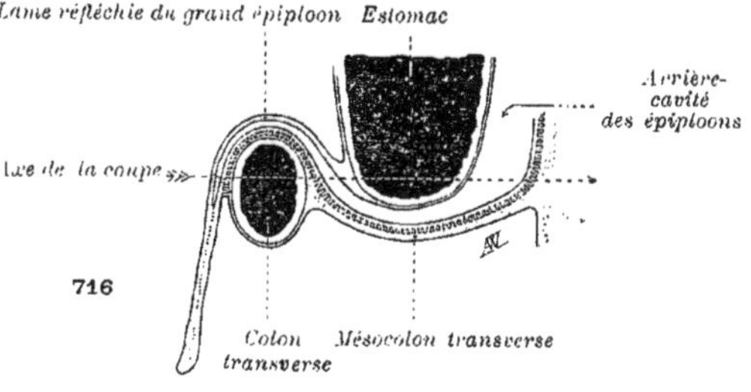

lobe de Spigel; une antérieure, à peu près disposée dans le plan frontal, et séparant le lobe de Spigel du lobe carré.

La *séreuse* de la *face gauche et antérieure* du petit épiploon se réfléchit :

En haut et en arrière, au niveau du sommet, sur le *diaphragme*; du côté du *foie*, sur le *lobe gauche* et le *lobe carré*; du côté du *tube digestif*, sur la *face gauche de l'œsophage*, la *face antérieure de l'estomac* et du *duodénum*. Remarquons encore une fois qu'au niveau du duodénum, la séreuse se réfléchit d'abord sur la face postérieure et ne passe en avant qu'après avoir tapissé le bord supérieur. Grâce à cette particularité, les canaux excréteurs de la bile restent directement explorables dans une petite étendue au-dessous du bord duodénal; et si l'on incise le péritoine au fond du cul-de-sac duodéno-épiploïque, on peut rabattre le duodénum et accéder à un nouveau segment du canal hépato-cholédoque, jusqu'à ce qu'il disparaisse derrière la tête du pancréas.

La *séreuse* de la *face droite et postérieure* limite en avant, dans toute son étendue, le *diverticule supérieur* de l'arrière-cavité des épiploons, le *vestibule* et l'*hiatus de Winslow*. Elle se réfléchit : au niveau du *sommet*, sur le *diaphragme* (fig. 659); du côté du *foie*, sur le *lobe de Spigel* et son *prolongement caudé* (fig. 656). En *bas*, la disposition est plus complexe. Au niveau de l'*estomac*, les *faux de la Coronaire et de la pylorique* (*plica gastropancreatica BNA*) viennent se brancher sur cette face de l'épiploon. La séreuse épiploïque est donc en continuité avec la séreuse supérieure et droite des faux, aux deux extrémités de l'estomac (fig. 659). Lorsque les faux se prolongent l'une dans l'autre, le long de la petite courbure, comme cela est fréquent, on doit franchir leur saillie même au niveau du milieu de la petite courbure, pour passer de la *face postérieure* du petit épiploon sur celle de l'*estomac*.

Au niveau du *duodénum*, la séreuse descend généralement *au-dessous* du *bord supérieur* entre l'intestin et la paroi, puis se réfléchit sur celle-ci au-devant de la face ventrale de la *v. cave*, et se continue avec le bord libre du *méso hépato-cave*. Le segment de la face postérieure du duodénum recouvert par le péritoine est d'autant plus considérable qu'on se rapproche de l'angle de la 1re et de la 2e portion. De là, la forme en entonnoir de l'hiatus de Winslow.

Parfois, la séreuse postérieure se réfléchit sur la paroi avant d'atteindre le duodénum, ce qui diminue la hauteur de l'hiatus de Winslow, mais cette disposition, que Quénu considère comme normale, n'a été trouvée que 3 fois sur 10 sujets par Wiart.

On distingue, depuis Toldt, *trois zones* dans le petit épiploon. La zone supérieure, ou *pars condensa*, doit son aspect aponévrotique à la présence de tissu fibreux et de nombreuses divisions du nerf pneumo-gastrique gauche, qui cheminent dans son épaisseur pour aller au foie. La zone moyenne, *pars flaccida*, est extrêmement mince, formée de plis exubérants. Quand on soulève le foie, elle laisse voir par transparence les organes situés en arrière et notamment la *région cœliaque* (Voy. t. 4, p. 215). La lame qui constitue le petit épiploon à ce niveau est absolument indécomposable en feuillets; elle présente des trous nombreux et très fins comme le grand épiploon. La zone droite, correspondant au bord libre, forme le *lig. hépato-duodénal*, décrit plus haut.

Nous avons déjà signalé dans le petit épiploon la présence d'une *branche hépatique*, fournie assez fréquemment par l'artère coronaire (Winslow). Sappey a décrit tout un groupe de *veines portes accessoires* qui empruntent la voie du petit épiploon pour conduire au foie le sang des veines de la petite courbure.

Consulter : Toldt (C.). *L. c.*, p. 906, 1879, v. p. 1041. — Retterer (Ed.). Sur les rapports de l'artère hépatique chez l'homme et quelques mammifères. *J. de l'Anat.*, 1893, t. 29, p. 238-248. — Id. De l'histoire des rapports de l'artère hépatique et de la veine porte. *Ibid.*, 1894, t. 30, p. 133-140. — Quénu. Note sur l'anatomie du cholédoque à un point de vue chirurgical. *Rev. de Chir.*, 1895, p. 508-576. — Vautrin. De l'obstruction calculeuse du cholédoque. *Rev. de Chir.*, 1896. Partie anatomique, p. 446-452. — Wiart (P.). Recherches sur l'anatomie topographique et les voies d'accès au cholédoque. *Th. Paris*, 1899, v. p, 19-28,
Cunéo (B.) De l'envahissement du système lymphatique dans le cancer de l'estomac. *Th. Paris*, 1900, n° 179.

Continuité des ligaments du foie.

En manière de résumé, nous allons indiquer comment les ligaments du foie se continuent entre eux. Pour vérifier leur disposition, il est indispensable de détacher la glande hépatique de l'abdomen, en coupant les replis péritonéaux au ras de la paroi et du bord ventral de l'œsophage et de l'estomac. On peut alors suivre tous les ligaments, soit sur le foie, soit sur la paroi (V. p. 1070 et fig. 731).

Partant donc du bord tranchant et *longeant la face gauche du lig. falciforme*, on passe sur la face convexe (fig. 657, p. 996) et l'on se dirige presque directement jusqu'au niveau de l'orifice de la v. sus-hépatique. Là, on tourne à angle obtus vers la gauche, guidé par la *face antérieure de la partie gauche du lig. coronaire*, puis du *lig. triangulaire* du lobe gauche. Parvenu à l'extrémité gauche du foie, on double le *bord libre du lig. triangulaire* et l'on suit sa *face postérieure* (fig. 655, p. 995), puis celle de la *partie gauche du lig. coronaire*, en se portant vers la ligne médiane et un peu en arrière. Près de la partie postérieure gauche, de la v. sus-hépatique, il faut tourner à nouveau, cheminer contre la *face gauche du petit épiploon* (fig. 656, p. 995) jusqu'au sillon transverse, puis contre le *flanc gauche du méso du lig. rond*, jusqu'au bord tranchant du foie, où on rejoint la *face gauche* du *lig. falciforme*.

Suivons maintenant le *flanc droit du lig. falciforme* (fig. 657), passons sur la face convexe : nous sommes conduit presque directement jusqu'au-devant de l'orifice de la v. sus-hépatique. A ce niveau, on doit virer presque à 90° et se diriger à droite et en arrière, au contact de la *face antérieure de la partie droite du lig. coronaire*, puis du *lig. triangulaire*. Avant d'atteindre l'extrémité droite de la face convexe du foie, on trouve le *bord libre du lig. triangulaire*, on le franchit et on revient vers la ligne médiane en se dirigeant en arrière (fig. 655). On coupe l'empreinte surrénale au niveau de son tiers inférieur, puis on rencontre le *flanc droit du méso hépato-cave* (fig. 656) qu'on suit jusqu'au niveau de son *bord libre*. On contourne ce bord au-dessus et en arrière du prolongement caudé du lobe de Spigel, ce qui permet de passer sur la *face gauche du méso hépato-cave* et de remonter avec lui jusqu'au voisinage de la partie postérieure de l'embouchure sus-hépatique. On se porte alors vers la gauche, et l'on trouve vite le *flanc droit du petit épiploon*. On suit cette face, en se dirigeant directement en avant et en bas, jusqu'au sillon transverse. Là, il faut tourner transversalement à droite, contre la *face postérieure* du segment épiploïque, fixé dans le sillon. On atteint son extrémité droite, au niveau

[*P. FREDET.*]

du col de la vésicule biliaire, immédiatement au-devant du bord libre du méso hépato-cave et du prolongement caudé du lobe de Spigel. Ce point répond d'ordinaire au *bord, libre* et épais, du *petit épiploon*; on le contourne et on revient vers la ligne médiane, en suivant la *face antérieure du petit épiploon* implanté dans le sillon transverse, jusqu'à l'extrémité gauche de ce sillon, où l'on touche le *flanc droit du méso du lig. rond*, qui conduit en avant au bord tranchant du foie et ramène au contact de la *face droite du lig. falciforme*.

Péritoine de la vésicule biliaire.

La vésicule biliaire, primitivement contenue dans le petit épiploon, se loge dans une dépression de la face postéro-inférieure du foie qui fait suite à la gouttière de la v. cave. Chez l'adulte, la vésicule est située à droite de l'extrémité de l'attache hépatique transversale du petit épiploon. Elle adhère par sa face antérieure à la dépression correspondante du foie. Le péritoine, qui tapisse le lobe carré, passe sur la paroi postérieure de la vésicule et de là sur le lobe droit. Le fond, qui dépasse le bord tranchant du foie, est complètement entouré par la séreuse. La séreuse peut voiler le corps de la vésicule ou se laisser soulever par elle. Il est rare d'observer chez l'homme un véritable mésocyste.

Le *bord droit de la vésicule conduit* au sillon transverse et *à l'hiatus de Winslow*, en arrière du bord libre de l'épiploon gastro-hépatique, rapport important, souvent utilisé dans la pratique.

Pour plus de détails sur le péritoine de la vésicule biliaire, V. *Foie*, p. 789.

FORMATIONS PÉRITONÉALES ACCESSOIRES EN RAPPORT AVEC LE FOIE

Ces formations méritent d'être connues; certaines d'entre elles sont constantes, d'autres très fréquentes. Lorsqu'elles acquièrent un grand développement, elles compliquent la disposition schématique du péritoine au niveau du foie et rendent certaines explorations chirurgicales difficiles ou même impossibles.

Malheureusement les auteurs ne s'accordent pas sur les dénominations qu'ils leur attribuent, et il en résulte des équivoques regrettables. Ancel et Sencert se sont efforces de les dissiper, en revisant la question après avoir examiné 124 sujets, et en imposant à ces formations accessoires des noms plus en rapport avec leur topographie. Nous suivrons cette nouvelle nomenclature.

Ancel et Sencert décrivent les 5 ligaments suivants :

1° **Ligament hépato ou cystico-duodéno-épiploïque.** — Synonymie : *hépato-colique* (Huschke, Brœsike, Testut); *hépatico-colique* (Henle, Luschka, Beaunis et Bouchard); *cystico-colique* (Bricon, Jonnesco, Cohan, Ducatte, Buy).

Ce ligament n'est qu'un *prolongement du petit épiploon vers la droite* (V. Formation, p. 993). Il se présente sous forme d'une lame trapézoïdale allant du foie au colon transverse et se poursuivant jusque dans le flanc droit.

La *petite base*, délimitée par une ligne fictive, est au niveau du pédicule hépatique. La *grande base* est libre, elle s'étend du fond de la vésicule biliaire au coude droit du colon. Le *bord supérieur* fait suite à la racine hépatique du petit épiploon et s'attache sur le col, le corps et le fond de la vésicule (fig. 717.)

Le ligament cystico-duodéno-épiploïque est décomposable en *deux feuillets*. L'*antérieur* est en continuité avec la face antérieure du *petit* et avec celle du *grand épiploon* (épiploon colique de Haller). Le *postérieur* prolonge la face homonyme du *petit épiploon*, se réfléchit comme elle, de la face postérieure du duodénum (1re portion) et au delà, sur la paroi abdominale postérieure.

En raison de sa forme et de sa situation, la lame cystico-duodéno-épiploïque, limite avec la paroi un entonnoir qui précède l'hiatus de Winslow (*entonnoir prévestibulaire* d'Ancel et Sencert). Elle peut atteindre 10 cm. et plus dans le sens transversal, du bord libre au pédicule hépatique; sa hauteur maxima est de 6 à 8 cm. Sa continuité réelle avec la partie droite du grand épiploon explique qu'on l'ait considérée comme un ligament cystico-colique.

Fréquence : Bricon 21 fois sur 89 sujets (23,6 %); Testut, 1 fois sur 6 sujets (16 %); Cohan, 12 fois sur 40 sujets (33 %); Raynal, 14,3 %; Jonnesco, 32 %; Buy, 31 fois sur

100 adultes (31 %); Ancel et Sencert, dans une première statistique portant sur 40 sujets, lui attribuaient une fréquence de 37 %. Mais ayant étendu leurs recherches à 124 sujets, ils arrivent au chiffre de 59.7 %, qu'il s'agisse de ligament complètement développé (48,4 %) ou seulement incomplet (11,3 %). Le lig. hépato-duodéno-épiploïque doit donc être considéré comme *très fréquent* sinon comme *normal*.

2° ***Ligament hépato-rénal postérieur.*** — Synonymie : *hépato ou hépatico-rénal* (Winslow, Huschke, Henle, Faure, Testut).

L'existence de ce ligament correspond à une modalité du *lig. triangulaire droit.* Supposez que ce ligament acquière un grand développement vers la droite, et qu'il s'abaisse sur la face postéro-inférieure du foie (fig. 717), de manière à s'implanter en arrière, non plus sur le diaphragme, mais sur le pôle supérieur du rein. Ainsi sera réalisé un ligament hépato-rénal, dont la direction est plus ou moins oblique: avec un *bord libre* regardant en bas, en avant, et à *droite*, une *face* orientée en *haut et à droite*; une *face* orientée en *bas et à gauche.*

Fréquence : 12,9 % seulement d'après Ancel et Sencert.

3° ***Ligament hépato-rénal antérieur.*** — Synonymie : *hépato-rénal* (Zörner), *hépatico-rénal*, (Luschka, Beaunis et Bouchard) *hépato-rénal interne* (Faure), *hépato-colique* (Jonnesco, Cohan, Ducatte, Buy).

C'est une lame triangulaire parallèle au lig. cystico-duodéno-épiploïque, disposée par conséquent dans le plan frontal. Elle présente un *bord libre à droite* dans l'intervalle du rein et du foie; une *racine rénale* croisant la face antérieure du rein; une *racine hépatique* implantée au niveau du bord antéro-inférieur de l'empreinte rénale (fig. 717). Le *sommet*, c'est-à-dire le point de réunion des deux racines, est sur le bord droit de la veine cave, vers le bord médial du rein.

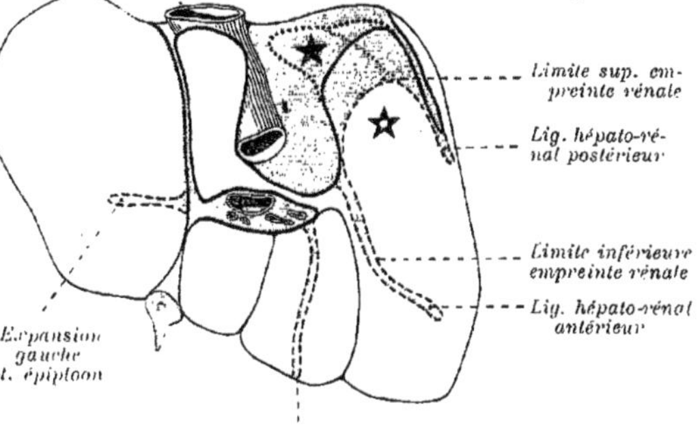

FIG. 717. — Attache des ligaments accessoires sur les faces postérieure et inférieure du foie. (Schéma construit d'après les figures et les données d'Ancel et Sencert.)

—— Ligne de réflexion habituelle du péritoine sur le foie. ----- Expansions des ligaments normaux constituant les ligaments accessoires. En gris : surface hépatique dépourvue de péritoine. ★ Surface hépatique correspondant au *recessus hépato-rénal.* ★ Surface hépatique correspondant au *recessus hépato-cave*, quand le péritoine se déprime dans l'angle des lig. hépato-cave et coronaire suivant le pointillé.

On peut donc considérer ce ligament comme une *expansion transversale du méso hépato-cave.* Il est formé de deux *feuillets* séparables. L'un, *postérieur et supérieur*, passe de l'empreinte rénale du foie, sur la face antérieure du rein. L'autre, *antérieur et inférieur*, passe du foie sur le rein, puis sur la paroi, le duodénum et le colon transverse, ou bien se continue avec le feuillet postérieur du lig. cystico-duodéno-épiploïque, lorsqu'il existe. Dans le premier cas, on peut à la rigueur décrire un pli colico-rénal (c'est sans doute à une formation de ce genre que Zörner donne bien à tort le nom de lig. hépato-colique) en faisant remarquer que ce pli peut se prolonger dans le lig. colique droit).

Fréquence : lig. hépato-rénal antérieur complètement développé : 37 %; incomplet : 27,4 % (Ancel et Sencert). Cette statistique, établie sur 124 sujets, montre que le ligament, à des degrés divers de développement, s'observe 64,4 fois %. Il doit donc être considéré comme une *formation normale.*

4° ***Ligament sous-spigélien.*** — Signalé par Faure, constant d'après Ancel et Sencert. Pli saillant dans l'arrière-cavité des épiploons, à gauche et en arrière du lobe de Spigel et délimitant avec lui une *fossette sous-spigélienne.* Origine non déterminée.

[*P. FREDET.*]

3° ***Prolongement gauche du petit épiploon.*** — Sorte de pli exubérant formé par le petit épiploon, au point où sa portion sagittale s'unit à sa portion transversale, et du côté du foie seulement, sans que l'arrière-cavité pénètre dans le pli.

Il s'attache transversalement, dans l'étendue de 4 à 5 cm., sur la face postéro-inférieure du foie, à gauche du sillon longitudinal gauche.

Vu 3 fois sur 124 sujets par Ancel et Sencert.

Recessus hépato-rénal et hépato-cave. — En arrière et au-dessus du lig. hépato-rénal antérieur, entre la face antérieure du rein et l'empreinte rénale du foie, s'étend le *recessus hépatico-rénal* de Luschka et Gerlach, *fossette hépato-rénale* d'Ancel et Sencert, ouvert à droite (fig. 717). En haut et en arrière, il est limité par le lig. hépato-rénal postérieur s'il existe, sinon par les lig. coronaire et triangulaire droits.

Dans l'un ou l'autre cas, on peut voir la séreuse se déprimer profondément au niveau de l'angle d'union de la face droite du méso-hépato-cave et de la face postérieure du lig. coronaire, et un diverticule pousser vers le point de confluence des veines cave et sus-hépatique, au moment où la v. cave quitte le foie. Ce diverticule s'ouvre dans le recessus hépato-rénal quand il existe. Ancel et Sencert le nomment *fossette hépato-cave* (fig. 717).

Consulter : Winslow, *l. c.*, p. 1001, 1766, v. § 359. — Huschke, *l. c.*, p. 952, 1845, v. p. 195, 199. — Luschka (H.), *l. c.*, p. 987, 1863, v. p. 166 et fig. 16, p. 164. — Zörner. Bau und Entwickelung des Peritoneum nebst Beschreibung des Bauchfelles einiger Edentaten. *Inaug. Dissert.*, Halle, 1881, v. p. 28. — Bricon. De l'epiploon cystico-colique. (Variétés du ligament hépato-duodénal). *Progrès méd.*, 1888, t. 7, p. 27-28. — Faure, *l. c.*, p. 1037, 1892, v. p. 26-28. — Raynal (J.). Recherches sur la vésicule biliaire. *Th. Toulouse*, 1894, n° 48. — Ancel (P.) et Sencert (L.), *l. c.*, p. 994, 1903. — Buy (J.), *l. c.*, p. 994, 1903. — Tripier (R.) et Paviot (J.), *l. c.*, 1903. — Ancel (P.) et Sencert (L.). Morphologie du péritoine. Les ligaments hépatiques accessoires chez l'homme. *J. de l'Anat.*, 1903, t. 39, p. 353-389, pl. 10-12. Ce travail résume les précédents. V. les figures. — Id. Sur l'entonnoir prévestibulaire de l'arrière-cavité des épiploons. *C. R. Soc. biol.*, Paris, t. 40 p. 1050-1052. — Id. Sur l'importance chirurgicale des ligaments hépatiques accessoires. *Archiv. prov. de chir.*, 1904, t. 13, p. 80-97.

ARTICLE II

LES LIGAMENTS DE L'ESTOMAC

Le bord antérieur droit de l'œsophage, la petite courbure de l'estomac et la partie initiale du duodénum sont rattachés au diaphragme et surtout au foie par le *petit épiploon* que nous venons de décrire. — La grande courbure est reliée au mésocolon transverse et au colon par le *grand épiploon*. Plus haut le ligament phrénico-gastrique, contenant parfois la queue du pancréas, et suspendant la rate à sa gauche unit le viscère à la paroi. Nous connaissons ces ligaments (voy. p. 955). Le fond de l'estomac adhère souvent à la paroi dans une assez large étendue (voy. p. 956). Les faux de la *Coronaire* et de l'*Hépatique* (plica gastropancreatica) enchaînent enfin la région cardiaque et la région pylorique (voy. p. 948-952).

L'étude de l'arrière-cavité des épiploons nous a permis de suivre la continuité de ces ligaments, et nous les retrouverons en étudiant le péritoine pariétal (p. 1070).

L'étude du grand épiploon seule demande à être reprise en détail :

Grand épiploon. — Ligament gastro-colique.

(*Omentum majus et lig. gastrocolicum BNA*).

Le grand épiploon de l'adulte forme une lame grossièrement quadrangulaire, qui descend de la grande courbure de l'estomac au-devant du segment flottant du colon et des circonvolutions supérieures de l'intestin grêle (t. 4, fig. 108, p. 204 et 614, p. 966).

Cet organe ne représente qu'une partie du sac épiploïque du fœtus. Dans sa constitution entrent : 1° la lame directe de ce sac, depuis le colon transverse jusqu'au fond (le reste de la lame directe étant fusionné avec la paroi abdominale postérieure et le mésocolon transverse); 2° la lame réfléchie du sac épiploïque depuis le fond jusqu'à l'estomac. Nous rappelons que la lame réfléchie et la lame directe se soudent, au cours du développement, depuis le fond du sac jusqu'à l'arc du colon et au delà en certains points. La lame unique résultant de la fusion se dédouble en haut pour s'attacher : en arrière au segment flottant du colon ou à son méso; sur un plan plus antérieur à la grande courbure de l'estomac.

L'expansion droite du sac épiploïque s'oblitère aussi, complètement, depuis l'angle colique droit jusqu'au bord médial de la 2e portion du duodénum, en sorte que la lame réfléchie s'attache sur le pancréas, dans le court espace compris entre la première portion du duodénum et le mésocolon transverse (fig. 462, p. 821).

L'expansion gauche s'est également effacée au niveau du lig. phrénico-colique gauche, d'où l'attache de la lame réfléchie sur le mésocolon transverse et sa continuité à ce niveau avec le lig. phrénico-gastrique.

La *racine gastrique* est implantée sur la *grande courbure de l'estomac*, à partir du pylore; elle se continue à gauche, sans interruption, avec la racine du lig. gastro-splénique. Elle loge dans son épaisseur, à brève distance de l'estomac, un groupe ganglionnaire important dit pylorique, ainsi que l'arcade artérielle et veineuse des gastro-épiploïques. On voit partir de l'arc anastomotique, des branches épiploïques, descendantes, parallèles et volumineuses.

La *séreuse antérieure* de l'épiploon se poursuit avec celle qui revêt en avant l'estomac; au niveau de l'angle supérieur droit, entre l'estomac et le mésocolon transverse, elle passe sur la 2e portion du duodénum et la partie droite du colon transverse, puis sur la face antérieure du rein et la paroi lombaire : Au niveau de l'angle supérieur gauche elle se réfléchit à gauche sur la paroi.

La *séreuse* qui revêt la face *postérieure* de l'épiploon remonte jusqu'à l'arc du colon. Elle se réfléchit à angle aigu sur la convexité antérieure du gros intestin, et revient sur lui, de manière à envelopper les 2/3 de sa circonférence environ, avant de se continuer avec la face postéro-inférieure de son méso.

Pour élucider les rapports du grand épiploon avec le colon transverse, il est indispensable d'ouvrir l'arrière-cavité des épiploons. On voit le péritoine passer de la face postérieure de l'estomac sur la face correspondante de la lame réfléchie, et la tapisser jusqu'au moment où elle se fusionne avec la lame directe, le colon, ou le mésocolon. Il importe de savoir quelle est l'étendue de la lame restée libre, entre l'estomac et le colon (*lig. gastro-colique*).

Au-dessous du pylore et dans la région pylorique, la lame réfléchie se soude presque immédiatement au mésocolon transverse, loin du colon par conséquent. Le lig. gastro-colique est dense mais sa hauteur est très minime. Il en est ainsi jusque vers la ligne médiane. Au delà de ce point, et jusqu'à l'angle splénique, la soudure est reportée sur le colon ou au-dessous de lui; des brides faciles à rompre unissent seulement la face postérieure du lig. gastro-colique,

[P. FREDET.]

mince et fenêtré au mésocolon transverse ou à la lame directe de l'épiploon. Tels sont les faits observés par Buy sur 100 sujets adultes. La hauteur attribuée par cet auteur au lig. gastro-colique varie entre 1 et 6 cm. Il est certainement des cas où le bord de l'estomac touche presque le mésocolon dans la région pylorique. Par contre à gauche de la ligne médiane la hauteur de la lame réfléchie de l'épiploon est supérieure à 6 cm.

Dans toute la région où la lame réfléchie est fusionnée avec le mésocolon, les vaisseaux épiploïques (de 2 à 4) soulèvent le péritoine en faux souvent fort nettes, atteignant 3 à 4 cm. de hauteur. Dans leur intervalle, H. Landau décrit des *fossettes* (*recessus omentales*) dont le fond est au contact direct du mésocolon.

Une conclusion pratique découle de la disposition que nous venons de décrire : *Pour ouvrir sûrement l'arrière-cavité des épiploons*, c'est-à-dire *pour rencontrer sûrement une lame réfléchie indépendante*, il faut : 1° *se tenir près de l'estomac*, 2° *s'éloigner autant que possible du pylore et se porter vers la gauche.* Sinon on se trouve au-dessous du fond du sac; la lame réfléchie du grand épiploon et le mésocolon transverse forment une masse indivise. En persistant à sectionner dans l'espoir d'entrer dans l'arrière-cavité des épiploons, on s'expose à traverser purement et simplement le mésocolon transverse et à blesser ses vaisseaux. L'accident est arrivé à plusieurs chirurgiens au cours de pylorectomies.

Le grand épiploon contient les grosses branches artérielles et veineuses tributaires des gastro-épiploïques.

Sa richesse veineuse et sa proximité de la paroi abdominale ont donné l'idée de le greffer à celle-ci, dans l'espoir de provoquer une dérivation du sang de la v. porte dans les veines pariétales tributaires des v. caves (opération de Talma).

La présence de gros vaisseaux dans l'épiploon oblige à soigner l'hémostase de cet organe quand on veut en réséquer une portion. Il ne faut pas oublier qu'une ligature en masse, surtout lorsqu'elle est placée haut, risque de déterminer un plissement de la racine colique et de couder le gros intestin.

Le tablier épiploïque même chez les sujets maigres contient de la graisse le long des vaisseaux et de leurs ramifications. Dans l'intervalle la lame est extrêmement mince, sans consistance et fenêtrée. Généralement, avec l'âge, et surtout chez les femmes, il se produit une surcharge adipeuse, à laquelle on a voulu faire jouer un rôle dans la production des ptoses du gros intestin. Huschke dit que le poids de l'épiploon peut varier entre 180 gr. et 2 k. et plus.

Le bord inférieur de l'épiploon décrit une convexité irrégulière. On admet généralement que l'épiploon descend plus bas du côté gauche que du côté droit. Lockwood a constaté que sur 20 sujets âgés de moins de 45 ans, il n'y en avait que 5 chez qui l'on pût attirer l'épiploon jusqu'au niveau de l'épine du pubis, ou de la symphyse. Après 45 ans on peut chez tous les sujets entraîner l'épiploon au delà des limites de l'abdomen.

Voici les résultats plus précis d'une statistique due à B. Robinson, statistique qui porte sur 400 sujets mâles et 150 femmes adultes, et dans laquelle on trouvera des renseignements pratiques intéressants.

	Hommes.	Femmes.
Épiploon descendant dans le pelvis	25 pour 100	53 pour 100
— atteignant le bord du pelvis	4 — 100	4 — 100
— n'atteignant pas le bord du pelvis	45 — 100	40 — 100
— couvrant le cæcum	13 — 100	32 — 100
— enroulé le long du colon transverse	25 — 100	18 — 100, etc.

Les rapports de l'épiploon avec les *organes pelviens*, le *cæcum*, etc., de fréquence différente *chez l'homme et chez la femme*, ont une importance particulière au point de vue pathologique (adhérences consécutives aux péritonites, formation de brides, limitation des péritonites, nutrition de certaines tumeurs, etc.).

Recouvrant le plus souvent et dans une notable étendue les viscères de l'abdomen, l'épiploon précède les viscères herniés, dans les plaies pénétrantes de l'abdomen, ou se présente seul au travers de ces orifices accidentels.

Consulter : Les traités classiques d'Anatomie topographique. — HUSCHKE. *L. c.*, p. 952, 1845, v. p. 189 et suiv. — KENNETH MC. LEOD. The surgical function of the omentum. *Edinburgh. med. J.*, 1878, t. 23. Part., 1, p. 1-24, v. p. 23-24. Tables indiquant l'état et la situation de l'épiploon sur 20 sujets de 22 à 73 ans. — LOCKWOOD (C. B.). Abstract of three lectures on the morbid anatomy, pathology and treatment of hernia. *Brit. med. J.*, 1889, t. 1, p. 1336-1339; 1398-1401; 1459-1463. — ECCLES (W. MC. ADAM). The great omentum, etc. *St Bartholomew's hosp. Reports*, 1894, t. 40, p. 81-110. — ADAMI (J.-G.). The great omentum, etc. *Philadelphia med. J.*, 1898, vol. 1, p. 373-378. — CUNÉO (B.). *L. c.*, p. 1041, 1900, v. p. 21 et 28, et *Angéiologie*, t. 2, p. 1186 et 1229. — BRY. *L. c.*, p. 926, 1901, v. p. 78-80. — LANDAU (H.). Die Taschen des grossen Netzes (recessus omentales). *Inaug. Dissert.*, Berlin, 1902. (Bibliographie.) — ROBINSON (B.). The Mesogastrium. The Omentum majus. from 600 personal antopsic abdominal inspections. Chicago, 1904 (*Reprinted from American medical Compend*), voy. p. 18.

ARTICLE III

MÉSENTÈRE

(*Mesenterium BNA*).

Chez l'adulte, on désigne sous le nom de *mésentère* sans qualificatif, le méso qui attache à la paroi abdominale postérieure, la partie flottante de l'intestin grêle, c'est-à-dire le *jéjuno-iléon*, depuis l'angle duodéno-jéjunal jusqu'à l'angle iléo-colique. Nous rappelons que le *mésentère* correspond au segment du *mesenterium commune* qui append la branche descendante de l'*anse intestinale primitive* et contient les divisions de l'artère Mésentérique supérieure destinées à l'intestin grêle.

L'étude du mésentère a largement profité des perfectionnements de la technique anatomique, introduits en ces dernières années. Aux documents anciens de Schifferdecker, de Henke, etc., viennent se superposer aujourd'hui un grand nombre de précieuses observations dues à Sernoff, Weinberg, Mall, Stopnitzki, Addison, etc., dont nous allons utiliser les données.

Le mésentère constitue une lame épaisse à la base, plus mince près de l'intestin. Sa forme est difficile à définir, car l'énorme disproportion qui existe entre la longueur de la ligne d'implantation à la paroi et celle de la ligne d'attache viscérale, oblige le méso à se plisser en volants, près de l'intestin qui le borde, mais près de l'intestin seulement. Le mésentère ne peut donc être développé sur un plan. Sernoff, et après lui Stopnitzki, font saisir le contraste entre le plissement de la partie voisine de l'intestin, et l'aplatissement de la zone adjacente à la colonne en comparant le mésentère à la plante nommée crête de coq.

L'attache pariétale ou *base* (*radix mesenterii BNA*) commence au niveau du disque compris entre la 1re et la 2e vertèbre lombaire, moins de 3 cm. à gauche de la ligne médiane, au-dessous du mésocolon transverse, dans la concavité de l'anneau duodénal. De là elle se dirige obliquement en bas et à droite, et finit dans la fosse iliaque droite, près de l'articulation sacro-iliaque, à 4 cm. environ de la ligne médiane.

C'est à proprement parler une surface plutôt qu'une ligne. Dans son trajet elle croise la *colonne*, passe au-devant de l'*aorte*, de la *v. cave*, suit à peu près la direction des *vaisseaux iliaques communs*, croise l'*uretère* et les *vaisseaux spermatiques droits* (fig. 720, p. 1054 et schéma 731, p. 1071).

Sur un plan plus superficiel, elle coupe en haut la *face antérieure de la portion inférieure du duodénum* et la *face antérieure du crochet de la tête du pancréas*.

Sa *longueur* est variable suivant la stature, l'âge, la race et le sexe des sujets. Les 25 adultes de Stopnitzki fournissent une moyenne de 15 cm. 7; avec minimum de 10 cm. et maximum de 20 cm.

L'*obliquité* de la racine pariétale du mésentère fait que cette cloison partage inégalement l'étage inférieur, sous-mésocolique, de l'abdomen en deux régions : une supérieure et droite, l'autre inférieure et gauche. Une telle division n'est pas purement théorique, elle concorde avec des faits pathologiques. Ainsi il est classique de dire que les épanchements produits dans la partie supérieure et droite de l'abdomen sont dirigés par la cloison mésentérique vers l'aine droite tandis que ceux de la partie gauche vont se collecter, à gauche et au-dessous du mésentère, dans le petit bassin.

Voici quelques données numériques *en centimètres* fournies par Addison (*l. c.*, p. 1051, 1901, v. p. 188, tables 3 et 4, pl. 22-24) et portant sur 40 *sujets*, dont les organes ont été fixés *in situ*.

	Moyenne.	Minimum.	Maximum.
Point d'origine du mésentère à gauche de la ligne médiane à	**2,8**	0	7 (ptose).
Le mésentère croise la ligne médiane au-dessous du disque intervertébral compris entre la 1re et la 2e vertèbre lombaire à	**7,2**	1	14
Extrémité inférieure du mésentère au-dessus de l'épine iliaque antéro-supérieure à	**2,4**	1,5 au-dessous (ptose)	5
Id. au-dessus de l'arcade de Fallope	**8,5**	5	12,5
Id. à droite de la ligne médiane à	**4**	1,5	5,5

Addison a vu, exceptionnellement, le mésentère commencer à droite de la ligne médiane à 2 cm. 5 de cette ligne.

Lockwood considère le mésentère comme prolabé lorsque son extrémité supérieure est à plus de 7 cm. 5 au-dessous de la ligne passant entre la 1re et la 2e vertèbre lombaire, ou quand son extrémité inférieure est à moins de 6 cm. 5 environ de l'arcade de Fallope.

La direction de la racine pariétale du mésentère, se rapproche beaucoup plus de la verticale que de la transversale. Stopnitzki (*l. c.*, p. 1051, 1898, v. p. 232 et pl. 12), lui donne moins de régularité qu'Addison. Il est vrai que les recherches de Stopnitzki n'ont porté que sur 25 sujets et qu'il s'agissait de Russes. Or, on sait quelle est l'influence de la race sur le développement de l'intestin.

La *séreuse de la face droite* du mésentère se réfléchit à angle obtus sur la paroi (fig. 720). En haut, elle passe sur la face antérieure, sous-mésocolique de la tête du pancréas et de la 2e portion du duodénum, plus bas sur la face antérieure de la 3e portion; plus bas enfin elle devient, après réflexion, péritoine pariétal et se porte au-devant des vaisseaux coliques droits, vers le bord du colon ascendant.

La *séreuse de la face gauche* se réfléchit à angle aigu : en haut, sur la face antérieure de la 4e, puis de la 3e portion du duodénum; plus bas, elle se continue avec le péritoine pariétal qui se dirige vers le colon lombaire gauche.

Au point où les vaisseaux spermatiques internes se dégagent de la racine du mésentère, se forme un pli, surtout visible chez la femme, et quand on attire le méso des vaisseaux tubo-ovariens. Engel l'a nommé *plica ileo-inguinalis* (V. p. 1018).

Le *bord viscéral* a la longueur de l'intestin. Nos auteurs classiques en donnent une évaluation beaucoup trop forte, car ils ont mesuré l'intestin sur des sujets non fixés et considéré la longueur du bord libre et non du bord adhérent. Il y a là deux causes d'erreur énormes. La longueur du bord adhérent du jéjuno-iléon mesuré par Stopnitzki, sur 50 sujets fixés, est environ 3 m. 80. Si l'on admet que le réactif fixateur a produit une rétraction de 10 % env., on voit que le bord libre du mésentère ne doit pas dépasser 4 m. 18 en moyenne. (limites extrêmes 2 m. 92 et 6 m. 11).

Pour avoir une bonne idée de la disposition du bord intestinal et du mésentère, il est indispensable de détacher l'intestin grêle dans toute son étendue, en coupant le mésentère au ras du tube intestinal.

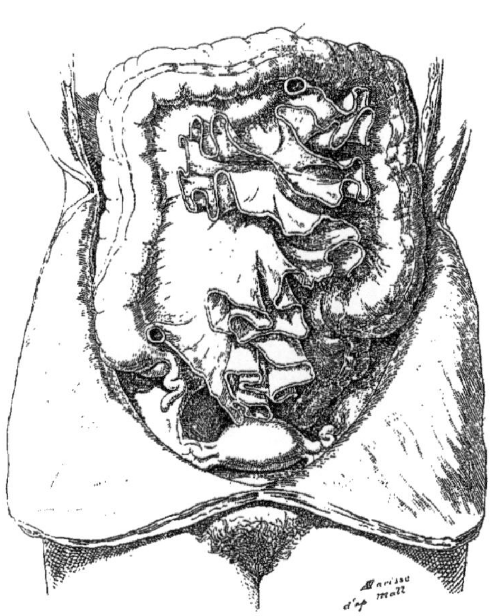

Fig. 718. — Le Mésentère, d'après Mall.

On voit nettement que le mésentère s'épaissit au contact du tube digestif. En passant sur la face correspondante de l'intestin, la séreuse de chaque côté est soulevée, en plis transversaux, par les artères et les veines qui se détachent, comme des pinces transversales, des arcades de distribution, disposées parallèlement à l'axe du tube intestinal.

Le bord intestinal décrit comme le tube digestif des circonvolutions faciles à déplisser. Il ne faudrait pas croire d'ailleurs, comme on le faisait avant Henke, que les circonvolutions de l'intestin et du mésentère, se placent au hasard dans la cavité abdominale. Mall indique comme typique la disposition représentée fig. 718. Le jéjunum forme d'abord deux groupes de sinuosités qui se logent dans l'hypochondre gauche; puis l'intestin franchit la ligne médiane pour donner des circonvolutions dans la partie droite du corps. Il revient ensuite vers la gauche décrit quelques flexuosités dans la fosse iliaque gauche et finit après s'être développé entre les deux psoas et dans la cavité pelvienne.

La systématisation de Mall se vérifiait nettement sur 21 des 41 sujets (dont moitié de nègres) qu'il a examinés (*l. c.*, p. 1031, 1897, v. p. 427 et fig. 26). La disposition observée sur les 20 autres pouvait être considérée comme dérivée de la précédente.

La figure et la description de Mall concordent sensiblement avec celles de Sernoff (fig. 5 et 8). Il y a, par contre, des divergences entre Mall et Stopnitzki (*l. c.*, v. pl. 10 e p. 233), qui a examiné à ce point de vue 25 sujets russes.

[*P. FREDET.*]

Nous n'avons de renseignements précis sur la *hauteur du mésentère*, c'est-à-dire sur la distance qui sépare la racine pariétale du bord intestinal que depuis les recherches de Stopnitzki. La hauteur du mésentère, nulle à ses extrémités duodénale et colique, s'accroît vite et présente *deux maxima* correspondant, l'un à l'union du tiers supérieur et du tiers moyen de l'intestin; le second au tiers inférieur. A ces deux niveaux, la hauteur atteint 15 cm. env. Après le second maximum de hauteur, le mésentère s'abaisse très rapidement. Il est exceptionnel d'observer un seul maximum, contrairement aux opinions anciennement classiques.

Au niveau du 10e centimètre du jéjunum, le mésentère a déjà 5 cm. de hauteur environ; 10 cm. avant l'abouchement de l'iléon dans le gros intestin, le mesentère a encore près de 7 cm. de haut.

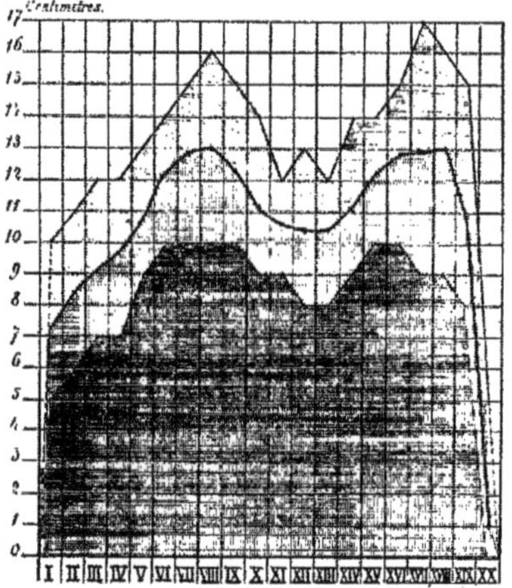

FIG. 719.

Les recherches de Stopnitzki (1898) ont été faites sur 25 adultes. La courbe que nous avons construite d'après ses mensurations (fig. 719) donnera une idée exacte de la hauteur *moyenne* du mésentère rapportée à une division de l'intestin en 20 parties égales. Les deux courbes en traits fins correspondent aux chiffres extrêmes observés dans des cas particuliers.

La moyenne est calculée sur les dimensions de 23 sujets dont le mésentère était typique. Pour avoir les hauteurs réelles, il convient d'augmenter de 1/10 environ celles qui sont exprimées sur la courbe. Cette correction équivaut à la rétraction subie par les organes sous l'influence du réactif fixateur.

La hauteur maxima, moyenne, de 15 cm. indiquée par Stopnitzki est confirmée par les recherches de Birmingham, portant sur 10 sujets fixés (*l. c.*, p. 1052, 1901, v. p. 48).

Les 2 cas de Stopnitzki dont il n'est pas fait état dans le graphique répondaient à la description ancienne de Tillaux, c'est-à-dire que le mésentère ne présentait qu'un maximum de hauteur, au niveau de la partie moyenne.

On ne peut s'expliquer l'opinion de Hyrtl, disant que le maximum de hauteur du mésentère répond à l'extrémité colique de l'intestin grêle, qu'en présumant qu'il a laissé passer sans s'en apercevoir le premier maximum. Peut-être en a-t-il été de même pour Sernoff qui sur 4 sujets parfaitement fixés est arrivé à des conclusions analogues à celles de Hyrtl (*l. c.*, p. 1031, 1894, v. p. 458).

Le lecteur désireux de renseignements complémentaires n'aura qu'à se reporter aux tables de Stopnitzki (*l. c.*, v. p. 230) où il trouvera indiquées à propos de chacun des sujets, la longueur du bord libre de l'intestin, la longueur de la racine pariétale du mésentère, la hauteur du mésentère à 10 cm. des extrémités duodénale et cæcale, etc.

La position qu'une partie déterminée de l'intestin est susceptible d'occuper dépend de trois facteurs principaux : 1° la situation relative de cette partie d'intestin sur le périmètre du mésentère; 2° le niveau absolu de l'implantation de la racine pariétale du mésentère; 3° la hauteur du méso.

Au point de vue de la pathogénie des hernies, il est intéressant d'être fixé sur l'étendue de l'abaissement de l'intestin permis par le mésentère.

Malgaigne pensait que le mésentère n'est jamais assez haut pour laisser l'intestin pénétrer d'emblée dans les orifices herniaires.

Treves dit que l'intestin ne peut normalement descendre au-dessous d'une ligne passant par les épines iliaques antéro-supérieures (opinion inacceptable). Il serait habituellement impossible d'attirer l'intestin hors de l'abdomen, par l'orifice crural ou l'orifice inguinal, de sorte que la production des hernies supposerait un allongement du mésentère.

Lockwood a pratiqué des mensurations sur un grand nombre de sujets et soutient, au contraire, que la hauteur du mésentère permet à l'intestin de s'engager dans les trajets herniaires préexistants. La hauteur du mésentère ne semble pas plus considérable chez les hernieux que chez les sujets bien constitués. Mais ce qui importe en pareil cas, c'est le niveau de l'attache pariétale du méso plus que sa hauteur. Cette attache aurait lieu chez les gens porteurs de hernies à un niveau inférieur à la normale, en sorte que, sans être plus haut, le mésentère laisserait l'intestin descendre plus bas que dans les conditions ordinaires (entéroptose).

Plus récemment Byron Robinson affirme avoir constaté dans 96 pour 100 des cas (sur 500 sujets d'autopsie), la possibilité d'attirer l'intestin grêle dans le canal inguinal ou le canal crural.

Le mésentère peut être décomposé, par dissection, en un *axe conjonctivo-vasculaire* et *deux lames limitantes*, tapissées par l'endothélium péritonéal. L'intervalle qui sépare les deux lames est faible sur les sujets amaigris; il est notable chez les sujets gras, les femmes en particulier. Le mésentère présente alors un aspect jaunâtre et une consistance molle; les vaisseaux sont noyés dans la nappe adipeuse. Cependant il existe presque toujours une zone mince, dépourvue de graisse et de vaisseaux, perforée de trous à la façon de l'épiploon, dans l'aire de l'arc anastomotique entre la fin de la Mésentérique et l'artère iléo-colique. Cette zone a été signalée par Treves.

Le *poids* du mésentère sur une femme modérément grasse était de 210 grammes (Charpy).

L'axe conjonctif du mésentère loge près de sa racine pariétale le tronc de l'*artère* et de la *veine mésentériques* (fig. 720). Le tronc de la veine est situé à droite de celui de l'artère et tend à se placer en arrière de ce dernier. Les *branches grêles* se détachent successivement de l'artère et se dirigent obliquement, en divergeant, vers la circonférence du mésentère (v. t. 2, p. 770). Les branches droites ou coliques passent de suite à droite de la racine du mésentère, sous le péritoine pariétal droit, pour aller au colon. Le trajet des veines est analogue à celui des artères (v. t. 2, p. 1001). Le mésentère contient aussi un grand nombre de troncs lymphatiques issus de l'intestin (*chylifères*) et de *ganglions* (v. t. 2, p. 1226). Les nerfs très nombreux forment une trame résistante dans l'axe conjonctivo-vasculaire.

Consulter principalement : Sernoff (D.). Zur Kenntniss der Lage und Form des mesenterialen Teiles des Dünndarmes und seines Gekröses. *J. internat. d'Anat. et de Physiol.*, 1894, t. 11, p. 437-466, av. 10 fig.. — Weinberg (R.). Topographie der Mesenterien und der Windungen des Jejuno-ileum beim neugeborenen Menschen. *Ibid.*, 1896, t. 13, p. 66-86, pl. 3 et 4 et 89-107. — Mall (F.-P.). Ueber die Entwickelung des menschlichen Darmes und seiner Lage beim Erwachsenen. *Archiv. f. Anat.*, Suppl. Bd., 1897; p. 403-434, pl. 19-28. — Stopnitzki (S.). Untersuchungen zur Anatomie des menschlichen Darmes. *J. internat. d'Anat. et de Phys.*, 1898, t. 15, p. 219-240, pl. 8-13 et 327-342. — Addison (C.). On the topographical anatomy of abdominal viscera in man, especially the gastro-intestinal canal. *J. of. Anat.*, 1899, t. 33, p. 565-586, pl. 43-44; 1900, t. 34, p. 427-450, pl. 52-54; 1901, t. 35, p. 166-204, pl. 20-24 et 277-304. pl. 32-34. (Ce travail remarquable porte sur 40 sujets adultes tous convenablement fixés, dont les viscères abdominaux ont été repérés par rapport à des points anatomiques. En outre, de nombreuses déterminations numériques ont été faites, et les viscères dessinés en projection sur un plan frontal, à la même échelle. Il y a donc là des documents précieux par leur exactitude et par leur nombre, utilisables non seulement pour l'anatomie normale mais pour l'anatomie pathologique. Les renseignements plus particulièrement relatifs au mésentère sont : t. 33, 1899, p. 582, fig. 3 a; t. 35, 1901, p. 188, chiffres

[*P. FREDET.*]

moyens fournis par la statistique dont le détail est à la fin de l'article; planches 22-24, dessins des 40 sujets.)

On trouvera également des indications utiles dans : Malgaigne (J.-F.). *Traité d'anatomie chirurgicale et de chirurgie expérimentale*, 2e éd., Paris, 1839, t. 2, p. 307-325. — Treves (F.). Lectures on the Anatomy of the intestinal canal and peritoneum in man. *L. c.*, p. 926, 1885, v. p. 471-473 et fig. 13 G. — Schieffendecker (P.). Beiträge zur Topographie des Darmes. *Archiv. f. Anat.*, 1886, p. 335-337. — Lockwood (C.-B.). *L. c.*, p. 1047, 1889. — Henke (W.). Der Raum der Bauchhöhle des Menschen und die Verteilung der Eingeweide in demselben. *Archiv. f. Anat.*, 1891, Suppl. Bd., p. 89-107, pl. 6-8. — Berger (P.). Art. « Hernies ». *Traité de chirurgie*, t. 6, 2e éd. Paris, 1898, p. 51. — Robinson (B.). The morphology of the mesenterial development of the vertebrate digestive tract. *J. of Anat.*, 1899, t. 33, p. 434-470, v. p. 464. — Birmingham (A.). Some points in the anatomy of the digestive system. *J. of Anat.*, 1901, t. 35, p. 33-66.

ARTICLE IV

PÉRITOINE COLIQUE

Le *colon ascendant*, la *partie droite du colon transverse*, le *colon descendant* sont généralement sessiles, mais sans avoir les caractères des organes pariétaux sous-péritonéaux; la *partie gauche du colon transverse*, le *colon iliaque* et le *colon pelvien* sont normalement pourvus d'un méso.

Colons sessiles.

Le *colon ascendant* est sessile dans plus de 80 % des cas, le *colon descendant* dans près de 80 % des cas.

Voici quelques statistiques récentes indiquant la fréquence d'un mésocolon ascendant et d'un mésocolon descendant chez l'adulte.

Mésocolon ascendant :

Treves.	sur 100	sujets	le trouve	26 fois,	soit dans	20 %	des cas.
Allingham, Penrose et Stewart .	— 60	—	—	49 —	—	81.6	—
Fromont.	— 40	—	—	12 —	—	30	—
Ducatte	— 40	—	—	18 —	—	45	—
Addison.	— 49	—	—	6 —	—	15	—

Mésocolon descendant :

Lesshaft.	sur 42	sujets de	20 à 30 ans,	le trouve	3 fois,	soit dans	7 %	des cas.
—	— 36	—	30 à 40	—	12	—	33	—
—	— 42	—	40 à 50	—	11	—	25	—
—	— 24	—	50 à 60	—	2	—	8	—

Treves.	sur 100	sujets	le trouve	36 fois,	soit dans	36 %	des cas.
Toldt.	— 300	—	—	15 —	—	5	—
Allingham, Penrose et Stewart. .	— 60	—	—	50 —	—	83,3	—
Pérignon	— 50	—	—	8 —	—	16	—
Ducatte.	— 28	—	—	28 —	—	70	—
Addison	— 40	—	—	9 —	—	22	—

Krause donne la proportion de 25 pour 100.

Fromont opérant sur 40 sujets, dit qu'il est moins fréquent que le mésocolon ascendant (par conséquent, il existe dans moins de 30 pour 100 des cas), et qu'il ne dépasse jamais 3 à 4 centimètres en hauteur.

Comment expliquer l'énorme disproportion des pourcentages dans ces statistiques, aussi bien pour le colon ascendant que pour le colon descendant, et quels sont les chiffres qu'il faut considérer comme valables?

Si l'on opère sur des sujets *non fixés*, et si l'on exerce une *traction* sur le colon, on arrivera presque toujours à le pédiculiser.

Les résultats sont différents aussi, suivant que le *colon* est *distendu*, ou *vide* et *rétracté*. Toldt et Pérignon qui ont évité de faire subir au colon des manipulations intempestives donnent des chiffres peu élevés. Nous acceptons le pourcentage un peu plus fort d'Addison, parce que ses sujets, bien qu'en nombre plus restreint, ont été fixés. Mais si l'on doit dire que les colons ascendant et descendant sont normalement *sessiles*, il faut ajouter qu'ils sont aisément *pédiculisables* en pratique.

Voy. fig. 731, p. 1071, la trace de l'insertion des mésos ou de l'adhérence des colons sur la paroi abdominale.

Voy. *Bibliographie*, p. 926 et 938.

MÉSO ET LIGAMENTS DE L'ARC DU COLON

Mésocolon transverse

(*Mesocolon transversum* B.N.A.)

Le mésocolon transverse suspend à la paroi abdominale postérieure toute la *partie gauche de l'arc du colon*; la *partie droite*, depuis l'angle hépatique jusqu'au bord gauche de la 2e portion du duodénum, étant habituellement sessile, ou à peine pédiculisée, chez l'adulte.

Nous rappelons que le mésocolon transverse de l'adulte est une formation complexe. Il résulte de la fusion de deux organes originellement distincts : 1° le *mésocolon transverse persistant vrai*, dérivé du *mesenterium commune*; 2° la *lame directe du sac épiploïque*, provenant du *mésogastre*, étalée sur le précédent depuis la paroi jusqu'au bord du colon. La racine du mésocolon transverse s'abaisse au cours du développement et acquiert des rapports intéressants avec le pancréas (V. p. 982 et fig. 642-643).

Les travaux récents de Buy et d'Addison fournissent une importante contribution à l'étude du mésocolon transverse.

Ce méso forme une lame obliquement étalée de haut en bas et d'arrière en avant, et comparable à un demi-cercle : la racine pariétale répond au diamètre; le bord viscéral est incurvé comme la partie flottante du colon, mais il ne se godronne pas autant que celui du mésentère.

La *racine pariétale* ou *base* naît vers le pôle inférieur du rein droit ou même au niveau de la portion descendante du duodénum (bord gauche le plus souvent). Elle se porte obliquement en haut et à droite vers le pôle supérieur du rein gauche (fig. 731, p. 1071). Elle croise la ligne médiane plus de 3 cm. au-dessous du disque compris entre la 1re et la 2e vertèbre lombaire; elle atteint et dépasse le niveau de ce disque dès l'origine du mésentère, qui se trouve au-dessous du mésocolon. Du côté droit, elle se continue avec la large surface adhérente de la partie droite du colon transverse; à gauche, avec celle du colon descendant.

La racine du mésocolon transverse divise la grande cavité abdominale en deux étages : l'un inférieur, correspondant à plus de la moitié inférieure de l'anneau duodénal et au reste de l'intestin grêle; l'autre supérieur, contenant le foie, l'estomac, la rate, la moitié supérieure de l'anneau duodénal et de la tête du pancréas, le corps pancréatique tout entier, etc.

Elle épouse la forme de la paroi abdominale postérieure, coupant successivement le *duodénum*, la *tête du pancréas*, la *veine cave*, l'*aorte* et la *Mésentérique supérieure*.

[*P. FREDET*.]

La face *postéro-inférieure* du mésocolon s'aperçoit aisément dès qu'on relève le méso au-devant de l'estomac (fig. 140, p. 261 et 720). Parfois l'angle duodéno-jéjunal est au contact de cette face; en d'autres cas, il semble pénétrer dans l'épaisseur du mésocolon. A droite de la racine du mésentère, la séreuse mésocolique se réfléchit à angle aigu sur la tête du pancréas, la portion infé-

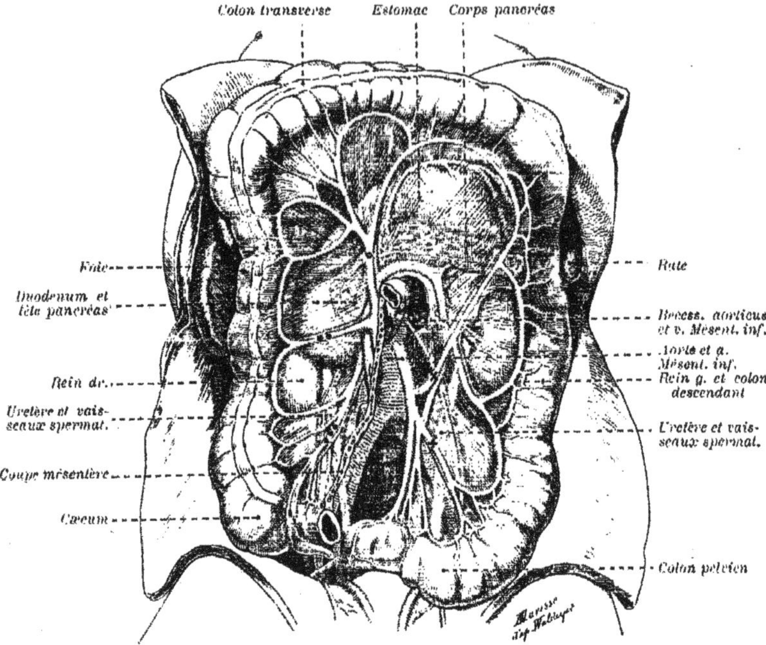

Fig. 720. — Le colon transverse relevé et les niches coliques sur l'enfant nouveau-né, (d'après deux figures de Waldeyer).

• A. colique moyenne ou colique supérieure droite. — •• A. colique droite. — ••• A. iléo-colique. — ✕ tronc des coliques gauches. — ✚ 1re A. sigmoïde ou sigmoïde gauche.

rieure du duodénum, et se continue avec le péritoine pariétal du flanc droit (région de la *niche colique droite* de Waldeyer).

A gauche de la racine du mésentère, la réflexion se fait sur le rein et le péritoine pariétal, du flanc gauche (région de la *niche colique gauche* de Waldeyer). Au niveau de la racine, on aperçoit par transparence sous la séreuse la face inférieure du corps pancréatique; le mésocolon semble naître du bord antérieur de cette face.

Pour voir la *face antéro-supérieure* en son entier, il est indispensable d'ouvrir l'arrière-cavité des épiploons (recessus inférieur); il faut couper le grand épiploon au ras de la courbure gastrique et le rabattre. On constate que la lame réfléchie de l'épiploon adhère à toute la partie droite du mésocolon (V. *grand épiploon*, p. 1045), mais que, du côté gauche, la face antéro-supérieure de ce méso est généralement libre en haut. La séreuse passe insensiblement sur la face antérieure du pancréas, et dans le péritoine pariétal de l'arrière-cavité (fig. 462. p. 821 et 731. p. 1071). En bas, après avoir recouvert le tiers de la circonférence du colon, au-dessous du bord adhérent, elle se continue sans interruption avec la séreuse antérieure de la lame directe du grand épiploon.

Dans le sens transversal, elle va jusqu'aux extrêmes limites de l'arrière-cavité (V. p. 1045 comment la lame réfléchie du grand épiploon s'implante sur le mésocolon transverse).

Le *bord viscéral* décrit un arc comme la portion gauche du colon transverse et présente la même longueur. Rien n'est donc plus variable, car il n'y a, d'après Buy, que 22 % de sujets normaux, tandis que chez les 77 % autres, on observe des déformations et déplacements divers. L'examen des 40 dessins d'Addison est fort instructif à cet égard.

Buy donne comme longueur *totale* du colon transverse 46 cm. 5 (colons normaux) avec 42 cm. et 54 cm. comme chiffres extrêmes. La longueur du bord viscéral du méso, qui ne correspond qu'à la partie gauche du colon transverse, est donc inférieure à 40 cm. Quant aux colons déplacés, leur longueur *totale* oscillant entre 40 et 89 cm., on voit que la longueur du méso peut varier dans la proportion de 1 à 2, suivant les cas.

La *hauteur* du mésocolon est un facteur important de la mobilité du colon transverse. Presque nulle à ses extrémités, elle croît vite à mesure qu'on se rapproche de la ligne médiane. La partie la plus haute atteint 10 à 15 cm. dans les conditions ordinaires, de sorte que, sur un sujet normal, debout, le colon transverse ne descend pas au-dessous de la ligne horizontale passant par les épines iliaques antéro-supérieures.

L'épaisseur, variable suivant l'abondance de la graisse dans l'axe conjonctivo-vasculaire, est assez considérable près de la racine qui longe la face inférieure du corps pancréatique; elle s'accroît aussi près de l'intestin. Mais elle est généralement minime au milieu de la lame.

Le centre du mésocolon transverse est habituellement dépourvu de gros vaisseaux. L'artère colique supérieure droite, branche de la Mésentérique supérieure, s'anastomose le long de l'intestin avec l'artère colique supérieure gauche, branche de la Mésentérique inférieure. Quand les troncs cheminent près de la racine du mésocolon, l'arc vasculaire circonscrit pour ainsi dire le méso. Au contraire, lorsqu'il existe une artère colique moyenne accessoire, celle-ci coupe le méso dans toute sa hauteur.

En raison de sa complexité originelle, le mésocolon contient encore des vaisseaux provenant de la Splénique; ils descendent longitudinalement jusqu'au fond du sac épiploïque, mais sont de minime importance. Aussi peut-on inciser le mésocolon transverse dans le sens de la hauteur sans effusion de sang, fait à retenir au point de vue chirurgical.

Les *rapports* du mésocolon ont pris un intérêt particulier depuis qu'on pratique la gastro-entérostomie. En effet, la lame mésocolique est placée entre la *paroi postérieure de l'estomac* qui repose sur sa face supérieure, et le *jéjunum* dont l'origine se trouve immédiatement au-dessous du méso, à gauche de la saillie de la colonne vertébrale (fig. 720). On peut donc amener les premières portions de l'intestin grêle au contact de la paroi antérieure de l'estomac, en leur faisant contourner le bord libre du méso, au risque toutefois de déterminer une coudure de l'intestin grêle sur l'arc du colon (gastro-entérostomie antérieure, pré-colique, procédé de Wölfler). Si l'on veut, au contraire, aboucher directement le segment initial du jéjunum à la face postérieure de l'estomac, en son point le plus déclive, il n'y a qu'à traverser le mésocolon. On peut le faire sans crainte d'hémorragie, en passant dans l'aire de la grande anastomose des vaisseaux coliques supérieurs droit et gauche, visibles par transparence (fig. 140, p. 201 et 720) (gastro-entérostomie postérieure, rétro-colique, trans-mésocolique, procédé de von Hacker).

Fromont a mesuré la hauteur du mésocolon transverse sur 40 sujets. 6 fois elle était inférieure à 4 cm.; son maximum est généralement compris entre 12 et 14 cm. (*l. c.*, p. 28).

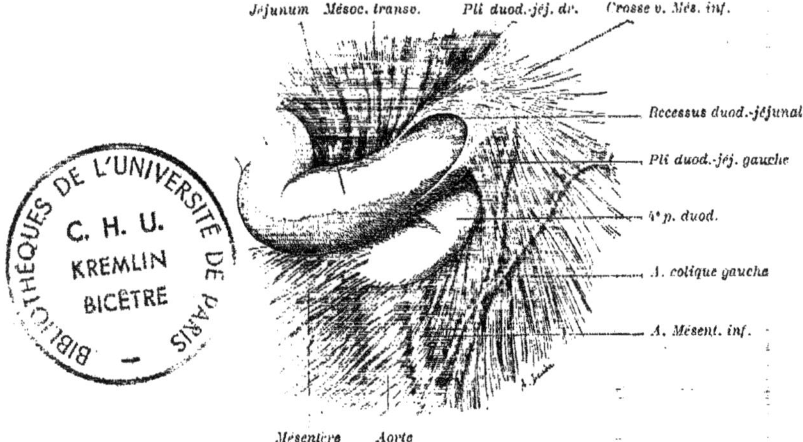

FIG. 721. — Recessus duodéno-jéjunal ou mésocolique, d'après Jonnesco.

D'après Ducatte, elle oscille entre 12 cm. 5 et 14 cm. 5 sur la ligne médiane, chiffres qui correspondent à ceux de Fromont. La plus grande hauteur observée par Ducatte est de 21 cm. 5 (*l. c.*, p. 39). Malheureusement, il n'indique pas sur combien de sujets il a établi sa moyenne.

Sur aucun des 40 sujets d'Addison le bord adhérent du colon transverse n'atteint la ligne passant par les épines iliaques antéro-supérieures (*l. c.*, p. 1051, 1901, v. pl. 32-34).

Recessus duodéno-jéjunal ou mésocolique (*rec. duodenojejunalis* B.N.A.). — La crosse de la v. Mésentérique inférieure pénètre dans la partie gauche du mésocolon transverse et va ainsi finir dans la Mésentérique supérieure ou dans la Splénique. On la voit par transparence sous la séreuse postéro-inférieure du mésocolon. Son arc couronne l'angle duodéno-jéjunal. Quelquefois celui-ci pénètre dans le mésocolon et détermine au-dessous de la veine un pli péritonéal falciforme à bord libre inférieur (*plica duodenojejunalis* B.N.A.). Entre ce pli et l'angle duodéno-jéjunal siège le recessus décrit par Jonnesco sous le nom de fossette *duodéno-jéjunale* ou *mésocolique*.

Partie droite du colon transverse. — Sur 47 sujets adultes examinés par Buy (*l. c.*, p. 926) 22 possèdent un colon transverse complètement sessile dans toute sa *partie droite*. C'est la disposition typique, constamment réalisée sur l'enfant nouveau-né. Dans les autres cas, on constate une tendance à la pediculisation, mais s'il est permis de parler de méso, il s'agit d'une formation bien différente du mésocolon transverse. Dans 4 cas elle a moins de 1 cm. de haut; dans 4 autres la hauteur oscille entre 1 et 2 cm.; dans 8 elle est comprise entre 3 et 3 cm. 5. etc. Au niveau du bord gauche du duodénum, la hauteur du méso augmente brusquement, car on passe dans le mésocolon transverse vrai, nom qui doit être réservé au méso constant et important de la *partie gauche du colon transverse*.

Consulter principalement : WALDEYER (W.). Die Kolon-Nischen, die arteriae colicæ und die Arterienfelder der Bauchhöhle, etc. *Abhand. d. k. Akad. d. Wissens.* Berlin, 1900. Phys. Math. Kl. Abh. 2. p. 1-64, pl. 1-4. Renseignements intéressants sur la disposition des artères du colon transverse. — BUY. *L. c.*, p. 926, 1901. (Étude de 28 nouveau-nés et de 100 sujets adultes). — ADDISON. *L. c.*, p. 1051, v. 1901, p. 197-198, table 4 et pl. 32-34. (Étude de 40 sujets adultes, dont les organes ont été fixés *in situ*, mesurés et dessinés).

On trouvera également des renseignements utiles dans : BARABAN. *L. c.*, p. 886, 1886, v. p. 244. — FROMONT (H.-P.). *L. c.*, p. 926, 1890. — MAUCLAIRE (P.) et MOUCHET (A.). Considérations sur la forme et les moyens de fixité du colon transverse. *Bull. Soc. Anat.*, Paris, 1896, p. 600-612. — COHAN (F.). Recherches sur la situation du colon transverse. *Th. Paris*, 1898, n° 278. — DUCATTE (G.). *L. c.*, p. 926, 1899.

Ligaments des angles du colon.

Lig. colique droit (voy. p. 348). C'est une lame triangulaire, attachée d'une part à la paroi, d'autre part au colon, avec un bord libre regardant en haut et en avant, suivant qu'il forme ou non une niche pour soutenir le foie. Mais cette disposition schématique varie beaucoup suivant les sujets.

Lorsqu'il existe un lig. cystico-duodéno-épiploïque (voy. p. 1042), celui-ci est en continuité avec le lig. colique droit. (Voy. p. 967 et 993 signification de ces lig.).

Lig. colique gauche ou *phrénico-colique* (voy. p. 350). — Très variable dans sa force et sa disposition, c'est une lame triangulaire disposée dans un plan intermédiaire au plan frontal et au plan horizontal à sommet diaphragmatique, à base colique, avec un bord libre regardant en haut et en avant, qui se continue fréquemment avec le grand épiploon. Le lobe inférieur de la rate se met à son contact (fig. 614, p. 966).

Buy en a donné dans sa thèse une excellente étude (v. p. 966 la signification de ce ligament.)

L'attention a été attirée récemment sur le *lig. colique gauche*, en raison du rôle qu'on a voulu lui faire jouer dans la production de certains accidents d'occlusion au niveau du coude gauche du gros intestin. Sur cette question qui n'est pas entièrement résolue, voyez :

ADENOT (A.). Contribution à l'étude des occlusions intestinales après les laparatomies. *Gaz. hebd. de méd. et de chir.*, 1895, p. 125-129. — *Id.* Des occlusions intestinales post-opératoires. *Rev. de chir.*, 1896, t. 16, p. 15-42, voy. p. 21 et suiv. — LEGUEU (F.). Des occlusions intestinales post-opératoires. *Gaz. des hôp.*, 1895, p. 1325-1334, voy. p. 1328. — TERRIER, Rétrécissement de l'angle gauche du colon transverse, etc. *Bull. et Mém. Soc. Chir.*, Paris, 1902, t. 28, p. 467-472. — QUÉNU. Le rôle de l'angle colique gauche dans les occlusions intestinales, etc. *Bull. et Mém. Soc. Chir.*, Paris, 1902, t. 28, p. 695-713. — BÉRARD (L.) et PATEL (M.). Les occlusions intestinales par coudure de l'angle colique gauche. *Rev. chir.*, 1903, t. 27, p. 590-616, voy. p. 596-606. — FRARIER (J.). Contribution à l'étude du rôle de l'angle gauche du colon dans les occlusions intestinales, *Th. Lyon*, 1902, n° 37. — MORESTIN (H.). De l'occlusion au niveau de l'angle colique gauche. *Rev. de gyn. et de chir. abdom.*, 1903, p. 853-868.

Colon iliaque.

Le colon iliaque est habituellement pourvu d'un méso, contrairement à l'opinion courante. Les recherches d'Addison sur des sujets fixés montrent que ce méso existe 67,5 fois pour 100. En pratique, le colon iliaque est suffisamment pédiculisé, ou pédiculisable grâce au glissement du péritoine pariétal, pour être amené à l'extérieur, et permettre l'établissement d'un anus à éperon.

Voy. fig. 731, p. 1071, la trace du Mésocolon iliaque sur la paroi.

MÉSOCOLON PELVIEN

Le mésocolon pelvien suspend à la colonne vertébrale et à la margelle du bassin, le segment du gros intestin intermédiaire au colon iliaque et au rectum.

C'est la seule portion du *mésentère terminal* qui conserve son indépendance chez l'adulte (V. p. 939).

Le méso, flottant au-devant de la paroi, avec l'anse qu'il suspend, retombe dans la cavité pelvienne. Sa forme est celle d'un segment de surface conique, avec un sommet répondant au flanc gauche de la colonne vertébrale, deux bords, formant une racine angulaire, une base courbe, qui donne attache à l'intestin. Des deux faces, l'antérieure est couverte par l'intestin grêle; la postérieure limite en avant l'entrée du *recessus intersigmoïde*.

La racine angulaire comprend deux segments dits *primaire* et *secondaire*

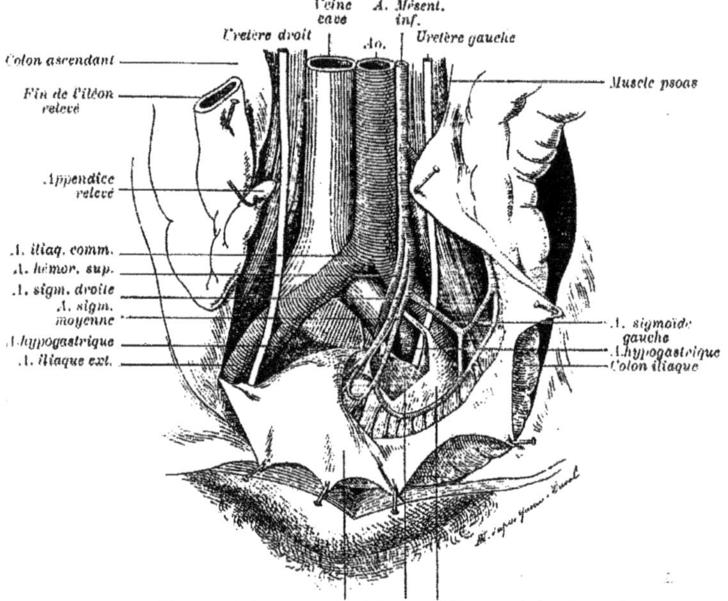

Fig. 722. — Rapports du mésocolon pelvien avec la paroi, les artères iliaques, sigmoïdes, hémorroïdale supérieure et l'uretère. Recherche de l'artère hypogastrique par la voie transmésocolique (d'après Quénu et Duval, avec légères modifications).

(fig. 731, p. 1071). La *racine primaire* commence sur le flanc gauche de la colonne vertébrale, à 2 cm. à peine de la ligne médiane; sa limite inférieure est au niveau de la 3e vertèbre sacrée, à 1 cm. à gauche de la ligne médiane. Elle se continue avec la surface d'adhérence du rectum.

La *racine secondaire* part du sommet de la racine primaire; elle se porte en bas, en avant et à gauche vers le bord de l'intestin. Elle atteint ce bord ou en reste distante suivant que le colon iliaque est sessile ou pourvu d'un méso.

Elle croise l'artère et les vaisseaux spermatiques internes, suivant la direction des vaisseaux iliaques communs et externes, tantôt au-dessus d'eux, sur la fosse iliaque, tantôt au-dessous d'eux, sur la paroi pelvienne latérale.

La *séreuse* qui revêt la face *antérieure* du méso se réfléchit (fig. 722) : *à droite de la racine primitive*, dans le péritoine pariétal lombo-iliaque et pelvien ; *à gauche de la racine secondaire*, dans le péritoine pariétal lombo-iliaque gauche, lequel se prolonge vers les colons lombaire et iliaque.

La *séreuse* qui tapisse la face *postérieure* se réfléchit dans le péritoine de l'excavation pelvienne à *gauche de la racine primitive*, à *droite et au-dessous de la racine secondaire*.

La *longueur* du bord intestinal est diversement appréciée. Elle correspond à celle du colon pelvien, environ 40 cm. d'après les chiffres de Jonnesco (54 sujets ; extrêmes 12 et 84). P. Duval assure que cette longueur ne dépasse pas 27 cm. sur des sujets de 40 ans et 17 cm. sur des sujets de 60 ans, mais il ne dit pas sur combien de cas ses conclusions sont fondées.

Il y a une grande variabilité dans la *hauteur* du méso. Jonnesco lui attribue dans sa partie moyenne 10 à 16 cm. env.

Deux facteurs contribuent à modifier la forme et l'étendue du mésocolon pelvien, comme l'ont établi Schiefferdecker, von Samson, Quénu et Duval :

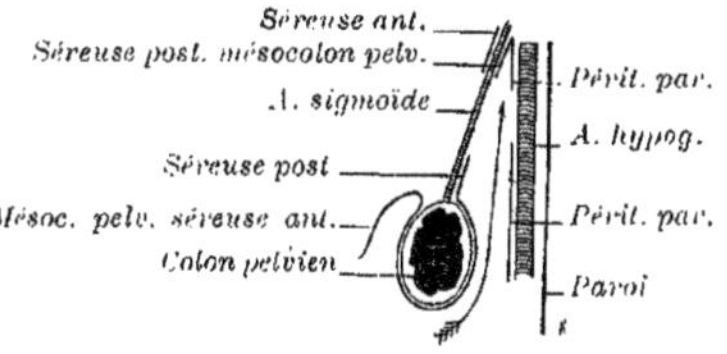

1° Le *niveau* de l'*attache pariétale de la racine secondaire* ou gauche ;

2° La *longueur de l'anse intestinale* suspendue par le méso.

FIG. 723. — Schéma explicatif de la figure 722.
Coupe antéro-postérieure passant par l'hypogastrique. — Les séreuses antérieure et postérieure du mésocolon pelvien et la séreuse pariétale ont été incisées et rabattues comme sur la figure 722.

a. Lorsque l'accolement de la face postérieure du mésentère terminal à la paroi ne se poursuit pas très bas, la racine secondaire du mésocolon pelvien est haut située, la racine primitive est longue et par suite le mésocolon présente une grande hauteur, du sommet à la base. Il couvre un profond recessus intersigmoïde (fig. 724, 725). Dans le cas contraire, la racine primitive est courte ; le fond du recessus intersigmoïde qui répond à l'angle formé par les deux racines ne s'élève guère au-dessus du promontoire ; le mésocolon est relativement bas (fig. 726, 727).

Le plus souvent chez l'adulte, la racine secondaire prend pied sur la fosse iliaque, mais elle tend à s'abaisser avec l'âge. D'après P. Duval, Moynihan aurait constaté qu'à 50 ans, chez 30 % des sujets, la racine secondaire s'abaisse dans la cavité pelvienne, et que le colon se fixe à la paroi gauche du bassin.

b. La longueur de l'anse intestinale que suspend le mésocolon pelvien fait varier sa hauteur. En effet, une anse courte réunit presque directement les extrémités des racines (fig. 725, 727) ; une anse longue descend profondément dans le bassin (fig. 724, 726).

Or, avec l'âge, la hauteur relative du colon pelvien se réduit par suite de l'abaissement de la racine secondaire ; la hauteur absolue diminue également. Le mésocolon a donc tendance aussi à se réduire et à limiter de plus en plus les mouvements de l'intestin, fait à retenir au point de vue chirurgical.

En résumé, quand l'*anse* est *longue*, elle peut être relevée, parfois jusqu'à l'ombilic, à condition que la *racine secondaire* soit *haute* (fig. 724) (type infantile). Ce relèvement met bien en vue le plancher du recessus intersigmoïde, c'est-à-dire les vaisseaux iliaques communs gauches, leur division en deux branches, l'uretère gauche, qui croise l'iliaque externe près de la bifurcation, les vaisseaux spermatiques internes, d'où facilité d'accès à ces organes.

Si l'*anse* est *longue*, mais la *racine secondaire* implantée *bas* (type de transition (fig. 726), le relèvement du colon pelvien est moins facile et l'abord de la fossette rendu pénible.

Si l'*anse* est *courte*, que l'insertion de la *racine secondaire* soit *haute* (fig. 725) (type de transition), *ou basse* (fig. 727) (type sénile), le relèvement devient impossible. On ne peut plus accéder aux organes du seuil du recessus en passant sous le mésocolon, il faut le traverser (fig. 722).

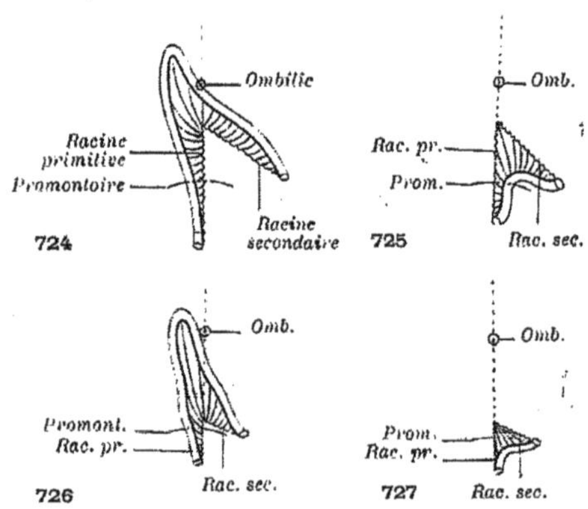

FIG. 724 à 727. — Disposition du mésocolon pelvien, suivant le niveau de l'attache pariétale de la racine secondaire et la longueur de l'anse colique (d'après les figures et les données de von Samson et de Quénu et Duval).

724. — *Racine secondaire* implantée *haut*, *anse colique longue*. Colon pelvien relevable, accès facile au seuil du recessus intersigmoïde ;
725. — *Racine secondaire* implantée *haut*, *anse colique courte*. Colon non relevable, accès direct très difficile au seuil du recessus ;
726. — *Racine secondaire* implantée *bas*, *anse colique longue*. Colon relevable, accès difficile au seuil du recessus ;
727. — *Racine secondaire* implantée *bas*, *anse colique courte*. Colon non relevable, accès direct impossible au seuil du recessus.

Le mésocolon pelvien contient dans son aire, l'hémorroïdale supérieure, fin de la Mésentérique inférieure, et les 3 artères sigmoïdes. L'hémorroïdale suit la racine primitive. Quant aux sigmoïdes, après un certain trajet au-dessus du point d'intersection des racines du mésocolon, elles pénètrent dans le méso en tronc commun ou séparées, et se portent en divergeant vers le bord intestinal. La sigmoïde gauche chemine à peu près dans la racine secondaire, parallèlement aux vaisseaux iliaques communs et externes et au segment initial de l'hypogastrique. Elle leur est antérieure et latérale. C'est donc entre la sigmoïde gauche et la sigmoïde moyenne qu'il faut sectionner le méso quand on veut atteindre l'hypogastrique gauche et que le méso n'est pas relevable.

Lorsque la racine secondaire s'abaisse dans le bassin, la sigmoïde gauche ne descend pas avec elle. On ne trouve plus dans le champ du mésocolon que 2 artères sigmoïdes, à moins qu'il n'existe une 4e sigmoïde accessoire.

Consulter : TREVES. *L. c.*, p. 926, 1885, v. p. 582-583. — SCHIEFFERDECKER (P.). *L. c.*, p. 1052, 1886. — SAMSON (C. von). Zur Kenntniss der Flexura sigmoïdea coli (s. romanum). *Inaug. Dissert.* Dorpat, 1890 et *Archiv. f. Klin. Chir.*, 1892, t. 44, p. 146-221, pl. 2. — QUÉNU (E.) et DUVAL (P.). Ligature bilatérale de l'artère hypogastrique par voie transpéritonéale. *Rev. de Chir.*, 1898, t. 27, p. 979-992. — ADDISON (C.). *L. c.*, p. 1051, 1901, v. p. 201, fig. 12, pl. 22; pl. 32-34 et table 5. (Documents intéressants, mensurations et figures relatives à 40 sujets fixés. — Comme l'*Anatomische Nomenclatur*, Addison appelle colon sigmoïde l'ensemble formé par le colon iliaque et le colon pelvien). — DUVAL (P.). Traitement chirurgical du cancer du colon pelvien. *Th. Paris*, 1902, n° 181, p. 16, 20, 27-30.

CHAPITRE II

PÉRITOINE PARIÉTAL ET PÉRITOINE PELVIEN

Le péritoine tapisse la paroi de la cavité abdominale, ainsi que les vaisseaux, nerfs et viscères qui lui sont directement appliqués (soit d'emblée comme le rein ou l'aorte, soit secondairement comme le duodénum ou les vaisseaux coliques).

Le *péritoine pariétal*, grâce à la condensation de la couche conjonctive sous-endothéliale, forme une *membrane* isolable des organes sous-jacents. En quelques points, au niveau du centre phrénique, du duodénum, etc., l'adhérence est intime et l'isolement difficile. Mais, d'une façon générale, la membrane péritonéale est séparée des viscères ou de la paroi, par une nappe adipeuse dont le développement varie suivant les sujets et qui masque, en certains cas, les organes pariétaux peu saillants. Cette couche permet au péritoine de glisser sur les plans qu'il recouvre, notamment au niveau de la région lombaire et de la fosse iliaque.

Au voisinage des reins, et surtout dans la région du bas-ventre, la nappe sous-péritonéale se condense et forme une véritable lame que certains auteurs nomment *fascia propria*.

On peut décrire successivement le péritoine pariétal antérieur, postérieur et latéral; celui qui tapisse la concavité diaphragmatique et le petit bassin. Mais de telles divisions sont factices. Les organes pelviens se prolongent, en effet, sur la paroi abdominale, au-dessous de l'ombilic; pour ne pas scinder l'étude de leurs rapports péritonéaux, il faut étudier le péritoine pelvien, en même temps que le péritoine pariétal antérieur sous-ombilical. De même, les ligaments du foie partent de l'ombilic et, suivant la concavité diaphragmatique, se continuent avec les mésos du tube digestif. Il y a tout avantage à réunir dans une même description le péritoine pariétal postérieur, celui de la concavité diaphragmatique et de la paroi antérieure au-dessus de l'ombilic. C'est ainsi que nous allons procéder.

ARTICLE I

PÉRITOINE PELVIEN ET PÉRITOINE PARIÉTAL ANTÉRIEUR SOUS-OMBILICAL

La disposition de la séreuse doit être envisagée chez l'homme et chez la femme.

Pour une étude *exacte* et *complète*, dans l'un ou l'autre sexe, il faut avoir à sa dispo-

[P. FREDET.]

tion un sujet *maigre* et dont les *organes ont été fixés in situ*. On retrouvera ensuite facilement, sur des sujets quelconques, les organes dissimulés par la graisse ou déformés par les manipulations. Une coupe antéro-postérieure médiane ou légèrement latéralisée, passant par le bassin et la paroi abdominale antérieure, sans être indispensable, facilitera beaucoup l'étude des rapports.

Homme.

L'excavation pelvienne n'est libre que sur ses parties latérales (fig. 728 et 729). Le gros intestin flotte autour d'un méso attaché près de la ligne médiane jusqu'au niveau de la 3e vertèbre sacrée (*colon pelvien*). A partir de ce point, il devient sessile (*rectum*) et l'étendue de sa circonférence que recouvre la séreuse diminue à mesure que l'on descend. La ligne de réflexion du péritoine, de la paroi sur le rectum, d'abord latérale, devient progressivement antérieure; enfin, la face antérieure du rectum, elle-même, cesse d'être revêtue par le péritoine. Celui-ci se réfléchit brusquement sur une saillie transversale comprise entre le rectum et la vessie, contenant : les *vésicules séminales* latéralement; la *portion transversale des déférents*, puis leur *ampoule*, près de la ligne médiane; exceptionnellement le fond de l'utricule prostatique, sur la ligne médiane. C'est la saillie du *ligament large masculin* et le *cul-de-sac péritonéal* mérite le nom de *génito-rectal*.

Après avoir couvert la moitié supérieure des vésicules environ, la séreuse franchit la crête du ligament large, plus bas sur la ligne médiane que sur les parties latérales (1/2 à 1 cm. env.); il redescend en avant, et atteint presque immédiatement la vessie. Il forme à ce niveau un *cul-de-sac génito-vésical* peu profond, et passe sur la paroi postéro-supérieure triangulaire de la vessie. Il ne revêt que cette portion du réservoir urinaire, depuis le bord postérieur jusqu'au sommet; il se continue sans interruption sur l'*ouraque* (*lig. ombilical médian*) derrière la face postérieure de la symphyse et la paroi abdominale, légèrement soulevé sur la ligne médiane en un *pli ombilical médian* (*plica umbilicalis medialis B.N.A*). On ne voit aucun cul-de-sac entre la paroi et la vessie.

Sur la vessie, l'uniformité du champ péritonéal est interrompue par un pli transversal de la séreuse, réserve pour l'ampliation de l'organe (*plica vesicalis transversa B.N.A*) pli qui décrit un arc à concavité antérieure, entre les deux orifices profonds des trajets inguinaux.

La séreuse qui tapisse le cylindre *rectal*, sur les côtés et en avant d'abord, puis en avant seulement; celle qui revêt le sommet du *ligament* large; celle qui tapisse la paroi postéro-supérieure de la *vessie* (concave ou convexe suivant l'état de vacuité ou de réplétion de l'organe), se réfléchit transversalement sur la paroi pelvienne postérieure, latérale, et même sur la paroi pelvienne antérieure, en raison de la forme triangulaire, à sommet antérieur, de la vessie.

En avant, la séreuse se continue sans ressaut sur la paroi abdominale; au niveau des bords de la vessie et du rectum, la réflexion du péritoine viscéral sur la paroi se fait à angle net et l'on voit se dessiner une gouttière *pariéto-vésicale* et une gouttière *pariéto-rectale*.

Dans l'intervalle du ligament large masculin et du rectum, le péritoine atteint son point le plus déclive. La dépression est limitée en avant et sur les côtés par un pli semi-lunaire, embrassant la convexité du rectum. Ce pli est confondu sur la ligne médiane avec le bord libre du ligament large; ses cornes prolongent pour ainsi dire le ligament en arrière vers le sacrum et les bords du rectum (fig. 728 et 729).

On considère généralement le pli semi-lunaire, comme formé de l'union, sur la ligne médiane, de deux plis latéraux, dits *recto-vésicaux*. Il vaut mieux les nommer *recto-génitaux* ou *sacro-génitaux*, car le péritoine tapisse à ce niveau la partie sacro-génitale de la gaine hypogastrique, et les

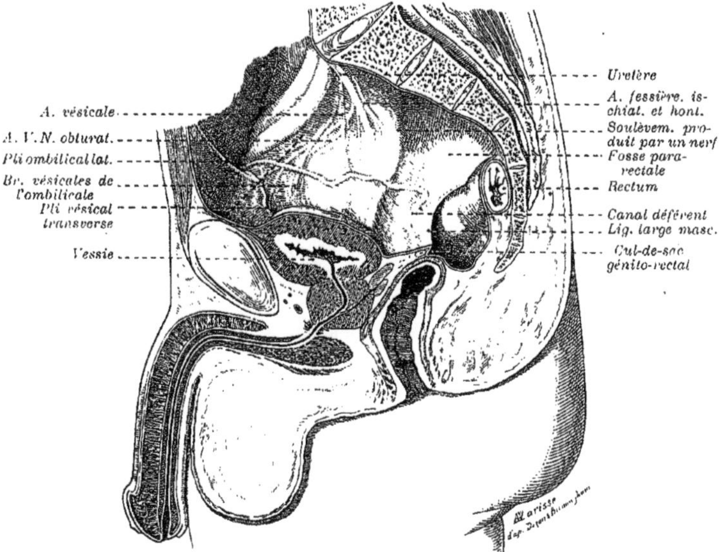

FIG. 728. — Coupe sagittale médiane d'un bassin masculin fixé, d'après Dixon et Birmingham.

La ligne pointillée indique la situation de la ligne ilio-pectinée.

plis contiennent des fibres lisses unissant le rectum au système qui enveloppe les vésicules.

Les anciens auteurs, le Congrès de Bâle et Waldeyer lui-même (qui donne de bonnes figures de l'organe), n'ont pas tenu compte de l'existence du ligament large masculin. Aussi ne décrivent-ils qu'une excavation recto-vésicale (*excavatio rectovesicalis* B.N.A.). Waldeyer, toutefois, la décompose en deux régions séparées par les plis recto-génitaux : une supérieure, *atrium excavationis rectovesicalis*; une inférieure, correspondant en majeure partie au *cul-de-sac génito-rectal, fundus excavationis rectovesicalis*.

Le fond du cul-de-sac génito-rectal, souvent nommé en France *cul-de-sac de Douglas*, affecte des rapports étroits avec la valvule rectale de Kohlrausch. Ludloff, et après lui, G. Marchant, attribuent à ce rapport une grande importance pour expliquer la pathogénie du prolapsus rectal. L'invagination se produirait constamment à ce niveau; le prolapsus serait une hernie du cul-de-sac de Douglas dans le rectum.

D'après Waldeyer, le fond du cul-de-sac, sur un sujet adulte sain, la vessie et le rectum étant vides, siégerait à :

5 à 6 cm. au-dessus de l'orifice anal.
1 à 1,2 cm. — du bord supérieur de la prostate.
1 à 1,5 cm. — d'une horizontale passant par la pointe du coccyx.

Træger qui a fouillé toute la littérature, pour savoir quelle était la profondeur moyenne du cul-de-sac de Douglas, trouve que la distance à l'anus peut varier entre 3 cm. 5 et 10 cm. 8 (*l. c.*, p. 1025, 1897, v. p. 326.)

La séreuse de la *paroi latérale du bassin* laisse voir quelques organes intéressants au point de vue topographique (fig. 728 et 729).

D'abord, les *vaisseaux iliaques externes* qui suivent le bord du psoas, à la limite du grand et du petit bassin dans leur segment initial, et passent franchement sur le grand bassin dans leur segment distal.

Du point de division de l'iliaque commune descend l'*artère hypogastrique* dont on reconnaît fréquemment la bifurcation en un tronc antérieur et un tronc postérieur; parfois même, on aperçoit sous la séreuse des branches de troisième ordre. La *veine hypogastrique* fait aussi saillie apparente.

L'*uretère* soulève nettement la séreuse dans l'angle des vaisseaux iliaques. Un peu plus antérieur à droite qu'à gauche, il se porte vers les angles du bord postérieur de la vessie et disparaît le plus souvent à ce niveau dans la base du ligament large.

L'*artère ombilicale* chemine d'abord sur la paroi latérale, à distance de la ligne de réflexion du péritoine sur la vessie. Elle se dirige parallèlement au bord vésical, se transforme en un cordon plein (*lig. ombilical latéral*) et soulève le péritoine en atteignant la paroi abdominale antérieure (*pli omb. lat.*, *plica umbilicalis lateralis B.N.A*).

L'arc de l'ombilicale est croisé transversalement, en avant, par le *pli vésical transverse*; plus en arrière et obliquement par le *canal déférent* qu'on voit sortir du trajet inguinal au-dessus du *pli de l'artère épigastrique* (*plica epigastrica B.N.A*) passer sur la fosse iliaque, pénétrer dans le petit bassin, croiser l'uretère, puis devenir brusquement transversal au niveau du ligament large masculin.

Les *vaisseaux spermatiques internes* cheminent sur la paroi du grand bassin en soulevant la séreuse et convergent, avec le canal déférent, vers l'orifice profond du trajet inguinal.

Grâce à leur saillie, sous la séreuse, ces organes délimitent des régions; Waldeyer en a proposé une systématisation et leur a donné des noms qui méritent d'être connus, car ils sont adoptés par beaucoup d'auteurs.

Au-devant du pli vésical transverse s'étend la *fosse paravésicale antérieure* où l'on remarque l'origine de l'artère épigastrique, le segment antérieur de l'artère ombilicale et souvent une des artères vésicales latéro-supérieures, nées de la portion perméable de l'ombilicale.

Sur la paroi abdominale antérieure, entre la légère saillie de l'ouraque et de l'ombilicale (quand ces saillies existent), il décrit une *fosse supravésicale*. C'est la fossette *vésico-pubienne* des auteurs français, par laquelle sortiraient des *hernies inguinales obliques internes*. Entre le pli ombilical latéral et le pli épigastrique s'ouvre la *fossette inguinale médiale*, constante, point d'issue des *hernies inguinales directes* ou de faiblesse. Elle se prolonge parfois dans un recessus vers la ligne médiane, lorsque le méso des artères ombilicales atteint de grandes dimensions, comme Max Flesch l'a démontré.

Latéralement, au *pli épigastrique* existe la *fossette inguinale latérale* correspondant à l'orifice abdominal du trajet inguinal, à l'embouchure du pro-

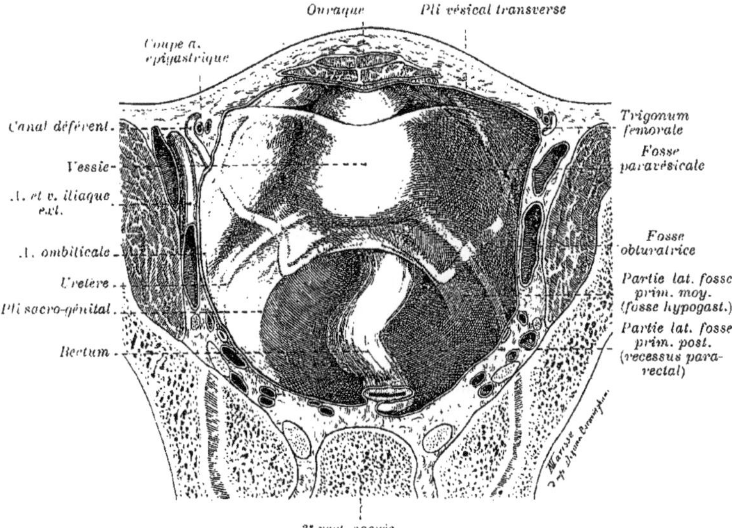

Fig. 729. — Coupe formant un angle de 30° env. avec l'horizontale et passant en arrière par la 3e vertèbre sacrée, d'après Dixon et Birmingham.

La ligne pointillée correspond à l'extrémité antérieure de la ligne ilio-pectinée.

cessus vaginal du péritoine et au point de sortie des *hernies obliques externes*, probablement toutes liées à la persistance partielle ou totale du processus.

(Voy. p. 1017 et fig. 683 l'aspect de la région en cas de persistance d'éléments du processus péritonéo-vaginal.)

(V. p. 1006 comment se comporte le péritoine par rapport aux lig. ombilicaux médians et latéraux chez l'adulte, d'ap. Ancel.)

Entre le *pli vésical transverse* en avant, le *canal déférent en arrière*, s'étend la *fosse paravésicale* postérieure, remarquable par la présence d'un segment de l'ombilicale, et de l'une ou des deux artères vésicales latéro-supérieures, perceptibles à travers la séreuse.

La région triangulaire limitée en avant par le *déférent*, en arrière par la saillie de l'*uretère*, en haut par celle de l'*artère ombilicale*, a été désignée par Waldeyer sous le nom de *fosse obturatrice*. Elle doit ce nom à la saillie visible sur les sujets maigres, de l'artère, de la veine et du nerf obturateurs.

Entre l'*uretère* en avant, le bord du *sacrum* en arrière, s'étend la *fosse hypogastrique*, où l'on reconnaît les vaisseaux hypogastriques et leurs divisions, séparés d'ailleurs de la séreuse, comme tous les vaisseaux que nous avons déjà signalés par un fascia particulier (gaine hypogastrique). Waldeyer donne plus particulièrement le nom de *recessus pararectaux* aux gouttières comprises entre le bord du rectum, et les plis recto-vésicaux d'une part, la paroi de l'autre. La profondeur de ces gouttières varie suivant l'état de réplétion ou de vacuité du rectum.

Dans les fosses hypogastriques descendent parfois, à droite le cæcum et l'appendice, à gauche le colon pelvien.

Depuis la publication du livre de Waldeyer, Dixon et Birmingham ont proposé une systématisation un peu différente du péritoine pelvien. Plus exacte et plus compréhensive, elle s'accorde avec les divisions embryologiques et fait mieux saisir les homologies entre le péritoine pelvien de l'homme et de la femme.

La cavité pelvienne péritonéale se divise en *trois fosses primaires*, « le mot fosse, à défaut de meilleure désignation, ne devant pas être pris dans son sens étroit, pas plus qu'il ne l'est quand on parle des fosses de la base du crâne » : une *antérieure* en connexion avec la *vessie*; une *moyenne* en connexion avec l'*appareil génital*; une *postérieure* en connexion avec le *rectum*.

La *fosse primaire antérieure* ou *vésicale* est occupée par la vessie : en partie lorsque l'organe est vide ou rempli; en totalité quand l'organe est distendu. Elle est nettement limitée en arrière par les uretères et le bord postérieur de la vessie (fig. 720).

La *fosse primaire postérieure* ou *rectale* est limitée en avant par les plis sacro-génitaux.

La *fosse primaire moyenne* ou *génitale* est comprise entre les uretères et le bord postérieur de la vessie, en avant; les plis sacro-génitaux en arrière.

Chacune des trois fosses primaires peut être subdivisée en une *partie médiane* et deux *parties latérales*.

La partie médiane de la **fosse primaire antérieure** correspond à la vessie. Les parties latérales sont limitées : du côté médial par le bord latéral de la *vessie et de l'ouraque*; en arrière, par l'*uretère*; en haut et en avant, par le bord du *bassin*, que marquent plus en arrière les *vaisseaux iliaques externes*, toutes saillies parfaitement visibles sous la séreuse.

La portion pelvienne, antéro-postérieure, du *canal déférent* coupe la partie latérale de la fosse primaire antérieure et la décompose en : une *fosse paravésicale* et une *fosse obturatrice*.

La *fosse obturatrice*, triangulaire, est nettement encadrée par l'*uretère* en arrière, le *déférent* en avant, la *veine iliaque externe* en haut. (Cette définition semble préférable à celle de Waldeyer, qui prend comme limite supérieure l'artère ombilicale.)

La *fosse paravésicale*, quadrangulaire, est comprise entre le bord du *bassin* en avant, l'*uretère* en arrière ; le bord *vésico-ouracal*, médialement; le *déférent*, latéralement.

L'inconstance et la variabilité du pli vésical transverse, enlève à cette formation toute valeur comme moyen de délimitation précis. Mais, en plus de la fosse paravésicale qui est pelvienne, Dixon et Birmingham décrivent au-dessus d'elle, sur la fosse iliaque même, un *trigonum femorale*. Cette dépression triangulaire est comprise entre la *ligne innominée*, médialement; l'*arcade crurale*, en avant ; la *veine iliaque externe*, latéralement. L'*ombilicale* croise en **X** à angle très aigu le bord du bassin, quand elle passe de la cavité pelvienne sur le grand bassin et la paroi abdominale. La limite médiale du *trigonum femorale* est donc accusée sensiblement par l'ombilicale, c'est-à-dire la faux péritonéale, variable dans son développement, que soulève le cordon oblitéré de cette artère. Le canal *déférent* passe aussi, de la cavité pelvienne sur le grand bassin, vers l'angle postérieur du triangle et se dirige presque parallèlement à la veine iliaque. Sous la séreuse du *trigonum femorale* on trouve l'origine du muscle pectiné et quelques ganglions lymphatiques du groupe iliaque. La partie inférieure et latérale de la fosse correspond à la *fossette crurale* ou à l'orifice crural herniaire.

La ***fosse primaire postérieure*** est occupée par le rectum, en partie ou en presque totalité, suivant l'état de vacuité ou de distension de l'organe. Sa paroi antérieure répond, à l'ampoule des déférents près de la ligne médiane, et au segment supérieur des vésicules, sur le côté.

Les parties latérales de cette fosse équivalent aux fosses recto-pelviennes de Jonnesco, et sensiblement aux recessus pararectaux de Waldeyer.

La ***fosse primaire moyenne*** comprend, comme les autres, une partie médiane occupée par les vésicules, les portions transversales et les ampoules des déférents.

Les segments antéro-postérieurs des déférents séparent la région médiane de la fosse des régions latérales. Celles-ci correspondent en partie aux fosses hypogastriques de Waldeyer et se continuent avec les zones latérales de la fosse primaire postérieure. On y voit les branches de division de l'hypogastrique et des cordons nerveux provenant des plexus périvasculaires.

Modifications produites dans la disposition du péritoine pelvien, par la distension du rectum et de la vessie.

La distension des organes ne modifie guère la profondeur du *cul-de-sac de Douglas*. Jonnesco considère l'influence de la distension des deux viscères comme nulle. Waldeyer admet que le cul-de-sac s'élève de 1/2 à 1 cm. seulement. Il y a loin de là aux chiffres de 4 cm. fournis par d'autres auteurs, tels que Quénu et Hartmann, Paul Delbet, etc.

Quand la *vessie* se distend, elle le fait surtout aux dépens de sa paroi postéro-supérieure. Le *cul-de-sac de réflexion* des bords latéraux sur la paroi pelvienne tend à se relever jusqu'au *niveau des ombilicales*, comme il le fait, même à l'*état de vacuité, chez les jeunes enfants*.

En même temps, la profondeur de l'excavation recto-vésicale s'accroît; le cul-de-sac génito-vésical se déplisse plus ou moins, les plis recto-vésicaux s'accusent; le pli vésical transverse se déploie. Mais, les rapports les plus importants au point de vue pratique sont ceux qu'affecte la ligne de réflexion du péritoine vésical sur la paroi antérieure de l'abdomen.

Le sommet de la vessie, marqué par l'ouraque, ne s'élève que légèrement, tandis que le dôme vésical prend un accroissement notable. C'est *alors qu'on voit se dessiner* entre la paroi et la partie culminante de la vessie, une *excavation pubo-vésicale*, bilobée par le ligament ombilical médian, mais *nullement comparable à la petite fosse supra-vésicale*, décrite p. 1064.

D'après Waldeyer, le fond du cul-de-sac formé par le péritoine, en passant de la paroi abdominale sur la vessie de l'adulte, est distant de la symphyse de 1 à 2 cm, dans l'état de réplétion physiologique; de 2 à 5 cm. dans l'état de réplétion chirurgicale de la vessie et du rectum. Nous renvoyons, pour l'étude approfondie de ces détails d'une certaine importance pratique, à l'article de Paul Delbet (*Vessie*, t. 5, p. 84-89).

[*P. FREDET.*]

Consulter : Luschka (H.). die Fascia pelvina in ihrem Verhalten zur hinteren Beckenwand. *Sitzungsberichte d. math. nat. Cl. d. K. K. Akad. d. Wiss. Wien.*, 1859, t. 35, p. 105. — Cerf (L.). Les vaisseaux sanguins du périnée et des viscères pelviens, *Th. Paris*, 1895, n° 21. — Waldeyer (W.). Das Becken, 1899. Travail richement documenté, belles figures, v. en part. p. 238-241, 270-271, 279-317. Bibliographie très complète jusqu'en 1899. — Ludloff (K.). Zur Pathogenese und Therapie des Rectumvorfalles. *Arch. f. Klin. Chir.*, 1899, t. 59, p. 447-457; 1900, t. 60, p. 717-811. — G. Marchant. Sur le prolapsus du rectum. *Bull. et Mém. Soc. Chir.*, Paris, 1900, t. 26, p. 427-437. — Symington (J.). A comparison of the pelvic viscera and the pelvic floor in two adult male subjects. *J. of Anat.*, 1900, t. 34, p. 101-110. — Dixon (F.). The form of the empty bladder and its connections with the peritoneum. etc. *J. of. Anat.*, 1900, t. 34, p. 182-197, pl. 28-30. — Dixon (F.) et Birmingham (A.). The peritoneum of the pelvic cavity. *J. of. Anat.*, 1902, t. 36, p. 127-141, pl. 5-7.

Femme.

La systématisation de Dixon et Birmingham permet de superposer la description du péritoine pelvien de la femme à celle que nous venons de faire pour le sexe masculin. Il suffit d'y remplacer le nom de canal déférent par celui de *ligament rond*; de dire que la partie médiane de la *fosse moyenne* ou *génitale* correspond à l'appareil utéro-vaginal ; que la paroi antérieure de la *fosse primaire postérieure* est formée par le col utérin et un segment de la paroi vaginale postérieure; que les plis *recto-génitaux* se détachent de l'utérus, au niveau de l'isthme (plis *recto-utérins, utéro-sacrés, plis de Douglas*, des auteurs).

La seule différence importante résulte de ce que l'attache pariétale du ligament large remonte jusqu'à la margelle du pelvis. Sur les côtés de l'utérus, le ligament forme une lame amincie dont la racine se fixe à la paroi en coupant la *fosse obturatrice* de bas en haut. La fosse est donc subdivisée en une région antérieure (*fossa preovarica*) limitée en avant par le segment juxtapariétal du ligament rond et une portion postérieure (*fossette ovarienne*) comprise entre la racine du mesometrium et l'uretère (voy. p. 1030 et fig. 714).

Il y a donc chez la femme, entre le rectum et la vessie, une haute cloison, constituée sur la ligne médiane par l'utérus; sur les parties latérales par le *ligament large* proprement dit. Le ligament large est à peu près triangulaire ou même quadrangulaire. Son côté médial répond à l'implantation sur le bord de l'utérus; il contient les vaisseaux utérins. Sa base part de l'utérus, à l'union du col et du corps et remonte jusqu'au-devant de la bifurcation des vaisseaux iliaques communs. Elle décrit une courbe régulière à concavité supérieure et postérieure, s'opposant à la courbe inverse de l'uretère et de la crête du pédicule vasculaire utérin.

Le bord supérieur est festonné par trois *ailerons* (lig. rond, trompe, lig. de l'ovaire et ovaire). Il va de l'angle utérin vers la paroi où il se dédouble en deux branches divergentes : l'antérieure, contenant le lig. rond, atteint directement cette paroi ; la postérieure, comprenant la trompe et l'ovaire, est reliée à la fosse iliaque par le méso du cordon des vaisseaux spermatiques internes ou tubo-ovariens (*lig. suspensorium ovarii BNA*). Ces vaisseaux, au lieu de se diriger vers l'orifice abdominal du trajet inguinal comme chez l'homme, n'ont, en effet, qu'à se porter vers le milieu du bassin, entre l'uretère et les vaisseaux iliaques, pour atteindre les organes auxquels ils sont destinés.

En raison de la forme et de la situation de l'utérus, les ligaments larges s'inclinent en avant comme l'organe qu'ils attachent, et décrivent une courbe à concavité supérieure dans le sens transversal. Près de l'utérus, leur face antérieure est en même temps inférieure ; leur face postérieure en même temps supérieure.

Sur une coupe médiane, sagittale, du bassin (fig. 730), on voit que le fond du cul-de-sac génito-rectal (*excavatio rectouterina BNA*) répond au tiers supérieur de la paroi vaginale postérieure. On remonte le long de cette paroi jusqu'au niveau de l'isthme. Après avoir franchi la saillie correspondant à l'union des plis recto-génitaux, on passe sur la face postérieure du corps utérin ;

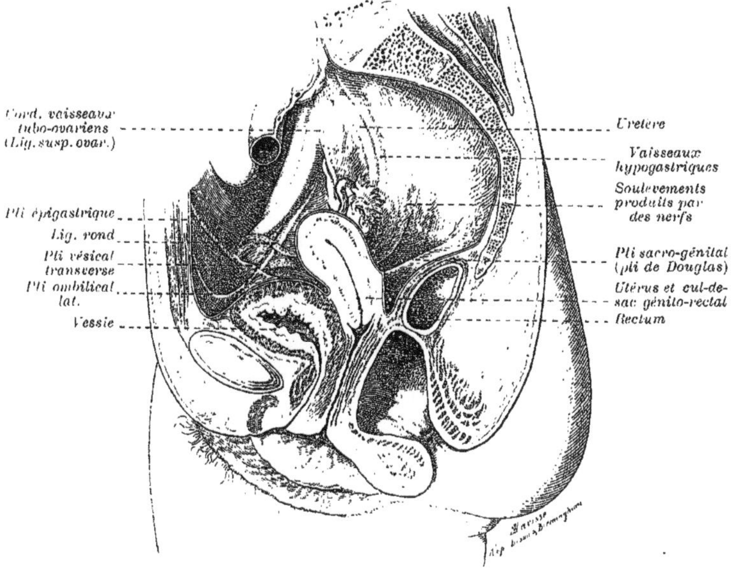

FIG. 730. — Coupe sagittale médiane d'un bassin féminin fixé, d'après Dixon et Birmingham.

La ligne pointillée indique la situation de la ligne innominée.

on franchit le fond et on redescend sur la paroi antérieure du corps, jusqu'au niveau de l'isthme environ. C'est en ce point qu'a lieu la réflexion sur la paroi postéro-supérieure de la vessie et qu'existe le cul-de-sac génito-vésical (*excavatio vesicouterina BNA*).

Latéralement, au niveau du ligament large (v. fig. 714), après avoir franchi la saillie de l'uretère, on suivrait la paroi de la fosse ovarienne jusqu'au pied du mésometrium. On passerait sur sa face postéro-supérieure jusqu'à la base de l'aileron ovarien ; il faudrait franchir l'aileron, puis le mésosalpinx, pour retrouver en avant la saillie du ligament rond et atteindre la face antéro-inférieure du mésometrium avant de retrouver la paroi, la gouttière pariéto-vésicale ou la face postéro-supérieure de la vessie.

Voy. Rieffel, t. 3, p. 425-427, les caractères particuliers du péritoine au niveau des faces de l'utérus.

[*P. FREDET.*]

Le cul-de-sac génito-rectal de la femme (*fundus excavationis rectouterinæ*), est habituellement virtuel. Il ne reçoit pas les anses intestinales qui restent au-dessus des plis de Douglas, dans ce que Waldeyer nomme *atrium excavationis rectouterinæ*.

Il affecte comme chez l'homme des rapports étroits avec le pli rectal de Kohlrausch. Ses connexions avec le vagin et le rectum font considérer par beaucoup d'auteurs les prolapsus rectaux ou utéro-vaginaux comme des hernies du cul-de-sac de Douglas dans le rectum ou dans le vagin.

Le fond du cul-de-sac est à 3 ou 6 cm. environ de l'orifice anal; il descend de 3 à 5 cm. au-dessous des plis recto-utérins (Waldeyer).

La réplétion du rectum semble sans influence sur le niveau du fond du cul-de-sac.

Le *cul-de-sac génito-vésical* se modifie au contraire sous l'influence de la réplétion vésicale. A son niveau, le péritoine est facile à décoller de la vessie et de l'utérus.

Consulter : Ebner (L.). Über Perinealhernien. *Deutsch. Zeitsch. f. Chir.*, 1887, t. 26, p. 48-112, pl. 2-4. — Saniter (R.). Hernia interna retrovesicalis. *Beitr. z. Klin. Chir.*, 1896, t. 16, p. 833-856, pl. 10-11. — Treger (F.-P.). *L. c.*, p. 1025, 1897. — Waldeyer (W.). Topographical sketch of the lateral wall of the pelvic cavity with special reference to the ovarian groove. *J. of. Anat.*, 1898, t. 32, p. 1-10. — Selheim (H.). Das Herabtreten von Tubensäcken auf den Beckenboden und die Eröffnung durch das Cavum ischiorectale. *Beitr. z. Geb. u. Gyn.*, 1898, t. 1, p. 122-137, v. p. 133-135. — Waldeyer (W.). *L. c.*, p. 1068, 1899; v. p. 430-446, 518, 530-534, etc. — Freund (W. A.). *L. c.*, p. 1032, 1899. — Ludloff. *L. c.*, p. 1068, 1899, 1900. — Marchant (G.). *L. c.*, p. 1068, 1900. — Dixon (F.) et Birmirgham (A.). *L. c.*, p. 1068, 1902.

Bourse ovarienne. — La situation de l'ovaire, suspendu par son pôle supérieur et fixé par son bord antérieur dans le plan sagittal; la grande longueur de la portion ampullaire de la trompe et du mésosalpinx; l'union d'une des franges du pavillon au pôle supérieur de l'ovaire font que la trompe avec le mésosalpinx retombe sur la face médiale de l'ovaire et coiffent la partie supérieure de celui-ci. L'ovaire compris entre la paroi (fossette ovarienne) latéralement; le ligament large en avant; la trompe et le mésosalpinx en haut et médialement, est logé dans une sorte de bourse incomplète (*bursa ovarica BNA*) bien décrite par His (voy. t. 5, fig. 245).

Consulter : His (W.). Die anatomische Nomenclatur. *Archiv. f. Anat.*, 1894, p. 146, fig. 12.

Pour renseignements plus complets sur le ligament large, sa constitution et sa topographie, v. Rieffel, t. 5, p. 427-433.

ARTICLE II

PÉRITOINE PARIÉTAL POSTÉRIEUR ET PÉRITOINE DE LA VOUTE DIAPHRAGMATIQUE

On a une bonne idée de la disposition du péritoine à ce niveau, en enlevant de l'abdomen tous les viscères flottants et en sectionnant tous les mésos à leur base. Une coupe médiane sagittale et quelques coupes transversales permettent de suivre dans tous ses détails la continuité de la séreuse pariétale avec les mésos.

§ 1. — Trace des mésos sur la paroi.

Tous les mésos se continuent, bien que le système des mésos gastro-hépatiques et celui des mésos de l'intestin conservent une certaine autonomie. Ils se raccordent au niveau de l'arc du colon. On a dit que la trace des mésentères dessine grossièrement le chiffre 9. Dans le même ordre de comparaisons, celle des mésos hépatiques ressemble à une cédille ҍ qui adhérerait par sa partie inférieure au sommet du 9 : ʢ.

Nous allons suivre la *ligne de réflexion du péritoine pariétal sur les mésos ou les organes demi-pédiculisés*, comme les colons ascendant et descendant :

En partant *de l'ombilic*, à droite du lig. falciforme, la ligne (fig. 731) chemine, à droite de la ligne médiane, sur la paroi antérieure de l'abdomen, puis sur la concavité diaphragmatique jusqu'au-devant du trou de la veine cave, dans le centre aponévrotique

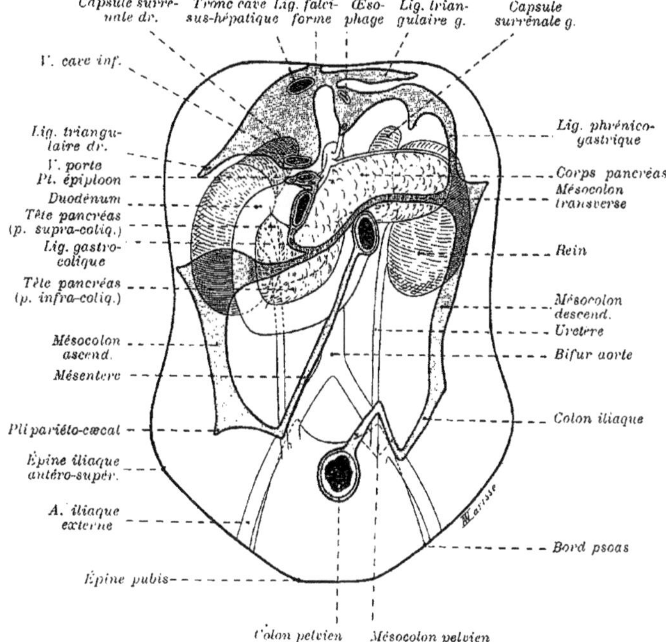

Fig. 731. — Trace des mésos insérés sur la paroi abdominale postérieure et la concavité diaphragmatique, en projection sur un plan frontal.

Ce schéma est construit en partie d'après les données d'Addison. Pour la description, se reporter au texte.

(*face dr. lig. falciforme*); elle tourne à droite et descend jusqu'au voisinage du pôle supérieur du rein (*face ant. lig. coronaire et triangulaire droit*) (fig. 732), se réfléchit brusquement (*bord libre, lig. triangulaire*), revient vers le bord droit de la v. cave inférieure en croisant le tiers inférieur de la capsule surrénale (*face post. lig. triangulaire et coronaire droit*); descend le long du bord droit de la v. cave jusqu'au bord supérieur de la première portion du duodénum, où la veine disparaît en arrière de ce viscère (*face dr. méso hépato-cave*); passe au-devant de la paroi ventrale de la veine (*bord libre méso hépato-cave*). Elle franchit à ce niveau l'***hiatus de Winslow*** et entre dans le ***vestibule de l'arrière-cavité des épiploons***, remonte le long du bord gauche de la v. cave jusqu'au voisinage du trou diaphragmatique (*face g. méso hépato-cave*), se porte obliquement à gauche et en bas vers l'orifice œsophagien du diaphragme, qu'elle atteint au niveau du bord antérieur droit de l'œsophage (*face dr. du petit épiploon*); descend le long du *bord droit du méso-œsophage* jusqu'à la saillie de l'artère Coronaire.

Depuis le flanc gauche de la v. cave jusqu'à ce point, la ligne circonscrit le ***diverticule***

supérieur de l'arrière-cavité. A partir de la Coronaire, elle borne le **diverticule inférieur** (*bourse mésogastrique*) et marque les limites du *recessus splénique* (*poche secondaire rétro-stomacale*) jusqu'au moment où elle est croisée par l'*artère splénique.*

Elle remonte donc, toujours sur le diaphragme, en haut et à gauche, derrière la paroi stomacale, dessine quelques irrégularités, puis coupe le pôle supérieur du rein gauche et descend jusqu'au bord supérieur de la queue du pancréas, en croisant les vaisseaux Spléniques (*face dr. lig. phrenico-gastrique*).

A partir de ce moment et jusqu'à la rencontre de l'artère *gastro-duodénale*, la ligne chemine dans le *diverticule inférieur* proprement dit (*poche secondaire épiploïque*). Elle coupe perpendiculairement la face antérieure de la queue du pancréas (*face dr. épiploon pancréatico-splénique*) et se dirige vers le coude supérieur gauche du colon transverse. A partir de ce point, la ligne s'incline vers la colonne le long du bord pancréatique (*face ant.-sup. mésocolon transverse*). Près du milieu du corps, elle abandonne momentanément son trajet oblique en bas; elle remonte sur la surface antérieure du pancréas, se dirige vers l'angle de la première et de la deuxième portion du duodénum (*face g. lig. gastro-colique*). Elle atteint le sommet de l'échancrure duodénale du pancréas, en arrière

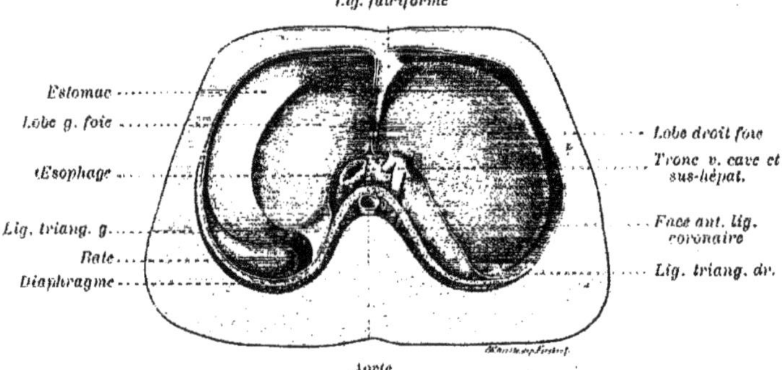

FIG. 732. — Ligaments falciforme et coronaire, vus de haut et d'arrière, après ablation de la voûte diaphragmatique. — D'après L.-H. Farabeuf.

Loges sous-phréniques : interhépato-diaphragmatique droite et gauche, au-devant des parties correspondantes du lig. coronaire, de part et d'autre du lig. falciforme. A gauche, s'isole en outre, une loge périsplénique, entre la grosse tubérosité de l'estomac à droite, le diaphragme et les côtes, en arrière et à gauche.

du duodénum et contourne la saillie de l'artère Hépatique, passe derrière la v. porte et le canal cholédoque, au niveau de l'angle compris entre ces canaux et la paroi (*face postérieure du lig. duodéno-hépatique*).

La rencontre de l'a. Hépatique marque la limite du diverticule inférieur de l'arrière-cavité. Avant d'être soulevée par cette artère, la ligne coupe parfois l'artère gastro-duodenale, qui encadre plus exactement la poche épiploïque. Mais, habituellement, cette artère chemine entre le duodénum et le pancréas, de sorte qu'il faut effondrer le cul-de-sac péritonéal pour la trouver, un peu plus profondément. Derrière la v. porte et le canal cholédoque, la ligne chemine dans le **vestibule**, et elle en sort à droite du cholédoque par l'**hiatus de Winslow.**

La ligne contourne ensuite le bord droit du cholédoque, descend légèrement sur la paroi postérieure du duodénum, remonte sur son bord supérieur, coupe sa face antérieure et retrouve la tête du pancréas au niveau du bord inférieur. Elle se porte en bas, à gauche, jusqu'au bord antérieur du corps pancréatique (*face dr. lig. gastro-colique*).

La ligne reprend alors sa direction oblique en bas et à droite. Elle coupe la face antérieure de la tête pancréatique, la deuxième portion du duodénum, le rein, au-dessus de son tiers inférieur, et atteint la paroi du flanc (*face sup. mésocolon transverse; partie droite du colon transverse, angle colique droit*).

La ligne descend de là jusque dans la fosse iliaque droite (*face dr. mésocolon ascendant ou ligne de réflexion sur le bord droit du colon ascendant*), forme une corne droite (*pli pariéto-cæcal*), dessine une courbe à concavité inférieure (*fosse rétro-cæcale*), forme une corne gauche (*pli mésentérico-pariétal*).

Elle tourne alors brusquement et se porte en haut et à gauche jusqu'au niveau de l'union des deux premières vertèbres lombaires, en croisant au-devant du psoas, des piliers du diaphragme et de la colonne, les vaisseaux spermatiques et l'uretère droits, la veine cave et l'aorte (*face g. Mésentère*). Elle contourne la circonférence du duodénum au niveau de l'angle duodéno-jéjunal et retourne vers la fosse iliaque droite (*face dr. Mésentère*).

La ligne remonte ensuite au-devant de la fosse iliaque, de la paroi lombaire, du pôle inférieur du rein, à distance du bord droit de la deuxième portion du duodénum (*face g. mésocolon ascendant ou ligne de réflexion sur le bord gauche du colon ascendant*); elle s'incurve à gauche, coupe un petit segment du pôle supérieur du rein, puis la deuxième portion du duodénum et la tête du pancréas; elle suit le bord antéro-inférieur du pancréas jusqu'à son extrémité et atteint le bord latéral du rein gauche (*face inf. mésocolon transverse*). Dans ce trajet, elle passe au-dessus de l'angle duodéno-jéjunal.

La ligne descend sur la face antérieure du rein gauche, au-dessous du pancréas et près du bord latéral, sur la paroi lombaire et la fosse iliaque jusqu'au bord médial du psoas (*face dr. mésocolon descendant et mésocolon iliaque ou cul-de-sac de réflexion sur le bord dr. de ces intestins*).

Là, elle remonte le long du bord du psoas jusque sur la face gauche du promontoire, croise l'uretère et les vaisseaux spermatiques gauches, se coude à angle aigu et descend jusqu'à la troisième vertèbre sacrée en se rapprochant progressivement de la ligne médiane (*face ant.-supérieure mésocolon pelvien*).

A ce niveau, sur notre préparation, le péritoine fait le tour du rectum. Puis la ligne reprend sur la troisième vertèbre sacrée, remonte à gauche jusqu'au flanc gauche du promontoire, se coude à angle aigu, redescend le long du psoas; elle coupe à nouveau l'uretère gauche et les vaisseaux spermatiques g. (*face post.-inférieure mésocolon pelvien et fossette intersigmoïde*).

Elle tourne à angle droit sur la fosse iliaque et remonte longitudinalement sur la région lombaire parallèlement ou en dehors du bord latéral du rein gauche jusqu'au niveau du flanc (*face g. mésocolon iliaque, mésocolon descendant, angle g. du colon*). Elle passe de là sur le bord latéral du rein et sa face antérieure, ou un peu à gauche de ce bord, décrit sur le diaphragme une grande courbe à convexité supérieure et gauche et atteint le bord gauche et postérieur de l'orifice œsophagien (*face g. des lig. phrénico-splénique et gastrique, face g. du méso-œsophage*).

Elle suit la face antérieure gauche de l'œsophage jusqu'au bord droit, se dirige en haut et à droite vers le trou de la v. cave dans le diaphragme (*face g. petit épiploon*), puis se réfléchit brusquement à gauche (*face supérieure lig. coronaire et triangulaire g.*). Après une nouvelle réflexion à angle très aigu (*bord libre lig. triangulaire g.*), la ligne revient vers la ligne médiane, la dépasse (*face antérieure lig. triangulaire et coronaire g.*). Enfin, au-devant et à gauche du trou de la veine cave, elle s'incline à angle presque droit et cheminant sur la concavité diaphragmatique, puis sur la face postérieure de la paroi abdominale antérieure (*face g. lig. falciforme*), elle se termine à l'ombilic, son point de départ.

§ 2. — Organes pariétaux sous-péritonéaux.

L'ANSE DUODÉNALE est recouverte par le péritoine pariétal depuis le bord droit du pédicule hépatique jusqu'à l'angle duodéno-jéjunal (fig. 731). Mais, la séreuse de la *portion supracolique* ne se continue pas directement avec celle de la *portion infracolique*. Il y a un champ transversal où l'intestin apparaît à nu, après décollement de la *partie droite du colon transverse* et section au ras du mésocolon transverse. La séreuse de la portion infracolique est elle-même interrompue suivant la ligne d'attache du mésentère, et divisée en un segment droit et un segment gauche.

Le REIN DROIT est normalement revêtu du péritoine pariétal, dans le segment de sa face antérieure, compris entre la *capsule surrénale* en haut, la *partie droite du colon transverse* en bas, la 2e *portion du duodénum* à gauche (fig. 731). Souvent, mais pas toujours, son *pôle inférieur* apparaît sous le péritoine pariétal, *au-dessous du colon transverse*, entre le colon ascendant et le bord droit du duodénum (fig. 720, p. 1054). A ce niveau, Waldeyer décrit une *niche colique droite* ou *fosse duodénale*, limitée à droite par le colon ascen-

[P. FREDET.]

dant, en haut par le colon transverse, à gauche par la racine du mésentère et la grande veine Mésentérique en particulier.

Cette fosse assez profonde regarde en bas. On y reconnaît sous le péritoine, le segment gauche de la portion infracolique du *duodénum*, le pôle inférieur du *rein* et, dans l'angle compris entre ces deux organes, l'*uretère* droit. Les *artères coliques*, en particulier la colique moyenne et l'iléo-colique saillent aussi et encadrent plus ou moins nettement la *fosse duodénale*.

La séreuse qui couvre la partie supérieure du rein, passe sur la face correspondante de la CAPSULE SURRÉNALE DROITE et en revêt généralement le tiers inférieur; elle se réfléchit ensuite de la surrénale sur le foie, par l'intermédiaire du ligament coronaire. Mais il peut arriver que le cul-de-sac surréno-hépatique remonte jusqu'au bord supérieur du corps supra-rénal.

Voy. p. 1043 et 1044, les modifications apportées dans la disposition du péritoine pariétal de cette région par l'existence des *lig. hépato-rénal postérieur et antérieur.*

La face antérieure du PANCRÉAS tout entier, la face inférieure du corps, sont revêtues de la séreuse pariétale (fig. 731). La ligne d'attache du mésocolon transverse divise le champ péritonéal en deux parties : l'une *supracolique*, répondant à la partie supérieure de la tête et à la face antérieure du corps; l'autre *infracolique*, répondant à la partie inférieure de la tête et à la face inférieure du corps.

En outre, dans la partie supracolique, la ligne d'implantation du ligament gastro-colique empêche le péritoine qui tapisse la tête, près du duodénum, de se continuer directement avec celui qui tapisse le corps, au-dessus du mésocolon transverse, et dans l'arrière-cavité des épiploons.

Au-dessus du corps pancréatique, la partie supérieure de la CAPSULE SURRÉNALE GAUCHE est visible sous le péritoine du diverticule splénique de l'arrière-cavité.

La face antérieure du REIN GAUCHE apparaît, revêtue par la séreuse, au-dessous du pancréas et à gauche du colon descendant (fig. 731). Le pôle supérieur se montre fréquemment au-dessus du pancréas et de l'angle gauche du colon, à gauche de l'implantation du ligament phrénico-colique.

Waldeyer a décrit du côté *gauche*, une *niche colique* ou *fosse pancréatique*, moins spacieuse, mais plus profonde que la droite (fig. 720). Ses limites sont marquées : en haut par le mésocolon transverse; à gauche par le colon descendant; à droite par l'angle duodéno-jéjunal et la racine du mésentère. Son fond, plus élevé que celui de la fosse droite, répond à l'angle colique gauche. Elle s'ouvre en bas et à droite. Elle est caractérisée par la présence de la face inférieure du corps pancréatique (d'où son nom) et par la saillie du rein gauche. On voit l'*uretère* sous le péritoine, à sa sortie du rein, et les grosses branches (coliques gauches) de l'artère Mésentérique inférieure.

Dans l'aire de la niche colique gauche s'ouvrent le *recessus aorticus* et la *fossette paraduodénale*.

Recessus aorticus (fig. 720, p. 1054). Waldeyer (*l. c.* p. 1057, 1900, voy. p. 31), réunit sous cette dénomination la *fossette duodénale supérieure* et la *fossette duodénale inférieure* de Jonnesco, qui coexistent généralement. On y aperçoit, recouvert d'un mince feuillet péritonéal, la face antérieure et le bord de l'aorte, et comme Frohse l'a fait remarquer, l'artère spermatique interne à son origine.

La ***fossette duodénale supérieure***, résulte de l'existence d'un pli péritonéal triangulaire (*pli duodénal supérieur*) à base inférieure, libre, à sommet répondant à l'angle duodéno-jéjunal, et dont les côtés s'attachent : l'un à droite, sur le flanc gauche de la 4e portion du duodénum ; l'autre à gauche sur la paroi. Ce pli est dit *vasculaire*, car il contient presque toujours, dans son bord gauche, la crosse de la *veine Mésentérique inférieure*.

La fossette, ouverte en bas, est limitée en avant par la face postérieure du pli duodénal supérieur; sa présence, d'après Jonnesco, est de 50 %.

La ***fossette duodénale inférieure***, est aussi limitée par un pli triangulaire (*pli duodénal inférieur*) dont le bord libre regarde en haut, et dont le sommet correspond plus ou moins à l'angle de la 3e avec la 4e portion du duodénum : le bord gauche se soude à la paroi, généralement en dedans de l'artère colique supérieure gauche. Le pli duodénal inférieur est donc *avasculaire*. Sa fréquence d'après Jonnesco est de 75 %.

Il est impossible de fournir actuellement une explication satisfaisante de la formation des deux fossettes duodénales. Les théories émises à ce sujet ne sont pas acceptables (Voy. Jonnesco. hernies internes rétro-péritonéales. Paris, 1890, p. 57-59 ; Théories de Treitz, de Waldeyer, de Treves.) Pour détails plus complets, voy. t. 4, p. 265 et fig. 142.

La fossette paraduodénale a été observée à gauche de la portion ascendante du duodénum (fig. 144, p. 268). Elle paraît résulter de la pédiculisation de l'*artère colique gauche supérieure*, qui se détache de la paroi, en soulevant un pli dont elle occupe le bord libre. Ce bord regarde à droite, du côté du duodénum : le bord adhérent est à gauche, de sorte que le pli de l'artère colique présente une face antérieure et une face postérieure. La fossette paraduodénale se développe entre cette dernière et la paroi.

Au-dessous et à gauche de la racine du mésentère, on reconnaît, sous la séreuse, le *tronc aortique* et ses deux *branches de bifurcation*; l'*uretère droit* et les *vaisseaux spermatiques internes* qui croisent l'*iliaque externe* à sa naissance (fig. 731).

Lorsque le mésocolon pelvien peut être relevé et que sa racine secondaire est franchement implantée sur le psoas, on voit aussi sur le bord du bassin la saillie sous-péritonéale de l'*uretère gauche*.

L'uretère et les *vaisseaux spermatiques gauches* se dégagent de la fossette intersigmoïde et croisent l'iliaque commune près de sa terminaison.

§ 3. — Coupes.

Nous allons maintenant examiner rapidement sur des coupes la disposition du péritoine pariétal et sa continuité avec les mésos.

A. — COUPES SAGITTALES.

I. Coupe médiane. — Partant de l'*ombilic*, on suit la séreuse de la *paroi abdominale* et de la *concavité diaphragmatique* jusqu'à la face antérieure du *ligament coronaire* (partie gauche). On revient, par son intermédiaire, sur la *convexité du foie* jusqu'au *bord tranchant*.

Là (fig. 733), on retourne sous le *lobe carré* jusqu'au *sillon transverse* où l'on atteint le *petit épiploon*. Le péritoine se réfléchissant à angle très aigu sur la face antérieure du petit épiploon, parvient à la petite courbure de l'estomac, tapisse la paroi antérieure de l'*estomac*, puis la face antérieure de la lame réfléchie du *grand épiploon* jusqu'au bord inférieur de ce dernier.

Remontant au contact de la face postérieure du *grand épiploon*, on rencontre le *colon transverse*; on contourne les 2/3 de sa circonférence sous-jacente à l'attache de l'épiploon ; on suit la face postérieure du *mésocolon transverse* jusqu'à la racine de ce méso. Après réflexion à angle aigu sur la *paroi*, le péritoine ne tarde pas à tapisser la 3e portion du *duodénum*, sessile,

[*P. FREDET.*]

puis il se réfléchit sur la face droite et supérieure du *mésentère* jusqu'à l'*intestin grêle*; il le contourne et remonte sur la face gauche et postérieure du *mésentère* jusqu'à la *paroi*. Là, nouvelle réflexion à angle aigu au-devant de l'aorte qu'on suit jusqu'à sa bifurcation.

Dans le *petit bassin* la séreuse tapisse la face antérieure du *rectum* jusqu'au

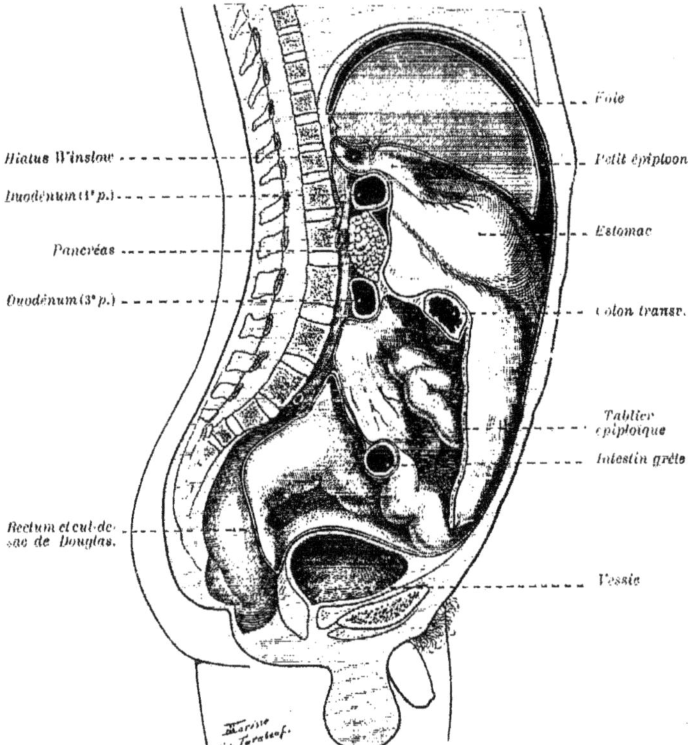

Fig. 733. — Coupe sagittale du tronc, passant un peu à droite de la ligne médiane, d'après une figure de Farabeuf légèrement modifiée.

fond du *cul-de-sac génito-rectal*, plus profond chez la femme que chez l'homme. Il revêt la saillie du ligament large masculin ou celle du 1/3 supérieur du vagin et de l'utérus chez la femme, forme au-devant de l'appareil génital un *cul-de-sac génito-vésical*, puis recouvre la face postéro-inférieure de la *vessie*, atteint la paroi abdominale et rejoint l'ombilic (V. p. 1062 et 1068, et fig. 728 et 730).

La coupe sagittale médiane intéresse l'arrière-cavité des épiploons dans ses deux diverticules supérieur et inférieur.

Partant du *tronc Cœliaque* en arrière, la séreuse remonte sur la paroi postérieure du *recessus supérieur*, atteint son sommet au niveau de l'angle d'union du *méso hépato-cave* et du *petit épiploon*. Elle descend en avant sur le *lobe de Spigel*, et la face postérieure du *petit épiploon* jusqu'à la *petite courbure de l'estomac*. — A partir de ce point s'ouvre le *diverticule inférieur*.

De la petite courbure de l'estomac (cercle des coronaires) à la grande (cercle des gastro-épiploïques) le péritoine qui tapisse la partie postérieure de l'estomac limite la portion *splénique* ou *rétro-stomacale* du diverticule inférieur.

Au-dessous de la grande courbure, on entre dans la *portion épiploïque proprement dite* du diverticule inférieur. Cette portion est bornée en avant par la face postérieure de la *lame réfléchie* du *grand épiploon* jusqu'au fond du sac épiploïque (au niveau du colon transverse ou un peu au-dessous). La paroi postérieure est limitée, de bas en haut, par le péritoine qui tapisse successivement la face antérieure de la *lame directe de l'épiploon*, le 1/3 supérieur de la circonférence du *colon transverse*, la face antéro-supérieure du *mésocolon*; puis, sur la paroi abdominale, la face antérieure du *corps pancréatique*, où l'on retrouve le diverticule supérieur de l'arrière-cavité.

II. Coupe un peu a droite de la ligne médiane, latéralement a l'hiatus de Winslow. — Elle intéresse à peine l'arrière-cavité mais permet d'en bien voir l'entrée (fig. 733). Partant, comme précédemment, de l'ombilic, en suivant la séreuse, on parvient au bord tranchant du foie, après réflexion sur la face antérieure du ligament coronaire (partie droite); on retourne sous la *face postéro-inférieure* du foie jusqu'au feuillet postérieur du *ligament coronaire*. Puis on descend sur la *paroi* entre les bords adjacents du rein droit et de la veine cave inférieure. On suit successivement la face antérieure de la 1re *portion du duodénum*, du *ligament gastro-colique*, de la *tête pancréatique* et du *mésocolon transverse*. On franchit l'arc du *colon*, on descend sur la face antérieure du grand épiploon et l'on est ramené comme précédemment sous la racine du *mésocolon transverse*. On retrouve, à ce niveau, la tête du pancréas (portion infra-colique) et l'on doit redescendre à son contact, puis sur la 3e portion du duodénum et la paroi avant de parvenir à la racine du mésentère, au-dessous de laquelle le trajet ne présente plus d'intérêt.

Sur cette coupe, l'arrière-cavité est quelquefois ouverte dans un intervalle minime, entre le bord inférieur de la 1re portion du duodénum en haut, le pancréas en bas, la face postérieure du ligament gastrocolique en avant, le pancréas en arrière.

III. Coupe un peu a gauche de la ligne médiane. — Sur cette coupe le trajet du péritoine de la grande cavité, depuis l'ombilic jusqu'au-dessous de la racine du mésocolon transverse, est analogue à celui qu'on observe sur la ligne médiane. Mais, au niveau de ce point, le péritoine, après avoir tapissé la face inférieure du pancréas, se réfléchit sur la paroi abdominale et la suit jusqu'au niveau de la racine du *mésocolon pelvien* (fig. 731). Il doit en tapisser successivement les deux faces avant de pénétrer dans l'excavation pelvienne.

La coupe intéresse encore l'arrière-cavité des épiploons (suivre sur les schémas 731; 658 et 659, p. 998-999). Le péritoine qui tapisse la *paroi* postérieure, depuis l'arc de la *Coronaire stomachique* jusqu'au plafond, puis le *lobe de Spigel* et la face postérieure du *petit épiploon* jusqu'à la *petite courbure* de

[P. FREDET.]

l'estomac appartient au diverticule supérieur : la portion rétro-stomacale du diverticule inférieur est comprise entre la *paroi* abdominale postérieure depuis la *Coronaire* jusqu'au bord supérieur du corps pancréatique (*Splénique*) d'une part, la paroi postérieure de l'*estomac* dans l'intervalle des deux *courbures* (cercle des coronaires et des gastro-épiploïques), d'autre part.

La portion épiploïque proprement dite du diverticule inférieur, s'étend : au-dessous du bord supérieur du pancréas (*Splénique*) en arrière, et de la grande courbure de l'estomac (*gastro-épiploïque*), en avant, jusqu'au point où la lame réfléchie de l'épiploon se fusionne avec sa lame directe, c'est-à-dire au-dessous de l'arc du colon.

B. — COUPES TRANSVERSALES.

I. Coupe au-dessus de l'hiatus de Winslow. — Cette coupe (fig. 734) intéresse le *foie*, l'*estomac*, la *rate*, le sommet du *rein gauche*. Elle coupe le *méso*

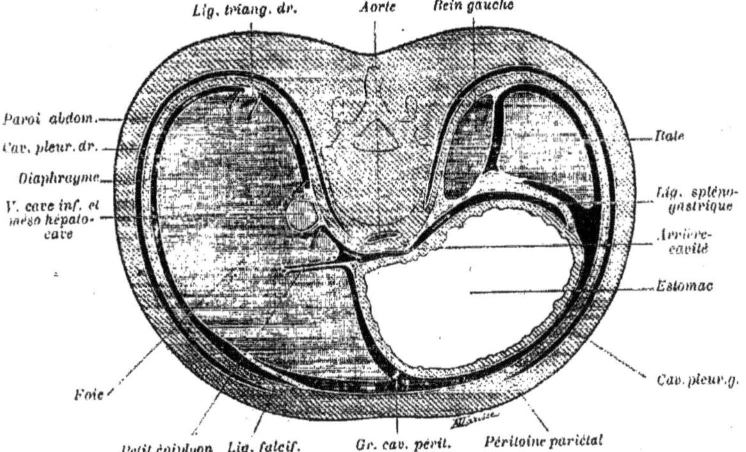

Fig. 734. — Coupe transversale, passant par l'arrière-cavité des épiploons, au-dessus de l'hiatus de Winslow.

(Segment inférieur schématisé). — Les flèches, dessinées dans la partie droite de la cavité péritonéale, indiquent le trajet à accomplir pour pénétrer dans l'arrière-cavité des épiploons.

hépato-cave, le *petit épiploon*, et le lig. *phrénico-spléno-gastrique*. Elle ouvre trois cavités péritonéales indépendantes :

1° *Cavité droite*. — Partant du flanc droit du *lig. falciforme*, on se porte à droite sur le *lobe droit du foie*. On contourne son *bord droit* et l'on passe sur la *face postéro-inférieure* (lobe droit) jusqu'au bord droit du *méso hépato-cave*. On revient ainsi à la paroi qu'on suit d'arrière en avant jusqu'à la racine du *lig. falciforme*.

Quand le *lig. triangulaire droit* descend bas, comme dans le cas figuré ici; il cloisonne sur une certaine hauteur la cavité péritonéale, l'espace compris entre lui et le méso hépato-cave porte le nom de *recessus hépato-cave*. V. p. 1044 et fig. 717.

2° *Cavité gauche.* — Partant du flanc gauche du *lig. falciforme*, on se porte à droite jusqu'au foie, on tourne à angle aigu sur le *lobe gauche* jusqu'au *bord tranchant*. On revient sur la *face postéro-inférieure* jusqu'à la *gouttière du canal veineux* et l'on passe de là sur la face antérieure du *petit épiploon*. Puis on contourne la paroi antérieure de l'*estomac* de la petite à la grande courbure. Un peu au delà de celle-ci, on trouve le flanc gauche du *lig. spléno-gastrique* qui conduit au hile de la *rate*, sur la face gastrique. On revient sur cette face jusqu'au bord tranchant, puis sur la face diaphragmatique, le bord obtus, la face rénale jusqu'au *lig. phrénico-splénique*. La face postérieure et gauche de ce ligament conduit sur la face antérieure du *rein* et la *paroi* abdominale qui ramène à la racine du *lig. falciforme*.

3° *Arrière-cavité des épiploons.* — Elle est ouverte dans son diverticule supérieur et son diverticule splénique. Partant du flanc gauche du *méso hépato-cave*, le péritoine tapisse le *diaphragme*, la saillie de la *Coronaire* et passe à

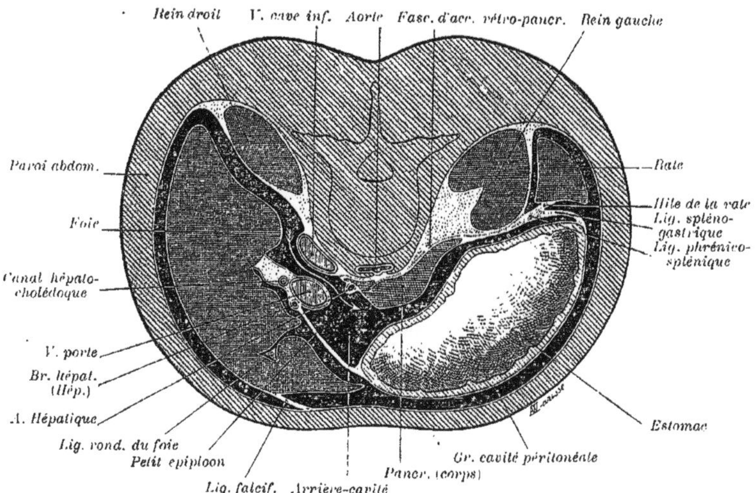

FIG. 735. — Coupe transversale, passant par l'arrière-cavité des épiploons, au niveau de l'hiatus de Winslow.

(Segment inférieur de la coupe, schématisée.)

droite d'elle dans le diverticule splénique. Il s'y poursuit sur le *diaphragme*, le bord médial et la face antérieure du *rein gauche* (pôle supérieur) la face droite du *lig. phrénico-spléno-gastrique* jusqu'en arrière de la grande courbure, la face postérieure de l'*estomac* jusqu'à la petite courbure. Il rentre alors dans le diverticule supérieur, tapisse la face postérieure du *petit épiploon* jusqu'à la gouttière du canal veineux, habille le *lobe de Spigel* jusqu'au bord gauche du *méso hépato-cave*, qui ramène à la paroi.

II. COUPE AU NIVEAU DE L'HIATUS DE WINSLOW. — Il est difficile de réussir parfaitement ces coupes, c'est-à-dire de passer exactement sur le bord libre du

[P. FREDET.]

petit épiploon, comme sur celle qui a servi à dessiner le schéma 626, p. 976. L'*estomac*, la *rate*, le *pancréas* et les *deux reins* sont intéressés. Les mésos sectionnés sont le *petit épiploon* et le *lig. phrénico-spléno-gastrique*. L'arrière-cavité des épiploons s'ouvre largement à droite. De la *paroi* lombaire droite on va sur la face antérieure du *rein*. Au-devant de la *v. cave*, on entre par l'*hiatus de Winslow* dans le *vestibule*, et aussitôt, franchissant l'*artère Hépatique*, on tombe dans le *diverticule inférieur* de l'arrière-cavité. On y chemine au-devant de la tête, puis du corps du *pancréas*. Le *lig. phrénico-spléno-gastrique* conduit à la grande courbure de l'*estomac*, à la face postérieure et à la petite courbure. On abandonne le *diverticule inférieur* de l'arrière-cavité à ce niveau pour entrer dans le *diverticule supérieur* derrière la face postérieure du *petit épiploon*. Puis on parcourt le *vestibule* derrière le pédicule hépatique jusqu'à l'*hiatus* de Winslow.

On rentre à ce moment dans la grande cavité péritonéale. On chemine au-devant du pédicule hépatique, sur la face antérieure du *petit épiploon*, sur la face antérieure de l'*estomac*. Derrière la grande courbure on retrouve la face gauche et postérieure du *lig. phrénico-spléno-gastrique*, qui ramène à la *paroi* lombaire gauche après avoir contourné la *rate*, comme sur la coupe précédente.

Les choses se passent à peu près de la même façon sur les coupes 715, p. 1039 et 735, sauf qu'elles intéressent le foie et le ligament falciforme.

III et IV. Coupe au-dessous de l'hiatus de Winslow et au-dessus du mésocolon transverse. — Coupe au-dessous du mésocolon transverse. — Il y a là une zone de transition dont les schémas 631 et 633, p. 978 donneront une idée suffisante.

V. Coupe passant au-dessous du duodénum. — Elle intéresse le *colon ascendant*, le *jéjuno-iléon*, le *colon descendant* et les *uretères*.

Les mésos sectionnés sont le *mésocolon ascendant*, le *mésentère* et le *mésocolon descendant*.

Les fig. 549, 550, p. 924; 678, p. 1011, représentent une section faite au-dessous du croisement de la colonne par le mésentère; elles montrent les deux dispositions éventuelles du colon : colon muni d'un méso de longueur appréciable et colon sessile. Dans le premier cas, le péritoine pariétal se réfléchit sur la face droite du *mésocolon ascendant*, tapisse toute la circonférence du gros intestin jusqu'à la face gauche du *mésocolon*, redevient *pariétal* jusqu'à la racine du *mésentère*; se réfléchit sur la face droite du mésentère, recouvre la circonférence de l'*intestin grêle* jusqu'à la face gauche du *mésentère*, atteint à nouveau la *paroi* à droite de la ligne médiane et se poursuit vers la gauche où se trouve le *colon descendant*, relativement auquel elle se comporte comme pour le colon ascendant.

Dans le second cas, le péritoine pariétal se réfléchit directement sur le bord droit du colon, en tapisse la demi-circonférence antérieure au moins et devient pariétal au niveau du hile vasculaire.

LE PÉRITOINE

HISTOGENÈSE ET HISTOLOGIE

par A. BRANCA

I

LES PREMIERS DÉVELOPPEMENTS DU COELOME

La cavité péritonéale des mammifères est originellement représentée par une fissure qui divise le mésoblaste en deux lamelles secondaires.

Ce mésoblaste est formé, tout d'abord, par une nappe cellulaire, qui est pleine et partout continue à elle-même. Cette nappe apparaît au niveau de la ligne primitive; elle s'interpose entre les deux feuillets primaires du blastoderme; elle provient de l'épaississement de l'un de ces feuillets. (Voy. tome I, livre I, *Notions d'embryologie.*)

Puis le mésoderme s'étend en avant de la région dans laquelle il a pris naissance. Dans cette région pré-blastoporique, il se montre constitué par deux

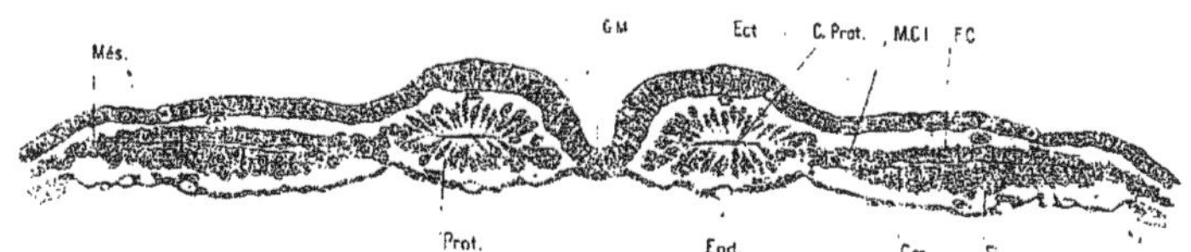

Fig. 736. — Coupe d'un embryon de lapin muni de trois protovertèbres (d'après Van der Stricht, en partie modifié).

Ect. Ectoderme; *G. M.* gouttière médullaire: *Més.* Mésoderme; *Prot.* Protovertèbre; *C. Prot.* Cavité protovertébrale: *M. C. S.* Masse cellulaire intermédiaire; *F. C.* Feuillet fibro-cutané; *Fi.* Feuillet fibro-intestinal; *Cœ.* Cavité cœlomique; *End.* Endoderme.

lames, l'une droite et l'autre gauche. Pareille modification est le fait de l'apparition de la gouttière médullaire, dont le fond vient prendre contact avec l'endoderme axial de l'embryon.

De chaque côté du névraxe s'étale le mésoderme, réparti en deux zones, l'une interne, l'autre externe. La première forme les segments primordiaux ou prévertèbres. La seconde s'amincit à mesure qu'elle se rapproche de la périphérie de l'embryon : c'est la lame latérale.

Les éléments de cette lame ne tardent pas à se répartir en deux assises, d'aspect épithélial : l'externe formée de cellules cubiques; l'interne, de hautes cellules prismatiques.

Puis des fentes étroites (A) apparaissent, çà et là, entre les faces proximales des deux assises cellulaires; ces fentes s'agrandissent. Elles sont « séparées les unes des autres par des bandes de mésoderme restées pleines, et dans lesquelles les deux lamelles fibro-cutanée et fibro-intestinale sont encore confondues. Sur les coupes, ces lacunes... rappellent assez des vaisseaux vides. » (VIALLETON)[1].

Quand ces lacunes discontinues se sont ouvertes les unes dans les autres,

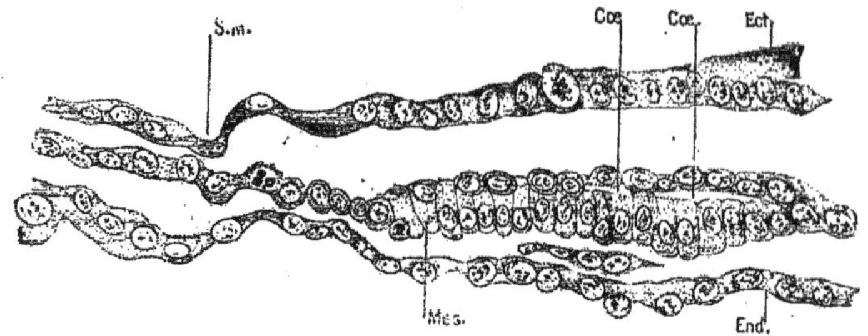

FIG. 737. — Coupe d'un blastoderme de lapin (d'après Van der Stricht).

Ect. Ectoderme ; *S. M.* Sillon marginal ; *Mes.* Mésoderme ; *Cœ.* Petites fentes intra-mésodermiques qui, par leur fusion, détermineront l'apparition du cœlome ; *End.* Endoderme.

une large fente en résulte, qui s'étale parallèlement à la surface de l'embryon, de chaque côté de la ligne médiane (B). Cette fente, c'est le cœlome qui cloisonne la lame latérale en deux lamelles, l'une profonde (lame fibro-intestinale ou splanchnique), l'autre superficielle (lame fibro-cutanée ou somatique).

Toutefois il importe de remarquer que la région interne des lames latérales, celle-là qui précisément confine aux prévertèbres, demeure indivise : c'est la masse cellulaire intermédiaire de Balfour.

Puis le diaphragme se développe, à la suite d'un processus qui relève de l'organogénie; il cloisonne le cœlome en deux cavités superposées. Le cœlome

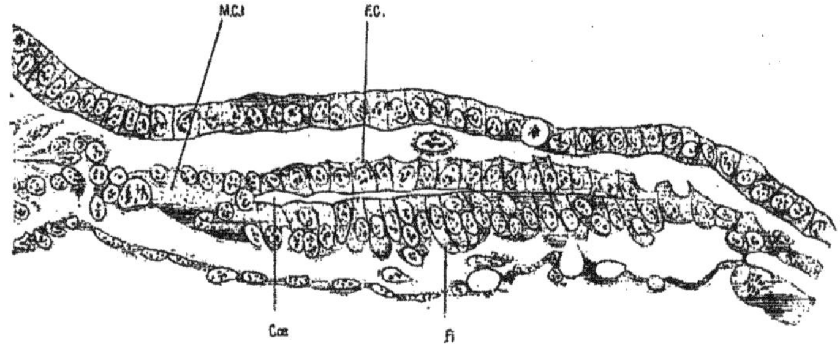

FIG. 738. — Coupe d'un blastoderme de lapin muni de trois protovertèbres (d'après Van der Stricht).

M. C. I. Masse cellulaire intermédiaire ; *F. C.* Feuillet fibro-cutané ; *Fi.* Feuillet fibro-intestinal ; *Cœ.* cœlome.

thoracique constituera la séreuse pleuro-péricardique ; le cœlome abdominal n'est autre que la grande cavité péritonéale.

Aussitôt que s'est délaminé le mésoderme, l'assise cellulaire, au contact du cœlome, garde l'aspect d'un épithélium, disposé sur une seule assise. L'épithé-

1. 1892. VIALLETON. Développement des aortes chez l'embryon de poulet. (*Journ. de l'Anat. et de la Phys.*, p. 19.)

lium qui revêt la face interne de la somatopleure est l'origine du péritoine pariétal ; l'épithélium qui tapisse la face externe de la splanchnopleure et de ses dérivés doit donner naissance au péritoine viscéral.

Épithéliums de la lame somatique et de la lame splanchnique constituent donc les parties initiales de la séreuse.

Plus tard, les diverses régions du péritoine sont reliées l'une à l'autre par des replis membraneux qui sont des mésos, des ligaments, des épiploons. Toutes ces formations sont essentiellement formées de tissu conjonctif, et comme ce tissu « procède d'une ébauche primitivement épithéliale », c'est l'histoire de l'épithélium cœlomique qui nous occupera tout d'abord.

On sait qu'il existe « un épithélium ectodermique persistant qui est l'épiderme, et un épithélium endodermique définitif qui est celui du tube intestinal » ; il y a lieu de considérer aussi « un épithélium mésodermique permanent. Chacun de ces épithéliums de l'adulte représente l'ensemble des cellules de même origine embryonnaire qui restent disponibles après le départ des formations diverses, issues des divers feuillets. En d'autres termes, le feuillet embryonnaire, moins certaines formations, donne un épithélium définitif. Le mésoderme, après formation des muscles et production du mésenchyme, devient l'épithélium de la cavité générale du corps ou cœlome.

Cet épithélium, ajoute Prenant, est sujet lui-même à plusieurs différenciations. C'est lui qui fournit le plus souvent les cellules germinatives et en dernière analyse les œufs et les spermatozoïdes. C'est de lui que dérivent la plupart des glandes excrétrices ou reins.... Ce qui reste de l'épithélium cœlomique après la différenciation des cellules germinatives et des cellules excrétrices rénales constitue le revêtement définitif de la cavité générale du corps » (C).

NOTES

A) Un processus de même ordre s'observe dans l'histogénèse des bourses muqueuses[1] et des cavités articulaires. Une bande de tissu primitivement pleine se creuse secondairement d'une cavité. Toutefois, la cavité articulaire résulte d'une fonte qui débute dans la cellule même (fente intracellulaire) ; ici, la cavité cœlomique, autant qu'on en peut juger par les figures de O. van der Stricht, semble résulter de l'écartement des cellules adjacentes : elle serait intercellulaire.

B) Chez le lapin[2], le cœlome débute sur les parties latérales de l'extrémité céphalique de l'embryon. De là, il se propage en avant et en arrière : en avant, en s'écartant de l'axe de l'embryon, en arrière, en se rapprochant de ce même axe.

C) Au dire de Byrnes (1898) qui s'appuie sur des faits d'ordre expérimental, l'épithélium cœlomique pourrait même donner naissance à des muscles, tels que ceux des membres[3].

§ II

LE REVÊTEMENT PÉRITONÉAL

1° L'*épithélium péritonéal*. — Avant que le cœlome ne se constitue, la bordure épithéliale qui va le limiter de part et d'autre existe déjà.

1. 1904. Le tégument externe et ses dérivés. *Traité d'Anatom. hum.*, de Poirier et Charpy, t. V.
2. 1895. O. V. d. Stricht. La première apparition de la cavité cœlomique dans l'aire embryonnaire du lapin (*C. R. Soc. Biol.*, p. 207).
3. 1898. Byrnes. *Journ. of Morphology*, XIV.

[*A. Branca.*]

Les cellules qui la constituent sont de forme prismatique, elles forment un revêtement continu, disposé sur une seule rangée. Les éléments qu'on y observe sont en voie de prolifération ; les cellules binucléées n'y sont pas rares, et souvent on observe, de chaque côté d'une ligne intercellulaire, deux noyaux, équidistants, ordonnés par rapport à cette ligne. Un tel aspect de l'épithélium péritonéal est réalisé dans l'espèce humaine (fœtus de 2 à 3 mois), mais il n'est que transitoire.

Peu à peu, à l'épithélium cylindrique succède un épithélium aplati, un endothélium. Les régions qu'occupent le foie, le pancréas, les glandes génitales sont celles où l'on observe en dernier lieu l'épithélium cylindrique (Kolliker) qui bientôt disparaît, sauf au niveau de l'ovaire. Il semble bien que l'endothélium péritonéal définitif procède de l'épithélium cœlomique, à la suite d'une simple réduction en hauteur (Kolliker, Herrmann). Pareil phénomène s'observe dans l'épithélium pulmonaire au moment où s'établit la fonction respiratoire[1].

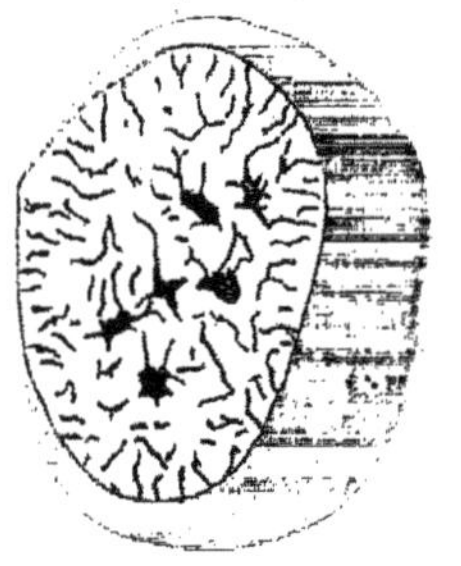

Fig. 730. — Une cellule péritonéale de la Salamandre avec les centrosomes. A droite, aspects divers des centrosomes (d'après Flemming).

Quant à savoir de quelles élaborations est capable la cellule endothéliale jeune qui vient d'être étudiée, c'est là une question très controversée et qui se rattache à l'un des problèmes les plus importants de l'anatomie générale. Pour les uns (A), l'épithélium cœlomique se transforme sur place en endothélium péritonéal; les tissus de la trame sous-jacente proviendraient du mésoderme ambiant ou d'une immigration de cellules mésenchymateuses. Pour d'autres, au contraire, l'endothélium est capable d'élaborer la trame qui le supporte. Nous aurons à revenir sur ce point en traitant des membranes péritonéales.

2° *L'endothélium péritonéal.* — L'endothélium péritonéal, arrivé à sa forme définitive, du fait, dit-on, de conditions d'ordre mécanique, se montre dans les dissociations comme une lamelle d'une extrême minceur, qui flotte, en se plissant sur elle-même, dans les liquides additionnels où on l'étudie.

Examinée de face, sur la séreuse tendue et imprégnée d'argent, la cellule se limite par un trait de réduction (B) dont la forme est celle d'un polygone à quatre, cinq ou six côtés. Ce polygone (C) a des bords rectilignes ou sinueux et des angles plus ou moins mousses. Il circonscrit un corps cellulaire transparent, dont le diamètre transversal atteint 40 à 50 μ.

Dans ce corps cellulaire, Flemming (1891) a pu mettre en évidence des corpuscules si petits qu'ils sont à la limite de la visibilité. Ces corpuscules sont des centrosomes ou peut-être des centrioles. Au nombre d'un ou deux, ils occu-

1. Waldeyer et Romiti enseignent toutefois que l'épithélium cylindrique s'atrophie et disparaît ; des cellules plates du tissu conjonctif sous-jacent, mises à nu par sa desquamation, se substituent à lui pour former l'endothélium péritonéal.

pent une petite plage du cytoplasme, remarquable par sa clarté; de la périphérie de cette plage, s'irradient parfois de fins filaments. Quand la cellule est sur le point de se diviser, il existe deux centrosomes réunis par un fin tractus qui représente l'origine du fuseau central. Ces centrioles, simples ou doubles, ont été découverts chez la salamandre; ils ont été retrouvés par Hansemann (1892) dans l'endothélium mésentérique du lapin et du chat nouveau-nés.

En un point variable de ce corps cellulaire, on observe un noyau. Ce noyau, unique d'ordinaire, long de 9 à 12 μ, est aplati et de forme généralement ovale ou arrondie. Il présente parfois des encoches qui sont rectilignes et de taille très variable. Ces encoches entament tantôt le contour du noyau, tantôt sa surface. Ce noyau est formé d'un karyoplasma réticulé, et de chromatine. Cette chromatine affecte surtout la forme de lames. Elle se dispose, comme une croûte discontinue, à la surface du noyau qui, de ce fait, apparaît nettement délimité. C'est à peine si dans l'intérieur de ce noyau, on trouve deux ou trois grains de chromatine, allongés comme des bâtonnets. Aussi le noyau a-t-il un aspect remarquablement clair[1].

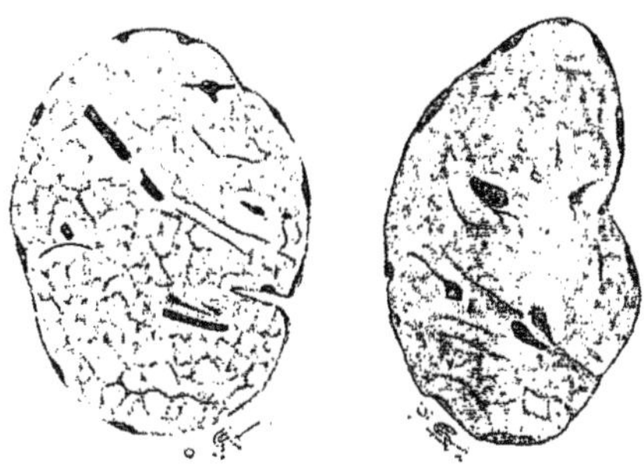

Fig. 740. — Noyaux de l'endothélium mésentérique

On remarquera l'aspect clair des noyaux, le réseau du karyoplasma, la chromatine répartie sous forme de lamelles à la périphérie du noyau qui présente des encoches sur la figure de gauche.

A côté des grandes cellules péritonéales dont il vient d'être question, on trouve, dans le péritoine, des îlots constitués par de petites cellules polygonales. Ces îlots sont situés dans les excavations de la séreuse, là où les frottements sont le moins considérables. Ce serait là des centres de prolifération cellulaire. Les petites cellules « peuvent bourgeonner soit extérieurement, soit intérieurement, donnant ainsi, dans le premier cas, des amas cellulaires mûriformes, pédiculés et dans l'autre des cônes pénétrants logés dans le tissu sous-jacent ». Nous reviendrons sur la morphologie et le rôle de ces formations, en traitant de l'épiploon et du centre phrénique.

Pour achever l'étude de l'endothélium péritonéal, la méthode des coupes est nécessaire. Elle montre que l'épithélium péritonéal, épais seulement de 1 ou 2 μ, présente des noyaux épais de 3 à 4 μ. Aussi ces noyaux font-ils saillie sur l'une des faces de la cellule endothéliale, en particulier sur sa surface libre. De plus elle permet de constater la structure fine de la cellule endothéliale, telle que l'ont établie les travaux récents.

Du côté de la cavité péritonéale (D), cette cellule se limite par une nappe très mince de protoplasma condensé (cuticule, plaque endothéliale, plaque

1. 1900. A. Branca. Sur le noyau de l'endoth. périt. (*C. R. Soc. Biol.*)

recouvrante, plaque chromophile) que le nitrate d'argent circonscrit d'un trait d'imprégnation polygonal.

Au-dessous de la plaque endothéliale, parfois munie de cils courts et rigides (E), s'étale le corps cellulaire proprement dit, muni de son noyau. Sur les coupes, ce noyau se montre comme un bâtonnet, aplati parallèlement à la surface du péritoine.

Quant au protoplasma, il a pour caractère fondamental d'être disposé en réseau. C'est dire que ce protoplasma porte des prolongements. Ces prolongements fibrillaires ou lamelleux, sont nombreux et ramifiés. Ils s'anastomosent entre eux dans une même cellule; ils se continuent également avec les expansions des cellules endothéliales voisines (ponts intercellulaires) et avec le tissu conjonctif qui unit et sépare les fibres lisses de la musculature intestinale.

De cette description, il résulte que l'endothélium péritonéal constitue une colonie; les éléments de cette colonie sont distincts les uns des autres au niveau de leur surface libre : dans la profondeur, au contraire, les cellules endothéliales sont étroitement réunies les unes aux autres. Il y a continuité parfaite entre le protoplasma des cellules endothéliales et le protoplasma des éléments conjonctifs qui les avoisinent.

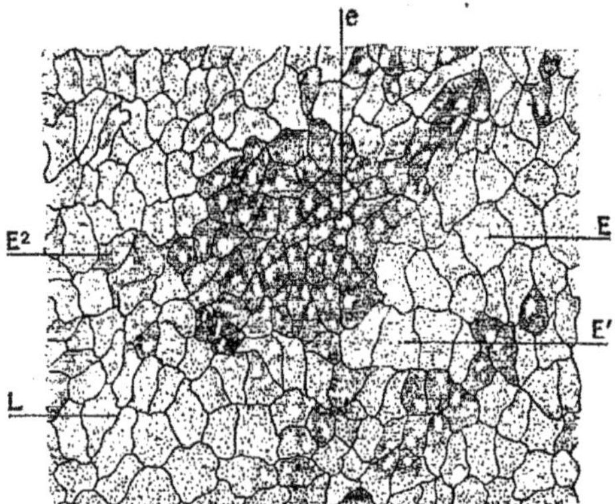

Fig. 741. — Endothélium péritonéal imprégné d'argent.

L. Contour cellulaire; *E*. Cellule endothéliale dont le noyau n'est pas visible; *E*[1], Cellule endothéliale dont le noyau est ménagé au clair; *E*[2], Cellule endothéliale dont le noyau excentrique est géminé par rapport à la ligne d'imprégnation et au noyau situé immédiatement à droite; *e*, îlot de petites cellules endothéliales.

Pour Retterer, la plaque chromophile et le protoplasma périnucléaire ne constituent qu'une partie de la cellule endothéliale. Le réseau protoplasmique (réticulum chromophile de l'auteur) limite des mailles qu'occupe, en effet, un protoplasma clair, transparent, peu colorable. Voilà l'hyaloplasma dont les caractères rappellent singulièrement cette substance amorphe que décrivent les anciens auteurs à la face profonde de l'endothélium péritonéal (4).

De cette substance hyaline, Tood et Bowman ont fait une basale (1845). Mais une basale se limite par une ligne réfringente, à double contour, et l'on constate que la substance hyaline se prolonge entre les fibres conjonctives de la séreuse qu'elle englobe de toutes parts. Ce serait donc une substance intercellulaire ou un ciment.

Si cette substance hyaline est un ciment, comme on l'a dit, les faits obligent à constater que ce n'est point un ciment comme les autres. Elle est très résistante, et Robin a noté qu'on la retrouve à la surface des viscères dont l'endothélium est depuis longtemps déjà desquamé. C'est elle qui donne à ces viscères leur aspect lisse et poli.

D'autre part, les travaux récents entrepris sur l'histogenèse des fibres du tissu conjonctif ne sont guère favorables à la conception des substances intercellulaires. Aussi faut-il vraisemblablement interpréter la substance amorphe et transparente comme de l'hyaloplasma.

Rénovation de l'endothélium péritonéal. — La rénovation de l'endothélium péritonéal est assurée par des phénomènes de division indirecte. Ce mode de régénération physiologique a ceci de caractéristique qu'il aboutit à la formation d'éléments qui restent fusionnés par leur réseau protoplasmique, tandis que les plaques recouvrantes des deux cellules-filles sont parfaitement délimitées.

Mais on a décrit d'autres modes du remplacement cellulaire. Tourneux aurait vu des cellules granuleuses (cellules protoplasmiques de l'auteur), sous-jacentes à l'endothélium péritonéal de la grenouille, se substituer à cet endothélium. Certains auteurs admettent encore que les leucocytes peuvent se fixer sur la séreuse, de façon définitive ou momentanée. Ils constitueraient ces petits éléments intercalaires, qu'on trouve disséminés, çà et là, dans la séreuse péritonéale.

Équivalence de la cellule endothéliale et de la cellule conjonctive. — Pour compléter les notions fondamentales qui viennent d'être exposées, il importe d'examiner comment se comporte l'endothélium de la séreuse vis-à-vis des processus inflammatoires dont il peut devenir le siège. Une telle étude est capable, plus que toute autre, de faire bien saisir la valeur morphologique d'un endothélium, et de l'endothélium péritonéal en particulier.

Vient-on, comme l'a fait Ranvier, à injecter du nitrate d'argent dans le péritoine d'un rat ? on détermine une inflammation expérimentale du péritoine qu'accompagne la destruction d'un certain nombre de cellules endothéliales.

Les cellules endothéliales qui résistent passent par deux stades successifs.

Dans le premier, la cellule modifie et sa structure, et son volume, et sa forme. Elle perd sa cuticule ; elle devient énorme et globuleuse ; elle s'anastomose en réseau avec les cellules qui l'avoisinent de toutes parts.

A ce stade d'inflammation, succède un stade de restauration. La cellule se multiplie par karyokinèse, et parfois avec une activité telle que les cellules de nouvelle formation sont trop nombreuses pour la surface qu'elles sont appelées à recouvrir; un certain nombre d'entre elles se détruit donc sur place ou tombe dans la cavité péritonéale pour se détruire. Dès lors, l'épiploon est garni d'un revêtement continu de cellules polymorphes, soudées entre elles. Ces cellules n'ont plus qu'à régulariser leur forme, à diminuer d'épaisseur, à élaborer une plaque cuticulaire pour reconstituer un endothélium continu, de tous points analogue au revêtement normal de la séreuse.

Ce qu'il importe de retenir de tous ces faits, c'est que le pavé endothélial peut se transformer en cellule conjonctive typique, c'est-à-dire en cellule étoilée et anastomosée; le phénomène inverse peut également s'observer. C'est plus qu'il n'en faut pour obtenir l'équivalence parfaite de la cellule endothéliale et de la cellule conjonctive; ces deux éléments sont « intertransformables ». L'histoire des premiers développements du cœlome permettait déjà de soupçonner pareil fait.

NOTES

A. Il est intéressant de rappeler que chez les animaux privés d'oviducte, l'épithélium péritonéal est représenté par des cellules cylindriques et ciliées, que l'appareil branchial communique (Amphioxus, Cyclostomes) ou non (Lamproies, Myxines) avec la cavité générale. Chez les animaux munis d'un oviducte, le péritoine tubo-ovarique présente, de façon transitoire ou permanente, un revêtement qui est également cylindrique et cilié, comme l'ont établi Neumann (1875), Grunau (1875), Nikolsky (1875), Duval et Wyet (1880), Paladino (1883), Klein (1880), Morau (1891), Kolossow (1893).

[A. BRANCA.]

B. Je rappelle, une fois pour toutes, que les classiques admettent que ces traits d'imprégnation se déposent sur une substance (ciment) que dissout l'alcool au tiers. Cette substance servirait à unir entre elles les cellules endothéliales. Nous savons que ces cellules sont déjà unies entre elles par des anastomoses protoplasmiques. Aussi, dans ces dernières années, nombre d'auteurs[1] ont nié la réalité d'un ciment intercellulaire et la réduction du nitrate d'argent s'expliquerait aisément, comme l'a fait Becquerel père, par des considérations d'ordre purement physique. Les fissures jouiraient de la propriété de réduire les sels métalliques, et ce serait là une action d'ordre électro-capillaire.

C. Il ne faudrait pas croire que la forme polygonale soit caractéristique de l'endothélium péritonéal. Robin a fait remarquer que les cellules du péritoine tubaire étaient de contour géométriquement polygonal ; sur le mésentère, leur bord devient irrégulièrement sinueux et leurs dentelures s'accuseraient à mesure que la cellule augmente de taille. D'autre part, Ranvier a montré que la face lymphatique de la membrane péri-œsophagienne de la grenouille était revêtue d'un pavé polygonal ; les cellules qui revêtent la face péritonéale de la membrane sont au contraire plus ou moins sinueuses.

D. L'homologie de l'endothélium péritonéal et de l'endothélium vasculaire est complète. La cuticule, qui là est tournée vers la cavité générale, regarde ici la lumière du conduit[2].

E. La ciliation n'est pas la seule adaptation morphologique que puisse présenter l'endothélium péritonéal.

Chez certains animaux, la cellule péritonéale est une cellule à fonctions complexes, comme la cellule myo-épithéliale.

Tantôt elle est à la fois épithéliale et contractile, elle constitue la paroi du corps ; d'autres fois, comme chez certaines annélides, elle est glandulaire et musculaire (Gilson), et sa portion sécrétante est tournée vers le cœlome.

Cette fonction glandulaire de l'endothélium péritonéal est très remarquable chez le ver de terre où la paroi intestinale compte trois couches.

L'assise interne est une assise épithéliale dont les éléments sont garnis de cils vibratiles ou chargés de grains de ferment ; la couche moyenne est mince et de nature musculaire ; des cellules péritonéales, hautes comme l'épithélium intestinal, représentent l'assise externe ; l'extrémité libre de ces éléments dessine un feston irrégulier qui fait saillie dans le cœlome, et c'est dans le cœlome que le cytoplasme déverse périodiquement les grains de sécrétion dont il est bourré.

Sur les mésos qui relient les néphridies à la paroi du corps, les cellules péritonéales sont énormes, vésiculeuses et gorgées de glycogène.

§ III

LE PÉRITOINE PARIÉTAL

Comme l'avait dit Bichat, le péritoine est une membrane distincte des organes qu'il tapisse. Son mode d'origine, ses réactions pathologiques légitiment assez cette conclusion que justifient surabondamment l'étude de sa structure.

Schématiquement, le péritoine est constitué, comme la peau, par un épithélium et une trame conjonctive. La face profonde du derme péritonéal est en rapport avec une nappe de tissu cellulaire, analogue au tissu cellulaire souscutané. Mais la structure du péritoine subit des variations régionales si consi-

1. 1894. Kolossow. Structure de l'épithélium péritonéal et des endothéliums (*Arch. f. mikr. Anat.*, XLII, 2, p. 118).

1899. Waldeyer. In *Cinquantenaire de la Société de Biologie*, volume jubilaire.

2. Consulter également : 1891. Ranvier. De l'endothélium du péritoine et des modifications qu'il subit dans l'inflammation expérimentale (*Comptes rendus Acad. des Sciences*, 20 avril).

1895. Nicolas. Note sur la morphologie des cellules endothéliales du péritoine intestinal. (*Compt. rend. Soc. de Biologie*, p. 196).

1899. Retterer. Histogenèse du grand épiploon. Développement des globules rouges et des capillaires. (*Cinquantenaire de la Société de Biologie*, volume jubilaire).

dérables qu'il est nécessaire de scinder son étude : seul, l'épithélium garde partout, ou peu s'en faut, une fixité morphologique qui montre assez son importance.

Chez l'embryon, la structure du péritoine pariétal est des plus simples. Le péritoine est représenté par un épithélium qui bientôt s'aplatit et repose sur une nappe de tissu conjonctif représentée seulement par des éléments cellulaires allongés, anastomosés les uns avec les autres, et disposés sous forme de strates superposées.

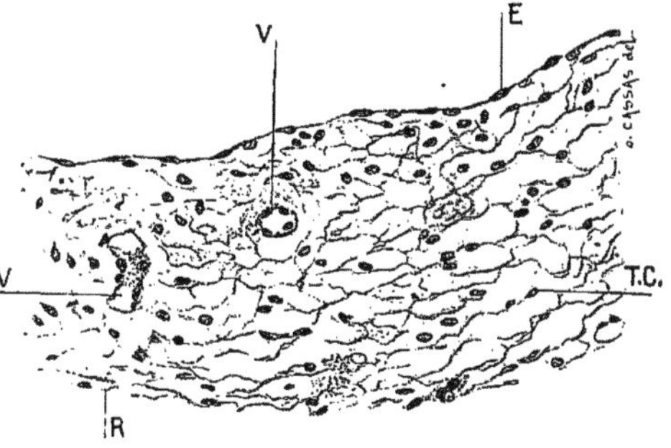

Fig. 742. — Péritoine pariétal d'un embryon humain, au voisinage du rein.

E. Endothélium ; *T. C.* Trame conjonctive du péritoine ; *V.* Vaisseaux sanguins ; *R.* Face profonde du péritoine para-rénal.

Chez l'adulte, le péritoine pariétal s'épaissit au point d'atteindre en épaisseur de 90 à 120 μ. Il présente une face superficielle, qui est plane, une face profonde, qui vient au contact du tissu cellulaire sous-séreux.

Sur une coupe on y distingue :

1° L'*endothélium*, reconnaissable à sa forme lamelleuse, à ses noyaux aplatis, à sa structure. Cet endothélium est formé d'un protoplasma chromophile, qui à la surface de la cellule se condense en une sorte de cuticule. Ce protoplasma chromophile est disposé en réseau, et dans les mailles de ce réseau le protoplasma est transparent, hyalin, à peine colorable. Réticulum chromophile et hyaloplasma sont continus d'une cellule à l'autre. La zone chromophile occupe surtout la face superficielle de la cellule; l'hyaloplasma se localise principalement à la face opposée. Il apparaît comme une nappe étroite et brillante, que les auteurs ont décrite sous le nom de basale (Todd et Bowmann, 1845), de limitante, de substance amorphe.

2° *La trame de la séreuse* est formée de cellules fixes, de fibres élastiques, de faisceaux conjonctifs disposés sur plusieurs plans, contigus ou assez espacés les uns des autres.

Les fibres élastiques se répartissent en deux réseaux, l'un superficiel, l'autre profond.

Le premier est intimement mélangé à la trame conjonctive qui forme le *corps de la séreuse*. On le désigne parfois sous le nom de *couche lâche*, de *stratum réticulé* (Bizzozero et Salvioli). Il est formé de fibres ramifiées, anastomosées, peu flexueuses; ces fibres sont d'autant plus rares qu'on se rapproche davantage de l'endothélium dont elles restent distantes de 2 à 3 μ.

Le réseau profond, épais de 10 à 30 μ, est connu sous la dénomination de *stratum fondamental*, de *couche compacte*. Il représente la couche la plus profonde du chorion péritonéal. Il se continue avec les fibres élastiques superficielles, disséminées dans le « corps de la séreuse », dont il vient d'être question ;

il se continue également avec les fibres élastiques qu'on trouve à son contact et qui appartiennent à la couche de tissu cellulaire sous-séreux.

3° Plus profondément, c'est le *tissu cellulaire sous-séreux*. Ce tissu, qui s'infiltre souvent de lobules adipeux, est autrement abondant sur le péritoine pariétal que sur le péritoine viscéral.

Centre phrénique. — Une région du péritoine pariétal nous retiendra quelque peu, en raison des nombreux travaux qu'elle a provoqués. Nous voulons parler du centre phrénique. Sur une section perpendiculaire à sa surface, le centre phrénique nous montre, en allant de sa face pleurale vers sa face péritonéale :

1° L'endothélium de la plèvre, dont les grandes cellules polygonales forment un vernis d'une admirable régularité ;

2° Le tissu conjonctif sous-pleural, parcouru par des vaisseaux lymphatiques volumineux ; quelques-uns de ces vaisseaux présentent des prolongements en cul-de-sac qui s'avancent plus ou moins loin, vers la face péritonéale du diaphragme ;

3° Le tendon, mince et plat du diaphragme, réparti en deux plans superposés :

a) Le plan de fibres tendineuses paraboliques, formé de fibres concentriques serrées les unes contre les autres, de manière à former une nappe continue ;

b) Le plan de fibres radiées. Ces fibres tendineuses, reconnaissables à leur section ovale ou circulaire, aux fibrilles qui les composent, à leurs cellules tendineuses et aux fibres

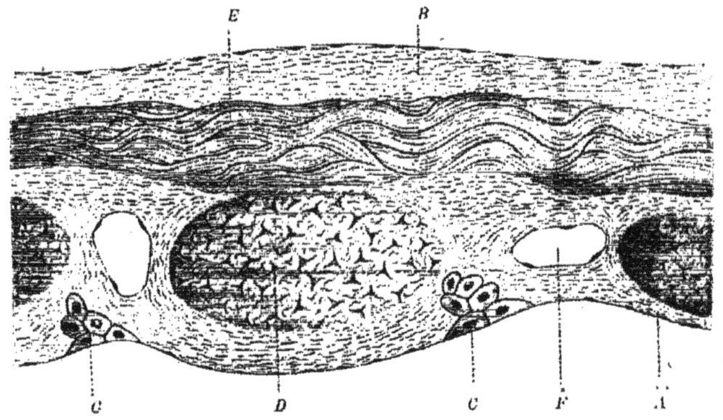

Fig. 743. — Coupe du centre phrénique (d'après Tourneux).

A. Endothélium péritonéal ; *B*. Plèvre ; *C*. Puits ; *D*. Faisceau tendineux radié ; *F*. Faisceau tendineux parabolique ; *F*, vaisseau.

élastiques très fines qui les recouvrent, apparaissent séparées les unes des autres par des espaces allongés, aussi larges que les tendons. Aussi en regardant le centre phrénique par sa face péritonéale, on y voit alterner des bandes sombres et des bandes claires. Les premières se rapportent aux tendons. Les secondes ne sont autre chose que les espaces intertendineux. Le plan des fibres radiées simule donc un grillage ;

4° Au-dessous du plan de fibres radiées, s'étale une nappe de tissu conjonctif diffus qui est surtout visible en regard des fibres tendineuses. Cette nappe s'amincit en regard des espaces qui séparent ces fibres les unes des autres. Elle est essentiellement constituée par des faisceaux conjonctifs diversement orientés. On y trouve encore quelques globules blancs ;

5° L'endothélium péritonéal, limité par des lignes d'imprégnation étroites et nettes, représente la couche la plus profonde du centre phrénique. Il présente, de place en place, au niveau des espaces intertendineux, des îlots arrondis ou rubanés qui tranchent, par leur aspect, sur le reste du pavé endothélial. Ces îlots sont formés par des cellules qui sont très petites, très granuleuses, et de forme polyédrique.

Aux points occupés par ces îlots, l'endothélium de la séreuse forme un bourgeon plein ou creux qui s'enfonce dans les fentes intertendineuses. C'est ce bourgeon, perpendiculaire ou oblique à la surface du diaphragme, qu'on désigne communément sous le nom de puits lymphatique.

Un puits représente donc un diverticule microscopique du péritoine, et comme le péritoine il est garni, dans toute son étendue, d'un revêtement cellulaire, il occupe un espace intertendineux. « Cet espace est limité sur les côtés par les deux tendons marginaux;... en haut, le plus souvent, par un tendon placé entre les deux premiers, sur un plan supérieur, ou plus simplement par le feuillet pleural. »

Tels sont les faits anatomiques; les interprétations commencent lorsqu'il s'agit d'expliquer comment les particules solides introduites dans la grande cavité abdominale pénètrent dans les lymphatiques du diaphragme.

Recklinghausen (1863), arrosant de lait la face péritonéale du diaphragme, a vu ce liquide pénétrer dans les lymphatiques du diaphragme.

Ludwig et Schweiger-Seidel arrivèrent à un résultat analogue à l'aide d'une technique un peu différente. Ils pratiquèrent l'éviscération d'un lapin, qui fut suspendu la tête en bas ; dans la concavité de son diaphragme, ces deux auteurs versèrent une solution aqueuse de bleu de Prusse; la respiration artificielle fut pratiquée. On vit se remplir de bleu d'abord les espaces intertendineux, ensuite les lymphatiques.

Pour expliquer cette absorption, Klein admet que les lymphatiques communiquent par des canaux toujours béants avec la cavité péritonéale qui, de ce fait, prend la signification d'un sac lymphatique.

Ranvier pense « qu'il y a sur la face péritonéale du diaphragme des orifices » qui commandent l'entrée « de canaux ou de puits »; ces puits « établissent une communication directe entre la cavité péritonéale et les fentes lymphatiques (espaces intertendineux). Ces dernières communiquent... avec le réseau lymphatique sous-pleural ». L'auteur fait remarquer d'ailleurs que les orifices des puits lymphatiques peuvent être obturés par des îlots formés de petites cellules. Ces petites cellules sont des leucocytes, c'est-à-dire des cellules mobiles. Elles ne ferment point l'orifice des puits d'une manière complète et définitive; « elles sont faciles à déplacer ».

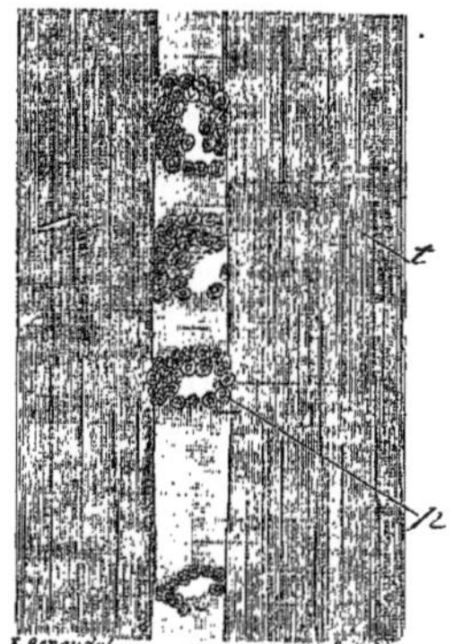

Fig. 744. — Puits lymphatique du diaphragme (d'après Ranvier).

t. Fibres tendineuses ; *f.* Fentes intertendineuses ; *p.* Puits lymphatiques ; l'objectif est mis au point sur la margelle du puits.

Trois notions ressortent donc de cet exposé :

1° Il y a des orifices sur le centre phrénique; 2° les orifices sont ouverts ou fermés; dans ce dernier cas, ils sont encore perméables, car ce sont des leucocytes qui les obstruent; 3° les espaces intertendineux ont la valeur de fentes lymphatiques, et ces fentes représentent, dans l'hypothèse ancienne de Ranvier, des cavités ouvertes dans les capillaires lymphatiques.

Nous disons *hypothèse ancienne*, car l'auteur[1], dans son « étude morphologique des capillaires lymphatiques des mammifères », écrit : « Je ne crois même plus à la manière de voir que j'avais adoptée jadis, à savoir qu'à l'état normal, les mailles du tissu conjonctif communiquent avec les lymphatiques. »

Pour M. Tourneux, au contraire, le revêtement péritonéal est partout continu à lui-même. A l'inverse du revêtement pleural, il présente des bourgeons pleins. Certains de ces bourgeons se dressent à la surface de la séreuse, et nous verrons que pareille disposition n'est pas rare sur le grand épiploon. D'autres bourgeons s'enfoncent dans l'épaisseur du centre phrénique. Ces bourgeons, formés de 10 à 20 cellules, sont de forme et de direction variables; et l'on n'y constate jamais de solution de continuité qui permette à la cavité générale de s'ouvrir dans un capillaire lymphatique. Les cellules qui constituent le bourgeon sont des cellules endothéliales. Elles ont des caractères particuliers, parce qu'elles représentent des foyers de prolifération, destinés à assurer la régénération physiologique du péritoine; leur siège bien défini les met à l'abri des frottements incessants auxquels est soumise toute autre région de la séreuse.

Le revêtement péritonéal ne présenterait point d'orifices; au niveau du centre phrénique, comme partout ailleurs, il est continu et formé exclusivement de cellules fixes. Çà et là ces cellules deviennent petites, granuleuses : pareil aspect est en rapport avec une fonction nouvelle (A).

1. 1892-1897. Ranvier. (*Notes extraites des Comptes Rendus de l'Ac. des Sciences*, p. 31).

[A. BRANCA.]

Somme toute, en admettant que les expériences physiologiques ne soient entachées d'aucune erreur, qu'elles soient l'image exacte de ce qui se passe sur le vivant, il n'est pas besoin, pour expliquer les résultats de Recklinghausen, d'admettre la nécessité de communications directes et permanentes entre la cavité générale et les lymphatiques. On a la ressource d'invoquer la diapédèse et la phagocytose, tous phénomènes qui précisément ont été aussi observés dans des conditions analogues (exposition à l'air, etc.), à celles où se sont placés Recklinghausen, Ludwig et Schweiger-Seidel (B) et dans un récent mémoire, Mac Callum (1903) a pris parti pour cette interprétation[1].

NOTES

A. On a objecté que de pareils centres de prolifération, situés en des points circonscrits et très rapprochés, s'expliquent difficilement chez l'adulte où le diaphragme n'augmente pas en surface. Mais dans l'intestin de l'adulte qui, lui non plus, n'augmente pas de calibre, on observe des mitoses de rénovation dans la partie superficielle des glandes, et ces mitoses doivent fournir des cellules nouvelles qui, par glissement, arrivent à la surface de l'intestin, au niveau de laquelle on ne trouve jamais de figures de division (Bizzozero).

B. Les anciens histologistes pensaient que les endothéliums, et en particulier l'endothélium péritonéal, n'étaient pas continus : ils présentaient, çà et là, des lacunes, *les stomates*, et, dans certaines régions, ces stomates permettaient la communication des vaisseaux lymphatiques et de la cavité péritonéale qui, de la sorte, prenait la signification d'une cavité lymphatique.

Ces lacunes sont dues parfois à la migration cellulaire. Sur les pièces imprégnées d'argent, elles se montrent comme des taches noires, situées au niveau des lignes intercellulaires, et sont constituées par des dépôts d'albuminate d'argent. Leur déterminisme est connu : elles se produisent sur les membranes traitées sans lavage préalable, par une solution trop concentrée de nitrate d'argent et dans des conditions d'éclairage défectueuses.

Nous avons dit, en traitant du centre phrénique, que la cavité péritonéale ne s'ouvrait point dans les lymphatiques de cette région. Pareille conclusion s'applique à des formations, analogues aux puits, que Schweiger-Seidel et Dogiel ont décrites en 1867, dans la membrane retro-péritonéale de la grenouille. A l'inverse de ces auteurs, Ranvier croit qu'« il ne s'agit pas là d'un orifice béant, toujours ouvert, mais d'une soupape à lèvres mobiles que les cellules lymphatiques peuvent écarter et dépasser pour franchir la membrane péritonéale et arriver dans la citerne lymphatique ». Tourneux et Herrmann, au contraire, pensent que le revêtement péritonéal est continu ; les soi-disant puits lymphatiques sont obturés par des cellules péritonéales en voie de prolifération ; et la face profonde de ces éléments est toujours séparée de l'endothélium lymphatique par une nappe de tissu conjonctif[2].

§ IV

LE PÉRITOINE VISCÉRAL

Le péritoine qui revêt les viscères adominaux est très mince. Son épaisseur moyenne est moitié moindre que celle du péritoine pariétal. Elle oscille de 45 à 67 µ (Kolliker). Aussi le feuillet viscéral de la séreuse laisse-t-il voir par transparence la couleur des viscères qu'il revêt. Sa face libre demeure lisse et polie, alors même que l'endothélium en est desquamé. Sa face profonde se confond plus ou moins avec la trame conjonctive des capsules viscérales sous-jacentes. Quant à la structure de ce péritoine viscéral, elle répète, avec des variations régionales, la structure du péritoine pariétal.

L'endothélium péritonéal de l'embryon se montre successivement sous la forme cylindrique, cylindrique ciliée, puis cubique.

Chez l'adulte, l'endothélium est lamelleux. Les travaux de Ranvier, de

1. 1903. Mac Callum. *Bull. of the John Hopsk. Hospital.*

2. 1874. Tourneux. Recherches sur l'épithélium des séreuses (*Journ. de l'Anat.*).
1876. Tourneux et Herrmann. Recherches sur quelques épithéliums plats dans la série animale (*Journ. de l'Anat.*).

Schuberg, de Kolossow, de Nicolas ont montré que cet endothélium, à structure réticulée, était formé : 1° d'une plaque superficielle de protoplasma, étroite et dense, munie parfois de cils courts et rigides; 2° au-dessous de cette plaque, c'est le corps cellulaire proprement dit, avec le noyau. Ce corps cellulaire est porteur de prolongements. Ces prolongements s'anastomosent entre eux dans une même cellule; ils se continuent également avec les expansions des cellules endothéliales voisines (points intercellulaires) et avec le tissu conjonctif qui unit et sépare les fibres lisses de la musculeuse intestinale. L'imprégnation par le nitrate d'argent d'un pareil endothélium délimite le contour des plaques recouvrantes; les anciens auteurs admettaient là un ciment intercellulaire, que nient formellement Kolossow et Waldeyer (1899). Nous savons d'ailleurs que les cellules endothéliales sont reliées entre elles par des anastomoses. Ces cellules se divisent-elles par karyokinèse? la plaque recouvrante seule se segmente; les cellules-filles restent unies entre elles et aux éléments avoisinants, par un réseau protoplasmique; elles continuent à faire partie du complexus cellulaire qui revêt la surface des viscères.

L'endothélium repose sur une substance mince, hyaline, peu colorable, qui donne aux viscères leur aspect lisse et brillant, alors même que l'endothélium s'est desquamé. Cette substance tenace et résistante a été considérée tour à tour comme une substance fondamentale de nature conjonctive, comme une élaboration des cellules endothéliales (basale, limitante). Elle ne représente vraisemblablement qu'une partie du corps cellulaire de pareils éléments (hyaloplasma).

La trame de la séreuse est constituée :

1° par des cellules conjonctives assez rares;

2° par des faisceaux conjonctifs dont la taille et le nombre est moins considérable qu'au niveau du péritoine pariétal : aussi la couche que forment ces éléments est-elle moins épaisse qu'au niveau de la paroi abdominale ;

3° par un réseau élastique qui n'a de règle que sa variabilité. Il est assez développé au niveau de l'intestin, capable de changements de volume considérable. Il est à peine visible au niveau de l'ovaire (Robin). Il manque complètement au niveau du foie, de la rate, du testicule, tous organes munis d'une capsule fibreuse.

Quant au tissu cellulaire sous-séreux, son absence est constante sur le péritoine viscéral du foie, de la rate, de l'utérus, de l'ovaire, des ligaments larges. On le trouve en petite quantité au niveau du hile de l'intestin grêle. C'est seulement au niveau des franges épiploïques du côlon qu'on voit ce tissu prendre parfois, chez l'adulte, un développement exubérant.

Il convient de compléter ces données générales par quelques notions d'histologie régionale.

Estomac. — Sur l'*estomac*, le péritoine est fort mince, sauf au niveau de la petite et de la grande courbure. Là, le tissu conjonctif sous-séreux est très développé; il s'interpose entre les réseaux élastiques du péritoine et la musculature gastrique.

Intestin. — Au niveau du *tractus intestinal*, le péritoine s'épaissit. Il atteint 70 μ (Henle) sur le grêle et 100 μ sur le côlon. Le réseau élastique de la séreuse est très développé en raison des changements de volume auxquels est soumis ce segment du canal alimentaire. Le tissu cellulaire sous-séreux est surtout

[*A. BRANCA.*]

abondant au niveau du bord mésentérique. On y voit, comme dans l'estomac, de riches réseaux capillaires, et, comme dans l'estomac, ces réseaux sont le siège de lobules adipeux, parfois assez considérables pour se pédiculiser et donner lieu à ces franges graisseuses si développées chez les obèses.

Foie. Rate. — Chez les embryons, le péritoine hépatique (A) semble représenté seulement par l'endothélium qui vient au contact des cellules hépatiques. Plus tard une formation conjonctivo-élastique s'interpose entre la séreuse et le viscère : c'est la capsule, qui existe là même où le péritoine fait défaut.

Mais il est possible de distinguer la capsule de la trame du péritoine sus-jacent. La séreuse est transparente, les fibres élastiques y sont plus rares que dans la capsule et elles y présentent une orientation différente.

On observe une disposition analogue au niveau de la *rate* dont la tunique externe est munie de fibres musculaires lisses chez quelques animaux.

Utérus. — Sur l'utérus, le péritoine est doublé d'une couche sous-séreuse où Mierjewski (1879) a reconnu l'existence de deux réseaux lymphatiques. Le péritoine utérin ne s'amincit point au cours de la grossesse, et, comme la surface de l'utérus est vingt fois plus considérable au terme de la grossesse qu'à l'époque de la conception, on suppose que le péritoine est le siège de phénomènes de prolifération.

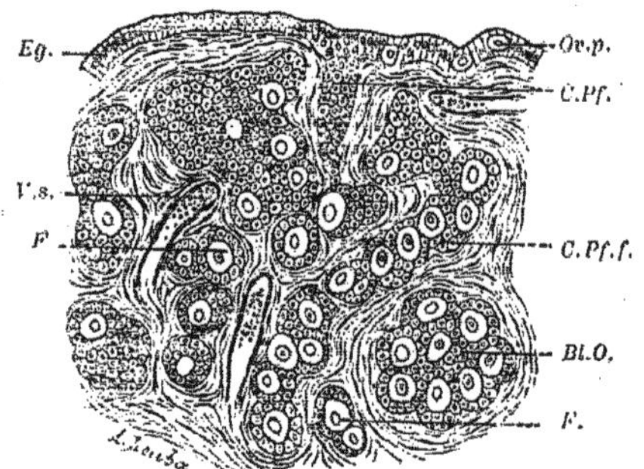

Fig. 745. — Partie d'une coupe sagittale de l'ovaire d'un nouveau-né (Waldeyer).

Eg, épithélium germinatif. — *Ov.p.*, ovules primordiaux situés dans cet épithélium. — *C.Pf.*, cordons de Pflüger. — *C.Pf.f.*, l'un de ces cordons, et *Bl.v.*, un bloc ovulaire en voie de transformation en follicules. — *F.*, follicule isolé. — *V.s.*, vaisseaux sanguins.

Glandes génitales. — Chez l'embryon, dans la région où doivent se former les glandes génitales, l'épithélium péritonéal, d'abord disposé sur une seule assise, subit deux modifications. Il se multiplie par voie mitotique, et, du fait de cette division très active il se stratifie. Les couches qui composent l'épithélium germinatif de Waldeyer sont au nombre de deux ou trois chez le poulet; elles sont plus nombreuses encore chez les mammifères.

Puis cet épithélium germinatif ne tarde pas à émettre des bourgeons qui pénètrent dans le tissu conjonctif sous-jacent et qui sont appelés à se séparer de l'épithélium péritonéal.

Quand la glande génitale oriente son développement vers le type mâle, les bourgeons épithéliaux entrent en connexion avec des canaux issus du corps de Wolf. Le testicule est constitué; il comprend des tubes séminipares, d'origine cœlomique et des voies d'excrétion, d'origine wolfienne. Il descend dans les bourses, et, à partir de ce moment, son enveloppe péritonéale porte le nom de tunique vaginale. Cette vaginale est d'abord en connexion avec la grande cavité péritonéale; elle s'en sépare, vers le moment de la naissance.

Quand la glande génitale se transforme en ovaire, elle reste dans l'abdomen et conserve son revêtement péritonéal. Au moment de la naissance, chez la lapine, le revêtement ovarique est stratifié; il est déjà disposé sur une seule assise dans l'espèce humaine.

A partir de cet âge, l'épithélium ovarique ne se modifie plus : c'est un simple épithélium de revêtement. Il se montre formé d'éléments qui, sur les coupes, se montrent cylindriques ou cubiques, mais qui, vus de face, apparaissent polygonaux, après l'imprégnation par le nitrate d'argent. Ces éléments ont un pôle d'insertion arrondi ou effilé, et leur pôle apical porte, par moment, une garniture ciliée (DE SINÉTY, FLAISCHLEN[1]). Le noyau, sphérique ou ovale, occupe la partie moyenne du corps cellulaire. Il est pourvu d'un réseau délicat de chromatine.

En résumé, l'épithélium cœlomique donne naissance à l'épithélium qui revêt les glandes génitales, et à tous les éléments essentiels de la glande, à ceux qui doivent se transformer en produits sexuels, comme à ceux qui doivent assurer la nutrition de ces produits (cellules nourricières).

Il importe d'examiner maintenant comment se raccorde l'épithélium ovarique avec l'endothélium péritonéal et avec le revêtement de la trompe.

Tandis que Waldeyer admet que les épithéliums du péritoine et de l'ovaire s'interrompent brusquement au niveau d'une ligne qui répond au hile de la glande (ligne de Farre, Waldeyer), le raccord se ferait, au dire d'auteurs plus récents (D'ANTIN[2]), à l'aide d'une région de transition qui dépasse un millimètre. Les épithéliums ovariques diminuent peu à peu de hauteur et s'étalent en surface; leur noyau modifie parallèlement sa forme : il s'aplatit de haut en bas comme la cellule qu'il individualise. L'endothélium typique du péritoine ne tarde pas à se constituer.

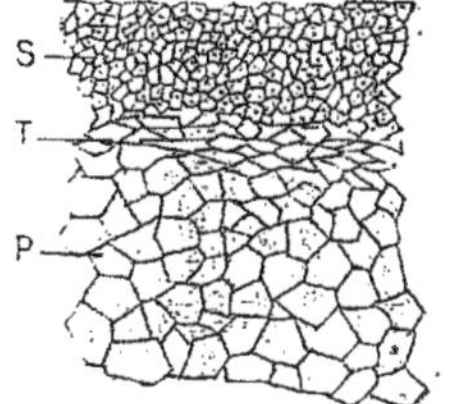

FIG. 746. — Péritoine tubo-ovarique imprégné d'argent (d'après Tourneux et Herrmann).
S. Épithélium de la trompe; T. Épithélium de transition; P. Endothélium péritonéal.

C'est par une série analogue de formes de transition que s'opère le passage du revêtement tubaire à l'endothélium péritonéal. On sait que l'épithélium de la trompe déborde le pavillon sur une étendue moyenne de six à huit dixièmes de millimètre. A ce revêtement cylindrique et cilié, succèdent quelques rangées de cellules à plateau, allongées parallèlement à la ligne de transition, puis des cellules qui s'aplatissent progressivement jusqu'à prendre le type endothélial, c'est-à-dire un diamètre de 14 à 15 μ, une épaisseur de 3 à 4 μ.

Ajoutons qu'en dehors de cette zone de transition (B) le péritoine tubo-ovarique porte, çà et là, des îlots de cellules ciliées. Ces îlots ont été considérés comme les derniers vestiges de la structure qu'affecte le péritoine chez la plupart des vertébrés inférieurs (C). Ces îlots s'observent aussi sur le péritoine

1. 1881. DE SINETY. *C. R. Soc. Biol.*, 1881.
Consulter aussi : FLAISCHLEN. *Zeitsch. f. Geburtsh. u. Gynäk.*, VI.
2. 1882. D'ANTIN. *Thèse*, Paris.

pariétal (paroi abdominale antérieure). Ils ont un rôle capital dans le transport de l'ovule chez les animaux où l'adaptation tubaire ne se fait point (Duval et Wiett).

NOTES

A. L'endothélium péritonéal qui recouvre le foie (Prenant) des amphibiens (Triton) est représenté par un noyau aplati et par un cytoplasme très réduit qui simule une fine membrane. Par endroits, cet endothélium se revêt de cils. Les cellules ciliées sont situées, au nombre de deux ou de plusieurs, dans des fossettes superficielles du péritoine hépathique. Tantôt nettement délimités, tantôt fusionnés en une masse protoplasmique multinucléée, ces éléments se caractérisent par un cytoplasme relativement développé. Dans les cellules minces, le noyau occupe la partie profonde de la cellule; le cytoplasme simule une plaque étroite qui relie le noyau à la bordure ciliée; dans les cellules épaisses, au contraire, le noyau se montre entouré de toutes parts par un cytoplasme finement grenu qui repose directement sur le tissu conjonctif sous-jacent et se teint en gris vert quand on traite les coupes par l'hématoxyline au fer, l'éosine et le vert lumière. Dans ces conditions, la bordure ciliée se colore en rose; elle est constituée par des cils, parfois courts, parfois assez longs et ces cils portent chacun, à leur point d'implantation, un corpuscule basal très distinct[1].

Quand ces cils se détruisent, ils laissent à leur place une fine bande granuleuse, qui se continue avec la bordure ciliée des éléments voisins.

La différenciation des cils vibratiles serait fonction de l'irritation mécanique que provoquent les œufs accumulés dans la cavité abdominale. Mais les cils ne s'observent pas seulement chez les femelles, et nous ignorons quelle cause détermine, chez les mâles, l'apparition transitoire d'une bordure ciliée[2].

B. Neumann, dès 1875, a constaté la présence d'épithélium vibratile dans le péritoine de la grenouille, au voisinage des trompes en particulier. Les formes cellulaires de transition entre l'endothélium et la cellule ciliée seraient constituées par la cellule caliciforme et la cellule cylindrique simple[3].

C. Il est intéressant de remarquer ici que le cœlome des vertébrés ne communique avec le milieu extérieur que par l'intermédiaire de 3 organes :

1° Le pavillon des oviductes;

2° Les néphrostomes du rein précurseur et du corps de Wolf;

3° Les canaux péritonéaux qui aboutissent à des pores (pores abdominaux) situés au voisinage de l'anus. Ces canaux, transitoires chez nombre de poissons et de reptiles, livrent passage aux produits sexuels de quelques espèces animales.

§ V.

ÉPIPLOONS

En raison des travaux nombreux dont il a été l'objet, le grand épiploon nous servira de type dans la description des épiploons.

Les premiers stades de son développement sont bien connus chez le lapin; les stades postérieurs semblent identiques chez le lapin et chez l'homme. C'est donc des faits étudiés chez le lapin qu'il s'agira ici; nous aurons soin, chemin faisant, d'indiquer certaines particularités qui sont le propre de l'épiploon de l'homme.

1. Tout comme dans les cellules dont les cils sont doués de propriétés vibratiles.

2. 1902. Prenant. Sur la morphologie des cellules ciliées qui recouvrent le péritoine hépathique des Amphibiens (*C. R. Soc. Biol.*, p. 1044).

3. 1880. M. Duval et Wiett. Mécanisme du transport intrapéritonéal des ovules chez la grenouille (*Soc. de biologie*, 13 mars).

1880. Nikolsky. Ueber das Flimmerendothel beim Frosche. *Centralbl. f. d. med. Wissench.*, n° 35.

1881. Morau. *Compt. rend. Soc. de biologie.*

A). ***Épiploon épithélial.*** — Jusqu'aux premiers jours après la naissance, l'épiploon du lapin est représenté par une lamelle mince, continue, formée uniquement « de cellules semblables, disposées sur un ou deux rangs », et cet aspect se poursuit « sur toute l'étendue de l'épiploon qui ne présente encore ni vaisseaux, ni épaississements » (Retterer).

Les cellules endothéliales nous sont connues : longues de 30 μ, larges de 5 à 12 μ, elles ont un noyau situé au milieu de leur corps cellulaire; ce corps

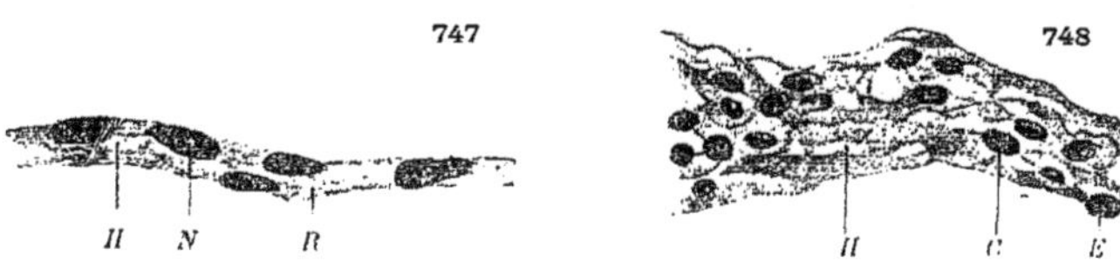

Fig. 747. — Coupe du grand épiploon au stade épithélial (d'après Retterer).
N. Noyau ; *R.* Réticulum protoplasmique ; *H.* Hyaloplasma.

Fig. 748. — Coupe de l'épiploon à trame conjonctive, au niveau d'une région mince. (D'après Retterer).
E. Cellule endothéliale ; *C.* Cellule conjonctive ; *H.* Hyaloplasma.

cellulaire est réticulé et sur la surface libre de la cellule il porte une sorte de cuticule colorable. Le nitrate d'argent, employé en imprégnation, délimite le pourtour de chaque cellule de cet épiploon, réduit à l'état de lamelle épithéliale.

Puis l'épiploon s'étale en surface et s'épaissit. Ses cellules se divisent en grand nombre pour subvenir à cette double modification qui aboutit à la formation d'un épiploon constitué par trois ou quatre rangs de cellules superposées, pourvues d'un réticulum qui les unit dans un même plan et dans des plans différents.

B) ***Épiploon à trame conjonctive.*** — A ces deux stades qui répondent à un organe purement épithélial, succède un épiploon à trame conjonctive.

Dans l'espèce humaine, l'apparition des fibres conjonctives est à peu près contemporaine de la naissance ; à ce moment, ces fibres n'existent encore qu'au voisinage des vaisseaux. Cet épiploon à trame conjonctive va présenter dans son évolution, une succession de formes qu'on désigne sous les noms d'épiploon non fenêtré, d'épiploon troué, d'épiploon fenêtré, d'épiploon réticulé.

I. ***Épiploon non fenêtré.*** — Chez le lapin d'un an, et plus tard encore, l'épiploon est représenté par une trame conjonctive pleine, revêtue d'une assise endothéliale, sur chacune de ses deux faces. Pareil aspect est connu chez le fœtus humain.

Cette trame conjonctive est munie de vaisseaux. Elle provient, pour les uns, d'éléments immigrés entre les assises épithéliales, pour les autres d'une transformation des cellules épithéliales originelles. Quant aux fibres que contient l'épiploon, disons ici, une fois pour toutes, que les auteurs sont partagés sur leurs relations génétiques avec les cellules conjonctives.

Pour les uns, les éléments cellulaires du tissu conjonctif sont séparés par une substance dite intercellulaire : c'est dans cette substance que se différencient les fibrilles. Pour les autres, au contraire, de telles fibrilles reconnaissent une origine intracellulaire; ce qu'on désigne sous le nom de substance intercellulaire fait partie intégrante des cellules conjonctives. Ces cellules seraient capables d'édifier des fibres conjonctives et des fibres élastiques. « Les premières ont pris naissance aux dépens de l'hyaloplasma, tandis que les secondes sont élaborées par le réticulum chromophile » (Retterer).

Pour compléter les données fournies par l'examen d'une coupe qui, seule, peut montrer que les cellules conjonctives sont disséminées dans toute l'épaisseur de l'épiploon, il importe d'examiner la membrane à plat.

Le nitrate d'argent fait apparaître le contour des cellules endothéliales, polygonales ou légèrement sinueuses. Ces cellules sont munies d'un noyau aplati, qui occupe souvent le centre de l'élément. Ce noyau, ovale ou arrondi, est d'aspect clair et muni d'un nucléole. Selon que l'imprégnation par le sel d'argent a été plus ou moins ménagée, le contour cellulaire se délimite par un trait pur; parfois aussi le corps cellulaire, dans sa région périnucléaire ou dans sa totalité, parfois même le noyau peuvent se trouver également colorés en brun.

Au-dessous de l'endothélium s'étale la trame conjonctive. Cette trame est formée de cellules fixes, de fibres conjonctives et de fibres élastiques.

Les cellules sont assez rares. Elles se disposent, sans orientation bien nette, entre les faisceaux conjonctifs. Elles ne se montrent pas seulement à la surface de la trame conjonctive, mais dans toute l'épaisseur de la membrane. Leur protoplasma envoie des prolongements assez longs qui s'anastomosent avec les prolongements venus des cellules voisines. Leur noyau est petit et se colore beaucoup plus vivement que ne le fait le noyau des cellules endothéliales.

Les fibres élastiques constituent un réseau assez lâche dont les fibres, remarquablement grêles, s'anastomosent entre elles, au-dessous de l'endothélium.

Les fibres conjonctives se disposent en faisceaux qui n'ont point d'orientation fixe. Deux faisceaux se montrent par exemple parallèles sur un certain trajet, puis ils s'écartent les uns des autres sous un angle variable, pour aller s'accoler plus loin à quelque autre faisceau. Mais ces faisceaux conjonctifs ne se bifurquent et ne s'anastomosent jamais, à l'inverse des fibres élastiques.

Cellules fixes, fibres conjonctives et élastiques sont comme coulées dans une substance unissante transparente, anhiste, qui se colore difficilement. Elle représente pour les uns une substance intercellulaire et pour d'autres de l'hyaloplasma, c'est-à-dire la partie non chromophile des cellules conjonctives.

En somme, le grand épiploon non fenêtré rappelle, par sa structure, le tissu conjonctif lâche et, comme ce dernier, il est infiltré de leucocytes. Il est pourvu aussi de taches laiteuses, dont l'histoire sera faite quand nous traiterons des vaisseaux du péritoine.

Il importe ici de noter que les fibres élastiques « manquent incontestablement dans l'épiploon du nouveau-né, sauf peut-être au pourtour des vaisseaux de quelque importance où l'on en rencontre de très fines. Mais il est difficile alors de décider si elles appartiennent réellement à la séreuse et non pas plutôt aux vaisseaux eux-mêmes » (Baraban) (1). On ignore d'ailleurs à quel âge apparaissent, chez l'homme, les fibres élastiques de l'épiploon.

1. 1888. BARABAN. Sur l'existence des fibres élastiques dans l'épiploon humain (*Arch. de phys. et de méd. exp.*).

II. Épiploon troué. — Des trous borgnes ne tardent pas à apparaître sur l'épiploon du lapin, dans le courant de la deuxième année.

En examinant un épiploon à plat, nitraté et coloré par l'éosine, on voit, çà et là, des surfaces arrondies, plus pâles que le reste de la membrane. A leur niveau, l'endothélium superficiel n'existe plus; à sa place on constate un trou borgne; le fond de ce trou est constitué par la face profonde d'une cellule endothéliale du côté opposé.

III. Épiploon fenêtré. — L'épiploon troué constitue une forme de transition entre l'épiploon plein et l'épiploon fenêtré.

L'épiploon d'un lapin de trois ans montre, à distance des vaisseaux, des orifices arrondis qui traversent la membrane, d'avant en arrière.

Ces orifices sont de nombre et de distribution irréguliers. En certaines régions ils sont rares, en d'autres ils sont nombreux. Ici ils se montrent isolés,

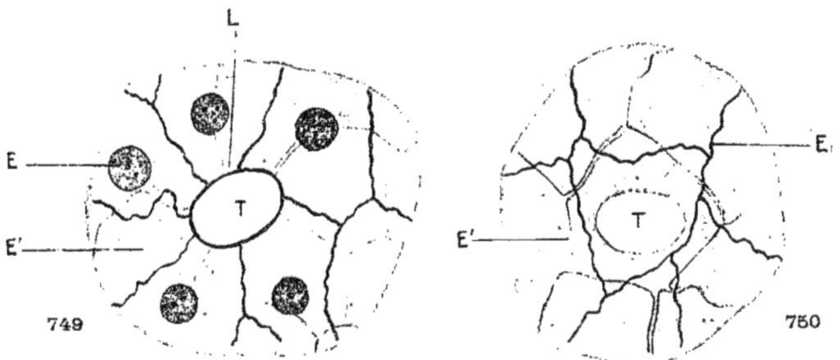

Fig. 749. — Épiploon fenêtré (d'après Renaut).

E. Cellule endothéliale de la face superficielle de l'épiploon ; *E'*. Cellule de la face profonde ; *T*. Trou de type intercellulaire limité par une ligne d'imprégnation *L*.

Fig. 750. — Épiploon fenêtré (d'après Renaut).

E. Ligne d'imprégnation des cellules superficielles ; *E'*. Ligne d'imprégnation des cellules profondes ; *T*. Trou de type intra-cellulaire limité à distance par des lignes d'imprégnation.

ailleurs réunis en groupes. Quand on examine l'épiploon, sans manipulation préalable, on constate que les trous sont occupés par une ou plusieurs cellules lymphatiques. Ces cellules ont disparu quand on a lavé l'épiploon avant de l'examiner à plat, imprégné d'argent.

Une pareille méthode permet de reconnaître trois sortes de trous.

1° Sur les uns, le pourtour de l'orifice est indiqué par une ligne circulaire, colorée en noir par le dépôt d'argent. De ce cercle partent, en rayonnant, des traits d'imprégnation qui représentent des lignes intercellulaires qu'on peut suivre, sur la face superficielle comme sur la face profonde de la membrane. C'est là un trou de type *intercellulaire*.

2° D'autres fois, le pourtour de l'orifice est limité, à distance, par un trait d'imprégnation polygonal d'où partent des dépôts d'argent à disposition rayonnante. Le trou est de type *intracellulaire*.

3° D'autres fois encore, on constate que l'un des orifices du trou est marqué par un précipité d'argent circulaire; l'autre orifice, au contraire, est encadré à distance par un polygone d'imprégnation ; le premier de ces orifices est intercellulaire ; le second, au contraire, est intracellulaire; le trou est de type *mixte*.

Ranvier a montré de plus que le trou épiploïque peut être garni par une cellule endothéliale qui se recourbe en « tuile faitière » pour recouvrir, à elle seule, le court canal et les orifices d'entrée et de sortie qui constituent le trou.

De leur côté, Krause[1], puis Renaut ont constaté que, dans le revêtement, il existe des plaques endothéliales de petite taille dont le contour est régulièrement polygonal. Elles ne contiennent plus de noyau. Ce ne sont plus des cellules, et le protoplasma qui les constitue continue cependant à vivre et à remplir sa fonction[2].

On a encore décrit, épars dans l'endothélium typique, de petits éléments dont les angles sont bien marqués, et les côtés rectilignes. Ce sont des cellules intercalaires qu'on considère comme des cellules lymphatiques, momentanément fixées sur l'épiploon. Cette interprétation a pour elle un fait : on ne trouve jamais ces éléments intercalaires sur les pièces qu'on a lavées avant de les imprégner d'argent. Le lavage a entraîné ces éléments et a permis aux cellules endothéliales, momentanément écartées, de se rejoindre à nouveau.

La trame conjonctive de l'épiploon fenêtré subit, du fait de la présence des trous, des modifications structurales, que nous allons retrouver en faisant l'histoire de l'épiploon réticulé.

IV. Épiploon réticulé. — La forme réticulée représente la différenciation la plus complète du tablier épiploïque. C'est la forme définitive qu'acquiert l'épiploon chez le marsouin, chez le chevreuil, la taupe, le rat, la souris, le chien, le chat; l'épiploon de l'homme adulte est également réticulé.

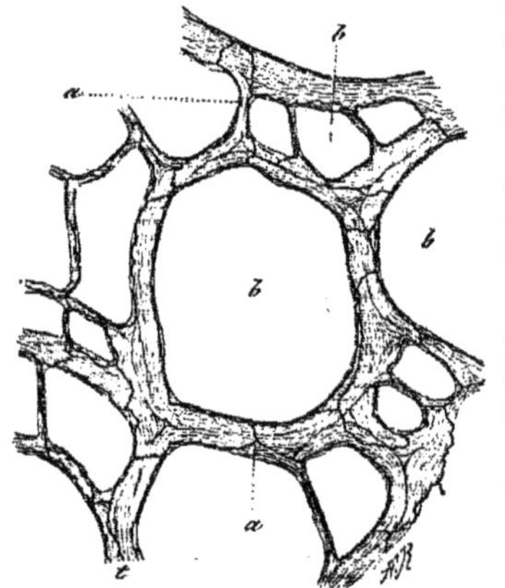

FIG. 751. — Épiploon réticulé (d'après Ranvier).

a. Travée; *b*. Mailles circonscrites par les travées.

Lorsqu'on étudie pareil organe, convenablement étalé, on voit que l'épiploon est parcouru par des faisceaux vasculo-nerveux qui circonscrivent des territoires de forme polygonale. Dans ces territoires, l'épiploon est réduit à l'état de dentelle. C'est dire qu'il est formé de mailles et de travées.

Ces travées représentent les restes de la lame épiploïque primitivement pleine. Elles sont de taille très variable. Les plus petites (trabécules) sont avasculaires et formées d'un seul faisceau conjonctif. Par endroits, ces travées semblent s'épaissir. Il y a là des nœuds véritables. Ce sont vers ces nœuds que convergent trois ou quatre *faisceaux conjonctifs* quand les travées sont

1. 1876. KRAUSE. *Handb. der menschlichen Anat.*
2. Pareille disposition s'observe sur d'autres organes ; tels le poumon et la rate.

grêles, trois ou quatre *groupes de faisceaux* quand les travées sont épaisses et vasculaires.

Les travées délimitent des mailles qui représentent des trous considérablement agrandis. Ces mailles sont de taille variable, et leur dimension est généralement en raison inverse du diamètre des travées limitantes. Leur forme est polygonale, mais les angles du polygone sont généralement arrondis. Ajoutons que les mailles sont occupées, d'ordinaire, par des amas de cellules lymphatiques.

Ces notions morphologiques précisées, procédons à l'analyse histologique de l'épiploon réticulé.

1° *Endothélium.* — Au niveau des fusées vasculaires, l'endothélium est régulièrement disposé sur les deux faces de la membrane, au-dessus des vaisseaux et des traînées de cellules adipeuses qui les accompagnent.

Dans les territoires circonscrits par ces formations, là où la réticulation ne s'est pas produite, les cellules endothéliales forment un revêtement continu; leurs noyaux sont parfois géminés par rapport à une ligne intercellulaire. Ils peuvent faire saillie sur l'une des faces de l'épiploon.

Sur les travées, l'endothélium se comporte différemment. La travée est-elle volumineuse? un groupe de cellules l'enveloppe de toutes parts à la façon d'un manchon. Est-elle formée par exemple d'un seul faisceau conjonctif? en pareil cas, la cellule endothéliale, qui est plus large que le faisceau conjonctif, s'applique sur ce faisceau, se recourbe à sa surface et se soude à elle-même. De telle sorte que la trabécule, tapissée par une seule cellule endothéliale, est parcourue dans le sens de sa longueur par un trait d'imprégnation, qui représente la ligne selon laquelle la cellule endothéliale s'est soudée à elle-même.

De telles modifications dans la forme de l'endothélium ne sont pas sans retentir sur sa structure. Les noyaux font saillie tantôt sur l'une des faces de l'épiploon, tantôt dans la cavité de la maille. Parfois même, les noyaux ont disparu au cours de ces remaniements : la plaque endothéliale est réduite à son corps cellulaire.

Au-dessous de l'endothélium, on trouve la substance conjonctive hyaline qui, sur les plus minces trabécules, sépare la gaine endothéliale du faisceau conjonctif qui forme le squelette axial de la travée.

2° *Faisceaux conjonctifs.* — Les faisceaux conjonctifs sont dans l'épiploon réticulé ce qu'ils étaient dans l'épiploon plein. Ils subissent toutefois une modification légère dans leur parcours au niveau des mailles de l'organe.

Rollett avait pensé que les trous de l'épiploon étaient entourés par un seul faisceau conjonctif, modelé sur le contour de la maille, recourbé sur lui-même et fusionné à ses deux extrémités.

Ranvier a montré qu'il n'en était rien. Tout se passe comme si on traversait les faisceaux diversement orientés de l'épiploon non fenêtré avec un instrument mousse qui écarterait les faisceaux sans en altérer la structure. De part et d'autre de la perforation obtenue de la sorte, les faisceaux se dévient momentanément à droite ou à gauche, pour reprendre plus loin leur trajet.

Que les trous se rapprochent; il arrivera qu'un même faisceau se dévie dans un sens, puis dans l'autre. Il s'infléchit de diverses façons de manière à côtoyer plusieurs mailles épiploïques. Et le corollaire de ce fait est le suivant : un même trou épiploïque est limité par trois, quatre, cinq faisceaux disposés « en éléments de courbe pour reprendre d'autres inflexions plus loin, quand ils viennent à longer d'autres trous ».

3° *Cellules fixes.* — La distribution des cellules conjonctives présente quelques particularités.

Ces cellules font défaut au niveau des minces trabécules formées d'un seul faisceau conjonctif; la cellule endothéliale représente donc la cellule conjonctive qui accompagne ou produit le faisceau.

D'autre part, au niveau des nœuds que forment par leur convergence les faisceaux de l'épiploon, on trouve, entre les faisceaux, des espaces triangulaires ou rectangulaires, à bords curvilignes. Ces espaces ont la valeur d'espaces interfasciculaires; ils sont occupés et par des leucocytes et par des cellules conjonctives caractérisées par leur noyau ovalaire et aplati, par leur aspect granuleux, par leur forme rameuse; ces cellules envoient un petit nombre de prolongements très longs qui les anastomosent avec les cellules conjonctives d'un espace interfasciculaire, situé loin de là. De telles dispositions sont des plus nettes sur l'épiploon de la souris.

4° *Fibres élastiques.* — Chez l'homme adulte, Baraban a démontré l'existence de fibres élastiques aussi bien dans les grosses travées de l'épiploon que dans les trabécules, formées d'un seul faisceau conjonctif. Ces fibres constituent un réseau allongé qui suit l'axe des travées autour desquelles il s'enroule parfois; parfois même les fibres élastiques se disposent sous l'épithélium en formant des pelotons aplatis et inextricables.

Chez le vieillard, l'épiploon devient plus rigide et plus épais; les orifices qu'il présente ont grandi; ils ne s'arrêtent qu'au contact des fusées vasculaires et des lobules adipeux. L'épiploon prend l'aspect d'un filet à larges mailles. Les travées du réseau sont pourvues d'une formation élastique plus développée encore que celle de l'adulte

Chez le vieillard comme chez l'adulte, on observe, çà et là, des franges graisseuses qui flottent à la surface de l'épiploon. Reliées aux vaisseaux par une artériole et une veinule, ces franges épiploïques sont constituées par des réseaux capillaires dont les mailles sont infiltrées de cellules adipeuses.

Telles sont les dispositions normales de l'épiploon. Ces dispositions sont sujettes à variations. Pour ne prendre qu'un exemple, il est possible de trouver des épiploons qui, chez des sujets de soixante ans, sont moins troués que ne le sont des épiploons de vingt ans. Il y a là seulement une question de degré dans une disposition constante.

Mécanisme de la perforation de l'épiploon. — Étant donné que les trous borgnes ne s'observent qu'à distance des vaisseaux sanguins, là où la vitalité des endothéliums paraît se trouver réduite, là encore où les leucocytes sont particulièrement nombreux comme au niveau des taches laiteuses, on a émis l'hypothèse que les globules blancs sont les agents de la perforation de l'épiploon. Qu'un leucocyte écarte deux cellules endothéliales pour tomber dans le péritoine, il laisse derrière lui une perte de substance qui, parfois, disparaît et qui, parfois, est une voie toute préparée pour l'exode de nouveaux éléments mobiles. Qu'une cellule ou qu'un groupe de cellules libres s'engage dans un trou borgne et achève de le canaliser, nous aurons l'épiploon fenêtré. Les orifices ainsi formés deviendront la voie de passage habituelle des leucocytes. Un tel mécanisme se prolonge-t-il? La croissance aidant, les travées se font de plus en plus grêles, les trous s'agrandissent;

leur extension ne s'arrête qu'au contact des fusées vasculaires. L'épiploon réticulé est constitué. C'est là l'opinion soutenue par Ranvier et ses élèves.

Pour Toldt, la croissance de l'épiploon en surface détermine un écartement des faisceaux conjonctifs qui constituent la membrane. Il en résulte « une véritable raréfaction du tissu épiploïque qui détermine l'apparition des mailles ».

Tout récemment, Retterer écrit que la fonte partielle (hyaloplasma) de certaines cellules épiploïques détermine l'amincissement de certaines régions de la membrane qui ne tardent pas à se détruire; d'où l'apparition de mailles. Si des globules blancs occupent ces mailles, ils sont les témoins et non les agents de la perforation.

De quelques particularités de l'Épiploon. — Nous venons d'examiner les dispositions qu'affecte, à l'état normal, la membrane épiploïque. Il nous reste à passer en revue une série de formations inconstantes qu'on désigne sous le nom de *travées en anse*, *travées en massue*, *bourgeons cellulaires*.

1° *Travées en anse*. — On trouve quelquefois, dans certaines régions de l'épiploon de l'adulte et du vieillard, des travées qui font saillie à la surface de la membrane, à la façon d'une anse; ces travées « hors plan » sont droites ou tordues sur elles-mêmes; leurs extrémités sont simples ou ramifiées. Elles sont de calibre uniforme ou portent un épaississement à leur partie moyenne. Elles sont longues ou courtes; dans ce dernier cas, elles déterminent dans l'épiploon la formation d'un pli. Quand les travées sont de petite taille, un seul faisceau conjonctif les constitue, à moins que leur extrémité ne soit ramifiée. En pareil cas, on trouve autant de faisceaux conjonctifs qu'il y a de branches à l'une de leurs insertions. Les plus grosses travées sont formées de plusieurs faisceaux conjonctifs et de vaisseaux.

Baraban, à qui l'on doit la connaissance de ces travées en anse, admet que ces travées font partie, à l'origine, du réseau général de l'épiploon; aussi n'en trouve-t-on jamais chez l'enfant. Plus tard la partie moyenne de ces travées se libère, se dégage de la membrane, à la suite d'un processus pathologique (?) et l'endothélium péritonéal en raison de sa plasticité s'adapte à la travée en anse et lui constitue un manchon complet.

2° *Travées en massue*, *travées flottantes*. — Baraban[1] a étudié également, sous le nom de fibres en massue, des formations dont la structure est analogue à celle d'une travée épiploïque. Ces formations s'attachent à quatre ou cinq sur le bord d'une travée, que cette travée soit ou non munie de vaisseaux; elles font saillie dans la maille adjacente sous forme d'un bourgeon sessile ou pédiculé. Leur extrémité libre est renflée d'ordinaire. Ces travées en massue reconnaîtraient pour origine la rupture d'une travée épiploïque. Elles auraient pour effet d'agrandir les mailles de l'épiploon, et peut-être ont-elles un rôle dans la soudure des lames de la bourse épiploïque.

On doit peut-être rapprocher de ces formations les excroissances polypiformes que Ranvier décrit dans l'épiploon du lapin comme « formées de couches emboîtées de tissu conjonctif et possédant un revêtement endothélial complet ».

3° *Bourgeons cellulaires*. — Kölliker dans l'épiploon humain, Klein, Tourneux et Hermann dans l'épiploon du cobaye ont décrit des bourgeons cellulaires, appendus comme une grappe, à des filaments conjonctifs insérés sur les travées épiploïques. Les cellules du bourgeon sont rondes, granuleuses; leurs noyaux, souvent multiples, sont volumineux; ils sont ronds ou étranglés en bissac. De tels bourgeons seraient constitués, pour les uns, par des leucocytes; ils seraient, pour d'autres, des centres de prolifération cellulaire.

Pour les former, une cellule endothéliale s'hypertrophie; elle fait saillie à la surface de l'épiploon et s'y relie par un mince pédicule; puis elle entre en voie de division et donne naissance à une grappe de cellules qui ne tardent pas à élaborer ces fibrilles qui constituent le pédicule du bourgeon cellulaire (Klein[2]).

Processus de soudure du grand épiploon. — Le grand épiploon a été longtemps « considéré comme formé de quatre feuillets contigus dont on décrivait minutieusement les origines et les rapports. Les anatomistes assuraient même avoir réussi à insuffler la cavité qu'ils limitent et ils assuraient que cette opération réussit mieux chez le nouveau-né. *Le grand épiploon est formé d'un seul feuillet.* » (Ranvier.) Ce feuillet se replie sur lui-même et se soude à lui-même. La soudure commence sur les bords de l'épiploon; elle se poursuit

1. 1889. Baraban. Rech. sur la soudure des feuillets de l'épiploon (*Revue méd. de l'Est*).
2. 1873. Klein. *Handbook for the physiological laboratory.*

sur les surfaces de la membrane repliée qui sont au contact l'une de l'autre. Cette soudure a des degrés. Tantôt c'est une fusion massive qui s'opère dans l'épiploon; tantôt quelques adhérences, lâches et délicates, assurent seules le contact de l'épiploon avec lui-même. La soudure de la bourse épiploïque relèverait d'un mécanisme indiqué par Baraban. Des travées en massue, insérées sur une des surfaces de contact de l'épiploon, vont irriter la surface de contact opposée, à l'aide de leur extrémité dépourvue d'endothélium. Elles déterminent l'irritation et la chute de l'endothélium qui recouvre cette surface. Une adhérence se constitue, que recouvre bientôt un endothélium de nouvelle formation.

§ VI

MÉSENTÈRE

Histogenèse du mésentère. — Les premiers stades du développement du mésentère sont mal connus dans l'espèce humaine.

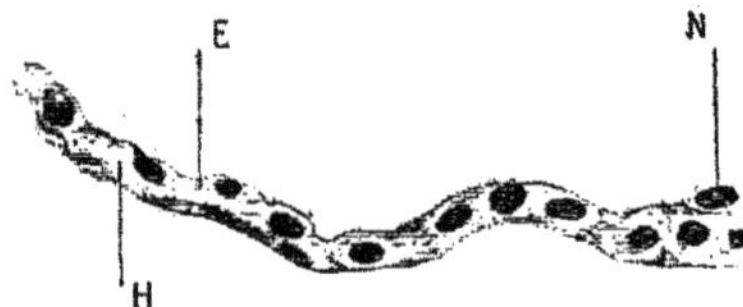

Fig. 752. — Coupe du mésentère d'un embryon de cobaye de 13 millimètres (région mince).
N. Noyau ; *E.* Protoplasma réticulé ; *H.* Hyaloplasma.

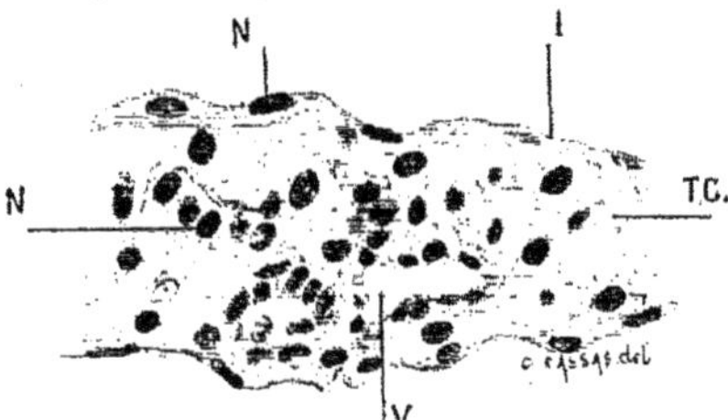

Fig. 753. — Coupe du mésentère d'un embryon de cobaye de 13 millimètres (région épaisse).
N. Noyau ; *I.* Cellule endothéliale ; *T. C.* Trame conjonctive *V.* Vaisseaux sanguins.

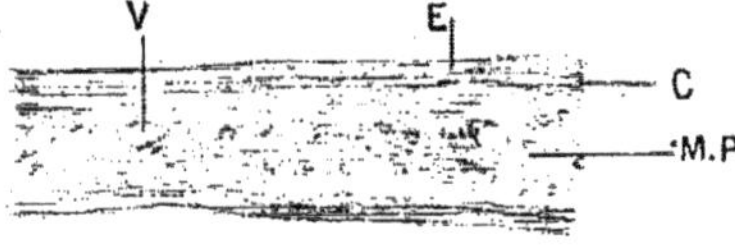

Fig. 754. — Coupe du mésentère d'un embryon humain de la huitième semaine. (D'après Toldt).
E. Endothélium péritonéal ; *C.* Lamelle conjonctive sous-endothéliale ; *M. P.* Membrane propre du mésentère ; *V.* Vaisseaux sanguins.

Chez les très jeunes embryons de mammifères (cobaye de 13 mm.), le mésentère présente déjà des régions épaisses et des régions minces. Les régions épaisses sont formées surtout d'éléments conjonctifs et de vaisseaux; les régions minces présentent un aspect comparable à celui de l'épiploon épithélial. On y voit deux rangs de cellules entre lesquels s'insinue une bande homogène anhiste. C'est la substance amorphe des anciens auteurs, l'hyaloplasma de Retterer.

C. Toldt[1] nous a fourni une série de documents histogénétiques sur les stades ultérieurs du mésentère humain.

Il a fait voir que le mésentère d'un embryon de quatre semaines était représenté par une lame conjonctive embryonnaire (*membrana mesenterii propria*); cette lame, formée de cellules fusiformes, est parcourue par des vaisseaux san-

1. 1889. Toldt. *Bau und Nachsthumbsveranderungen der Gekrose des menschlicken Darmkanales.*

guins. Elle est revêtue sur chacune de ses faces par une rangée d'épithélium cubique.

A la huitième semaine, les cellules conjonctives situées au-dessous de l'épithélium, s'ordonnent en séries, parallèlement à la direction longitudinale du mésentère. Elles vont devenir l'origine de la lamelle conjonctive sous-épithéliale.

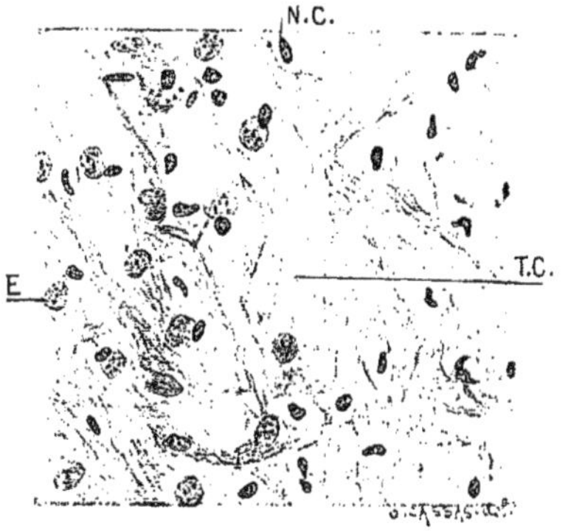

FIG. 755. — Vue en surface du mésentère.

On reconnait facilement les cellules endothéliales *E* à leur noyau clair : dans la moitié droite de la figure où l'endothélium est enlevé on voit les faisceaux conjonctifs *T. C.* et les cellules conjonctives dont le noyau *N. C.* est petit et très colorable.

Cette lamelle s'est différenciée sur l'embryon de la onzième semaine. A ce moment, le mésentère est constitué par une lame axiale, vasculaire, revêtue de chaque côté : 1° par quatre à six couches de cellules fusiformes constituant la lamelle sous-endothéliale, privée de vaisseaux; 2° et par l'endothélium péritonéal.

Des cellules adipeuses apparaissent dans le mésentère, dans le courant du cinquième mois.

C'est seulement au huitième mois que ces cellules, jusque-là isolées, se montrent réparties en lobules. Ces lobules sont situés le long des petits vaisseaux. On sait, en effet, les rapports étroits qui unissent les lobules adipeux à l'appareil vasculaire.

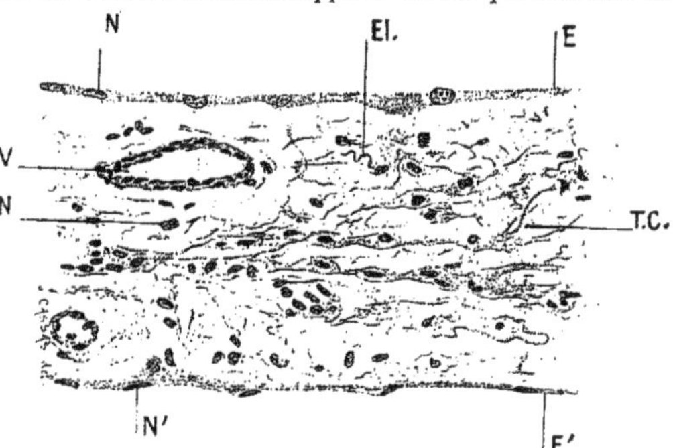

FIG. 756. — Coupe du mésentère.

E. Cellules endothéliales, avec leurs noyaux *N*, de la face droite du mésentère ; cet endothélium est vu de face par le fait d'un accident de préparation ; *E'*. Cellule endothéliale de la face gauche du mésentère, vue en coupe, avec ses noyaux *N'* ; *T. C.* Trame conjonctive avec ses vaisseaux *V*, et les fibres élastiques *El*.

A la naissance, le mésentère est pourvu chez l'homme de fibres conjonctives et de fibres élastiques. Mais ces deux ordres de fibres n'apparaissent pas simultanément ; l'apparition des fibres conjonctives précède toujours le développement des réseaux élastiques.

Mésentère adulte. — Le *mésentère adulte* est une membrane de forme irrégulière qui sert de pédicule vasculaire à l'anse intestinale. Elle est répartie en territoires polymorphes par des traînées vasculaires, escortées de graisse et de ganglions lymphatiques.

Sur une coupe, les régions minces du mésentère apparaissent comme une lame de tissu conjonctif, dont l'axe est parcouru par des vaisseaux. Cette lame est revêtue d'endothélium, sur chacune de ses faces. A l'aide de procédés tels que l'insufflation, on a pu la décomposer en une série de feuillets. Mais ces feuillets n'ont pas d'individualité histologique; ils sont une production artificielle : on ne les retrouve point sur les coupes.

Lorsqu'on examine le mésentère, étalé sur une lame de verre, on étudie aisément la distribution des diverses parties qui le constituent.

L'endothélium se reconnaît à ses noyaux plats, circulaires ou elliptiques. Ces noyaux sont pâles; la chromatine y est peu abondante; ils individualisent une plaque cellulaire polygonale.

Au-dessous de l'endothélium, on reconnaît les cellules conjonctives dont les noyaux, plus colorables que ceux du revêtement, sont entourés d'une zone granuleuse à contours vagues et irréguliers, qui représente le corps cellulaire. Ces cellules conjonctives sont très superficielles et sont munies de centrosomes, chez nombre d'animaux, chez les larves de salamandre, par exemple (Flemming, 1891). Elles sont comparables aux cellules plates qui, sur le tendon, sont sous-jacentes à l'endothélium, et s'appliquent à la surface du faisceau tendineux.

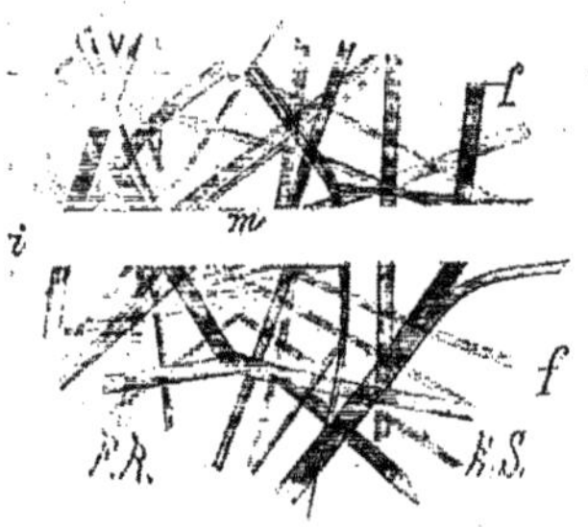

Fig. 757. — Mésentère de lapin adulte, coloré au carmin, traité au pinceau, tendu par la demi-dessiccation, déshydraté par l'alcool, éclairci par l'essence de girofle.

On y a pratiqué une incision i; f, faisceaux conjonctifs; m, membrane interfasciculaire. — 330 diam.

Les faisceaux conjonctifs du mésentère sont si longs, qu'on peut les suivre d'un bout à l'autre de la préparation sur laquelle on les étudie. D'un diamètre de 5 à 12 μ, ils se montrent dirigés en tous sens; par endroits, ils se divisent pour donner naissance à des faisceaux plus petits qui s'accolent, un peu plus loin, à un autre faisceau, sans d'ailleurs s'anastomoser avec lui.

L'anastomose est le propre au contraire des fibres élastiques qui, dans le mésentère, forment un réseau continu, disposé sur deux plans. Ces deux plans occupent surtout la zone sous-endothéliale. Ils seraient reliés entre eux, çà et là, par des fibres élastiques.

La formation élastique du mésentère est constituée par des fibres élastiques très fines, sans orientation définie. Aux points où ces fibres s'anastomosent les unes avec les autres, une mince lamelle élastique les relie, qui porte çà et là des trous de taille irrégulière, et de forme variable, bien que généralement arrondie. Aussi peut-on dire que le tissu élastique du mésentère est représenté par une membrane élastique fenêtrée.

Enfin, dans le mésentère comme dans l'épiploon, on constate la présence d'une substance homogène, hyaline, à peine colorable, au sein de laquelle apparaissent noyés les faisceaux conjonctifs : cette substance, avons-nous dit, a été considérée comme une substance intercellulaire. Elle représente vraisemblablement une partie de protoplasma des cellules conjonctives : le hyaloplasma.

Que sur un mésentère étalé, coloré, déshydraté et éclairci par l'essence de girofle, on fasse avec un rasoir une section; cette section apparaît comme une bande incolore, à bords parallèles, limitée, de part et d'autre, par une substance à peine colorée en rose: c'est là la substance hyaline, l'hyaloplasma; « les faisceaux et les fibres (conjonctives) coupés viennent aboutir à l'un de ses bords et reprennent au même niveau, sur l'autre bord de la bande incolore », comme l'a dit Ranvier, et comme l'avait constaté Henle (1841) sur l'arachnoïde.

Telle est la structure d'un territoire mésentérique situé loin des vaisseaux.

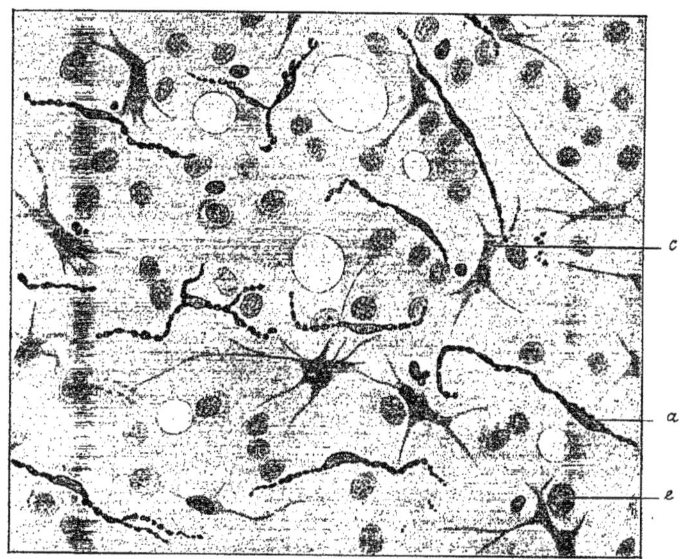

FIG. 758. — Épiploon du lapin (d'après Ranvier).
a, clasmatocyte; *e*, noyau de l'endothélium péritonéal; *c*, cellule conjonctive.

Partout où il existe des rayons vasculo-nerveux, on constate « des cellules appliquées à la surface des faisceaux connectifs, des cellules adipeuses et des cellules lymphatiques », des leucocytes éosinophiles et des fibres lisses chez quelques animaux, comme les urodèles (Leydig, Ranvier, Schaper, 1902)[1].

Cellules plasmatiques, cellules d'Ehrlich et clasmatocytes. — 1° *Historique.* — On observe dans l'épaisseur du mésentère et des membranes connectives des vertébrés (grand épiploon, etc.) une série d'éléments qui présentent des caractères très particuliers.

Waldeyer a décrit, en 1875, sous le nom de cellules plasmatiques, des éléments arrondis, situés au voisinage des vaisseaux sanguins. Le groupe des *plasmazellen* de Waldeyer est un groupe complexe.

Ehrlich en a distrait (1879) toute une série d'éléments dont le cytoplasme est basophile.

1. 1902. SCHAPER. Ueber Kontraktele fibrillen in den glatten Muskelfasern des mesenteriums des Urodelen (*Anat. Anz.*, t. XXII, p. 65 et p. 82). On trouvera dans ce mémoire d'intéressants détails sur la structure des fibres lisses du mésentère.

[*A. BRANCA.*]

Ce sont les *mastzellen* que l'auteur croit originaires des cellules fixes du tissu conjonctif.

Raudnitz, en 1883, a montré qu'il y avait dans le tissu conjonctif des cellules colorées en rouge par le violet de méthyle; ces cellules, de forme variée, ont des prolongements multiples, et l'on trouve dans leur voisinage des granulations analogues à celles qu'elles renferment.

Ranvier, en 1890, écrit que ces granulations juxtacellulaires représentent une sorte de sécrétion du corps cellulaire; il donne aux éléments qui présentent cette sécrétion par effritement le nom de clasmatocytes et il indique leur mode d'origine.

C'est surtout chez les batraciens urodèles que les clasmatocytes se montrent le mieux caractérisés. Ce sont des cellules énormes, puisque leur taille peut dépasser un milli-

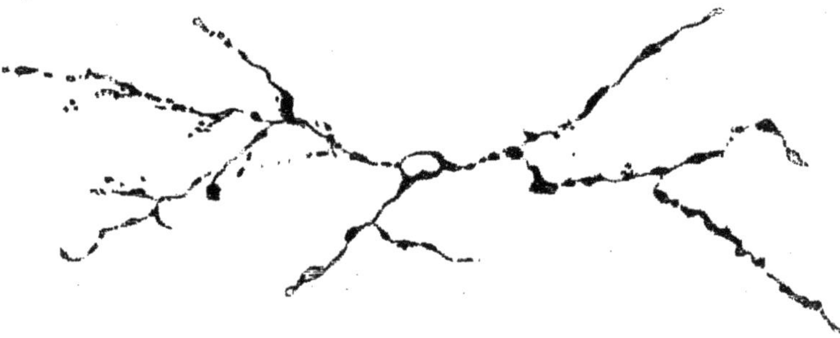

Fig. 759. — Clasmatocyte du Triton.

mètre; ces cellules fusiformes ou arborisées sont munies d'un noyau clair. Elles portent des prolongements simples ou ramifiés, qui ne présentent jamais d'anastomoses; ces prolongements un peu sinueux sont monoliformes; les parties renflées sont variables de taille et de forme; elles sont chargées de fines granulations arrondies; les parties minces peuvent disparaître, en abandonnant dans le tissu conjonctif des îlots de granulations.

Enfin, en 1891, Unna décrit dans le tissu conjonctif de la peau humaine des éléments arrondis ou polyédriques qu'il appelle les plasmazellen. Le corps cellulaire de ces éléments est très colorable et fixe les couleurs basiques d'aniline sans métachromasie. Le noyau, ovale ou sphérique, est rejeté d'ordinaire à la périphérie du cytoplasme.

2° *Caractères histologiques des mastzellen, des plasmazellen et des clasmatocytes.* — a) *Mastzellen.* — Lorsqu'on fixe un segment de grand épiploon par la liqueur de Flemming, et qu'on le colore par la thionine, il est facile de distinguer dans la trame de la séreuse, les mastzellen, les cellules plasmatiques et les clasmatocytes. « Les cellules d'Ehrlich ont des granulations bien nettes, rouges; leur noyau est petit et pauvre en suc; elles sont amassées le long des vaisseaux.

b) *Plasmazellen.* — Les cellules plasmatiques sont plus petites, arrondies ou polyédriques, ou cubiques. Leur noyau est arrondi, riche en suc, et tranche en clair sur le protoplasma coloré en bleu. » (J. Jolly[1].)

c) *Clasmatocytes*[2]. — Les clasmatocytes des mammifères sont petits et fusiformes. Leurs prolongements granuleux et réfringents ne s'anastomosent jamais; ils portent des bourgeons latéraux et terminaux. Leur noyau est « massif, allongé, irrégulier ». Ces éléments à protoplasma granuleux et vacuolaire sont au nombre de plusieurs milliers par millimètre cube; ils se retrouvent en abondance dans l'épiploon du lapin, mais chez les vertébrés

1. 1901. J. Jolly. Cellules plasmatiques, cellules d'Ehrlich et clasmatocytes (*C. R. Assoc. des Anat.*, p. 78). Dans cet article, Jolly fait remarquer que le protoplasma des clasmatocytes est bien coloré par les colorations progressives pratiquées avec les violets de méthyle ou la thionine, mais il « ne garde pas la matière colorante après décoloration par l'alcool »; il se distingue encore, mais il est très pâle.

2. Chez les Batraciens, « les clasmatocytes ont les mêmes réactions colorantes que les cellules d'Ehrlich, ce sont des mastzellen présentant une forme spéciale et présentant le phénomène de la fragmentation protoplasmique.... Avec les colorations progressives, les cellules d'Ehrlich apparaissent en général colorées avant les clasmatocytes ». J. Jolly, à qui j'emprunte cette citation, n'a pas observé de véritables plasmazellen chez les Batraciens.

supérieurs, les clasmatocytes fixent seulement les réactifs colorants d'une façon plus énergique que les cellules du voisinage; chez les batraciens, au contraire, ils se colorent d'une façon tout élective; fixés par l'acide osmique et colorés par le violet de méthyle 5 B, leur corps cellulaire se teint en violet amaranthe; leur noyau en bleu pâle.

3° *Origine des plasmazellen, des mastzellen et des clasmatocytes.* — a) On discute encore sur l'origine des plasmazellen. Unna les considère comme des éléments d'origine conjonctive; von Marshalko, Judassohn, Darier, Jolly, Dominici, leur prêtent une origine leucocytaire. Ce seraient, en tout cas, des cellules lymphatiques non migratrices, comme nous le verrons, en étudiant les taches laiteuses qu'elles constituent en majeure partie.

b) Les cellules d'Ehrlich sont vraisemblablement des éléments émigrés. Il existe, en effet, dans le sang, de véritables cellules d'Ehrlich, et ces cellules sont surtout abondantes dans le sang des batraciens.

c) Quant aux clasmatocytes, Ranvier les fait dériver de leucocytes. Ce seraient des leucocytes immobilisés, capables d'élaborer des substances de réserve, de nature albuminoïde.

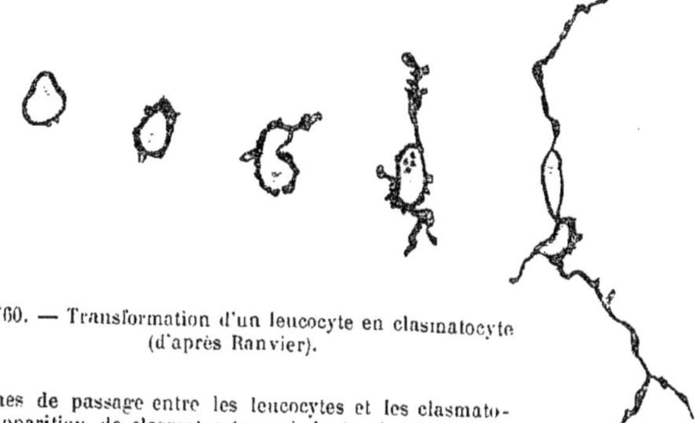

Fig. 760. — Transformation d'un leucocyte en clasmatocyte (d'après Ranvier).

Les formes de passage entre les leucocytes et les clasmatocytes, l'apparition de clasmatocytes qui s'opère *in vitro*, dans la lymphe péritonéale de la grenouille portée, durant une heure, à la température de 25 degrés, la transformation inverse que provoque l'inflammation expérimentale du péritoine sont les arguments qu'a fait valoir Ranvier pour légitimer son hypothèse[1].

Dans un récent mémoire, Ranvier précise quelques points de l'histoire des clasmatocytes.

Dans l'épiploon du lapin, il est toujours possible de distinguer les cellules conjonctives des clasmatocytes. Les cellules conjonctives sont minces, aplaties, ramifiées, anastomosées; leur noyau plat est régulièrement arrondi ou elliptique. Les clasmatocytes ont des prolongements granuleux, réfringents, terminés librement; leurs noyaux sont massifs, allongés et irréguliers. Chez le cochon d'Inde, dans les régions réticulées de l'épiploon « toutes les cellules comprises dans les travées du réseau sont des clasmatocytes. Il n'y a pas de cellules conjonctives en ces points ».

Dans ce même article, Ranvier considère les mastzellen comme une variété de clasmatocytes. Les deux éléments se retrouvent côte à côte, au voisinage des vaisseaux sanguins, dans le grand épiploon du rat. Les clasmatocytes existent, à l'exclusion des mastzellen, dans le grand épiploon du lapin et du cobaye.

1. 1887-1892. Ranvier. Des clasmatocytes (*Notes extraites des Comptes rendus de l'Académie des Sciences*, p. 23).
Transformation *in vitro* des cellules lymphatiques en clasmatocytes. *Loc. cit.*, p. 47.
De l'origine des cellules du pus et du rôle de ces éléments dans les tissus enflammés. *Loc. cit.*, p. 53.
Des vaisseaux et des clasmatocytes de l'hyaloïde de la grenouille. *Loc. cit.* 1892-1897.
Les clasmatocytes, les cellules fixes du tissu conjonctif et les globules du pus. *Loc. cit.*, p. 6.
Des clasmatocytes (*Archives d'anatomie microscopique*, 15 mars 1900).

§ VII.

LIGAMENTS

Le ligament suspenseur du foie est le type des membranes péritonéales connues sous le nom de ligaments.

Chez le lapin, ce ligament a pour squelette une lame de tissu conjonctif revêtue sur chacune de ses faces d'un réseau élastique et d'un endothélium. Cette structure rappelle en tous points celle du mésentère, à quelques différences près, qui portent essentiellement sur les cellules conjonctives.

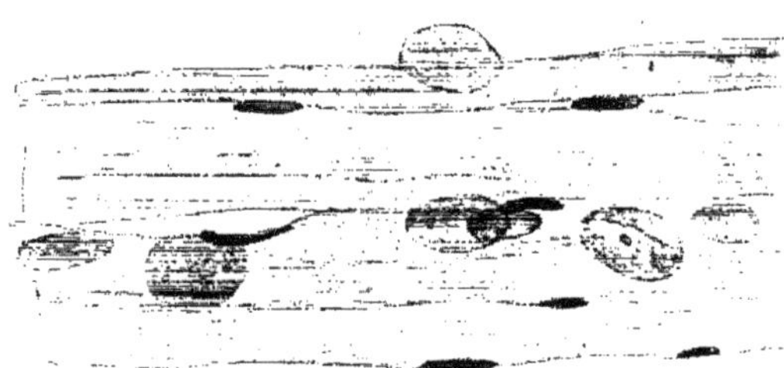

Fig. 701. — Le ligament suspenseur du foie de lapin, vu de face.

Les fibres conjonctives, loin d'être disposées en treillis, sont orientées parallèlement entre elles, et leur direction est « parallèle à celle de la force à laquelle ils doivent résister ».

La répartition générale des fibres élastiques est calquée sur celle des fibres conjonctives.

Il en résulte que les espaces interfasciculaires sont parallèles entre eux et disposés longitudinalement. Ils se montrent comme une ligne à double contour limitée à droite et à gauche par des cellules fixes.

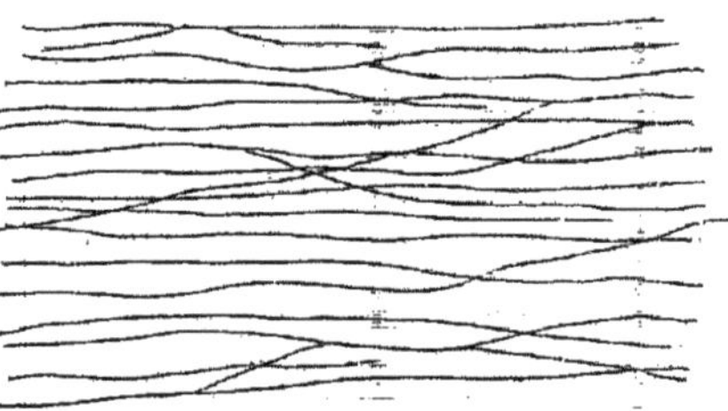

Fig. 702. — Les éléments élastiques du ligament suspenseur du foie de lapin.

Ces cellules sont étoilées. Leurs prolongements latéraux sont grêles; ils embrassent les fibres conjonctives sous-jacentes. Leurs prolongements longitudinaux sont membraniformes; ils relient les cellules d'une même série longitudinale. Les cellules de deux séries adjacentes se disposent de telle façon que dans chaque rangée les parties alternent; les noyaux de la série gauche répondent aux corps protoplasmiques de la série droite et inversement.

En résumé, orientation uniforme des cellules et des faisceaux conjonctifs, disposition fixe des cellules à la surface des faisceaux, tels sont les caractères propres au ligament suspenseur du lapin, qui a la valeur d'une aponévrose rudimentaire.

Chez l'homme, le ligament suspenseur est une aponévrose véritable. Il est formé d'une série de plans fibreux; les fibres sont uniformément orientées dans chaque plan, et dans chaque plan les fibres sont dirigées perpendiculairement à la direction qu'elles occupent dans les deux plans voisins.

§ VIII.

SÉROSITÉ PÉRITONÉALE

Comme toutes les séreuses, le péritoine est lubrifié par un liquide qui, chez l'homme, est très peu abondant, puisque sa quantité à l'état normal ne dépasse pas quelques grammes. Ce liquide est citrin et neutre au tournesol; il est si fluide qu'il coule comme de l'eau. Un séjour prolongé dans la cavité péritonéale d'un cadavre le rend visqueux; il s'épaissit du fait de la présence d'une substance, analogue à la mucosine, que coagule l'acide acétique[1].

La sérosité péritonéale du lapin est spontanément coagulable[2].

Elle contient de l'albumine, de la fibrine, du sucre, et 7 à 8 pour 100 de principes minéraux. Chez cet animal, elle est même lactescente en raison du nombre d'éléments figurés qu'elle contient. On y trouve des globules rouges, et des cellules incolores et sphériques.

Les globules rouges sont un élément normal de la sérosité péritonéale : on les observe alors même qu'on s'est entouré de toutes les précautions désirables pour éviter l'introduction du sang dans la cavité générale[3].

Les éléments incolores sont constitués, chez le lapin, par des cellules dont la taille atteint jusqu'à 20 μ. Ces cellules ont leur protoplasma semé, soit de granulations, soit de vacuoles (cellules vacuolaires de Renaut, macrophages de Metchnikoff). Portées à la température de 38 degrés, un certain nombre de ces cellules présente, d'une façon plus ou moins rapide, des mouvements amiboïdes; les autres demeurent immobiles.

Chez le rat, ces cellules immobiles qu'on trouve dans le grand épiploon et le mésentère atteignent une taille de 20 à 25 μ. Elles sont sphériques. Leur noyau est globuleux; à l'inverse du noyau de la plupart des cellules, il est moins réfringent que le protoplasma: le corps cellulaire est chargé de granulations réfringentes, sphériques, qui retiennent énergiquement les matières d'aniline. Les cellules granuleuses du rat sont appelées à se désagréger en totalité, et les granulations qui les composent « sont mangées et probablement digérées par les cellules lymphatiques ».

Chez le chat, à côté de cellules lymphatiques amiboïdes, on trouve des éléments dont la taille peut atteindre et dépasser 100 μ. Ces éléments « sphériques ou ovoïdes », lisses ou bosselés, présentent tous des « noyaux multiples et physaliphores » : nombre d'entre eux montrent encore, dans leur protoplasma, des vacuoles isolées ou confluentes.

En résumé, la sérosité péritonéale comprend à l'état normal :

1° Des globules rouges (A);

2° Des globules blancs, qui présentent des mouvements amiboïdes (B) et sont parfois chargés de glycogène (C);

3° Des éléments caractérisés par leur immobilité, par leur taille notablement supérieure à celle des éléments de la lymphe et du sang, par leur aspect qui varie d'une espèce à une autre (grandes cellules vacuolaires du lapin, cellules granuleuses du rat, cellules à noyaux multiples du chat).

Ces éléments représentent, comme les clasmatocytes, des cellules lymphatiques momentanément fixées; pour Ranvier « leur rôle physiologique semble analogue, bien que le pro-

1. 1873. Ch. Robin. *Traité des humeurs*, 2e édition, p. 357.
2. 1859. Claude Bernard. *Leçons sur les liquides de l'organisme*, II.
3. 1887-1892. Ranvier. Sur les éléments anatomiques de la sérosité péritonéale (*Notes extraites des Comptes rendus de l'Académie des Sciences*, p. 39).

cédé de la clasmatose y soit un peu différent ». Pour Renaut, au contraire (*Traité d'histologie pratique*, tome I), ils ont « dans les tissus une signification toute différente et pour ainsi dire inverse ». « L'incitation formative expérimentale » qui provoque le retour des clasmatocytes à l'état de globules blancs détermine, dans le péritoine, l'apparition des cellules vacuolaires.

Dans ces dernières années, Metchnikoff[1], injectant du sperme dans la cavité abdominale de cobaye, a vu se détruire les phagocytes de la sérosité péritonéale. Cette « phagolyse » est bientôt suivie d'un apport considérable de nouveaux leucocytes mononucléaires, qui englobent la tête des spermatozoïdes encore vivants et progressent quelque temps à l'aide de l'impulsion que leur communiquent les mouvements de la queue des spermatozoïdes.

Les hématies de l'oie se comportent comme les spermatozoïdes. Ils provoquent d'abord une phagolyse intense, que suit bientôt l'arrivée de mononucléaires. Les globules rouges sont englobés par les macrophages qui disparaissent, en 3 ou 4 jours, de la sérosité péritonéale pour gagner l'épiploon, les ganglions mésentériques et passer de là dans la circulation générale.

Les éléments du péritoine sont aussi capables de détruire les germes infectieux. On est arrivé récemment à accroître cette résistance naturelle à l'infection : de là est née une « thérapeutique préventive de la péritonite » sur la valeur de laquelle il est encore impossible de se prononcer.

On n'est pas encore d'accord sur la nature de la sérosité péritonéale. On a considéré les taches laiteuses de l'épiploon comme un follicule lymphatique; on a fait de l'épiploon un ganglion étalé en surface; on a proclamé la discontinuité de l'endothélium péritonéal, œuvre des leucocytes. Aussi nombre d'auteurs n'ont-ils pas hésité à regarder la grande cavité péritonéale comme un sac lymphatique, et la sérosité qu'on y trouve comme de la lymphe. — Toutefois il importe de noter avec Robin que la composition de la lymphe et de la sérosité péritonéale est très différente, tant au point de vue chimique qu'au point de vue histologique : l'homologie ne saurait être maintenue, à moins d'admettre que la lymphe varie de constitution avec les points où on l'étudie. Pareille hypothèse n'a pas encore reçu le contrôle de l'expérience (D).

NOTES

A) Lorsqu'on injecte du sang dans la cavité abdominale, le sang injecté passe, sans subir d'altération, dans la circulation générale (Hayem).

Si l'on injecte 200 centimètres cubes de sang dans le péritoine d'un chien, et qu'on pratique une fistule du canal thoracique, la lymphe, d'abord incolore et opalescente, commence à présenter une teinte rose au bout de trois quarts d'heure; au bout d'une heure, cette lymphe est franchement rouge (Lesage). Les hématies ne sont pas phagocytées; les globules rouges qui ont tardé à passer dans le canal thoracique sont seuls englobés par les leucocytes, et passent avec eux dans le système lymphatique[2]. La séreuse récupère son aspect normal au bout de quelques jours.

B) Chez le rat, les globules blancs se divisent par karyokinèse dans la sérosité péritonéale (Jolly) comme dans les ganglions, la rate, la moelle osseuse et le tissu conjonctif[3].

C) Dans ces dernières années, on a tenté d'établir la formule leucocytaire de la sérosité péritonéale.

Sabrazès et Muratet[4] trouvent, chez le bœuf, que les lymphocytes y sont moins nombreux que dans le sang. En revanche, les autres variétés de globules blancs (mononucléaires neutrophiles, mono et polynucléaires éosinophiles) sont en proportion beaucoup plus considérable que dans le sang (15 à 20 000 par millimètre cube, au lieu de 6 à 12 000).

Nobécourt et Bigart[5] écrivent que, chez le cobaye, les leucocytes non granuleux sont représentés surtout par les formes volumineuses. Les lymphocytes sont relativement rares (0 à 10 pour 100, exceptionnellement 40 pour 100). La proportion des éosinophiles est sujette à de larges oscillations (1 à 60 pour 100). Ces variations ne sont fonction ni de l'âge, ni du moment de la digestion. Nobécourt et Bigart ajoutent que les polynucléaires et les éosinophiles se transforment dans le péritoine du cobaye. Ils peuvent se détruire par chromatolyse, se gonfler et éclater en projetant leurs granulations dans la séreuse; ils peuvent encore être englobés par les mononucléaires.

1. 1899. Metchnikoff. Etude sur la résorption des cellules (*Annales de l'Institut Pasteur*, novembre).
2. 1900. Lesage. Sur la résorpt. du sang injecté dans la cavité abdominale (*C. R. Soc. Biol.*, p. 553).
3. 1900. J. Jolly. Karyokinèse des globules blancs dans la lymphe péritonéale du rat (*C. R. Soc. Biol.* p. 710).
4. 1900. Sabrazès et Muratet (*C. R. Soc. Biol.*, p. 1039 et 1077).
5. 1900. Nobécourt et Bigart (*C. R. Soc. Biol.*, p. 1032).

§ IX

VAISSEAUX DU PÉRITOINE

a) VAISSEAUX SANGUINS

Tant que le péritoine est formé exclusivement de cellules épithéliales, on n'y rencontre aucune formation vasculaire. C'est seulement quand la trame conjonctive s'est développée qu'on observe dans la séreuse des artères et des veines. Encore faut-il noter que ces artères et ces veines trouvent, dans les membranes péritonéales, une voie de passage pure et simple; elles se rendent presque directement aux tissus voisins sans se résoudre dans la séreuse : les vaisseaux mésentériques appartiennent, non point au mésentère, mais au tractus digestif.

Le réseau sous-péritonéal est visible à l'œil nu; formé d'artères et de veinules, accompagné de nerfs et de lymphatiques, il chemine dans le tissu cellulaire sous-séreux.

C'est tout au plus si, dans leur trajet, les vaisseaux sanguins émettent quelques rameaux qui traversent la nappe élastique compacte, et se capillarisent dans le « corps de la séreuse ». Ils dessinent là un réseau serré, dont les mailles polygonales ont quatre ou cinq fois le diamètre des capillaires limitants. Mais ces capillaires ne doivent avoir qu'un rôle de second ordre. On trouve en effet de larges territoires mésentériques qui n'ont aucun vaisseau de distribution, et les capillaires péritonéaux font complètement défaut dans le péritoine des petits animaux (mésentère du lapin).

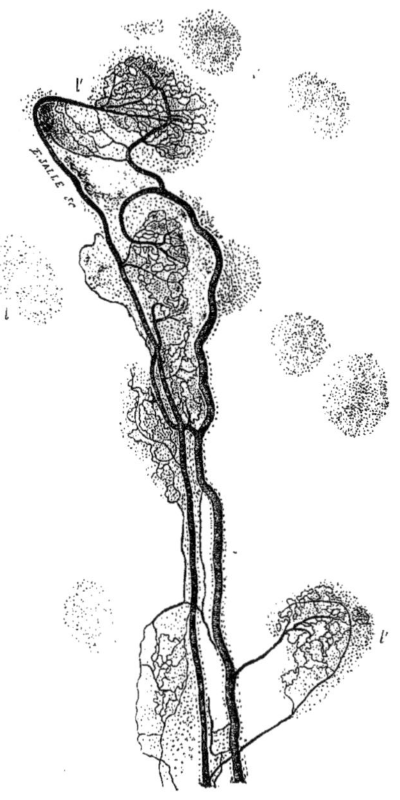

Fig. 763. — Réseau vasculaire de l'épiploon avec des taches laiteuses avasculaire *L*, ou vascularisées *L'* (d'après Ranvier).

Dans les régions du péritoine (épiploon non fenêtré, mésocôlon transverse) où doivent se développer des lobules adipeux, on observe une disposition particulière des formations vasculaires.

Les artérioles et les veinules portent appendus à leurs côtés une série de réseaux capillaires qui à la loupe ont l'aspect de disques aplatis. Ce sont là les réseaux « limbiformes » (Renaut).

Dans les mailles étroites limitées par de pareils éléments, on trouve un revêtement discontinu de cellules conjonctives (couche rameuse péri-vasculaire). Ces cellules, anastomosées avec les éléments du tissu conjonctif ambiant sont ordonnées dans la direction du vaisseau qu'elles entourent, comme d'un filet, de leurs prolongements anastomosés. Puis ces cellules perdent leurs connexions, prennent la forme ronde; elles élaborent dans leur protoplasma des gouttelettes de graisse qui confluent les unes vers les autres, repoussent le noyau à la périphérie de la cellule qui s'entoure d'une membrane d'enveloppe. Les cellules rameuses des réseaux limbiformes se sont transformées en pelotons graisseux (Renaut).

Pareille modification s'observe également dans les éléments qui escortent le faisceau vasculo-nerveux, disposés sur deux ou trois rangées. Ces cellules rameuses péri-vasculaires élaborent les traînées adipeuses qui côtoient les fusées vasculaires de l'épiploon [1].

Les dispositions vasculaires que nous venons de passer en revue ont leur intérêt. Elles précèdent l'apparition des réserves graisseuses dont le tissu conjonctif a presque le monopole.

L'étude de la circulation épiploïque mérite une description spéciale, en raison des phénomènes curieux qu'on y observe. J'emprunte à une note de Renaut les éléments de cette description [2].

Comme François l'a bien montré, les artères maîtresses de l'épiploon du lapin « sont issues à droite de la gastro-épiploïque, à gauche de la splénique. Elles forment, en s'inoculant, un cadre en fer à cheval qui parcourt le cul-de-sac de l'épiploon, sur le point de réflexion de ses deux feuillets antérieur et postérieur. Elles sont suivies par les veines qui... s'entrelacent autour d'elles.... D'un tel grand arc vasculaire marginal partent la série de fusées qui vont irriguer les feuillets, et beaucoup plus richement le postérieur que l'antérieur. »

Ces fusées primitives de vascularisation partent droit, des artères et des veines préexistantes, sous forme de gros capillaires à paroi exclusivement endothéliale. Ces gros capillaires émettent une série de branches latérales et une branche terminale, généralement unique, qui progresse dans la direction primitive du vaisseau. Branches latérales et branche terminale se réunissent entre elles ou vont se jeter dans les rameaux issus d'une autre fusée primitive. Elles interceptent de la sorte une série de mailles polygonales.

Pour former ces mailles, le capillaire se divise en Y ou en T à son extrémité; d'autres fois, il renfle en fuseau un segment de sa paroi. Un refend linéaire se

1. Il importe de rappeler ici que, pour Kolliker et Toldt, ces lobules adipeux ne naissent pas aux dépens de cellules quelconques. Ils proviennent d'un dépôt de matières grasses dans des cellules constituant les « organes graisseux primitifs », et ces organes sont de nombre et de situation fixe pour chaque espèce animale, de même que les ébauches du pancréas et du thyroïde.

2. 1901. Renaut. Sur la variation modelante des vaisseaux sanguins : le morcellement atrophique des vaisseaux provisoires (*C. R. Assoc. des Anat.*, p. 63).

dessine alors, dirigé dans l'axe du vaisseau qu'il dédouble et dans la fossette ainsi formée viennent se loger des éléments conjonctifs.

Jets latéraux et terminaux finissent tantôt par une extrémité *pleine*, conique, plus ou moins étendue (vaisseaux en voie d'atrophie), tantôt par un cul-de-sac *creux*, arrondi en doigt de gant ou renflé en ampoule (vaisseaux en voie d'extension). Ce dernier caractère s'observe également sur les deux bourgeons vasculaires destinés à s'anastomoser, ou au moins sur l'un d'entre eux. Dans ce dernier cas, le bourgeon creux peut s'accoler à un bourgeon plein qui lui sert momentanément de guide et constitue un véritable gubernaculum vasis.

Pendant que les fusées vasculaires primitives développent leur réseau capillaire provisoire, l'épiploon s'accroît; mais en s'accroissant, certaines de ses parties se vascularisent de plus en plus richement; d'autres, en revanche (partie moyenne, partie droite), voient leur appareil vasculaire plus ou moins complètement disparaître. En un mot, des vaisseaux anciens se morcellent et s'atrophient, des vaisseaux nouveaux se développent, et ce double phénomène « aboutira au dispositif vasculaire permanent qui répond à l'état adulte ».

A partir du 8e ou 9e jour après la naissance, on voit, chez le lapin, « qu'entre les travées maîtresses, qui seules passent à l'état de vaisseaux parfaits (artères et veines), les travées grêles formées de capillaires sanguins restés embryonnaires subissent le morcellement », à la suite d'un processus toujours identique à lui-même.

Tout d'abord, le réseau capillaire ne garde plus un calibre sensiblement égal. Il est « accidenté par une série d'étirements filiformes ». Il dessine une suite de pleins et de déliés. Puis ce réseau perd sa continuité. Les déliés se rompent : le réseau est désormais formé d'éléments fusiformes, plus ou moins espacés les uns des autres, plus ou moins bourrés d'hématies; ces éléments, qu'on a longtemps considérés comme des cellules vaso-sangui-formatives, n'auraient donc pas une pareille signification : ils représenteraient des formations vasculaires en voie d'atrophie. A leur voisinage, « le tissu conjonctif ne présente point de taches laiteuses ». Ajoutons que « les vaisseaux capillaires qui vont s'atrophier sont les seuls dont les noyaux endothéliaux fassent des divisions indirectes » au sein du syncytium dans lequel ils sont plongés.

Morphologie des taches laiteuses. — Chez le cobaye à terme, chez le lapin âgé de 3 à 4 jours, on observe sur le grand épiploon, au voisinage des vaisseaux en voie d'accroissement, des taches de forme ovale ou circulaire, qui sont légèrement opaques. Elles tranchent par leur aspect laiteux sur la transparence de l'épiploon. Elles font saillie sur les deux faces de cette membrane et leur surface est lisse. Elle devient gaufrée seulement lorsque la tache est volumineuse.

Structure des taches laiteuses avasculaires. — Lorsqu'on examine les taches laiteuses d'un épiploon imprégné d'argent, on constate qu'à leur niveau le revêtement endothélial est régulier et continu.

Sur les coupes, la tache laiteuse apparaît située dans l'épaisseur de la membrane péritonéale. Sur chacune de ses faces, elle est donc revêtue par l'endothélium péritonéal, formé d'éléments qui sont au contact les uns des autres, ou sont anastomosés les uns avec les autres. L'analyse histologique a permis de reconnaître, dans les taches laiteuses, trois formes cellulaires.

1° Certaines cellules sont homogènes, d'aspect vitreux et réfringent; elles sont riches en glycogène (Ranvier), et prennent une teinte violacée dans la double coloration par l'éosine et l'hématoxyline. Leur protoplasma abondant paraît infiltré de plasma graisseux. Il est éminemment délicat et se montre souvent criblé de vacuoles; leur noyau, ovale ou réniforme, et de siège excentrique, est porteur de grains de chromatine parfois disposés en couronne.

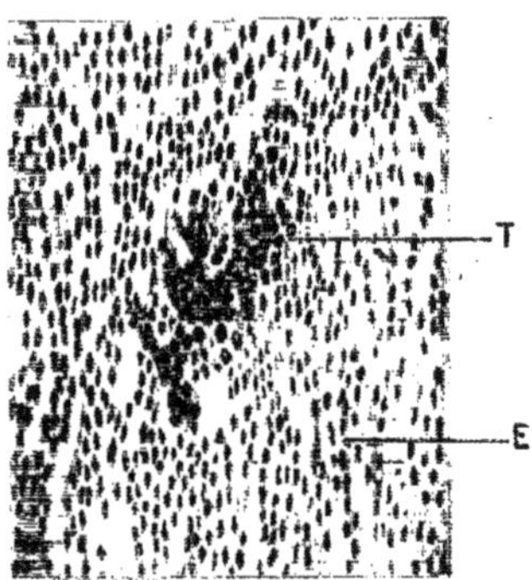

Fig. 764. — Tache laiteuse à un faible grossissement (d'après Retterer).

Tache laiteuse *T* du grand épiploon *E* du lapin de sept jours.

De ces éléments les uns sont petits, globuleux, indépendants les uns des autres : à eux seuls, ils constituent les taches laiteuses les plus jeunes. Les autres sont volumineux; ils émettent des prolongements droits, terminés par une extrémité effilée ou renflée en boule. Ces prolongements finissent par s'anastomoser avec ceux des cellules voisines. Gros et petits éléments sont réunis dans les taches laiteuses de l'épiploon, chez les lapins du 8e jour. On ne les trouve qu'exceptionnellement en voie de division indirecte.

2° A côté des cellules spéciales (cellules érythrophiles de Renaut), dont il vient d'être question, on observe des cellules conjonctives. Ces cellules sont caractérisées par un noyau pâle, semblable à celui de l'endothélium péritonéal; par un corps cellulaire muni de prolongements anastomotiques. Le réseau des cellules conjonctives s'entrelace avec le réseau des cellules érythrophiles, sans qu'on puisse décider si les deux réseaux se continuent l'un avec l'autre.

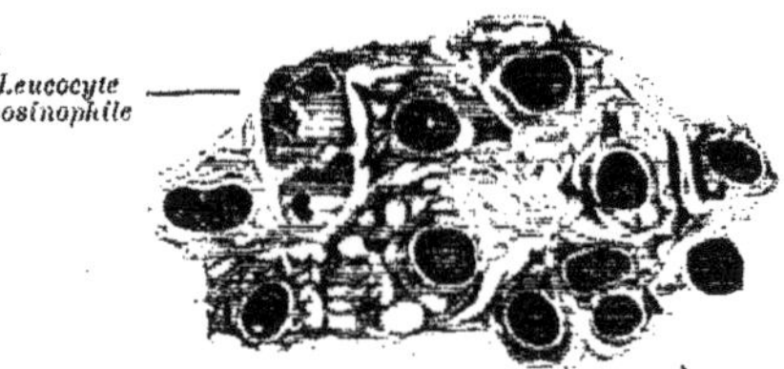

Fig. 765. — Eléments de la tache laiteuse du lapin, avec leur protoplasma vacuolaire et leurs noyaux.

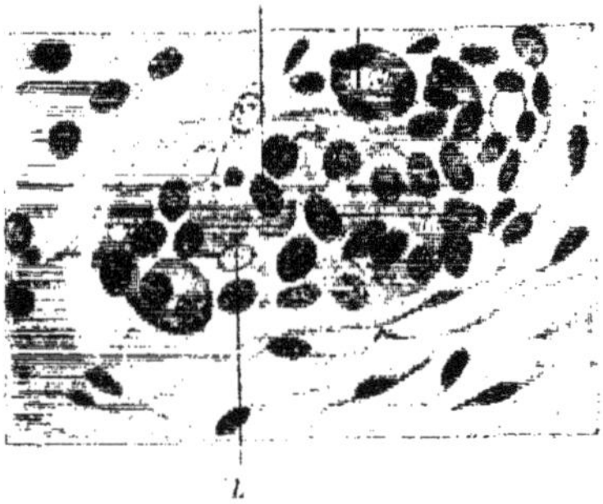

3° L'hématoxyline-éosine teint en rouge vif des éléments fusiformes que Renaut qualifie de cellules interstitielles. Ces cellules présentent, à égale distance de leurs extrémités, un noyau qui rappelle le noyau des plasmazellen, et par son aspect et par ce fait qu'il est souvent en karyokinèse. Renaut interprète[1] les cellules interstitielles comme le périthélium des capillaires embryonnaires.

Fig. 766. — Tache laiteuse à un fort grossissement (d'après Retterer).

Tache laiteuse *L* d'un chien nouveau-né vue en coupe, avec ses cellules *C*.

Apparition des cellules vasoformatives. — Au milieu des cellules de certaines taches laiteuses, on constate (chez le lapin du 4e au 5e jour) des éléments d'une réfringence si remarquable qu'ils attirent l'œil de l'observateur. Ce sont des cellules arrondies ou fusiformes, droites ou incurvées, qui présenteront bientôt des éperons d'étendue, de forme et de direction variables (pointes d'accroissement des auteurs). Ces éléments sont munis de noyaux multiples qui se divisent par karyokinèse; ces noyaux sont répartis dans l'axe ou dans la périphérie du corps cellulaire et de ses prolongements. Ce sont là les cellules vasosangui-formatives au début de leur évolution.

Transformation de la cellule vasoformative en un réseau. — La cellule

1. 1902. Renaut. Sur la variation modelante des vaisseaux sanguins. La période des cellules vaso-formatives et des taches laiteuses primaires (*C. R. Assoc. Anat.*, p. 230).

vaso-formative se transforme alors en un réseau plein. Les éperons protoplasmiques apparaissent à sa surface. Ils croissent, se divisent, s'anastomosent et circonscrivent des mailles incomplètes qui se ferment quand deux éperons protoplasmiques viennent à se souder.

Élaboration des hématies. — En même temps que se constitue ce réseau, on voit des hématies apparaître dans le protoplasma de la colonie cellulaire. Ces hématies « semblent s'y former par une simple différenciation comme les grains d'amidon dans les cellules végétales ». Les globules rouges, qui sont de taille différente, et de nombre variable, se montrent isolés ou disposés en série, sur un ou plusieurs rangs. Ils sont au contact ou séparés les uns des autres par des traînées de protoplasma.

Canalisation du réseau vaso-sangui-formatif. — Les noyaux de la colonie cellulaire vont alors se multiplier et se répartir à la périphérie du corps cellulaire; le protoplasma axial va disparaître par fonte et mettre en liberté les globules rouges; un réseau creux s'est substitué au réseau primitivement plein.

La tache laiteuse se transforme donc, *sur place*, en un réseau capillaire, isolé, développé à distance des vaisseaux d'origine stomacale. Ce réseau ne tardera pas à perdre cette indépendance originelle; il sera relié aux vaisseaux gastro-épiploïques par des canaux ayant la structure de capillaires. Ces canaux se rendent tantôt à une artériole, tantôt à une veinule, tantôt à la fois à une artériole et à une veinule.

Modifications ultérieures des réseaux vaso-sangui-formatifs. — Les modifications ultérieures que subit la tache laiteuse sont les suivantes: 1° le réseau vasculaire voit ses noyaux

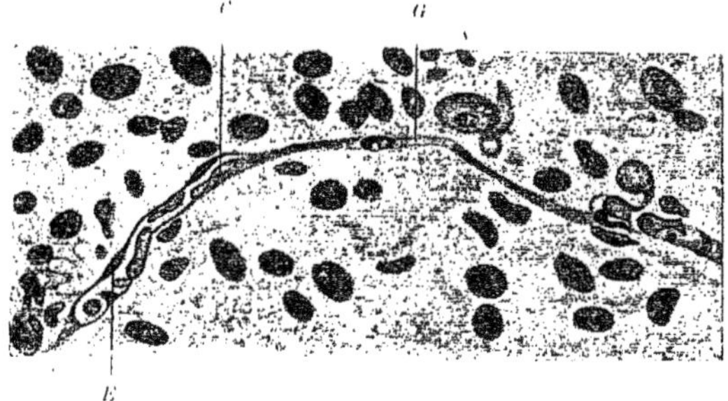

Fig. 707. — Colonie vaso-sangui-formative (d'après Retterer).

C. Pointe d'accroissement : *E.* Cellule vaso-sangui-formative en partie canalisée qui contient des globules sanguins *G*, libres ou encore inclus dans le protoplasma originel.

se multiplier; il augmente de longueur et de diamètre : il croît par l'adjonction de nouvelles pointes d'accroissement, et, sur le lapin de 16 à 18 jours, les limites des cellules endothéliales sont indiquées par le nitrate d'argent, du côté de la lumière du vaisseau; 2° les mailles du réseau s'agrandissent parallèlement.

Les éléments qui les occupent sont : 1° des plasmazellen; 2° des cellules conjonctives et des cellules rameuses périvasculaires; 3° des leucocytes. Ces leucocytes, à mouvements amiboïdes, n'existent, dans la tache laiteuse, que chez le lapin de la 3° ou 4° semaine. Lorsqu'on examine, à ce moment, les taches laiteuses sur un épiploon imprégné d'argent, on constate qu'à leur niveau, l'imprégnation des plaques endothéliales est irrégulière; il y a là des précipités d'albuminate d'argent qu'on attribue à l'exode des leucocytes.

Un processus de tous points analogue, mais plus discret, se passe au niveau des régions minces de l'épiploon. « Des cellules isolées subissent la transformation chromophile qui se poursuit sous forme de longues traînées étendues d'un vaisseau préexistant à un autre. Quand la modification chromophile débute dans une cellule qui fait déjà partie de la paroi d'un capillaire, elle affecte d'emblée l'aspect d'un cône ou pointe d'accroissement. Mais elle peut se faire d'emblée dans une ou plusieurs cellules de la trame conjonctive qui se trouve interposée entre deux capillaires voisins. » (Retterer.)

Pour se faire une idée exacte de l'évolution des taches laiteuses, il importe de compléter les notions précédemment exposées par quelques faits.

a) Les taches laiteuses d'un épiploon donné ne sont point au même stade d'évolution;

les unes représentent encore des cellules vaso-formatives; d'autres sont canalisées et leurs globules sont passés dans la circulation générale.

b) Dans une même colonie vaso-sangui-formative, les diverses parties du réseau se présentent à des stades différents de leur développement. Certaines pointes d'accroissement sont pleines alors que les autres sont canalisées.

c) La tache laiteuse se montre sous deux aspects. Elle est d'abord avasculaire. En pareil cas elle se trouve en général à distance d'une fusée artério-veineuse, mais dans le prolongement de celle-ci. Plus tard, la tache laiteuse peut être abordée par les pointes d'accroissement de la fusée artério-veineuse. Elle ouvre son réseau canalisé, mais jusque-là fermé, dans les vaisseaux gastro-épiploïques, dont elle occupe l'extrémité. Ultérieurement, du fait de la croissance des vaisseaux épiploïques, la tache laiteuse, jusque-là frontale, se trouve rejetée sur les côtés de la fusée artério-veineuse.

Tels sont les principaux faits relatifs à l'histoire des taches laiteuses; nous compléterons cet exposé par un résumé des interprétations qui ont été formulées sur les divers points que soulève cette question d'histogenèse.

Historique. — Knauff en 1867, Klein en 1873 ont donné les premières descriptions de la tache laiteuse. Ces taches laiteuses furent considérées par Ranvier (1874) comme formées d'éléments vaso-formateurs, mais la même année Schæfer vit que les éléments vaso-formateurs étaient également sangui-formateurs. Ranvier confirma cette opinion. Depuis Nicolaidès (1891), Spuler (1892), François (1893), Retterer (1899), ont apporté des documents nouveaux relatifs à l'histoire des taches laiteuses.

Histogenèse des taches laiteuses. — Que sont donc ces éléments qui constituent essentiellement la tache laiteuse?

Ranvier a soutenu autrefois (1874) que c'étaient des leucocytes. Renaut les considère (1893) comme des éléments « d'une espèce cellulaire distincte tout à la fois des cellules lymphatiques et des cellules ordinaires du tissu conjonctif », et il les nomme cellules érythrophiles (1902). François (1893) les homologue à des cellules conjonctives.

Pour Retterer, de telles cellules sont formées d'un protoplasma réticulé et colorable (protoplasma chromophile) qui circonscrit des mailles pleines de protoplasma hyalin (hyaloplasma). « Pour se transformer en cellule de la tache laiteuse, la cellule conjonctive devient chromophile dans toute sa masse : de plus, elle se multiplie par karyokinèse ». Enfin Jolly (1901) rapproche des plasmazellen les cellules de la tache laiteuse, comme nous l'avions fait dans la première édition de cet ouvrage[1] (1900).

Histogenèse des cellules vaso-sangui-formatives. — Pour G. et F. Hoggan, pour Spuler, ces cellules proviennent de leucocytes ou d'éléments qui leur ressemblent (Ranvier). Retterer admet qu'elles sont originaires de cellules conjonctives. Elles proviennent des cellules chromophiles de la tache laiteuse. Mais la karyokinèse qui leur donne naissance reste incomplète : la division du noyau n'est pas suivie de celle du corps cellulaire. Aussi les cellules vaso-formatives sont-elles des cellules à noyaux multiples. Elles représentent une colonie de cellules vaso-sangui-formatives.

Origine du sang et des vaisseaux. — Le sang et les vaisseaux proviennent d'une seule et même cellule qui doit être dite vaso-sangui-formative, mais à côté des cellules vaso-sangui-formatives, il y aurait aussi dans l'épiploon : 1° des cellules qui n'élaborent point d'hématies et qui sont exclusivement vaso-formatives; 2° des éléments volumineux, situés dans les mailles du réseau vasculaire, qui se chargent d'hémoglobine, et présentent des bourgeons qui se pédiculisent, se libèrent, et constituent des hématies (Renaut). Le sang et les vaisseaux pourraient donc prendre naissance dans l'épiploon soit isolément, soit aux dépens d'une seule et même colonie vaso-sangui-formative.

Toutefois Renaut (1902) met en doute ses observations premières. Il ne croit plus que certaines cellules des taches laiteuses puissent émettre de bourgeons hémoglobiques susceptibles de se transformer en hématies.

De l'avis de la plupart des auteurs, la cellule vaso-sangui-formative n'élabore que des hématies. Ces hématies proviennent des noyaux de la cellule pour Nicolaidès, du protoplasma pour Schæfer, Ranvier, Hayem, Malassez, Retterer; du protoplasma et du noyau pour Spuler. Cependant Schafer et Millian admettent que la cellule élabore tout à la fois des globules rouges et des globules blancs.

Mode de canalisation des cellules vaso-formatives. — C'est par une fonte protoplasmique que s'opère la canalisation des éléments vaso-sangui-formateurs; des vacuoles apparaissent qui confluent les unes dans les autres, et finissent par s'ouvrir dans le réseau de la circulation générale, sous le choc de l'ondée sanguine qui parcourt le réseau.

1. Je renvoie, pour l'origine de la plasmazelle aux pages qui précèdent.

Siège des cellules vaso-formatives. — Pour la plupart des auteurs, les cellules vaso-formatives se retrouvent dans tout l'épiploon, dans les régions minces aussi bien que dans les régions épaisses (taches laiteuses). François pense que de tels éléments ne se localisent jamais dans les taches laiteuses; les taches sont seulement appelées à édifier la tunique musculo-conjonctive des vaisseaux sanguins et la graisse qui les accompagne.

Rapports des cellules vaso-sangui-formatives. — Les colonies vaso-sangui-formatives sont d'abord indépendantes de la circulation générale dans laquelle elles ne tardent pas à s'ouvrir. C'est là l'opinion aujourd'hui classique.

Pour Spuler et François, ces colonies sont primitivement en connexion avec les vaisseaux épiploïques dans le prolongement desquels elles sont situées; puis elles perdent secondairement ces connexions, pour les récupérer, enfin, d'une façon définitive (François).

Conception nouvelle des cellules vaso-formatives. — On a repris récemment les idées de Spuler.

Renaut[1] n'admet plus l'origine et le développement des vaisseaux aux dépens de germes discontinus (cellules vaso-formatives des classiques), qui se raccordent les uns avec les autres pour former des réseaux.

Il écrit qu'avant l'édification du réseau vasculaire permanent qui répond à l'état adulte, il se produit dans l'épiploon des poussées de vaisseaux provisoires. Ces vaisseaux provisoires disparaissent par morcellement atrophique. Ils s'étirent d'abord de façon à présenter l'aspect de fuseaux en continuité par leurs extrémités. Puis ils se fragmentent : les parties minces du réseau disparaissent, les parties renflées persistent, sous forme de tirets, disposés à la file. Ces segments représentent les soi-disant éléments vaso-formateurs des classiques. A mesure que s'effectue la croissance de la trame conjonctive de l'épiploon, les segments persistants perdent leur ordonnance en série, diminuent de nombre et de taille; ils disparaissent finalement. Pareil processus de « variation modelante » s'observe également sur certains des vaisseaux qui pénètrent les taches laiteuses de l'épiploon.

Les hématies, qu'on observe dans les segments vasculaires en voie d'atrophie, sont des hématies en voie de destruction, qui se sont trouvés exclus du sang circulant, du fait du morcellement des vaisseaux qu'ils parcouraient (Spuler, Renaut).

Pareille conception unifie singulièrement nos connaissances sur le développement de l'appareil vasculaire. Il n'y aurait plus lieu d'opposer les mammifères aux autres vertébrés s'il est vrai que les mammifères ne possèdent pas d'éléments vaso-sangui-formateurs. Tout se passerait comme chez la grenouille, où « le développement de l'appareil vasculaire périphérique se fait par l'extension des branches vasculaires préexistantes, comme Golubew l'a vu le premier et en même temps l'a parfaitement établi. Des vaisseaux, ou plutôt de leur paroi, partent des prolongements en forme de pointes, pointes d'accroissement, qui se mettent en rapport avec des pointes semblables émises par les vaisseaux voisins, se soudent entre elles et se canalisent. Chez les batraciens, le système capillaire n'aurait donc pas une origine indépendante, puisque les vaisseaux qui le composent émaneraient directement des branches vasculaires antérieurement formées ». L'étude de la membrane péri-œsophagienne de la grenouille a montré à Ranvier que « les capillaires paraissent être une dépendance du système veineux », car on y voit des branches vasculaires de forme conique dont la base s'ouvre dans une veine, tandis que le sommet effilé s'ouvre dans une artériole; au niveau de cet orifice artériel seul, l'endothélium de la branche conique, en tout semblable à l'endothélium veineux, subit des accidents de forme.

b) VAISSEAUX LYMPHATIQUES

Outre les lymphatiques qu'il revêt et qui proviennent des organes sous-séreux (intestin, utérus), le péritoine comprendrait des lymphatiques qui lui sont propres.

Ces lymphatiques, comme partout ailleurs, constituent un systèms fermé. « On ne les voit communiquer avec aucune cavité, ni capillicule, ni lacune, ni espace interstitiel quelconque. » (Robin et Cadiat.) Ils prennent leur origine à quelques μ de l'endothélium péritonéal, et sur un plan toujours plus superficiel que le réseau capillaire sanguin. Puis ils traversent le corps de la séreuse, le stratum élastique compact, et se jettent dans les lymphatiques volumineux qui cheminent dans le tissu sous-séreux.

1. 1902. RENAUT. *Loc. cit.*
2. 1887-1892. RANVIER (*Notes extraites des Compt. rend. de l'Ac. des Sc.*, p. 57).

[*A. BRANCA.*]

Au niveau du péritoine diaphragmatique, les lymphatiques formeraient, au dire de Bizzozero et Salvioli, un réseau intra-séreux qui communiquerait avec les lymphatiques dont est pourvu le centre phrénique.

Dubar et Rémy distinguent sur ce centre phrénique : 1° un réseau sous-péritonéal formé de vaisseaux tortueux, et moniliformes, munis d'ampoules latérales et de valvules ; 2° un réseau régulier, linéaire, occupant les espaces intertendineux du centre phrénique. Ce réseau communique : 3° avec les lymphatiques sous-pleuraux et aboutit comme eux à des ganglions[1].

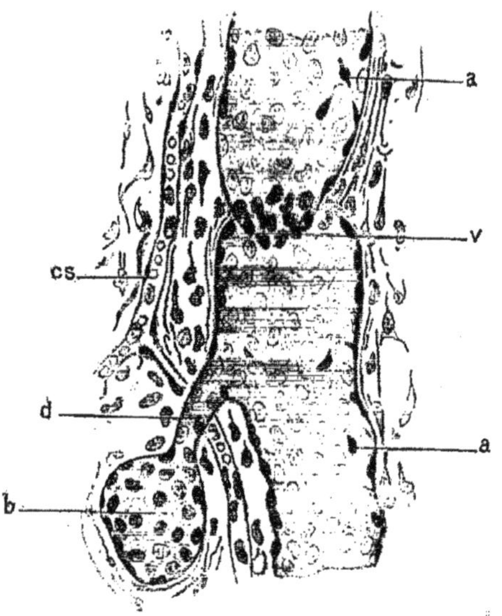

Fig. 768. — Lymphatique en régression (d'après Ranvier).

a et *a*¹ deux segments lymphatiques inter-valvulaires ; *v*, valvule, le segment *a*¹ porte un prolongement *d* ; qui se termine par une extrémité renflée en ampoule *b* ; le lymphatique est côtoyé par un capillaire sanguin *c. s.*

Les lymphatiques des membranes péritonéales (épiploon, mésentère) présentent des particularités intéressantes étudiées par Ranvier.

Dans l'épiploon du chat nouveau-né, ils se terminent par des culs-de-sac et escortent les vaisseaux sanguins. Certains d'entre eux portent sur leur trajet :

« 1° Des vésicules allongées, complètement closes, présentant parfois une extrémité effilée. Ces vésicules paraissent répondre à des portions du système lymphatique isolées par suite de l'atrophie des parties intermédiaires.

« 2° Un cul-de-sac est rempli d'une lymphe transparente dans laquelle nagent quelques leucocytes, et cette lymphe y est retenue... par une paire de valvules dont le jeu est renversé.

« 3° Une troisième disposition des lymphatiques paraît être le résultat du tassement. Terminés aussi par des culs-de sac, ils sont repliés et glomérulés, à la manière des glandes sudoripares. »

Sur le chat de 3 mois, dont l'épiploon est réticulé, on ne trouve plus trace de ces lymphatiques dont la signification fonctionnelle est inconnue. Aussi Ranvier considère-t-il les aspects qu'il a observés comme des formes de régression des vaisseaux lymphatiques.

Pareille hypothèse est corroborée par l'examen du mésentère d'embryons de porc de 14 et de 18 centimètres. Sur ces mésentères on peut trouver, implanté

1. 1882. Dubar et Rémy (*Journ. de l'Anat. et de la Physiol.*).

sur le trajet d'un segment intervalvulaire, un pédicule creux dont l'extrémité libre est renflée en ampoule. Que ce pédicule disparaisse, la vésicule lymphatique se montre isolée dans le mésentère avec un endothélium en voie de régression. Peut-être devient-elle plus tard l'origine de certains kystes mésentériques.

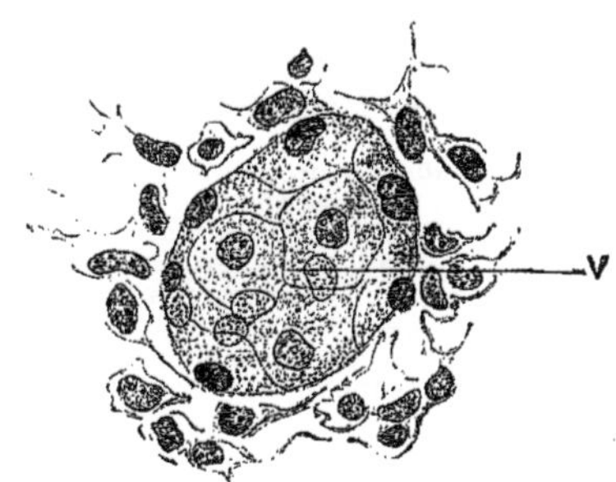

Fig. 769. — Vésicule lymphatique isolée, siégeant dans le mésentère (d'après Ranvier).

Il n'est pas sans intérêt[1] de remarquer qu'on « peut observer dans la distribution des vaisseaux (sanguins) du grand épiploon des variations, voire même des aberrations de forme ». Ces anomalies se répètent et se compliquent de phénomènes de régression, quand les lymphatiques végètent dans les membranes dont ils doivent disparaître, parce qu'ils n'ont vraisemblablement aucun rôle à remplir.

§ X

NERFS

Les nerfs du péritoine ont été étudiés par Robin, Klein (mésentère, péritoine, diaphragme), L. Jullien.

De ces nerfs, les uns sont des nerfs sous-séreux destinés aux viscères ou aux vaisseaux. Les nerfs vasculaires sont volumineux. Ils émettent dans le mésentère et le mésocôlon des branches qui chez le chat et les carnassiers se terminent par des corpuscules de Pacini (Robin).

Les nerfs du péritoine proprement dit ont été étudiés par L. Jullien (*Lyon médical*, 1872, p. 371), dont nous résumons la description. Au niveau de l'épiploon et du péritoine stomacal antérieur, on observe des troncs formés de fibres de Remak. Ces troncs suivent le trajet des vaisseaux ; ils sont peu anastomosés mais présentent de nombreuses divisions. De telles ramifications sont grêles (2 à 3 μ). Elles se renflent par endroits à la façon d'un chapelet. Ces renflements, qui atteignent 5 à 6 μ, sont dus à la présence d'un noyau. Du dernier des renflements arrondis ou fusiformes que porte le vaisseau (renflement terminal), s'échappe une fibrille ou un groupe de fibrilles nerveuses. Ces fibrilles très grêles, longues de 10 à 30 μ, se terminent par un bouton ou par une pyramide à base périphérique.

Notons seulement que, dans la membrane qui chez la grenouille sépare la cavité pleuro-péritonéale du sac lymphatique périœsophagien, Ranvier a décrit un plexus nerveux des plus riches, formé de fibres de Remak et de fibres à myéline. Après quelques divisions, ces dernières perdent leur gaine médullaire. Le réseau nerveux est réduit à des fibres de Remak. Ces fibres constituent un

1. 1892-1897. Ranvier. Développement des vaisseaux lymphatiques (*Notes extraites des Comptes rendus de l'Académie des Sciences*, p. 33) et Aberration et régression des lymphatiques en voie de développement (*loc. cit.*, p. 39).

plexus à mailles étroites d'où se dégagent des fibres tortueuses qui se terminent par une extrémité libre arrondie, ou renflée en bouton ; dans quelques cas, cette extrémité libre décrit une anse, se soude à elle-même : c'est la terminaison en anneau de clef[1].

Bibliographie. — Traités généraux : 1812. BICHAT, *Anatomie générale.* — 1816. BICHAT. *Traité des membranes.* — 1843. HENLE. *Traité d'Anat. générale* (trad. française). — 1845. TODD et BOWMAN, *Phys. Anat.*, t. I. — 1866. GALVANI, *Sur les membranes séreuses en général.* Thèse Paris. — 1871. STRICKER, *Manuel.* — 1875. KLEIN, *The anatomy of the lymphatic syst.* : The serous membrane. — 1876. FARABEUF, *Le système séreux.* Thèse Paris (agrég.). — 1876. BIZZOZERO et SALVIOLI, *Struttura delle sierose humane.* — 1878. BIZZOZERO et SALVIOLI, Sulla struttura et sui linfatici delle sierose humane. *Archivio per le science medice.* Turin, 1878. — 1878. CADIAT, *Leçons d'Anat. générale*, tome I. — 1881. ROBIN et CADIAT, Séreuse. *Dictionnaire Dechambre.* — 1884. BATELLI, Dello addatamento di alcune cellule endotheliali, delle membrane sierose. *Lo Sperimentale.* — 1889. RANVIER, *Traité technique d'histologie*, 2e édit. — 1886. BARABAN, Péritoine. *Dictionnaire Dechambre.* — 1888-1893. J. RENAUT, *Traité pratique d'histologie*, t. I. — 1897. M. DUVAL, *Précis d'histologie.* — 1898. ROBINSON, The peritoneum. *Histol. and Physiol.* Chicago, in-8°).

1. 1887-1892. RANVIER. De la membrane du sac lymphatique œsophagien de la grenouille (*Notes extraites des Comptes rendus de l'Académie des Sciences*, p. 44).

Voir aussi 1900. TIMOFEW. Term. nerv. dans le diaphragme et le péritoine (*Soc. de Neurol. et de Psychiat. de Kazan*, 30 avril 1900).

TABLE DES MATIÈRES

DU TOME IV

TUBE DIGESTIF

LIVRE PREMIER

DÉVELOPPEMENT DU TUBE DIGESTIF
ET DE L'APPAREIL RESPIRATOIRE

LIVRE DEUXIÈME

APPAREIL DIGESTIF

ORGANES DE RESPIRATION

ANNEXES DU TUBE DIGESTIF

LES DENTS

GLANDES SALIVAIRES

FOIE

VOIES BILIAIRES

PANCRÉAS

RATE

LE PÉRITOINE

PREMIÈRE PARTIE

MORPHOGENÈSE DU PÉRITOINE

DEUXIÈME PARTIE

ÉTUDE DE QUELQUES FORMATIONS PÉRITONÉALES DE L'ADULTE

HISTOGENÈSE ET HISTOLOGIE

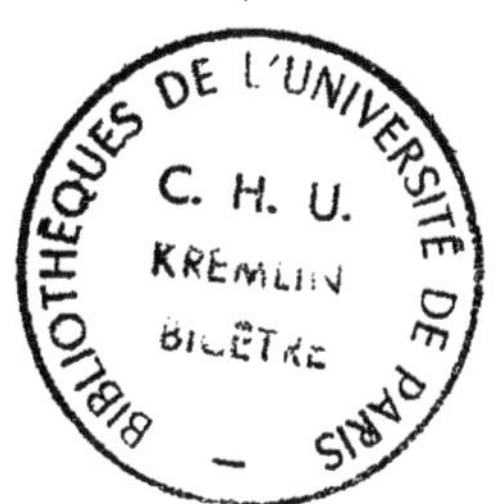

53 969. — Imprimerie LAHURE, 9, rue de Fleurus, à Paris.

www.ingramcontent.com/pod-product-compliance
Ingram Content Group UK Ltd.
Pitfield, Milton Keynes, MK11 3LW, UK
UKHW012001240726
13965UKWH00001B/88

9 782013 399951